Verlag Gerd Hatje

Magie der Zahl

IN DER KUNST DES 20. JAHRHUNDERTS

o Alfano + Carl André + Horst Antes + Shusaku Arakawa + Stuart Arends + Arman + Art & Language + Giacomo Balla +
Bernhardt + Lore Bert + Gianni Bertini + Joseph Beuys + Ashley Bickerton + Heiner Blum + Erwin Blumenfeld + Umbert
dthaers + Hellmut Bruch + Werner Büttner + Michael Byron + Squeak Carnwath + Carlo Carrà + Miguel Chevalier + Fran
Denes + Fortunato Depero + Antonio Dias + Ugo Dossi + Felix Droese + Marcel Duchamp + Gia Edzgveradze + Vasiliy E
+ Rupprecht Geiger + Ludger Gerdes + Walter Giers + IMI Giese + Bruno Goller + Ludwig Gosewitz + Zbigniew Gostoms
ul Hausmann + John Heartfield + Klaus Heider + Frank van Hemert + Jan Henderikse + Georg Herold + Klaus Heuser + J
t Egon Kalinowski + Lajos Kassak + Kazuo Katase + On Kawara + Edward Kienholz + Martin Kippenberger + Konrad Kl
ounellis + Attila Kovács + Brigitte Kowanz + Simon Linke + El Lissitzky + Thomas Locher + Richard Paul Lohse + Reinier
so Marinetti + Helmut Mark + Pino Masnata + Colin McCahon + Matthew McCaslin + McDermott & McGough + Cildo M
nnes Molzahn + François Morellet + Robert Morris + Erich Mrozek + Georg Muche + Barbara Mühlefluh + Gerald Murphy
min Patterson + Simon Patterson + A. R. Penck + Francis Picabia + Pablo Picasso + Hermann Pitz + Sigmar Polke + Steph
drik Reutersward + Klaus Rinke + Peter Roehr + Brigitta Rohrbach + Mimmo Rotella + Edward Ruscha + Michael Sauer +
on Stankowski + Haim Steinbach + Bernard Tagwerker + Antoni Tàpies + Philippe Thomas + Andrew Topolsky + Joaqui
+ Hans-Albert Walter + Franz Erhard Walther + Andy Warhol + Peter Warum + Max Weber + Lawrence Weiner + Stefa
ku Arakawa + Stuart Arends + Arman + Art & Language + Giacomo Balla + Miquel Barceló + Rafael Barradas + Cristina
n Beuys + Ashley Bickerton + Heiner Blum + Erwin Blumenfeld + Umberto Boccioni + Mel Bochner + Alighiero Boetti + J
ichael Byron + Squeak Carnwath + Carlo Carrà + Miguel Chevalier + Francesco Clemente + William N. Copley + Jean Cro
+ Ugo Dossi + Felix Droese + Marcel Duchamp + Gia Edzgveradze + Vasiliy Ermilov + Max Ernst + Esther Ferrer + Robert
r Giers + IMI Giese + Bruno Goller + Ludwig Gosewitz + Zbigniew Gostomski + Dan Graham + Juan Gris + Sabine Groß +
der + Frank van Hemert + Jan Henderikse + Georg Herold + Klaus Heuser + John Hilliard + Hannah Höch + Gerhard Hoeh
uo Katase + On Kawara + Edward Kienholz + Martin Kippenberger + Konrad Klapheck + Paul Klee + Yves Klein + Greta
wanz + Simon Linke + El Lissitzky + Thomas Locher + Richard Paul Lohse + Reinier Lucassen + Lusici + Elaine Lustig Cohe
nata + Colin McCahon + Matthew McCaslin + McDermott & McGough + Cildo Meireiles + Mario Merz + Robert Michel +
rt Morris + Erich Mrozek + Georg Muche + Barbara Mühlefluh + Gerald Murphy + Egon Karl Nicolaus + Mick O'Kelly + C
. Penck + Francis Picabia + Pablo Picasso + Hermann Pitz + Sigmar Polke + Stephen Prina + Ivan Puni + Norbert Raderm
er Roehr + Brigitta Rohrbach + Mimmo Rotella + Edward Ruscha + Michael Sauer + Reinhard Scherer + Oskar Schlemme
ard Tagwerker + Antoni Tàpies + Philippe Thomas + Andrew Topolsky + Joaquin Torres-García + Rosemarie Trockel + Cy
er + Andy Warhol + Peter Warum + Max Weber + Lawrence Weiner + Stefan Wewerka + Marylin Willis + Rainer Witten
& Language + Giacomo Balla + Miquel Barceló + Rafael Barradas + Cristina Barroso + Jean Michel Basquiat + Willi Baum
n + Erwin Blumenfeld + Umberto Boccioni + Mel Bochner + Alighiero Boetti + Jonathan Borofsky + Georges Braque + G
Carrà + Miguel Chevalier + Francesco Clemente + William N. Copley + Jean Crotti + Salvador Dalí + Hanne Darboven +
amp + Gia Edzgveradze + Vasiliy Ermilov + Max Ernst + Esther Ferrer + Robert Filliou + FLATZ + Hamish Fulton + Charles
ig Gosewitz + Zbigniew Gostomski + Dan Graham + Juan Gris + Sabine Groß + George Grosz + Wang Guangyi + Fons H
Georg Herold + Klaus Heuser + John Hilliard + Hannah Höch + Gerhard Hoehme + Thomas Huber + Robert Indiana + A
Martin Kippenberger + Konrad Klapheck + Paul Klee + Yves Klein + Greta Knutson-Tzara + Wolfgang Koethe + Jiří Kol
er + Richard Paul Lohse + Reinier Lucassen + Lusici + Elaine Lustig Cohen + René Magritte + Kasimir Malewitsch + Piero
rmott & McGough + Cildo Meireiles + Mario Merz + Robert Michel + Rune Mields + Moan Miró + Tatsua Miyajima + Lás
Mühlefluh + Gerald Murphy + Egon Karl Nicolaus + Mick O'Kelly + Claes Oldenburg + Roman Opalka + C.O. Paeffgen +
n Pitz + Sigmar Polke + Stephen Prina + Ivan Puni + Norbert Radermacher + Robert Rauschenberg + Man Ray + Jean-Pie
rd Ruscha + Michael Sauer + Reinhard Scherer + Oskar Schlemmer + Kurt Schwitters + Gino Severini + Chihiro Shimota
drew Topolsky + Joaquin Torres-Garcia + Rosemarie Trockel + Cy Twombly + Timm Ulrichs + Bernar Venet + Jacques Ville
rence Weiner + Stefan Wewerka + Marylin Willis + Rainer Wittenborn + Adolf Wölfli + Manuel de Zayas + Carlo Alfano
ael Barradas + Cristina Barroso + Jean Michel Basquiat + Willi Baumeister + Herbert Bayer + Bill Beckley + Ulrich Bernha
ner + Alighiero Boetti + Jonathan Borofsky + Georges Braque + George Brecht + Jürgen Brodwolf + Marcel Broodthaers
iam N. Copley + Jean Crotti + Salvador Dalí + Hanne Darboven + Chérif+Silvie Defraoui + Charles Demuth + Agnes Den
t + Esther Ferrer + Robert Filliou + FLATZ + Hamish Fulton + Charles Gaines + Pyotr S. Galadshev + Heinz Gappmayr + R
+ Juan Gris + Sabine Groß + George Grosz + Wang Guangyi + Fons Haagmans + Detlef Halfa + Marsden Hartley + Raou
annah Höch + Gerhard Hoehme + Thomas Huber + Robert Indiana + Alfred Jensen + Jasper Johns + Paul Joostens + Hor
Klee + Yves Klein + Greta Knutson-Tzara + Wolfgang Koethe + Jiří Kolář + Nikolaus Koliusis + Joseph Kosuth + Jannis K
+ Elaine Lustig Cohen + René Magritte + Kasimir Malewitsch + Piero Manzoni + Lizbeth Marano + Filippo Tommaso Ma
+ Robert Michel + Rune Mields + Moan Miró + Tatsua Miyajima + László Moholy-Nagy + Manfred Mohr + Johannes Mo
+ Mick O'Kelly + Claes Oldenburg + Roman Opalka + C.O. Paeffgen + Mimmo Paladino + Blinky Palermo + Benjamin P
+ Norbert Radermacher + Robert Rauschenberg + Man Ray + Jean-Pierre Raynaud + Friedrich Reimann + Carl Fredrik Re
kar Schlemmer + Kurt Schwitters + Gino Severini + Chihiro Shimotani + Daniel Spoerri + Klaus Staeck + Anton Stankow
ie Trockel + Cy Twombly + Timm Ulrichs + Bernar Venet + Jacques Villeglé + Herman de Vries + Claude Wall + Hans-Albe
s + Rainer Wittenborn + Adolf Wölfli + Manuel de Zayas + Carlo Alfano + Carl André + Horst Antes + Shusaku Arakawa
quiat + Willi Baumeister + Herbert Bayer + Bill Beckley + Ulrich Bernhardt + Lore Bert + Gianni Bertini + Joseph Beuys +
ges Braque + George Brecht + Jürgen Brodwolf + Marcel Broodthaers + Hellmut Bruch + Werner Büttner + Michael Byr
anne Darboven + Chérif+Silvie Defraoui + Charles Demuth + Agnes Denes + Fortunato Depero + Antonio Dias + Ugo Do
ish Fulton + Charles Gaines + Pyotr S. Galadshev + Heinz Gappmayr + Rupprecht Geiger + Ludger Gerdes + Walter Giers
ng Guangyi + Fons Haagmans + Detlef Halfa + Marsden Hartley + Raoul Hausmann + John Heartfield + Klaus Heider +

Barceló + Rafael Barradas + Cristina Barroso + Jean Michel Basquiat + Willi Baumeister + Herbert Bayer + Bill Beckley
oni + Mel Bochner + Alighiero Boetti + Jonathan Borofsky + Georges Braque + George Brecht + Jürgen Brodwolf + Ma
lemente + William N. Copley + Jean Crotti + Salvador Dalí + Hanne Darboven + Chérif+Silvie Defraoui + Charles Demut
+ Max Ernst + Esther Ferrer + Robert Filliou + FLATZ + Hamish Fulton + Charles Gaines + Pyotr S. Galadshev + Heinz Ga
n Graham + Juan Gris + Sabine Groß + George Grosz + Wang Guangyi + Fons Haagmans + Detlef Halfa + Marsden Hart
liard + Hannah Höch + Gerhard Hoehme + Thomas Huber + Robert Indiana + Alfred Jensen + Jasper Johns + Paul Jooste
+ Paul Klee + Yves Klein + Greta Knutson-Tzara + Wolfgang Koethe + Jiří Kolář + Nikolaus Koliusis + Joseph Kosuth +
en + Lusici + Elaine Lustig Cohen + René Magritte + Kasimir Malewitsch + Piero Manzoni + Lizbeth Marano + Filippo To
+ Mario Merz + Robert Michel + Rune Mields + Moan Miró + Tatsua Miyajima + László Moholy-Nagy + Manfred Mohr
n Karl Nicolaus + Mick O'Kelly + Claes Oldenburg + Roman Opalka + C. O. Paeffgen + Mimmo Paladino + Blinky Palerm
a + Ivan Puni + Norbert Radermacher + Robert Rauschenberg + Man Ray + Jean-Pierre Raynaud + Friedrich Reimann + C
ard Scherer + Oskar Schlemmer + Kurt Schwitters + Gino Severini + Chihiro Shimotani + Daniel Spoerri + Klaus Staeck +
-García + Rosemarie Trockel + Cy Twombly + Timm Ulrichs + Bernar Venet + Jacques Villeglé + Herman de Vries + Claud
erka + Marylin Willis + Rainer Wittenborn + Adolf Wölfli + Manuel de Zayas + Carlo Alfano + Carl André + Horst Antes
+ Jean Michel Basquiat + Willi Baumeister + Herbert Bayer + Bill Beckley + Ulrich Bernhardt + Lore Bert + Gianni Bertin
n Borofsky + Georges Braque + George Brecht + Jürgen Brodwolf + Marcel Broodthaers + Hellmut Bruch + Werner Bütt
lvador Dalí + Hanne Darboven + Chérif+Silvie Defraoui + Charles Demuth + Agnes Denes + Fortunato Depero + Antoni
+ FLATZ + Hamish Fulton + Charles Gaines + Pyotr S. Galadshev + Heinz Gappmayr + Rupprecht Geiger + Ludger Gerde
e Grosz + Wang Guangyi + Fons Haagmans + Detlef Halfa + Marsden Hartley + Raoul Hausmann + John Heartfield + Kl
homas Huber + Robert Indiana + Alfred Jensen + Jasper Johns + Paul Joostens + Horst Egon Kalinowski + Lajos Kassak
n-Tzara + Wolfgang Koethe + Jiří Kolář + Nikolaus Koliusis + Joseph Kosuth + Jannis Kounellis + Attila Kovács + Brigitt
é Magritte + Kasimir Malewitsch + Piero Manzoni + Lizbeth Marano + Filippo Tommaso Marinetti + Helmut Mark + Pin
lields + Moan Miró + Tatsua Miyajima + László Moholy-Nagy + Manfred Mohr + Johannes Molzahn + François Morellet
denburg + Roman Opalka + C. O. Paeffgen + Mimmo Paladino + Blinky Palermo + Benjamin Patterson + Simon Patterso
Robert Rauschenberg + Man Ray + Jean-Pierre Raynaud + Friedrich Reimann + Carl Fredrik Reuterswärd + Klaus Rinke +
Schwitters + Gino Severini + Chihiro Shimotani + Daniel Spoerri + Klaus Staeck + Anton Stankowski + Haim Steinbach
ly + Timm Ulrichs + Bernar Venet + Jacques Villeglé + Herman de Vries + Claude Wall + Hans-Albert Walter + Franz Erha
Adolf Wölfli + Manuel de Zayas + Carlo Alfano + Carl André + Horst Antes + Shusaku Arakawa + Stuart Arends + Arma
Herbert Bayer + Bill Beckley + Ulrich Bernhardt + Lore Bert + Gianni Bertini + Joseph Beuys + Ashley Bickerton + Heine
recht + Jürgen Brodwolf + Marcel Broodthaers + Hellmut Bruch + Werner Büttner + Michael Byron + Squeak Carnwath
Silvie Defraoui + Charles Demuth + Agnes Denes + Fortunato Depero + Antonio Dias + Ugo Dossi + Felix Droese + Mar
+ Pyotr S. Galadshev + Heinz Gappmayr + Rupprecht Geiger + Ludger Gerdes + Walter Giers + IMI Giese + Bruno Golle
ns + Detlef Halfa + Marsden Hartley + Raoul Hausmann + John Heartfield + Klaus Heider + Frank van Hemert + Jan Hen
nsen + Jasper Johns + Paul Joostens + Horst Egon Kalinowski + Lajos Kassak + Kazuo Katase + On Kawara + Edward Ki
olaus Koliusis + Joseph Kosuth + Jannis Kounellis + Attila Kovács + Brigitte Kowanz + Simon Linke + El Lissitzky + Thor
i + Lizbeth Marano + Filippo Tommaso Marinetti + Helmut Mark + Pino Masnata + Colin McCahon + Matthew McCaslin
oly-Nagy + Manfred Mohr + Johannes Molzahn + François Morellet + Robert Morris + Erich Mrozek + Georg Muche + E
Paladino + Blinky Palermo + Benjamin Patterson + Simon Patterson + A. R. Penck + Francis Picabia + Pablo Picasso + H
naud + Friedrich Reimann + Carl Fredrik Reuterswärd + Klaus Rinke + Peter Roehr + Brigitta Rohrbach + Mimmo Rotella
iel Spoerri + Klaus Staeck + Anton Stankowski + Haim Steinbach + Bernard Tagwerker + Antoni Tàpies + Philippe Thom
erman de Vries + Claude Wall + Hans-Albert Walter + Franz Erhard Walther + Andy Warhol + Peter Warum + Max Webe
André + Horst Antes + Shusaku Arakawa + Stuart Arends + Arman + Art & Language + Giacomo Balla + Miquel Barceló
e Bert + Gianni Bertini + Joseph Beuys + Ashley Bickerton + Heiner Blum + Erwin Blumenfeld + Umberto Boccioni + M
ut Bruch + Werner Büttner + Michael Byron + Squeak Carnwath + Carlo Carrà + Miguel Chevalier + Francesco Clement
tunato Depero + Antonio Dias + Ugo Dossi + Felix Droese + Marcel Duchamp + Gia Edzgveradze + Vasiliy Ermilov + Ma
t Geiger + Ludger Gerdes + Walter Giers + IMI Giese + Bruno Goller + Ludwig Gosewitz + Zbigniew Gostomski + Dan Gr
ann + John Heartfield + Klaus Heider + Frank van Hemert + Jan Henderikse + Georg Herold + Klaus Heuser + John Hillia
Kalinowski + Lajos Kassak + Kazuo Katase + On Kawara + Edward Kienholz + Martin Kippenberger + Konrad Klapheck
+ Attila Kovács + Brigitte Kowanz + Simon Linke + El Lissitzky + Thomas Locher + Richard Paul Lohse + Reinier Lucasse
+ Helmut Mark + Pino Masnata + Colin McCahon + Matthew McCaslin + McDermott & McGough + Cildo Meireiles + Ma
François Morellet + Robert Morris + Erich Mrozek + Georg Muche + Barbara Mühlefluh + Gerald Murphy + Egon Karl Ni
+ Simon Patterson + A. R. Penck + Francis Picabia + Pablo Picasso + Hermann Pitz + Sigmar Polke + Stephen Prina + Iva
rd + Klaus Rinke + Peter Roehr + Brigitta Rohrbach + Mimmo Rotella + Edward Ruscha + Michael Sauer + Reinhard Sche
m Steinbach + Bernard Tagwerker + Antoni Tàpies + Philippe Thomas + Andrew Topolsky + Joaquin Torres-García + Ro
er + Franz Erhard Walther + Andy Warhol + Peter Warum + Max Weber + Lawrence Weiner + Stefan Wewerka + Maryli
t Arends + Arman + Art & Language + Giacomo Balla + Miquel Barceló + Rafael Barradas + Cristina Barroso + Jean Mich
ickerton + Heiner Blum + Erwin Blumenfeld + Umberto Boccioni + Mel Bochner + Alighiero Boetti + Jonathan Borofsky
eak Carnwath + Carlo Carrà + Miguel Chevalier + Francesco Clemente + William N. Copley + Jean Crotti + Salvador Dalí
x Droese + Marcel Duchamp + Gia Edzgveradze + Vasiliy Ermilov + Max Ernst + Esther Ferrer + Robert Filliou + FLATZ +
ese + Bruno Goller + Ludwig Gosewitz + Zbigniew Gostomski + Dan Graham + Juan Gris + Sabine Groß + George Grosz
n Hemert + Jan Henderikse + Georg Herold + Klaus Heuser + John Hilliard + Hannah Höch + Gerhard Hoehme + Thoma

Magie der Zahl

IN DER KUNST DES 20. JAHRHUNDERTS

Herausgegeben von
Karin v. Maur

Mit Beiträgen von
Ina Conzen, Dietmar Guderian,
Stefan Heinlein, Helga de la Motte-Haber,
Jérôme Peignot, Karl Riha

Staatsgalerie Stuttgart
1. Februar bis 19. Mai 1997

Impressum

Dieses Buch erscheint anläßlich der Ausstellung »Magie der Zahl in der Kunst des 20. Jahrhunderts« in der Staatsgalerie Stuttgart vom 1. Februar bis 19. Mai 1997

Katalog Karin v. Maur

Redaktion und Lektorat
Maria Platte

Übersetzung des Beitrags von Jérôme Peignot
Gerlinde Gumpinger

Graphische Gestaltung
Peter Steiner

Herstellung
Christine Müller

Reproduktionen
Repromayer, Reutlingen

Gesamtherstellung
Dr. Cantz'sche Druckerei, Ostfildern bei Stuttgart

Erschienen im Verlag Gerd Hatje

ISBN 3-7757-0666-6

Printed in Germany

Umschlagabbildung Giacomo Balla, Numeri innamorati (Verliebte Zahlen), 1923 (Kat. 2.28)

Ausstellung
Karin v. Maur

Assistenz
Stefan Heinlein, Christofer Conrad und Felix Reuße

Ausstellungsorganisation
Karin Hämmerling

Ausstellungssekretariat
Margarete Maurer
Dagmar Wernecke

Restauratorische Betreuung
Gertrud Otterbeck, Hermann Degel, Katja van Wetten (Gemälde, Skulpturen), Susanne Ruf, Regine Diercks (Zeichnungen und Graphik)

Technische Betreuung
Armin Richters, Walter Jetter, Rudolf Vogl, Peter Binder, Gerd Gruber

Ausstellungsarchitektur
Ulrich Zickler
Architekturbüro H. G. Merz, Stuttgart

Photoarbeiten
Franziska Adriani, Marion Lammersen, Volker Naumann, Staatsgalerie Stuttgart

Rahmung und Installierung
Vinco Žic, Dimitrios Alamanis, Franz Schmidt, Reinhard Mümmler, Peter Tschachotin, Frank Graefe

Schreinerarbeiten
Hermann Gehrung, Staatsgalerie Stuttgart
Firma Heinzelmann, Mühlacker

Malerarbeiten
Peter Sehringer und sein Team

Transporte
Firma Hasenkamp, Frechen
und Korrespondenten

Videoprojektor (Kat. 7.56) Leihgabe der Firma Epson Deutschland, Düsseldorf

Gefördert durch die Helmut-Kraft-Stiftung, Stuttgart, und die Daimler-Benz AG

INHALT

LEIHGEBER

Öffentliche Sammlungen und Stiftungen

Ludwig Forum für Internationale Kunst, Aachen
Suermondt-Ludwig Museum, Aachen
Stedelijk Museum Amsterdam
Fundación Joan Miró, Barcelona
Öffentliche Kunstsammlung Basel, Kupferstichkabinett
Bauhaus-Archiv, Museum für Gestaltung, Berlin
Berlinische Galerie, Landesmuseum für Moderne Kunst, Photographie und Architektur
Staatliche Museen zu Berlin, Kupferstichkabinett
Stiftung Archiv der Akademie der Künste Berlin, Kunstsammlung (Heartfield-Archiv)
Adolf-Wölfli-Stiftung, Kunstmuseum Bern
Paul-Klee-Stiftung, Kunstmuseum Bern
Musée Royal des Beaux-Arts de Belgique, Brüssel
Haags Gemeentemuseum, Den Haag
Dallas Museum of Art, Dallas
Kunstsammlung Nordrhein-Westfalen, Düsseldorf
Wilhelm Lehmbruck Museum, Duisburg
Scottish National Gallery of Modern Art, Edinburgh
Stedelijk Van Abbemuseum, Eindhoven
Museum Folkwang, Essen
Fundació Gala-Salvador Dalí, Figueres
Musée d'Art Moderne et Contemporain, Genf
Kulturamt der Stadt Göttingen
Musée de Grenoble, Grenoble
Sprengel Museum Hannover
Staatliche Museen Kassel, Neue Galerie
Museum Ludwig, Köln
Ohara Museum of Art, Kurashiki/Japan
Muzeum Sztuki, Lodz
Eric and Salome Estorick Foundation, London
The Museum of Contemporary Art, Los Angeles
Ostsee-Akademie, Lübeck-Travemünde
Museo Nacional Centro de Arte Reina Sofia, Madrid
Fundación Collección Thyssen-Bornemisza, Madrid
University of Minnesota. Frederick R. Weisman Art Museum, Minneapolis
Bayerische Staatsbibliothek, München
The Brooklyn Museum, New York
The Metropolitan Museum of Art, New York
The Museum of Modern Art, New York
Whitney Museum of American Art, New York
The Andy Warhol Foundation for the Visual Arts, New York
Kunsthalle Nürnberg, Nürnberg
Musée d'Art Moderne de la Ville de Paris
Musée National d'Art Moderne, Centre Georges Pompidou, Paris
Musée Picasso, Paris
Museum Boymans-Van Beuningen, Rotterdam
Fondation Marguerite et Aimé Maeght, Saint-Paul de Vence
Staatsgalerie Stuttgart
Art Gallery of Ontario, Toronto
Ulmer Museum, Stiftung Sammlung Kurt Fried, Ulm
Museo Nacional de Artes Visuales, Montevideo, Uruguay
Hirshhorn Museum and Sculpture Garden, Washington
Kunstsammlung zu Weimar, Leihgabe Sammlung Paul Maenz
Märkisches Museum, Witten
Kunsthaus Zürich, Graphische Sammlung, Zürich
Richard Paul Lohse-Stiftung, Zürich

Galerien und private Leihgeber

Rachel Adler Gallery, New York
Karen Amiel, New York
Galleria Annunciata, Mailand
Art & Public, Genf
Sammlung Andersch, Neuss
Cristina Barroso, Stuttgart
Galerie von Bartha, Basel
Timothy Baum, New York
Archiv Baumeister, Stuttgart
John Berggruen Gallery, San Francisco
Galerie Berinson, Berlin
Galerie Daniel Blau, München
Boetti Collection, Rom
Galerie Bruno Bischofberger, Zürich
Brandstetter & Wyss, Zürich
Galerie Brusberg, Berlin
Sammlung Calmarini, Mailand
Galerie Gisela Capitain, Köln
Sammlung Massimo Carrà, Mailand
Miguel Chevalier, Paris
Studio la Città, Verona
Sammlung Colombo, Mailand
Paula Cooper Gallery, New York
Sammlung Eric Decelle, Genf
Agnes Denes, New York
Galerie Martina Detterer, Frankfurt am Main
Deutsche Bank AG, Frankfurt am Main
Antonio Dias, Köln und Rio de Janeiro
Galerie Elke Dröscher, Hamburg
Sammlung Feelisch, Remscheid
Volker Feierabend, Mailand
Sammlung FER, Laupheim
Claudia Gain Ferari Arte Contemporanea, Mailand
Esther Ferrer, Paris
Konrad Fischer, Düsseldorf
FLATZ, München
Sammlung Froehlich, Stuttgart
Sammlung Anna und Tita Giese, Düsseldorf
Galerie Gmurzynska, Köln
Sammlung Goetz, München
Bärbel Grässlin, Frankfurt
Galerie Karten Greve, Köln/New York
Detlef Halfa, Berlin
Sammlung Günther und Renate Hauff, Stuttgart
Galerie Angelika Harthan, Stuttgart
Klaus Heider, Bad Boll
Galerie Heppächer, Stuttgart
Galerie und Edition Hundertmark, Köln
Galerie Grita Insam, Wien
Carol Johnssen, München
Galerie Jöllenbeck, Köln
Annely Juda Fine Art, London
Galerie Kaess-Weiss, Stuttgart
Horst Egon Kalinowski, Düsseldorf/Paris
Sammlung Muriel Kallis Newman, Chicago
Tatsuo Katase, Kassel
Galerie Jule Kewenig, Frechen-Bachem
Konrad Klapheck, Düsseldorf
Galerie Bernd Klüser, München
Galerie Françoise Knabe, Frankfurt
Sabine Knust, Maximilian Verlag, München
Galerie Dorothea van der Koelen, Mainz
Werkstatt Kollerschlag, Kollerschlag/Österreich
Attila Kovács, Budapest
Brigitte Kowanz, Wien
Krugier-Ditesheim Art Contemporain, Genf
Galerie Kulli, St. Gallen
Galerie Alex Lachmann, Köln
Sammlung László, Basel
Galerie Lelong, Zürich/Paris/New York
Lisson Gallery, London
Littmann Kulturprojekte,. Basel
Sylvana Lorenz, Paris
Elaine Lustig Cohen, New York
Sammlung Paul Maenz, Berlin
Lizbeth Marano, New York
Galerie Philomene Magers, Köln
Sammlung Loïc Malle, Paris
Marlborough International Fine Art, London
Brigitte March Galerie, Stuttgart
Sammlung Emmy de Martelaere, Paris
Sammlung Marzona, Udine
Barbara Mathes Gallery, New York
Rune Mields, Köln
Sammlung Paul Miggel, Duisburg
François Morellet, Chollet/Frankreich
Hans-Jürgen Müller, Stuttgart
Anthony d'Offay Gallery, London
Galerie Müller-Roth, Stuttgart
Sammlung Olbricht, Essen
C. O. Paeffgen, Köln
Sammlung Sylvio Perlstein, Antwerpen
Georg Karl Pfahler, Stuttgart
Produzentengalerie, Hamburg
Carl Fredrik Reuterswärd, Bussigny/Schweiz
Galerie Rolf Ricke, Köln
Mimmo Rotella, Mailand
Sammlung M. J. S., Paris
Sammlung Rudolf und Ute Scharpff, Stuttgart
Sammlung Lothar Schirmer, München
Familiennachlaß Oskar Schlemmer
Sammlung Meg und Norman Schultz, San Francisco
Sammlung Arturo Schwarz, Mailand
Estelle Schwarz, New York
Sammlung Senn, St. Gallen
Sonnabend Gallery, New York
Sammlung Ileana Sonnabend, New York
Sammlung Speck, Köln
Gian Enzo Sperone, Rom/New York
Galerie Monika Sprüth, Köln
Galerie Edition Stahlberger, Weil am Rhein
Edition Staeck, Heidelberg
Galerie Luisa Strina, Sao Paolo
Sammung Nina und Michael Sundell, New York
Alain Tarika, Paris
Galerie Tanit, München
Galerie Thomas, München
Timm Ulrichs, Hannover
Daniel Varenne, Genf
Ronny van de Velde, Antwerpen
Bernar Venet, New York
Jacques Villeglé, Paris
Galerie Vömel, Düsseldorf
Galerie Edith Wahlandt, Stuttgart
Claude Wall, Stuttgart
Peter Warum, Rum/Österreich
Die Weisse Galerie, Köln
Marylin Willis, Frankfurt am Main
Hans-Albert Walter, Diepholz
Franz Erhard Walther, Halstenbek
Galerie Michael Werner, Köln/New York
Wolfgang Wittrock, Düsseldorf

sowie Leihgeber, die ungenannt bleiben möchten

VORWORT

Im allgemeinen nehmen wir kaum mehr wahr, in welchem Ausmaß unser tägliches Leben von Ziffern, Nummern, Codes und einer weitreichenden Datenerfassung geprägt ist.
Ebensowenig herrscht ein Bewußtsein davon, inwieweit sich die Künstler unseres Jahrhunderts mit der zunehmenden Bedeutung der Zahlen und ihrem Einfluß auf unser Tun und Denken auseinandergesetzt haben und wie sie sich damit gerade in jüngster Zeit erneut beschäftigen.
Die von Karin v. Maur konzipierte Ausstellung lenkt unsere Aufmerksamkeit erstmals auf dieses faszinierende Problemfeld und veranschaulicht am Beispiel von rund vierhundertfünfzig Werken aus der Zeit des Kubismus bis heute die höchst unterschiedlichen Annäherungen an das Thema »Zahl«, wobei auch Fragen der soziologischen, wissenschaftlichen und technologischen Entwicklungen unseres Jahrhunderts reflektiert werden.
Vor elf Jahren realisierte Karin v. Maur die viel beachtete Ausstellung »Vom Klang der Bilder«, mit der ihr jetziges Projekt in mehr als einer Hinsicht zusammenhängt. Die Planungen dazu reichen sogar noch weiter zurück und zwar in die späten siebziger Jahre, als mit der Concept Art und Minimal Art die Phase der Dematerialisierung in der Kunst mit einem rapiden Vordringen von Zeichen und Ziffern einherging. Zwei Jahrzehnte später trifft die Realisierung der Ausstellung nun auf eine neue Aktualität ihrer Fragestellung. So kommt es, daß neben Klassikern der Moderne wie Boccioni, Braque, Dalí, Duchamp, Magritte, Miró, Moholy-Nagy, Picabia, Picasso, Man Ray, Schlemmer und anderen über die Künstler der sechziger und siebziger Jahre wie Bochner, Darboven, Indiana, Johns, On Kawara, Kosuth, Opalka, Tàpies, Twombly oder Warhol auch zahlreiche weniger bekannte und oft ganz junge Künstlerinnen und Künstler hier anzutreffen sind.
Während in früheren Zeiten die mystische Symbolik der einzelnen Zahl und ihre Ordnungsstruktur im Kosmos eine bedeutsame Rolle spielten, richtet sich das Augenmerk heute in viel stärkerem Maße auf die Analyse der Zeichenfunktion und die Vernetzung der Zahlen untereinander. Wer daher vom Titel unserer Ausstellung »Magie der Zahl im 20. Jahrhundert« eine besondere Beschäftigung mit Esoterik erwarten sollte, sieht sich enttäuscht, da diese Dimension in der heutigen Kunst zwar indirekt immer präsent ist, sich aber explizit fast nur in der Beschäftigung mit Primzahlen oder mit magischen Quadraten (vergleiche Kapitel 11) äußert.
Auch widmet sich das Projekt nicht in erster Linie dem Gebiet der Wechselbeziehungen von Mathematik und Kunst in seiner ganzen Komplexität, sondern konzentriert sich auf die bisher noch weitgehend unbeachtet gebliebene Ikonographie der Zahl und der numerischen Systeme in der bildenden Kunst. Schon bei dem ersten Erscheinen von Zahlen in den Zeichnungen und Collagen der Kubisten stellt sich heraus, daß dies keineswegs auf ein neu erwachtes mathematisches Interesse zurückzuführen ist, sondern auf eine verstärkte Hinwendung zur zeitgenössischen Realität, aus deren Kontext (Reklame, Verkehr etc.) sich die Zahlen herleiten. Daß dies nicht immer so blieb, sondern daß die Rezeption und bildnerische Verarbeitung der Zahl als Bildelement zahllose Abwandlungen durchläuft, manifestieren die in elf Themenbereiche gruppierten Werke von mehr als 200 Künstlern aus aller Welt.
Nicht nur durch die internationale Herkunft der Künstler, sondern auch durch die großzügige Mitwirkung von 280 Leihgebern aus acht europäischen Ländern und den Vereinigten Staaten, aus Südamerika, Japan und Neuseeland, hat sich das Projekt trotz seiner thematischen Beschränkung global erweitert. Dies kommt nicht von ungefähr,

ist doch die Sprache der Ziffern eine Universalsprache, deren weltweite Grundkenntnis die Basis für ihren durch die Digitalisierung beförderten Siegeszug darstellt.
So ist es auch zu erklären, daß die Staatsgalerie bei der Vorbereitung einem unerwartet starken Interesse und einer ungewöhnlichen Aufgeschlossenheit zur Kooperation begegnete. Allen Leihgebern, den Museen und Stiftungen, den Galerien, Auktionshäusern und den privaten Sammlern, die nicht nur durch ihre Kunstwerke, sondern auch durch ihre weiterführenden Hinweise und Ratschläge zum Gelingen der Ausstellung beitrugen, gilt unser erster und herzlicher Dank. Auf diese Weise hat sich eine fruchtbare und ermutigende Zusammenarbeit entwickelt, die eine geistig-künstlerische Trägerschaft weit über das aktuelle Projekt hinaus darstellt.
Danken möchten wir auch den Mitautoren, die trotz relativ kurzer Vorbereitungszeit wissenschaftliche Beiträge zu angrenzenden Bereichen, die in der Ausstellung selbst nicht oder nur marginal berücksichtigt werden konnten, verfaßt haben: Jérôme Peignot, Verfasser des 1982 erschienenen Buches *Du Chiffre*, der einen Abriß zur Entstehungsgeschichte der Zahlen beisteuert; Stefan Heinlein, der die Symbolik der Zahl in der christlichen Kunst beleuchtet; Helga de la Motte-Haber, die der Bedeutung der Zahl in der heutigen Musik nachgeht; Karl Riha, der das Eindringen der Zahl und Arithmetik in die Dichtung untersucht, und Dietmar Guderian, der die mehr verborgenen Wechselbeziehungen von Kunst und Mathematik aufspürt. Guderian ist überdies der Einführungstext zu Kapitel 11 mit dem Titel »Zahlenmystik und harmonikale Ordnungen« zu verdanken. Ina Conzen, die Leiterin des Archiv Sohm der Staatsgalerie, hat eine substantielle Einführung zu Kapitel 5 »Die Zahl als Fundobjekt und Zufallsmodell« beigetragen. Thomas Dreher aus München danken wir für wertvolle Hinweise und die Bereitstellung von Dokumenten, namentlich zu dem komplexen Bereich der Concept Art und »Art and Language«. Auch andere Kollegen wie Andreas Hapkemeyer oder Peter Stepan sowie viele Sammler, darunter namentlich Rainer Speck und Egidio Marzona, haben uns mit Rat und Tat beigestanden, wofür wir ihnen sehr zu Dank verpflichtet sind.
Daß unser Projekt trotz einschneidender Budgetkürzungen in der Vorbereitungsphase doch noch in der geplanten Form realisiert werden konnte, verdanken wir der tatkräftigen und unbürokratischen Unterstützung durch die Helmut-Kraft-Stiftung und ihren Vorstandsvorsitzenden Dr. Jörg Kees. Längere Öffnungszeiten bis 20 Uhr ermöglichte die Daimler-Benz AG vor allem dank des Engagements von Hans J. Baumgart. Beiden Sponsoren gebührt unser aller Dank.
Schließlich möchte ich allen an der Realisierung beteiligten Mitarbeiterinnen und Mitarbeitern der Staatsgalerie für ihr anhaltendes Engagement sehr herzlich danken. Besonders hervorzuheben ist Karin Hämmerling, die mit gewohnter Umsicht die immense organisatorische Abwicklung besorgte. Große Verdienste haben auch die Sekretärinnen, Restauratoren, das Hängeteam und der technische Dienst sowie die wissenschaftlichen Volontäre Stefan Heinlein und Christofer Conrad wegen ihres gleichfalls unermüdlichen Einsatzes. Mein größter Dank gilt jedoch Karin v. Maur, deren enorme Leistung gewiß durch ein entsprechendes Besucherinteresse belohnt werden wird. Ein gleiches Echo ist für den Katalog zu erwarten, der von Gerd Hatje mit seinen Mitarbeiterinnen Maria Platte für die Redaktion und Christine Müller für die Herstellung in höchst qualitätvoller Weise realisiert worden ist.

Christian von Holst

VOM BILD DER ZAHL ZWISCHEN »OBJET TROUVÉ«, CODE UND METASPRACHE

Karin v. Maur

Die Ausstellung »Magie der Zahl in der Kunst des 20. Jahrhunderts« widmet sich einem Gebiet, das im Gegensatz zu der verwandten Thematik von Schrift und Kunst bisher nur am Rande Beachtung fand.[1] Dies mag wohl in erster Linie darauf zurückzuführen sein, daß es als spröde, trocken und visuell wenig attraktiv erachtet wurde. Tatsächlich läßt jedoch das Spektrum der über vierhundert hier versammelten Exponate vom Kubismus bis zur jüngsten Gegenwart erkennen, wie facettenreich sich das Bild der Zahl in der Moderne darstellt. Magisch ist nicht allein der unergründliche Charakter der Zahlen selbst, dem die Künstler durch teilweise ausgeklügelte rationale Systeme nachspüren, magisch ist auch die anhaltende und gegenwärtig wieder verstärkt wirksame Faszination der Zahl als Form und Zeichen, Sinnbild und Denkfigur.

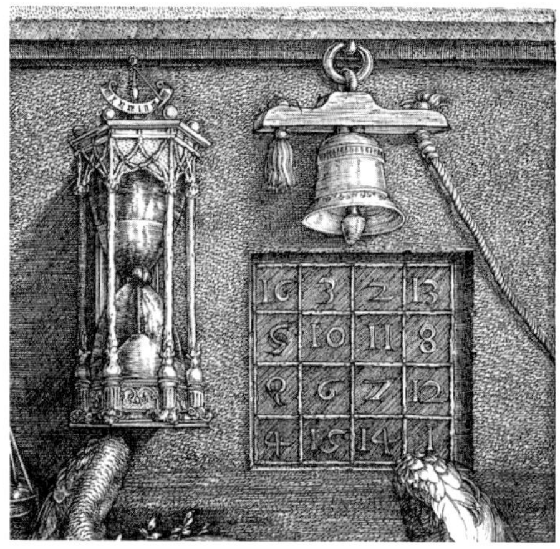

1 Albrecht Dürer
Melencolia I, 1514
(Kat. 11.1A, Ausschnitt)
Kupferstich, 24,8 x 19,7 cm
Staatsgalerie Stuttgart, Graphische Sammlung

Zur Ikonographie der Zahl vor 1900

In der Geschichte der europäischen Kunst spielen Zahlen als Ordnungsfaktoren und Zahlen als metaphysische Symbole seit der Antike eine bedeutsame Rolle, sei es in der Suche nach der Idealproportion wie dem Goldenen Schnitt und einem Modul für die menschliche Figur, sei es in den Maßverhältnissen gemalter Kompositionen oder in ihrer zentralperspektivischen Projektion, sei es im Gewand von Allegorien, die meist kultische Bedeutung haben und in der christlichen wie humanistischen Ikonographie vorherrschen.[2] Die bekannteste und für unser Thema beziehungsreichste Allegorie ist Dürers Kupferstich *Melencolia I* von 1514 (Kat. 11.1A). Durch ihre Attribute und Gerätschaften wie Zirkel, Richtscheit, Kugel, Polyeder und weiteres ist sie eine Symbolfigur der mathematischen Künste, des Quadriviums, zu dem die scholastischen Lehrgebiete Arithmetik, Geometrie, Musik und Astronomie zählten.[3] Auf die mathematische Symbolik deutet neben dem Zahlenquadrat über dem Haupt der Melancholie auch die im Titulus erscheinende »I« hin, die nicht auf einen mutmaßlich geplanten Zyklus der vier Temperamente, sondern auf die Eins als Fundament der Zahlenreihe verweist.[4] Das magische Quadrat an der Gebäudemauer gehört zu den sieben Planetensiegeln, die negative Einflüsse von Gestirnen günstig beeinflussen sollen und die man als Amulett bei sich trug. Auf dem Kupferstich ist es das Jupiter-Quadrat, das gegen die negativen Einflüsse des Planeten Saturn wirken soll. Es basiert auf 16 Ziffernfeldern, die so angeordnet sind, daß sich in der Horizontal-, Vertikal- und Diagonalreihe immer dieselbe Summe, bei Dürer die 34 (von 880 möglichen Kombinationen), ergibt. Doch das Quadrat ist zugleich eine Gedenktafel auf den Tod von Dürers Mutter, denn das Sterbedatum 17. Mai 1514 ist in den beiden mittleren Längsreihen des Jupitersiegels enthalten. Die beiden oberen Ziffern ergeben 5 als Verweis auf den Monat Mai, die vier mittleren Felder summieren sich in Schrägrichtung jeweils zu 17 mit Bezug auf den Todestag und die beiden unteren Ziffern bilden die Jahreszahl 1514.[5] Weitere Anspielungen auf das Ableben der Mutter sind die Totenglocke über dem Zahlenquadrat und die Sanduhr als Symbol der Vergänglichkeit des Lebens (Abb. 1).

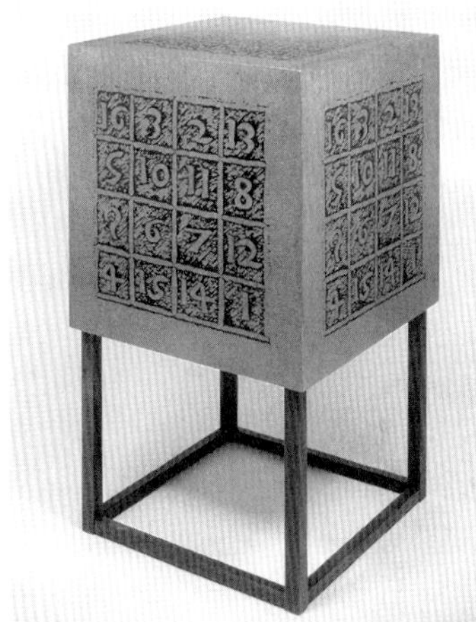

2 Rosemarie Trockel
Dürer, 1989
Siebdruck auf Masonit, bemaltes Holz
116,8 x 68,6 x 68,6 cm
Sammlung Dare und Themistocles Michos

Für das bis heute ungebrochene Interesse der Künstler an magischen Quadraten spricht eine ganze Reihe von zeitgenössischen Arbeiten (siehe Kapitel 11) wie die Zyklen von Rune Mields *Planetenquadrate* oder *Das Jupiterquadrat und seine Spiegelungen* von 1979 (Kat. 11.3 und 11.2), Rosemarie Trockels Kubus mit Dürers Jupiter-Quadrat von 1989 (Abb. 2) oder Sigmar Polkes Zyklus *Magische Quadrate* von 1992 (Abb. 3). Bei den Planetenquadraten von Polke tragen die changierenden Interferenzfarben dazu bei, die Vielfalt der Zahlenkombinatorik, die nach Agrippa von Nettesheims Abhandlung *De occulta philosophia* die »Intelligenz zum Guten und den Dämon zum Bösen« enthält, zu untermalen.[6] Durch die Einzeichnung der Verbindungslinien zwischen den fortlaufenden Zahlen entstehen überdies jeweils unterschiedliche symmetrische Diagramme, deren dunkle Konturen einen Kontrast zu den diffus schillernden Zahlenfeldern bilden.

Die Zahl entzieht sich im übrigen weitgehend der Anschauung und ist in der alten Kunst hauptsächlich durch Analogien in den Formen der Malerei, Plastik und Architektur zu erfassen. Vor 1900 sind Zahlen »in nuce« vornehmlich in Werkstattstudien – von den Aufrissen der Bauhütten bis Leonardos oder Dürers Analysen zur Vermessung der menschlichen Gestalt – anzutreffen, jedoch kaum in ausgeführten Werken, da sie zwar als Hilfsmittel, nicht jedoch als bildnerische Elemente betrachtet wurden.

Eine Ausnahme stellt die Portraitmalerei dar, in der Ziffern als Jahres- und Altersangaben nicht selten anzutreffen sind. Eines der frühesten und prominentesten Beispiele für Inschriften mit Datierungen inmitten eines Gemäldes ist Jan van Eycks Doppelportrait *Giovanni Arnolfini und seine Frau Giovanna Cenami*, die sogenannte *Arnolfini-Hochzeit* von 1434. Der Künstler, der Zeuge dieser Trauung war und wahrscheinlich einer der beiden Männer an der Tür ist, die der Rundspiegel reflektiert, hält seine Zeugenschaft in der kalligraphischen Inschrift »Johannes de eyck fuit hic 1434« direkt über dem Spiegel im Bild fest (Abb. 4). Der geniale Niederländer war es auch, der schon im Vorjahr erstmals den genauen Entstehungstag auf einem Portrait, wenn auch zunächst nur auf dem Rahmen, hinterlassen hat, und zwar bei dem auf den 21. Oktober 1433 datierten Londoner *Bildnis eines Mannes mit rotem Turban*, das bezeichnenderweise als ein Selbstportrait gilt (Abb. 5). Die kunstvolle Formgestaltung der beiden Aufschriften und ihre herausgehobene Stellung im oder rund um das Bild sprechen deutlich für das neue Selbstbewußtsein des Künstlers, der sich seiner historischen Bedeutung bewußt wird und sich mit diesen Datierungen dauerhaft in die Chronik der Zeitgeschichte einschreibt.

Mehr als sechzig Jahre später setzt sich der achtundzwanzigjährige Albrecht Dürer in seinem *Selbstbildnis mit Pelzrock* von 1500 (Abb. 6) mit einer patriarchalischen Selbstherrlichkeit ins Bild, die als Anmaßung empfunden werden könnte, wäre da nicht das Ebenmaß der Gestalt und die erstaunliche Virtuosität in der Wiedergabe der Augen und Hände, der Haare und des Pelzes, die ihn als einen begnadeten Künstler ausweisen. Dürer ist der erste Künstler, der offen ausgewiesene Selbstbildnisse gemalt hat, und dies auch noch im Topos des »vera icon«, der symmetrischen Frontalität, die sonst den Christusikonen vorbehalten war. Der Künstler stellt sich nicht nur im Sinne des Genesis-Wortes »Gott schuf den Menschen nach seinem Bilde« dar, sondern leitet

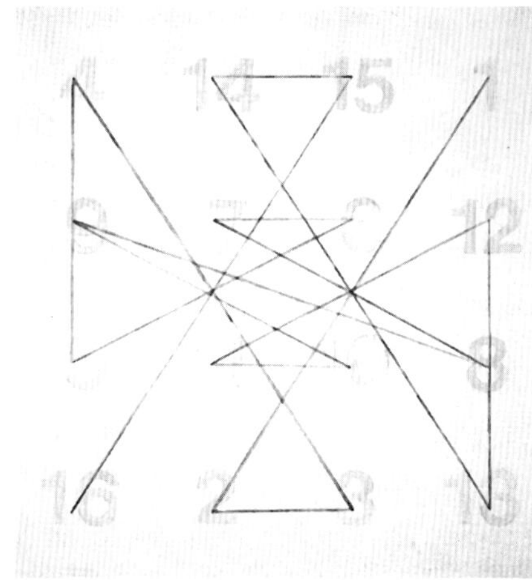

3 Sigmar Polke
Jupiter-Quadrat, aus dem Zyklus »Magische Quadrate«, 1992
Irisierende Interferenzfarben und Eisenoxyd auf Leinwand
190 x 200 cm
Privatsammlung Köln

4 Jan van Eyck
Das Brautpaar Arnolfini, 1434
(Ausschnitt)
Öl auf Holz, 81,8 x 59,7 cm
National Gallery, London

5 Jan van Eyck
Mann mit rotem Turban, 1433
Öl auf Holz, 33,3 x 25,8 cm
National Gallery, London

6 Albrecht Dürer
Selbstbildnis mit Pelzrock
1500
Öl auf Lindenholz, 67 x 49 cm
Bayerische Staatsgemäldesammlungen,
Alte Pinakothek, München

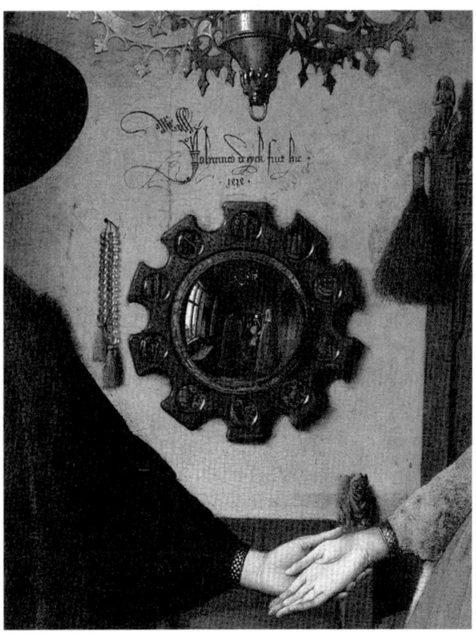

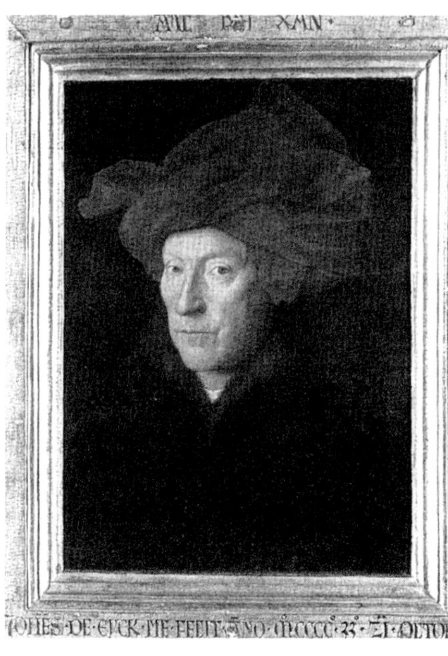

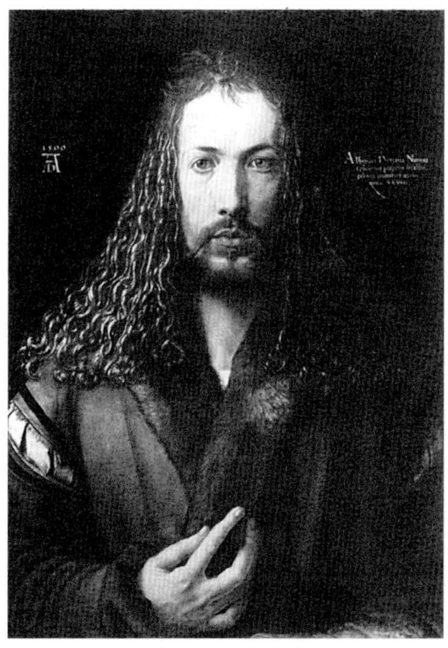

auch sein Schöpfertum von der göttlichen Schöpferkraft ab. Darauf deuten die den Kopf einrahmenden Inschriften hin, zur Linken das stilisierte Monogramm mit der Jahreszahl 1500, zur Rechten der stolze Satz: »So schuf ich, Albrecht Dürer aus Nürnberg, mich selbst mit unvergänglichen Farben im Alter von 28 Jahren.« Dürer gab sich nicht zufrieden mit dem »Brauch«, mit dem Handwerk, das er sehr wohl beherrschte, sondern er suchte die »Kunst« im Sinne von wissenschaftlicher Einsicht in die neuen Verfahren der Zentralperspektive, der Proportionslehren, der Geometrie, die im Umfeld der Nürnberger Erfinder und Humanisten im Kreis um Willibald Pirckheimer hoch angesehen waren. »Durch die Geometrie magst du Deines Werkes viel beweisen«, schreibt Dürer unmittelbar nach dem berühmten Satz vom Herausreißen der Kunst aus der Natur.[7] Und mit seinem Selbstbildnis von 1500 schuf er ein Schlüsselbild für das erstrebte Ziel eines vollkommenen Zusammenspiels von Zahl, Maß und Malerei.

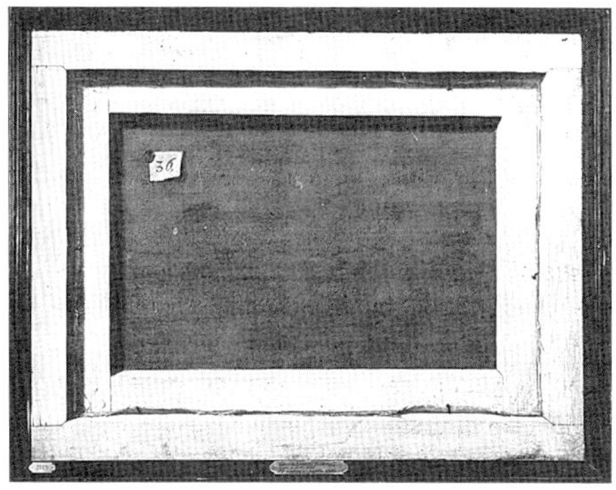

7 Cornelis Norbertus Gijsbrechts
Nachweisbar zwischen 1659 und 1675
Rückseite eines Gemäldes
Öl auf Leinwand, 66,5 x 86, 5cm
Statens Museum for Kunst, Kopenhagen

Vom Trompe-l'œil zur Chiffre der Moderne

Seit der Mitte des 17. Jahrhunderts finden sich Zahlen gelegentlich auch in Trompe-l'œils wie etwa dem erstaunlichen Bild *Rückseite eines Gemäldes* von Cornelis Gijsbrechts (Abb. 7), bei dem die Kunsterwartung des Betrachters in geradezu dadaistischer Manier düpiert wird, indem der Künstler durch virtuose Augentäuschung vorgibt, daß ein Gemälde falsch herum aufgehängt wurde.[8] Die geistreiche Bilderfindung hat hier den Vorrang über die weitgehend entpersönlichte Faktur der Malerei, und anstelle des Sujets sieht sich der Betrachter dem veristisch gemalten Nummernetikett »36« und dem Siegel des Künstlers gegenüber, das links oben auf der fleckigen Rückseite der von dem Keil- und Bildrahmen eingefaßten Leinwand angebracht ist. Gijsbrechts, der das Gemälde um 1670 für die Kunstkammer des dänischen Königs, dessen Hofmaler er war, geschaffen hat, zerstört durch seine perfekte Illusionsmalerei die Illusion der schönen Scheinwelt der Kunst. Der Schritt von Gijsbrechts' *Rückseite eines Gemäldes* zu Picabias leeren, nur mit Schnüren verspannten Bilderrahmen in *Danse de Saint-Guy* und *Tabac-Rat* von 1919/21 liegt näher, als es die zeitliche Distanz von rund zweihundertfünfzig Jahren vermuten lassen würde.

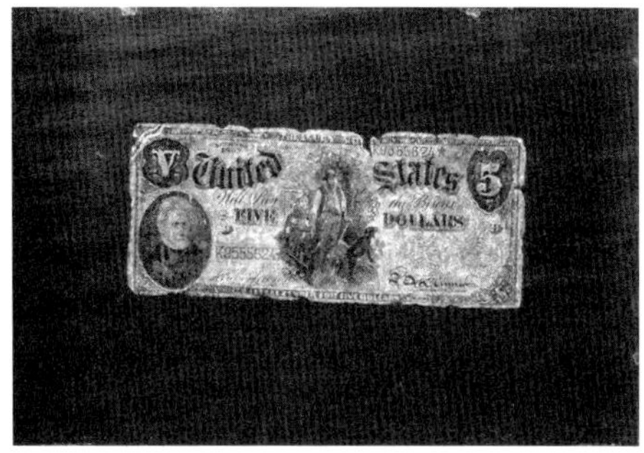

8 William M. Harnett
Still Life – Five Dollar Bill, 1877
Öl auf Leinwand, 20,4 x 31,2 cm
Philadelphia Museum of Art, Sammlung Alex Simpson, Jr.

Im späten 19. Jahrhundert erscheinen Zahlen in einigen Stilleben von amerikanischen Malern wie John F. Peto, William J. Harnett oder John Haberle, wo sie auf gemalten Steckbrettern zusammen mit allerlei Briefschaften als Rechnungen, Additionen oder Geldscheine vorkommen. Warhols Dollarbilder der sechziger Jahre (Kat. 4.36) haben hier ihre Ahnen, die der Pop-Künstler vielleicht nicht einmal kannte. Die kleinformatigen Dollar-Bilder, wie das 1877 entstandene *Still Life – Five Dollar Bill* (Abb. 8), von Harnett wurden wegen ihrer täuschend echten Wirkung wegen Geldfälschung beschlagnahmt; sie gehörten allerdings nicht zu Harnetts bekannteren Jagd- und Instrumenten-Stilleben.

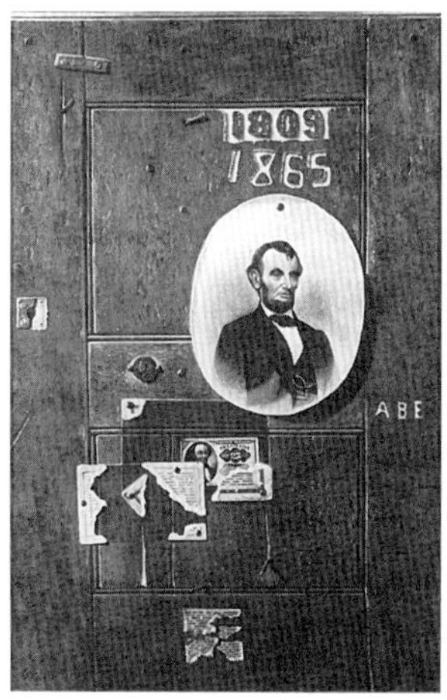

9 John Frederick Peto
Erinnerungen an 1865, um 1897
Öl auf Leinand, 76 x 50,8 cm
Institute of Arts, Minneapolis, The Julia B. Bigelow Fund

Daß die weniger in tradierten Schönheitskriterien befangenen Amerikaner sich von jeher durch größere Unmittelbarkeit in der Schilderung ihrer nächsten Umgebung auszeichneten, dokumentiert auch John F. Peto mit seinem Trompe-l'œil-Gemälde einer Tür *Erinnerungen an 1865* von 1897 (Abb. 9). Mehr als vier Jahrzehnte später malt sein Landsmann Man Ray eine *Studio Tür* (Kat. 2.68), die eine motivische Verwandtschaft aufweist, nicht zuletzt in der auf die Tür gekritzelten Rechnung. Bei Peto allerdings spielen weitere Motive eine Rolle wie der 25-Dollar-Schein und die biographischen Daten des 1865 ermordeten Präsidenten Lincoln. Das Sterbedatum im Bild als Memorial für einen Politiker läßt sich seinerseits in Beziehung setzen zu der Relieftafel des Russen Vassilij Ermilov, die den Todestag des Revolutionsgründers Lenin, den 21. Januar 1924, zum alleinigen Bildsujet erhebt (Kat. 2.67).
Die Beispiele lassen nicht nur gewisse motivische Konstanten erkennen, sondern weisen auch darauf hin, daß das Erscheinen von »nackten Zahlen« auf der Bildfläche – im Gegensatz zu den unsichtbar unterlegten Maßverhältnissen – seinen Ursprung nicht im

mathematischen Denken der Künstler hat. So stellte auch Rainer Crone fest, daß »die historische und ontologische Bedeutung der Zahl weit ab von der Mathematik als solcher« liegt.[9] Vielmehr entspringt sie zunächst einmal einer unvoreingenommenen Sicht auf die zeitgenössische Alltagsrealität. Diese Tradition lebt auch im 20. Jahrhundert wieder auf, wo in den kubistischen Stilleben von Braque und Picasso seit 1912 (Kat.1.1–1.7) neben Worten auch Ziffern auftreten, nunmehr allerdings nicht mehr als illusionistische Augentäuschung, sondern im Sinne von Realitätspartikeln des modernen Großstadtlebens. Sie gehen auf Reklame mit Preisangaben zurück, wie sie in den Pariser Cafés auf den Fenstern angeschrieben waren, doch haben sie im Kontext kubistischer Kompositionen auch eine unentbehrliche gestalterische Funktion. Inmitten der bis zur Unkenntlichkeit aufgesprengten Motivpartikel und labilen Strukturelemente dienen die Worte und Zahlen als Erkennungssignale, die dem Betrachter den Einstieg in die Entzifferung des zersplitterten Gegenstands- und Raumgefüges erleichtern sollen. Überdies markieren sie die zweidimensionale Fläche, die das in Formkürzel zersetzte, aperspektivische Interieur erst räumlich »lesbar« macht. Die aus dem funktionalen Sinnzusammenhang von Inseraten und Preisangaben herausgelösten Ziffern erhalten bei Übernahme in den Kontext des Bildes eine neue ambivalente Ausdrucksqualität, da sie durch ihre Vereinzelung und Zweckentfremdung einerseits eine enigmatische Bedeutsamkeit erhalten, zum anderen aber konkret für den Zeitgeist der Moderne firmieren.

Noch unbefangener gingen die Futuristen mit Zahlen um: So transponiert Boccioni die vierstellige Nummer einer Lokomotive ins Zentrum seiner dynamischen Komposition *Seelenzustände II – Die Abschiede* von 1912 (Kapitel 2, Abb. 2), während sein russischer Kollege Kasimir Malewitsch ihm 1913 in seinem Gemälde *Dame an der Straßenbahnhaltestelle* (Kat. 1.12) nacheifert und die Termintafel einer Straßenbahn in die Bildmitte versetzt. Beide Male sind die Nummern ihres gebräuchlichen Zweckes enthoben und stellen sozusagen den ruhenden Pol im simultanistisch-fragmentierten Bildgefüge dar. Die herausgehobene Position verleiht den alltäglichen Zahlen überdies eine magische Aura. Im folgenden Jahr geht Malewitsch noch einen Schritt weiter und plaziert außer einer gedruckten Zahl »8« und einer Briefmarke ein Thermometer ins Zentrum seiner Collage *Soldat der Ersten Division, Moskau 1914* (Abb. 10).

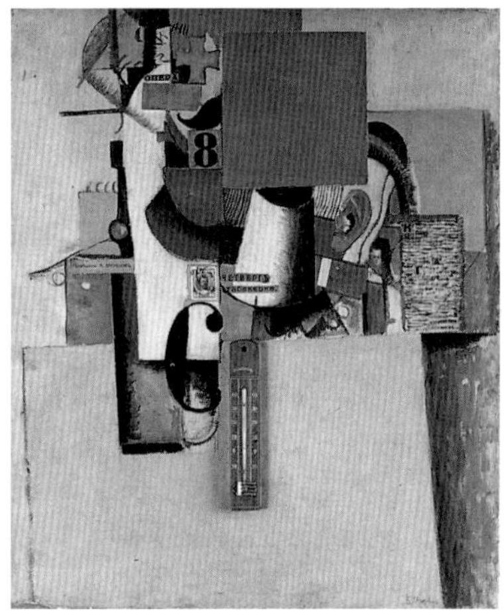

10 Kasimir Malewitsch
Soldat der Ersten Division, 1914
Collage auf Leinwand, 53,7 x 44,8 cm
The Museum of Modern Art, New York

»Numerische Sensibilität« und Strategien der Codierung

Sowohl in Italien wie in Rußland wurde die sprunghafte Entfaltung einer neuen Bildsprache durch die programmatischen Manifeste und Texte der Schriftsteller wo nicht angeregt, so doch beschleunigt: in Italien maßgeblich durch Marinetti und seine »Parole in Libertà«-Direktiven, in Rußland durch die »Zaoum«-Dichtung, die von Krutschonyck, Matjuschin, Majakowski, Chlebnikov und anderen lanciert wurde und Malewitsch zu dem Prinzip des Alogismus als bildnerischer Entsprechung anregte. Der Beginn des Ersten Weltkriegs und die radikale Veränderung des Lebens, das unter das Diktat einer omnipräsenten Numerierung geriet, verhalf dieser Tendenz zu einer »transrationalen« Sprache und Bildsyntax vollends zum Durchbruch.

Die Künstler reflektierten das Zeitgeschehen und ihre Arbeiten nahmen, angeführt durch die *Guerrapittura*-Zeichnungen von Carlo Carrà (Kat. 2.6–2.8), das Aussehen chiffrierter Geheimbotschaften oder Frontberichte an. So ersetzen Ziffern in Deperos *Paesaggio numerico* jede Art von malerischer Pinselschrift und die Landschaft löst sich in ein Netzwerk von Nummern auf, das die welligen Konturen der Hügel und Täler wie Frontverläufe gegeneinander aufmarschieren läßt (Kat. 2.9). Achtzig Jahre später wird Agnes Denes mit arithmetischer Präzision eine spiralige Zahlenlandschaft konzipieren, die als »Berg der Bäume« 1996 in Finnland realisiert wurde (Kat. 9.21–9.22). Von Depero zu Denes – ein langer Weg, der von der Befreiung der Zahlen aus ihrem angestammten Kontext und von der »sensibilità numerica« zur exakten Berechenbarkeit hinführt.

Wie die Numerologie der Kasernen und marschierenden Soldaten sehr bald in der Sinnlosigkeit qualvoller Verstümmelungen und Tode im Grabenschlamm endete, so mündete die Fortschrittseuphorie des Telegraphenstils in eine zerstückelte Kunstwelt, die sich aus dem Scherbenhaufen des Krieges rekrutierte. Die Collagen, Photomontagen und Assemblagen eines Schwitters, Grosz, Heartfield oder Duchamp und Picabia spiegeln die Erfahrung des Absurden und des Umsturzes aller ethischen Werte.

Besonders Kurt Schwitters zeichnet sich durch seine Vorliebe für vorgefertigte Zahlen aus, die er in der unterschiedlichsten Form als »objets trouvés« in seine Collagen integriert. In Heartfields Photomontagen werden Nummern zur politischen Waffe zugespitzt. Bei Picabia und Miró wie auch schon zuvor bei einigen Amerikanern des Kreises um den Photographen Alfred Stieglitz und seine Zeitschrift *291* (der Hausnummer seines New Yorker Studios in der Fifth Avenue) wurden Ziffern im Sinne eines geheimschriftlichen Codes angewandt, zuerst in den »Abstrakten Karikaturen« des Mexikaners de Zayas (Kat. 2.18 und Abb. 11), gefolgt von den farbenfrohen Portraits aus militärischen Emblemen des Amerikaners Marsden Hartley (Kat. 2.11–2.14) und den chiffrierten Bildnissen von Charles Demuth (Kat. 2.27 und Abb. S. 50). Gleichfalls in New York formierte sich der Kreis um Marcel Duchamp und seinen Mäzen Walter Arensberg, der sich intensiv mit Kryptographie beschäftigte. Von Duchamp zu Picabia und Miró verliefen die Impulse zur geheimschriftlichen Chiffrierung, wie sie zum Beispiel in Picabias alogischen Illustrationen zu Tzaras *Sept Manifestes Dada* von 1924 (Kat. 2.21–2.24) oder in Mirós Gemälde *L'Addition* von 1925, das sich auf Alfred Jarrys Roman *Le Surmâle* (Der Übermann) bezieht (Kat. 2.59), zutage treten.

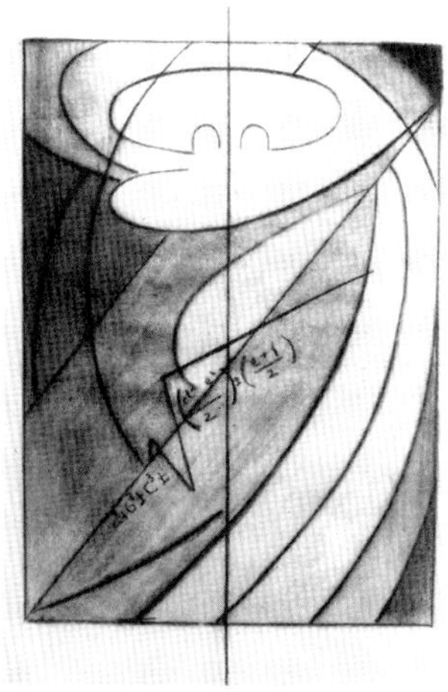

11 Marius de Zayas
Portrait Mrs. Eugene Meyer, Jr.
Um 1913
25,4 x 20,3 cm
Zaya Archiv, Sevilla, Spanien

Daß sich auch in Deutschland Ansätze zu einer Geheimsprache der Zahlen herausbildeten, bekunden die abstrakten Zahlenkonstrukte von Oskar Schlemmer (Kat. 2.51–2.56), die metaphysischen Formeln von Georg Muche (Kat. 2.48–2.50) oder die betont kunstlosen Additionen von Max Ernst (Kat. 2.25).

Das noch rudimentäre Prinzip des Zahlencodes wird in diesen dadaistischen, surrealen oder konstruktiven Arbeiten der Jahre 1915 bis 1925 zu einer nur für Eingeweihte dechiffrierbaren, nach außen hin hermetischen Metasprache entwickelt. Einige Jahrzehnte später werden in der Concept-art von Künstlern wie Kosuth, Bochner, Darboven und der Gruppe »Art and Language« diese spielerisch-experimentellen Ansätze von einer stringenten Arithmetisierung abgelöst und unter Einbeziehung philosophischer und semiotischer Methoden zu komplexen Systemen ausdifferenziert. Mit dem kardinalen Unterschied allerdings, daß sich die Codierung nun nicht mehr wie bei Picabia, Miró oder Demuth auf literarische Texte jenseits der Bilder beziehen, sondern daß sie ein kunstimmanentes, selbstreferentielles Beziehungsgeflecht bilden.

Menschen unter dem Diktat der Nummern

Mit den emblematischen Offiziersbildnissen von Marsden Hartley des Jahres 1914 (Kat. 2.11–2.14) und der großformatigen Komposition *Wettkampf der Athleten* von Max Weber, die 1915 entstand (Kat. 1.14), sind zugleich zwei Bereiche tangiert, in denen sich die zahlenmäßige Erfassung des Menschen und seine kollektive Instrumentalisierung auf höchst populäre Weise äußern: auf dem Gebiet des Militärischen einerseits, von dem bereits die Rede war, und auf dem Gebiet des Wettkampfsports zum anderen. Gerade der Sport wurde zu einem der signifikantesten Themen der Moderne, bei dem das Prinzip des numerierten Menschen im Typ des Sportlers Gestalt annimmt. Ob einzeln oder im Verband einer Mannschaft ist der Athlet unerbittlich dem Diktat der Leistungssteigerung und des Zeitakkords unterworfen. Von Delaunays monumentaler Komposition *Die Läufer* von 1926 (Abb. 12) bis hin zu zeitgenössischen Bildern von Genkinger (Kat. 8.32) oder Koethe (Kat. 8.31) werden die Wettkämpfer, ob Sprinter, Fußballer oder Basketballspieler, gesichtslos dargestellt, während der Blickwinkel sich ausschnitthaft auf die numerierten Trikots verengt.

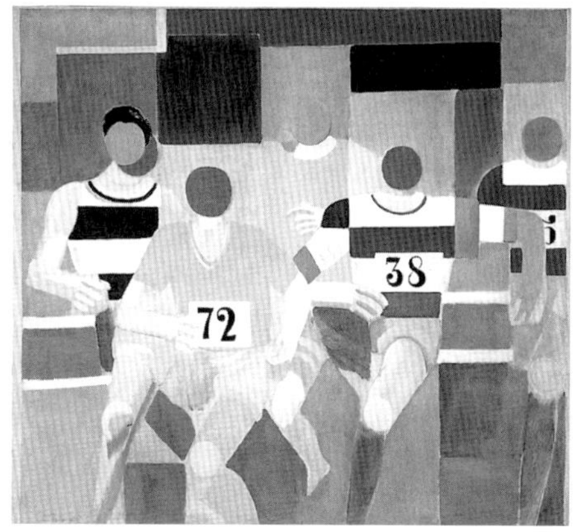

12 Robert Delaunay
Die Läufer, 1926
Öl auf Leinwand, 171 x 189,5 cm
Privatsammlung

Der Mensch als Maschine, als funktionierender Roboter, als kaltes Konstruktionsgehirn und pedantischer Rechenautomat – so illusionslos sehen Künstler den Menschen in den Jahren nach dem Ersten Weltkrieg. Ob Hausmann mit seinem maskenhaften »Zeitgeist«-Kopf (Kapitel 2, Abb. 12) oder dem gezeichneten *Portrait Konrad Felixmüller* (Kat. 2.35) oder Moholy-Nagy mit seiner von Geldscheinen umgebenen Doppelsilhouette eines Mannes ohne Eigenschaften (Kat. 2.31), ob Grosz mit seiner aquarellierten Collage *Daum marries her pedantic automaton ›Grosz‹ in May 1920* (Abb. 13) oder der Franzose Paul Colin mit seinem Plakat von 1927 zu dem Theaterstück *La Machine à Calculer* (Abb. 14) – überall geht das Gespenst des automatisch funktionierenden, anonymen, raffgierigen und berechnenden Robotermenschen um, dessen Attribute Zahlen und Maßbänder, Uhrwerke und Geldscheine sind.
Daß der Mensch in der heutigen Welt vor allem ein verwalteter ist, der datenmäßig erfaßt und polizeilich registriert wird, erfährt er besonders drastisch in Strafanstalten oder Arbeitslagern. Seine um den Hals gehängte oder eintätowierte Nummer ist das einzige, was ihm in der Anonymität des namenlosen Kollektivs als Individuum verbleibt. Die Numerierung wird zum Mittel der Ausgrenzung: Warhol hat dies in seinen *Most Wanted Men* von 1964 (Kat. 8.1) ebenso thematisiert wie Borofsky in seinem *Self-Portrait* von 1980 (Kat. 8.9). Beide beschränken sich dabei auf größtmögliche Sachlichkeit und Neutralität auf der Grundlage der Photographie: Warhol überträgt das Schwarzweißraster von gedruckten Polizeiphotos auf die Leinwand, während Borofsky seinen mit siebenstelligen KZ-Nummern bestempelten Kopf und Oberkörper photographieren läßt. Die bloße Kombination von Körper, Gesicht und Nummer weckt düstere Assoziationen, denen Jürgen Brodwolf in seiner Installation *Lieberose* von 1990, die sich auf die Todesmärsche der KZ-Häftlinge vor dem Einmarsch der Russen bezieht, nachdrücklich Gestalt verleiht (Kat. 8.6).
Am Ende des Jahrhunderts genügt ein relativ kleines, ästhetisch durchaus reizvolles Streifenmuster mit Ziffern. Ein Barcode auf dem Arm von Flatz oder am Kopf von O'Kelly (Kat. 8.7, 8.8) enthält alle Daten wie bei einer Ware: Herstellungs- oder Geburtsdatum, Zusammensetzung bzw. Blutgruppe und Geschlechtszugehörigkeit, Herkunftsland bzw. Nationalität, es fehlt nur noch die Preisauszeichnung, um dem Warenkodex völlig zu genügen. Der Mensch wird numerisch verschlüsselt, und sein Code ist auf eine schwer durchschaubare Weise nur für den Computer lesbar. Als Person verschwindet er schließlich, wie bei dem Franzosen Philippe Thomas, der sich hinter einer anonymen Urheberbezeichnung verbirgt, hinter dem Barcode, der sein Portrait ersetzt (Kat. 8.12 und 8.13).

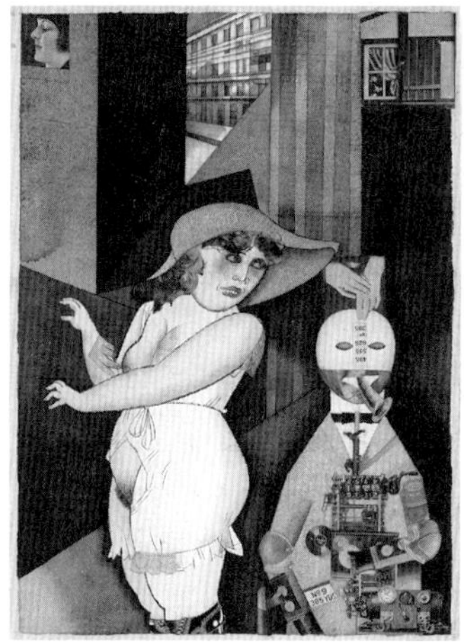

13 George Grosz
Daum marries her pedantic automaton ›Grosz‹ in May 1920
Aquarell über Bleistift, Feder, Tusche, Collage, 42 x 30,2 cm
Berlinische Galerie, Berlin, Stiftung Nierendorf

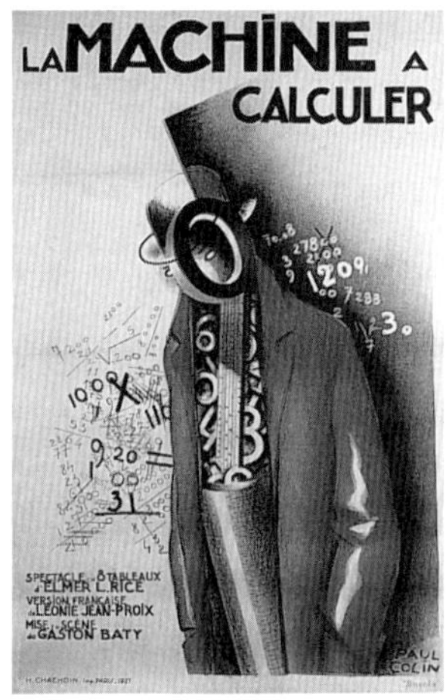

14 Paul Colin
La Machine à Calculer, 1927
Plakat für das Theaterstück von Elmer Rice
111 x 77 cm
Bibliothèque Nationale, Paris

Konsum und Kommerz als Quelle einer neuen Zahlen-Emblematik

Wie sehr Zahlen in der Kunst auch nach 1945 aus dem Leben gegriffen sind, bekunden die Bilder von Warhol, Johns und Indiana, die eine neue Zahlenemblematik darstellen (Kapitel 3 und 4). Vor allem Warhol zeichnet sich durch seine Vorliebe für Ziffern in den verschiedensten Zusammenhängen aus. Immer aber basieren sie bei ihm in der frühen Pop-Phase der schwarzweißen Bilder um 1960 auf der sehr genauen Übernahme aus kommerziellen Vorlagen, seien es Inserate wie bei *Where is your Rupture?*, Zeitungsreproduktionen wie bei *Crossword*, ein Tanzlehrbuch wie bei *Dance Diagram* oder Farbvorlagen für Hobbymaler wie bei der Serie *Do it yourself* (Kat. 4.1–4.4 und 4.6). Der Künstler beschränkt sich dabei auf die Wahl des Ausschnitts und die möglichst exakte Vergrößerung bei der Übertragung auf die Leinwand. Im Grunde verfährt er ähnlich wie Kurt Schwitters in den zwanziger Jahren, denn auch seine Motive sind »objets trouvés«, die er dem urbanen Umfeld entnimmt, jedoch im Unterschied zu Schwitters nicht realiter einbringt, sondern in das homogene Medium der Malerei transponiert. Allein durch die Monumentalisierung und das Blow-up-Verfahren eines bestimmten Ausschnitts, zum Beispiel aus der Werbung für einen Elektrobohrer in dem Gemälde

Drills (Kat. 4.5), werden das angepriesene Gerät und die begleitenden Preisangaben so verfremdet, daß die latente Aggressivität geradezu bedrohlich zum Ausdruck kommt.
Preisinserate und Geldsummen sind überhaupt ein beliebtes Motiv für die Künstler bis in die Gegenwart. Dies zeigt die recht umfangreiche Gruppe von Werken, die von Warhols seriellen Dollarbildern zu Darstellungen von Kontobewegungen, Währungstabellen oder Reiseprospekt-Preisen in der aktuellen Kunst reichen (Kapitel 4). Sie alle thematisieren das Verhältnis von Kunstwerk, Wert und Ware und gehen auf Ansätze von Duchamp zurück, der 1919 seinem Zahnarzt einen Scheck über das geschuldete Honorar für eine Behandlung übergab, wobei er den Scheck gleichzeitig zum Kunstwerk deklarierte (Kat. 4.32). In den späten fünfziger und Anfang der sechziger Jahre stellten Yves Klein und Piero Manzoni Schecks und Zertifikate für immaterielle Kunstwerke aus, die sie wie reale Arbeiten veräußerten (Kat. 4.33 und 4. 34). Bei Paeffgen und Reuterswärd sind Millionensummen auf ihren Bildern Anstoß für Überlegungen zum Thema Geld und Geldmangel oder zum Problem der unendlichen Zahl (Kat. 4.42, 4.43 und Kat. 7.42, 7.43).
Während bei Indiana wie in anderer Weise bei Kounellis Zahlen aus dem Alltag zweckentfremdet und zu signalhaften Emblemen überhöht werden, ist bei den Preisbildern der neunziger Jahre gerade die Zweckbindung der Zahlen im Sinne von Preisangaben ausschließliches Bildsujet, das damit zur Desillusionierung der Kunsterwartung beiträgt und radikal auf den Warencharakter des Kunstwerks verweist. Die Infragestellung des Handelswertes von Kunst hat schon Yves Klein bewegt, als er 1957 eine Serie von gleich großen *Monochromes bleus* mit ganz verschiedenen Preisen auszeichnete, gefolgt von Edward Kienholz, der 1969/70 auf eine Serie formatgleicher, mit Wasserfarbe getönter Blätter Preisangaben zwischen $ 1 und $ 10.000 stempelte und zu dem jeweils aufgestempelten Preis verkaufte (Kat. 4.35). Die Reflektion über den kommerziellen Aspekt des Kunstwerks, aber auch über die Hintergründe von Währungsprozessen und finanziellen Transaktionen allgemein, gewinnt gerade bei jungen Künstlern an Aktualität wie die Bilder von Heiner Blum, Helmut Mark, Brigitte Rohrbach, Claude Wall oder das elektronische *Wertobjekt* von Walter Giers zeigen (Kat. 4.44–4.50).
Die meisten im Alltagsleben gebräuchlichen Nutzanwendungen von Zahlen wie das Zählen, Wiegen oder Messen werden früher oder später auch in der Kunst thematisiert.
So werfen Marcel Broodthaers in seinem Objekt *Le poids d'une œuvre d'art* von 1965 (Kat. 5.35) und Timm Ulrichs in seinem *Bild-Objekt, sein eigenes Gewicht anzeigend (1,68 kg)* (Kat. 5.46) von 1968 das Realgewicht von Kunstwerken in die Waagschale. Die Identifizierung des Artefakts mit seinem materiellen Gewicht und die demonstrative Betitelung mit diesem »Inhalt« impliziert zugleich die Negierung jeder Art von immateriellem, ideellem »Gewicht«.
Der experimentelle bildnerische Umgang mit Maßen und Maßstäben ist gleichfalls beliebt und spielt bei Arbeiten von Manzoni, Kosuth, Meireilles, Raynaud, Morris, Broodthaers, Barroso, Pitz oder Topolski eine »maßgebliche« Rolle (Kapitel 5).

Arithmetisierung der Zeit und prozessuale Abläufe

Häufiges Thema ist allerdings das der Zeitmessung, das wie kein anderes Prinzip unser Leben von der Geburt bis zum Tode beherrscht. Die Bandbreite der in Kapitel 7 vereinten Arbeiten reicht von Objekten, die sich mit der mechanischen Uhr und der Divergenz von subjektiv empfundener und objektiv angezeigter Uhrzeit auseinandersetzen, über die Kalender- und Datumsbilder eines On Kawara oder Horst Antes und die mittels Quersummen indizierten Datenabläufe von Hanne Darboven bis hin zu der Open-end-Zählung von Opalka oder Borofsky (Kat. 7.3, 7.44–7.52).
In mehr oder weniger differenzierter Form beschäftigen sich die meisten Künstler auf diesem Gebiet mit dem Problem der Protokollierung von Zeit im Hinblick auf ihre

eigene Existenz und mit dem Widerspruch zwischen der mechanischen Zeit, die eine künstliche Homogenisierung der Zeiteinteilung bedeutet, und der Relativität der erlebten Zeit in ihrem Verhältnis zum Raum.

Wie eng Zeit und Zahl zusammenhängen und die Entwicklung dahin, hat Martin Burckhardt in seinem 1994 erschienenen Buch *Metamorphosen von Raum und Zeit* mit eindringlicher Klarheit erläutert: Die Zeit »wird mit dem Räderwerk (der mechanischen Uhr) erstmals rational, als eine Abfolge von lesbaren Zeit-Zeichen begriffen. Damit geht die Zeit ins Feld der *Schrift* über. So daß, wann immer ein Zahnrad eine bestimmte Stelle passiert, es möglich ist, diesen Zeit-Punkt als Initial für eine andere Operation zu begreifen. [...] So besehen sind die vom Räderwerk generierten Zeitpunkte, ist die dekonstruierte und generierte Zeit eigentlich eine Form der *mechanischen Codierung.* [...] So wie die Zeit in den Räderwerkmechanismus eingelesen worden ist, so kann man sie wiederum entziffern: Punkt für Punkt. [...] Die Zeit, auf den Punkt gebracht, löst sich gewissermaßen ins Symbolische auf. Weswegen ein jeder Zeitpunkt [...] sich in ein anderes Zeichen übersetzen läßt, in eine Note oder in eine Zahl beispielsweise; womit, automatisch, die Logik der arithmetischen Reihe beginnt. Dieser Zeitindex, der einem jeden Bruchstück und Segment einen eindeutigen Zahlenwert zuschreibt, erlaubt [...], daß sich mit der Zeit rechnen läßt, daß sie allen arithmetischen Operationen zugänglich wird. [...] Entscheidender jedoch ist, daß Zeit überhaupt in Form eines Zahl*kontinuums* erscheinen kann, daß sie, aus der Periodizität, aus dem Fluß, ja überhaupt aus der *Welt der Erscheinungen* herausgelöst, als etwas *an sich* erscheinen kann.
[...]
Die Zeit wird arithmetisch – so wie umgekehrt die Arithmetik als Wissenschaft von der Zeit begriffen wird. Ein jedes Geschehen erhält, diesem Generalindex (der arithmetischen Progression auf der gedachten Zeit-Koordinate) unterworfen, eine eindeutige Signatur, welche es, im Strom der Ereignisse, wiederauffindbar macht. Die Zeit, zum Index geworden, zur Zeitkoordinate, die den Gesetzen der Arithmetik gehorcht: Dies ist der eigentliche Hintergrund, vor dem die begradigte, linear gewordene Zeit begriffen werden muß.«[10]

Was der Autor hier im Zeitraffer beschreibt, ist ein Vorgang, der sich über mehrere Jahrhunderte seit der Erfindung der Uhr erstreckte und der unser Denken so stark geprägt hat, daß wir kaum mehr über die Hintergründe nachdenken. Doch es ist genau dieser Prozeß der Arithmetisierung von Zeit, der die Künstler seit den frühen sechziger Jahren in zunehmendem Maße beschäftigt und den sie – wie zum Beispiel Darboven oder Opalka – in ihrer Arbeit reflektieren. Begonnen hatte diese Entwicklung mit einer radikalen ikonographischen »Entleerung« der Malerei, indem sie – wie in Sigmar Polkes *Lösungen I–IV* von 1965 (Kat. 6.1.–6.4) – in didaktische Tafeln der vier Grundrechnungsarten umgemünzt wird, auch und gerade weil die Rechnungen de facto nicht »stimmen«. Einer, der den Umgang mit Zahlen und das Rechnen erst spät gelernt hat und dem das Schreiben zu einer neuen Erfahrung wurde, ist der hierzulande kaum bekannte, schon vor zehn Jahren verstorbene Aboriginee-Künstler aus Neuseeland, Colin McCahon, der mit seinem mehrteiligen Gemälde *Teaching Aids* (Lernhilfen) von 1975 (Abb. 15) das Urerlebnis der Arithmetik festhielt und geradezu paradigmatisch die Malerei in eine Rechentafel verwandelte (vergleiche auch Kat. 10.26).

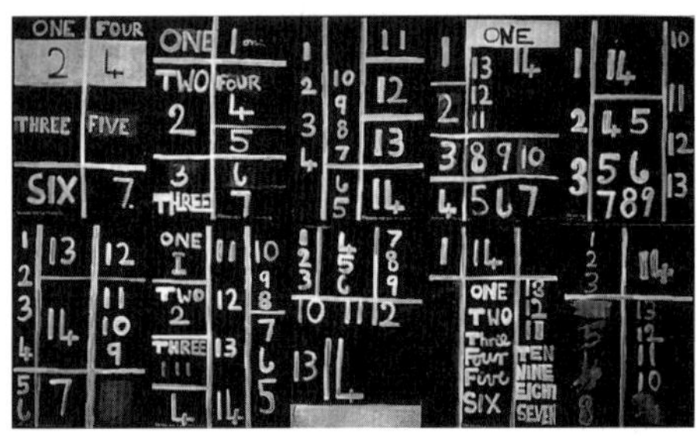

15 Colin McCahon
Teaching Aids (Lernhilfen), 2. Juni 1975
Öl auf zehn Blätter Steinbach-Papier,
je 110 x 72,5 cm
Artist-Peter McLeavey Gallery Collection

Doch ist es nicht nur die Arithmetisierung von Zeit, die zum Thema der Kunst wird, sondern die Sichtbarmachung von prozessualen Abläufen allgemein. Dies gilt zum Beispiel auch für einen Maler wie Richard Paul Lohse, der durch die Codifizierung der Farben und ihre Anordnung in arithmetischen Modulen gesetzmäßige Abläufe, die ihm als Gleichnis für gesellschaftliche Prozesse gelten, visualisiert.

In ähnliche Richtung ist die technische Entwicklung fortgeschritten: von der Arithmetisierung zur infinitesimalen Digitalisierung der Welt, die mit nur zwei Zahleinheiten auskommt, der Null und der Eins, die – nach dem Ausschließlichkeitsprinzip – für das Nichts und das Universum stehen und die eigentlich Größen sind, in denen der ganze

Korpus der Mathematik enthalten ist. Sie geht einher mit einer ungeheuren Zeitbeschleunigung bei gleichzeitiger Raumschrumpfung in den modernen Mikroprozessoren, ein Vorgang, dessen Voraussetzungen und Tragweite für unsere Wahrnehmung und Weltauffassung wiederum Burckhardt einleuchtend geschildert hat:
»Mit dem Computer, als dem höchstentwickelten Systembegriff, ist jener Techno-Logos vorgegeben, in dem und mit dem das Denken sich selbst entwirft. Es ist dieser allen Techniken vorausgehende Techno-Logos [...], der für die Überführung des Gegenständlichen in die *Schrift,* das heißt für die Idee einer universalen Programmierbarkeit [steht. ...] Neu allerdings ist der Code, dessen man sich bedient, neu ist die Möglichkeit, in der binären Logik von allem Gegenständlichen absehen zu können. [...] Im Zeichen des Computers [...] löst sich der Raum in die *Beschreibung des Raums,* die Zeit in die *Beschreibung der Zeit* und der Körper in die *Beschreibung des Körpers* auf«[11].
Raum und Zeit werden wandelbar, verlieren ihre Determiniertheit und gewinnen eine »indeterminierte« Gestalt, insofern das Regelsystem die Fähigkeit erhält, diese oder jene Gestalt anzunehmen. Durch die Überwindung der Endlichkeit des Raumes hat der Determinismus sich entmaterialisiert, ist in die Zeit hinübergewechselt in den »Aggregatzustand der Schrift«, der Schritt für Schritt vorwegnimmt, was sich in der Zeit entfaltet. Der so genannte »nicht-deterministische Systembegriff« ist in Wahrheit durch die eingebaute Antizipation doch determiniert, also eine Determinierung höherer Ordnung.
Die geschilderte Entwicklung spiegelt sich im Schaffen der Künstler, in dem sich eine zunehmende Verzeitlichung und Prozessualisierung, Entmaterialisierung und Lingualisierung abzeichnet, die mit der Bildung einer zeichenhaften Metasprache und numerischen Codierung einhergeht. Auffallend ist dabei einerseits das Experimentieren mit Zufallszahlen, andererseits die Tendenz zu einer Bildung von komplexen Kreislaufsystemen, die bildnerische Analogien für die Umwandlungsprozesse von Dekonstruktion und Rekonstruktion, wie sie im Computer ablaufen, darstellen.
Einige Künstler, die sich elektronischer Medien bedienen, haben die digitalen Zählwerke für die künstlerische Visualisierung von Zeit entdeckt. Der bedeutendste ist der Japaner Tatsuo Miyajima, der mit billigen Fertigteilen, den Gadgets, arbeitet, die er aus ihrem gebräuchlichen Funktionszusammenhang herauslöst, um ihnen neue, unerwartet poetische Wirkungen abzugewinnen (Abb. 16). Seine Zähleinheiten, wie in *Time in Blue No. 28* (Kat. 7.58), von denen jede nach eigenem Rhythmus von 1 bis 9 abläuft, sind häufig nach dem Zufallsprinzip angeordnet und dialogisch aufeinander bezogen. Aus der Gruppe von Rhythmen entsteht ein Bild der Zeit und des ständigen Wandels der Schöpfung. Miyajimas Arbeiten basieren auf drei Konzepten, die in besonderem Maße der japanischen Ästhetik eigen sind: Ständiger Wandel, Vernetztheit mit allem und ewige Kontinuität. Der Künstler verwendet die High-Tech-Elemente wie eine Sprache, die Gadgets wie ein ABC, aus dem er ein Vokabular und Sätze formt. »Unter meinen Werken sind viele, die sich mit Zeit befassen«, erläutert Miyajima. »Die heutige Physik ist die Wissenschaft der Zeit [...] Ursprünglich entwickelten sich Physik und Mathematik ja im Dialog mit der Natur. Aber heute sind sie von der Natur völlig losgelöst worden und haben sich im menschlichen Hirn zu einer Art Metaphysik entwickelt. Die Physik versucht, vom Makrokosmos des Weltraums bis zum Mikrokosmos der kleinsten Teilchen alles zu beschreiben. Hier handelt es sich um nichts anderes als den Versuch, den Verstand des Menschen zu transzendieren. Schließlich hat die Mathematik durch die Konsistenz der Zeichen sogar die Existenz der ›0‹ und der ›imaginären Zahl‹ hervorgebracht. Dies ist wohl die natürliche Folge einer Wissenschaft, die sich mit Metaphysik wie mit der Frage nach dem Unendlichen befaßt.«[12]
Die Frage nach der Unendlichkeit, die eine ganze Reihe von Künstlern in verschiedenster Weise beschäftigt, hängt nicht nur mit der »Ersetzung der Unendlichkeit des Raumes durch die Unendlichkeit der Zeit« zusammen, derer sich Charles Babbage bei der Konstruktion seiner »Analytischen Maschine« bedient hat. Gemeint ist damit einer-

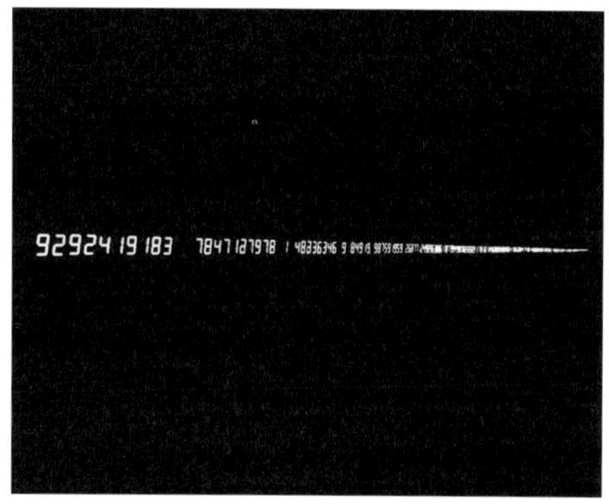

16 Tatsuo Miyajima
Counter Line No. 2
1989
Installation: 11 x 469,8 x 3,5 cm
L.E.D., IC, electric wire, aluminium panel
Sammlung Gallery Takagi, Nagoya, Japan

seits die unbegrenzte Zeit der Nutzung, aber auch das Unendlichkeitskalkül, daß der Computer allen erdenklichen Verwandlungen und Zustandsänderungen entsprechen und im Gegensatz zur Mechanik des Uhrwerks diskontinuierlich von einer Figur zur anderen springen kann. Das Prinzip des Unendlichen schließlich ist auch in dem generativen Modell enthalten, da der Zeichenkörper (nach Boole das »reine x«) nicht nur sich selbst, sondern eine ganze Klasse seiner selbst darstellt und daher beliebig reproduzierbar ist. »Ein jedes x, ins Universum der Zeichen überführt, vermag beliebig zu proliferieren; es trägt die Unendlichkeit seiner selbst schon in sich.«[13]
Was ein Miyajima (Jahrgang 1957) mit seiner Reflexion des unaufhörlichen Wandels und der unendlich fließenden Zeit im Medium digitaler Prozessoren sichtbar macht, hat Mario Merz (Jahrgang 1925) noch in fast romantisch zu nennender, intuitiver Weise der Natur abgeschaut: die bildnerische Erkundung der sprunghaft zum Unendlichen strebenden Zahlenprogression nach dem von Fibonacci entdeckten Reihenprinzip als dynamisches Wachstumsgesetz der Natur wie er es in seinem Iglu *Pythagoras' Haus* oder seiner Installation *Towards Black Stones* (Kat. 9.4 und 9.1) Gestalt werden läßt.

Zahlenikonographie zwischen System und Zufall

Der ikonographische Status der Zahlen in der Bildkunst unserer Zeit hat, wie schon angedeutet, ganz unterschiedliche Ursachen und Wirkungen. In der Anfangsphase, kurz vor dem Ersten Weltkrieg, traten Ziffern nur im Verband mit sprachlichen Elementen auf. In dem kubistisch fragmentierten Bildraum hielten sie eine Brücke aufrecht zur gewohnten Umwelt und dienten dem Betrachter als Orientierungshilfe. Nach und nach emanzipierte sich die Zahl, namentlich durch die programmatischen Aufrufe der Futuristen und die beherrschende Rolle von Numerierung und Chiffrierung im Kriege, aus dem lettristischen Kontext und übernahm eigene Funktionen im Bild, die sich zunehmend von ihrem realen Ausgangspunkt entfernten (zum Beispiel bei Duchamp, Picabia oder Schlemmer).
Diese Ansätze führten beispielsweise bei Mirós Gemälde *L'Addition* von 1925 zur Bildung eines geheimsprachlichen Codes, dessen Entzifferung nur einem engen, mit dem Gedankengut des Künstlers vertrauten Personenkreis (oder späteren Forschern) überhaupt möglich ist.
Zahlen im Bild hatten also zu diesem Zeitpunkt bereits einen Grad an Verselbständigung und metasprachlicher Funktion erreicht, die sich in verschlüsselter Form auf einen außerbildlichen Zusammenhang wie etwa auf eine literarische Quelle oder ein autobiographisches Erlebnis beziehen konnte.
Abgesehen von vereinzelten Einsätzen numerologischer Elemente in der politischen Publizistik der dreißiger Jahre wie den Photomontagen von John Heartfield (Kat. 1.52–1.56) oder in der Zeichnung *Aufmarsch der Nullen* von Werner Heldt (Abb. 17) verschwinden Zahlen bis in die fünfziger Jahre von der Bildfläche. In Deutschland überlassen sie das Feld einer »gesunden« Kunst nach dem Geschmack und Parteiprogramm des »Führers«.

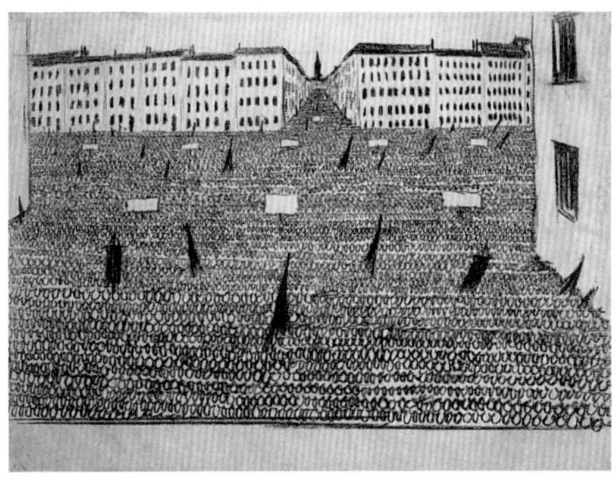

17 Werner Heldt
Aufmarsch der Nullen, 1933/34
Kohle auf Bütten, 46,5 x 63 cm
Berlinische Galerie, Berlin

Bei ihrer Wiederkehr herrscht die Abstraktion im Sinne eines gestisch-psychogrammatischen Tachismus wie bei Hoehme oder Tàpies (Kat. 3.8–3.13). Wie zu diesem Zeitpunkt so erfolgt der Rückgriff auf Zahlen generell nicht selten in Phasen des Übergangs, der Neuformierung und der Suche nach neuen Ausdrucksmitteln. Dies offenbart sich auch bei Jasper Johns, der Ende der fünfziger Jahre plötzlich aus dem fast schon obligatorisch gewordenen »Abstract Expressionism« ausschert und zum verpönten Motiv zurückkehrt, allerdings zu Motiven wie der Flagge der Vereinigten Staaten, die für Aufsehen sorgt, aber auch zu dem neutralen Terrain der Zahlen, die er »Figures« nennt, in seinen *Number Paintings* (Kat. 3.1–3.6).
Parallel zur Phase der programmatischen Realitätsannäherung in der Pop Art, die mit Warhol und Indiana eine plakativ-signalhafte, der Reklame angenäherte Zahlenemble-

matik hervorbringt, arbeiten John Cage, George Maciunas und die Fluxus-Bewegung an der systematischen Erkundung des artistischen Potentials von Zufall und Würfelspiel, in dem Ziffern, nunmehr nicht signalhaft ikonisiert, sondern im Sinne numerischer Spielregeln eine Schlüsselrolle übernehmen.

Längst vor dem Einsatz von Computern haben Künstler die kreativen Impulse von Zufallszahlen, die heute eine immer größere Bedeutung gewinnen, entdeckt. »Zufallszahlen helfen, den Rest von Ungewißheit zu simulieren, der Voraussagen erst realistisch macht. [...] Computer spielen mit ihrer Hilfe in Sekunden Vorgänge nach, die in der Wirklichkeit Wochen oder Monate dauern.

Und das nicht nur einmal: Gefüttert mit immer neuen Zufallszahlen, rechnen sie Simulationen Tausende von Malen durch [...] So läßt sich die Wahrscheinlichkeit dafür in der Realität abschätzen.

Zufallszahlen helfen auch bei Problemen, die gar nichts Zufälliges an sich haben: beispielsweise beim Ermitteln von Ölvorkommen [...] Mathematiker lassen dazu einen Regen von zufällig verteilten Punkten herabfallen, meist aus einer rechteckigen Wolke, in deren Schatten die zu bestimmende Fläche liegt. Die Anzahl der Tropfen, die das Gebiet treffen, geteilt durch die aller Tropfen ergibt dann je nach Regendichte mehr oder weniger genau die gesuchte Fläche.« Diese Schilderung von Wolfgang Blum[14] erinnert an Arbeiten wie die *Zufallsobjektivierungen* von Herman de Vries (Kat. 6.26–6.27), der zum damaligen Zeitpunkt durch seine Arbeit in einem holländischen Institut für Angewandte Biologie bereits mit der wissenschaftlichen Anwendung von Zufallszahlen vertraut war. Doch die auch von ihm benutzten, nach der sogenannten Monte-Carlo-Methode ermittelten, eine Million Zufallszahlen enthaltenden Tabellen der »Rand Corporation« verschlingen moderne Supercomputer in einer einzigen Sekunde. Der Bedarf ist gigantisch und selbst die Computer, die heute selbst lange Sequenzen von Zufallszahlen produzieren und reproduzieren können, sind außerstande, ausreichende Daten bereitzustellen. Schließlich kommt es auch noch auf die Qualität der Zufallszahlen an, denn viele sehen nur so aus, sind aber keine, und werden gewissen Kriterien ihrer Verteilung in einer langen Zahlenfolge, die man inzwischen ermittelt hat, nicht gerecht. Nicht nur die Tätigkeit der Geheimdienste und des Militärs hängen wesentlich von Zufallszahlen ab, sondern auch sämtliche Chip- und Kreditkarten, die einem Computerterminal Vertrauliches über den Kontostand ihres Trägers mitteilen, sind durch Zufallszahlen, die einen Schutz vor unrechtmäßiger Entzifferung darstellen, verschlüsselt. Die Kreativität aleatorischer Zahlenkombinationen jedenfalls haben Musiker und Künstler für ihre Arbeit schon erkundet, bevor sie statistisch zweckgerichtet in der heutigen Computertechnologie zur Anwendung kam.

Nicht Aleatorik, sondern rationale Systematik beherrschen die Kunstszene der siebziger Jahre im Rahmen der Concept Art, der Minimal Art und »Art and Language« (Kapitel 6 und 7). In diesem Kontext, der mit einer selbstreferentiellen Bezüglichkeit und fortschreitenden Transgression des Einzelwerks einhergeht, sind Zahlen elementare Bausteine, nicht nur der seriellen Arithmetisierung des Bildes, sondern vor allem der Indexbildung zur Codierung und Decodierung tautologischer Selbstreflexionen. Was vorherrscht, ist eine Entsinnlichung, Textualisierung und Zerebralisierung der Kunst, die sich philosophischer Analysen und semiotischer Methoden bedient und eine Metasprache konstituiert, die den gleichzeitigen Prozessen in der Wissenschaft, die sich vom Dialog mit der Natur ablöst und zur reinen Mathematisierung übergeht, entspricht. Wahrscheinlich lassen sich auch in der Weltwirtschaft, die sich von der Bindung an das Geld zu lösen beginnt, um frei zu »floaten«, Parallelentwicklungen feststellen.

Wie sich die bildende Kunst mehr und mehr lingualisiert und temporalisiert, so greift umgekehrt die Literatur vom Futurismus bis zur Konkreten Poesie mehr und mehr ins Räumlich-Bildhafte über, wobei Zahlen als beiden Disziplinen gemeinsame Elementarzeichen eine maßgebliche Rolle spielen (siehe den Beitrag von Karl Riha). So entstanden Mischformen, die von bildenden Künstlern ebenso wie Schriftstellern geschaffen

werden, wobei die Futuristen und Dadaisten, darunter vor allem Chlebnikov und Schwitters mit ihren Zahlentexten und Zahlengedichten bis hin zu Gerhard Rühm wichtige Impulse gaben. Die Arbeiten von Peter Roehr, Heinz Gappmayr, Heimrad Bäcker, Dan Graham, Stanley Brouwn, John Latham und vielen anderen konstituieren eine Zwittergattung, die beide Bereiche tangiert. Der Maler Rupprecht Geiger hat die wichtigsten »Konkreten Poeten«, darunter Helmut Heissenbüttel, Timm Ulrichs, Franz Mon, Emmett Williams oder Eugen Gomringer, in seiner 1989 erschienenen Serigraphienmappe *Metapherzahl* (Kat. 10.19) mit visuellen Texten zu den Zahlen 0 bis 9 zusammengefüht.
Daß Zahlen und Proportionen aufs engste mit der Musik und dem Instrumentenbau, wie auch mit der Harmonielehre bis hin zur seriellen Zwölftonmusik zusammenhängen, braucht nicht neuerlich betont zu werden. Gleichwohl haben sich Zahlen inzwischen auch in der Musik soweit emanzipiert, daß sie weitgehend die traditionelle Notenschrift ersetzen. Die Partituren von John Cage über Stockhausen und Xenakis bis Jon Gibson, Phil Glass oder Tom Johnson stützen sich im wesentlichen auf Zifferncodes. Helga de la Motte hat die aktuellen Wechselbeziehungen zwischen den beiden Bereichen in ihrem Beitrag herausgearbeitet.

Vom transzendenten Gleichniswert der Zahlen heute

Was nun die traditionelle Zahlensymbolik angeht, so hat sich die Kunst unserer Zeit bis auf den Sonderbereich der magischen Quadrate, von zahlenmystischen Konnotationen entfernt und im wesentlichen am numerischen Zeichen- und Codecharakter der Zahlen orientiert. Dies bedeutet aber nicht, daß ihre metaphysische Dimension aufgekündigt ist. Aber das Interesse der Künstler hat sich von der Symbolik der Einzelzahlen distanziert und auf die Serialität der Zahl einerseits und ihre irrationale Sprunghaftigkeit andererseits, das heißt auf prozessuale Abläufe zwischen den Zahlen, verlagert. In beiden finden sich rationale und transrationale Aspekte, die jeweils bildnerisch ausgewertet werden.
Das Erscheinen und Ausdifferenzieren einer Ziffernsprache im bildnerischen Schaffen der Gegenwart, gerade auch bei der Nutzung elektronischer Medien, konstituiert so etwas wie eine visuelle Analogie zur mikrostrukturellen Welt der immateriellen, unsichtbaren Elementarteilchen. Dieser Zusammenhang wird auch durch das Interesse der Künstler an chemischen Elemententabellen sichtbar, das sich in Arbeiten von Carl Andre, Simon Patterson und Reinhard Scherer manifestiert (Kat. 6.51–6.54). Andre hat aus der formelhaften Kombination von Zahlen und Buchstaben nach dem Muster solcher Tabellen eine *Theory of Poetry* konzipiert, die sich in einer Reihe von Chiffren-Texten der Jahre 1960 bis 1980 äußert. Thomas Locher kombiniert pseudo-wissenschaftliche Formeln mit geometrischen Farbfeldern und baut darurch ein logisch nicht nachvollziehbares Spannungsfeld zwischen Signifikant und Signifikat auf (Kat. 10.21–10.23 und Abb. 18).

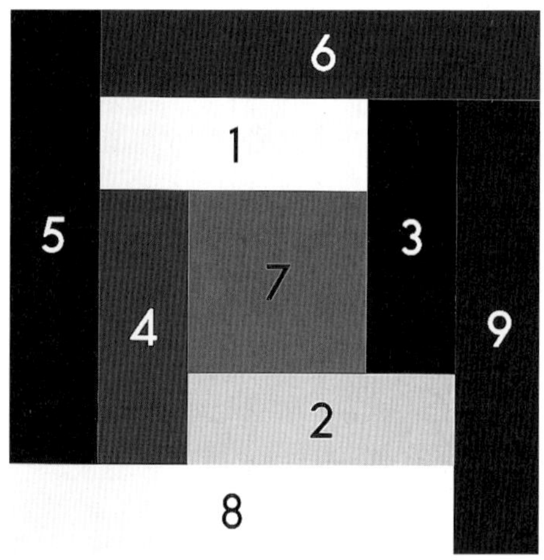

18 Thomas Locher
1–9
1991
Astralon auf Holz
60 x 60 x 60 cm
Galerie Tanja Grunert

So bestätigt die wissenschaftliche, künstlerische und technische Entwicklung am Ende des 20. Jahrhunderts (einschließlich der Chaos-Theorie) eine intuitive Erkenntnis, die Augustinus schon im 4. Jahrhundert formuliert hat: »Betrachte Himmel, Erde, Meer und alles, was da glänzt und kriecht und fliegt und schwimmt: alles hat Formen, weil es Zahlen hat; nimm sie fort und alles wird zunichte. [...] Betrachte die Schönheit des geformten Körpers: Zahlen sind im Räumlichen festgehalten. Betrachte die Schönheit der Bewegung im Körper: Zahlen gewinnen Leben im Zeitlichen.«[15]
Den umgekehrten Weg, vom Leben zurück zu den Zahlen und ihrem metaphysischen Ursprung, weist der mit östlichen Meditationspraktiken vertraute Georgier Gia Edzgveradze. Für ihn sind Zahlen das einzige Vehikel, um wieder Anschluß zu finden an die verlorene Ganzheit des existenziellen Stromes, die sonst nur der Meditierende unter weitestmöglicher Ausschaltung aller körperlichen Bedürfnisse für Augenblicke erfährt. Auf der Suche nach dieser Einheit sieht er das wesentliche Hindernis in den Tatsachen,

die dem täglichen Leben verhaftet sind. Durch die ihnen verliehenen Namen sind sie überdies mit Wertvorstellungen behaftet, die sie voneinander trennen und einer Eingliederung in das »absolute Ganze« im Wege stehen. Daher sieht er eine Möglichkeit der Wiedergewinnung dieser Einheit in der Ersetzung der Tatsachen und ihrer sprachlichen Benennungen durch Zahlen, die gleichwertig und gleichbedeutend mit den anderen Komponenten sind und durch ihren inhärenten Reihencharakter unmittelbar zum Ganzen tendieren. Das »absolute Ganze« definiert er als »sich selbst genügend« und »unteilbar«, da es nicht als Erscheinung existiert. »Die Teilung von Sein und Bewußtsein ist dann aufgehoben, das Bewußtsein reflektiert nicht die Existenz, sondern stellt mit ihr zusammen ein Ganzes dar«, erklärt Edzgveradze. Um diesen Zustand zu erlangen, empfiehlt er die Übertragung der »störenden« Tatsachen des Lebens in Zahlen. »Hat sich die ›Zahl‹ so der ›Tatsache‹ angeheftet, ihr den Schmutz des Diskurses samt den zugehörigen Wertkategorien abgestreift und den ›Namen‹ verdrängt, dann holt sie die ›Tatsache‹ ins Grenzenlose zurück. Sie wird als gleichwertige Komponente in die unbegrenzte Zahlenreihe eingefügt. Die ›Zahl‹ tötet gewissermaßen die ›Tatsache‹ und legt in ihr die ›Einheit‹ frei.«[16]

Edzgveradze gibt der Zahl damit ihre transzendente Perspektive, die sie im heutigen Denken weitgehend verloren hat, zurück und seine Bilder wie das Triptychon *Metamorphose der Zeichen* (Kat. 8.42) reflektieren den geschilderten Weg.

Anmerkungen

1 Die Idee zu diesem Projekt reicht zurück in die siebziger Jahre, als Kunstströmungen die Oberhand gewannen, die später mit dem Begriff der »dematerialization« gekennzeichnet wurden. Da die Entwicklung sich aber wenig später in eine konträre Richtung, zurück zur malerischen Expression bewegte, verlor das Vorhaben an Aktualität und wurde zurückgestellt. Damals hatte aber, was mir erst im Laufe der Vorbereitungen zu dieser Ausstellung bekannt wurde (den Hinweis verdanke ich Stephan von Wiese, Kunstmuseum Düsseldorf), in Amerika eine Wanderausstellung mit Zeichnungen unter dem Titel *Numerals 1924–1977* stattgefunden, die 1978 durch mehrere amerikanische und kanadische Städte reiste, wo sie in Universitäten und Galerien gezeigt wurde. Der von Rainer Crone bearbeitete Katalog zu dieser Tournee ist die erste Publikation zu unserem Thema. 1987 veranstaltete das Wilhelm-Hack-Museum in Ludwigshafen die Ausstellung *Mathematik in der Kunst der letzten dreißig Jahre,* die vornehmlich die strukturgesetzlichen Bezüge analysierte. Der Katalog wurde von dem Mathematiker Dietmar Guderian verfaßt, der auch an der vorliegenden Publikation mitwirkte. Es folgten 1988 unter dem Titel *Le Chiffre* im Pariser »Carré des Arts«, 1990 unter dem Titel *Numbering* im kanadischen Hamilton und 1992 unter dem Titel *Kunst + Zahlen* in der Württembergischen Hypo-Bank Stuttgart drei kleinere Ausstellungen, die sich auf eine Auswahl zeitgenössischer Künstler beschränkten.

2 Vgl. den Beitrag von Stefan Heinlein S. 291–302.

3 Vgl. Peter-Klaus Schuster, *Melencolia I – Dürers Denkbild*, Band 1, Berlin 1991, S. 129.

4 Ebenda, S. 131f.

5 Vgl. Eilert Pastor, »Dürers Melancholie mit dem Zahlenquadrat«, in: *Blätter der Allianz- und Stuttgarter Lebensversicherungen*, Juni 1938, S. 19 (diese Schrift befand sich im Besitz von Oskar Schlemmer).

6 Zitiert nach Bice Curiger, in: Kat. *Sigmar Polke,* Stedelijk Museum Amsterdam 1992, S. 100.

7 Vgl. Wilhelm Waetzoldt, *Albrecht Dürer und seine Zeit,* Köln und Zürich 1953, S. 261f., und Fedja Anzelewsky, *Albrecht Dürer. Das malerische Werk,* Berlin 1971, Wvz. Nr. 66, S.164–168.

8 Vgl. Katalog *Stilleben in Europa,* Westfälisches Landesmuseum Münster/Staatliche Kunsthalle Baden-Baden, 1980, S. 500. Joseph Lammers schreibt dazu, daß das Bild den Eindruck erweckt, es sei »falsch in den Rahmen gesetzt« worden. Der aktuelle Außenrahmen allerdings ist neueren Datums, und daher ist zu fragen, ob Gijsbrechts das Bild überhaupt mit Rahmen aufgehängt haben wollte, da sein Trompe-l'œil bereits außer dem Keilrahmen einen Bilderrahmen (beide rückseitig) zeigt.

9 Rainer Crone, »Zahlen und Zeichen: Arithmetische Systeme von Paul Klee bis zu Sol LeWitt«, in: Kat. *Europa/Amerika, die geschichte einer künstlerischen Faszination seit 1940*, Museum Ludwig, Köln 1986, S. 257.

10 Martin Burckhardt, *Metamorphosen von Raum und Zeit – Eine Geschichte der Wahrnehmung,* Frankfurt und New York 1994, S. 62.

11 Ebenda, S. 312/313.

12 Katalog *Tatsuo Miyajima,* Kunsthalle Zürich 1993, S. 21.

13 Burckhardt 1994 (wie Anm. 10), S.324.

14 Wolfgang Blum, »Arbeit für die Gesetzlosen, Die Menschheit benötigt Zufallszahlen in immer größeren Mengen...«, in: *Die Zeit*, Nr. 12, 15. März 1996, S.80.

15 Zitiert nach Florian Rötzer, »Wissenschaft und Ästhetik«, in: *Kunstforum*, Nr. 124/1993, S. 71.

16 Unveröffentlichtes Typoskript von Gia Edzgeveradze mit dem Titel *Die Zahlenreihe als bedingte Simulation des absoluten Ganzen*, München 1995, S. 1 und 7.

VORBEMERKUNG ZUM KATALOG

Die Gliederung der etwa vierhundertfünfzig Exponate wurde nach Themengruppen vorgenommen. Dabei wurde versucht, chronologische und stilistische Aspekte mit Sachthemen zu verbinden. So sind die ersten beiden Kapitel ausschließlich der klassischen Moderne vorbehalten, während die übrigen neun Sektionen Werke von 1945 bis heute umfassen.
Die Themen sind als Annäherungen zu verstehen, da in einer Reihe von Fällen bestimmte Werke auch in mehrere Sachgruppen gepaßt hätten. Je nach dem dominierenden Aspekt der jeweiligen Arbeit sind gewisse Künstler und Künstlerinnen wie etwa Hanne Darboven oder Rune Mields auch in mehreren Sektionen anzutreffen. Den elf Kapiteln sind ausführliche Einführungstexte vorangestellt, die das Thema erläutern und auf die einzelnen Künstler und Exponate eingehen.

Verfasser der Einführungstexte:
Karin v. Maur (Kapitel 1–4 und 6–10)
Ina Conzen (Kapitel 5)
Dietmar Guderian (Kapitel 11)

Dem Abbildungsteil folgt das Katalogverzeichnis, in dem die ausgestellten Werke, wiederum nach Themengruppen geordnet, mit detaillierten Angaben aufgeführt und (soweit nicht schon im vorderen Abbildungsteil) auch reproduziert sind. Die Numerierung der Exponate folgt der Anordnung der Abbildungen in den jeweiligen Kapiteln. Zur Erleichterung der Auffindbarkeit wird auf den Künstlerindex am Schluß des Kataloges verwiesen.

1

DIE ZAHL ALS SIGNUM FÜR MODERNITÄT

Braque und die Kubisten

1911 tritt die Zahl in der Malerei von GEORGES BRAQUE erstmals als selbständiges Motiv auf die Bildfläche und emanzipiert sich damit von ihrer dienenden Rolle in der Kunst als Maßeinheit figürlicher Proportionen oder Flächeneinteilungen. In dem Gemälde *Le Bougeoir* (Der Kerzenhalter, Kat. 1.1), das Braque im Sommer 1911 in Céret malte, umrahmt die Zahl 5, zweifach in ovale Medaillons gesetzt, den lückenhaft wiedergegebenen Namen der Zeitung »L'Ind(épend)a(n)t«. Durch den Zusatz »centimes« sind die beiden Fünfen deutlich als Kaufpreis für die in Céret erscheinende Tageszeitung gekennzeichnet und sind in ihrer ornamentalen Formgebung ebenso wie der in Frakturbuchstaben gestaltete Schriftzug dem realen Titelkopf des *Indépendant* nachempfunden.

Der Schritt vom gemalten Zahlenfund zum echten »objet trouvé« als Collage ist nicht mehr weit. Die Zahl erscheint bei den Kubisten allerdings eher selten und ist von Preisanzeigen abgeleitet, auch wenn sie nicht explizit durch Währungszeichen wie »c« oder »f« als solche ausgewiesen wird. Im Gegensatz zur Praxis der Futuristen kommt sie jedoch so gut wie nie alleine vor, sondern ist von Textelementen begleitet. So auch bei der gleichfalls 1911 entstandenen Radierung *Fox* (Kat. 1.2) von Braque, die sich auf den Namen einer englischen Bar in der Nähe der Gare St. Lazare bezieht, einem beliebten Treffpunkt für Künstler und Schriftsteller. Die im unteren Teil der Komposition erscheinende 75 ist zwar sicherlich auch auf einen der in der Bar angeschlagenen Preise zurückzuführen, doch wird die Zahl durch ihre räumliche Distanzierung von dem Namen FOX (die Bar hieß eigentlich *Fox's English Bar*) und durch ihre Befreiung von Währungszeichen absolut gesetzt, was ihr eine Aura des Mysteriösen verleiht.

Anfang 1912 greift auch PABLO PICASSO das Zahlenmotiv auf, vielleicht sogar angeregt von der 75 auf Braques Radierung, denn kühn schreibt der Spanier nun in großen hellblauen Ziffern eine 75 auf sein kleines Stilleben *Bouillon KUB* (Kat. 1.4). Eine weitere Zahl, die 10, steht unten über der Silbe »KUB«. Sie nennt den Preis für den in Frankreich »KUB« genannten Brühwürfel der Firma Maggi. Picasso nutzt den Doppelsinn als ironische Anspielung auf den Begriff »cubes«, den der Kritiker Louis Vauxcelles erstmals 1908 mit pejorativem Unterton für die Bilder von Braque eingeführt hatte.

Für den dialogischen Wettstreit zwischen den beiden Freunden zeugt das im Frühjahr 1912 entstandene *Stilleben mit Violine »MOZART/KUBELICK«,* in dem Braque die Silbe »Kub« mit dem Namen des Geigers Jan Kubelik ins Bild setzt. Im Juli diesen Jahres nimmt Picasso erneut den Bouillonwürfel KUB mit der Preisangabe »10c« in seine *Landschaft mit Plakaten* (Abb. 1) auf, die ihrerseits geradezu demonstrativ aus Kubenformen gestaltet ist.

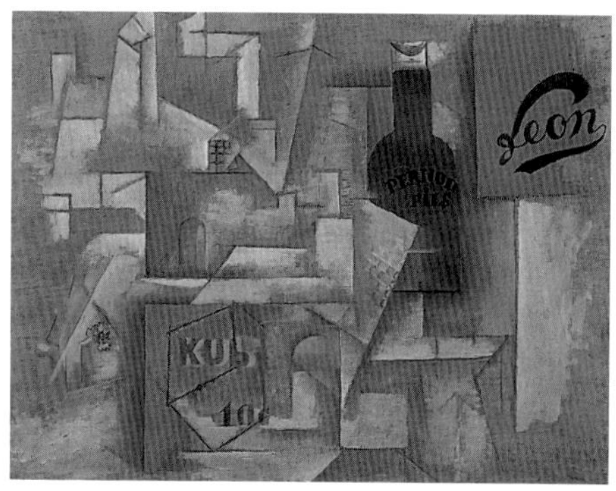

Abb. 1 Pablo Picasso
Paysage aux affiches, 1912
Öl auf Leinwand, 46 x 61 cm
The National Museum of Art, Osaka

Diese der Alltagswerbung entlehnten Namen und Zahlen beschwören jene »Poesie der Straße«, die Blaise Cendrars vorschwebte, wie überhaupt die sprachlichen Einblendungen durch den engen Umgang der Maler mit Schriftstellern wie Apollinaire, Max Jakob, Gertrude Stein oder Alfred Jarry nahegelegt wurden.

Für Picasso ist aber nicht selten die bereits vorgefundene Zahl Anreiz zur Arbeit, wie bei dem Ölbild *Verre et Pipe. Chiffres et Lettres* (Glas und Pfeife, Ziffern und Buchstaben, Kat. 1.5) von 1914, bei dem die schwarze Aufschrift in Schablonenlettern »12/P.B.« offenbar schon auf der Sackleinwand vorhanden war,[1] oder bei dem Skizzenblatt *Verre, Journal et Poire* (Glas, Zeitung und Birne, Kat. 1.7), bei dem eine Preisliste (offenbar für die Exponate einer Ausstellung) auf dem oberen Teil des Blattes in die Zeichnung einbezogen wird.

Die Integration lettristischer Elemente in die Malerei ist bei den Kubisten aber nicht nur literarisch zu deuten, sondern hat konkrete Funktionen für die Rezeption ihrer Kompositionen. Der Betrachter wird unwillkürlich von den ihm bekannten Reklamesignalen angezogen, die der Maler nachahmt und, Fensteraufschriften der Pariser Cafés ähnlich, seinen ocker- und graumelierten Bildgefügen vorblendet. Er empfindet sie als willkommene Stützpunkte, die ihn an die vertraute Umwelt erinnern. Zugleich sollen sie die

Fläche gegen den Raum abgrenzen und fühlbar machen. Vor allem aber dienen sie als Einstieg und Lesehilfe bei der Entzifferung der motivischen Abbreviaturen und ihrer Ortung im aperspektivischen Bildraum. Unwillkürlich wird er zu der Einsicht geführt, daß sich ein kubistisches Bild nicht, wie gewohnt, auf den ersten Blick erschließt, sondern nur in einer sukzessiven Lektüre entschlüsselt werden kann. Durch den Vorgang der Dechiffrierung dieser neuen Bildsprache wird seine visuell-intellektuelle Mitarbeit aktiviert und damit eine dem Lesevorgang vergleichbare Zeitlichkeit in die Wahrnehmung eingeführt.

Von Boccioni zu Malewitsch und Weber – Die Zahl im Streufeld des Futurismus

Blieben die Pariser Kubisten bei aller Innovation ihrer Bildsprache den traditionellen Gattungen Stilleben, Landschaft, Portrait noch weitgehend treu, so gingen die italienischen Futuristen entschiedener auf zeitgenössische Bildthemen zu. Schon in ihrem *Manifest der Futuristischen Maler* vom Februar 1910 hatten sie proklamiert: »Vom idealen Feld der Kunst alle schon abgenützten Motive und Themen wegfegen«, und »das heutige Leben, das die siegreiche Naturwissenschaft unaufhörlich und stürmisch verwandelt, wiedergeben und verherrlichen«[2]. Was sie ausdrücken wollten, war die komplexe Simultaneität rasch wechselnder Sinneseindrücke und innerer Empfindungen durch einen »bildnerischen Dynamismus« aus Kraftlinien und Rhythmen, Lichtern und Farben, motivischen Andeutungen und fragmentarischen Gegenstandsformen.
Wenn UMBERTO BOCCIONI in sein 1911, kurz nach einem Aufenthalt in Paris, entstandenes Bild *Die Abschiede* aus der zweiten Fassung seiner Trilogie *Seelenzustände* die vierstellige Zahl 6943 einfügt (Abb. 2, S. 14), so ist dies ebenso wie die Umarbeitung der ganzen Komposition eine Reaktion auf seine Begegnung mit Picasso und seinen jüngsten Werken im Herbst. Apollinaire hat dies anläßlich der Pariser Futuristen-Ausstellung im folgenden Frühjahr sofort bemerkt und in *L'Intransigeant* geschrieben: »Boccionis bestes Bild ist am unmittelbarsten von Picassos letzten Werken inspiriert. Ihm fehlen nicht einmal jene Nummern in Druckertype, die Picassos neuesten Produkten eine so einfache und grandiose Realität hinzufügen.«[3]
Die Zahlen sind nichts anderes als die Nummer der abfahrbereiten Lokomotive, doch Boccioni setzt sie – und da geht er über Picasso hinaus – ganz ohne Begleitworte ins Zentrum seines Bildes wie das triumphale Fanal eines neuen, technischen Zeitalters. Zusammen mit der konischen Spitze des Zuges, der die auseinanderstiebende Menschenmenge und die sich umarmenden Paare zu durchschneiden scheint, sind die Ziffern der beherrschende Fixpunkt in dem Tumult aus Linien, Formen, Farben und Figuren, der den Bildraum allseitig öffnet und in wogende Bewegung versetzt. Noch deutlicher als bei der Tuschezeichnung (Kat. 1.10) wird dies bei dem Gemälde des Museum of Modern Art, bei dem die vier Ziffern durch das Goldocker ihrer Farbgebung ein sakrales Gepräge erhalten.
Sollte es Zufall sein, daß die Quersumme von 6943 die Zahl 22 ergibt, uraltes Symbol für den Kreis, für Zyklizität, für Alpha und Omega und für Wiederkehr? Bezogen auf das Thema des Bildes, *Der Abschied*, wäre damit ein Wiedersehen der durch die Abfahrt des Zuges getrennten Paare in Aussicht gestellt.
Daß die Künstler in Rußland bald über die neuen Tendenzen in Frankreich und Italien informiert waren, erweist KASIMIR MALEWITSCH mit seiner Komposition *Dame an der Straßenbahnhaltestelle* (Kat. 1.11 und 1.12) von 1913, die seine Auseinandersetzung mit dem Kubismus und Futurismus verrät. Wie Boccioni in seinem Gemälde *Der Abschied* (Abb. 2, S. 14) wählt er ein Sujet aus dem modernen Großstadtleben und setzt Zahlen ins Zentrum eines aus disparaten Form- und Motivpartikeln zusammengesetzten Bildgefüges.
Von dem Thema selbst ist freilich in der Vorzeichnung mehr zu erkennen als im Gemälde: eine Frau mit Federhut, horizontal links neben der Zahlentafel – sie sitzt um

45 Grad gedreht auf einer Lattenbank – und rechts oben ein Mann mit Melone vor einem Gitter; links oben ist der Reifen eines Fahrrads und die Hand des Lenkers zu erkennen, während weiter unten das Rad eines Automobils erscheint. Die figürlichen Fragmente sind in ein tektonisches Gefüge aus Rampen, Treppen, Geländern, Kurven, Flächensegmenten eingekeilt, das die Simultaneität disparater Großstadteindrücke evoziert. Offensichtlich ist die Szenerie aus der Vogelperspektive gesehen und – rings um das Haltestellenschild, das als Fokus fungiert – in die Fläche geklappt. Die Tafel zeigt die Nummern der Straßenbahnen mit Wochentagen an, wobei die Ziffern und ihre an ein magisches Quadrat erinnernde Schachbrettanordnung von der Zeichnung zum Gemälde wechseln. Überhaupt sind in dem Bild eine Reihe von Motiven wie die sitzende Frau auf der Bank aufgegeben worden, während der im Titel nicht genannte Mann detaillierter ausgeführt ist und nun einen Bauchladen mit Backwaren und einem Sack Brötchen vor sich her trägt. Im Widerspruch zu der im Titel des Bildes genannten Dame ist nur ein Herr zu sehen – ein Täuschungsmanöver, das dem von der »Zaoum«-Sprache seiner Dichterfreunde übernommenen Prinzip des »Alogismus« entspricht und dem Gemälde das Gepräge eines Bilderrätsels verleiht.

Noch expliziter hat Malewitsch seine alogische Methode in der Lithographie *Arithmetik* (Kat. 1.13) dargestellt, die 1913 in der Broschüre *Vosropšcem* (Laßt uns grollen) von Alexander Krutschonyck erschien. Die Gedichte waren in der »Zaoum«-Sprache verfaßt, für die Malewitsch in der Malerei ein Äquivalent suchte: Keine Interpunktion, Übung in automatischer Schreibweise, unzusammenhängende Silben- und Wortsequenzen, Befreiung der Laute und Rhythmen. Wie in Krutschonycks Gedichten scheinen die Chiffren seiner »arithmetischen« Gleichung frei im Bildraum zu schweben.

Bei der russischen Avantgarde spielte ebenso wie bei den Kubisten in Frankreich und den Futuristen in Italien die neue Allianz der Maler und Schriftsteller bei der Entgrenzung der Gattungen und wechselseitigen Befruchtung eine bahnbrechende Rolle. Chlebnikov, Krutschonyck und Majakowski gaben durch die Kühnheit ihrer Dichtungen wesentliche Impulse für die Maler.[4]

In den Vereinigten Staaten, wo 1913 auf der New Yorker »Armory Show« die internationale Moderne versammelt war, hatte sich gleichfalls eine Avantgarde formiert, die kubistische und futuristische Ansätze in einer eigenständigen Synthese zu verbinden suchte. Zu ihr gehörte neben Marsden Hartley (vgl. S. 30) auch MAX WEBER, der einige Jahre in Paris verbracht hatte, wo er Matisse und Picasso kennenlernte und wo ihn die Gedächtnisausstellung für Cézanne beeindruckte. Die monumentale Komposition *Athletic Contest* (Wettkampf der Athleten, Kat. 1.14) zeugt von seiner individuellen Verarbeitung kubo-futuristischer Einflüsse. Schon die Wahl des Themas, Sportler in Aktion, das Boccioni und Carrà mit ihren Reitern oder Delaunay mit seinem 1912/13 entstandenen Gemälde *Die Mannschaft von Cardiff* eingeführt hatten, bekundet seine Vorliebe für aktuelle Themen. Webers großformatiges Gemälde vereint in einer kaleidoskopischen Simultanvision von kreisenden Schwingungen und sich durchdringenden Plänen, durchsetzt mit figürlichen Anklängen wie dem Pferderennen im Hintergrund, den Schwimmern im Mittelgrund und der Läuferstaffel zur Linken diverse Sportarten bei Wettkämpfen im Freien. Über das ganze, in dynamische Bewegung versetzte Bildpanorama sind vereinzelt Buchstaben und Zahlen wie die 39 links oben oder die 6 und 4 auf der rechten Seite signalhaft verteilt. Während bei Delaunay die Nummern in seinen Sportlerbildern erst später, in der Komposition *Die Läufer* von 1926, auftauchen, macht Weber schon 1915 mit seinen sporadisch eingestreuten Zahlen bewußt, daß der Athlet – mit einer Nummer versehen und dadurch gleichsam zur Körpermaschine abgestempelt – dem Diktat von Startnummern, Zeitmessungen und Ranglisten unterworfen ist.

In Europa wenig bekannt, da noch nicht vierzigjährig 1929 an Tuberkulose gestorben, gehört der uruguayische Maler RAFAEL BARRADAS zur Phalanx der südamerikanischen Avantgarde. 1916 kam er nach Barcelona, wo er unter dem Eindruck des Futurismus den von ihm so genannten »Vibracionismo« lancierte, der auch den jungen Salvador Dalí beeinflußte. Von dieser collageartigen Malerei, die einen vibrierenden

Gesamteindruck entstehen läßt, zeugt seine Komposition mit Mädchen im Freien und einem Segelboot, die unter dem Titel *Todo 65* (Überall 65, Kat. 1.16) von der Zahl 65 in allen Größen gleichsam »widerhallt«. Daß Barradas eine Affinität zu Zahlen hatte, geht auch aus dem gleichfalls 1919 gemalten Bild *Casa de apartamentos* (Apartmenthaus, Kat. 1.15) hervor. Hier wird der Weg einer Frau, die in vielfacher Wiederholung auftritt, über eine steile Wendeltreppe durch mehrere Stockwerke mit Ausblicken auf die umliegenden Gebäude nachvollzogen: vorbei an zahlreichen Wegweisern, Etagenschildern und Haustürnummern, die augenscheinlich das Labyrinth der verschachtelten Gänge, Treppen und Mietwohnungen widerspiegeln soll.

Schwitters und die Wünschelrute der gefundenen Zahl

In ähnlicher Weise diagrammartig entwirft der Hannoveraner KURT SCHWITTERS im selben Jahr 1919 aus einzelnen, heterogenen Realmotiven einen assoziativen Erzählvorgang in seiner aquarellierten Zeichnung *Das Herz geht vom Zucker zum Kaffee* (Kat. 1.20). Obwohl Pfeile und Verbindungslinien zwischen den Objekten auf eine Handlung verweisen, bleibt deren Zusammenhang im Dunkeln. Das Herzmuster auf der Tasse scheint eine Schlüsselrolle zu spielen, und die Szene spiegelt offenbar latente Empfindungen und Wünsche des Mannes, dessen Kopf links unten erscheint. Die Ziffer 69, die auch bei einer weiteren Zeichnung dieser Gruppe sogenannter »Abstraktionen« vorkommt, könnte – das legt ihre perfekte, wie Yin und Yang sich ergänzende Formpaarung nahe – ein Liebessymbol sein.

Gleichzeitig mit den »Abstraktionen« entsteht auch die Stempelzeichnung *Mit roter 4* (Kat. 1.19), bei der Schwitters aus der vorgefundenen Kreisform eines Stempels, die er in bestimmter Rhythmik auf dem Blatt verteilt, durch wenige zeichnerische Ergänzungen und numerierte Collageteile (Randleiste von Brief- oder Rabattmarken) die Impression eines rotierenden Rummelplatzes oder eines gigantischen Perpetuum mobile beschwört. Diese Stempelzeichnung bildete den Auftakt der Abbildungen in der ersten monographischen Publikation über Schwitters, dem 1921 erschienenen *Sturm-Bilderbuch IV*. In seiner Einführung schrieb Otto Nebel über diese Arbeiten:»In Merz-Bildern und Zeichnungen verliert Schrift jegliche Bedeutung. In Merz-Bildern und Zeichnungen ist Schrift formale Deutlichkeit, das graphische Mittel zur Gestaltung einer Fläche. Zahlen und Buchstaben bleiben rein bildhaft. Ihre Begrifflichkeit ist künstlerisch belanglos. An sich ist Schrift graphische Spur eines Wortklangs. Im Merz-Bild wird Schrift wortloser Klang reiner Linien.«

Schwitters brauchte für seine Arbeit den inspirierenden Anreiz eines »objet trouvé«, und so kommt es auch, daß Zahlen in jeder vorgefundenen Form – auf Theaterbillets, Kofferetiketten, Straßenbahnfahrscheinen, Rabattmarken oder Geldscheinen und anderen Relikten des städtischen Lebens – willkommene Aufnahme in seine Merz-Bilder finden. Die Ziffern können kumuliert vorkommen, so daß sie sich eher nivellieren, aber interessante Texturen bilden, oder aber in Fettdruck und vereinzelt stehen wie in *Merz 312 MüDR*, *Merz 336 Dreieins* oder in *Merz 461 Goldmark* (Kat. 1.21, 1.26 und 1.27), wo die Zahl zum einzigen Bildmotiv erhoben und in eine Sphäre des Absoluten gerückt wird.

Das einzige erhaltene Hinterglasbild, das Schwitters auf Anregung von Walter Dexel im Sommer 1921 malte (Kat. 1.17), führt eindrücklich vor Augen, wie die Zahl 3, die in leuchtendem Gelbton auf ein abstraktes Farbformmosaik gesetzt und von zwei gelben Rundformen zu einer Dreierkonstellation ergänzt wird, durch ihre beherrschende Sonderstellung eine sakrale Auratisierung erfährt. HANNAH HÖCH, mit der Schwitters eng befreundet war, hatte zwei Jahre zuvor in ihrem Aquarell *2 x 5* (Kat. 1.18) eine vergleichbare Zahlenkomposition, allerdings streng flächentektonisch, gestaltet.[5]

Daß Schwitters eine besondere Vorliebe für die Sprache und Symbolik der Zahlen hegte, dokumentiert nicht nur seine Zahlenlyrik (siehe den Beitrag von Karl Riha), sondern auch das in der norwegischen Emigration entstandene Materialbild *Die Frühlingstür* (Kat. 1.25) von 1938.

Maschinenästhetik und die Utopie vom »Neuen Menschen«

Anders als Schwitters, der vor allem die Poesie des Materials, seine evokatorische Kraft, im Blick hatte, neigte sein zehn Jahre jüngerer Künstlerfreund, der Hesse ROBERT MICHEL, der eigentlich Ingenieur werden wollte, von vornherein, und darin bestärkt durch die russische Avantgarde um Tatlin, Gabo und Rodschenko, zu einer Ästhetik der Maschine. Zeitlebens an technischen Erfindungen interessiert, ersann er neue, kombinatorische Techniken für seine Collagen, die mittels Schablonen, Spritztechnik und »Foto-Graphik« homogenisiert werden (vgl. Kat. 1.31, 1.36–1.39). Doch jenseits aller Funktionalität war Robert Michels Zahlenobsession, die sich in nahezu allen seinen Arbeiten kundtut, nicht frei von Esoterik, was schon die konstante Wiederkehr der symbolträchtigen 3 und 8 in seinem Werk erkennen läßt. Michel verstand es, seine komplexen Apparatekonstruktionen mit einem Hauch von Zahlenmystik zu verbinden.
Sein Weimarer Studienfreund JOHANNES MOLZAHN, der dem *Sturm*-Kreis um Herwarth Walden angehörte, war von einem ekstatischen Glauben an die Zahl als Ursprung aller Dinge erfüllt. 1919 malte er eine monumentale Komposition unter dem Titel *Er kommt* (Kat. 1.40), in der er die Epiphanie des »neuen Menschen« verkündet: »Der große Expressionist«, der in seinem Werk den Bogen spannt zum Ewigen, um sich mit den Kräften des Universums zu versöhnen, wie er es in seinem *Manifest des absoluten Expressionismus* von 1919 verkündet. In metallischen, sich vergrößernden Lettern werden die Worte »ER – ER« als dröhnendes Echo ausgeschleudert, begleitet von den magischen Ziffern 0, 1 und 3, die sich diagonal gegenüberstehen. Während die 1 nicht nur den Ursprung aller Zahlen verkörpert, sondern auch den Grund des Seins, aus dem alle Vielfalt der Schöpfung hervorgeht, symbolisiert die 3 – hier vergoldet – die heilsgeschichtliche Trinität. Die göttliche Schöpfung gehorcht dem Gesetz der Dreizahl, denn die drei Elemente Erde, Wasser und Himmel wurden in den ersten drei Schöpfungstagen voneinander getrennt. In der Zahlenfolge 0–1–3 wird das Prinzip der Vielfalt in der Einheit angesprochen und die unaufhörliche Genesis, in der sich der Kosmos befindet: »Die pulsenden Bahnen der Sterne – ihre flammenden Energien – die sich in fortwährenden Katastrophen verzehren und wieder gebären«[6].
Die 0 und 3 stehen sich auch in dem Gemälde *Steigende Bewegung* (Kat. 1.41) kontrapunktisch gegenüber. Die aus den Formen der beiden Zahlen entwickelte spiralige Aufwärtsbewegung versinnbildlicht den »pulsierenden Weg [...], den ER, der Ewige wandelt, über Zeit und Raum – trotz Zeit und Raum«[7].
Molzahn war es auch, der seine zahlenmystischen Visionen in dem Text *Das Wesen aller Dinge ist die Zahl* in der ekstatischen Diktion des *Sturm*-Expressionismus dargelegt hat (vgl. die Erstveröffentlichung S. 328–330).

Zahlen im Dienst der Photomontage

Dem vom Pathos der »Menschheitsdämmerung« beflügelten Orphismus eines Molzahn standen andere Weltentwürfe gegenüber. Die von Hannah Höch erfundene Photomontage wurde von ihrem Lebensgefährten RAOUL HAUSMANN für die kritische Verarbeitung des zeitgenössischen Lebens eingesetzt. Seine Photomontage *Elasticum* (Kat. 1.43), die Reproduktionen von demontierten Bestandteilen eines Automobils einschließlich eines großen Taxometers verarbeitet, zierte das Titelblatt des Katalogs der *Ersten Internationalen Dada-Messe* 1920 in Berlin. Aber auch Hausmann war ein Visionär und schuf sich mit seiner »Optophonetik« einen Kunstentwurf, der Sehen und Hören, Auge und Stimme, Licht und Klang vereinen sollte. Im Dienste dieser Idee zeichnete er optophonetische Maschinen wie den zwischen Berlin und Dresden verkehrenden Zug, in dessen Fenster sein Kopf erscheint und dessen schnaubende Geräusche er phonetisch transkribiert (Kat. 1.44). Die Nummer des Zuges, 391, spielt offensichtlich auf Picabias Zeitschrift mit diesem Zahlentitel an und verweist auf Hausmanns Verbrüderung mit dem Pariser Dada-Gründer, dessen geistreich-kürzelhaftem Zeichenstil er nahekommt.

Der Siegeszug der Photomontage wurde vor allem von russischen Künstlern wie Lissitzky, Rodschenko oder auch dem bisher noch wenig bekannten PYOTR GALADSHEV, der mit Vorliebe Zahlen in seine dynamischen Collagen und Assemblagen integrierte (Kat. 1.49–1.51), vorangebracht. EL LISSITZKY hat sich den Zahlen besonders in seinen typographischen Gestaltungen gewidmet, wie in seinem 1922 in Berlin erschienenen suprematistischen Buch *Die Geschichte von den zwei Quadraten* oder – noch direkter – in den Gouachen von 1928 für das Kinderbuch *Die vier Grundrechnungsarten* (Kat. 1.57). Von Lissitzkys intensiver Beschäftigung mit Geometrie und Arithmetik zeugt auch sein 1925 in dem von Carl Einstein herausgegebenen *Europa-Almanach* erschienener Beitrag »K. und Pangeometrie« (K. = Kunst), in dem er sehr tiefsinnige Erklärungen über den irrationalen Raum und die imaginären Zahlen äußert.

JOHN HEARTFIELD schließlich zeigt, wie die Photomontage und mit ihr die Zahl zum Instrument politischer Satire zugespitzt wird. Seine für die *Arbeiter-Illustrierte-Zeitung* (AIZ) konzipierten Collagen prangern die gesellschaftlichen Mißstände wie Inflation und Rationalisierung ebenso an wie Hitlers Kriegstreiberei (Kat. 1.52–1.56). Zahlen als vorgefundene Versatzstücke spielen dabei eine signalhafte Rolle, nehmen sie doch nicht selten Bezug auf geschichtliche Daten wie das Jahr der Gründung der Nationalversammlung, das mit einer monumentalen 48 den leergefegten Parlamentssaal des Reichstages von 1930 durchgeistert (Kat. 1.54).

Am Bauhaus waren typographische Experimente mit Zahlen eine beliebte gestalterische Aufgabe. Dies zeigen beispielhaft die beiden im Unterricht von Joost Schmidt entstandenen Arbeiten von FRIEDRICH REIMANN mit seinen konstruktiven Variationen der Ziffer 2 (Kat. 1.61) oder von ERICH MROZEK, der Buchstaben und Zahlen tiefenräumlich auf die Fläche projiziert (Kat. 1.60), Ansätze, wie sie heute etwa in den Zahlenraum-Bildern von Thomas Huber aufgegriffen und umgesetzt werden (vgl. Kat. 4.24 und 4.25). Der Bauhaus-Meister HERBERT BAYER zeigt mit seinem Entwurf für eine Rechenmaschine von 1953, wie phantasievoll Zahlen im Werbedesign einzusetzen sind (Kat. 1.62).

WILLI BAUMEISTER, in dessen Œuvre Zahlen nur selten vorkommen, nimmt in den zwanziger Jahren das Schachspiel zum Anlaß für eine Gruppe von Zeichnungen, in denen er das Schachbrett als aufcollagiertes Zahlenquadrat ins Zentrum einer konstruktiv abstrahierten Figurengruppe rückt (Kat. 1.45 und 1.46). In dieser Position erhält das Schachbrett die Instanz eines schicksalhaften magischen Quadrats. Ziffern, Quadratfeld und Gestalten werden zu einer konstruktiven Anthropometrie verschmolzen, die signethaft den *Esprit moderne* (so der Titel einer von Le Corbusier und Ozenfant herausgegebenen Zeitschrift) verkörpert.

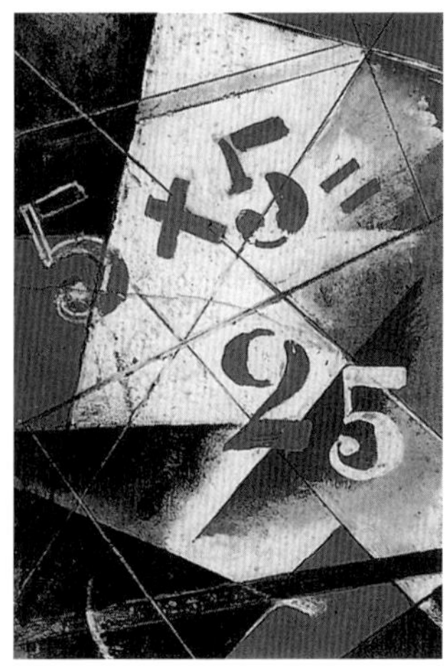

Abb. 3 Alexander Wesnin
Umschlag des Ausstellungskatalogs
5 x 5 = 25, Moskau 1921

Anmerkungen

1 Vgl. Pierre Daix, *Le Cubisme de Picasso. Catalogue de l'œuvre peint de 1906–1916*, Neuchâtel 1979, S. 326, Erläuterung zu WVZ Nr. 721.
2 Zitiert nach Umberto Apollonio, *Der Futurismus, Manifeste und Dokumente einer künstlerischen Revolution 1909–1918*, Köln 1972, S. 39.
3 Zitiert nach Uwe M. Schneede, *Umberto Boccioni*, Stuttgart 1994, S. 84.
4 Vgl. auch den Beitrag von Karl Riha, S. 311ff.
5 Ähnliche Gleichungen wählten die russischen Futuristen 1921 zum Titel ihrer Gruppenausstellungen *5 x 5 = 25*, für die alle fünf Teilnehmer, Rodschenko, Stepanova, Popova, Exter und Vesnin, von denen sich jeder mit fünf Arbeiten vorstellte, bei der Katalogumschlag und Plakatgestaltung wetteiferten (Abb. 3). Es wäre zu fragen, ob Hannah Höchs Aquarell *2 x 5* nicht für einen ähnlichen Zweck bestimmt war.
6 Zitiert nach Herbert Schade, *Johannes Molzahn*, München und Zürich 1972, S. 125.
7 Ebenda, S. 123.

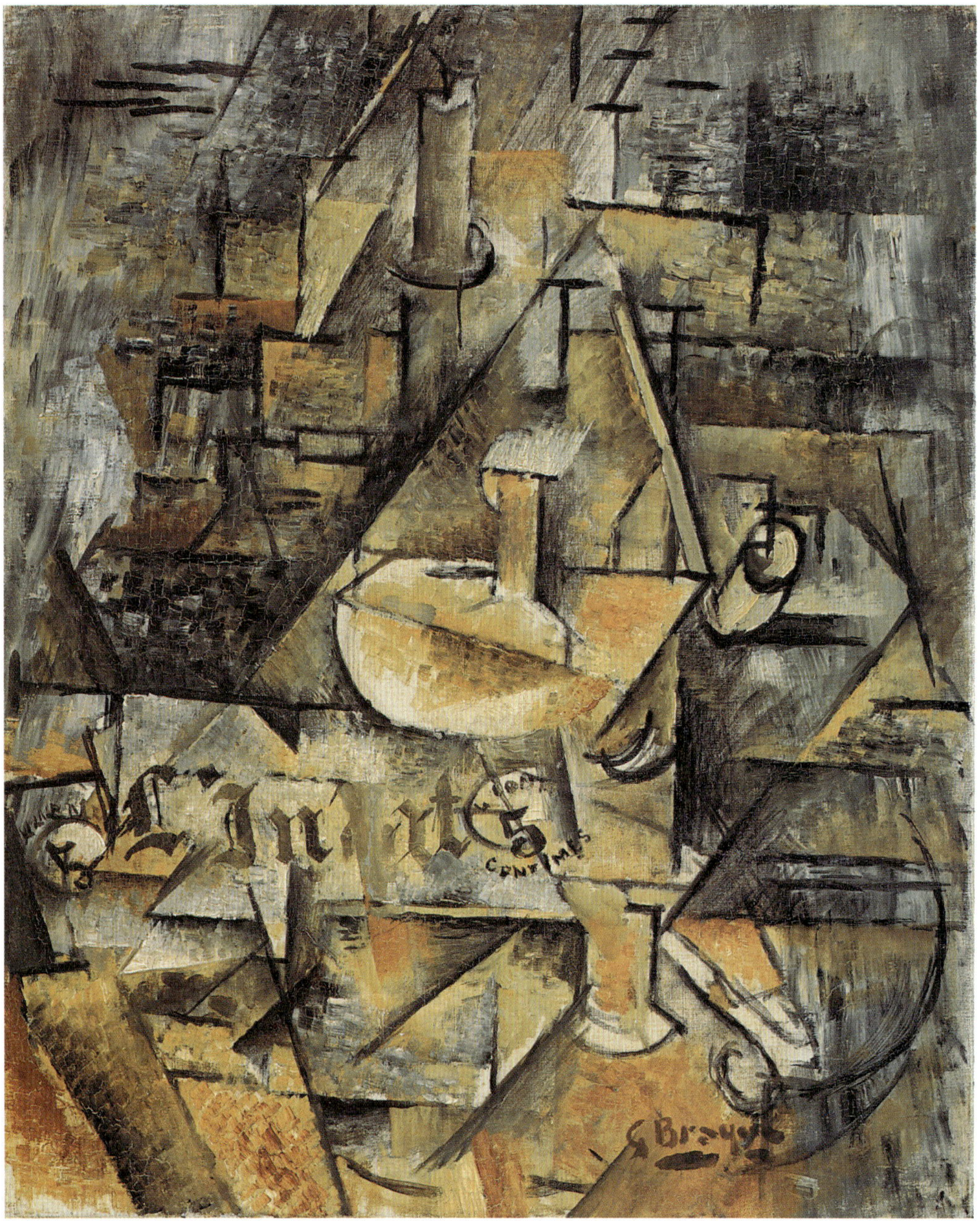

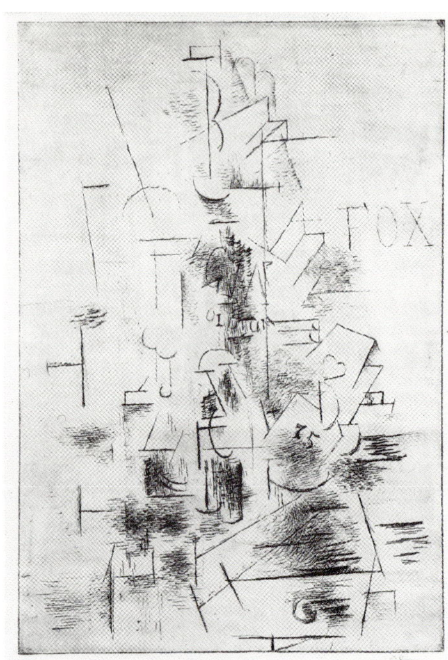

1.1 Georges Braque
Le Bougeoir (Der Kerzenhalter), 1911

1.2 Georges Braque
Fox (Fuchs), 1911

1.4 Pablo Picasso
Bouillon KUB (Bouillon-Würfel KUB), 1912

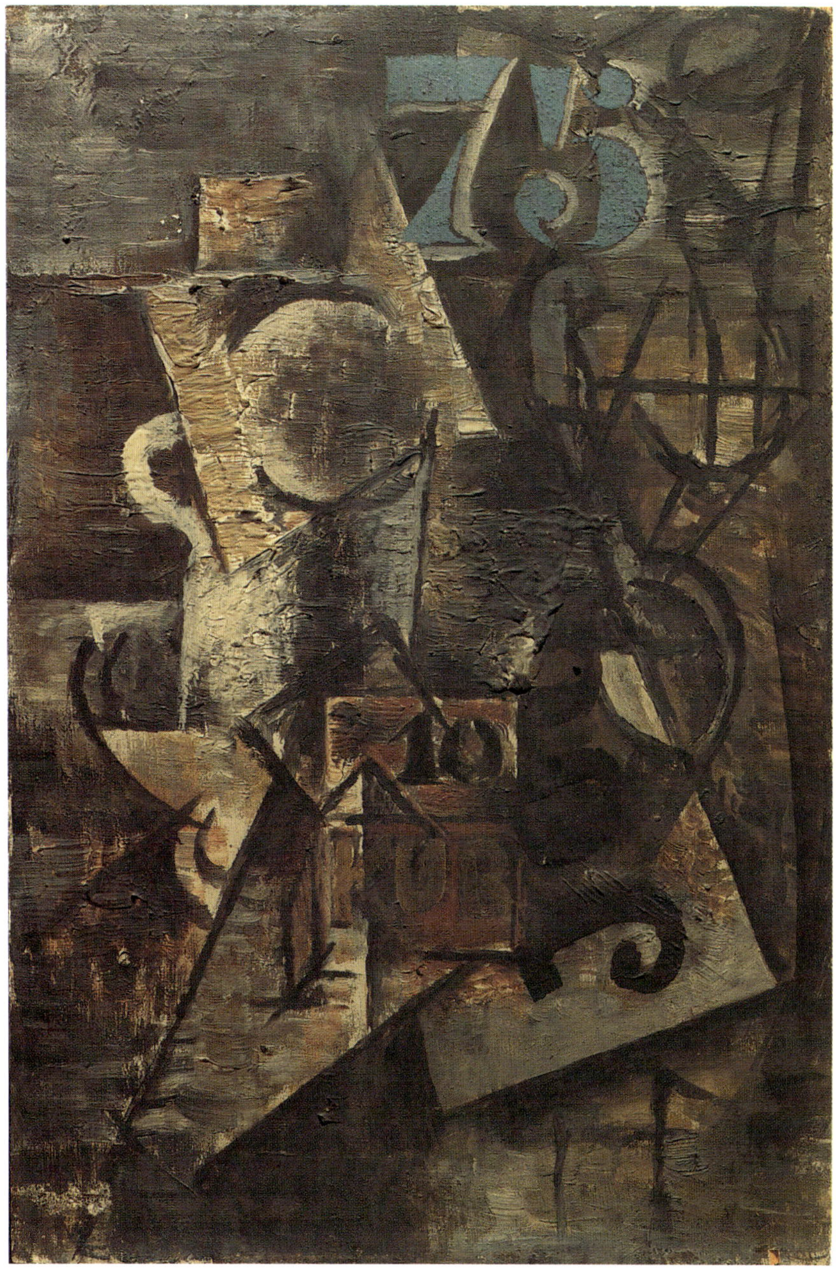

1.3 Georges Braque
Stilleben mit Würfel, 1912

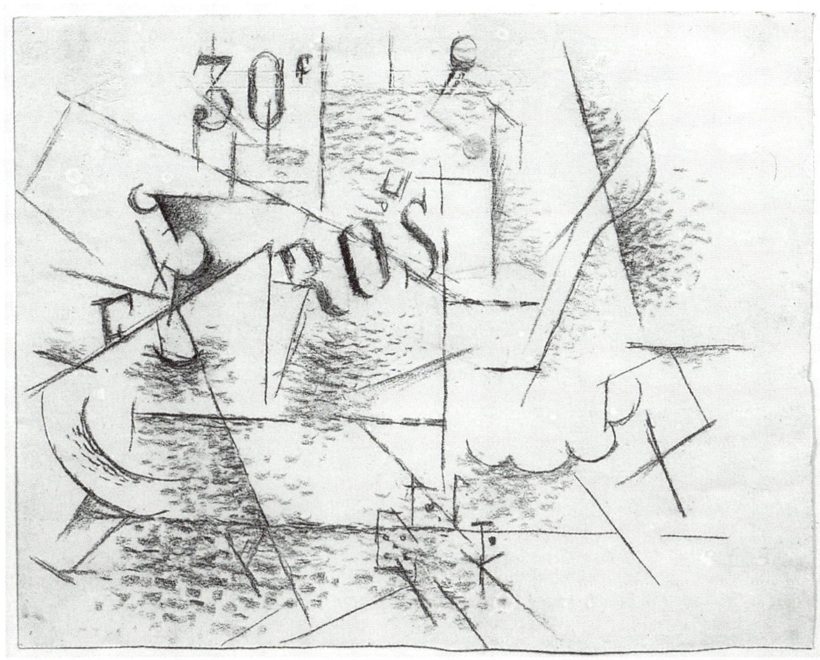

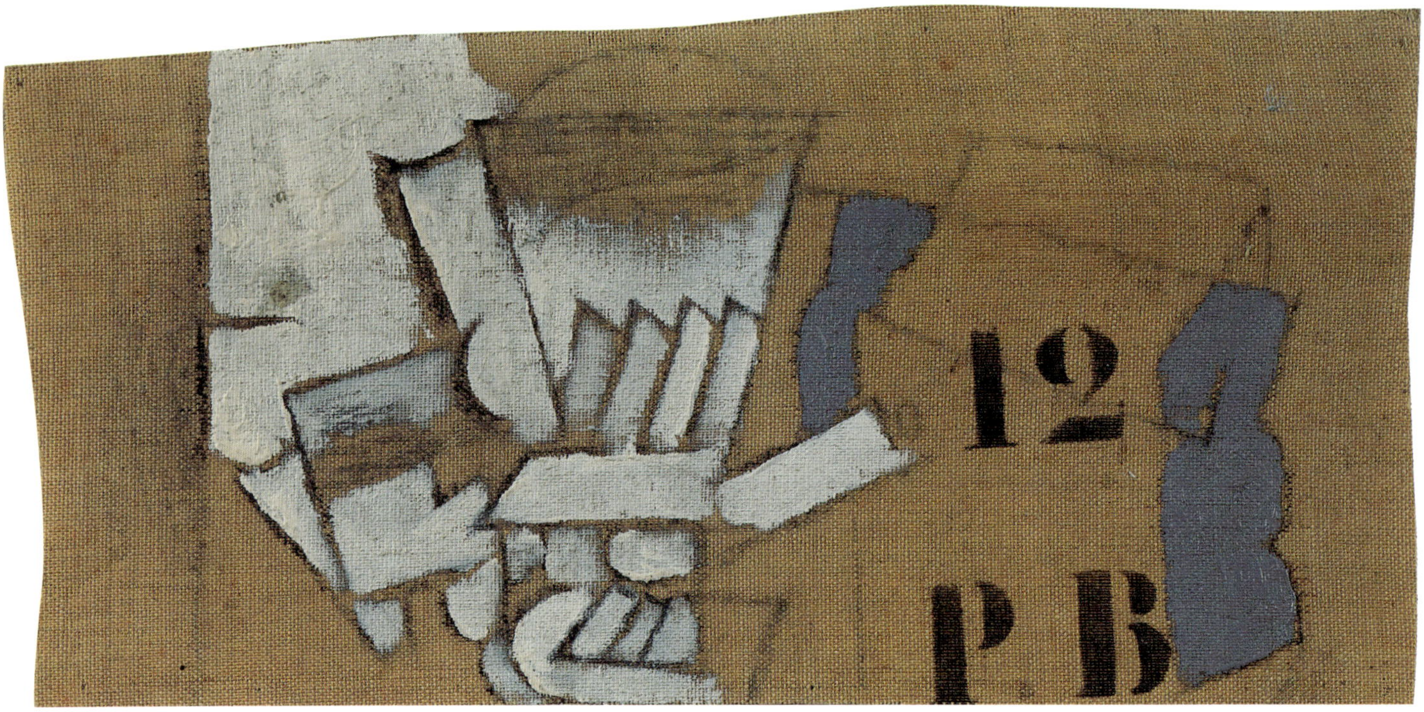

1.5 Pablo Picasso
Verre et Pipe, Chiffres et Lettres
(Glas und Pfeife, Ziffern und Buchstaben),
1914

1.6 Pablo Picasso
Parade. Etude pour le Costume de la
Petite Fille Americaine
(Studie zum Kostüm der kleinen
Amerikanerin aus »Parade«), 1916/17

1.7 Pablo Picasso
Verre, Journal et Poire
(Glas, Zeitung und Birne), 1914–1915

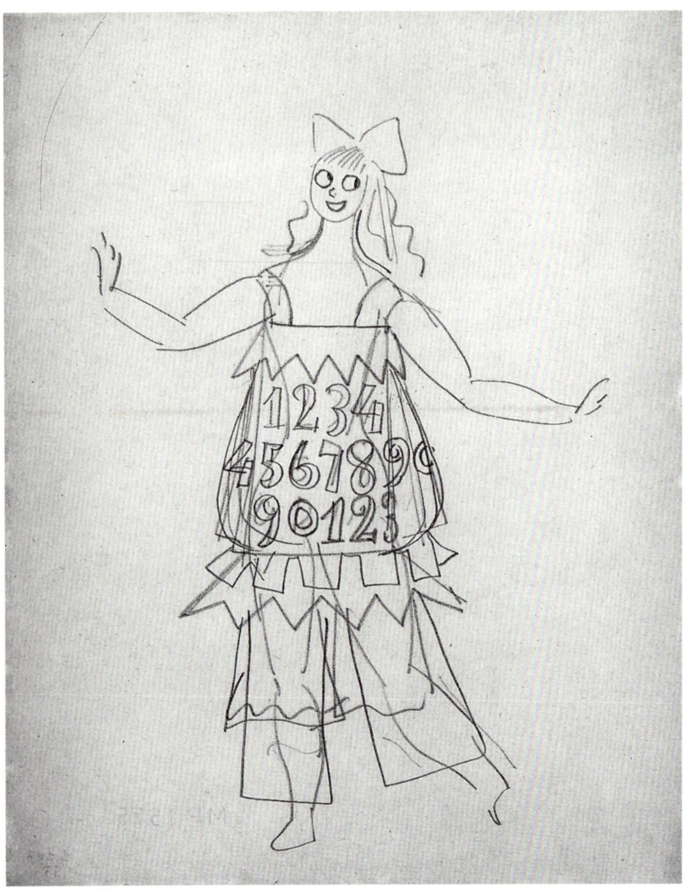

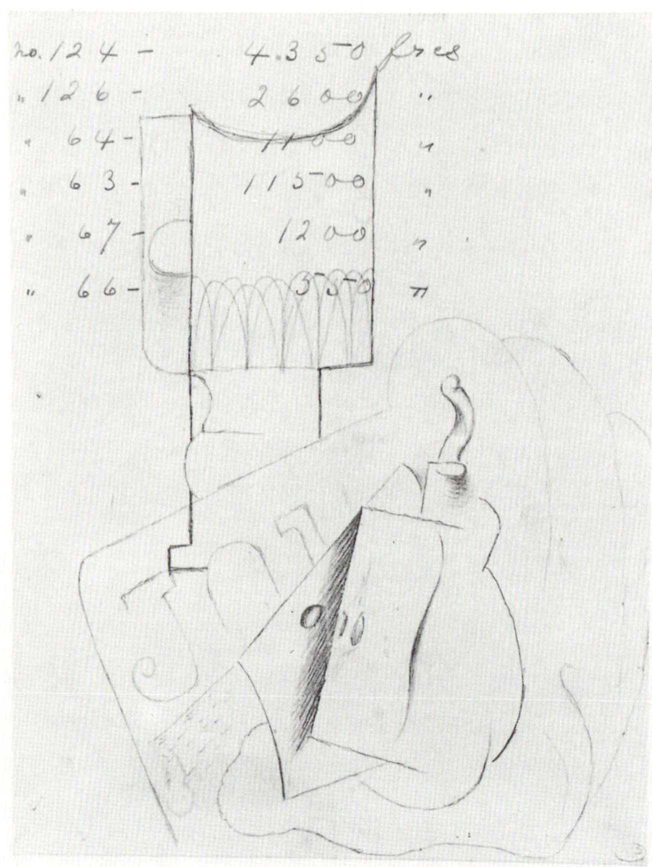

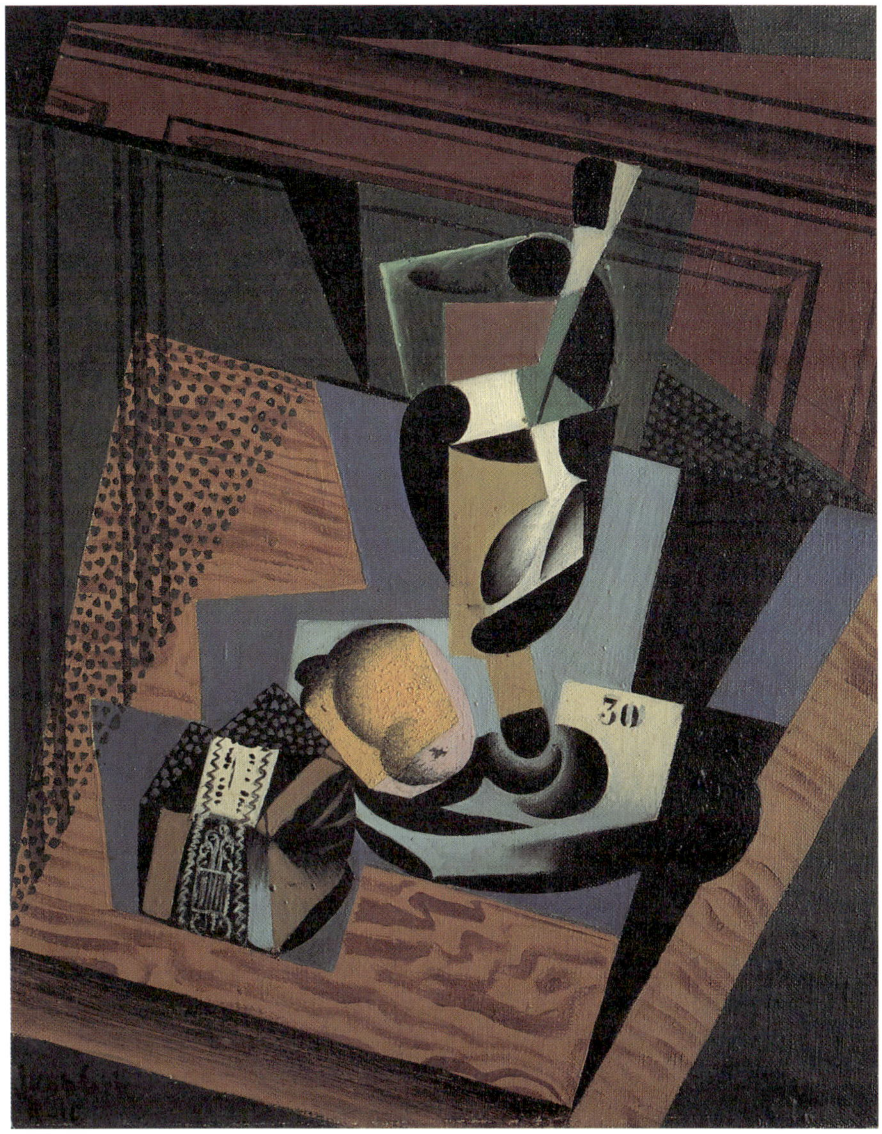

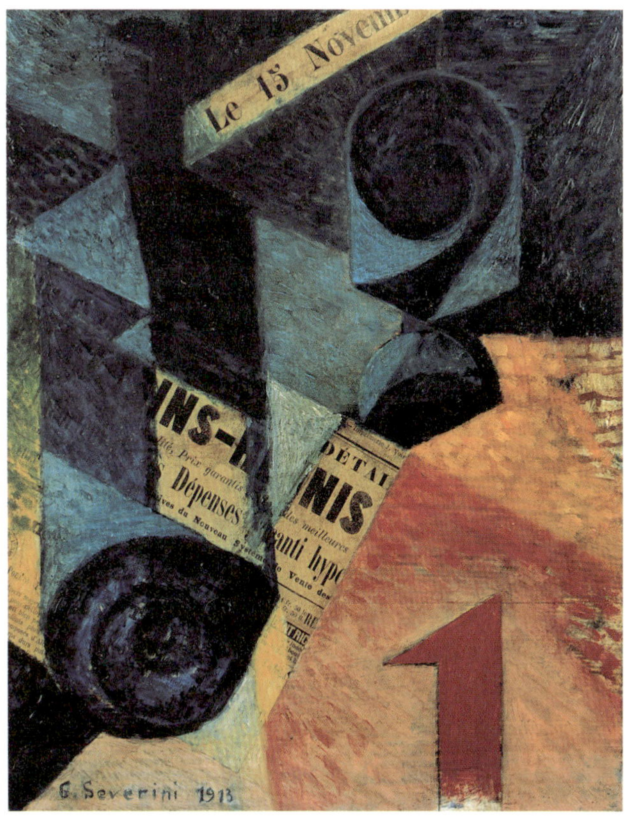

1.8 Juan Gris
Le Paquet de Tabac
(Das Tabakpäckchen), 1916

1.9 Gino Severini
Verre et Bouteille
(Glas und Flasche), 1913

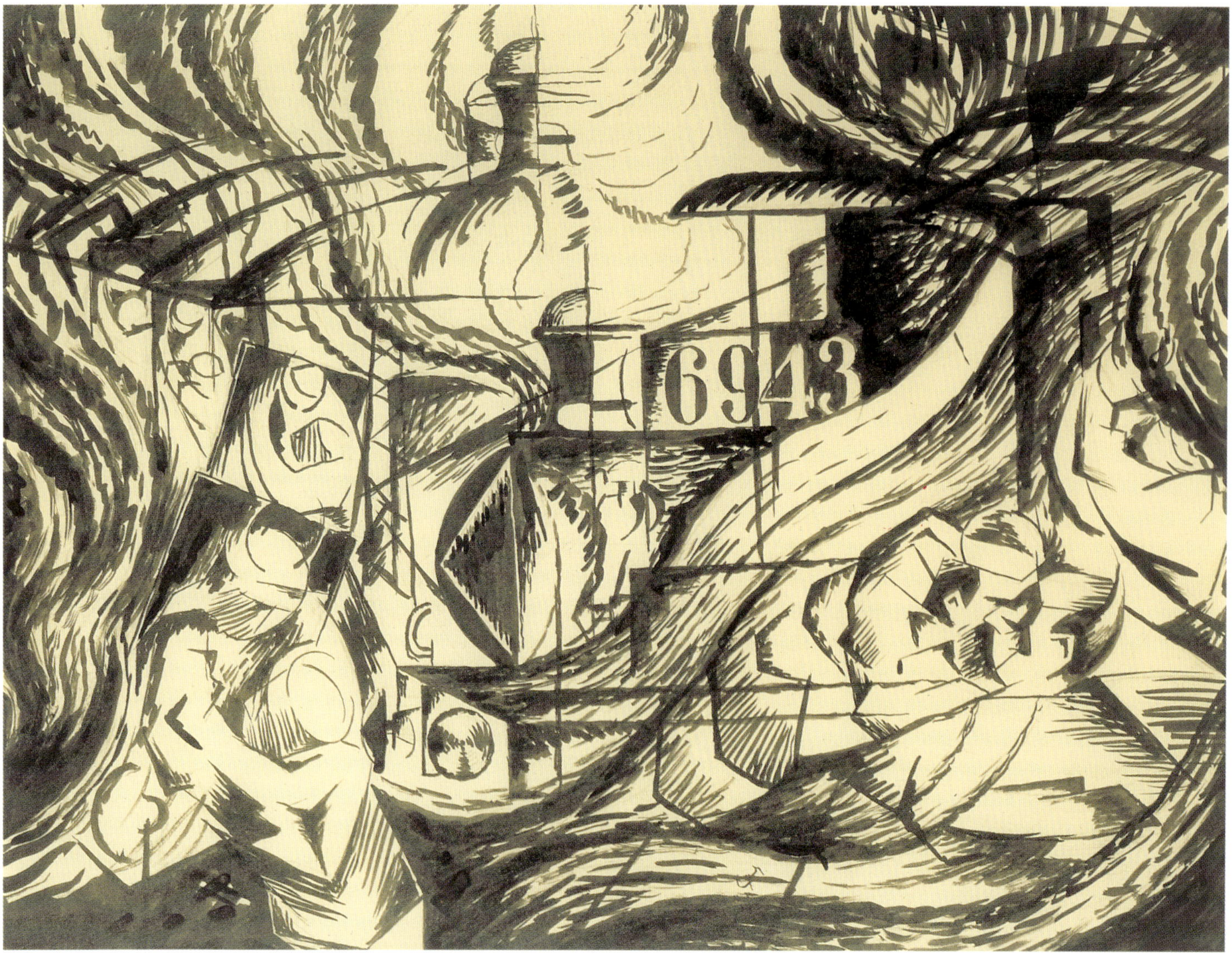

1.10

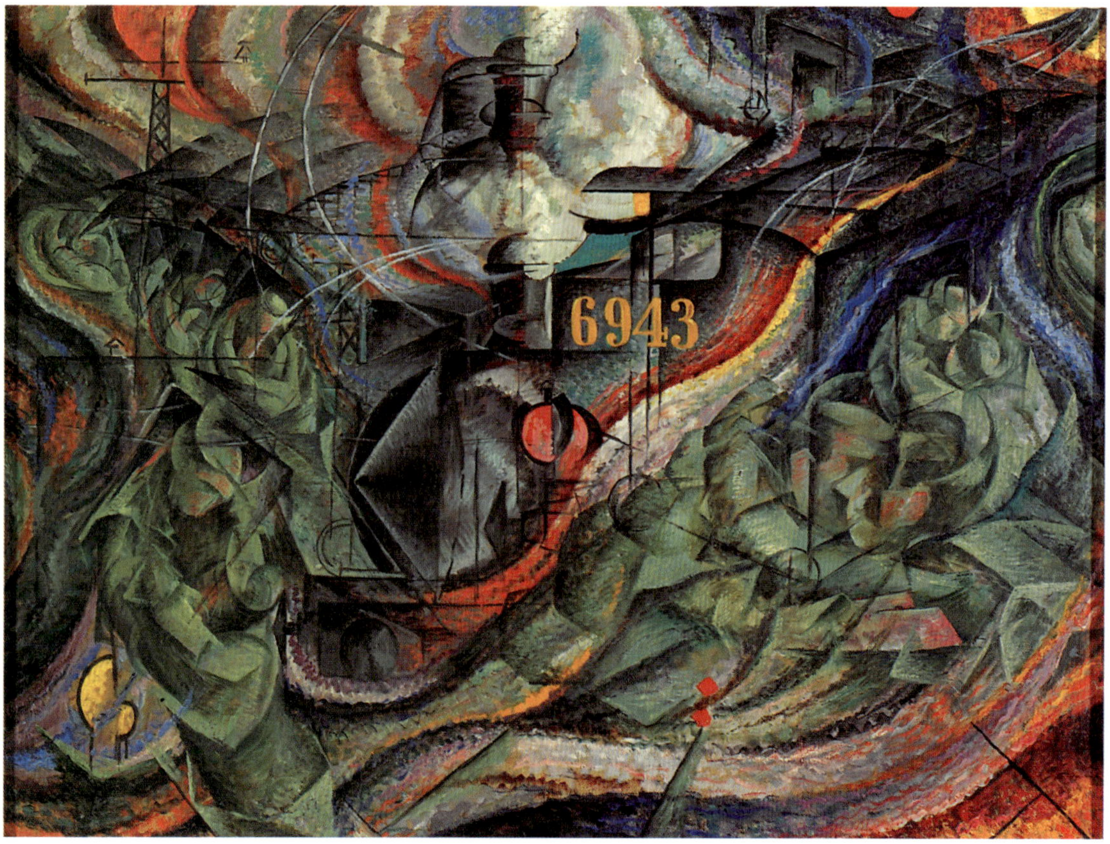

Abb. 2

1.10 Umberto Boccioni
Zeichnung nach Stati d'animo II – Gli adii
(Seelenzustände II – Die Abschiede), 1912

Abb. 2
Umberto Boccioni
Stati d'animo II – Gli adii
(Seelenzustände II – Die Abschiede),
1911/12

1.11 Kasimir Malewitsch
Dame an der Straßenbahnhaltestelle,
1913

1.12 Kasimir Malewitsch
Dame an der Straßenbahnhaltestelle,
1913

1.13 Kasimir Malewitsch
Arithmetik, 1913

Seiten 16–17:

1.14 Max Weber
Athletic Contest
(Wettkampf der Athleten), 1915

1.15 Rafael Barradas
Casa de Apartamentos
(Apartmenthaus), 1919

1.16 Rafael Barradas
Todo 65 (Überall 65), 1919

1.17 Kurt Schwitters
U 11, 1921

1.18 Hannah Höch
2 x 5, 1919

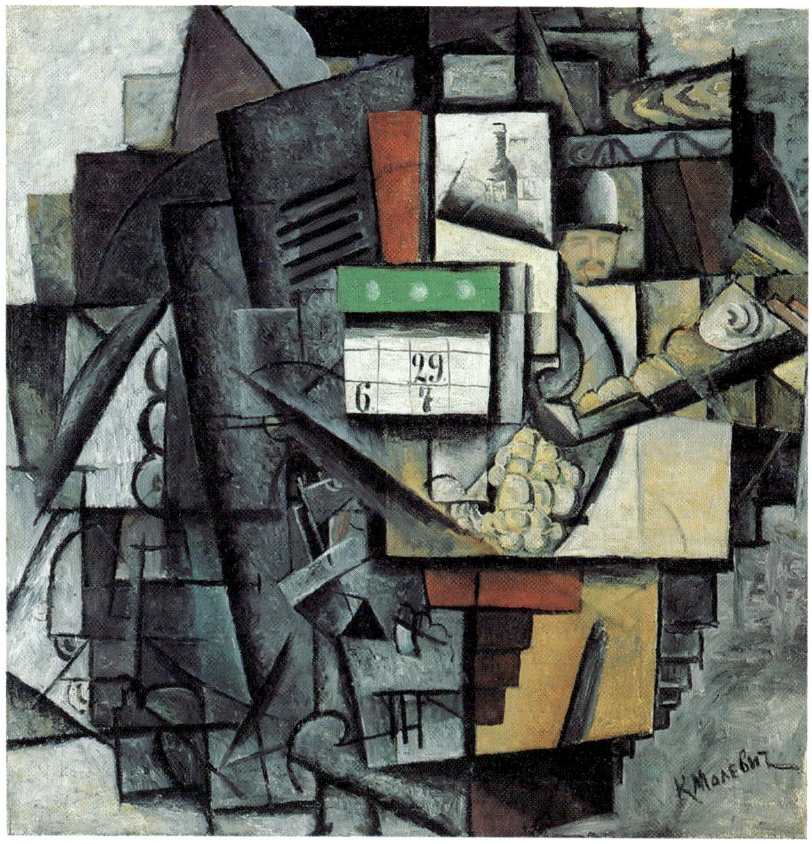

1.12

1.11

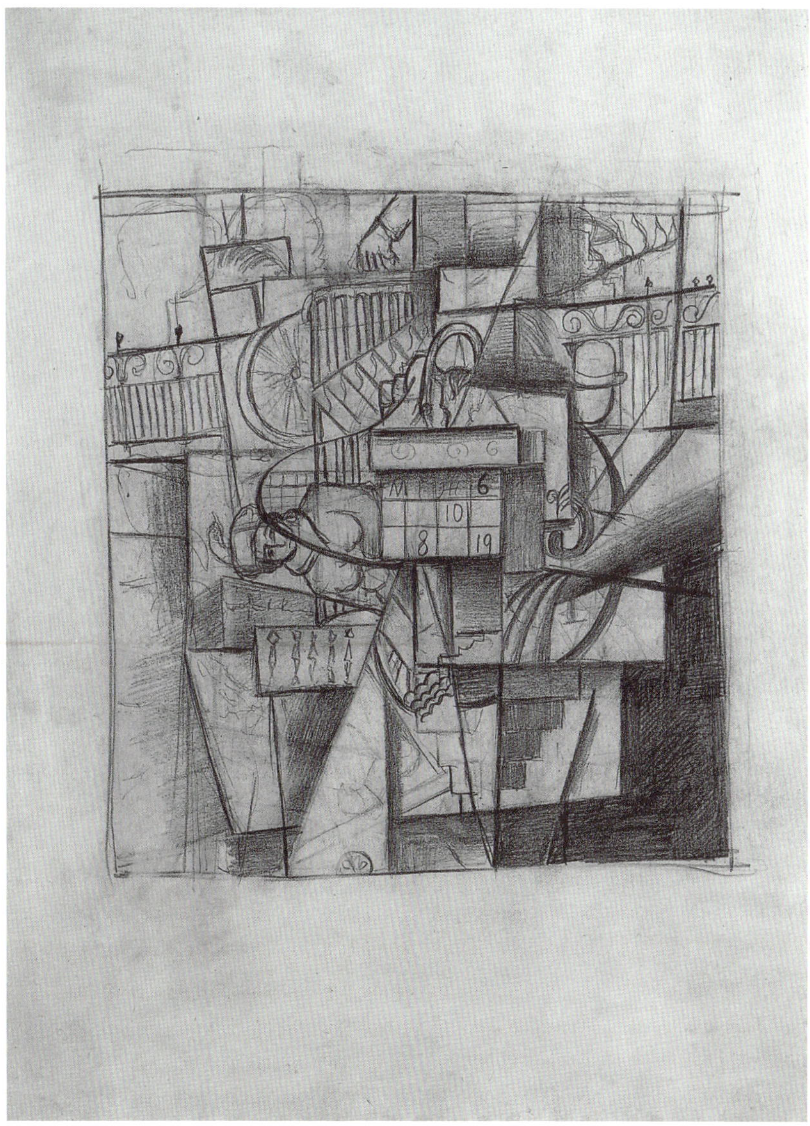

1.13

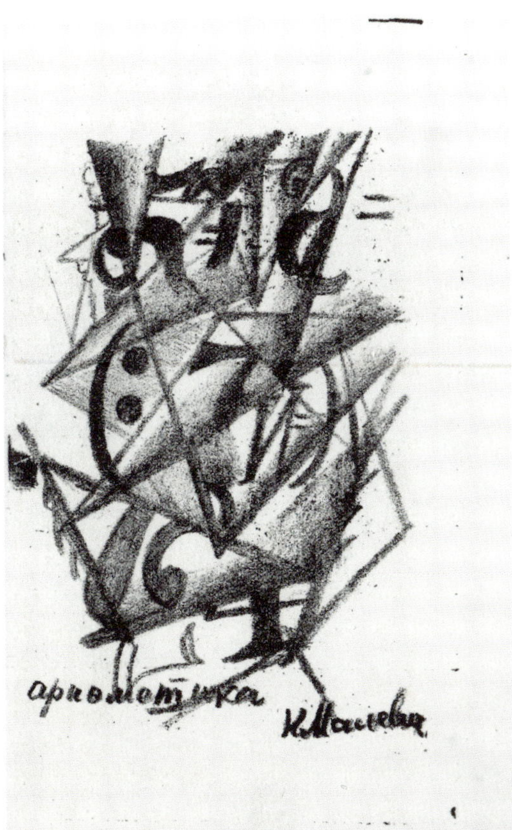

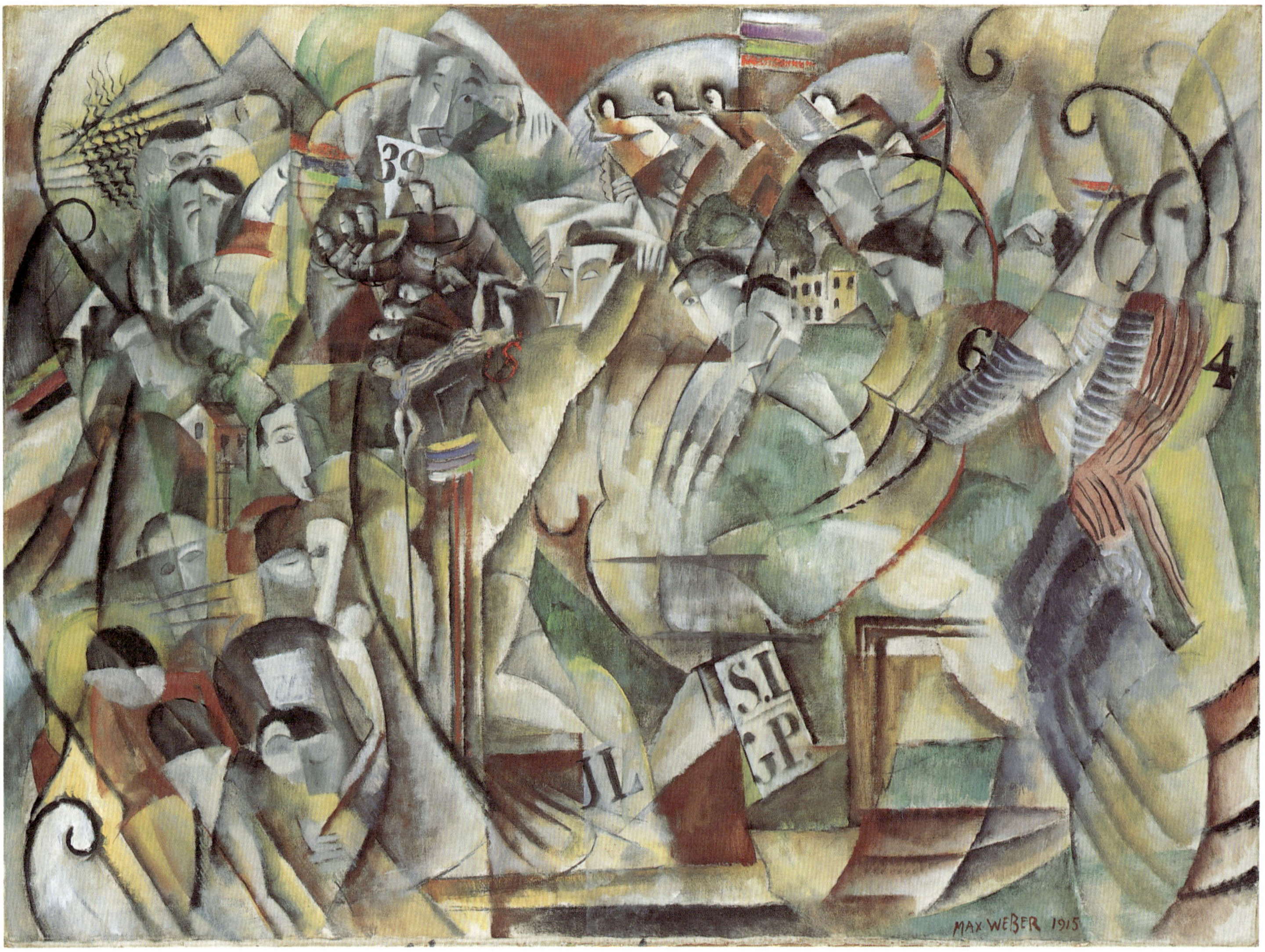
39
S.I.
G.P.
JL
6
4
MAX WEBER 1915

1.14

1.15

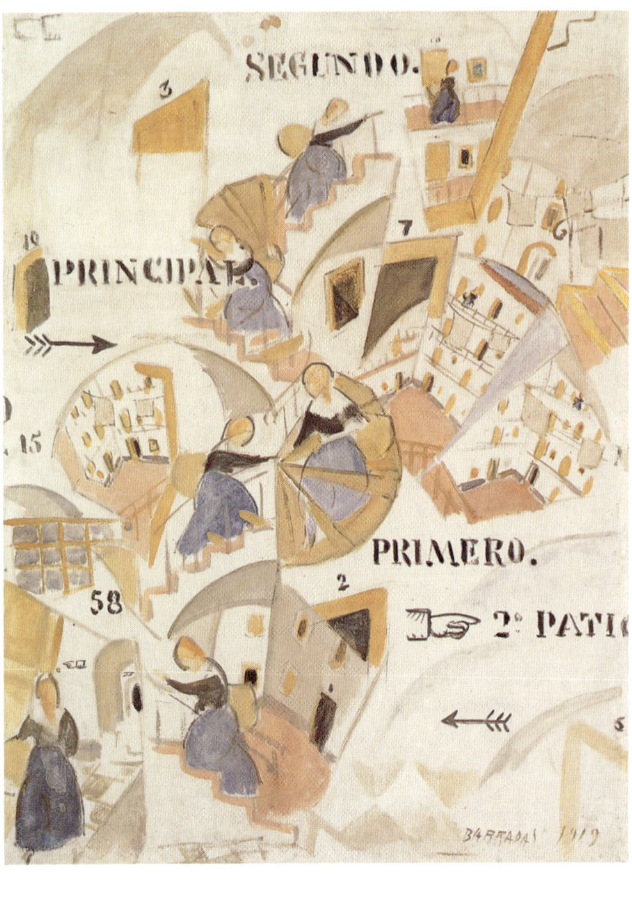
SEGUNDO.
PRINCIPAL
PRIMERO.
58
2º PATI
BARRADAS 1919

1.16

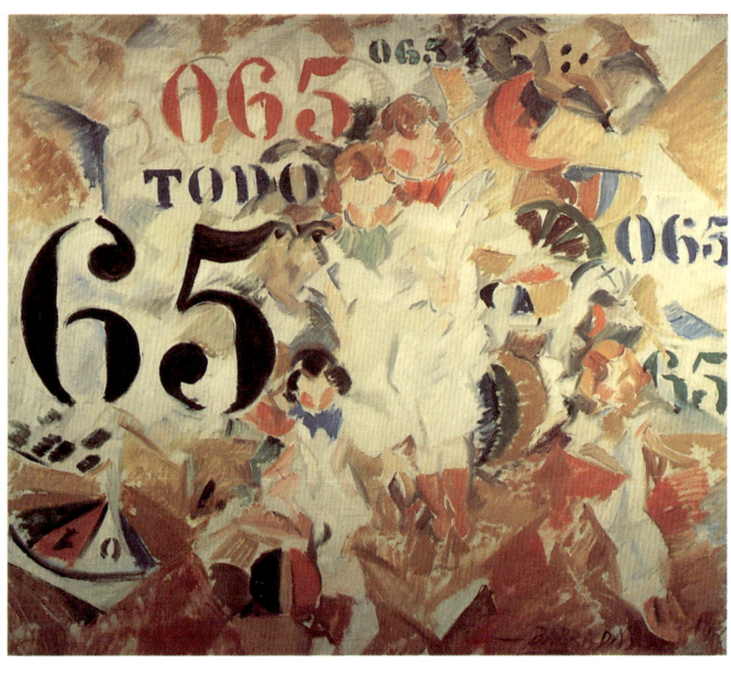
065
TODO
65
065

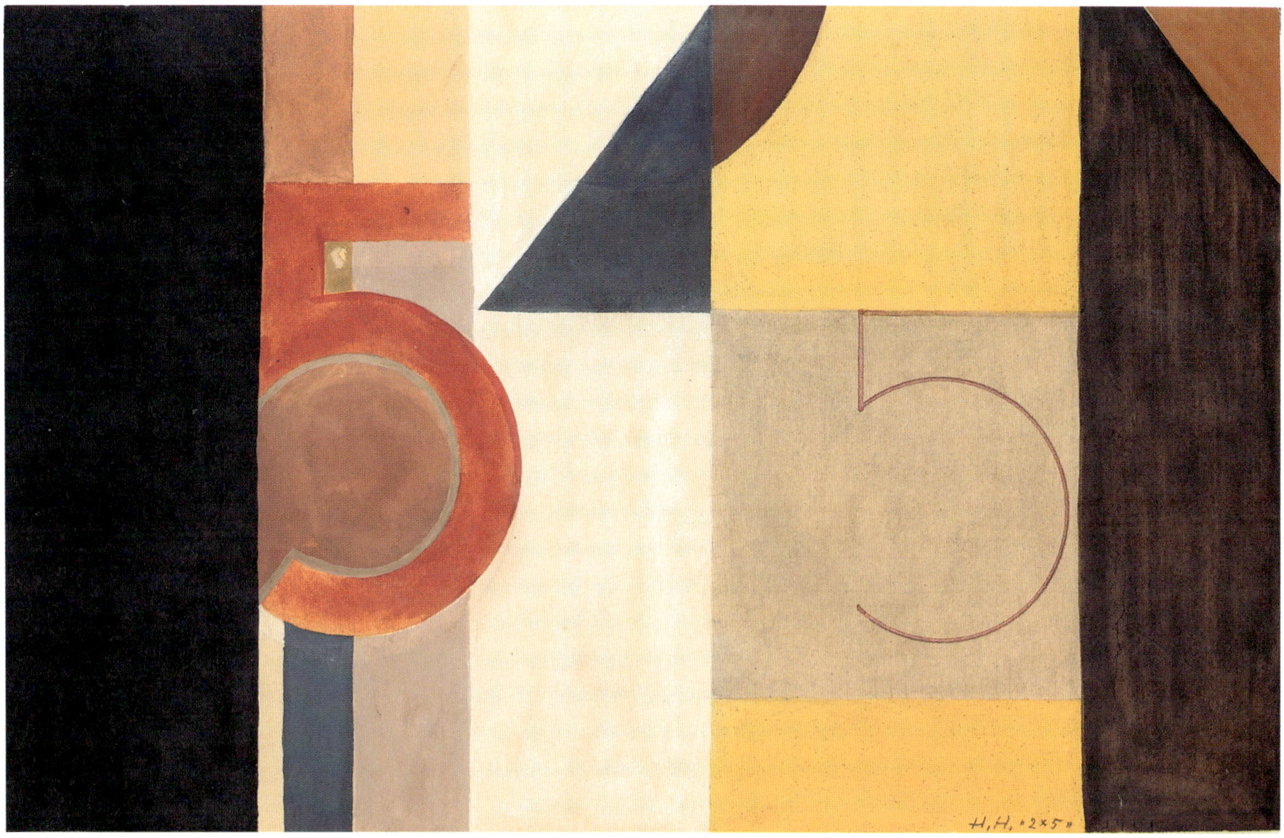

1.18

1.17

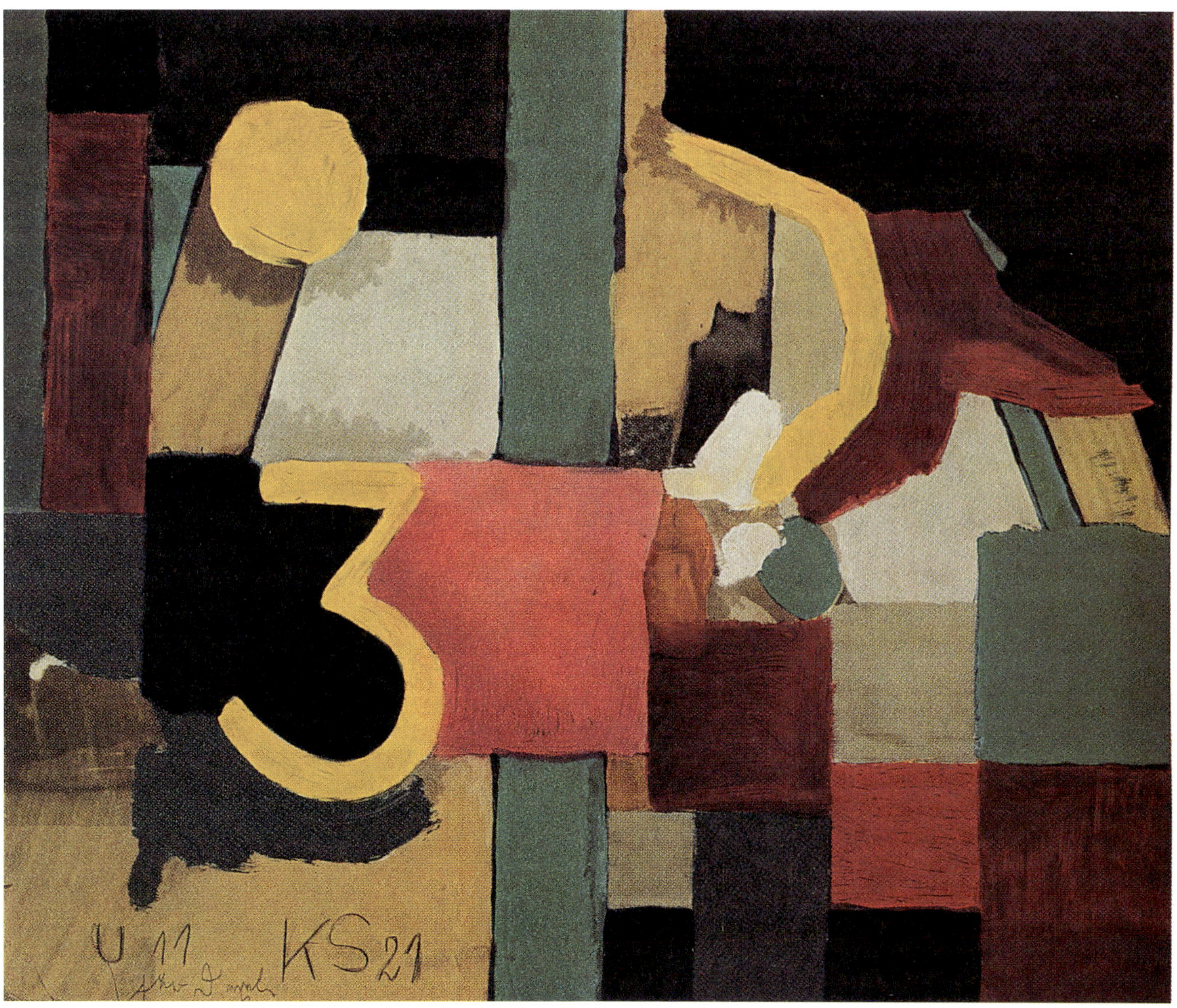

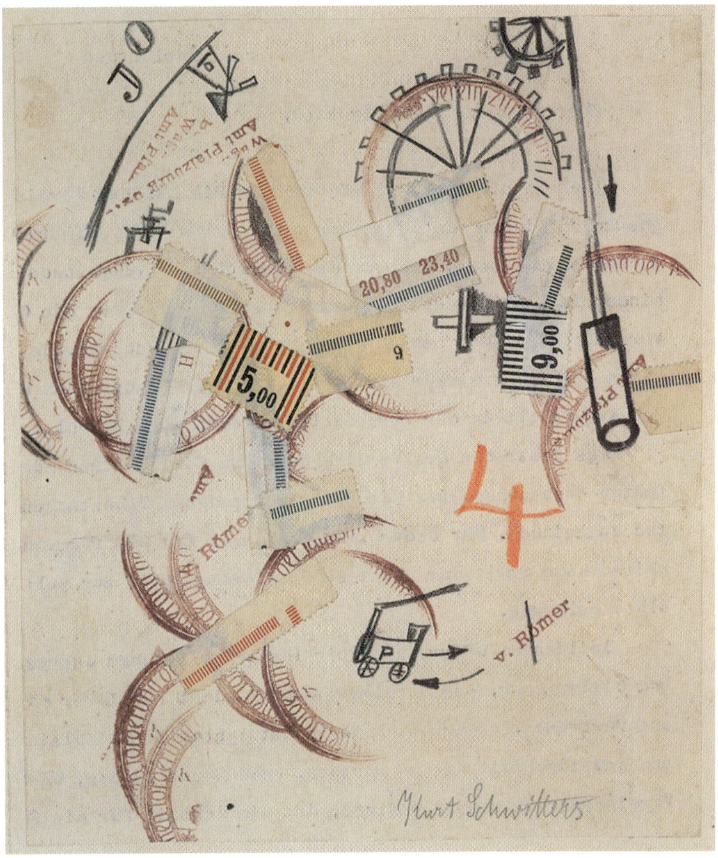

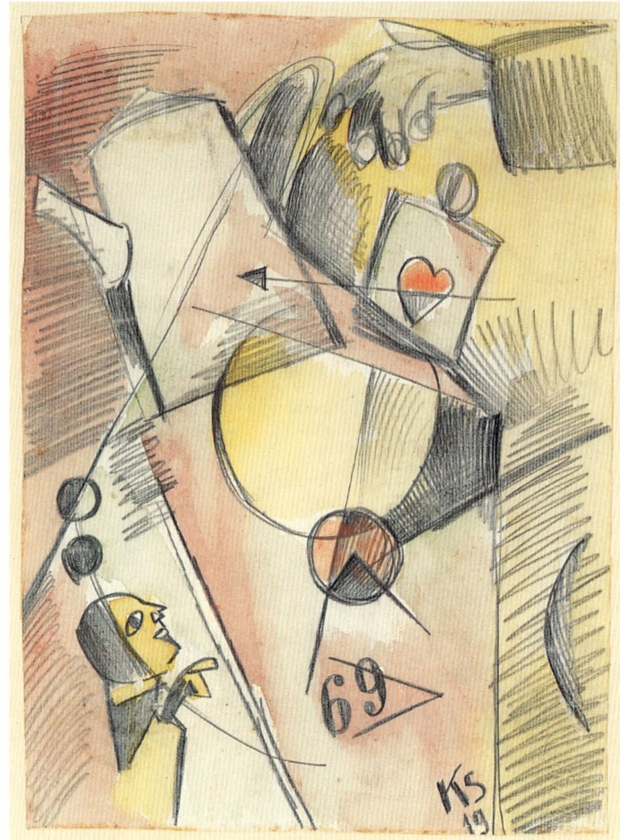

1.19 Kurt Schwitters
Mit roter 4, 1919

1.20 Kurt Schwitters
Aquarell Nr. 1 Das Herz geht vom Zucker zum Kaffee, 1919

1.21 Kurt Schwitters
Merz 312 MüDR, 1921

1.23 Kurt Schwitters
Mai 191, 1921

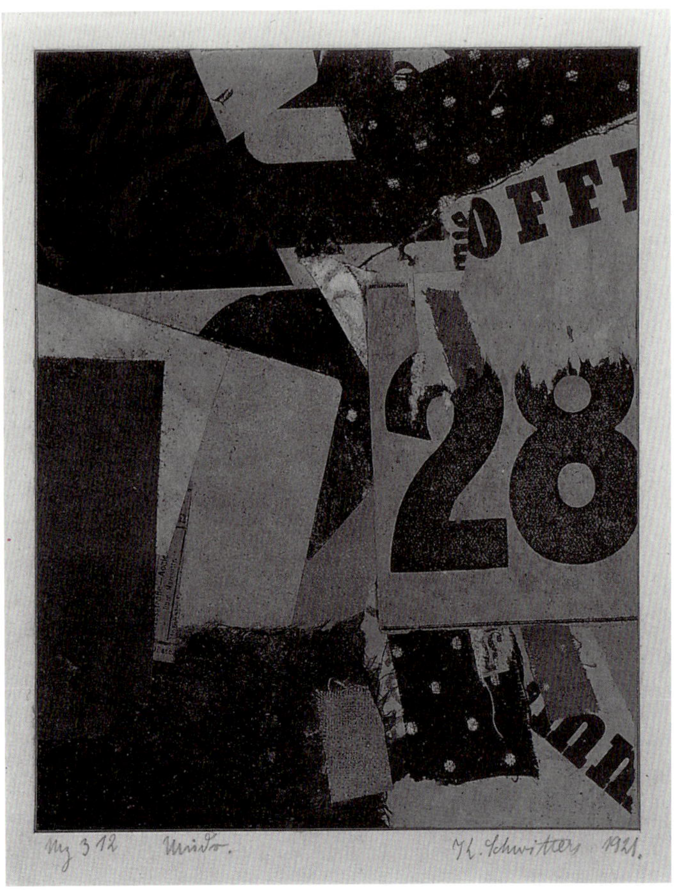

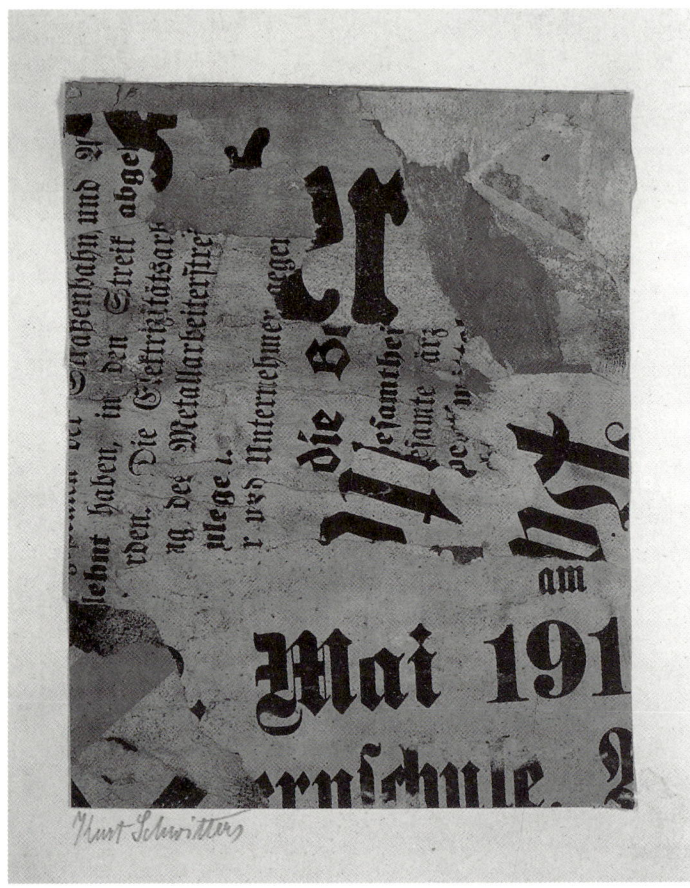

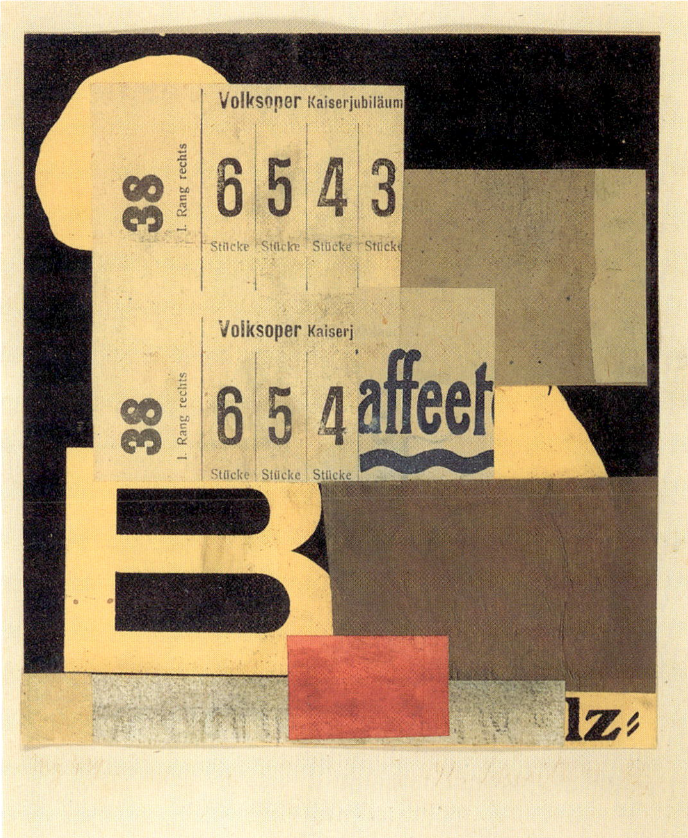

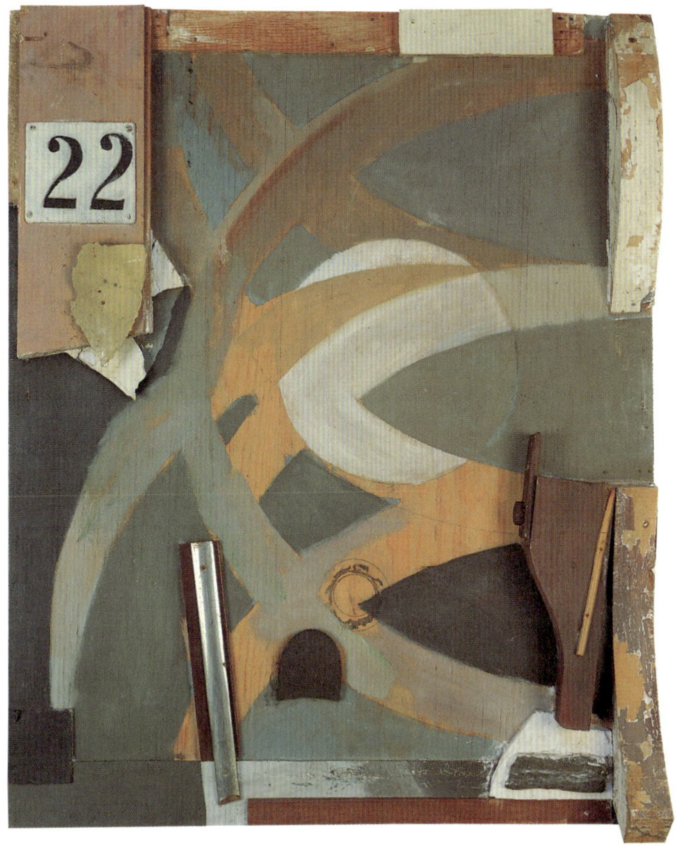

1.24 Kurt Schwitters
Merz 439, 1922

1.25 Kurt Schwitters
Die Frühlingstür, 1938

1.26 Kurt Schwitters
Merz 336 Dreieins, 1921

1.27 Kurt Schwitters
Merz 461 Goldmark, 1922

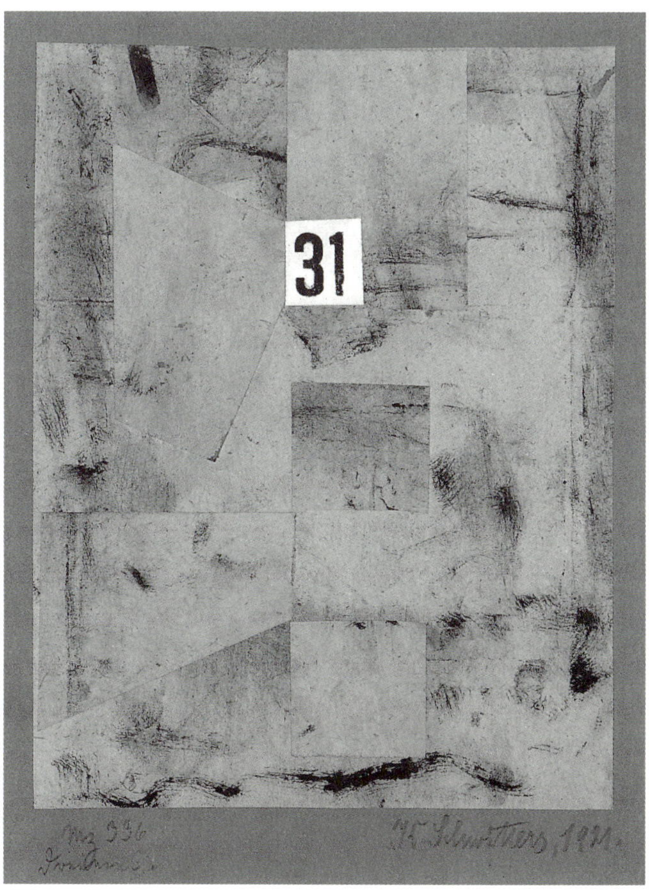

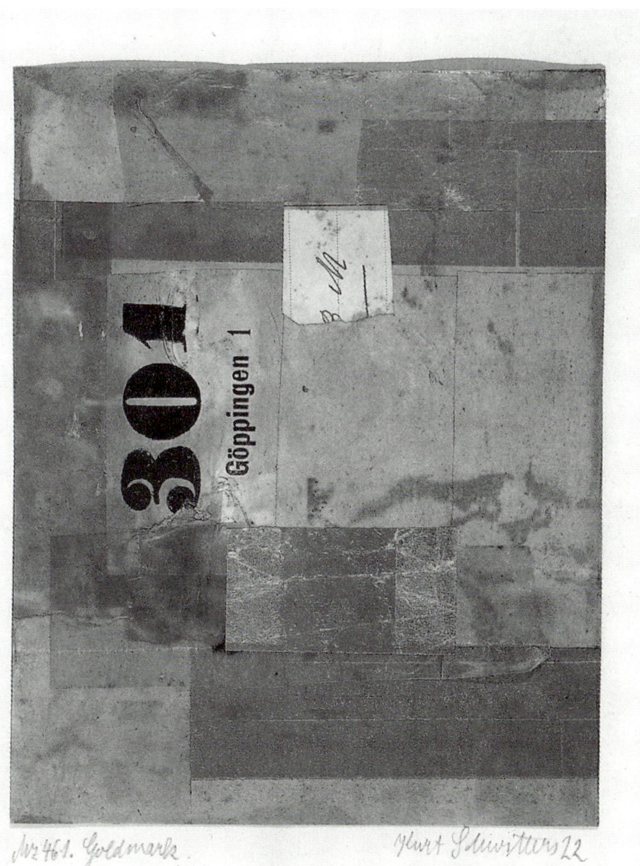

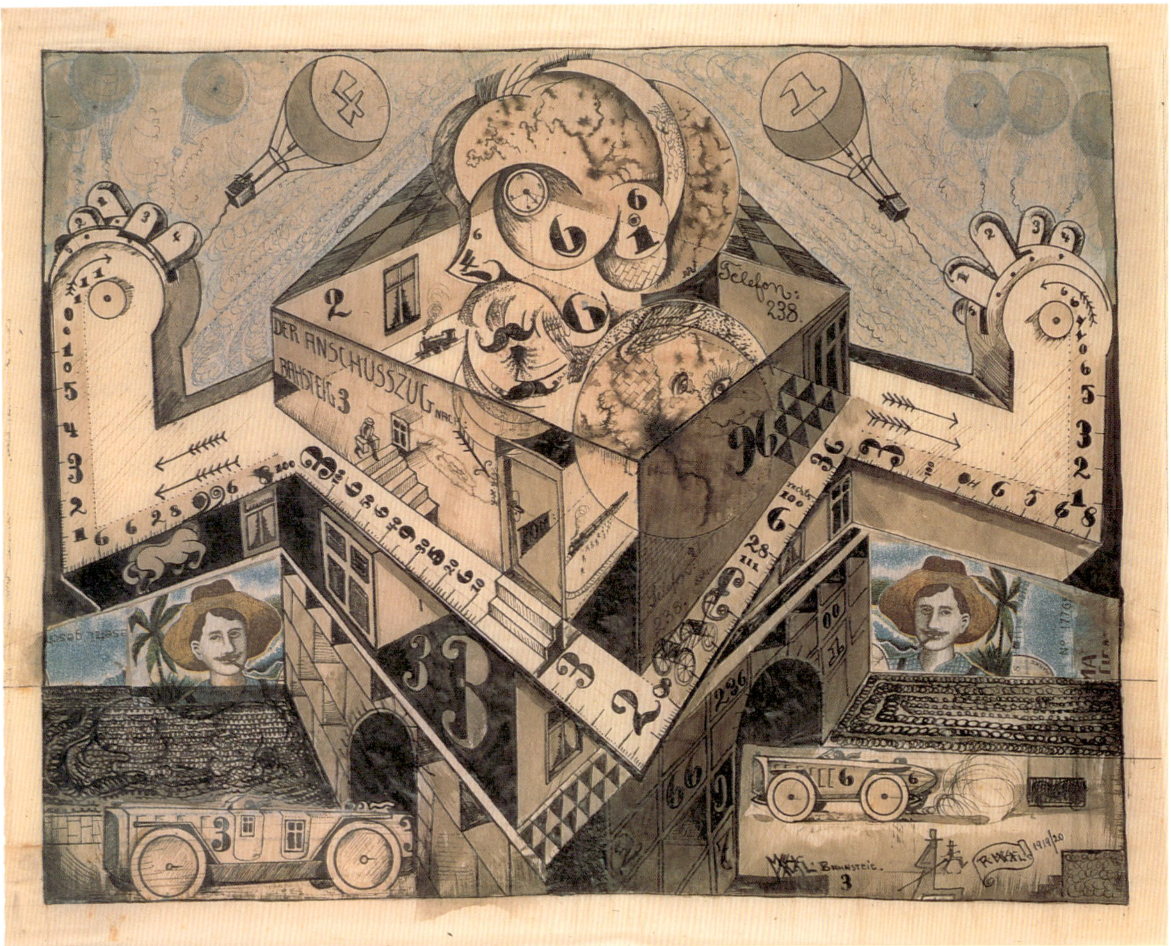

1.31 Robert Michel
Bahnsteig, 1919

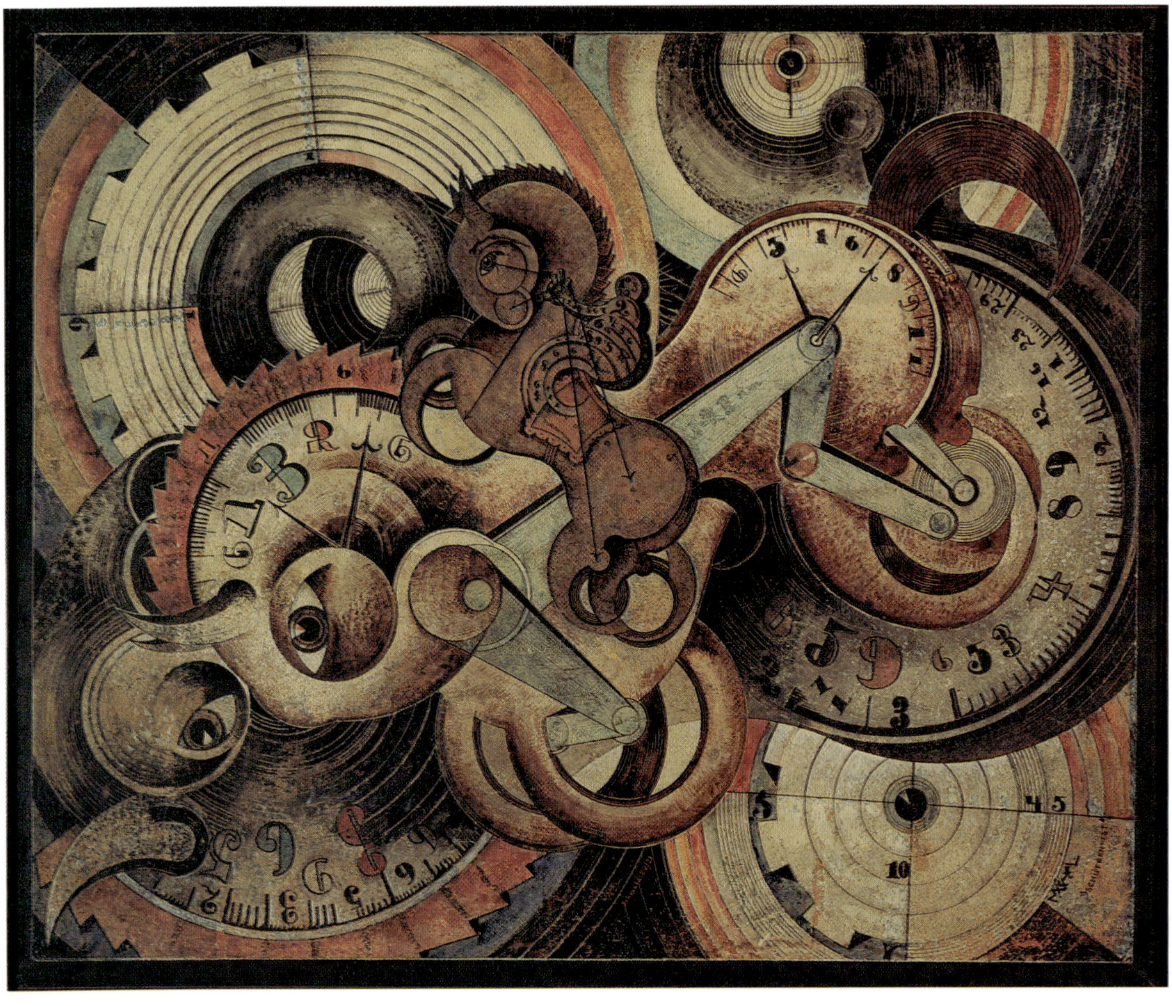

1.36 Robert Michel
Schützenfest,
1920/21

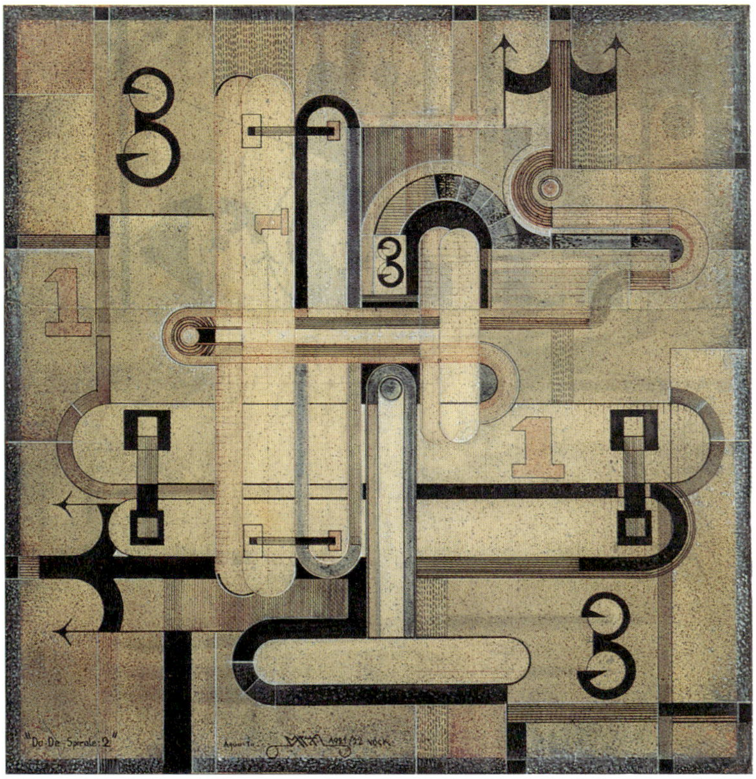

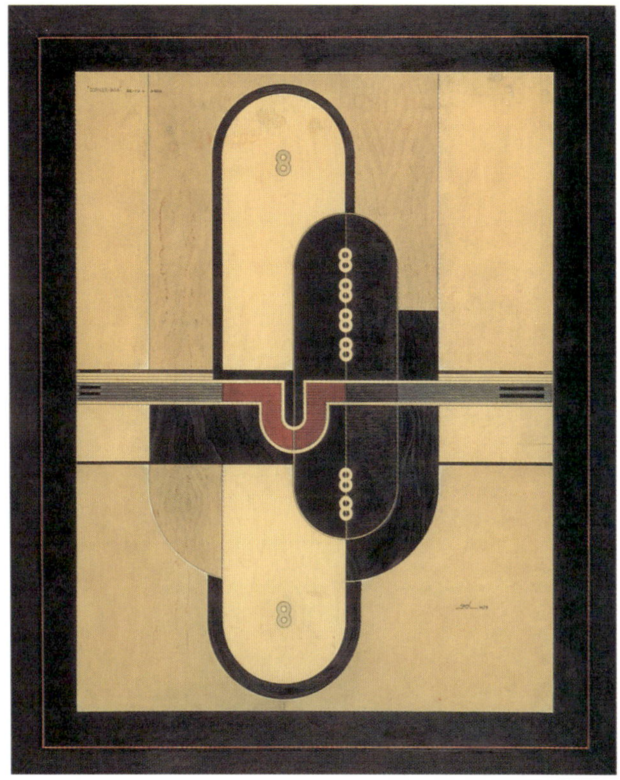

1.37 Robert Michel
Do De Spirale 2, 1921

1.38 Robert Michel
DORNER-Bild (Rote U-Form), 1926/27

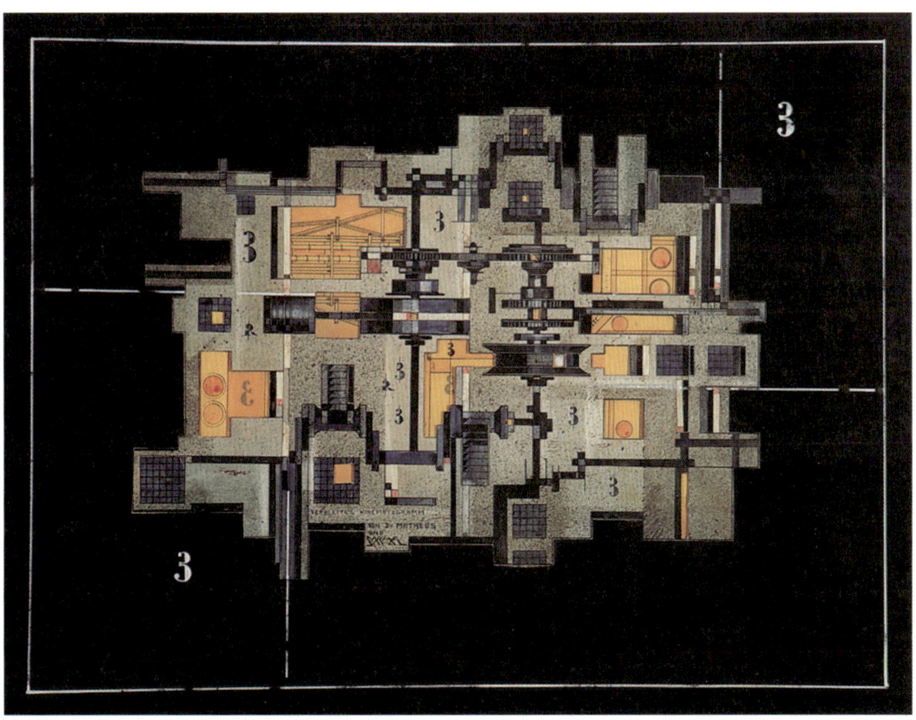

1.39 Robert Michel
Verbleites Kinematogramm von
Dr. Matheus, 1922

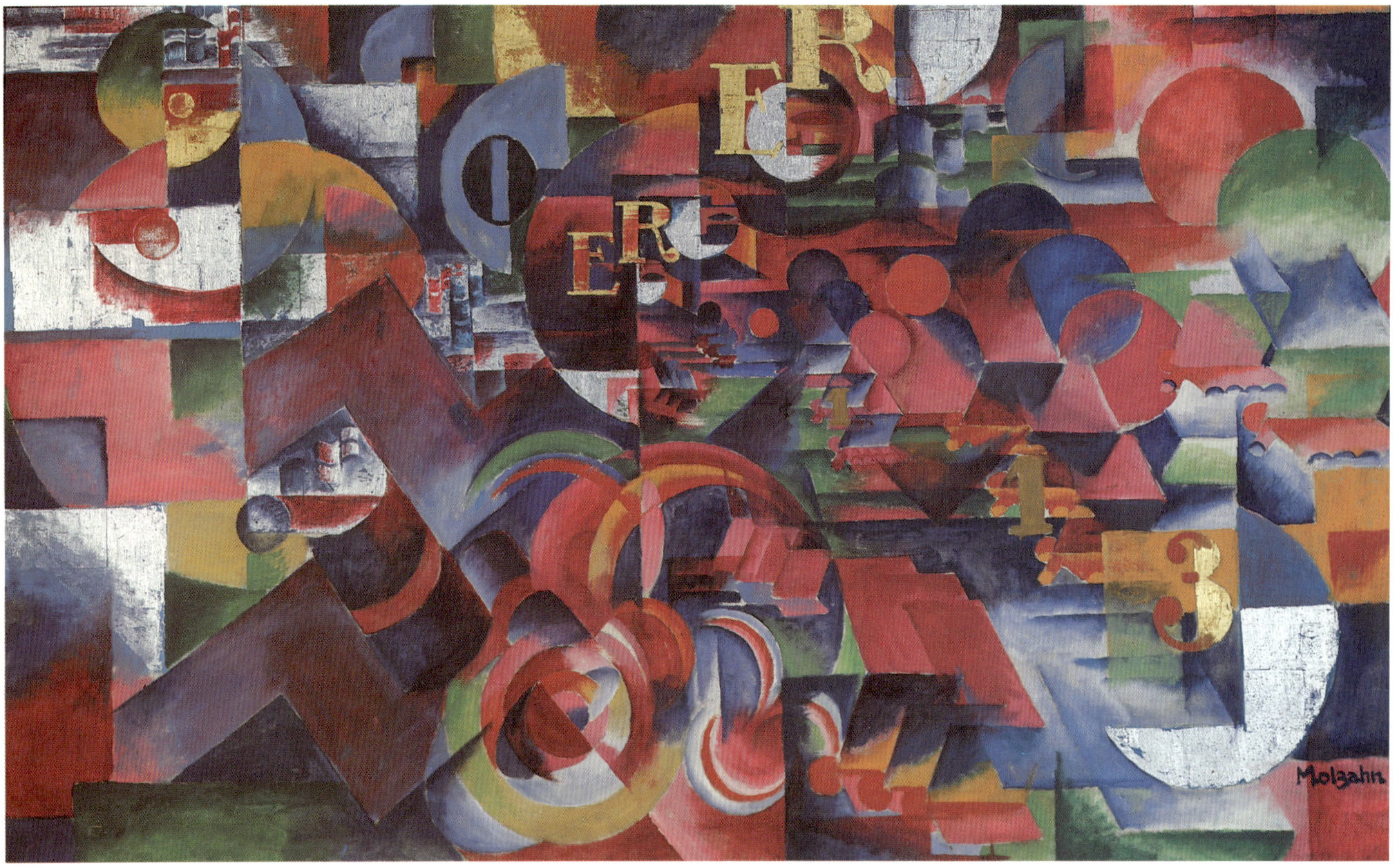

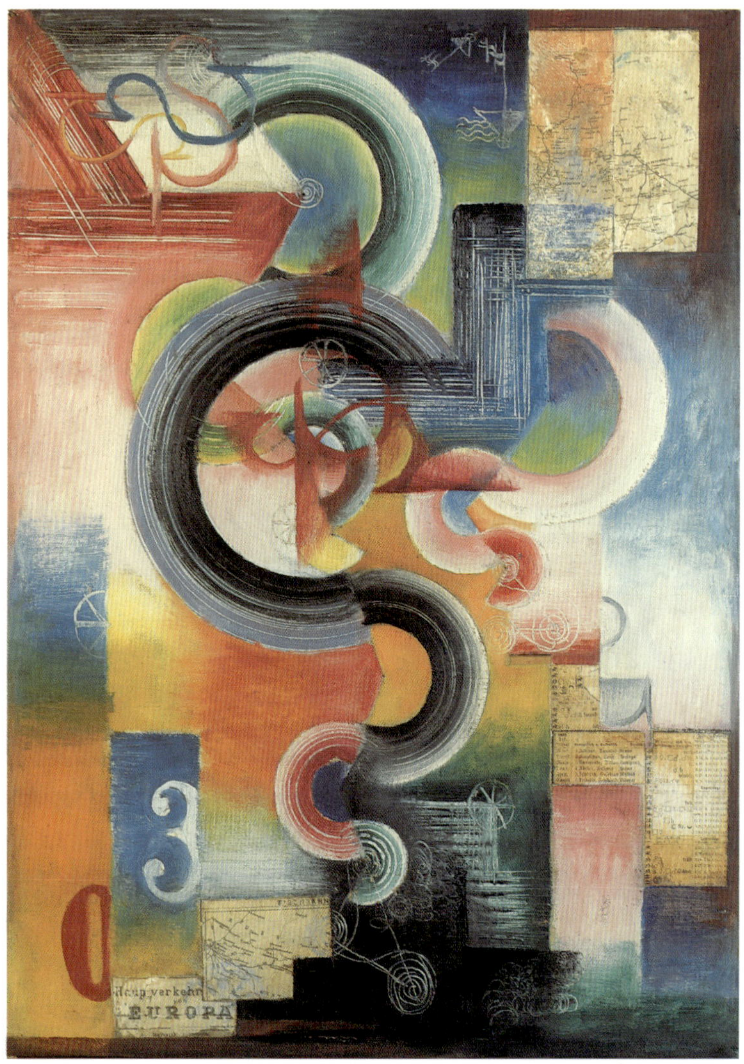

1.40 Johannes Molzahn
Er kommt, 1919

1.41 Johannes Molzahn
Steigende Bewegung, 1922/23

1.43 Raoul Hausmann
Elasticum, 1920

1.44 Raoul Hausmann
Ohne Titel, 1921

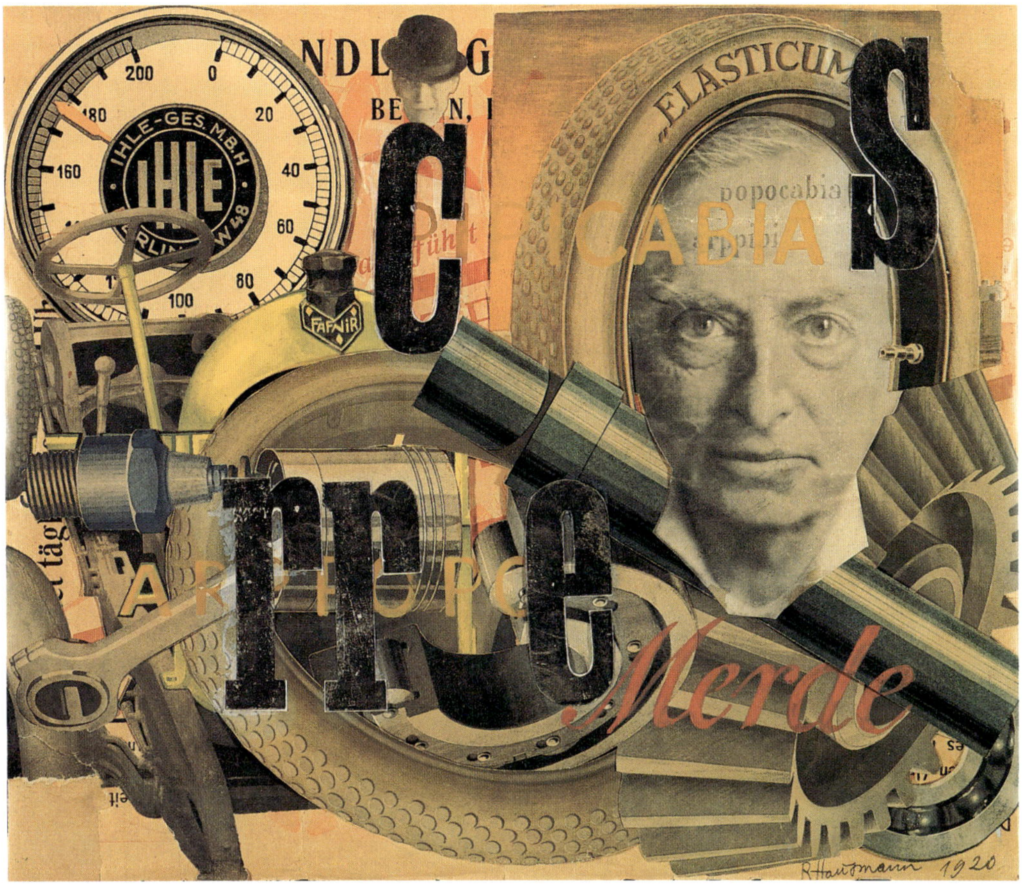

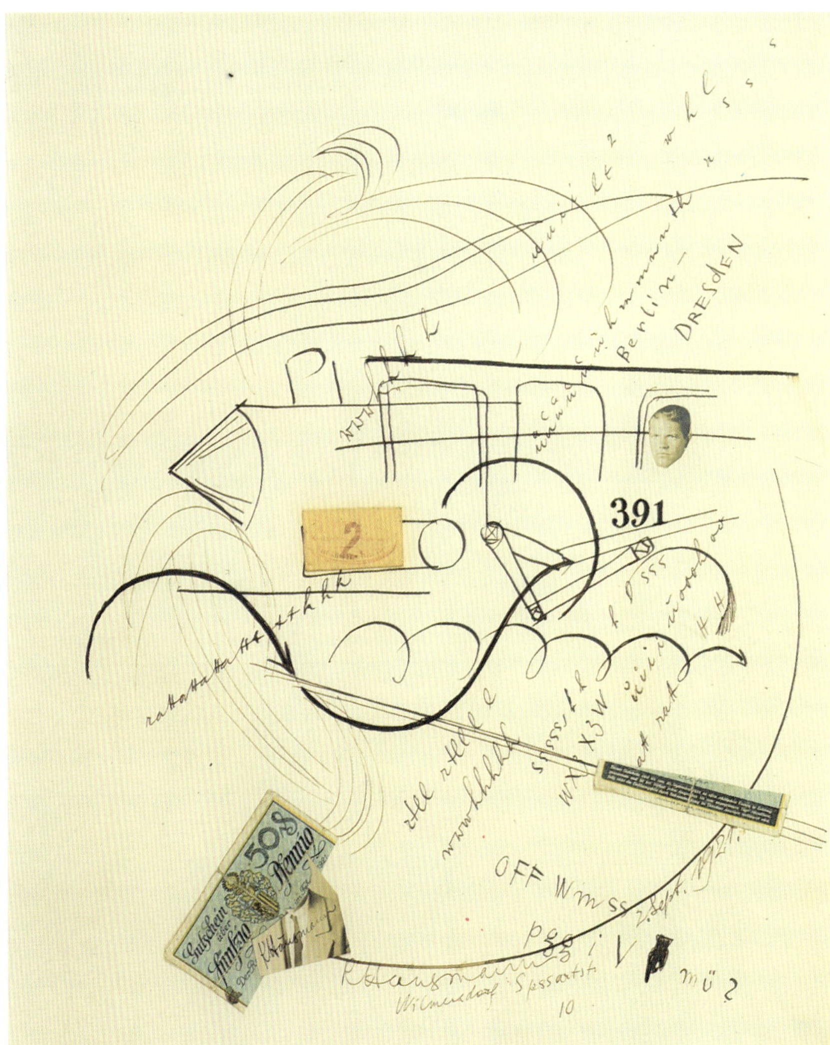

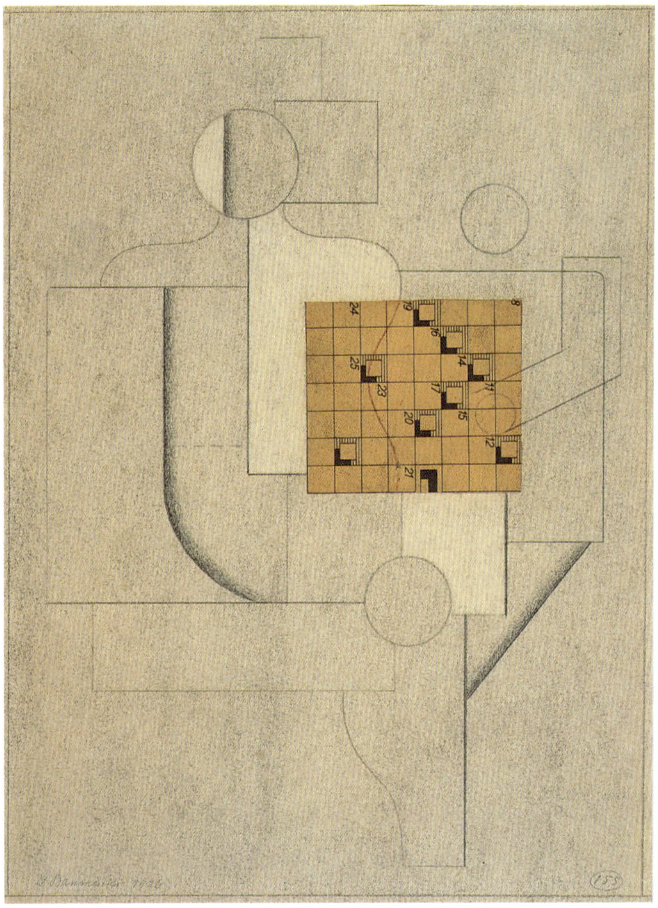

1.45

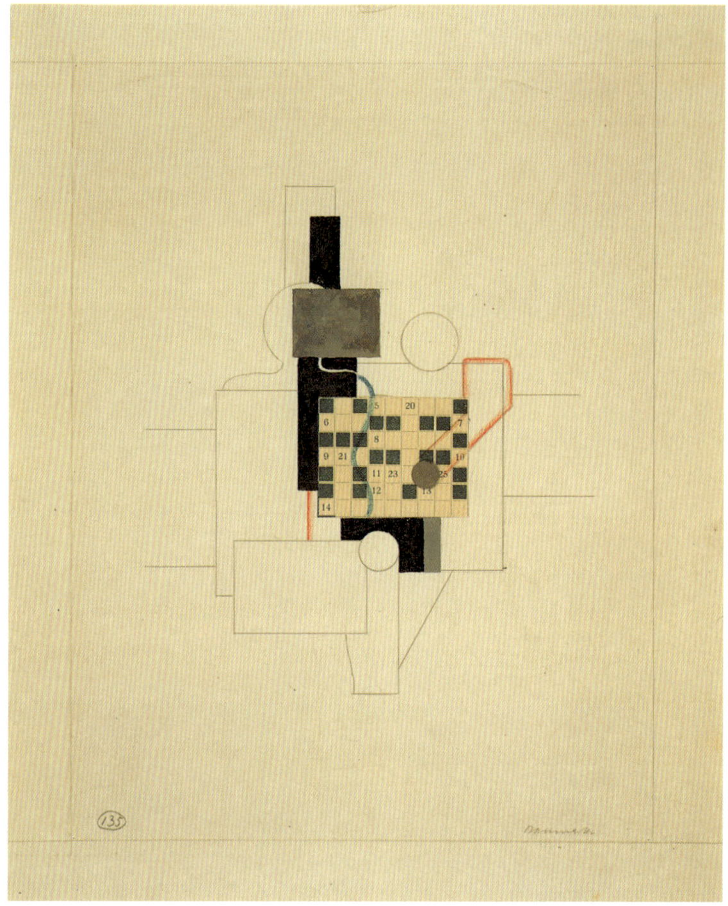

1.46

1.47

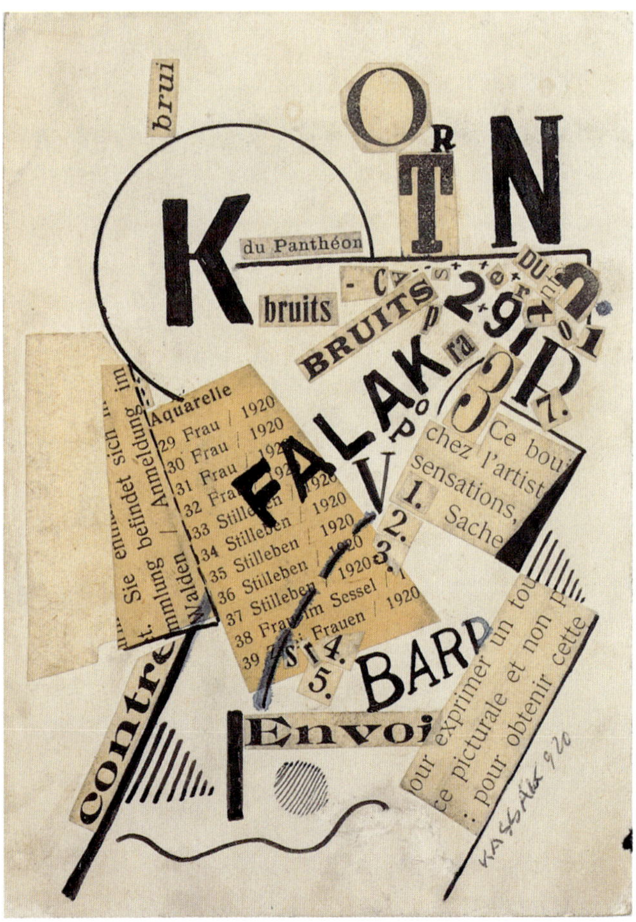

1.45 Willi Baumeister
Schachspieler, 1926

1.46 Willi Baumeister
Schachspieler, um 1924

1.47 Lajos Kassák
Bruits (Geräusche), 1920

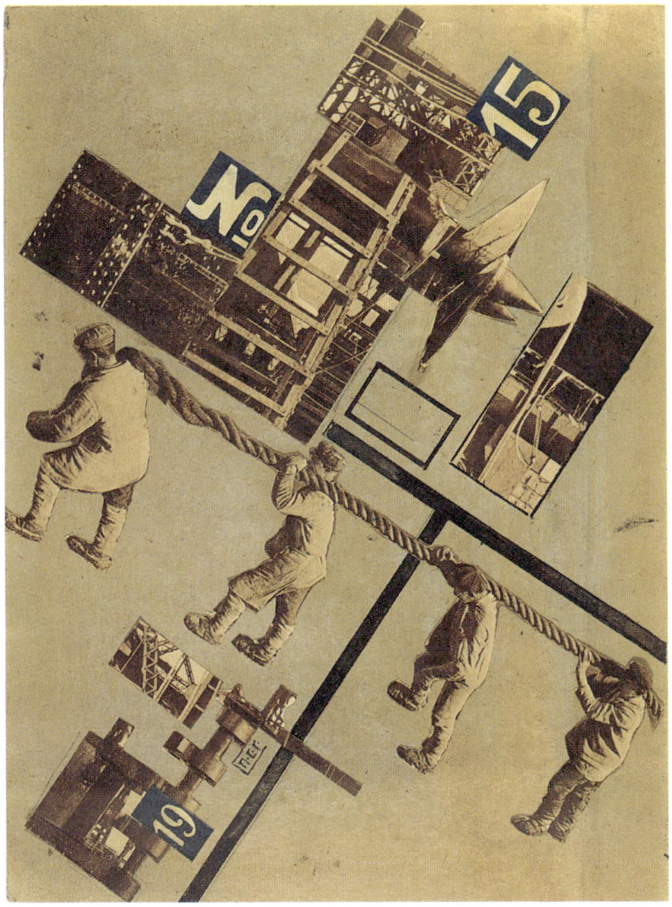

1.49

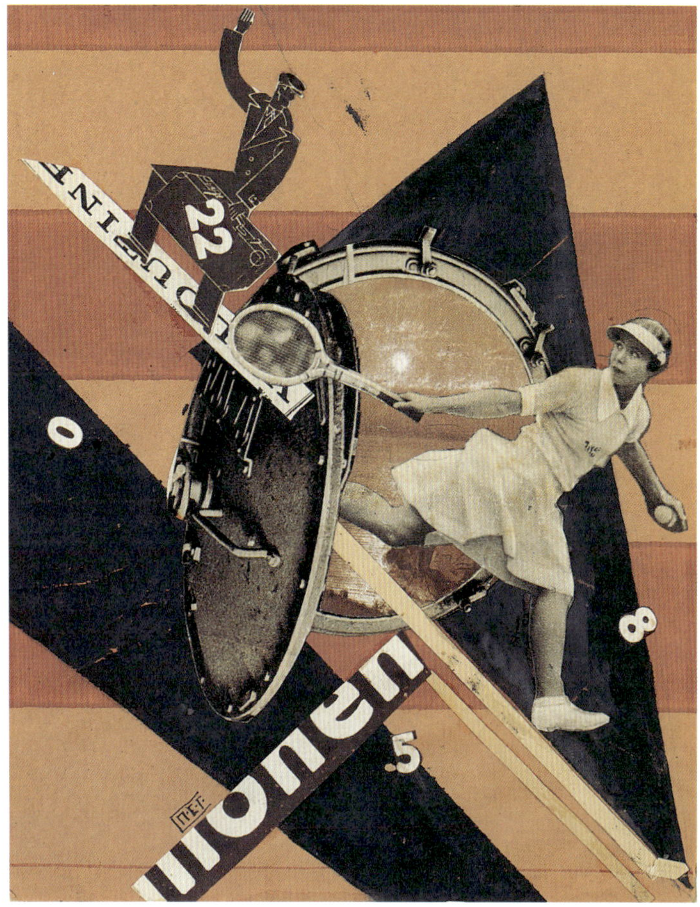

1.50

1.51

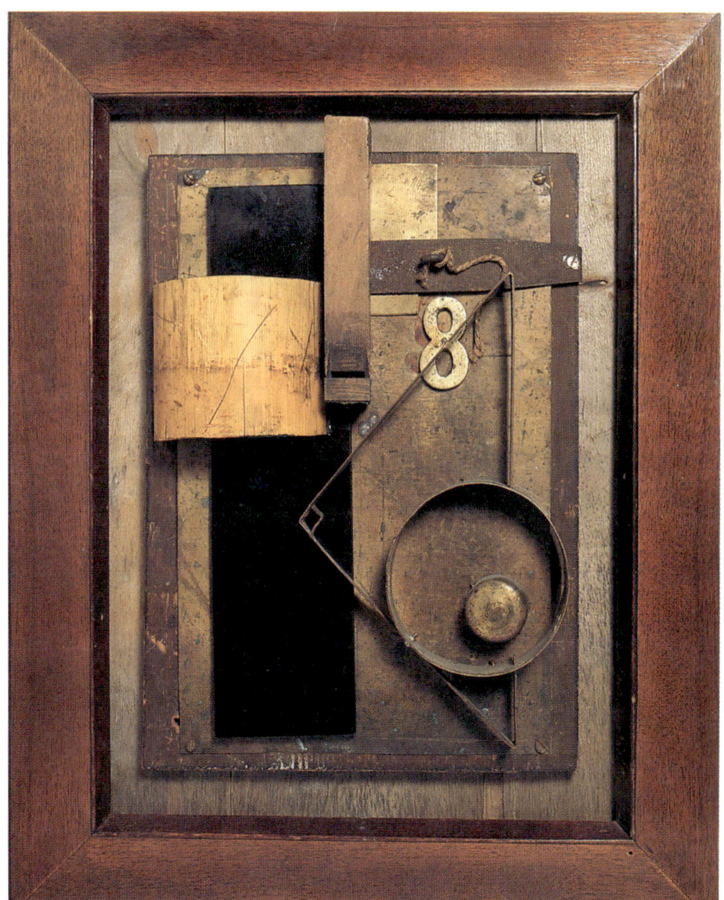

1.49 Pyotr S. Galadshev
Nr. 19/15, zwanziger Jahre

1.50 Pyotr S. Galadshev
Komposition mit Tennisspielerin, zwanziger Jahre

1.51 Pyotr S. Galadshev
Bildrelief 8, 1918

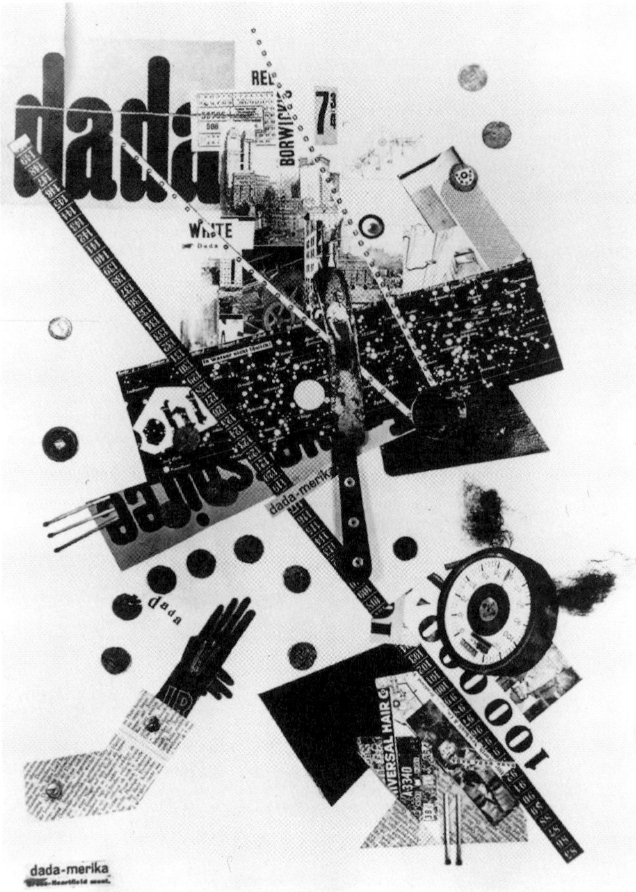

1.52

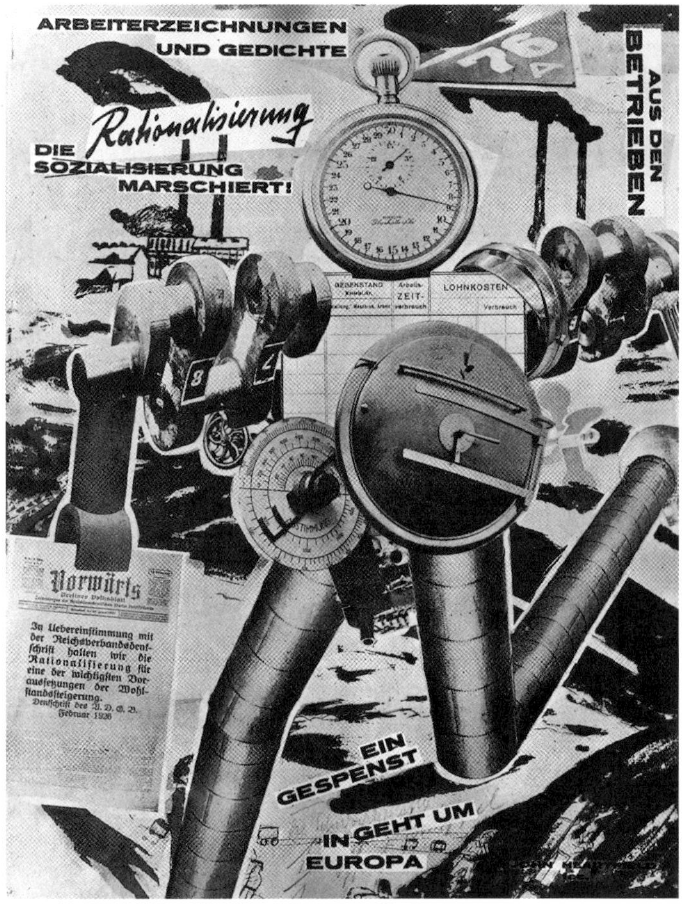
ARBEITERZEICHNUNGEN
UND GEDICHTE
AUS DEN BETRIEBEN
Rationalisierung
DIE SOZIALISIERUNG MARSCHIERT!
LOHNKOSTEN
Vorwärts
EIN GESPENST
GEHT UM IN EUROPA

1.53

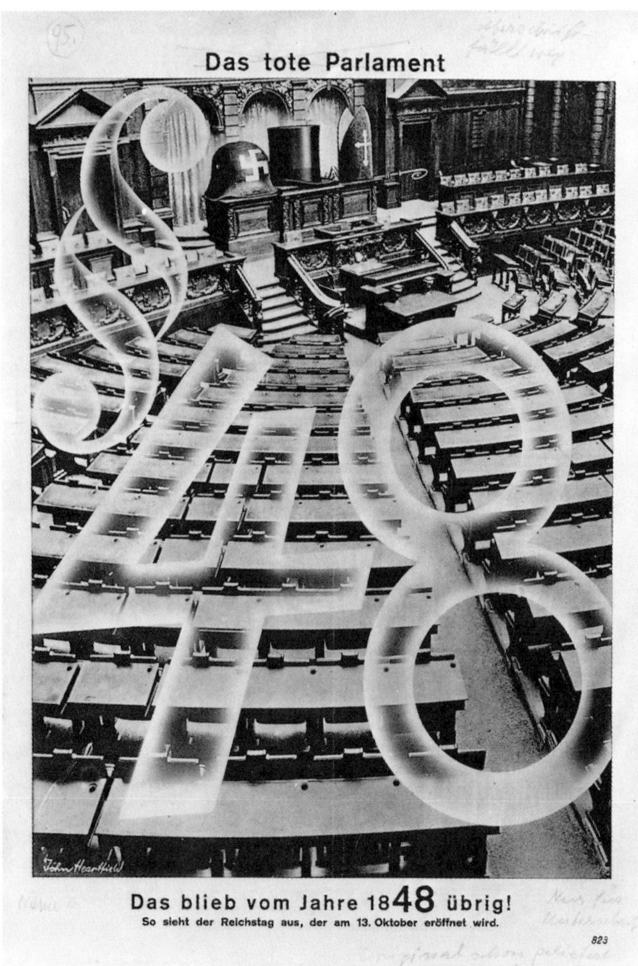
Das tote Parlament
John Heartfield
Das blieb vom Jahre 1848 übrig!
So sieht der Reichstag aus, der am 13. Oktober eröffnet wird.

1.54

1.52 George Grosz und John Heartfield
dada-merika, 1919

1.53 John Heartfield
Die Rationalisierung marschiert!, 1927

1.54 John Heartfield
Das tote Parlament, 8. 10. 1936

1.57 El Lissitzky
Die vier Grundrechnungsarten,
1928/1976

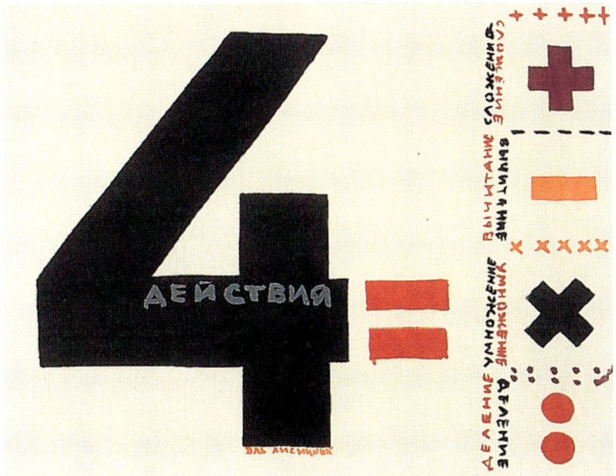
4
действия
=

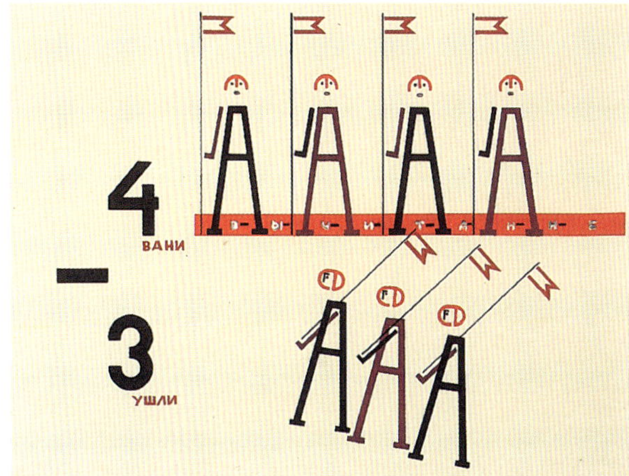
4
вани
3
ушли

1.57

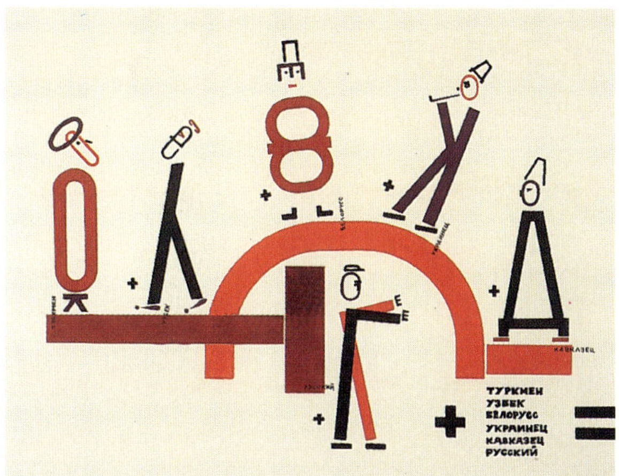
туркмен
узбек
белорус
украинец
кавказец
русский

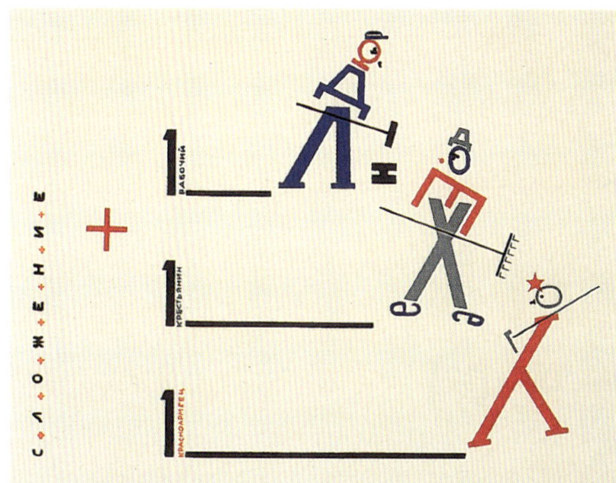
с+л+о+ж+е+н+и+е

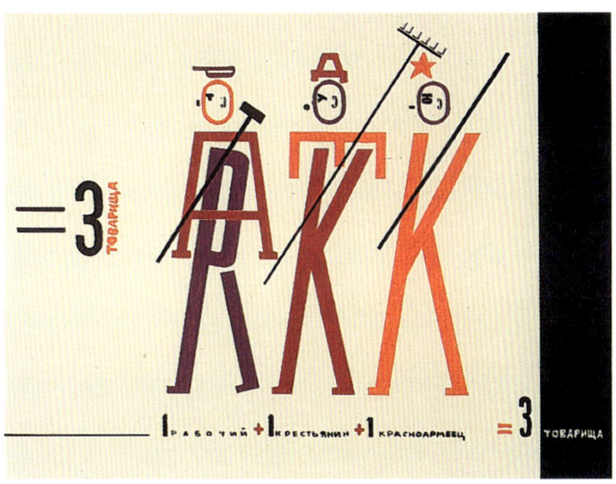
=3 товарища
1 рабочий + 1 крестьянин + 1 красноармеец = 3 товарища

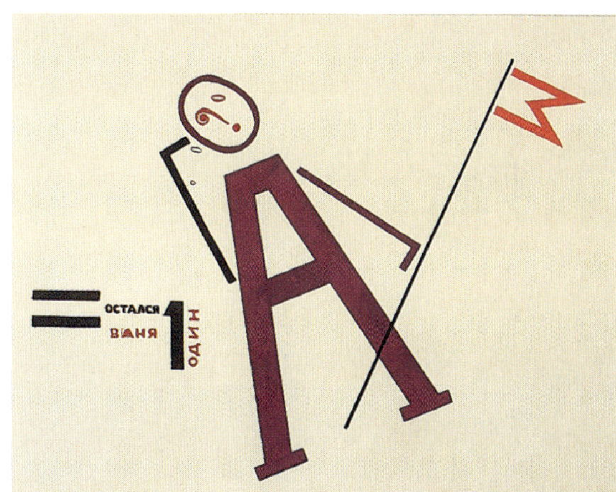
= остался 1 один
ваня

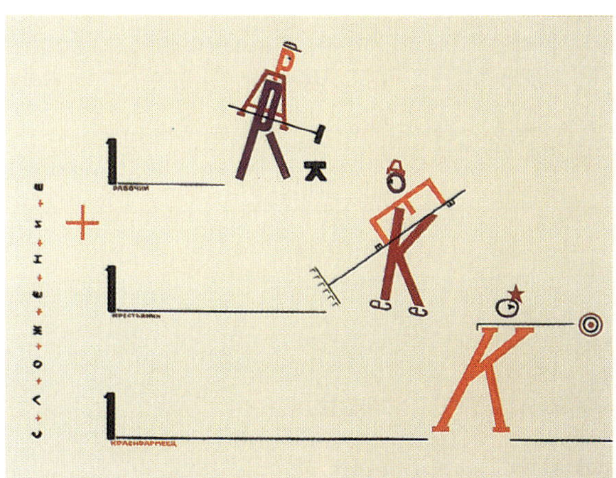
с+л+о+ж+е+н+и+е

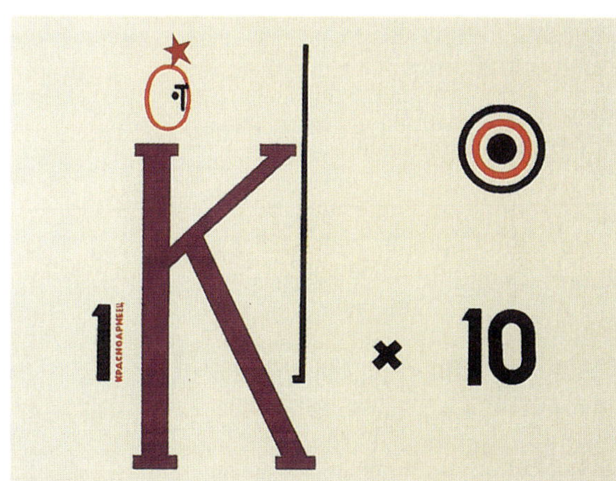
1 красноармеец
× 10

2

CHIFFREN DES KRIEGES UND ALOGISCHES KALKÜL

Erwachen einer neuen »Sensibilità numerica«

Schon vor Beginn des Ersten Weltkriegs propagierte FILIPPO TOMMASO MARINETTI in einem Manifest vom 18. März 1914 das Erwachen einer »Sensibilità numerica«. Darin spricht er von »lyrischen Gleichungen« und von der Notwendigkeit, intuitiv gewählte Zahlen ohne Bedeutung oder direkten Wert in die neue *Parole in Libertà*-Dichtung einzuführen, um die »verschiedenen transzendentalen Intensitäten der Materie und die unkontrollierbaren Reaktionen der Sensibilität auszudrücken«. Auch plädiert er dafür, Plus- und Minus-, Multiplikations- und Gleichheitszeichen zwischen die Worte zu setzen, um beispielsweise den Geschwindigkeitswechsel eines Automobils anzuzeigen. Die mathematischen Zeichen dienten dazu, wunderbare Synthesen zu erreichen und durch ihre abstrakte Einfachheit unpersönlicher Verzahnungen auf das Endziel zuzusteuern, die »Pracht des Geometrischen und Mechanischen«[1]. Wie algebraische Gleichungen, geometrische Diagramme oder kryptisch verschlüsselte Frontberichte sehen viele Bilder und Zeichnungen der Futuristen und ihrer Nachfolger aus, die vor und während des Ersten Weltkriegs entstehen.

So malt GINO SEVERINI 1915 eine lebhafte Komposition mit dem Titel *Mer = Bataille* (Meer = Schlacht, Kat. 2.1), die in ihrem farbigen Mosaik aus ineinander verzahnten Dreiecks-, Quadrat- und Rautenflächen, deren Ränder mit prägnanten Parolen beschriftet sind, eher an eine heitere Strandszene denn an ein Kriegsgeschehen erinnert. Lediglich die Landkarte im Mittelgrund und Schlagworte wie »Choc«, »Compénétration« (Durchdringung), »Infanterie«, »Tranche Ennemie« (Feindlicher Abschnitt), »Avancer« (Vorstoßen) oder »Effort Maximum« (Äußerste Anstrengung) erinnern an eine Schlacht, doch die Zahl 56, die im Zentrum auf einem roten Rechteck prangt, läßt mehr an einen fröhlichen Wimpel als an eine Regimentsfahne denken. In der Tat begrüßten die Futuristen den Krieg, den Marinetti schon 1909 im ersten Futuristischen Manifest als »einzige Hygiene der Welt« bezeichnet hatte. Mit gleichem Enthusiasmus besang er auch »die neue Schönheit der Geschwindigkeit« (1909) oder »die neue Moral-Religion der Schnelligkeit« (1916).[2] Seine Zeichnung *Elegante Geschwindigkeit* oder *Erster Rekord* von 1918/19 (Kat. 2.2) führt in kindlicher Direktheit und schematischer Einfachheit die verschiedenen Geschwindigkeiten in Zeitangaben pro Kilometer des Pferdes, des Automobils, der Eisenbahn, der Schiffe, der Luftschiffe und Flugzeuge vor Augen. Dies geschieht in einem gleichsam fliegenden Wechsel aus Illustrationen, Worten, Linien und Ziffern, die sich senkrecht über den Bildraum – damit die Distanzen andeutend – erstrecken und Marinettis Poetik der »Befreiten Worte« verkörpern. Schon 1913 hatte er die »neue Schönheit der Geschwindigkeit« in seinem Manifest *Zerstörung der Syntax, Drahtlose Phantasie, Befreite Worte, Die futuristische Sensibilität* mit einer Folge prägnanter und höchst bildhafter Schlagworte umschrieben: »Verdichtete Metaphern – Telegraphische Bilder – Vibrationssummen – Gedankenkerne – offene oder geschlossene Bewegungsfächer – Analogieverkürzungen – Farbbilanzen – Die Dimensionen, Gewichte, Maße und die Geschwindigkeit der Empfindungen – Den Kopfsprung des essentiellen Wortes in das Wasser der Sensibilität, ohne die konzentrischen Kreise, die das Wort hervorruft – Ruhepausen der Intuition – Bewegungen im Zwei-, Drei-, Vier- und Fünftakt – Analytische erklärende Masten, die das Bündel der Intuitionsdrähte halten.«[3]

Strategien der *Guerrapittura*

Es sind im wesentlichen die Strategien der telegraphischen Kurzmitteilung und der stenogrammatischen oder kryptographischen Chiffrierung, die in den Arbeiten der Futuristen um 1915 zum Einsatz kommen. CARLO CARRÀ hat daraus in seiner Schrift *Guerrapittura* von 1915 eine Stilform entwickelt, die Elemente des Kubismus und der Collage mit Abbreviaturen aus »Kraftlinien« und Bildemblemen im Wechsel mit lettristischen und numerischen Zeichen in eine signalhafte Simultansyntax überführte. So ordnen sich die Elemente in der ersten Zeichnung zu *Guerrapittura* mit dem Titel *Guerra navale nell'Adriatico* (Seekrieg in der Adria, Kat. 2.6) zu einem dynamischen Ensemble von verdichteten Metaphern, die eine appellative Bildsprache von unmittelbarer Suggestivität entstehen lassen. Noch bevor der Verstand versucht, den Inhalt der Textparolen und Ziffern zu entschlüsseln, vermittelt diese simultane Bildlyrik über das Auge und imaginär auch über das Ohr in einem »klangmalerischen psychischen Akkord« den Eindruck von Disparatheit, Aufruhr, feindlichem Aktionismus und zerstörerischer Auflösung. Die Bleistiftskizze *Visione marina* (Marine-Vision, Kat. 2.7) zeigt, daß die komplexen *Guerrapittura*-Zeichnungen auf direkten Aufzeichnungen von Frontimpressionen beruhen.

Wie eng die *Parole in Libertà* mit dem Kriegsgeschehen verknüpft waren, dokumentiert nicht nur das großformatige Aquarell von FORTUNATO DEPERO mit seinem Titel *Paesaggio Guerresco Numerico* (Numerisches Kriegspanorama, Kat. 2.9), sondern auch die typographischen Tableaus, die Marinetti zu seiner Broschüre *Les mots en liberté futuristes* von 1919 beisteuerte. So marschieren auf dem ausfaltbaren Blatt *Une assemblée tumultueuse* (Eine turbulente Versammlung, Abb. 4) ganze Zahlenkolonnen in abgestuften Größenordnungen diagonal gegeneinander auf, und fett gedruckte Stoßkeile oder Nummern setzen markante Akzente.

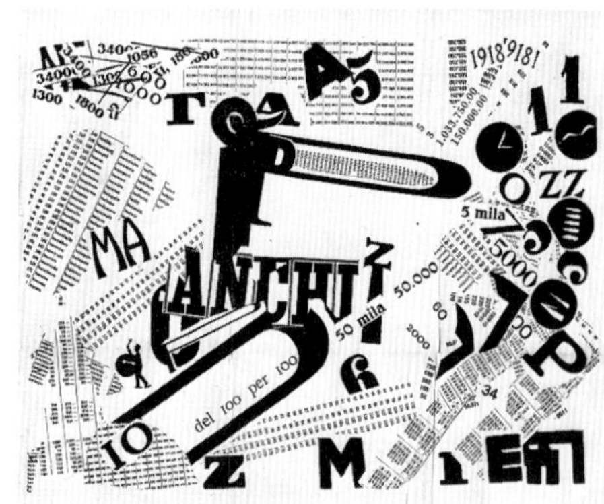

Abb. 4 Filippo Tommaso Marinetti
Une assemblée tumultueuse (Sensibilité numerique)
aus: *Les mots en liberté futuristes*
(Eine turbulente Versammlung – Numerische Sensibilität, aus: Futuristische Worte in Freiheit), Mailand 1919

Marinettis *Parole in Libertà*-Direktiven, die zuerst bei den russischen Futuristen Aufnahme fanden, wo sie auf ähnliche Bestrebungen trafen, prägten nicht nur die vom Krieg inspirierten Arbeiten, sondern auch die Bildsprache allgemein. Davon zeugt die großformatige Arbeit *Rumoristica Plastica Baltrr* von GIACOMO BALLA (Kat. 2.3), die in choreographischer Aufzeichnung einen Bewegungs- und Handlungsablauf mit seinen akustischen Begleiterscheinungen protokolliert. Sie basiert auf einer realen Begebenheit, die Balla später erzählt hat: Eines Nachmittags im Jahre 1914 besuchte er die russische Künstlerin Rugena Zatkova, die Freundin von Francesco Cangiullo, in ihrem Studio. Er stieg die Treppe hinauf (taaa teeech tieech), ging zur Ateliertür (1+2 8.4 +3 7+8tt) und klopfte an (plep plob). Als niemand öffnete, kletterte er die Treppe zum Dach hinauf und drang durch ein offenes Fenster in das Studio ein (trlsi tralno trurrs – Geräusch des quietschenden Fensters beim Öffnen): APERTO.[4]

Die Komposition, bei der die Ziffern das schrittweise Durchmessen eines Ganges nachzeichnen, hängt mit Projekten für akustische Plastiken zusammen, an denen Balla und Depero damals arbeiteten.

Auch CARLO CARRÀS *Rapporto di un nottambule Milanese* (Bericht eines Mailänder Nachtschwärmers, Kat. 2.5) ist eine Wort-Ziffern-Collage mit Notizen von einer durchwachten Nacht in den Mailänder Straßen, Bars und Cafés kurz vor Kriegsausbruch im Juli 1914. Zahlen und Additionen wie etwa eine Aufzählung der Berufsvertreter, denen der Nachtschwärmer begegnet, unterstreichen an verschiedenen Stellen der wie die »Calligrammes« von Apollinaire angeordneten, stern- und kreisförmigen »Introspezioni« (Neologismus, etwa »Innen-Inspektionen«) das Rapportmäßige des Bildes.

Hartley, De Zayas, Demuth und das chiffrierte Portrait

Der Erste Weltkrieg und seine Embleme regte aber nicht nur die Italiener an, sondern auch den Amerikaner MARSDEN HARTLEY, der sich in den Jahren 1913 bis 1915 wiederholt in Berlin und München aufhielt. In der Reichshauptstadt beeindruckten ihn die täglichen Militärparaden der Infanteristen und Kavalleristen in ihren schmucken Uniformen. Dort traf er auch zwei deutsche Freunde wieder, die er in Paris kennengelernt hatte, den Bildhauer und Offizier Arnold Rönnebeck und dessen Neffen, Leutnant Karl von Freyburg. Schon 1913 in Berlin, also vor Ausbruch des Krieges, begann Hartley daraufhin mit seinen von Uniformen, Abzeichen und Paraden angeregten Abstraktionen mit militärischen Emblemen wie *Painting No. 48, Berlin* (Kat. 2.11). Welche Bewandtnis die Zahl 8 hat, die hier in einer Mandorla erscheint, schildert der Künstler seiner amerikanischen Mäzenin Gertrude Stein in einem Brief vom Juni 1913: »Bevor ich nach Berlin kam, wurde ich schon auf die achtzackigen Sterne hingewiesen, auf die ich achten sollte und tatsächlich sehe ich sie hier überall – auf den Stirnen von Hunderten von Leuten – auf den Brüsten einiger und bei zweien habe ich sie auf der Krone des Kopfes gesehen – der Kaiser trägt ihn immer – Friedrich der Große genauso – über dem Herzen – die Okkulten sagen, daß es eine tiefe Symbolbedeutung hat – aber ich weiß darüber nicht mehr – ich weiß nur, daß es ein hübscherer Stern ist als der amerikanische fünfzackige Stern – strahlender und lebensspendender – und in der Sonne auf all den Hunderten von Stirnen sieht es wie richtiges Feuer aus – gelbes + weißes Feuer – niemals rotes...«[5]. Und seinem Freund Alfred Stieglitz vertraut er dazu noch an: »Es gibt einen richtigen Grund für dieses Zeichen [8. Division], aber es bleibt trotzdem mystisch – + Erklärungen sind nicht nötig«[6]. Für Numerologisten aber, und Hartley hatte nicht nur bei Gertrude Stein, sondern vor allem bei den Arensbergs in Philadelphia so manches über Kabbala gehört, bedeutet die Zahl 8 kosmische Transzendenz, den Übergang von materiellem Reich in das Geistige; sie repräsentiert die Wiedergeburt in einer höheren Bewußtseinsebene und eine neue Lebensform.

Ob Hartley mit seinem Freund Karl von Freyburg über die Zahl 8 und ihre Bedeutung gesprochen hat, entzieht sich unserer Kenntnis. Daß er aber nach dem Soldatentod von Freyburgs am 7. Oktober 1914 in den nun entstehenden Uniformabstraktionen neben der 4 für das vierte Regiment, in dem von Freyburg diente, auch Freyburgs Regimentsnummer, die 8, wiederkehren läßt, deutet auf zahlenmystische Kenntnisse hin (Kat. 2.12–2.14). In der Tat las Hartley in jenen Jahren Schriften von Mystikern wie Böhme, Meister Eckhart, Tauler, Seuse, aber auch die 1901 erschienene Abhandlung von Richard Maurice Bucke über *Cosmic Consciousness* (Kosmisches Bewußtsein), mit der er auch Franz Marc bekannt machte. Bei einigen seiner Uniformporträts erscheint auch noch die Zahl 9 – Verweis auf eine unaufhörliche Regeneration – am Helm des Dargestellten, dessen Gesicht allerdings niemals zu sehen ist. Arnold Rönnebeck hat später behauptet, daß die Bilder auf ihn gemünzt seien, da der Buchstabe »E« sein Regimentsemblem gewesen sei und nur er das Eiserne Kreuz erhalten habe, das Hartley oft in seine Kompositionen integriert hat. Anzunehmen ist, daß Hartley nicht Karl von Freytag oder Rönnebeck persönlich meinte, sondern aus den Farben und Emblemen des preußischen Militärs eine abstrahierte Ikone des deutschen Offiziers hat schaffen wollen. Neuerdings hat Patricia McDonnell nachweisen können, daß Hartleys emblematische Militärabstraktionen nicht nur eine Synthese dessen, »was ich um mich herum sehe und empfinde [...] in einer erweiterten Erfahrung« darstellen (wie der Künstler erklärte), sondern daß sie zugleich auf die in der Öffentlichkeit bekannte Homosexualität im Wilhelminischen Heer und speziell im engeren Zirkel des Kaisers anspielen. Die prunkvollen Uniform-Motive repräsentieren so etwas wie einen Geheimcode Hartleys, durch den er sich Eingeweihten gegenüber als homophil zu erkennen gab.[7] Robert Indiana hat 1989 bis 1994 einen Zyklus von *Hartley Elegien* (Abb. 5) geschaffen, in denen er auf die Berliner Bilder der Jahre 1914–1916 zurückgreift und sie durch Klärung der Formen und Farben zu Ikonen verdichtet.

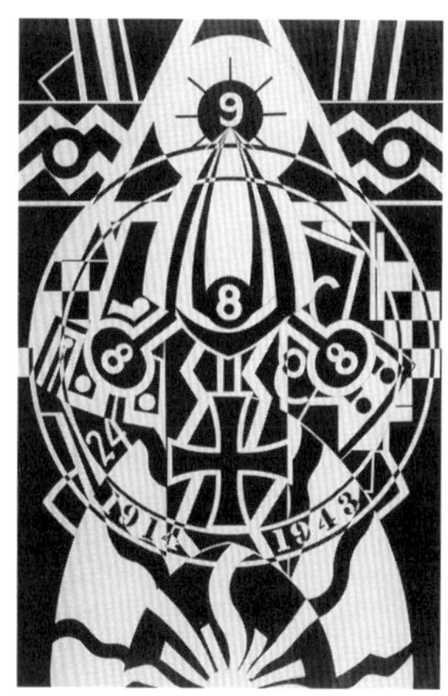

Abb. 5 Robert Indiana
Hartley Elegy »KvF VI«, 1981–1994
Öl auf Leinwand, 77 x 51 cm
Sammlung des Künstlers

Noch verschlüsselter als die Porträts von Hartley sind die sogenannten *Absoluten Karikaturen* des Mexikaners MARIUS DE ZAYAS, einem Freund und Mitstreiter aus dem Kreis um den Photographen Alfred Stieglitz und die Zeitschrift *Camera Work*, seit 1912 in *291* umbenannt – nach der Hausnummer seines Photolabors mit Redaktions- und Galerieräumen an der Fifth Avenue. De Zayas hatte sich bereits als schmissiger und bissiger Karikaturist einen Namen gemacht, bevor er um das Jahr 1913 unter dem Einfluß theosophischer Ideen und magischer Riten sogenannter primitiver Kulturen eine völlig neuartige und gänzlich abstrakte Form der Personencharakteristik erfand. Es ging ihm nicht mehr um äußere Ähnlichkeit, sondern um die «Idee eines Menschen in Beziehung zum Sinn seines eigenen Lebens, zur Menschheit allgemein und zum Prinzip des Universalen«. Die nur wenigen erhaltenen *Absoluten Karikaturen* von de Zayas, wie sein *Portrait Alfred Stieglitz* (Kat. 2.18), das um 1913–1916 entstand, lassen das folgende von ihm selbst geschilderte Vorgehen bei der Darstellung verschiedener Aspekte der Beziehung des Menschen zur Umwelt und zum Weltganzen erkennen. Er will ausdrücken: »1. Den Geist des Menschen durch algebraische Formeln, 2. Sein stoffliches Selbst durch geometrische Entsprechungen, 3. Seine Initialkraft durch Flugbahnen, die das Individuum durch sein Leben zieht.«[8]

Die Idee zu dieser Art von spirituellem Portrait kam ihm beim Anblick eines magischen Objekts der pazifischen Pukapuka-Insel (Cook-Inseln) im Londoner British Museum (Abb. 6): ein sogenannter Seelenfänger, der aus paarweise angebrachten Faserringen an einem geflochtenen Faserstrick bestand. De Zayas, den das Objekt an Stieglitz erinnerte, war davon so fasziniert, daß er auf der Basis einer spirituellen Interpretation des Menschen sein System abstrakter Karikaturen entwickelte. Das ausgestellte Stieglitz-Portrait des Musée de Grenoble ist fast identisch mit der Erstfassung von 1913 aus dem Nachlaß von Stieglitz im New Yorker Metropolitan Museum, die 1914 in *Camera Work* abgebildet war. Irritierend bei der Version aus Grenoble ist die hinzugefügte Bezeichnung »PICABIA 1916« links unten auf dem Blatt. Laut Willard Bohn, Professor an der Universität Berkeley, gehörte das gegenseitige »falsche« Signieren im Kreis um Picabia und die Zeitschrift *391* (in der Nachfolge von Stieglitz' *291*, die 1916 eingestellt worden war, Abb. 7) zur Praxis dadaistischer Verwirrspiele.[9]

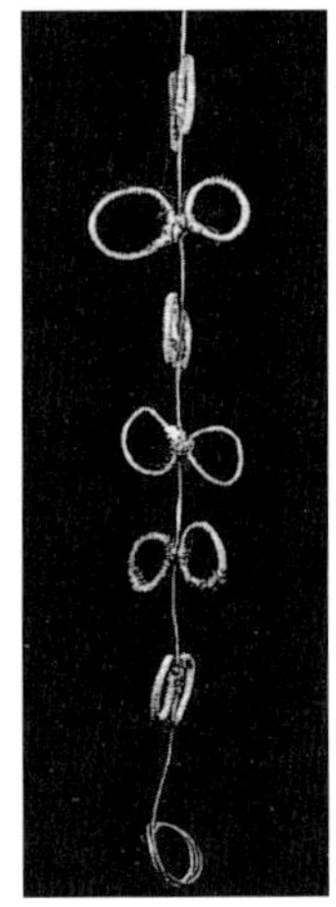

Abb. 6 Seelenfänger, Pukapuka (Cook-Insel), Fasern Höhe ca. 1 m

Die fast ganz in abstrakte Formen aufgelöste Physiognomie seiner Zeichnung läßt gewisse Anhaltspunkte erkennen wie das gestrichelte Dreieck unten für den Schnurrbart oder die beiden dunklen Kreise für die Augen hinter der Nickelbrille. Die übrigen Ringe sind fast direkt von dem Stammesobjekt, das als eine Art Lasso für das Einfangen von Seelen fungiert, übernommen und verweisen, wie de Zayas erklärte, auf Stieglitz' Aktivitäten als Seelenfänger für die neuen Ideen, in anderer Weise auch als Photograph, der nach der Vorstellung der Primitiven mit der Kamera die Seele eines Menschen raubt. Die algebraischen Gleichungen, deren Struktur auf die Geistestätigkeit des Dargestellten hinweisen soll, sind intuitiv erfunden und bei dem Stieglitz-Portrait am komplexesten.[10]

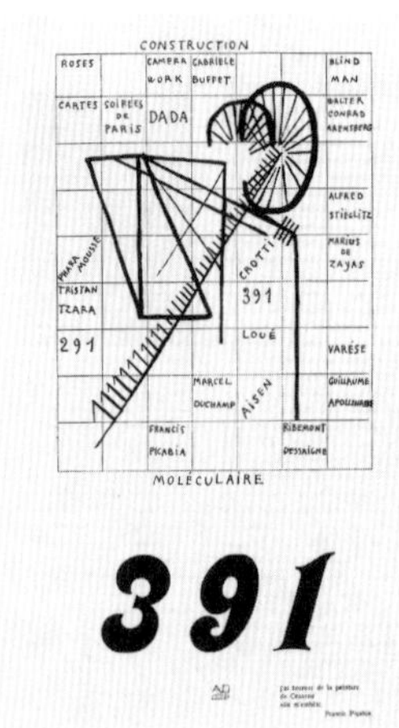

Abb. 7 Umschlagbild der von Francis Picabia herausgegebenen Zeitschrift *391*, No VIII, Februar 1919, Zürich

Die abstrakten Psychogramme des Mexikaners, von denen nur wenige im Original erhalten sind, haben auf Künstler wie Duchamp, Demuth und Picabia, die dem Stieglitz-Kreis nahestanden, stark gewirkt. FRANCIS PICABIA, der 1913 nach Amerika kam und in der Galerie »291« von Stieglitz ausstellte, hat die absoluten Karikaturen von de Zayas treffend zusammengefaßt: »Der psychologische Ausdruck menschlicher Pluralität«. Seine eigenen *Etudes psychologiques* von 1913/14 übertragen die »Erinnerung an meine liebe Udnie« in eine dynamisch bewegte Komposition aus sich durchdringenden Kreissegmenten, in denen gleichfalls alles Figürliche und Physiognomische untergeht. Das repetierte Kreismotiv in der Stieglitz-Zeichnung von de Zayas kehrt bei Picabia in seinen mechanistischen Konstruktionen sehr häufig wieder in Form von konzentrischen Ringen und Kreisscheiben, die mit apparativen Gestängen verbunden sind. Auch die pseudomathematischen Ansätze der algebraischen Formeln des Mexikaners werden von Picabia weitergeführt, wie etwa die Zahlenzeichnungen mit Rechenaufgaben zeigen, die er als Illustrationen zu Tristan Tzaras *Sept Manifestes Dada* ausgeführt hat (Kat. 2.22 und 2.24), von denen allerdings nur eine, doch diese wiederholt, in das Buch aufgenommen wurde (Kat. 2.21 und 2.23). Sie gehorchen nicht der mathematischen Logik, sondern sie »stimmen« im Sinne von Tzara, der den Begriff »Kunst« durch die betonte Kunstlosigkeit von Dada ersetzte und behauptete: »Die Logik ist immer falsch [...]. Widersprüchlichkeit und Einheit der Polaritäten in einem Wurf können Wahrheit sein«. Seine Maxime lautete einerseits »Abschaffung der Logik«, andererseits proklamierte er: «Befestigen sie die genaue Ernte der Berechnungen.«[11]

Einsehbar hingegen erscheint die 1922 entstandene Zeichnung *Tickets* von Picabia (Kat. 2.20), die das Prinzip der Schallwellen und elektrischen Signale – eine telephonische Bestellung von fünf Theaterkarten vielleicht – in ein ätherisches Diagramm überführt, das in seiner Einprägsamkeit durchaus mit den heute üblichen Zeichensystemen im Bereich der Telekommunikation konkurrieren könnte.

Die Fünf spielt in dem berühmten Gemälde *I Saw the Figure Five in Gold* von CHARLES DEMUTH (Abb. 9, S. 50), der gleichfalls dem Kreis um Stieglitz nahestand und 1925 in seiner Galerie »291« ausstellte, eine zentrale Rolle. Angeregt durch das Gedicht *Die große Ziffer* von William Carlos Williams, das die Fahrt eines Feuerwehrautos, auf dem eine goldene Fünf prangt, durch die von Lampen erleuchteten Straßen einer regnerischen Nacht beschreibt, malt Demuth in dreimaliger Vergrößerung wie ein auratisches Emblem die Ziffer 5, bis sie den ganzen Bildraum einnimmt. Die dadurch erzielte perspektivische Verjüngung bewirkt nicht nur eine Ambivalenz zwischen Tiefe und Fläche, sondern vermittelt zugleich das audiovisuelle Erlebnis des herannahenden Feuerwehrzuges mit dem immer lauter werdenden Martinshorn. Das Gemälde, das Stieglitz besaß und dem Metropolitan Museum vermachte, gehört zu einer Gruppe von *Poster Portraits* seiner Freunde, wie hier des objektivistischen Lyrikers in der Nachfolge von Ezra Pound, dessen Vornamen »BILL« und »CARLO« er an verschiedenen Stellen ins Bild setzt.
Mit diesen 1924 begonnenen *Poster Portraits* knüpft Demuth an die *Word Portraits* von Gertrude Stein an, der er in dem 1928 entstandenen Gemälde *Love. Love. Love. Hommage to Gertrude Stein* (Kat. 2.27) der Sammlung Thyssen-Bornemisza Tribut zollt. Diesmal steht die Zahlenfolge 1–2–3 an zentraler Stelle auf der schwarzen Fläche links, die sich diagonal wie ein halb zurückgezogener Vorhang von der burgunderroten Fläche rechts abhebt und den Blick freigibt auf das progressiv sich enthüllende und wieder versinkende Wort »LOVE«. Auf der diagonalen Teilungslinie ist eine silbrige Satinmaske plaziert, die in ihrer reliefierten Physiognomik zu der konstruktiven Flächenkomposition ringsum im Kontrast steht. Offenbar wollte Demuth mit der dreifachen Wiederholung des Wortes und mit der Abzählung 1–2–3 auf das rhythmische Repetitionsprinzip der Lyrik von Gertrude Stein (»a rose is a rose is a rose«) verweisen.
So hat Demuth die von de Zayas *Absoluten Karikaturen* angeregte Methodik des verschlüsselten, indirekten Portraitierens, das nicht die äußere Erscheinung, sondern die Geistigkeit einer Person charakterisiert, mit anderen Mitteln und im Stil des amerikanischen »Precisionism« weiterentwickelt. Die Idee des chiffrierten Portraits freilich bleibt virulent und wird später, wie wir sehen werden, noch von anderen Malern aufgegriffen.

»Verliebte Zahlen« und »Gefühlsmaschinen«

Anfang der zwanziger Jahre vollzieht sich auch bei dem Futuristen GIACOMO BALLA eine Wende zum Tektonischen und Raumplastischen. In seiner Komposition *Numeri innamorati* (»Verliebte Zahlen«, Kat. 2.28), die auch in einer kleinen Version mit dem Titel *Numeri simpattizzanti* (Sympathisierende Zahlen, Abb. 10) und in einer auf Rottöne gestimmten Aquarellstudie existiert, werden die geraden und ungeraden Ziffern 8, 4, 5 und 3 stufenweise als körperhafte Elemente in perspektivischer Modellierung so im Bildraum verteilt, daß sie auf den Betrachter vorzudringen scheinen. Ihre metallischen, an Gewehrkolben erinnernden Schäfte im Wechselspiel mit dem getreppten Vor- und Zurückspringen der Gesimse und Zellen und mit dem leuchtenden Farbakkord von Grün und Gelb, Weiß, Grau und Schwarz ergeben eine »numerische Arabeske« (Prampolini) von wuchtiger Dynamik, die in der kleinen Version noch von einem weißen, plastisch gestalteten Rahmen aktiviert wurde (Abb. 10). Ein zweites Bild mit Buchstaben und Zahlen, *Das große T* (Abb.11, S. 51), ist im Original verschollen. Beide Bilder haben eine ungewöhnliche Expressivität und verkörpern nicht nur jene »Sensibilità meccanica« des futuristischen Manifests von 1923, sondern eine Dimension »unwägbarer Kosmogenien«.[12]
Das Prinzip einer irrationalen Mechanistik greift auch der Ungar LÁSZLÓ MOHOLY-NAGY in seiner *Großen Gefühlsmaschine* (Kat. 2.30) von 1920 auf. Aus der neutralen, ockerfarbenen Textur der ungrundierten Leinwand tritt das Radmotiv mit suggestiver Kraft hervor. Imaginär in Rotation befindlich, schleudert es Zahlen, lauter Fünfen,

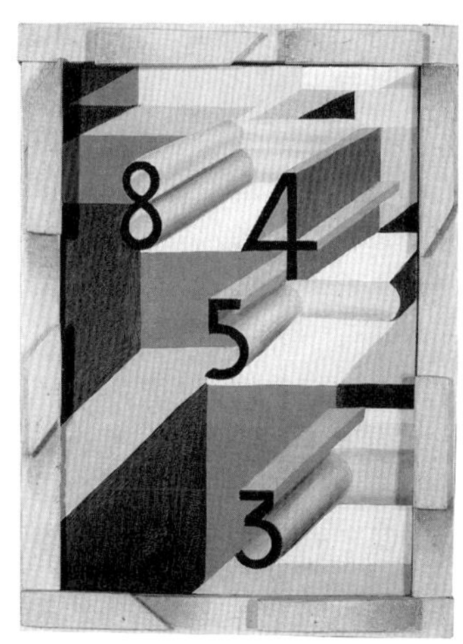

Abb. 10 Giacomo Balla
Numeri simpatizzanti, 1923
32 x 24 cm (mit Originalrahmen)

zusammen mit anderen Elementen wie Protuberanzen aus sich heraus. Obwohl noch Malerei, läßt diese Komposition schon ahnen, wie Moholys »dynamisch-konstruktives Kraftsystem«, das er 1922 im *Sturm* schildert und das einer beweglichen Plastik im Raum nahekommt, aussehen wird. Die Zahl Fünf, die ja in besonderem Maße als Zahl des Lebens und der Liebe (daher Gefühlsmaschine) gilt, weil sie die weibliche Zwei mit der männlichen Drei in sich vereint, stimmt auch überein mit Moholys erstem Satz aus dem oben genannten Text: »Die vitale Konstruktivität ist die Erscheinungsform des Lebens und das Prinzip aller menschlichen und kosmischen Entfaltungen.«[13] Die *Gefühlsmaschine*, die auch *Großes Rad* genannt wird, erinnert nicht von ungefähr an das Glücks- und Schicksalsrad der klassischen Allegorien – man könnte es als eine moderne Fassung dieses Topos bezeichnen.

Nur wenig später malt JEAN CROTTI seine von fern an Moholys *Große Gefühlsmaschine* erinnernde Komposition *La mariée devissée* (Die aufgeschraubte Braut, Kat. 2.29), in dessen Titel schon Duchamps *La Mariée mise à nu par ses célibataires même*, auch genannt das *Große Glas*, anklingt. Die Entstehung des großen Glasbildes konnte Crotti in New York unmittelbar miterleben, da er das Studio mit seinem späteren Schwager teilte. Zur Entstehungszeit des Bildes verfaßte er ein Manifest mit dem Titel *Tabu*, in dem er proklamierte: »Wir wollen das Geheimnis ausdrücken, das man nicht sehen, das man nicht berühren kann.«[14] Dazu hat Marie-Odile Briot eine Interpretation des Gemäldes vorgeschlagen, die besagt, daß die Keulenformen auf Crottis Komposition die Schatten seien, die von Duchamps großem Glasbild auf seine Leinwand fielen und daß auf diese Weise eine meta-physische Vermählung der im Titel von Crottis Bild angesprochenen Braut und den schattenwerfenden »Junggesellen« aus Duchamps *Großem Glas* stattfindet. Wenn diese Theorie zutrifft, wäre freilich zu fragen, ob nicht die verstreuten Zahlen und Buchstaben auf Crottis Bild ebenfalls mit Duchamps *Großem Glas* in Verbindung stehen oder ob sie nur die poetische Verrätselung verstärken und damit das Geheimnis des Bildes wahren sollen.

Die Verschlüsselungsstrategien von MARCEL DUCHAMP sind zwar komplex, doch sobald man den Code erfaßt hat, sind sie auch zu dechiffrieren. Als er 1913 die Malerei aufgab, um sich ganz seinen Vorbereitungen zum *Großen Glas* zu widmen, entstanden als Nebenprodukte seiner Erkundungen weitere Werke, die aber wieder für das *Große Glas* wirksam wurden. Dazu gehört die auf den ersten Blick völlig unverständliche Arbeit *Trois Stoppages-étalon* (Drei Metermaß-Stoppungen, Kat. 2.15), die an ein wissenschaftliches Experiment erinnert und es tatsächlich auch ist. Drei Bindfäden von einem Meter Länge werden aus horizontaler Lage aus einem Meter Höhe auf eine schwarz grundierte Leinwand fallen gelassen. Die jeweils leicht unterschiedliche Kurve ihres Aufpralls wird mit Lack auf der Leinwand fixiert. Nach jeder der drei Kurven wird eine Schablone ausgesägt. Sinn und Zweck dieses Experiments war, die durch Zufall gefundenen Formen zu bewahren und den Verlauf einer gekrümmten und einer geraden Linie bei gleicher Länge zu vergleichen. Dabei kommen im Ergebnis »pataphysikalische« Zweifel auf, ob die gerade Linie tatsächlich immer die kürzeste Verbindung zwischen zwei Punkten ist.[15]

Wenig später malt Duchamp auf ein Gemälde von 1911 *Jüngling und Mädchen im Frühling* eine neue Komposition mit dem Titel *Réseaux des Stoppages* (Netzwerk der Stoppungen, Abb. 8, S. 48, und Kat. 2.17). Die Linien des Netzwerks stellen den Grundriß dar für die räumliche Anordnung der männlichen Mühlen (Junggesellen) auf dem *Großen Glas*. Ihre Stellung im Raum ist mit kleinen Kreisen und Nummern markiert. Die Verbindungslinien wurden mit den Schablonen von *Trois Stoppages* gezogen, wobei jede Schablone für drei Linien eingesetzt wurde.

Beide Arbeiten zeigen nicht nur die enge Verflechtung der einzelnen Werketappen untereinander, die als Stationen einer Untersuchung begriffen werden, sondern auch das mathematische Denken und die Präzision, mit der Duchamp seine Experimente durchführte, gerade dann, wenn er den Zufall und seine Auswirkungen erkundete.

Duchamp setzt sich gerne selbst ins Bild, oft in Verkleidung oder unter fiktiver Identität und Namensgebung, meist auch an versteckter Stelle und in ungewöhnlichem Umfeld. So erscheint er etwa in der Verfremdung eines Faunkopfes auf einem Roulettekreisel in einer Lithographie mit dem Titel *Monte Carlo Bond* (Monte Carlo Obligation, Kat. 2.16): In der Aufnahme von Man Ray ist sein Gesicht von Rasierschaum umhüllt, die Haare mit dem Schaum sind seitlich hochgezogen und enden in aufcollagierten Hornspitzen. Der Zahlenrand des Roulettes bildet eine Glücksrad-Aureole um den maskenartigen Faunkopf und beides wirkt fast so selbstverständlich wie das Markenzeichen der Spielbank. Das Kopf-Medaillon prangt auf dem Grün der Spieltischfläche, die aber anstelle der Zahlen nur die Rouge- und Noir-Aufteilung zeigt, denn Duchamp glaubte, vom Schachspiel inspiriert, durch Ausschaltung der Zahlen und Setzung auf Gerade und Ungerade ein System gefunden zu haben, das dem Käufer einer 500-Francs-Obligation eine Rendite von 20 Prozent garantiert, die er von seinem eigenen Gewinn an ihn abführen würde. Wie er später gestand, scheiterte dieser Versuch jedoch an der Langsamkeit des Systems, die er unterschätzt hatte. Duchamp fertigte das Wertpapier-Dokument mit akribischer Sorgfalt, hatte er doch solche Papiere auch bei seinem Vater, einem Notar, studieren können. Zunächst wollte der Künstler nur seinen Spieltrick testen und ließ dreißig Obligationen drucken. Ruhm und Vermögen eines Künstlers hingen seiner Meinung nach ganz und gar von den undurchschaubaren Launen des Glücks ab. In diesem Sinne schrieb er 1952 an Crotti: »Künstler sind durch die ganze Geschichte hindurch wie Spieler in Monte Carlo und in dem blinden Lotteriespiel werden einige herausgepickt, während andere ruiniert werden [...]. Es sind alles nur Zufallstreffer. Künstler, die es in ihrem Leben schaffen, ihre Sachen bekannt zu machen, sind hervorragende Handlungsreisende, aber das beweist gar nichts in Bezug auf die Unsterblichkeit ihres Werks.«[16]

Um Geld, sehr viel Geld, aber nicht als Gewinn, sondern als Milliarden-Verlust, geht es auch bei der Photomontage *25 Pleitegeier* von LÁSZLÓ MOHOLY-NAGY (Kat. 2.31), mit der er das Spekulantentum und die Pleitewelle während der Inflation in den Jahren 1922/23 aufs Korn nimmt. Der »Mann ohne Eigenschaften« im Hintergrund ist nur als schwarze Silhouette vor seinem weißen Double schemenhaft erkennbar.

Überhaupt ist der Mensch im Spannungsfeld der Zahlen fast immer nur fragmentarisch anwesend. So sieht man auf der Lithographie *Frau, die Straße überquerend* von CARLO CARRÀ (Kat. 2.32) nur den Körper eines Mädchens ohne Kopf neben der Hausnummer 21, auf der kleinen Collage von GEORGE GROSZ einen weiblichen Rückenakt von Degas, der mit einer roten 9 überstempelt ist (Kat. 2.34) und auf dem Aquarell *Kosmethik* des Künstler-Photographen und Grosz-Freundes ERWIN BLUMENFELD (Kat. 2.33) sind es enigmatische Formeln und astrologische Zeichen, die den zwischen Himmel und Erde gespaltenen Erfinder umstellen.

War bei der Lithographie von Carrà der Körper vom Kopf isoliert, so steht der Kopf ohne Körper im Mittelpunkt von RAOUL HAUSMANNS *Portrait Conrad Felixmüller als mechanischer Kopf* von 1920 (Kat. 2.35). Mit der Bildidee des Kopfes auf einem Sockel im Interieur war Carrà ein Vorläufer mit seinem *Betrunkenen Gentleman* von 1916 oder seinem *Metaphysischen Stilleben* von 1919. Doch das Metaphysische wird von Hausmann trotz des irrationalen Sujets weitgehend ausgeklammert. Vielmehr dient das Bildschema nun dazu, die von Tatlin lancierte Parole des Künstler-Ingenieurs zu verkörpern. Mit penibler Genauigkeit zeichnet er das Portrait des Künstlerkollegen Conrad Felixmüller, zunächst ohne die Attribute, in einer Zeichnung des Centre Pompidou. In der zweiten Version des Berliner Kupferstichkabinetts verwandelt er ihn zum Inbegriff des »Bürgerlichen Präzisionsgehirns« (so die Aufschrift auf einer Vorstudie). Das Maßband auf der Stirn ebenso wie die schablonenhaften Chiffren und Buchstaben auf dem Gesicht erinnern deutlich an Hausmanns berühmte Assemblage *Mechanischer Kopf* (Abb. 12, S. 53), zu der er später erklärt: »Ich wollte den Geist unserer Zeit enthüllen, den Geist eines jeden in rudimentärem Zustand. Man erzählte sich Wunderdinge über das Volk der Dichter und Denker. Ich glaubte sie besser zu kennen. Ein Alltagsmensch hatte nur die Fähigkeiten, die der Zufall ihm auf den Schädel geklebt hatte, äußerlich, das Hirn war leer.«[17]

Einige Jahre später zeichnet GRETA KNUTSON-TZARA den Profilkopf ihres Mannes Tristan Tzara (Kat. 2.36), dessen Schädel wie bei den schematischen Darstellungen der Hirnanatomie in numerierte Felder aufgeteilt ist (vgl. auch Abb. 13). Statt der Bezeichnungen für die Funktionen der verschiedenen Gehirnareale findet sich hier ein Kaleidoskop von heterogenen, zum Teil erotischen Bildszenen, die großenteils aus japanischen Holzschnitten stammen. Das Gehirn des Poeten als Rezeptor und Bilderspeicher.

Die anatomischen Kabinette und der »Gläserne Mensch« des Dresdner Hygiene-Museums haben seit der Nachkriegszeit in starkem Maße das Menschenbild beeinflußt. Der Krieg hatte alle Illusionen über Gefühl, Seele oder Moral zerstört und die Gestalt des Menschen verlor ihre Unversehrtheit. Sie trat in den Hintergrund, wurde schemenhaft, fragmentarisch, funktional, mechanistisch, montagehaft oder anatomisch entblößt dargestellt.

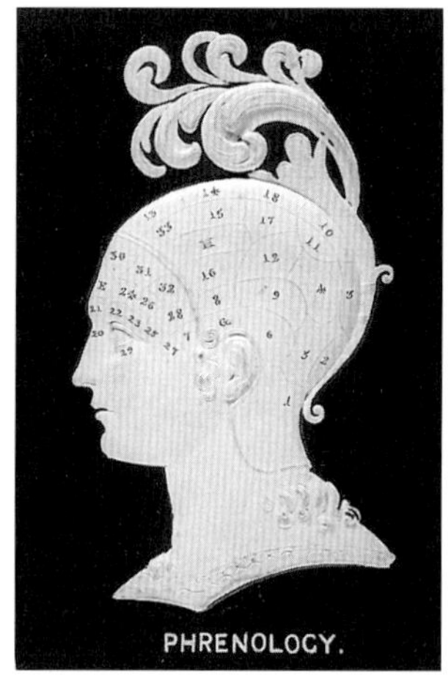

Abb. 13 Kartenspiel zu F. J. Gall, *Phrenology and the Moral Influence of Phrenology*, 1835

Zahlenmystik bei Klee, Schlemmer und Muche

PAUL KLEE ist einer der vielschichtigsten Zahlenmystiker unter den Künstlern der klassischen Moderne. In seinem Werk erscheinen Ziffern – meist explizit mit magischer Bedeutung – seit Kriegsbeginn, wie die Federzeichnung *Die Dreizehn* von 1914 bekundet (Kat. 2.42). Häufig schreibt er Zahlen wie 217 oder 17 (Kat. 2.41 und 2.44) in kalligraphischen Ziffern an prominenter Stelle ins Bild, nicht selten verbunden mit einem Pfeil wie in *Scherzo mit der Dreizehn* (Kat. 2.46). Für Klee hatten Zahlen aber auch eine ganz konkrete Funktion: Im täglichen Leben rechnete er sehr genau und führte Buch über seine Einnahmen und Ausgaben. Schon früh begann er, seine Werke verzeichnismäßig zu erfassen und jahreweise durchzunumerieren.

Die beiden Bleistiftskizzen von 1918, wohl noch in Gersthofen auf liniertes Schreibpapier gezeichnet, zeigen, wie Tagesnotizen mit Additionen und sonstigen Berechnungen zum Ausgangspunkt für Bildideen wie *Zahlenbäume* (Kat. 2.37) und *Landschaft mit stehender Sonne* (Kat. 2.39) werden.

Auch in seinem Unterricht am Bauhaus, *Beiträge zur bildnerischen Formenlehre*, spielen Zahlen und zahlenmäßige Verhältnisse eine vorherrschende Rolle. Dies zeigen seine ebenso einfachen wie kunstvollen Diagramme und Tabellen zur perspektivischen Projektion, zum strukturellen Rhythmus, zur Stufung der Farben, zur Bewegungslehre in der Natur (Kat. 2.43), die den nicht angelesenen, sondern durch Beobachtung und Systematisierung gewonnenen, naturwissenschaftlichen Ansatz seines »bildnerischen Denkens« dokumentieren.

1928 entsteht das Bild mit dem Titel *43* (Kat. 2.47), das in seiner Mischung aus geometrischer Strenge der Formen und tänzerischer Leichtigkeit des Bewegungsrhythmus, verbunden mit einer pastosen Malerei, Klees widerstrebende Annäherung an die vom Konstruktivismus geprägte Dessauer Bauhaus-Phase zeigt. Die Einfügung der Ziffer 43 in Schablonenschrift im unteren Teil der Komposition sorgt für Irritation, da sich sofort die Frage nach ihrer Bedeutung aufdrängt. Sollte die Zahl auf eine Hausnummer hindeuten, wie Werner Schmalenbach mutmaßt,[18] so fände sich in dieser Idee eine Parallele zu dem im Vorjahr entstandenen Gemälde *48* von Miró, bei dem die Zahl – von einer Hausnummer angeregt – zum zentralen Bildmotiv erhoben wird (Abb. 14, S. 60, vgl. auch S. 38). Klee kann das Bild von Miró nicht gekannt haben, da es bis 1928, als er sein Bild *43* malte, weder abgebildet noch ausgestellt war. Umgekehrt hat der vierzehn Jahre jüngere Miró von der lettristischen Poetik Paul Klees so manches lernen können.

OSKAR SCHLEMMER, der Klee bewunderte und früh in seiner Bedeutung erkannt hatte, beginnt im Ersten Weltkrieg, möglicherweise angeregt durch seinen Einsatz bei einer Aufklärungsabteilung im Elsaß, wo er als Kartograph tätig war und Luftaufnahmen auswertete, mit Abstraktionen wie *Bild K* von 1916 und der dazugehörigen Studie (Abb. 15), in denen numerische und lettristische Elemente eingeführt werden. In dieser Zeit entsteht auch das Aquarell *Abstrakt mit 5 und Kopf* (Kat. 2.54), bei dem Schlemmer den als Bild im Bilde erscheinenden Kopf seines Schweizer Studienfreundes Otto Meyer-Amden mit der Zahl 5 in eine durch ornamentale Verklammerungen untermalte Beziehung setzt. Die 5 bleibt dabei ebenso enigmatisch wie die 17 auf der Vorstudie zu *Bild K*, doch Schlemmer hegte zeitlebens eine besondere Vorliebe für die Symbolik der Zahlen. Bei Kriegsende entsteht eine Gruppe von relativ großformatigen Tuschfederzeichnungen *Zahlenmystik* (Kat. 2.51–2.53 und 2.56) mit kabbalistisch anmutenden Additionen und Berechnungen. Sie sind in kalligraphischen Ziffern und Größenstufungen über die ganze Bildfläche verteilt und zum Teil liegend in rechteckige Zellen plaziert. Diese Blätter sind nach unserer Kenntnis die ersten, in Deutschland entstandenen reinen Zahlenzeichnungen. Während Zeichnungen von FRANCIS PICABIA und MAX ERNST (Kat. 2.22, 2.24 und 2.25) betont anspruchslos im Sinne dadaistischer Anti-Kunst gehalten sind, stilisiert Schlemmer seine *Zahlenmystik*-Zeichnungen zu höchst kunstvollen, eher konstruktivistischen Abstraktionen. Zeit seines Lebens hegte Schlemmer eine tiefe Affinität zu Zahlen, einerseits als rationale Ordnungskraft, andererseits als Brücke zur Metaphysik. Davon zeugen nicht nur seine Vorliebe für das Unendlichkeitszeichen oder sein auf der Dreizahl beruhendes *Triadisches Ballett*, sondern auch die Bauhaus-Pantomime mit dem Titel *Haus Py* oder sein 1925 notierter Plan für eine *Tanzgeometrie*, »indem wir auf Teppichen mit verschiedener Einteilung (Schachbrett etc.) zu tanzen suchen, die Felder selbst numeriert, und während des Tanzes die Nummer aufrufen.«[19] Daß Schlemmer überdies von der schicksalhaften Bedeutung der Zahl für den Menschen überzeugt war, bekundet ein schematisches Diagramm seiner Lebensrhythmik, deren Höhepunkte im 7-Jahres-Zyklus aufeinander folgend eingezeichnet sind, oder seine mit der Zahl Dreizehn verbundene Todesahnung, die er dem Freund Julius Bissier auf seiner letzten Postkarte anvertraut: »Als ich gestern abend die Pension betrat, erfuhr ich als erstes, daß Frau Eggers [...] gestorben sei. Ihr Mann sei zu spät gekommen [...]. Was sind das für Omen, wenn, als ich dann den Speisesaal betrat, ich der 13te war – und vermutlich bleiben werde?«[20] Wenige Tage später, am 13. April 1943, um drei Uhr morgens erlag Schlemmer einer Herzlähmung.

Das Interesse an Übersinnlichem, Fernöstlichem und Theosophischem war nach dem Ersten Weltkrieg sehr verbreitet und gerade das frühe Bauhaus unter Führung von Johannes Itten oder Gertrud Grunow war in hohem Maße davon beeinflußt. Im selben Jahr wie Schlemmer zeichnet auch der wesentlich jüngere GEORG MUCHE eine kleine Abstraktion mit dem Titel *Ziffern und Buchstaben* (Kat. 2.48), die durch das in ein Diagramm geschriebne Wort »Gott« eine religiöse Dimension anreißt. Die Pyramide und das A und O als Ewigkeitssymbole sind mit Dreieck, Winkel und Kreis und mit Zahlenreihen in eine gespannte Beziehung gestellt. »Ein wenig spöttischer Zweifel, ein wenig hoffende, zur Ergebenheit noch nicht fähige Gläubigkeit stoßen als Widerspruch aufeinander, und die lose offene Geometrie der Blattordnung läßt Lösungen eher ahnen als sichtbar werden.«[21]

In zwei weiteren Blättern von 1919, und *Schleife I* und *Rhythmen 1–2–3–4* (Kat. 2.49 und 2.50) macht sich Muche durch Kreise, Schwingungen und Kritzeleien im Sinne der »écriture automatique« von der konstruktiven Strenge des anderen Blattes frei. Bei *Schleife I*, das offenbar am rechten Rand beschnitten wurde, sind die Zahlen 3 und 25 durch vorangestellte Worte wie »stets nur 3« herausgehoben. Muches Freundschaft mit Robert Michel und Johannes Molzahn, die beide Anhänger der Zahlenmystik waren, mochte das ihrige zum Entstehen dieser Zeichnungen beigetragen haben.

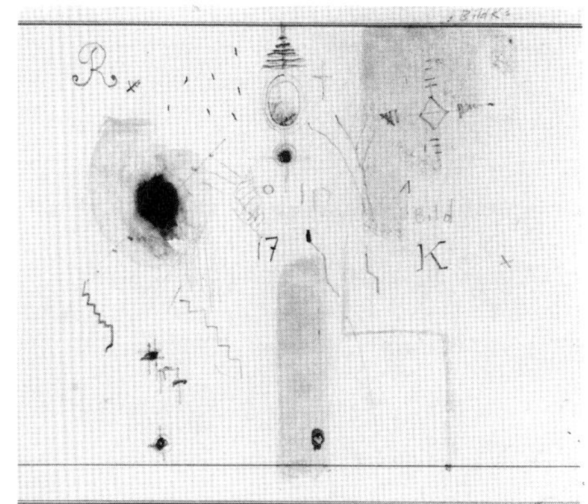

Abb. 15 Oskar Schlemmer
Studie zu »Bild K«, 1915
Bleistift und Lavierung auf liniertem Papier, 14,7 x 17,6 cm
Familiennachlaß Schlemmer

Miró und die Geheimschrift der Chiffren

Wie Paul Klee ist auch der vierzehn Jahre jüngere Katalane JOAN MIRÓ fasziniert von der Zahl als Formzeichen und Symbol. Ab Mitte der zwanziger Jahre häuft sich das Auftreten von Ziffern in seiner Malerei und sein Bild *48* (Abb. 14, S. 60) von 1927 ist ein Markstein zu diesem Thema: Nie zuvor ist eine Zahl so dominant auf eine weitgehend leere Leinwand gemalt worden. Miró war von dieser Zahl besessen; sie schien ihn zu verfolgen, denn er sah sie jedesmal, wenn er aus seiner Wohnung 45, Rue Blomet, ins Freie trat als Hausnummer an dem Gebäude auf der anderen Straßenseite. Als er das Bild malte, zog er gerade um, und die *48* wurde gleichzeitig zur Chiffre für einen wichtigen Lebensabschnitt, in dem sich sein Werk entscheidend transformierte.
Konzeptionell noch bedeutsamer ist das Gemälde *L'Addition* von Miró (Kat. 2.59). 1925 entstanden, ist es vielleicht das erste Bild, bei dem Zahlen die systematische Chiffrierung einer literarischen Quelle darstellen. Die Zahlenfolge, die rechts oben vor dem malerisch verschwimmenden Farbraum erscheint, bezieht sich auf den 1902 erschienenem Roman von Alfred Jarry *Le Surmâle* (Der Übermann). Hubertus Gaßner hat den Zusammenhang der Addition des Bildes mit der literarischen Quelle im einzelnen aufgeschlüsselt. So bezieht sich Mirós Rechnung auf das Abzählen der Liebesakte des »Übermannes«, der angetreten ist, um in einem Experiment den Rekord im Dauerbeischlaf von mehr als siebzig Orgasmen zu brechen. Tatsächlich übertrifft er den Rekordhalter, und Miró macht folgende Rechnung auf: »Von oben ragt eine Zahlenreihe in das Bildfeld, die offenbar außerhalb mit der Eins begonnen hat und sichtbar von der Drei bis zur Zehn fortgeschrieben wird. [... sie] endet mit einer Null, die für den zehnten Orgasmus steht, den Marcueil in seinem ersten Gespräch mit Ellen (der Versuchsfrau) als kritischen Punkt bezeichnet hat. In Entsprechung zu Marcueils Bericht über den bei Theophrast von Eresos erwähnten Inder (oder Indianer), der es auf mehr als 70 Orgasmen gebracht haben soll, ist in Mirós Zahlenreihe eine 73 zu sehen. Von dem ›Übermann‹ und seiner Versuchsfrau wird dieser bis dato nicht mehr erreichte Weltrekord dann aber doch mit 82 Malen überboten, weshalb auf der Leinwand unter der 73 die etwas kryptische Ziffer 8–4 erscheint.«[22] Die übrigen Motive wie der schwarze Fleck, der das Loch symbolisiert, durch das der Zeuge Dr. Bathybius das Paar beobachtet, oder die beiden Köpfe unten beziehen sich auf weitere Motive des Romans, der damit endet, daß der Übermann nach dem Rekord seine Partnerin erstmals richtig ansieht und sich in sie verliebt.
Wie ein Chiffregedicht, das statt der einzelnen Verse bekannter Dichter nur ihren Fundort (Band, Seite, Zeile) zitiert (Marianne von Willemer an Goethe), ist Mirós *L'Addition* wohl das erste konsequente Chiffrebild.
In einer tänzerischen Choreographie umschwirrt ein schwarzer Zahlenkreis auf einer Gouache von 1934 eine ätherische Gestalt (Kat. 2.57). Zwischen den wie gestempelt wirkenden, schwarzen Schablonenzahlen, den vage pflanzenhaften Gebilden und der amorphen Frauengestalt entsteht ein reizvolles, weil kontrastreiches Magnetfeld.
Ende der sechziger Jahre malt Miró eine ganze Serie von großformatigen Tafeln unter dem Titel *Lettres et Chiffres attirés par une étincelle* (Buchstaben und Zahlen, von einem Funken angezogen, Kat. 2.60 und 2.61). Ähnlich wie in *L'Addition* setzt Miró auf einen malerisch marmorierten Farbraum vereinzelte lettristische und numerische Zeichen. Im Gegensatz zu früher sind es jetzt nur ganz wenige Chiffren wie das T oder die 9, die schwerelos wie im Kosmos um den andersfarbigen Fleck, den Funken des Titels, gravitieren. Das Konzept des »tableau-poème« ist geblieben, doch die Lettern und Ziffern sind auf minimalistische, sich wiederholende Zeichen reduziert und zeugen von Mirós Interesse für konkrete Poesie und serielle Musik. Der zentrale Fleck erscheint auf diesen Tafeln wie die Matrix der Poesie, die Laute und Zeichen aus dem Chaos in eine sinnvolle Ordnung heraufholt.[23]

Von der Uhr zum Gedächtnis der Steine

Das Rotieren von Buchstaben und Zahlen um ein Zentrum, das Miró in seinem Bilderzyklus von 1968 (Kat. 2.60 und 2.61) fruchtbar macht, ist ein Prinzip, das IVAN PUNI schon 1919 zur Visualisierung der Zeit einsetzt (Kat. 2.66). In Annäherung an eine Uhr wird der Begriff der Zeitlichkeit als spiraliges Kreisen mit exzentrischer Bewegung durch kyrillische Lettern und römische Zahlen veranschaulicht.

Die Uhr als Symbol der Zeit ist auch für den Südamerikaner JOAQUÍN TORRES-GARCÍA das zentrale Motiv seines frühen Temperabildes *Hoy* (Heute, Kat. 2.64). Verbunden mit der perspektivischen Staffelung von Kalenderblättern und Collageelementen wie Fahrkarten, Tickets, Briefmarken, elektrischen Drähten, Zahlen, Buchstaben, Maßskalen und anderen Signalen veranschaulicht es das Diktat des Metrums Zeit, das unser alltägliches Leben regiert.

Wiederum die Uhr, diesmal als ein höchst kompliziertes Räderwerk, steht im Zentrum der monumentalen Komposition des Amerikaners GERALD MURPHY (Kat. 2.71). Der 1888 in Boston geborene Murphy lebte 1921 bis 1924 in Paris, wo er dem Autorenkreis der Zeitschrift *L'Esprit Nouveau* um Le Corbusier und Léger nahestand. Seine meist großformatigen Bilder sind vom amerikanischen Fortschrittspathos getragen, wie er in den zwanziger Jahren auch in der amerikanischen Variante des Purismus, dem »Precisionism«, zum Ausdruck kommt. Das komplizierte Räderwerk der Uhr, ins Monumentale einer streng flächigen, auf dem Farbakkord von Gelb-Grau-Schwarz-Weiß basierenden Kreisstruktur übertragen, wird zum Sinnbild für das Perpetuum mobile der Zeit, für Rationalismus, Leistung und Präzision.

In äußerstem Gegensatz dazu steht SALVADOR DALÍS Bilderfindung der weichen Uhr, wie sie zum Beispiel die Radierung von 1934 zu Lautréamonts *Chants de Maldoror* zeigt (Kat. 2.74). Sie entstand nach Aussage des Künstlers als Protest gegen die Diktatur des »mechanisch-technischen Gegenstandes (Uhr), der mein schlimmster Feind werden [sollte]«. Durch ihre biomorphe, fließende Verformbarkeit sind sie in seinen Augen auch das paranoisch-kritische Symbol für den Einsteinschen Zeitraum. Dalís späte Bilder zeigen eine intensive, wenn auch sehr persönlich gefärbte Auseinandersetzung mit wissenschaftlichen und mathematischen Entdeckungen aus dem Bereich der Atomphysik oder der Katastrophentheorie von René Thom (vergleiche dazu die Einleitung von Kapitel 11 von Dietmar Guderian, S. 235).

Ein anderer Aspekt der Zeit, der mit Erinnerung verbunden ist, wird in den konstruktivistischen Reliefbildern von WASSILY ERMILOV thematisiert. Hier sind die Zahlen und kyrillischen Buchstaben eines Datums zum alleinigen Bildsujet erhoben: 21. Januar 1924, 6.50 (Uhr). Es ist das Sterbedatum von Lenin, und Ermilovs Reliefmontage (Kat. 2.67) ist – nur Eingeweihten erkennbar – eine chiffrierte Hommage an den verstorbenen Revolutionsführer. Ermilovs Gedenktafel, von der es mehrere, unterschiedliche Versionen gibt, ist damit ein Vorläufer für die Datumsbilder der Gegenwartskunst.

Immer wieder werden auch Steine mit der Zeit in Verbindung gebracht, Steine mit wichtigen Daten als dauerhaftes Gedächtnis der Zeit. RENÉ MAGRITTE hat sich diese Idee in seiner Gouache *Le Sourire* (Kat. 2.72) zunutze gemacht: ein antikisch anmutender ruinenhafter Gedenkstein mit der eingemeißelten Jahreszahl 192370. Allein durch die Vorstellung dieser von unserem Jahrhundert aus gerechnet mehr als 19000 Jahre höheren Jahreszahl wird eine ungeheure Zeitdimension eröffnet, die aber in Kontrast steht zu dem ruinösen Zustand des Steines. Vergangenheit und Zukunft sind in diesem Bildsymbol auf einprägsame Weise verdichtet. Der Uruguayer JOAQUÍN TORRES-GARCÍA nimmt in seinem Gemälde *Tradicion del hombre abstract* von 1941 (Kat. 2.65) die nach dem Vorbild der mächtigen Quader von Inka-Mauern gestaltete Flächentektonik zum Anlaß für einen gleichfalls weite Zeiträume umspannenden, kalendarischen Codex kulturgeschichtlicher Phänomene, die für die Evolution der Menschheit wichtig waren. Mit einem Repertoire von einfachen Symbolen wie Sonne, Pentameter, den Zahlen 2, 3, 5 und 10, durchsetzt mit Namen berühmter Künstler, Komponisten,

Mathematiker, errichtet er ein Memorial für seine in einem 1938 verfaßten Text geschilderte Utopie des »Abstrakten Menschen«, der sich auf einer höheren Ebene durch Überwindung des Individualismus in Harmonie wieder mit dem Universalen vereint.

Anmerkungen

1 Filippo Tommaso Marinetti, »Lo Splendore Geometrico e Meccanico e la Sensibilità Numerica, in: *Manifesto futurista*. Mailand, 18. März 1914, S. 4 (übersetzt von Verf.).
2 Zitiert nach Umbro Apollonio, *Der Futurismus*, Köln 1972, S. 34, und nach dem Titel des Manifests von F. T. Marinetti »La Nuova Religione–Morale della Velocità«, Mailand, 11. Mai 1916.
3 Zitiert nach Apollonio 1972 (wie Anm. 2), S.125.
4 Gesprächsweise überliefert von Balla an den Vorbesitzer des Bildes.
5 Zitiert nach Barbara Haskell, *Marsden Hartley*, New York 1980, S. 140, Anm. 95 (übersetzt von Verf.).
6 Ebenda, S. 32.
7 Vgl. Kat. *Dictated by Life, Marsden Hartley's German Paintings and Robert Indianas Hartley Elegies*, Minneapolis, Chicago und Miami 1995, S. 32ff. und S. 40.
8 Marius de Zayas, »Caricature: Absolute und Relative«, in: *Camera Work*, Nr. 46, April 1914, S. 20 (übersetzt von Verf.).
9 Wegen dieser irreführenden Signatur wurde die Zeichnung in den siebziger Jahren noch unter Picabias Namen publiziert. Die Zuschreibung an de Zayas durch Willard Bohn ist inzwischen allgemein akzeptiert. So auch von Christine Poullain im Sammlungskatalog der Zeichnungen des Musée de Grenoble, Cabinet des Dessins, dessen Typoskript mir die Autorin freundlicherweise zur Verfügung stellte.
10 Vgl. Douglas Hyland, *Marius de Zayas, Conjurer of Souls*, Kansas/Lawrence 1981, S. 104.
11 Zitiert nach der Neuausgabe der *Sept Manifestes Dada* von Tristan Tzara, Paris (Pauvert) 1963, S. 29/30, 33, 36 (übersetzt von Verf.).
12 Enrico Crispolti, »Situazione e percorso di Balla«, in: Kat. *Giacomo Balla*, Turin 1963, S. 35.
13 Zitiert nach Krisztina Passuth, *Moholy-Nagy*, Weingarten 1986, S. 306.
14 Vgl. Marie-Odile Briot, in: Kat. *Chefs d'Œuvre du Musée d'Art Moderne de la Ville de Paris*, Paris 1985, Nr. 29, S. 146.
15 Zitiert nach Kat. *Marcel Duchamp*, hrsg. von Anne d'Harnoncourt und Kynaston McShine, New York und Philadelphia 1989 (1. Auflage1973), S. 273.
16 Zitiert nach Peter Read, »The Tzanck Check and Related Works by Marcel Duchamp«, in: *Marcel Duchamp, Artist of the Century*, hrsg. von Rudolf Kuenzli und Francis M. Nauman, London 1989, S. 101.
17 Zitiert nach Kat. *Raoul Hausmann*, Berlin 1994, S. 131.
18 Vgl. Werner Schmalenbach, *Paul Klee, Die Düsseldorfer Sammlung*, München 1986, S. 58.
19 Brief an Otto Meyer-Amden, Mitte Dezember 1925, in: *Oskar Schlemmer, Briefe und Tagebücher*, hrsg. von Tut Schlemmer, München 1958, S. 192.
20 Zitiert nach K. v. Maur, *Oskar Schlemmer, Monographie und Œuvrekatalog*, München 1979, Band 1, S. 327.
21 Dieter Schmidt, in: Kat. *Georg Muche – Leise sagen*, Kassel 1986, S. 11.
22 Hubertus Gaßner, *Joan Miró – Der magische Gärtner*, Köln 1994, S. 194/195.
23 Vgl. Kat. *Joan Miró – Magnetic Fields*, New York 1972, S. 152.

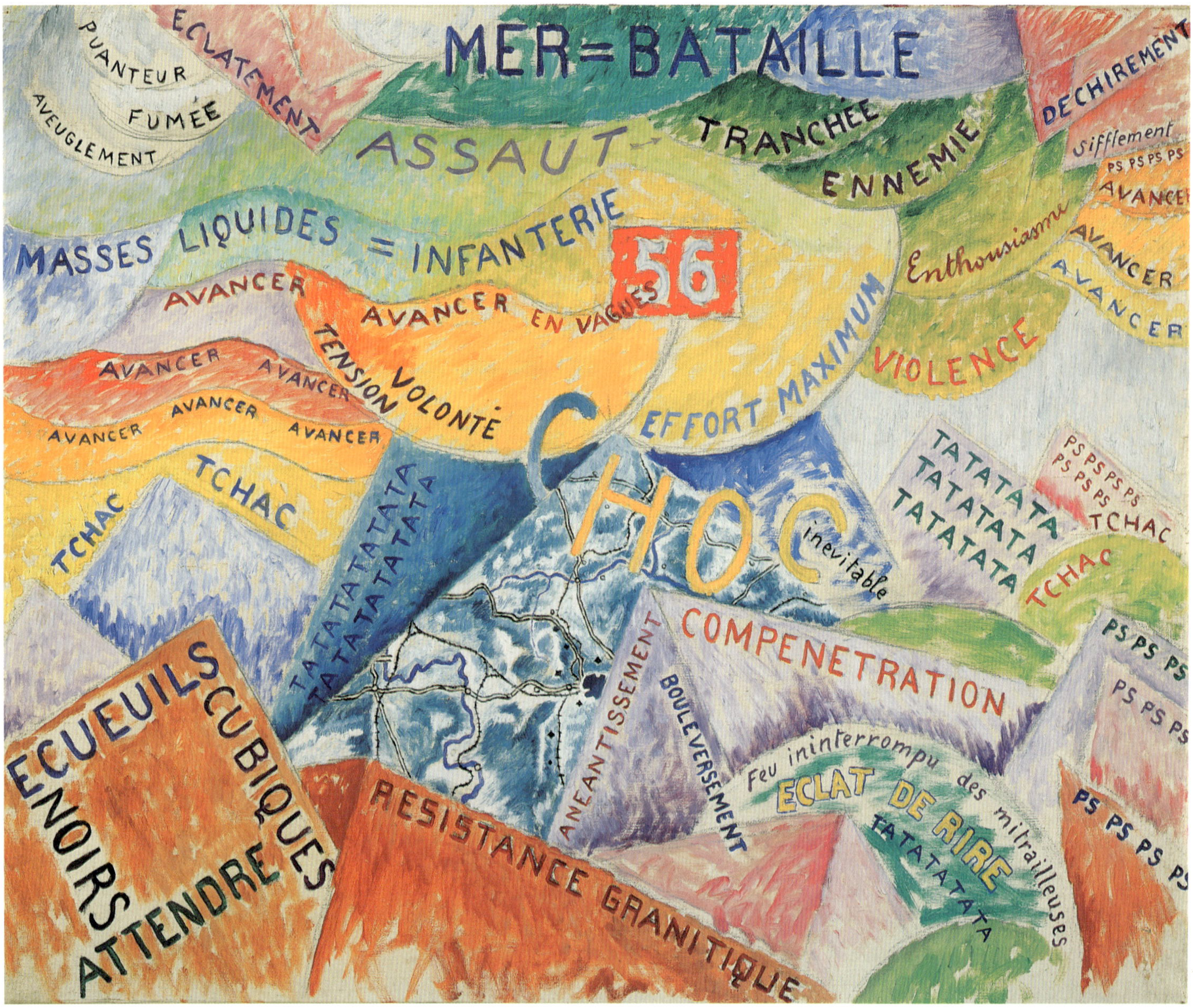

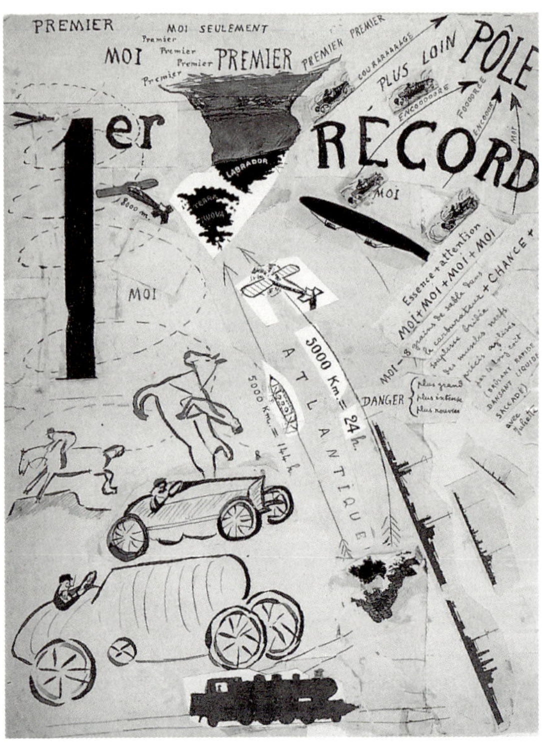

2.1 Gino Severini
Mer = Bataille (Meer = Schlacht), 1915

2.2 Filippo Tommaso Marinetti
Velocidad elegante
(Elegante Geschwindigkeit), 1918/19

2.3 Giacomo Balla
Rumoristica Plastica Baltrr
(Plastische Geräusche Baltrr), 1914

2.5 Carlo Carrà
Rapporto di un nottambulo Milanese
(Bericht eines Mailänder Nacht-
schwärmers), 1914

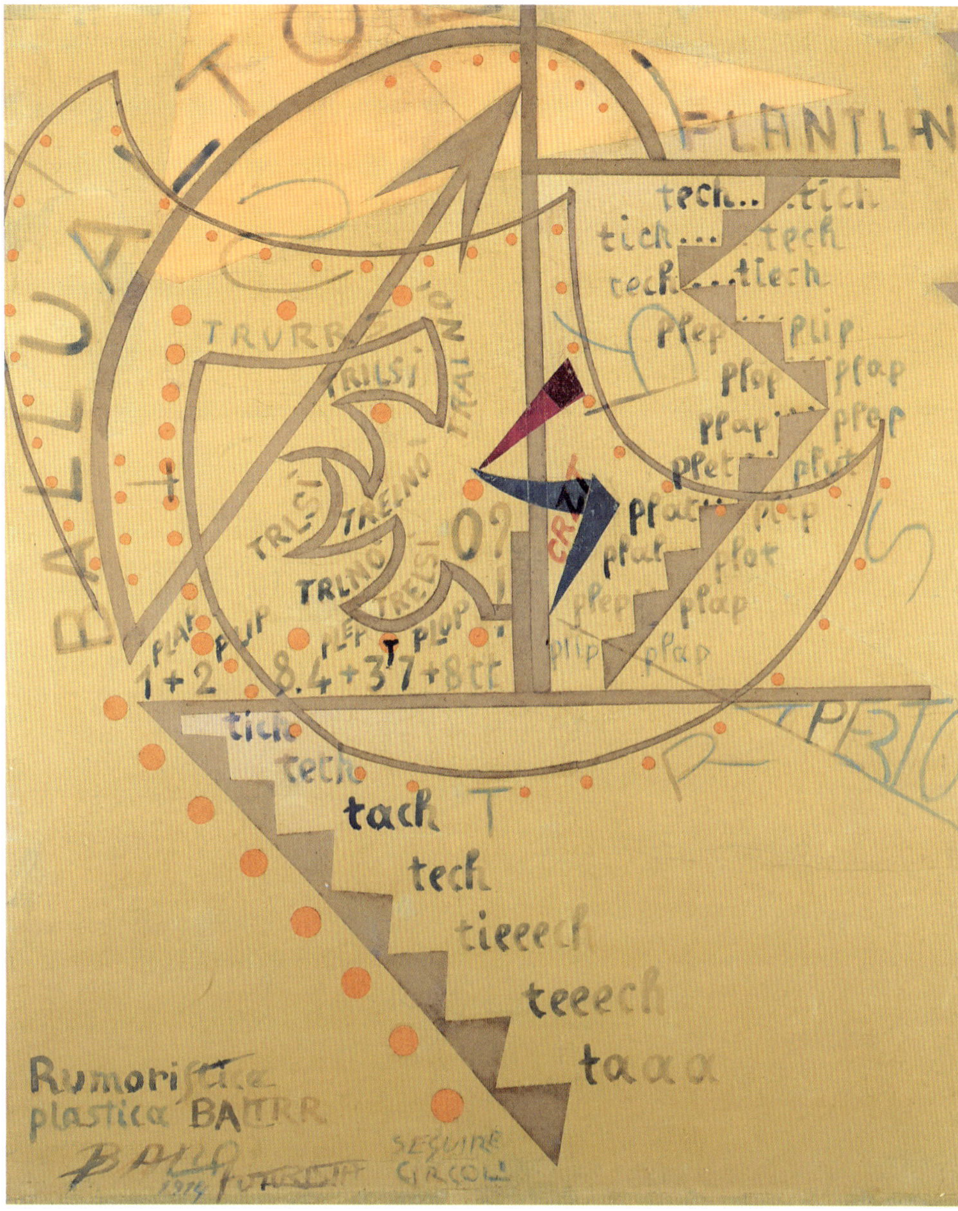

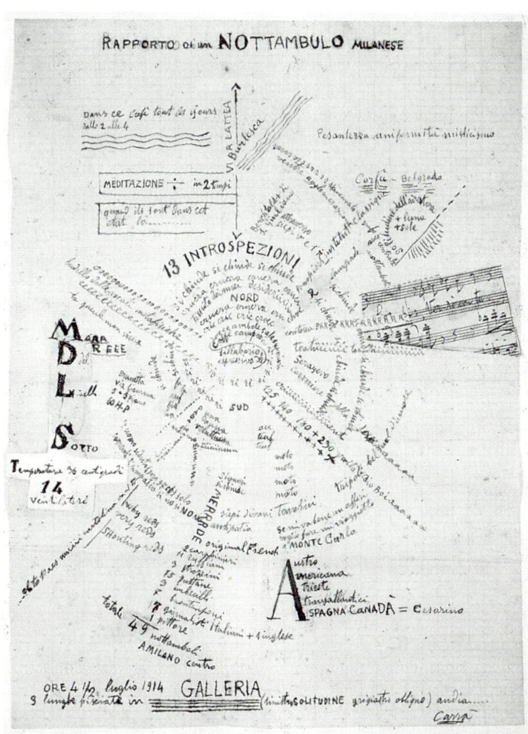

2.6 Carlo Carrà
Guerra navale nell'Adriatico
(Seekrieg in der Adria), 1914/15

2.7 Carlo Carrà
Visione marina (Marine-Vision), 1914

2.8 Carlo Carrà
Volo di guerra (Kriegsflug), 1914/15

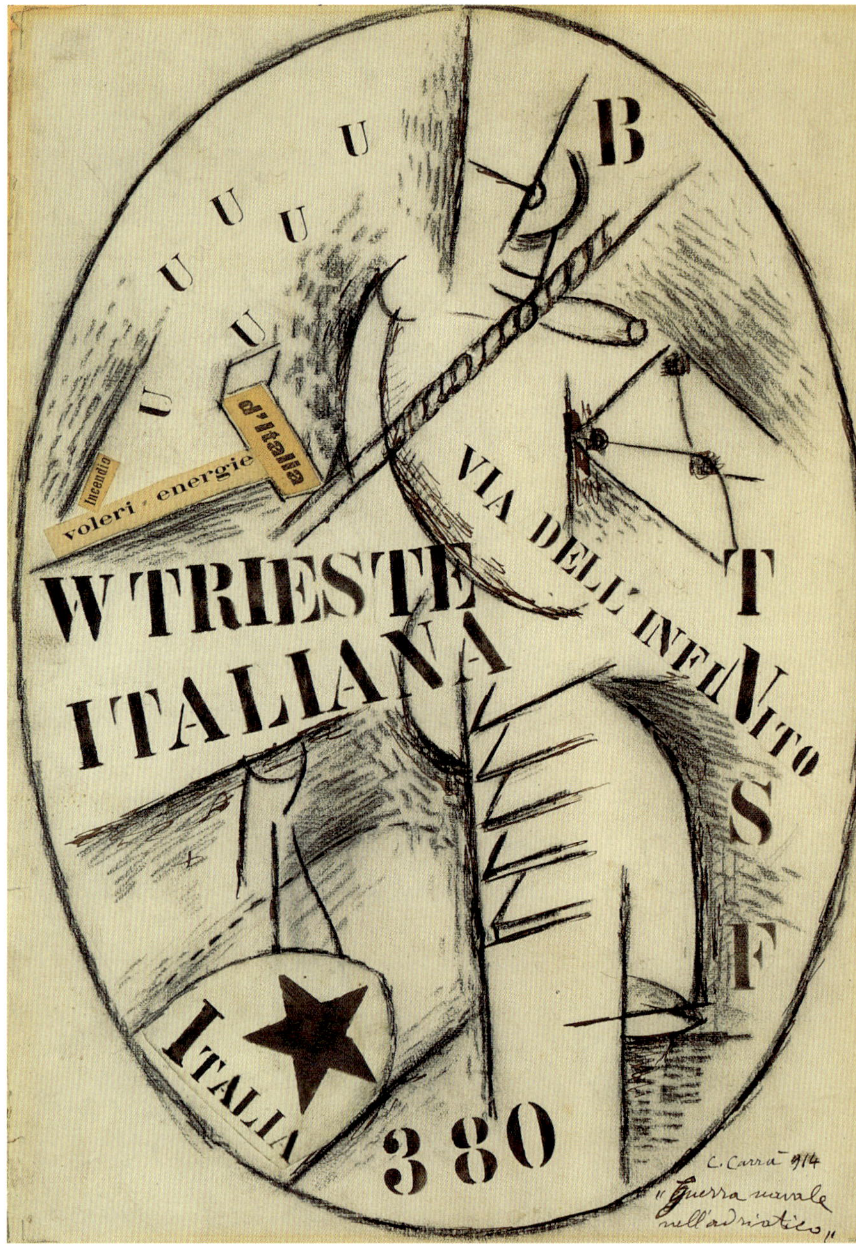

2.6

2.7

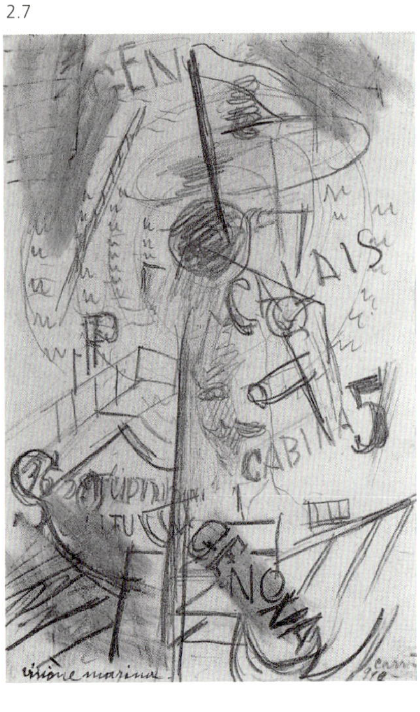

2.8

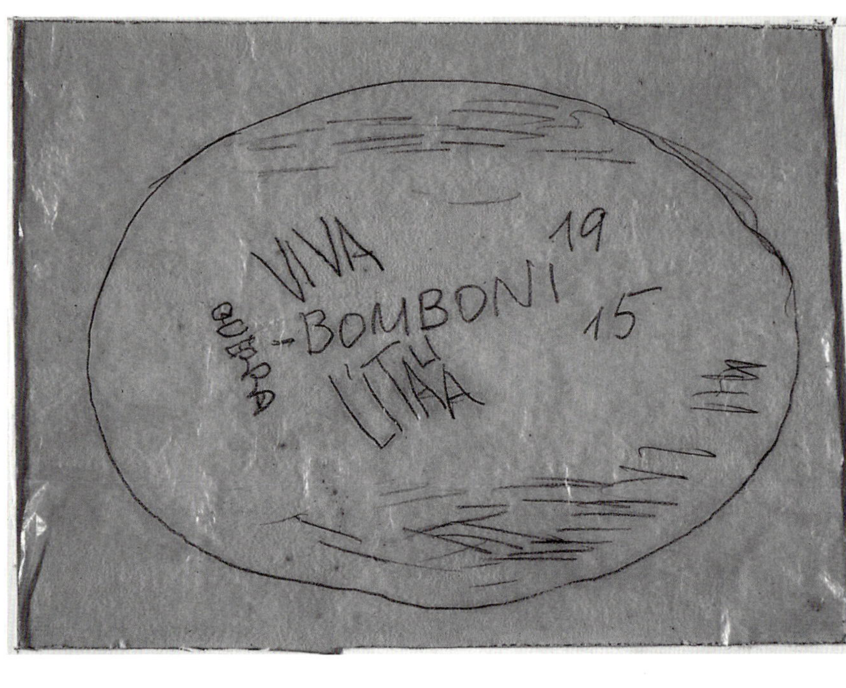

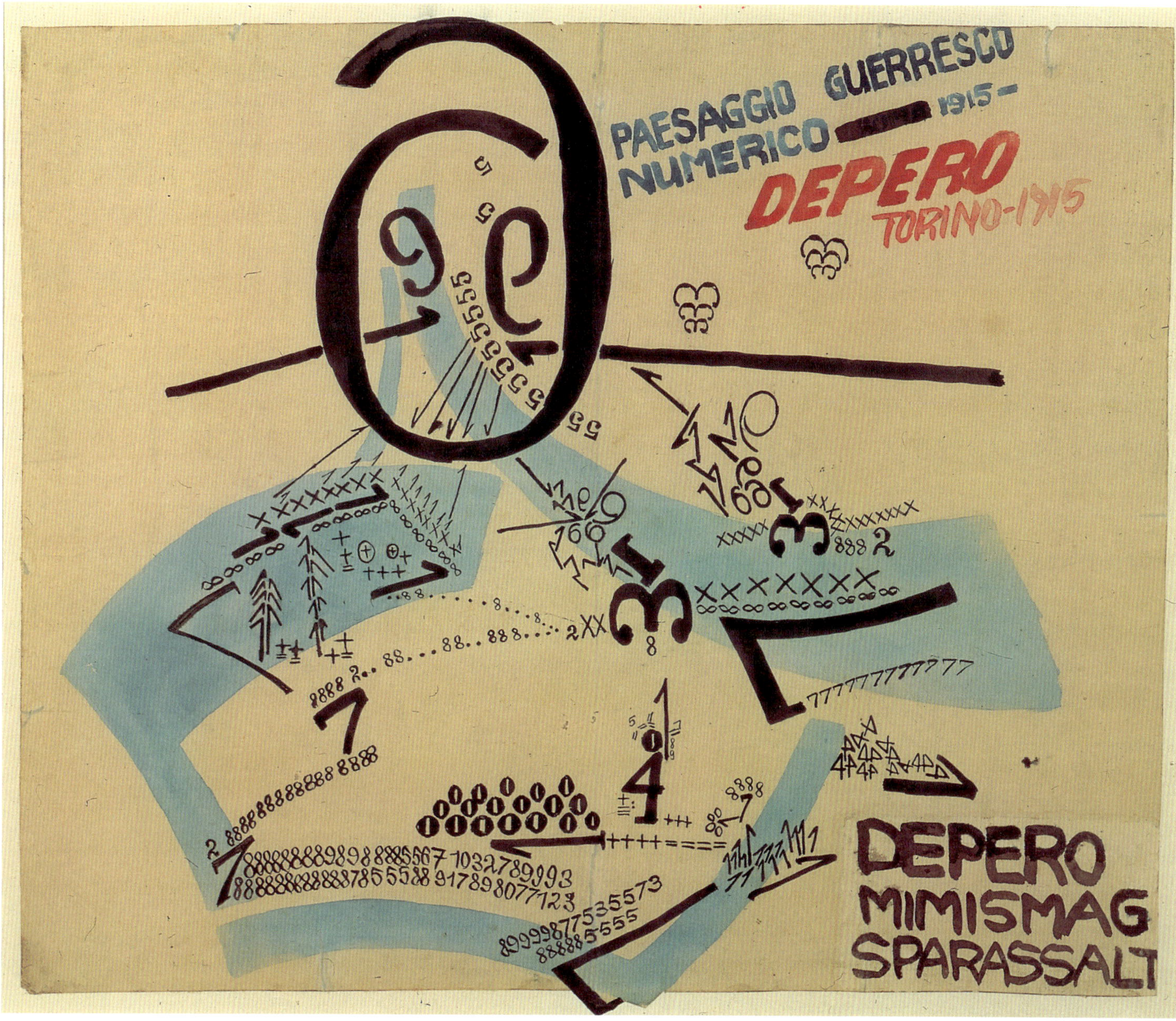

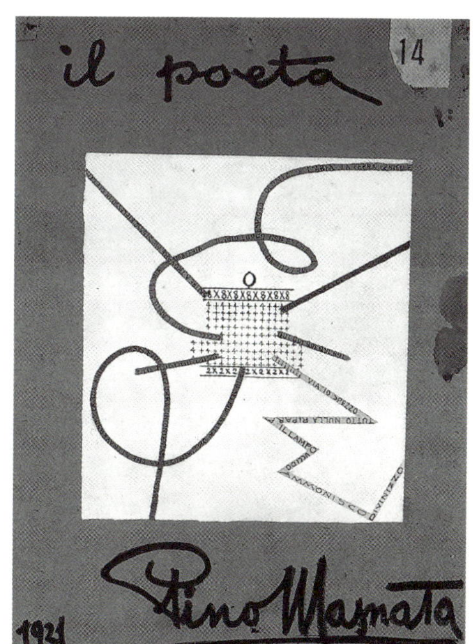

2.9 Fortunato Depero
Paesaggio Guerresco Numerico
(Numerisches Kriegspanorama), 1915

2.10 Pino Masnata
Il Poeta (Der Dichter), 1921

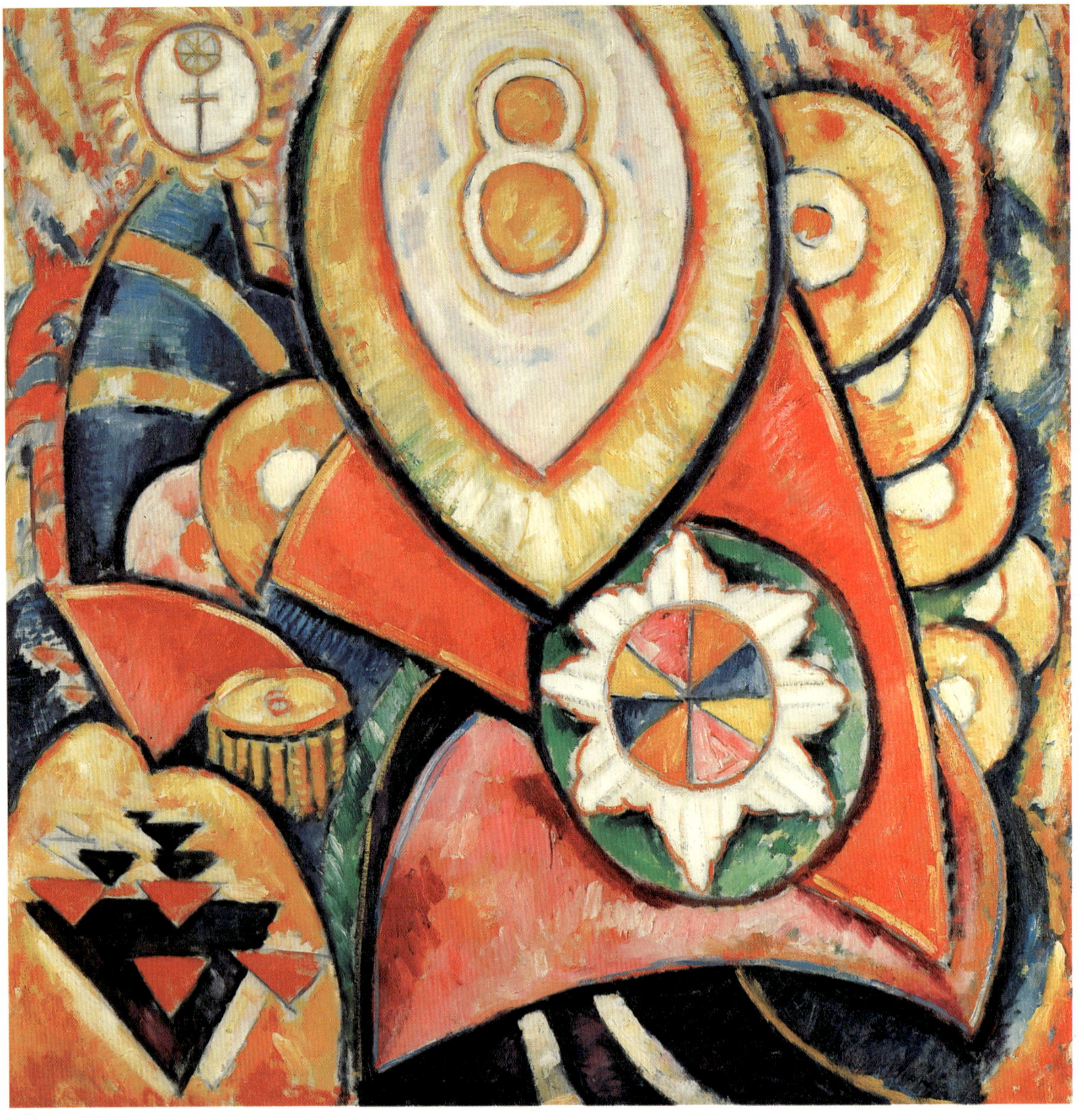

2.11

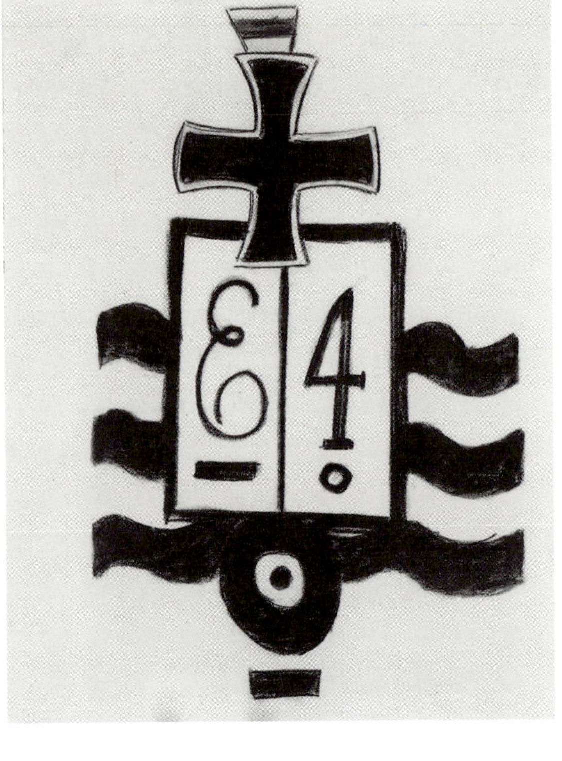

2.12

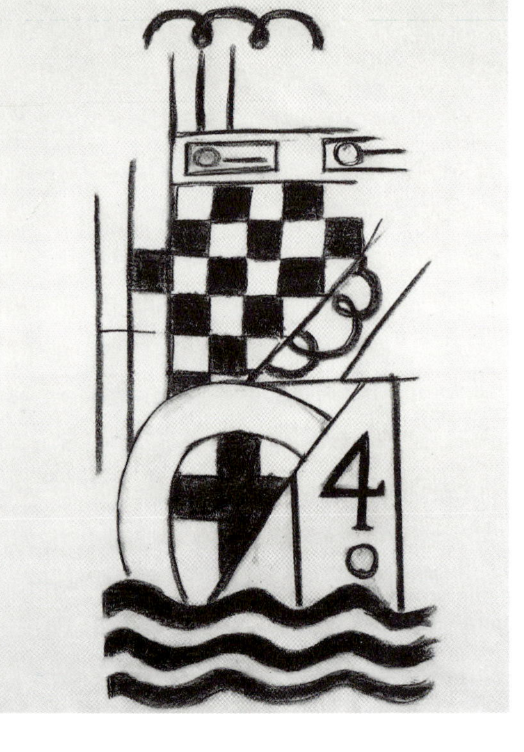

2.13

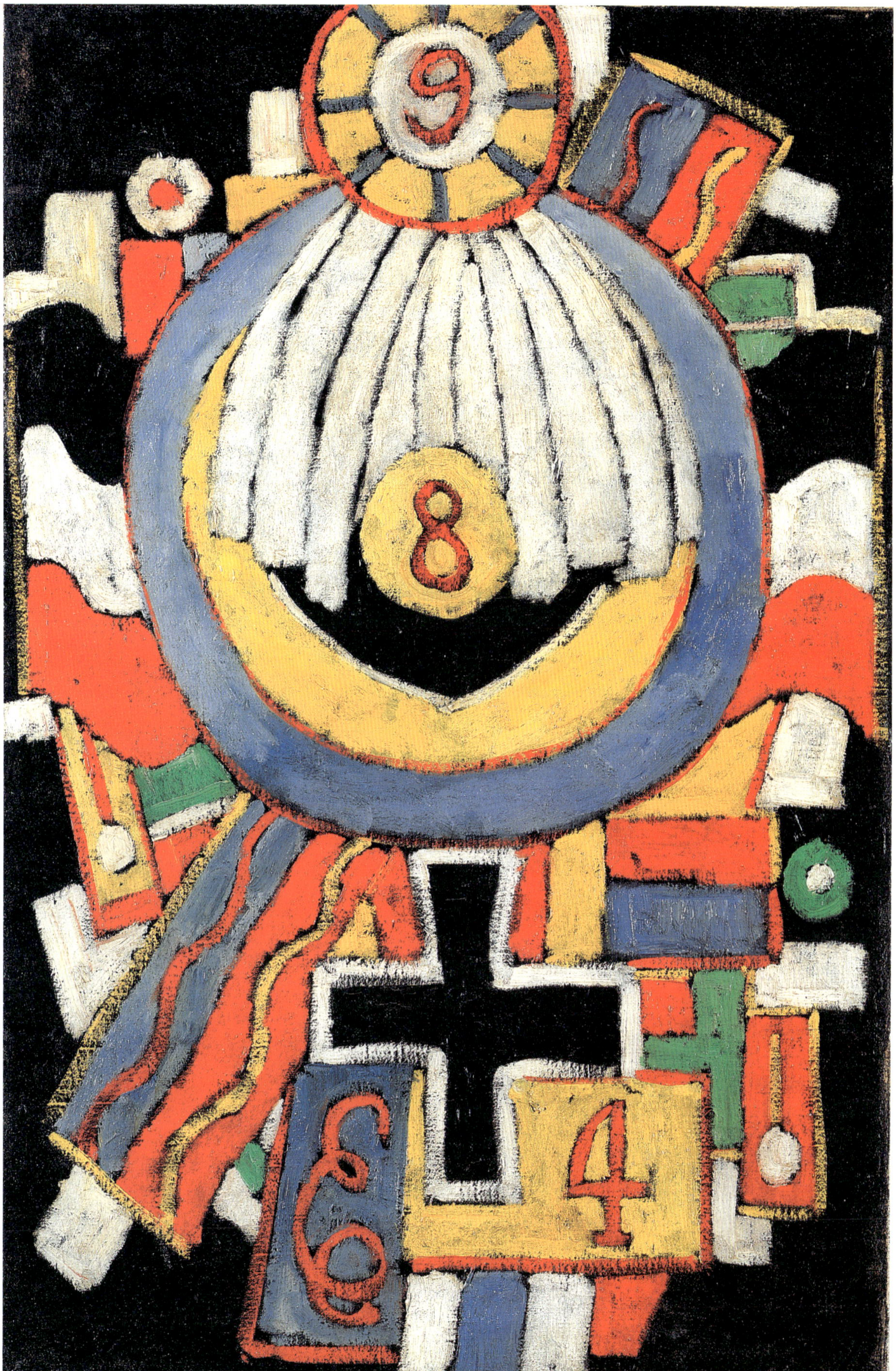

2.14

2.11 Marsden Hartley
Painting No. 48, Berlin (Gemälde Nr. 48), 1913

2.12 Marsden Hartley
Military Symbols 3
(Militärische Symbole 3). 1913–1914

2.13 Marsden Hartley
Military Symbols 2
(Militärische Symbole 2), 1913–1914

2.14 Marsden Hartley
Portrait (Portrait), um 1914/15

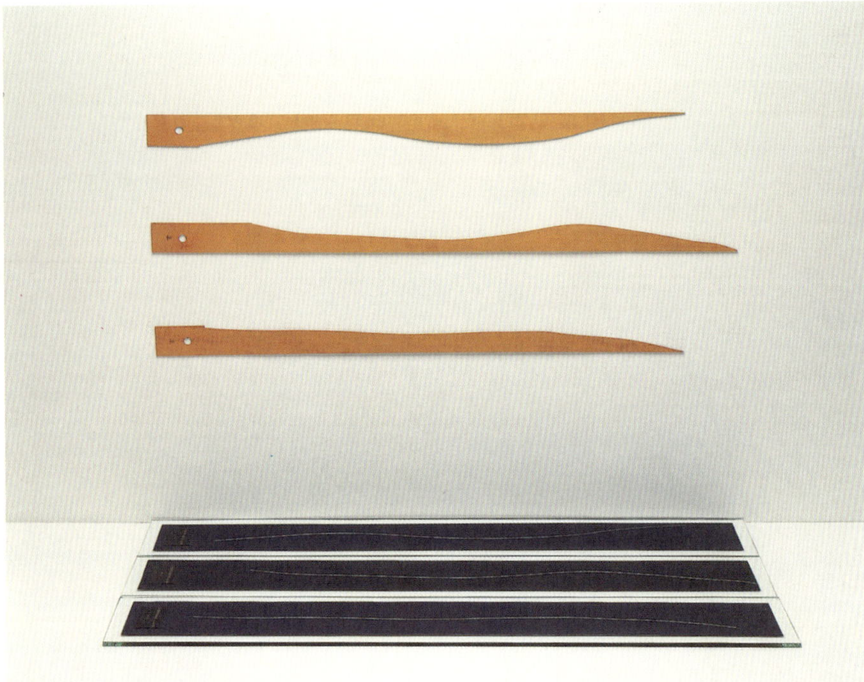

2.15 Marcel Duchamp
Trois Stoppages-étalon, 1913/14 (1964)

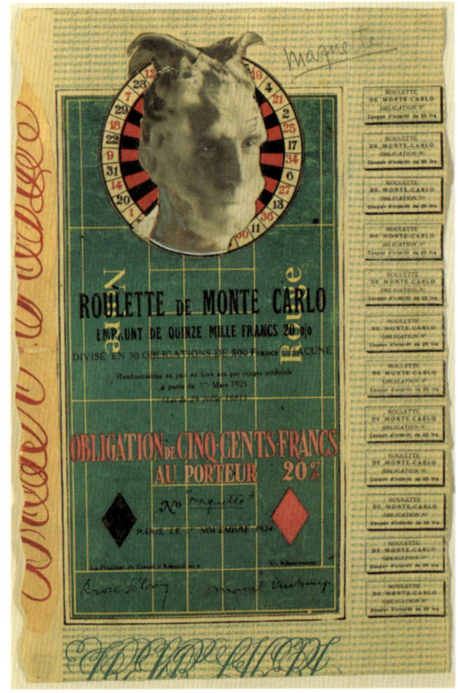

2.16 Marcel Duchamp und Man Ray
Monte Carlo Bond
(Monte Carlo Obligation), 1924

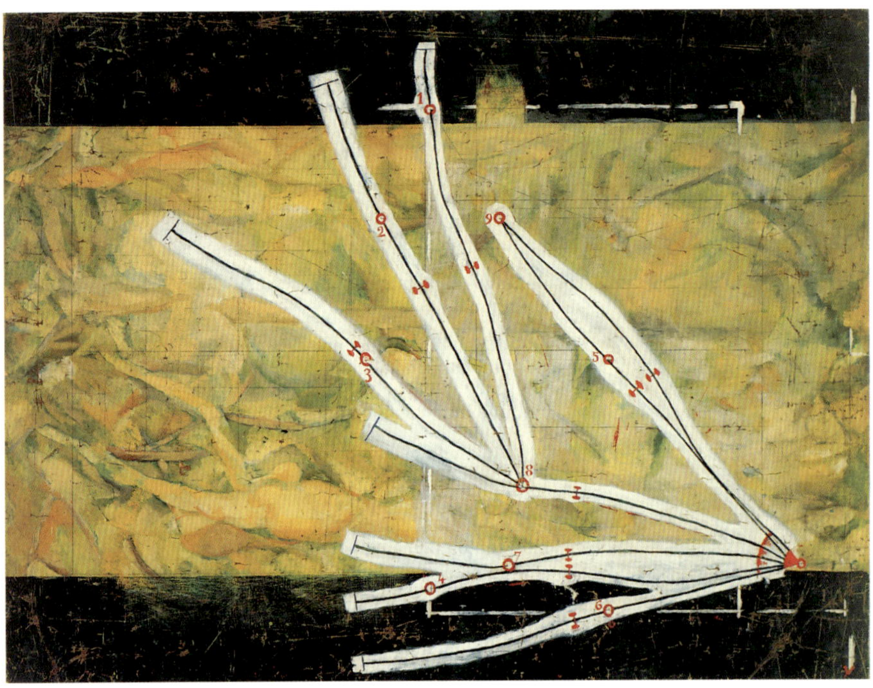

Abb. 8
Marcel Duchamp
Réseaux des Stoppages, 1914

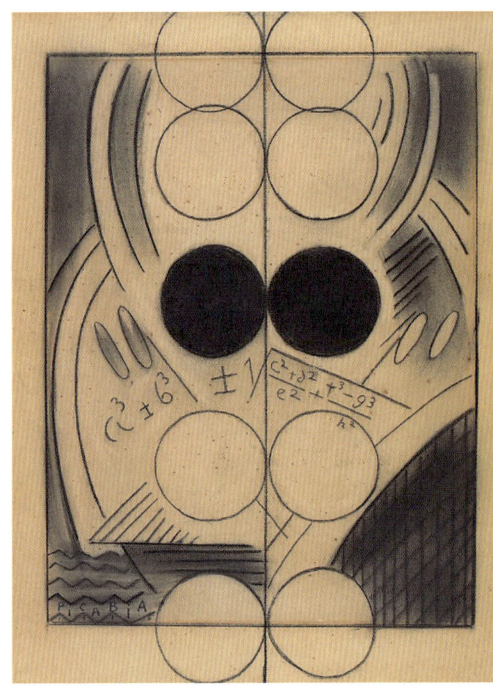

2.18 Marius de Zayas
Portrait Alfred Stieglitz, um 1913–1916

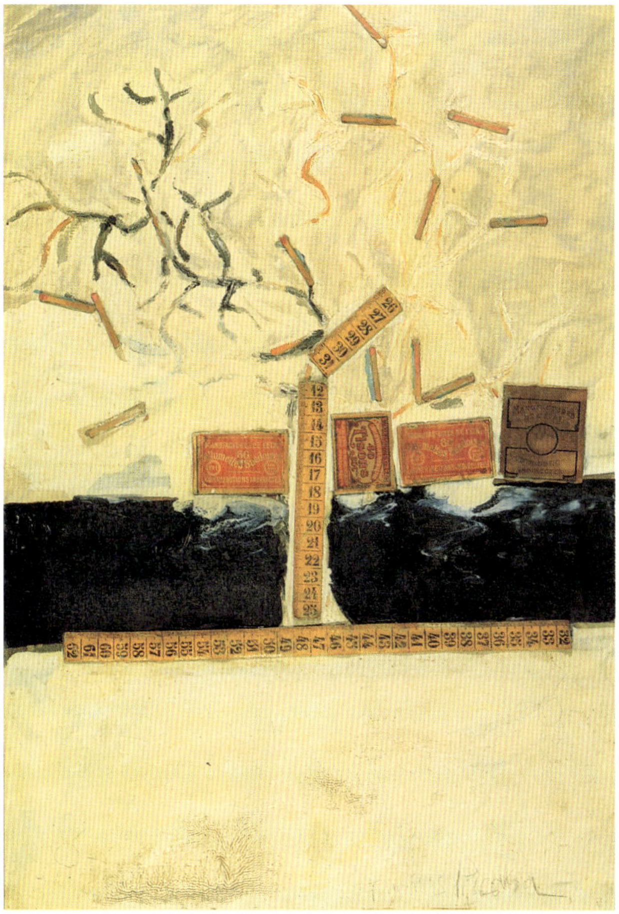

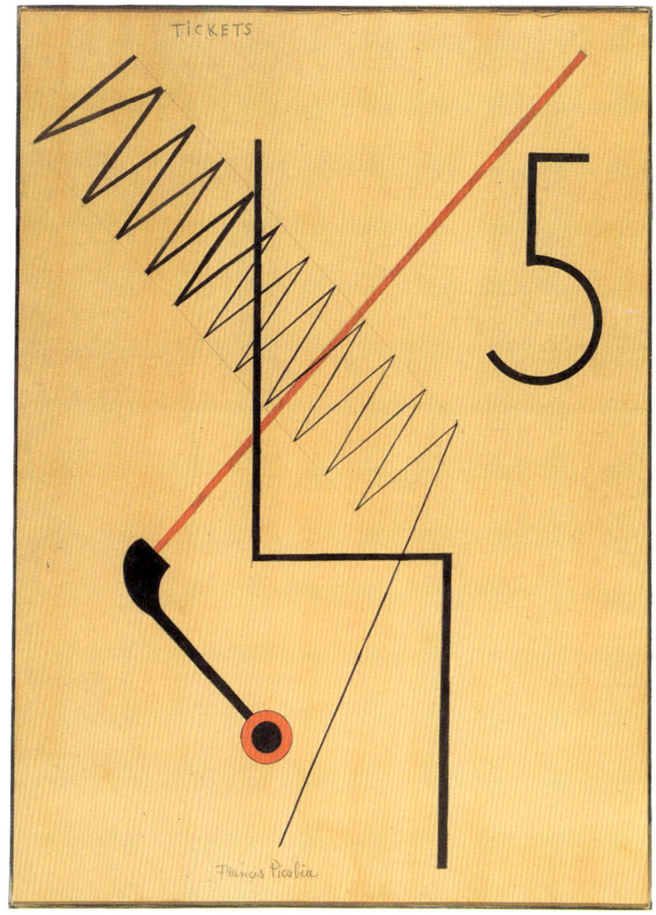

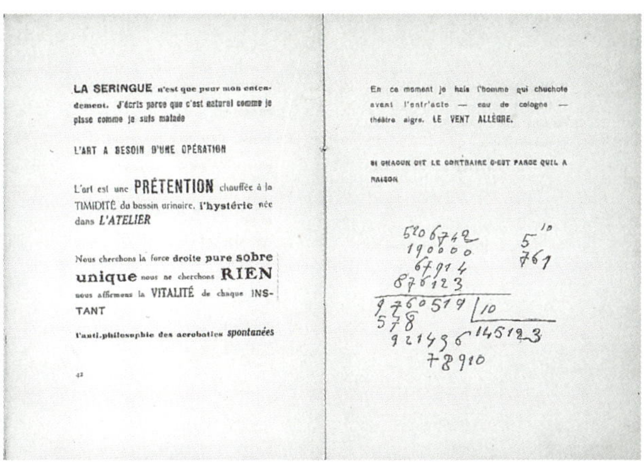

LA SERINGUE n'est que pour mon entendement. J'écris parce que c'est naturel comme je pisse comme je suis malade

L'ART A BESOIN D'UNE OPÉRATION

L'art est une **PRÉTENTION** chauffée à la TIMIDITÉ du bassin urinaire, **l'hystérie** née dans *L'ATELIER*

Nous cherchons la force **droite pure sobre unique** nous ne cherchons **RIEN** nous affirmons la **VITALITÉ** de chaque INSTANT

l'anti-philosophie des acrobaties *spontanées*

42

En ce moment je hais l'homme qui chuchote avant l'entr'acte — eau de cologne — théâtre aigre. LE VENT ALLÈGRE.

SI CHACUN DIT LE CONTRAIRE C'EST PARCE QU'IL A RAISON

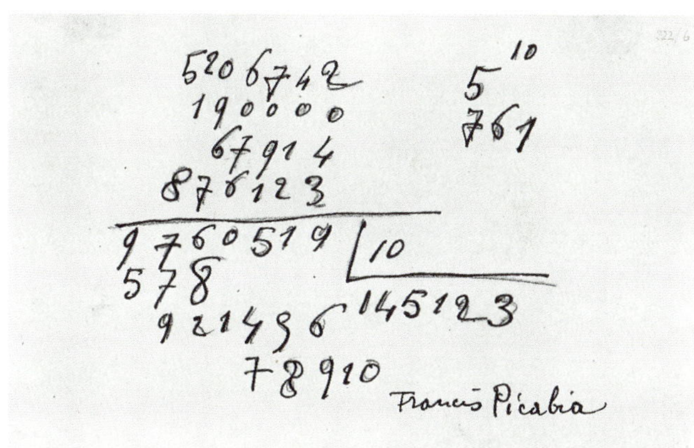

2.19 Francis Picabia
Les Centimètres (Die Zentimeter), 1924/25

2.20 Francis Picabia
Tickets, 1922

2.21 Francis Picabia
Illustration mathématique in Tristan Tzara »Sept Manifestes Dada«, 1924

2.22 Francis Picabia
Illustration mathématique pour »Sept Manifestes Dada«, 1924

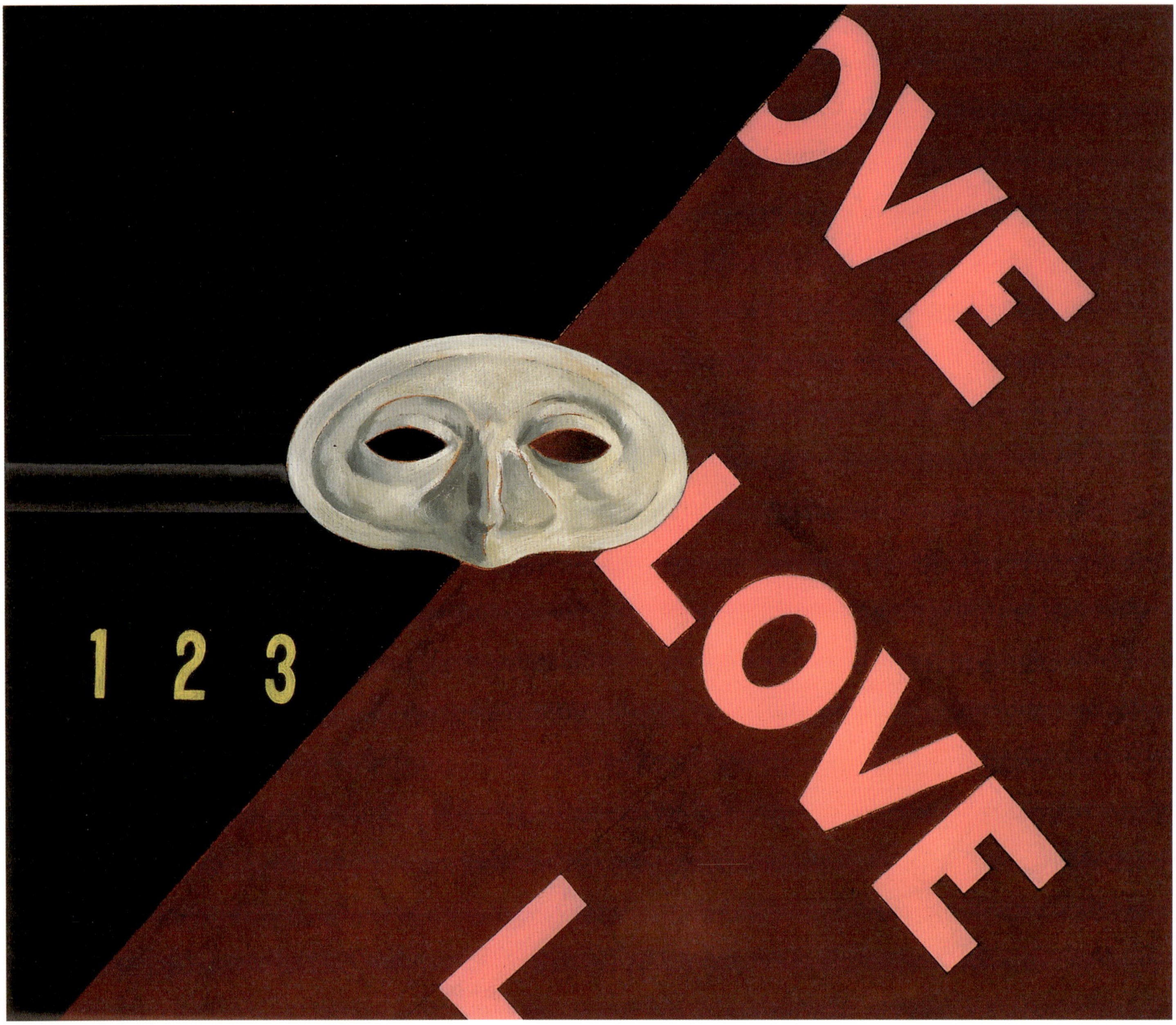

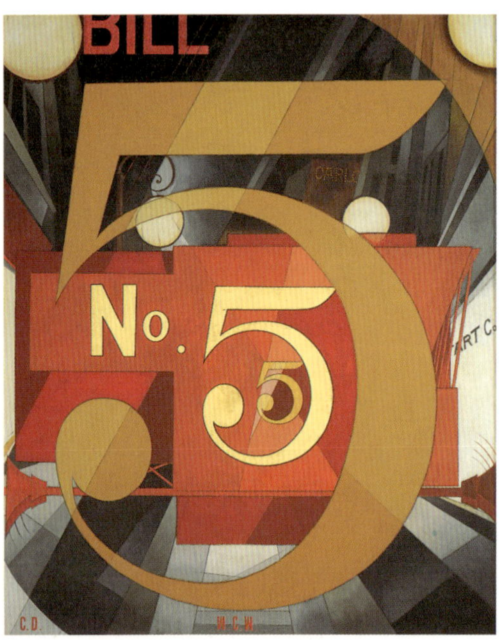

2.27 Charles Demuth
Love, Love, Love. Hommage to Gertrude Stein
(Liebe, Liebe, Liebe. Hommage an Gertrude Stein), 1928

Abb. 9
Charles Demuth
I Saw the Figure Five in Gold
(Ich sah die Zahl Fünf in Gold), 1928

2.28 Giacomo Balla
Numeri innamorati
(Verliebte Zahlen), 1923

Abb. 11
Giacomo Balla
Il grande T (Das große T), 1923

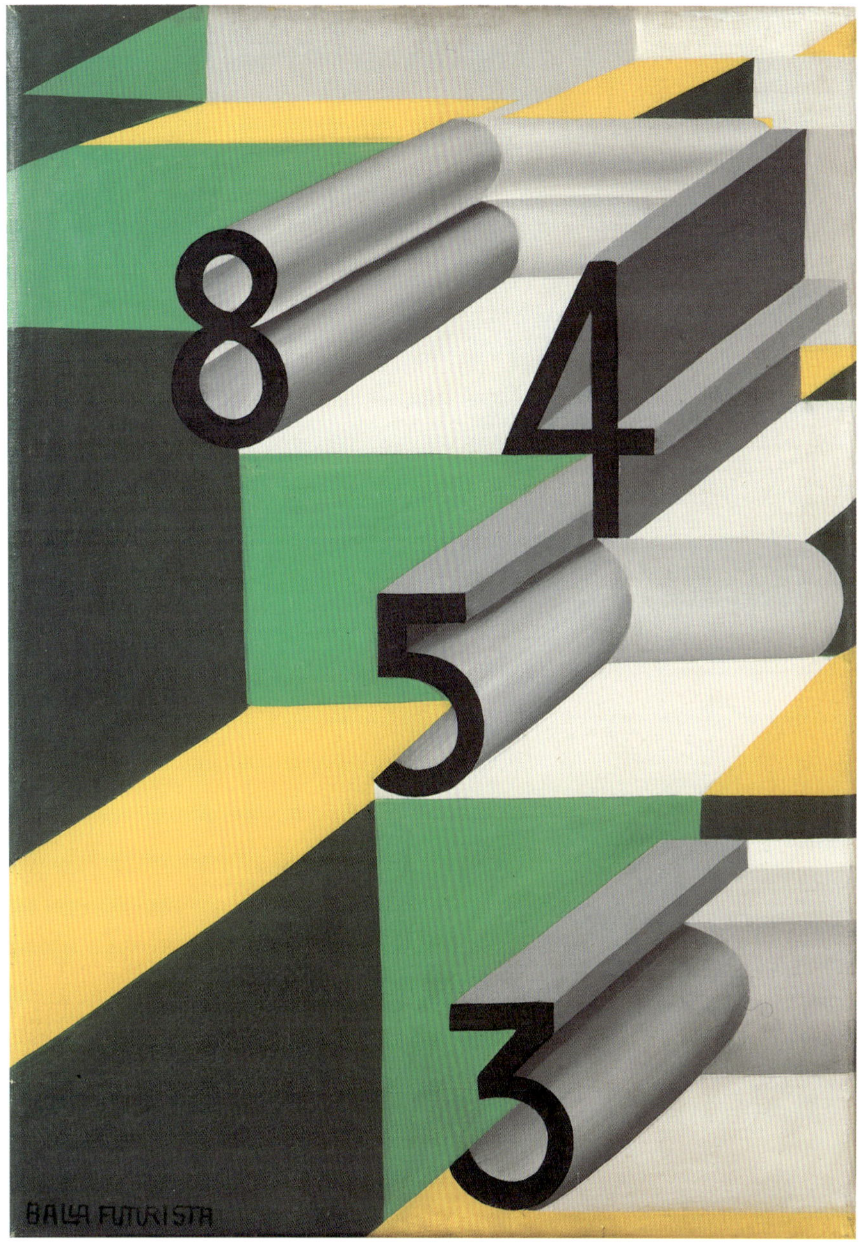

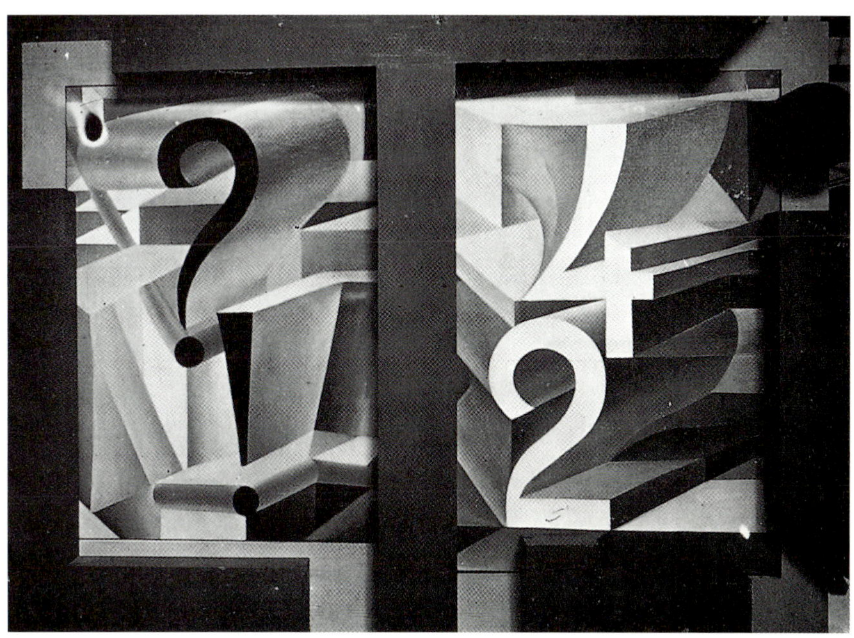

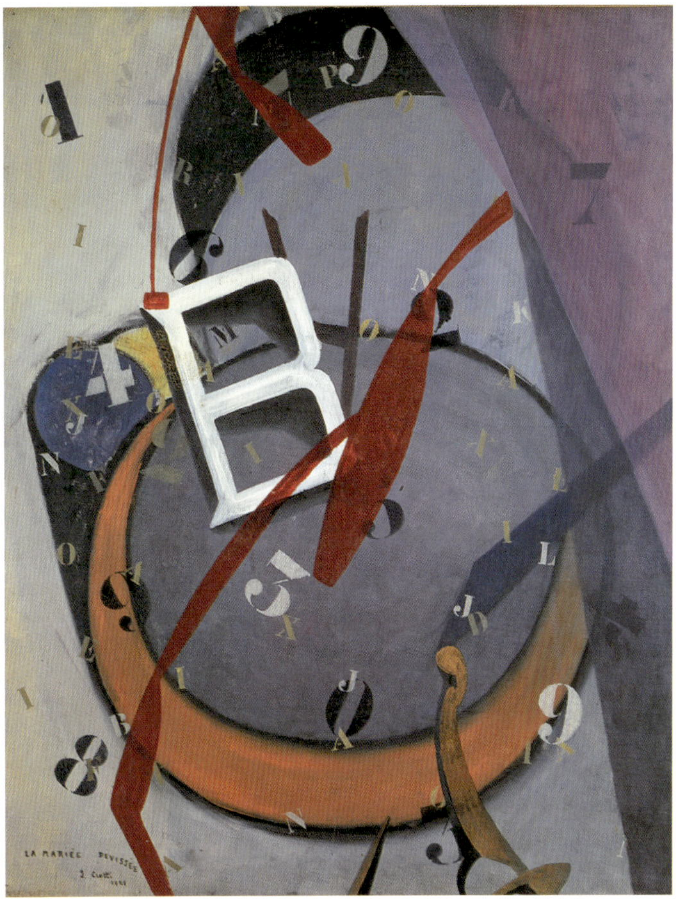

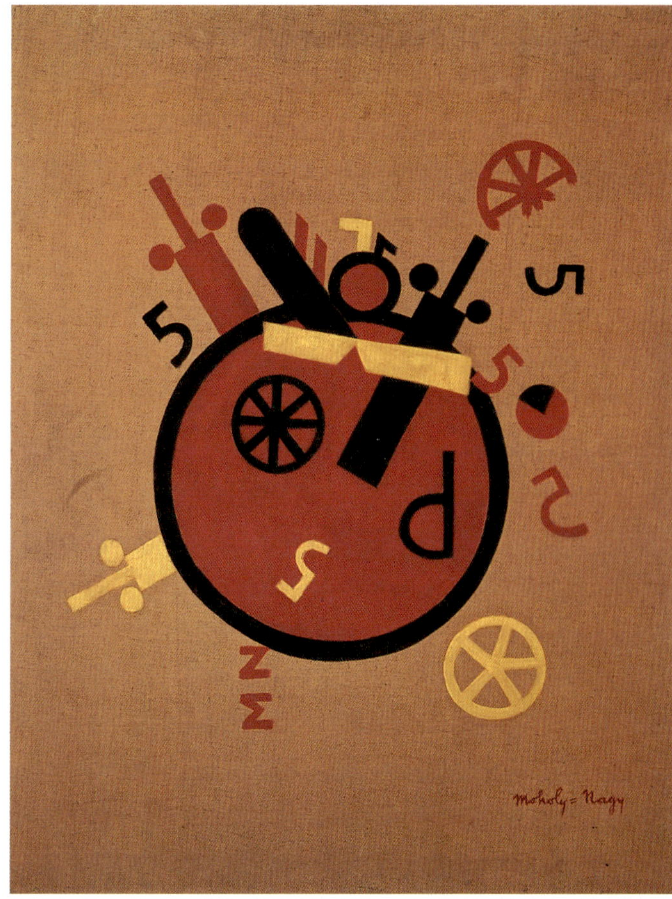

2.29 Jean Crotti
La mariée dévissée
(Die aufgeschraubte Braut), 1921

2.30 László Moholy-Nagy
Großes Rad (Große Gefühlsmaschine),
1920

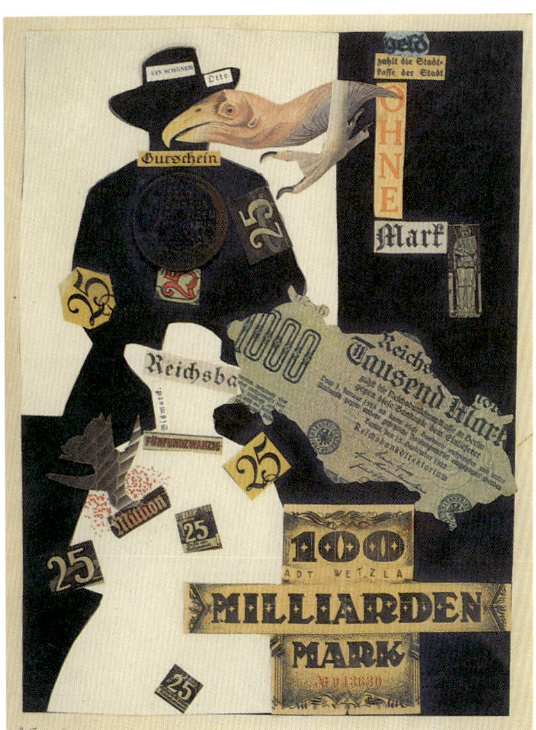

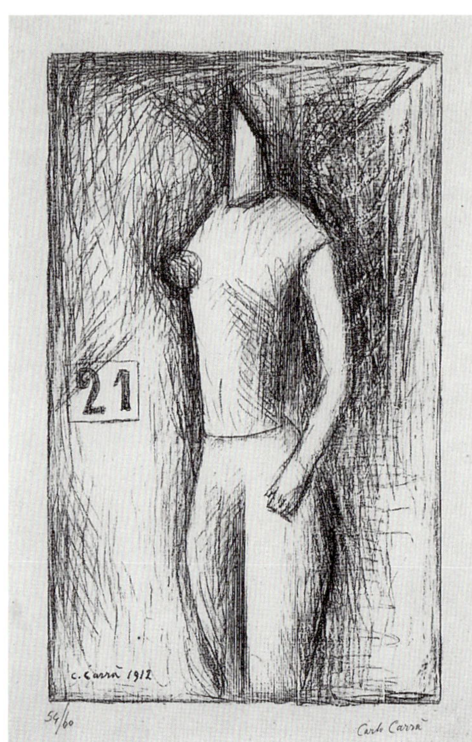

2.31 Lásló Moholy-Nagy
25 Pleitegeier, 1922/23

2.32 Carlo Carrà
Donna que attraversa
la strada (Ventuno)
(Frau, die Straße überquerend,
Einundzwanzig), 1912

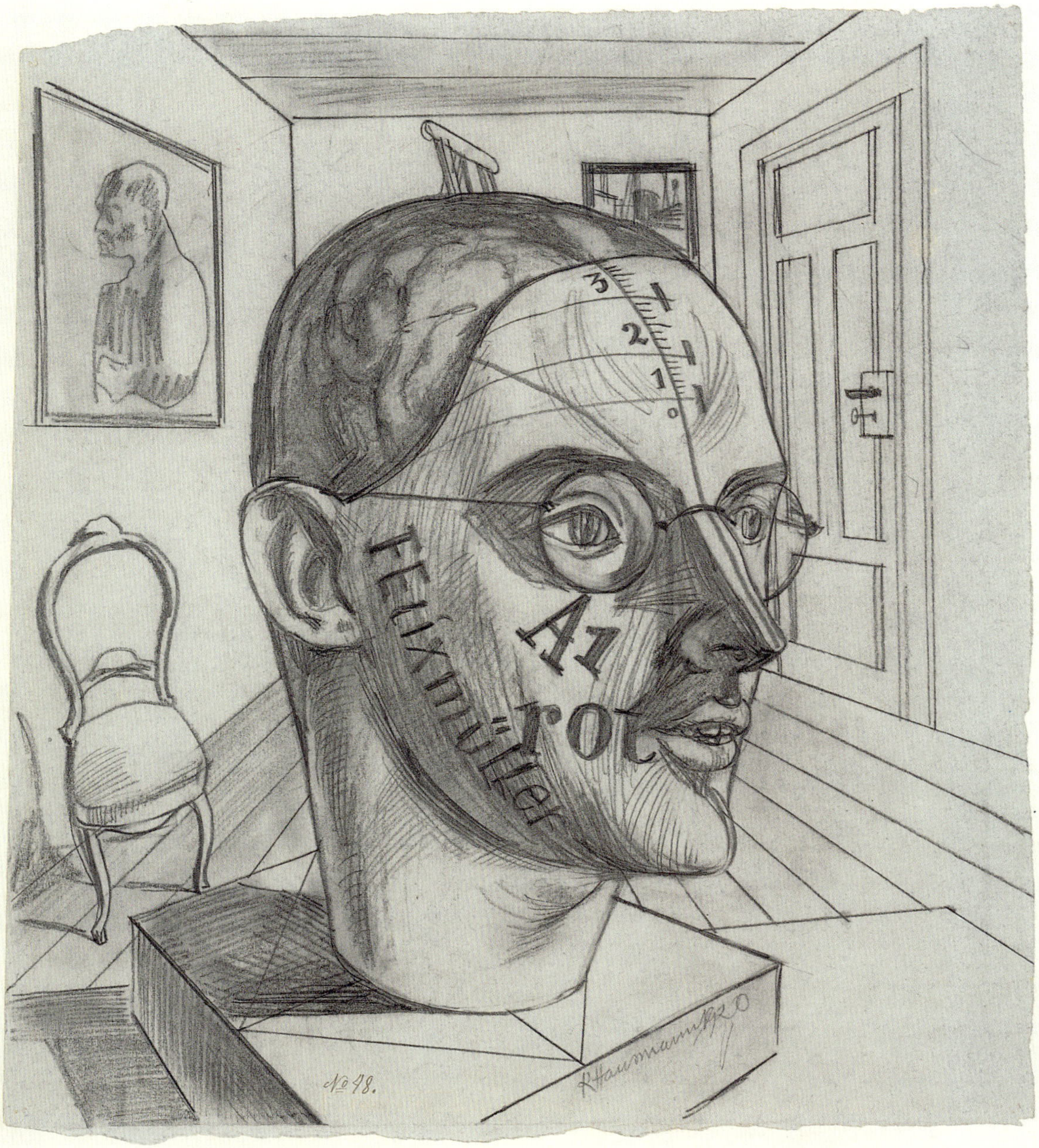

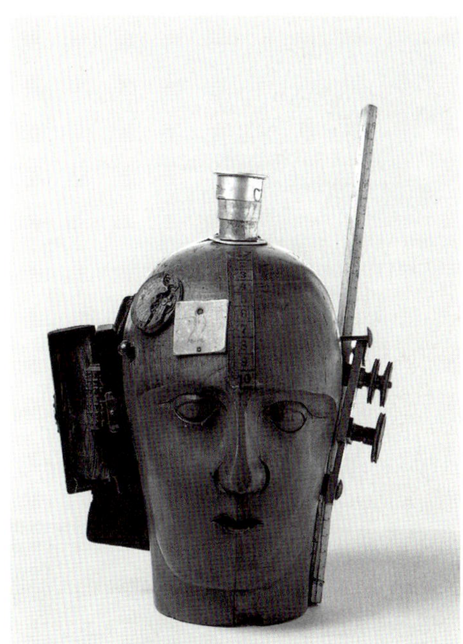

2.35 Raoul Hausmann
Portrait Conrad Felixmüller als mechanischer Kopf, 1920

Abb. 12
Raoul Hausmann
Mechanischer Kopf
(Der Geist unserer Zeit), 1920

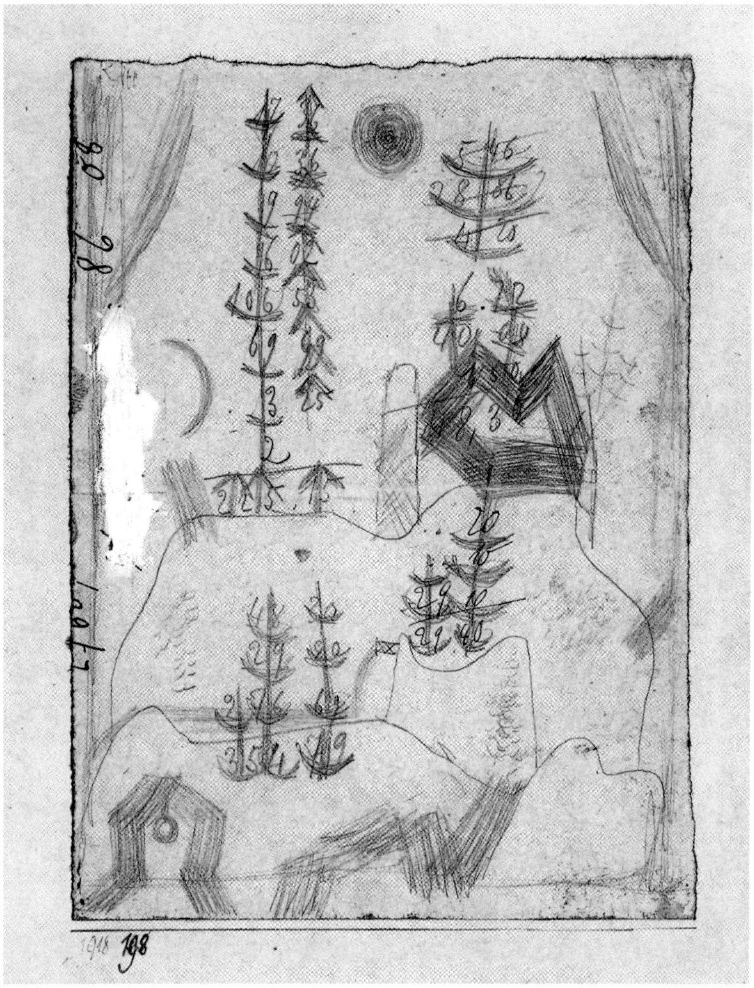

2.37 Paul Klee
Zahlenbäume, 1918

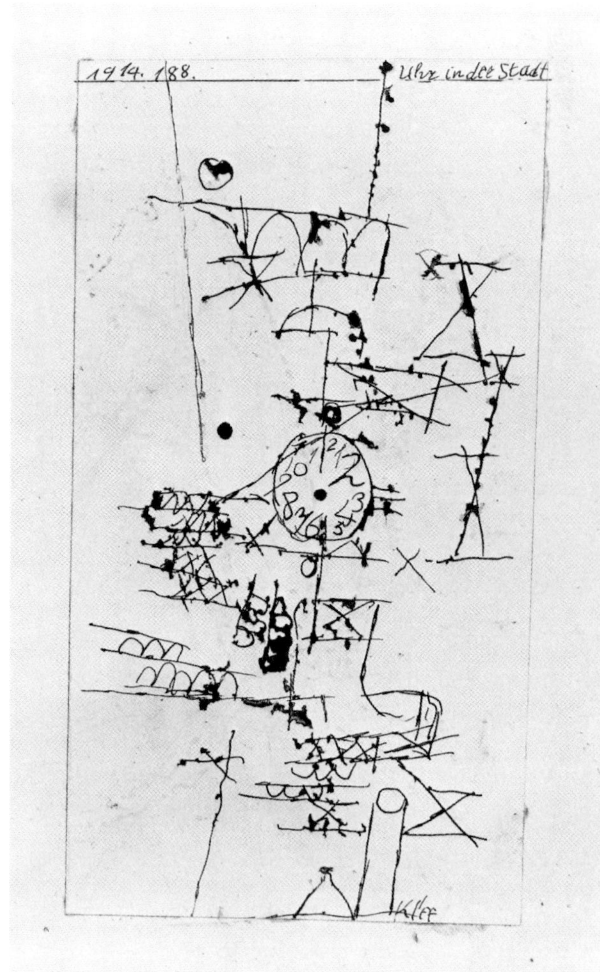

2.38 Paul Klee
Uhr in der Stadt, 1914

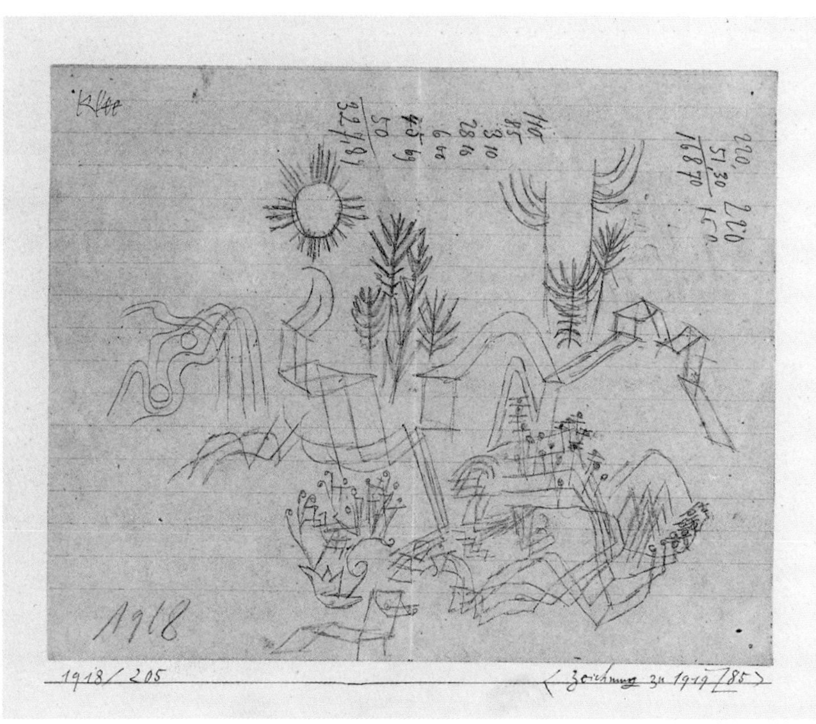

2.39 Paul Klee
Landschaft mit stehender Sonne, 1918

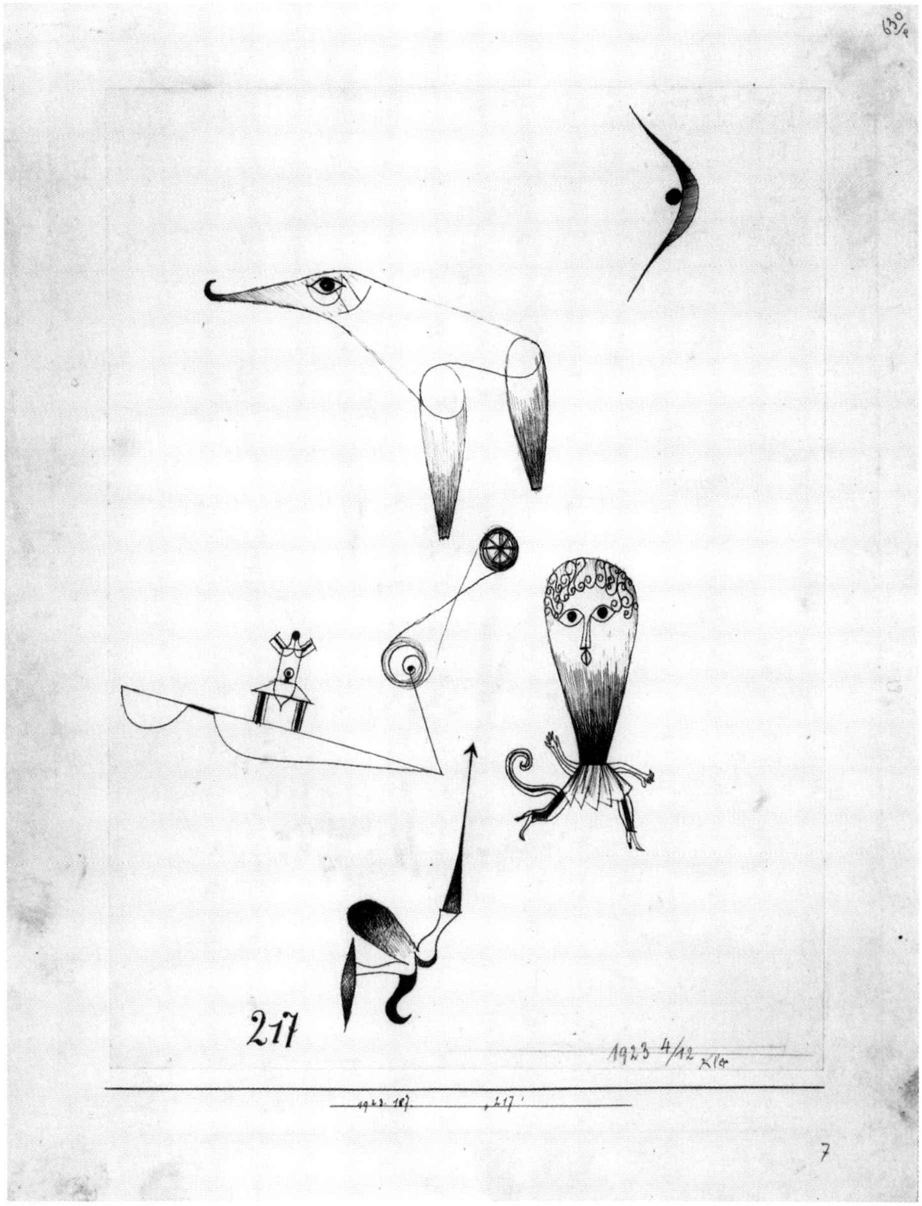

2.41 Paul Klee
Klassisch-dynamisches Scherzo 217, 1923

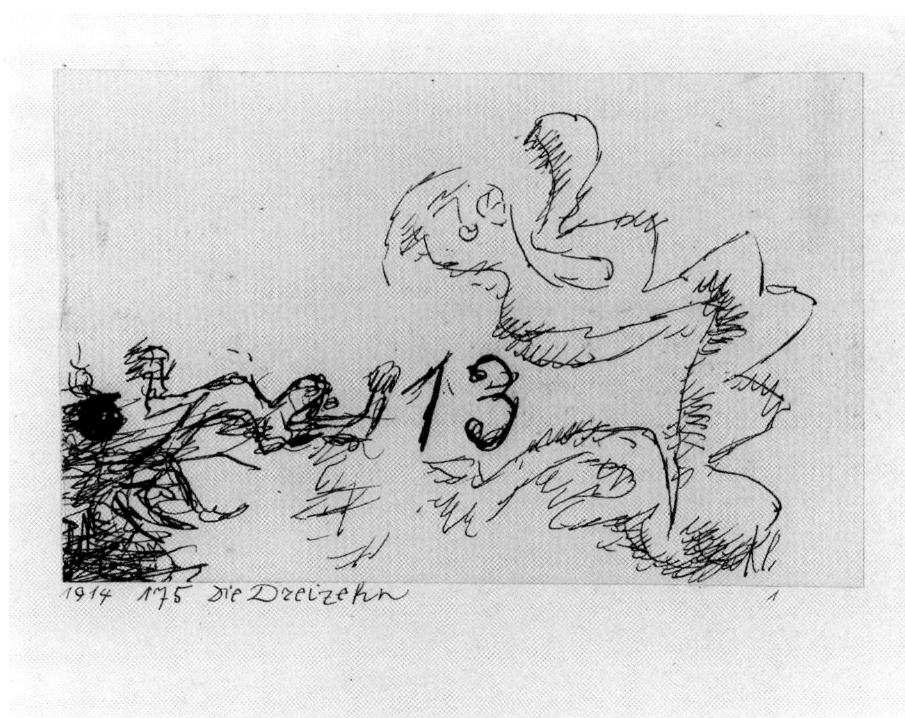

2.42 Paul Klee
Die Dreizehn, 1914

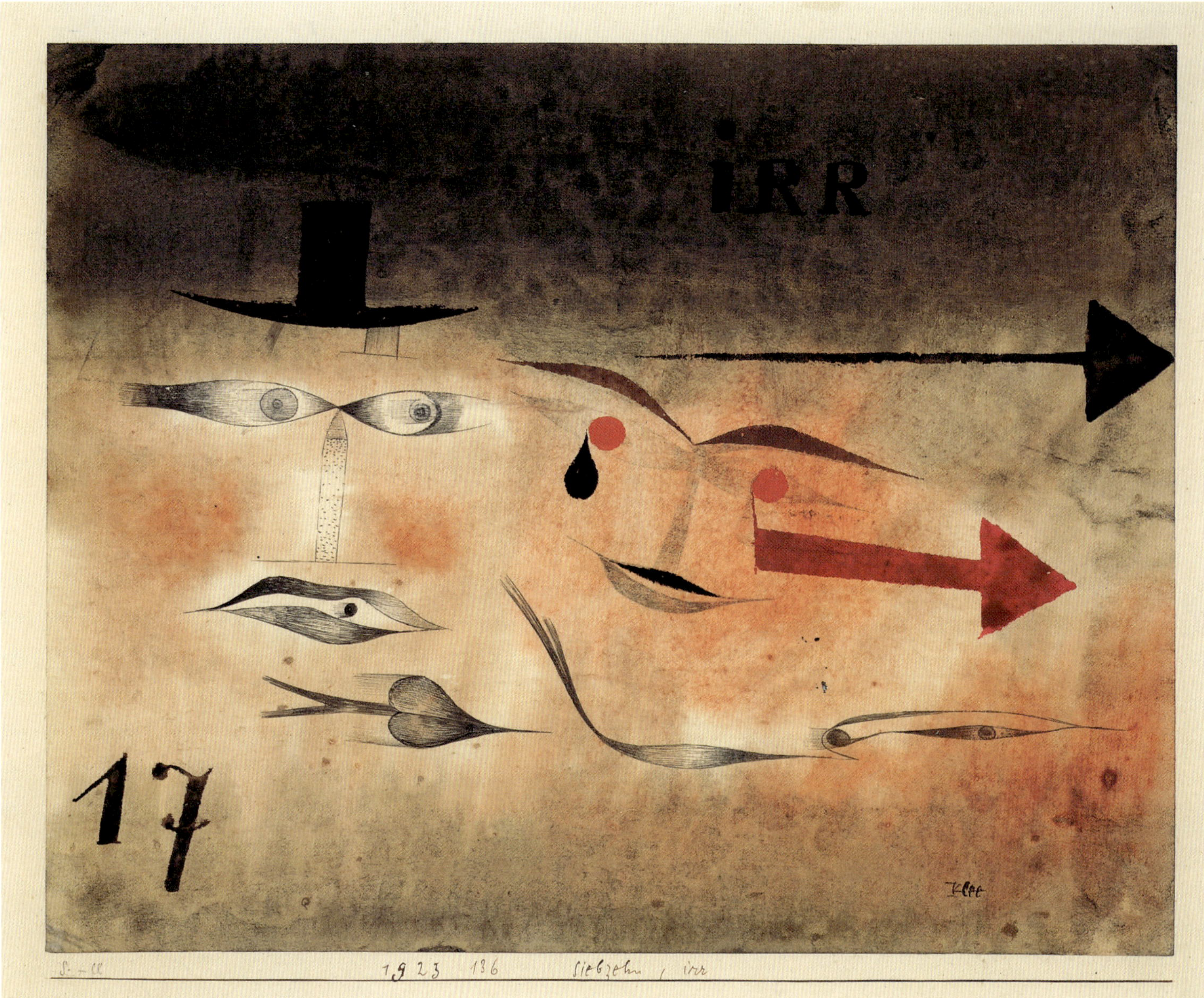
IRR
17
Klee
1923 136 siebzehn, irr

2.44

2.45

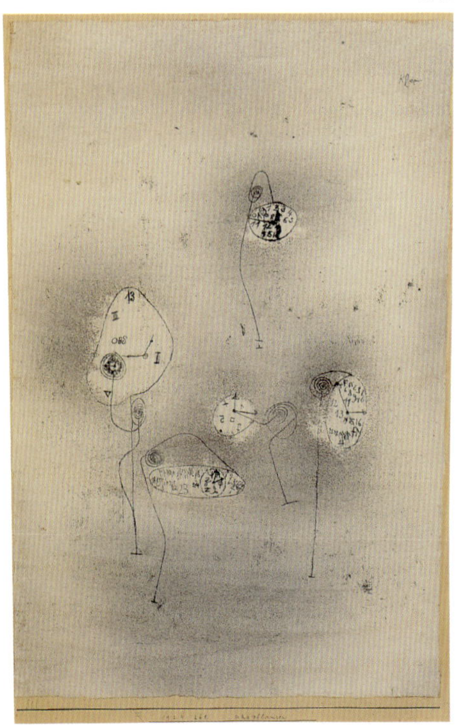

2.46

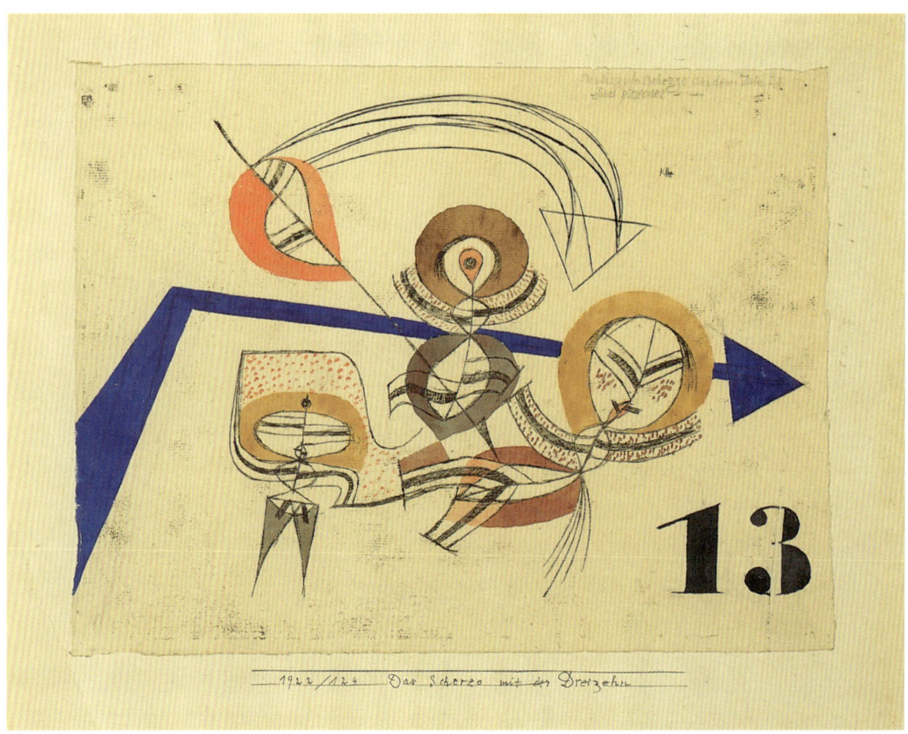
13
1922/124 Das Scherzo mit der Dreizehn

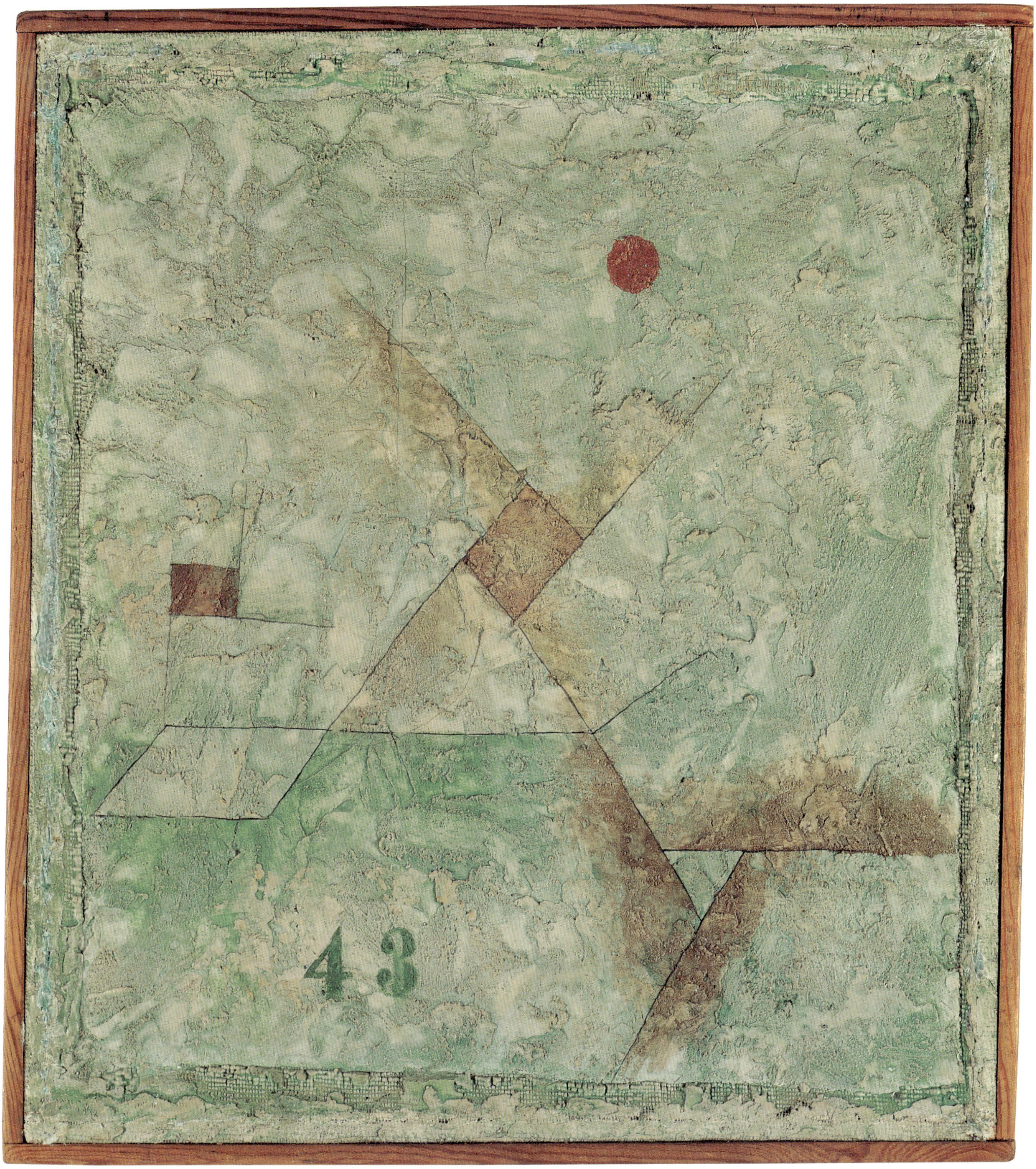

2.47

2.44 Paul Klee
Siebzehn, irr., 1923

2.45 Paul Klee
Uhrpflanzen, 1924

2.46 Paul Klee
Das Scherzo mit der Dreizehn, 1922

2.47 Paul Klee
43, 1928

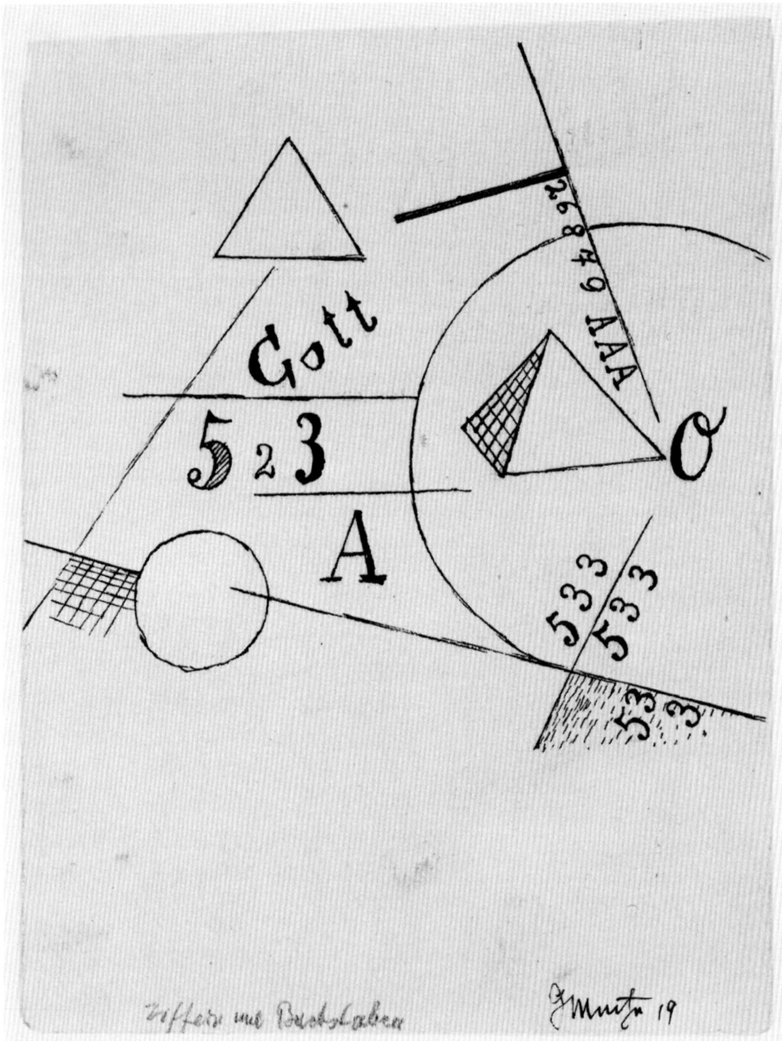

2.48

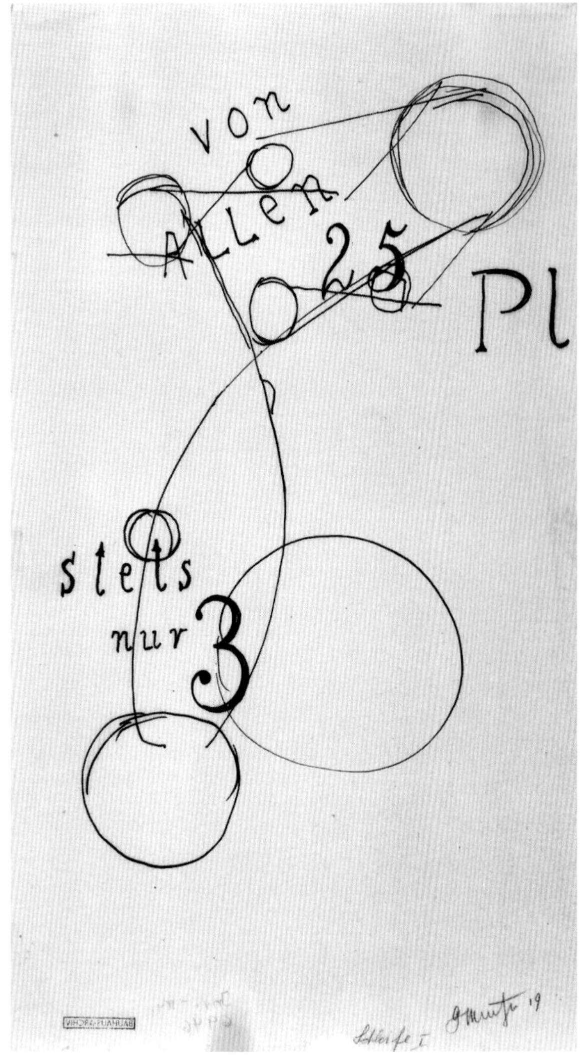

2.49

2.50

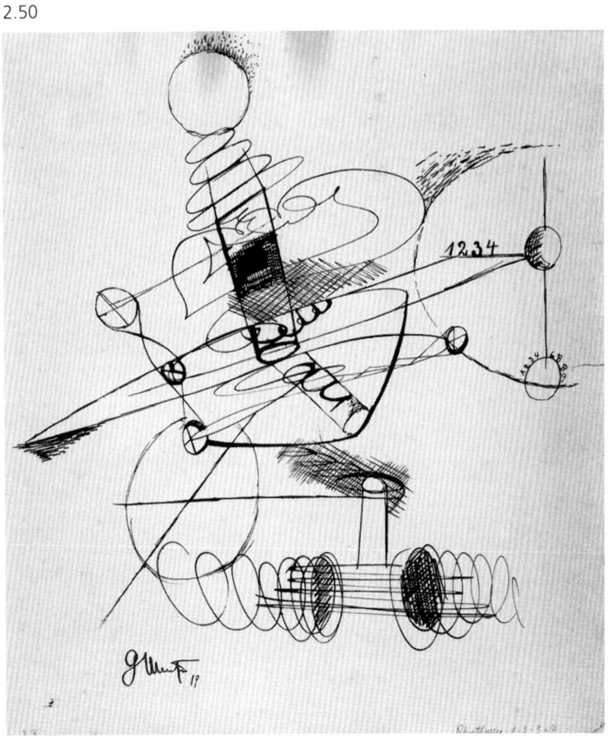

2.48 Georg Muche
Ziffern und Buchstaben, 1919

2.49 Georg Muche
Schleife I, 1919

2.50 Georg Muche
Rhythmen 1–2–3–4, 1919

2.51 Oskar Schlemmer
Zahlenmystik mit 5, 1919

2.54 Oskar Schlemmer
Abstrakt mit 5 und Kopf, um 1915

2.56 Oskar Schlemmer
Zahlenmystik mit 8, 1919

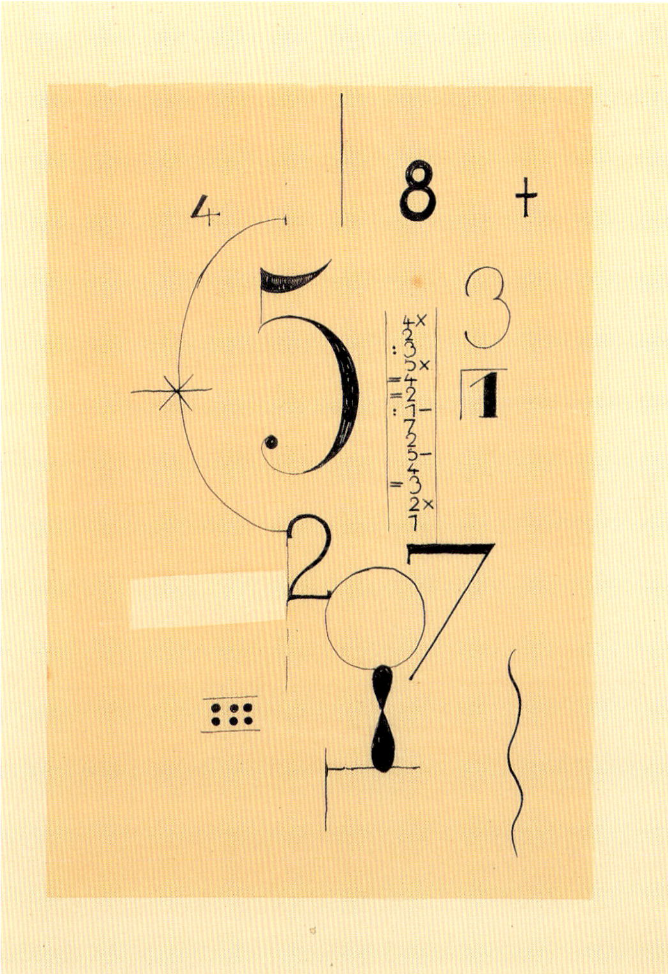

2.51

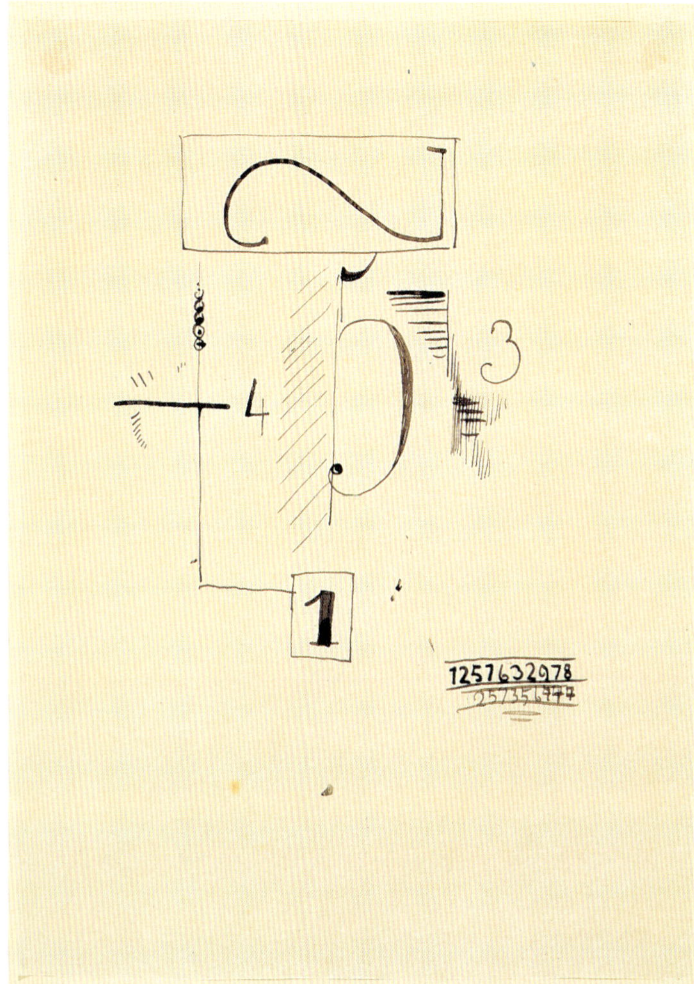

2.53

2.54

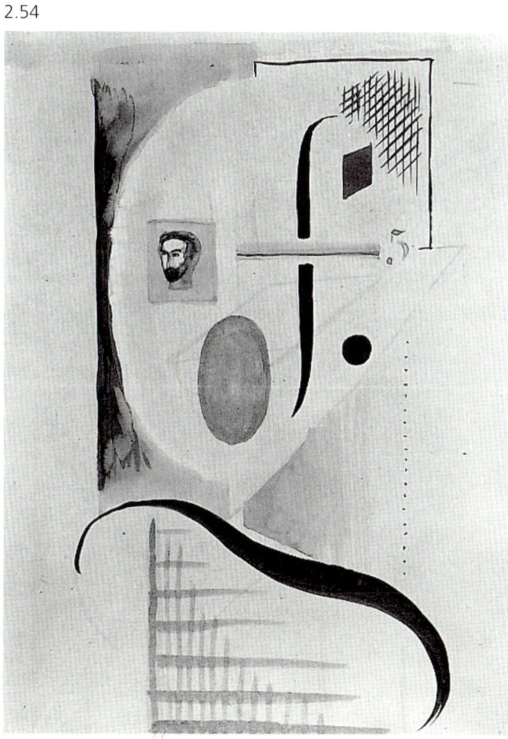

2.56

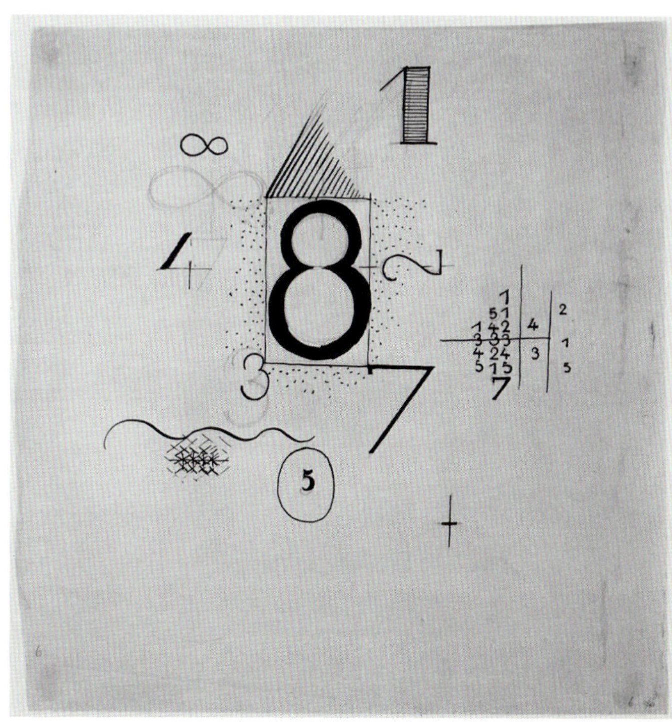

2.57 Joan Miró
Ohne Titel, 1934

2.58 Joan Miró
Blatt 1 aus der Mappe
»Il était une petit pie«
(Es war einmal eine kleine Elster),
Chanson von Lise Hirtz, 1928

Abb. 14
Joan Miró
48, 1927

2.59 Joan Miró
L'Addition (Addition), 1925

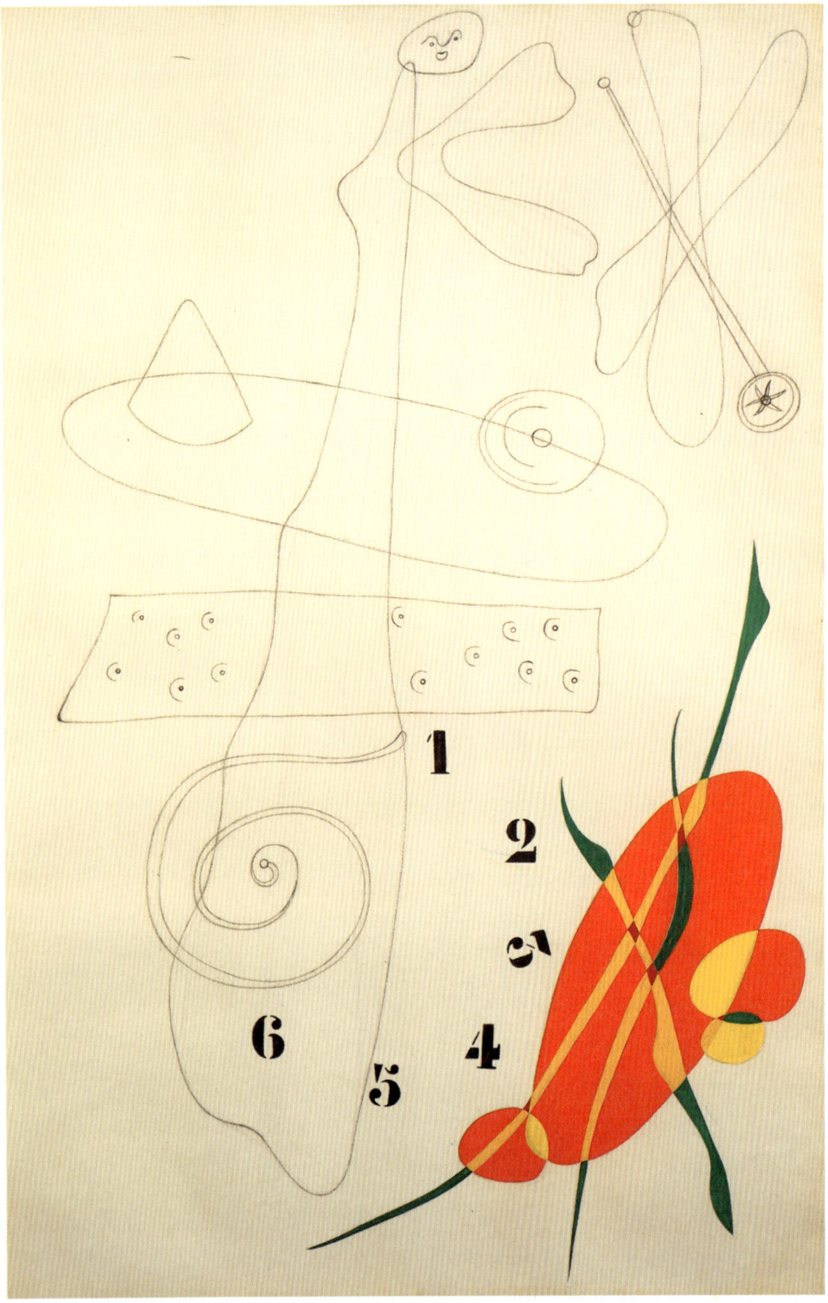

2.57

2.58

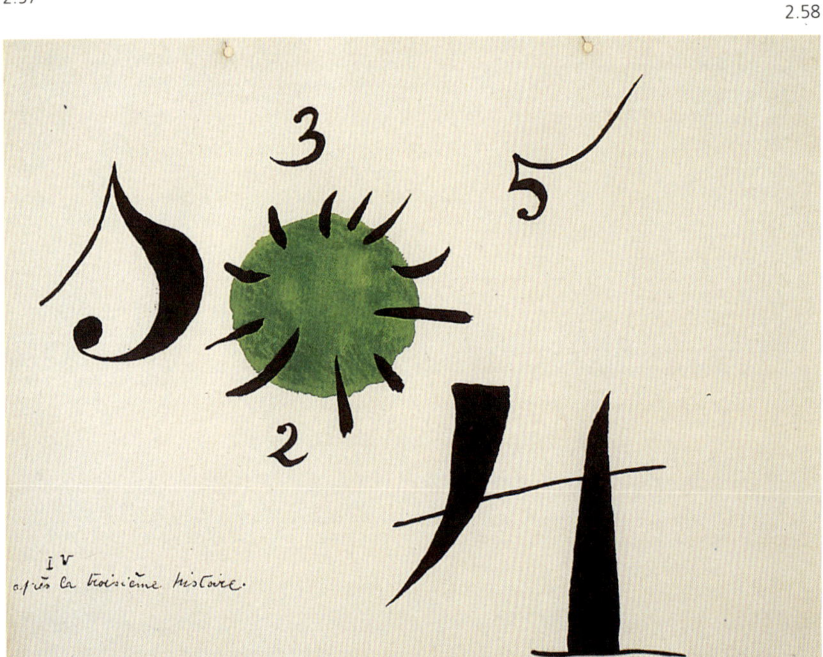

Abb. 14

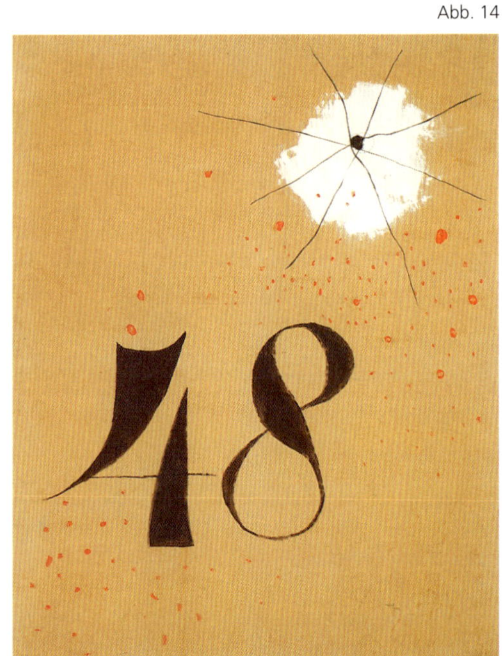

2.59

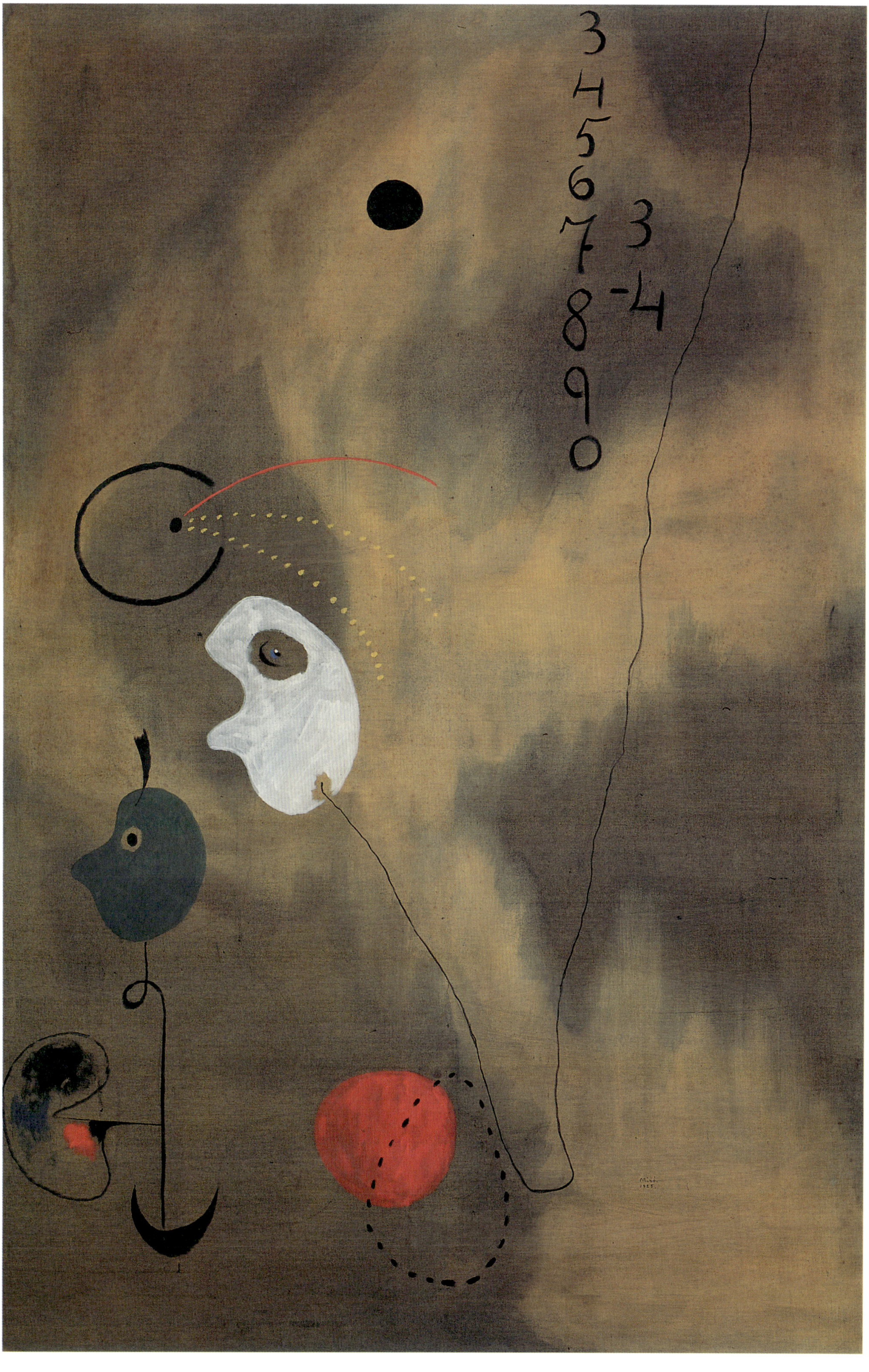

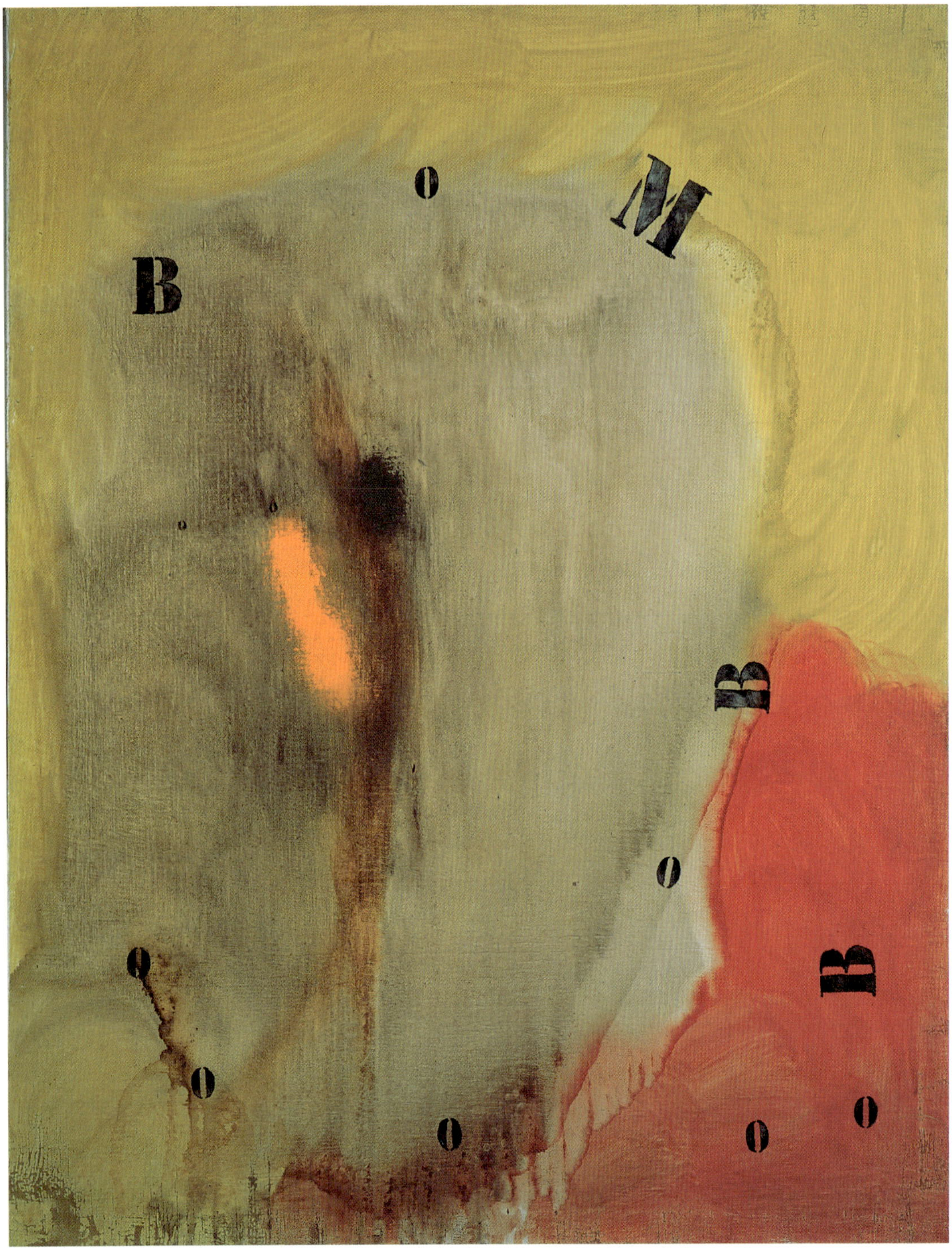

2.60

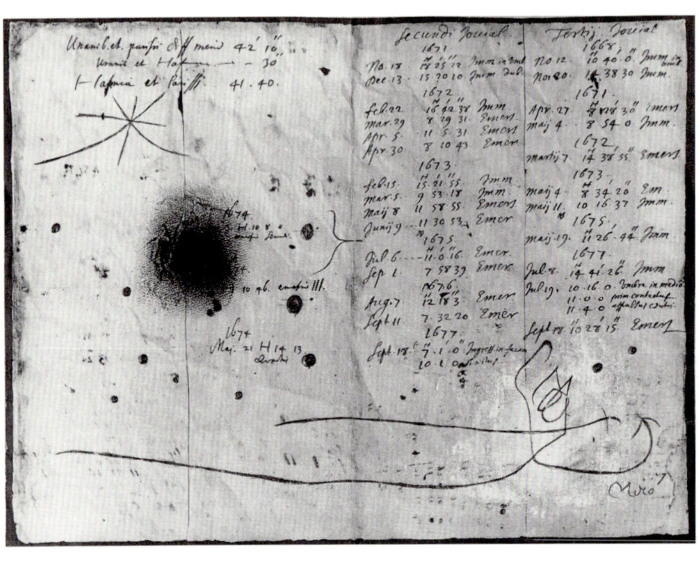

2.62

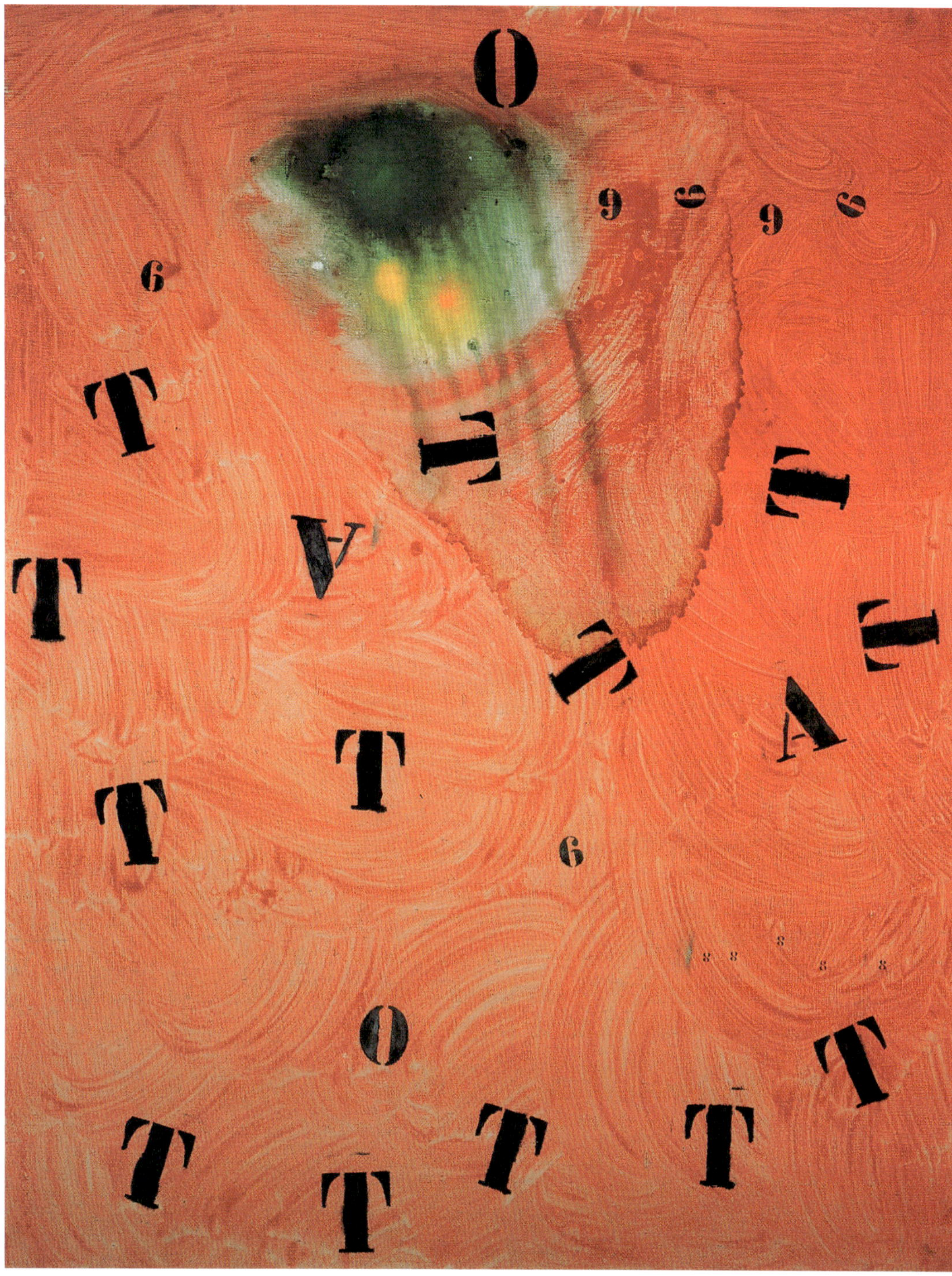

2.61

2.60 Joan Miró
Lettres et chiffres attirés par une étincelle IV
(Buchstaben und Zeichen, angelockt durch einen Funken IV), 1968

2.61 Joan Miró
Lettres et chiffres attirés par une étincelle I
(Buchstaben und Zeichen, angelockt durch einen Funken I), 1968

2.62 und 2.63
Joan Miró
Deux dessins sans titre
(Zwei Zeichnungen ohne Titel), 1972

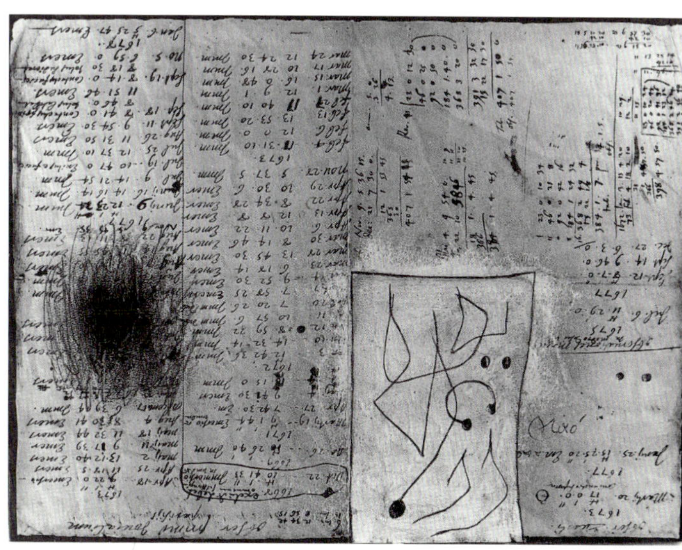

2.63

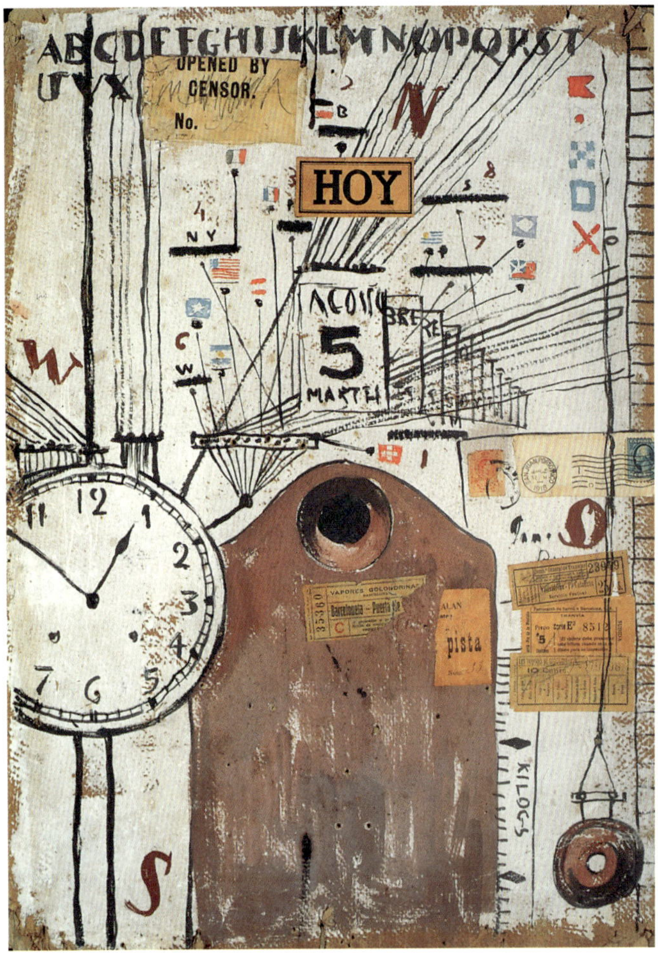

2.64 Joaquín Torres-García
Hoy (Heute), um 1921

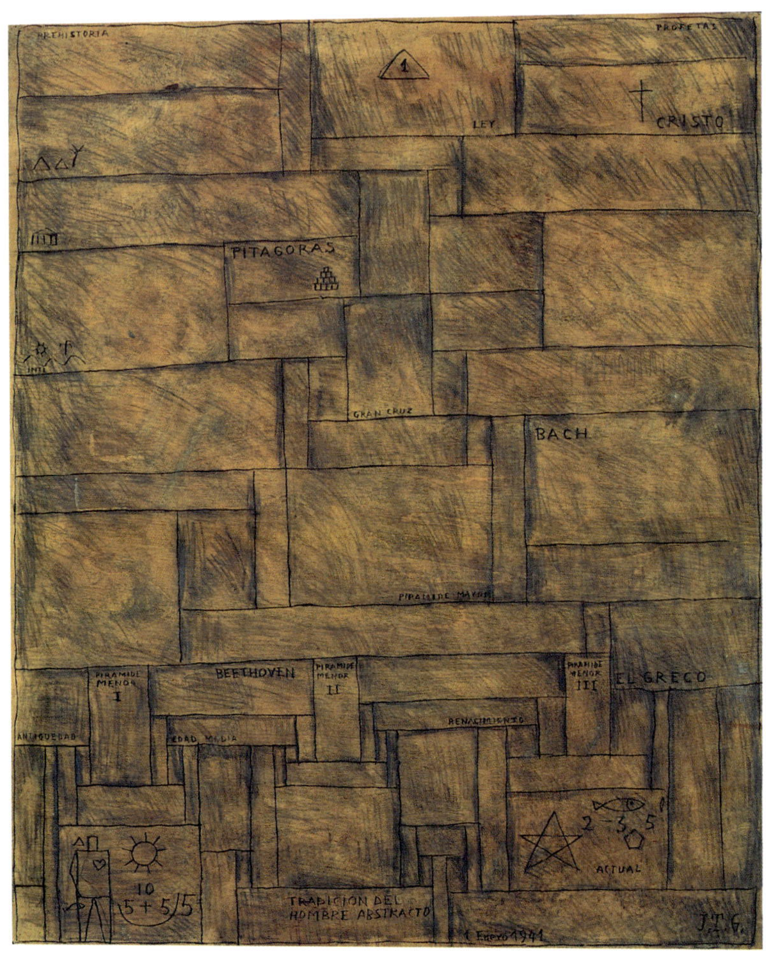

2.65 Joaquín Torres-García
Tradicion del hombre abstract
(Überlieferung des abstrakten
Menschen), 1941

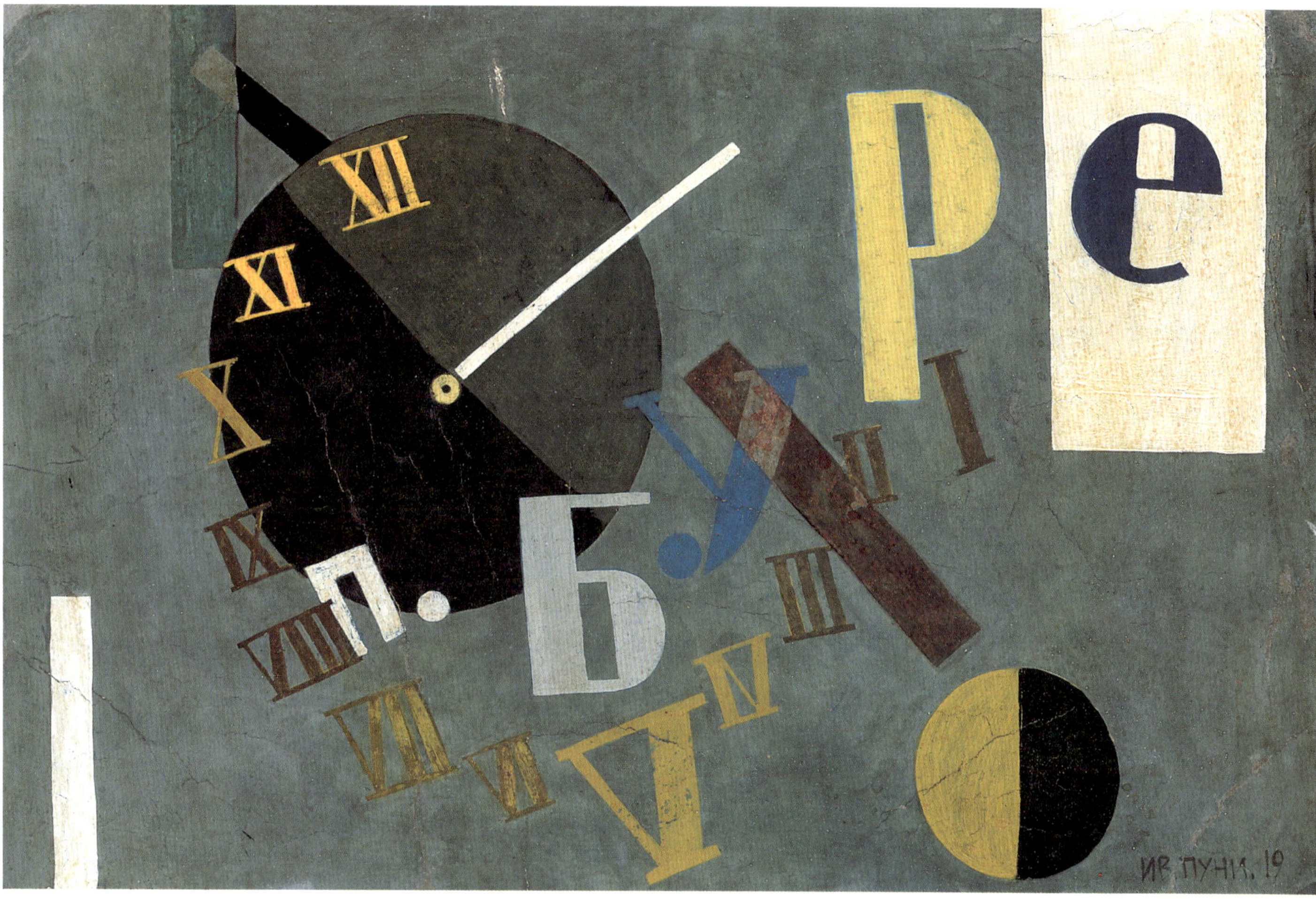

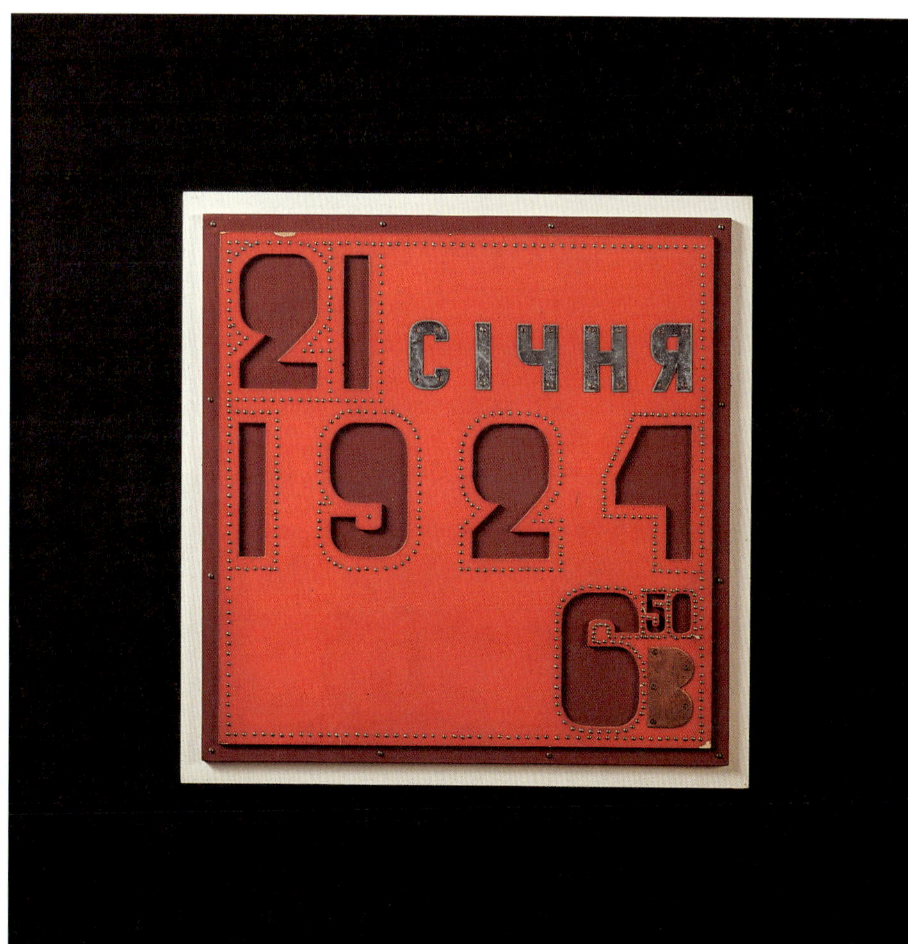

2.66 Ivan Puni
Die Uhr, 1919

2.67 Vasilij Ermilov
Memorial-Tafel, 1924

2.68 Man Ray
Studio Door (Studiotür), 1939

2.69 Man Ray
Indestructible Object
(Unzerstörbares Objekt), 1923/63

2.70 Man Ray
Featherweight II (Federgewicht II), 1964

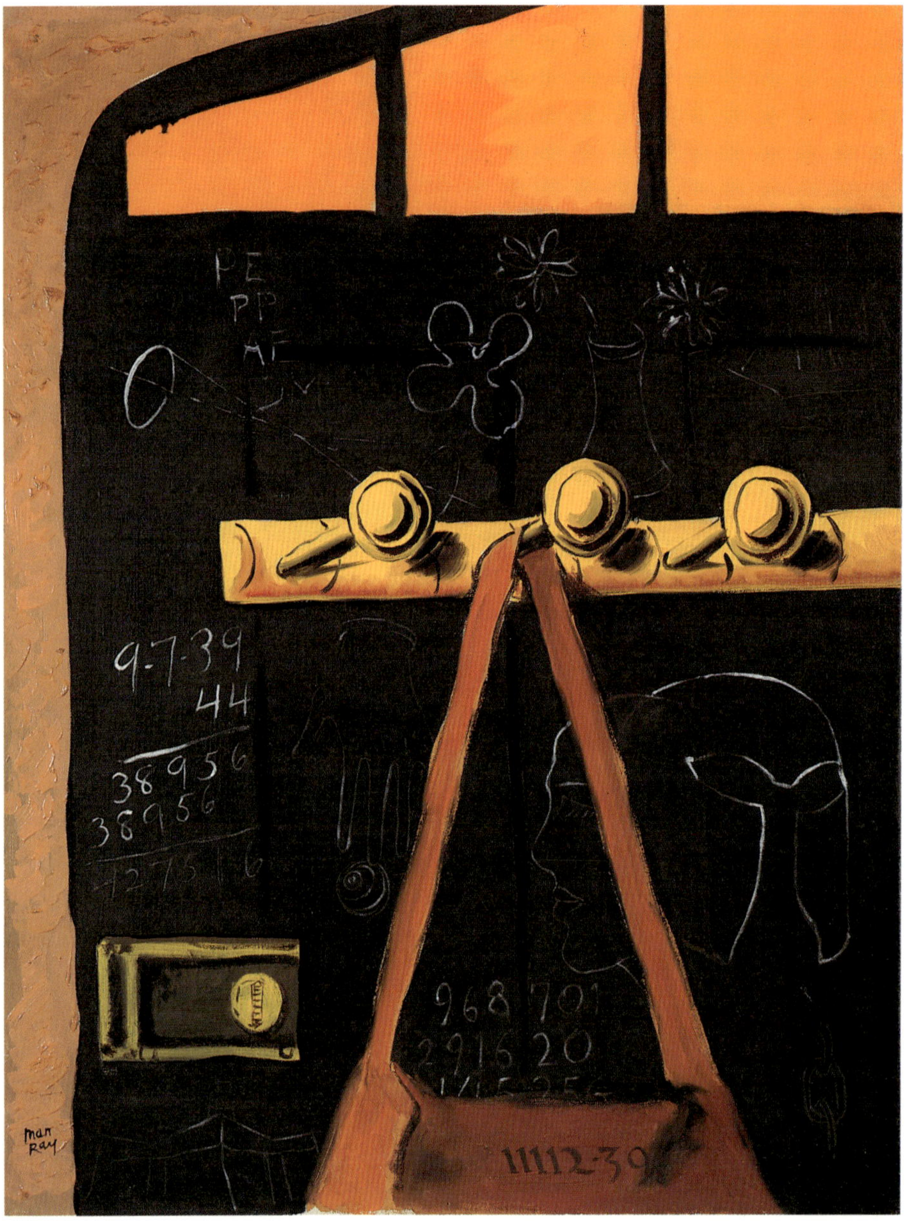

2.68

2.69

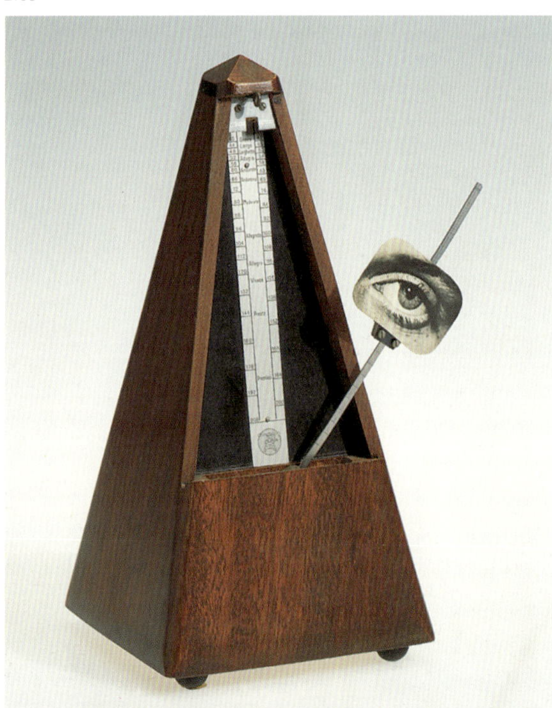

2.70

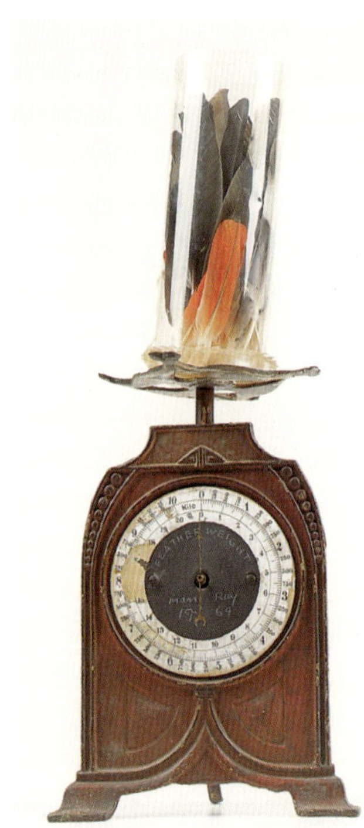

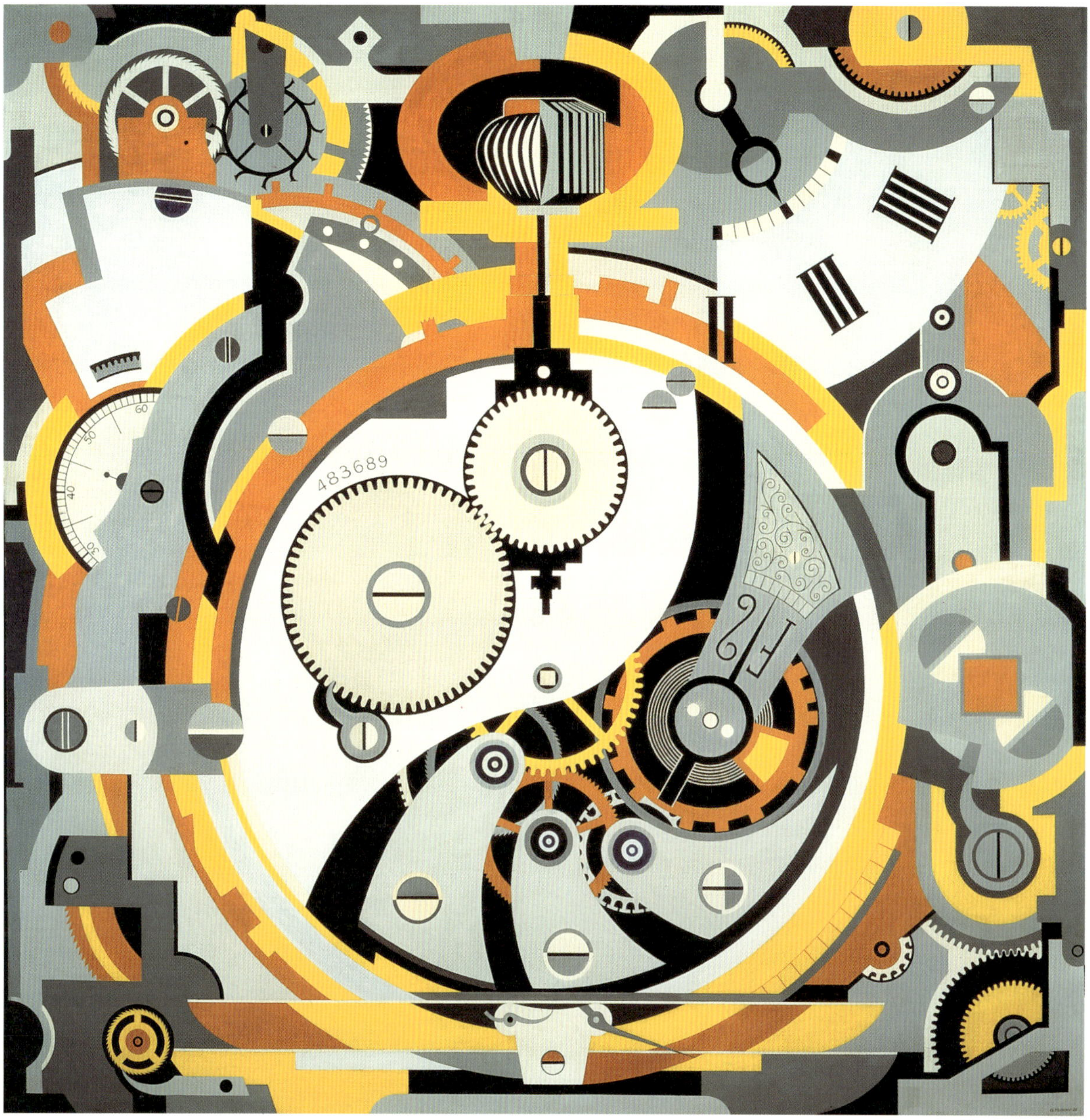

2.71 Gerald Murphy
Watch (Uhr), 1925

Seiten 68–69

2.72 René Magritte
Le Sourire (Das Lächeln), um 1950

2.73 Yves Tanguy
Aus: Benjamin Péret »Dormir dormir dans les pierres«
(Schlafen schlafen in den Steinen), 1927

2.74 Salvador Dalí
Les chants de Maldoror
Blatt 18 aus: Comte de Lautréamont »Les Chants de Maldoror«
(Die Gesänge des Maldoror), 1934

2.75 Salvador Dalí
L'Enlèvement topologique d'Europe – Hommage à René Thom
(Die topologische Entführung Europas – Hommage an René Thom), 1983

2.76 Salvador Dalí
A propósito del discurso sobre la forma cúbica de Juan de Herrera
(Anläßlich der »Abhandlung über die kubische Form« des Juan de Herrera), 1960

2.77 Salvador Dalí
Números clavos
(Numerische Komposition), 1960

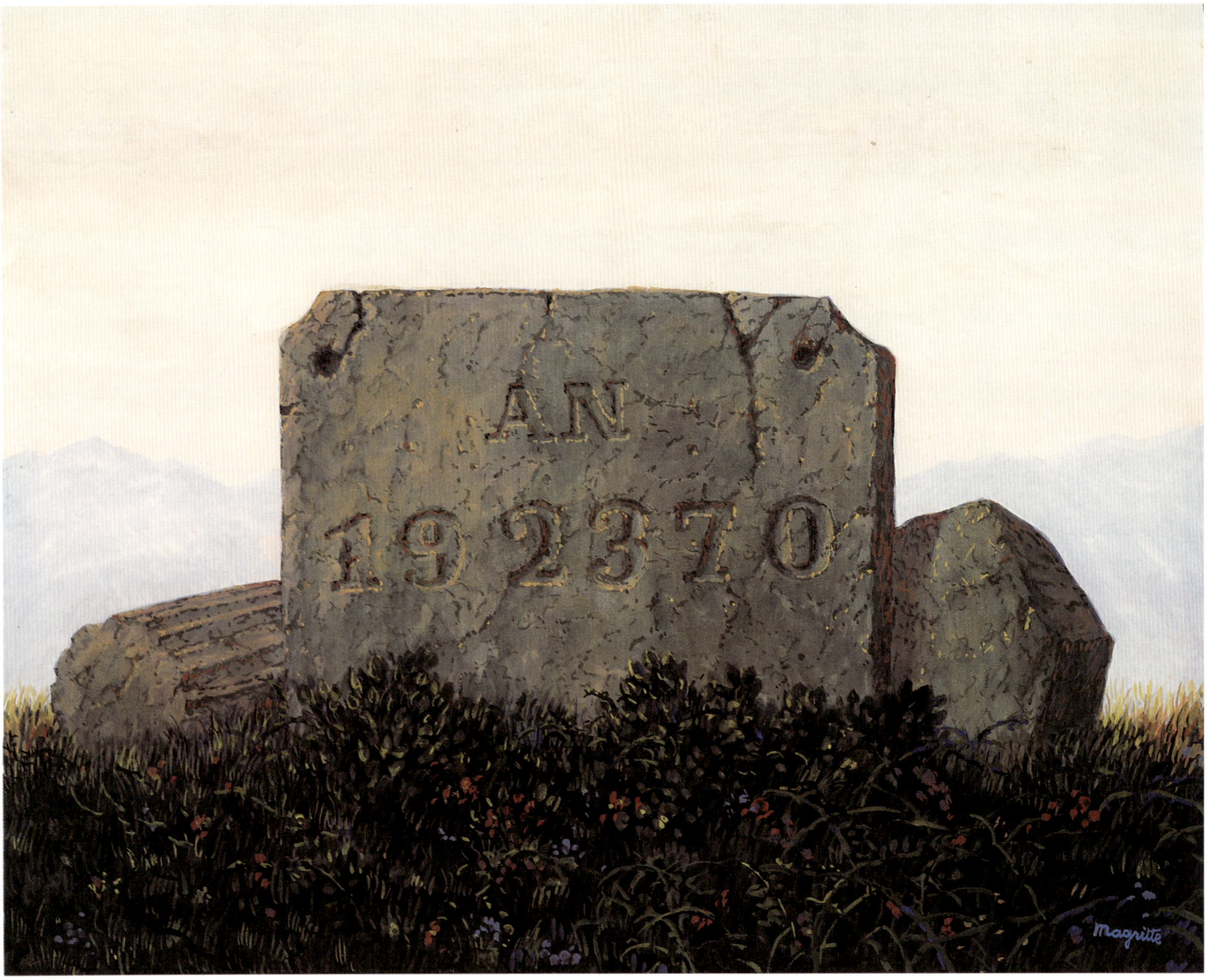

2.72

2.73

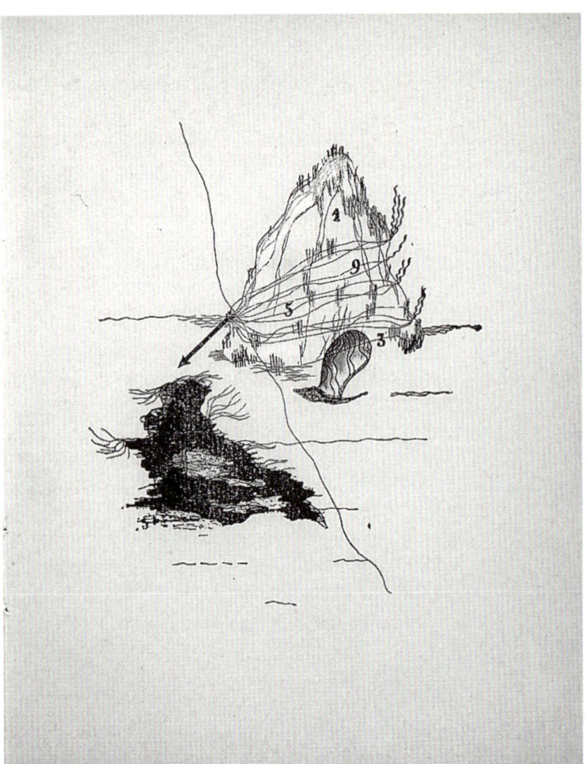

2.74

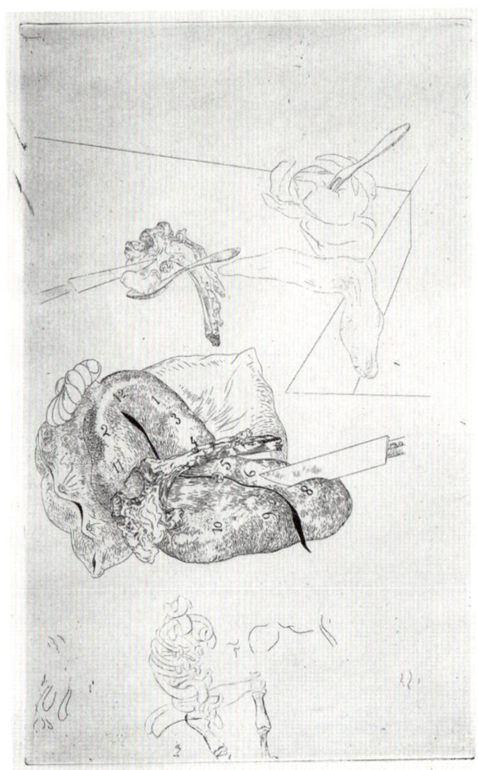

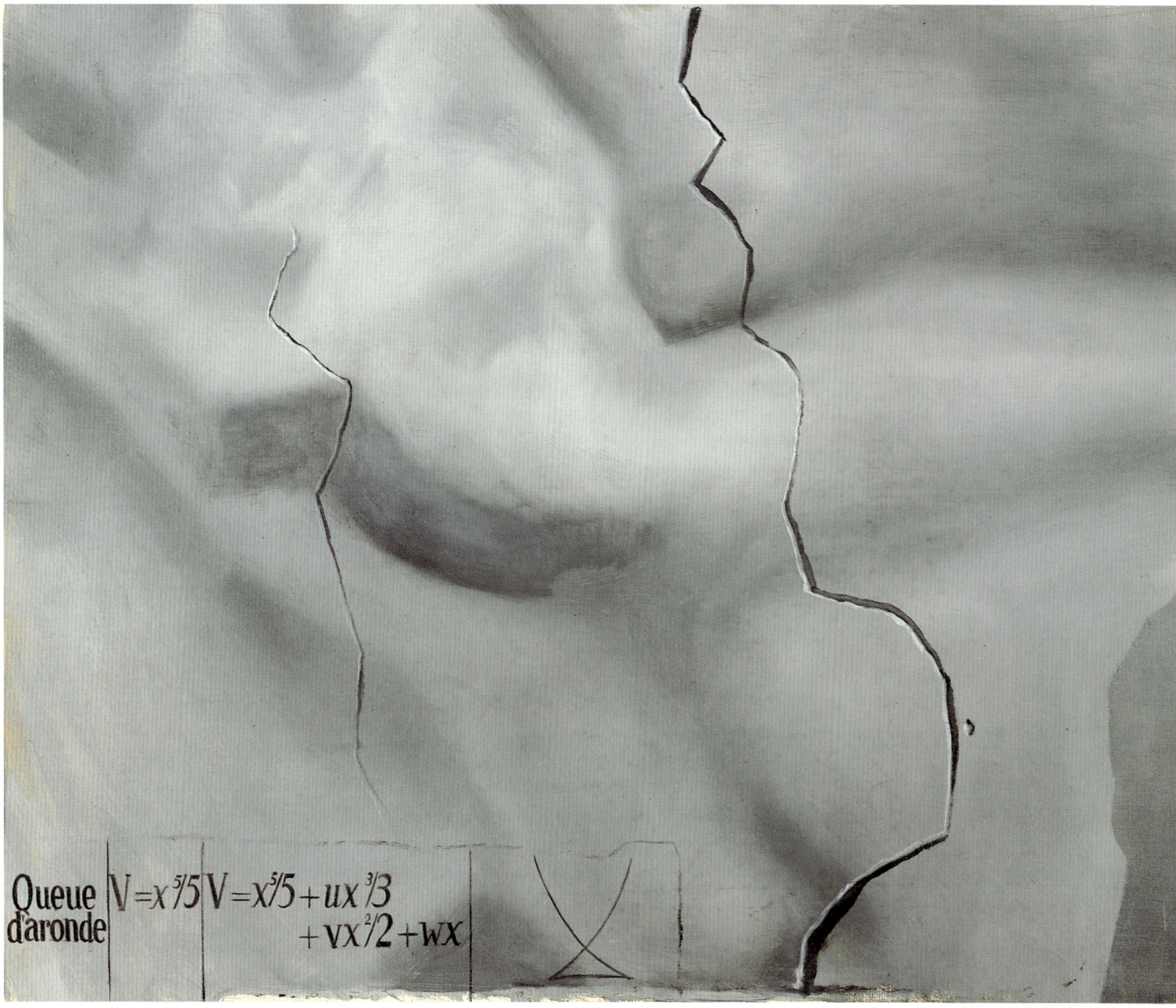

2.75

2.76

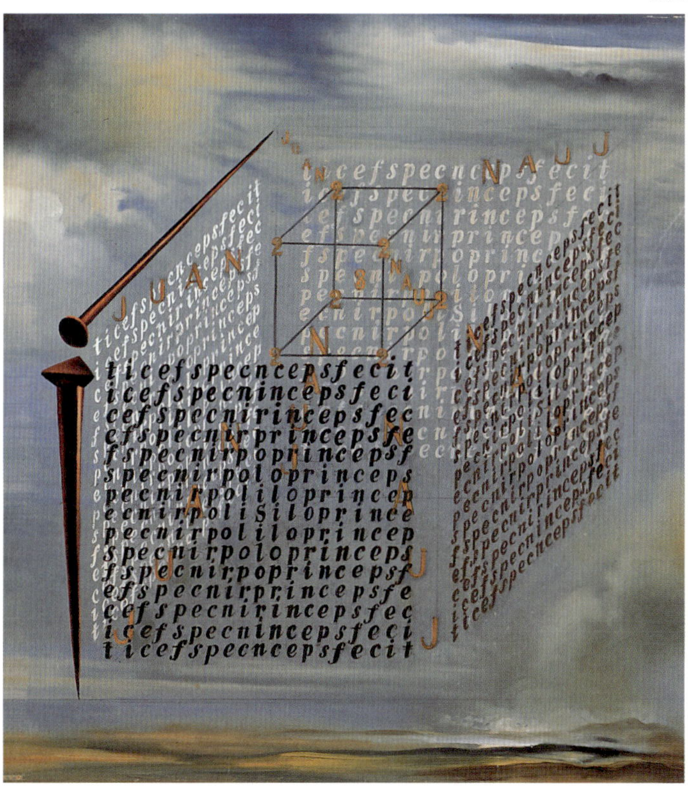

2.77

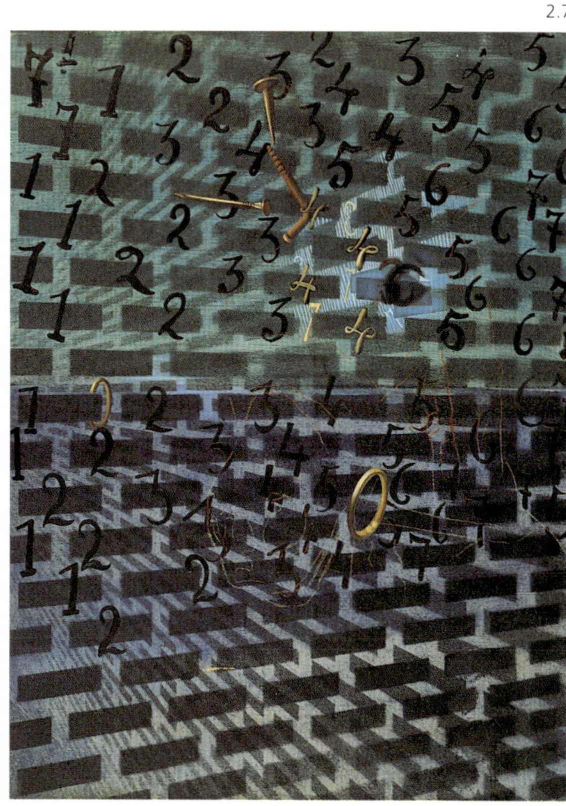

3

ZIFFERNSCHRIFT UND MALERISCHER GESTUS

Jasper Johns und die Zahl als »Ding zum Anschauen«

Im Januar 1958 veranstaltete Leo Castelli in New York die erste Ausstellung des 28jährigen JASPER JOHNS. Die Produktion aus drei Jahren umfaßte nicht nur Flaggen- und Zielscheibenbilder, sondern auch seine ersten Zahlenbilder. Die Ausstellung war ein Skandalerfolg, denn hier wagte es ein junger Künstler, gegen den Trend zu arbeiten und die Vorherrschaft des von einflußreichen Kritikern als eine genuin amerikanische Kunstrichtung gepriesenen »Abstract Expressionism« zu unterwandern. Schon das Auftauchen von Motiven wie Zielscheiben, Flaggen, Buchstaben, Zahlen galt als Verstoß gegen die Reinheit und Unmittelbarkeit einer malerisch-gestischen Abstraktion. Daß die Kunstwelt einen solchen ›Coup‹ erwartet hatte, bekunden die Erinnerungen von Ileana Sonnabend: »Wir beobachteten, was sich in den Ateliers und Ausstellungen ereignete und warteten regelrecht, daß etwas Neues und Unerwartetes passieren würde. 1957, als wir erstmals das Studio von Johns besuchten, wußten wir, daß wir etwas von dem gefunden hatten, wonach wir suchten.«[1]

Als trotz kritischer Pressereaktionen alle Exponate der Ausstellung an bedeutende Sammler wie Scull, Johnson, Whitney verkauft wurden, und Alfred Barr für das Museum of Modern Art außer zwei Zielscheiben-Bildern noch die *Great White Numbers* erwarb, war Jasper Johns über Nacht zu einem der meist diskutierten und umworbenen Künstler Amerikas avanciert.

Was die Kunstwelt erregte, war nicht allein die Rückkehr zum Motiv – sie erfolgte übrigens nach Aussage des Künstlers nicht als Reaktion auf den herrschenden »Abstrakten Expressionismus«, den er viel zu wenig kannte[2] –, sondern es war die lapidare Direktheit und scheinbare Simplizität seiner Themenwahl: Zielscheiben, Nummern und vor allem die amerikanische Flagge, die nun, ihrer traditionsreichen Symbolik beraubt, lediglich das Muster für eine abstrakte Komposition abgab.

Die Tatsache, daß Johns ein außerkünstlerisches Motiv wie die Zahl 5 zum alleinigen Sujet erhob, führte bereits zu Irritationen, obwohl er in Demuth mit seinem Gemälde *I Saw the Figure Five in Gold* (Kapitel 2, Abb. S. 50) einen großen Vorläufer hatte. Hinzu kam die Kombination mit einem ungezügelt gestischen Pinselauftrag, der zu der rationalen Zahlenstruktur im Widerstreit stand.

Wie er auf die *Number Paintings* kam, hat Johns später in einem Interview geschildert: »Es wurde ziemlich eintönig, immer nur Fahnen auf ein Stück Leinwand zu malen, und ich wollte etwas hinzufügen – über die Begrenzungen einer Flagge hinausgehen, um einen anderen Bildraum zu haben. Die ersten Zahlenbilder waren nur einzelne Ziffern. Und das schien mir ziemlich ähnlich (wie die Zielscheiben etc.). Dann sah ich eine Tabelle. Kennen Sie das graue ›Alphabet Painting‹? In einem Buch sah ich eine Tabelle mit dieser Anordnung des Alphabets. Dann habe ich natürlich gemerkt, daß man die Zahlen auch auf diese Weise arrangieren kann. Aber bevor ich darauf kam, bei den ersten Zahlen, arbeitete ich nicht in irgendeiner Systematik und ich habe sie bewußt auch nicht alle gemalt, so daß damit nicht der Zwang zur Fortsetzung verbunden werden konnte. Ich habe die Zahlen gewiß nicht für irgendeinen Zweck eingesetzt, Zahlen werden ja dauernd benutzt, doch das, was hier gemacht wurde, war etwas zum Anschauen.«[3] Mit diesen Worten erläutert der Künstler seine Auffassung der Zahl, die er – von ihren funktionellen und symbolischen Referenzen befreit – auf ihren reinen Dingcharakter zurückführt. Darauf deutet auch der Begriff »figures« hin, den er für seine Zahlen verwendet. Was als neutrales Gerüst gemeint war, verlor aber nicht völlig seine über das Sichtbare hinausgehende Bedeutung. Der Widerspruch zwischen dem abstrakten Zahlzeichen und dem spontanen Sensualismus der Malerei warf sofort die Frage nach Abstraktion und Repräsentation, nach Gedächtnis und Wahrnehmung auf. Auch bei den alphabetartigen Zahlentableaus entsteht – wie die Kreidezeichnung *Black Numbers* von 1958 zeigt (Kat. 3.4) – eine dialektische Spannung zwischen der seriellen Gesamtstruktur und den Einzelformen der Ziffern, die zu gleichwertigen Gliedern einer Kette eingeebnet werden.

Überraschend und unerwartet mutet bei den zunächst noch recht kleinformatigen Bildern mit Einzelzahlen wie *Figure 4* oder *Figure 8* von 1959 (Kat. 3.1 und 3.2) die warme, kräftige und kontrastreiche Farbigkeit an, zumal der heutige Europäer, wie Arthur Koestler formulierte, »die Reduktion seiner Umwelt, seiner Erfahrungen und Gefühle auf eine Reihe abstrakter mathematischer Formeln ohne Farbe, Wärme, Sinn und Wert mit berechtigter Besorgnis« betrachtet. »Für die Pythagoreer jedoch«, fügte Koestler hinzu, »bedeutete die mathematische Erfassung der Erfahrung keine Verarmung, sondern Bereicherung. Zahlen galten ihnen als heilig, als die reinsten aller Ideen, entkörperlicht und ätherisch.«[4]

Johns verleiht den Zahlen aber durchaus Körperhaftigkeit, die mit Farbe, Wärme und Expressivität verknüpft ist. Dies geschieht vor allem durch die Wiederaufnahme einer lange vergessenen Maltechnik, der Enkaustik (mit Pigmenten versetztes Flüssigwachs), das seinen Bildern eine taktile Konsistenz und lebendig marmorierte, schimmernde Oberfläche verleiht. Nach 1960 entsteht eine zweite Serie großformatiger Kompositionen, bei denen die Zahlen nicht wie auf der Kreidezeichnung *Black Numbers* (Kat. 3.4) oder den berühmten *White Numbers* seriell in ein Zeilenraster gesetzt sind, sondern die ganze Bildhöhe einnehmen und von Null bis Neun übereinander gemalt werden (vgl. Kat. 3.3). Durch die Schichtung der Konturen entsteht ein komplexes Liniennetz aus Interferenzen zwischen den einzelnen Ziffern.

Die Idee einer Synopsis der Ziffern Null bis Neun erwuchs aus seiner Arbeit an graphischen Zahlenserien, bei der er durch Löschung und Bearbeitung des Lithosteins die nächst höhere Zahl herausarbeitete, ähnlich wie dies viele Jahre später in der Zahlenfolge *0 bis 9* im Medium der Aquatintaradierung geschieht (Kat. 3.5). Für die farbige Lithoreihe, an der er bis 1963 arbeitete, führte er überdies einen Code von Farbe-Zahl-Korrespondenzen ein, der die Ziffern Null bis Sechs mit den Primär- und Sekundärfarben des Farbkreises und die übrigen vier mit Braun, Grau, Schwarz und Weiß identifizierte.

In der gemalten Bildergruppe *0 through 9* von 1961 (Kat. 3.3) wurde offenbar auch ein Code von Zahl-Farbe-Entsprechungen angewandt, der aber im Endergebnis durch ein lebhaftes Farbtupfermuster wieder verschleiert wurde. Dieses Pointillé versetzt die ganze Bildfläche in einen tänzerischen Rhythmus, und nicht zufällig nennt der Künstler die Tupfer »Polka dots«.

So als wollte er gegen die Neigung zur kalligraphischen Ornamentik ankämpfen, beginnt Johns im selben Jahr mit *0 through 9*-Metamorphosen, die er mit Schablone aus Metallfolien ausschneidet und übereinander schichtet, ein Verfahren, für das er den Begriff »Sculpmetal« formuliert (vgl. Kat. 3.6). John Cage schilderte 1964, wie er Johns eines Abends in seinem Atelier Downtown Manhattan an materialreichen »Combine Paintings« arbeiten sah, bei denen eine Fülle von Farben und Gegenständen zum Einsatz kamen, und wie er ihn anderntags in seiner Uptown-Wohnung bei der Arbeit an grauen »Sculpmetal«-Zahlen antraf.[5] Mit dieser halb skulpturalen Technik legte sich der Künstler bewußt eine Erschwernis in der Bearbeitung des harten Materials auf, die ihn zur Präzision zwang und die den wenigen »Sculpmetal«-Bildern einen hohen Grad an Absolutheit und feierlicher Unverrückbarkeit verleiht.

Schon Anfang der fünfziger Jahre arbeitete der fünf Jahre ältere ROBERT RAUSCHENBERG an seinen *White Paintings,* die John Cage zu seinem *Silence*-Stück *4'33"* inspirierten. Damals malte er auch das mit Zahlen übersäte Bild *The Lily White* (Das Lilienweiß), bei dem die Ziffern in ein eingeritztes Zellenraster geschrieben sind, teilweise auf dem Kopf stehend oder um 45 Grad gedreht und mit dem Schlüsselwort »FREE« versehen.

Rauschenberg hat in seinen »Combine Paintings« vielfach Zahlen, meist als »objets trouvés«, integriert, sei es in Form von Kalenderblättern wie bei *Factum I* (Kat. 7.11), sei es als plastische Fundstücke wie in der Relief-Serie *Gluts* von 1987.

Auch in Europa ließ sich seit Anfang der fünfziger Jahre bei einigen Malern ein wachsendes Interesse für Zahlen beobachten. Dies äußert sich jedoch, anders als bei Jasper Johns, in einer der »écriture automatique« ähnlichen Skripturalisierung des Bildes. Beispielhaft dafür stehen der Deutsche Gerhard Hoehme (1920–1989), der Spanier Antoni Tàpies (1923–1989) und der amerikanische Wahl-Italiener Cy Twombly (geb. 1928).

Alles kommt aus 3444 lautet der Titel eines Borkenbildes von GERHARD HOEHME (Kat. 3.8), das 1958 entstand und bei dem sich die zahllosen Collagepartikel – es sind Farbstreifen, die der Künstler von alten Ölbildern mit dem Spachtel abzog und umgedreht einfügte – von der unten sichtbaren Zahl »3444« ausgehend, in zahllosen Verzweigungen nach oben entwickeln. Im Jahr darauf malte Hoehme seine Komposition *Zahlenraum* (Kat. 3.9), in der durch vielschichtiges Übereinanderschreiben von Ziffern in wechselndem Schreibduktus und abgetönten Farben von Gelb nach dunklem Braun eine schwebend-imaginäre Raumwirkung entsteht, aber auch Assoziationen zu historischen Daten eingestreut sind. Bei dem *Kameradenbild* von 1965 (vgl. Kapitel 8, Kat. 8.4) rufen Ziffern, militärische Abzeichen und vergilbte Fotos auf einer verkrusteten, rissigen, mauerartigen Malfläche Erinnerungen an weit in die Verwehungen des Vergessens entrückte Gefallene wach.

Mehr im Sinne einer kryptographischen Geheimsprache integriert der Katalane ANTONI TÀPIES Ziffern in seine mauerartigen Materialbilder. Im Zählrhythmus von Eins bis Sieben aufgereiht, erscheinen sie unterhalb von einer weißen Bruchlinie auf dem mit Rot durchsetzten grauen Grund des Gemäldes *Vellut i Xifres* (Samt und Chiffren, Kat. 3.12). Gänzlich verschieden davon, dienen sie in dem kleineren Format *Composition aux chiffres 1–6* (Komposition mit den Zahlen 1–6, Kat. 3.13) von 1969 scheinbar als Numerierung für sechs rechteckige Felder, die auf der weißen Fläche durch eine gitterartige Aufteilung in pastos aufgetragenen, blutroten Pinselstrichen entsteht. Doch die Ziffern sind nur teilweise von vorne lesbar, nur die Eins, Sechs und Drei in der oberen Bildhälfte, während die Vier, Drei und Zwei spiegelverkehrt eingetragen sind, so als seien sie nur von der Rückseite aus zu lesen. Auf diese Weise wird die Vorstellung eines durchsichtigen Bildes und damit eine Verunsicherung des Betrachters hervorgerufen. Die Zahlen erhalten allein durch ihre teilweise spiegelverkehrte Notierung eine unergründliche Doppelbödigkeit, wie überhaupt die Chiffren im Werk von Tàpies eine Metasprache bilden, die den eindeutigen Kommunikationswert der Alltagssprache außer Kraft setzt: »Sie offenbaren ihren Sinn in der Verhüllung. Die Verrätselung wird zum Kommunikationsprinzip.«[6]

Das Prinzip der Spiegelverkehrung kommt erneut, aber in ganz anderem Kontext, bei der großen Wellpappen-Arbeit *Grand X* (Großes X, Kat. 3.11) zum Tragen. Das schwarze, mit besenartigem Pinsel wie ein chinesisches Schriftzeichen ins Zentrum geschriebene X wird auf dem rechten und linken Rand der Pappe von einer Zahlenreihe gesäumt. Während rechts von Eins bis Neun vertikal von oben nach unten durchgezählt wird, geraten die Ziffern auf der linken Seite in Unordnung, sind teils spiegelverkehrt geschrieben und nur von Eins bis Drei lesbar, um sich dann in unlesbare Zeichen aufzulösen. Das große X in der Mitte gewinnt dadurch den Charakter eines Menetekels. »Wenn ich ein Zeichen setze, ein X oder ein Kreuz oder eine Spirale«, erklärt der Künstler in einem Interview, »empfinde ich dabei eine gewisse Freude. Ich sehe, daß das Bild mit diesem Zeichen eine bestimmte Kraft bekommt.«[7]

Die radikalste Weiterführung der aus dem Surrealismus stammenden Praxis einer »écriture automatique« wird von CY TWOMBLY ins Werk gesetzt. Wenn er seine nervösen Kritzeleien aus Wortfetzen, Buchstaben und Zahlen auf die großen, meist weißen Bildgründe ausstreut, erstehen aus dem mehr oder weniger brüchigen Rhythmus, den Knäuelen, den Farbeinsprengseln und den wenigen lesbaren Worten – wie »DELOS« auf dem 1959 entstandenen Gemälde der Staatsgalerie (Kat. 3.19) – wehmütige Erinnerungen an eine versunkene Mythenwelt. Twombly verbindet in seinem Werk die Weite und Kühnheit des Amerikaners mit einem sensiblen Spürsinn für die europäische Kultur und deren Wurzeln in der Antike, die er nicht erst seit seiner Übersiedlung nach Süditalien in den späten fünfziger Jahren mit archäologischem Eifer ergründete. Der tastende, ungelenke Duktus der Schriftzüge, das bewußt unschöne Ausstreichen und Korrigieren, die unzusammenhängenden Chiffren und Silben – all das läßt seine Notate wie Graffiti erscheinen, die den Künstler von jeher faszinierten und deren enigmatische Vieldeutigkeit er auf seine Weise hervorbringen will: Er bleibt den genetischen Zuckungen und Spasmen seiner Psychogramme auf der Spur und sucht ihren irregulären, schwebenden, fragilen und zerrissenen Rhythmus zu erhalten, ohne sie in eine Struktur zu zwängen.

Die im Sommer 1959 in dem Badeort Sperlonga an der süditalienischen Mittelmeerküste entstandene Zeichnung mit der Aufschrift *Sperlonga* (Kat. 3.18) bekundet eine Tendenz zu motivischen Konkretionen und rationaleren Eingrenzungen, so der grundrißartige Rechteckausschnitt oder die zickzackartige Verkettung in der Mitte, die jeweils mit zum Teil verwischten Zahlenfolgen versehen sind, die ihre Unergründlichkeit wahren. Selten erscheinen Zahlen so systematisiert wie bei der Zahlentabelle auf der Papierarbeit *Raub der Sabinerinnen* von 1960 oder so sehr als Taktgeber einer bestimmten Rhythmik wie bei den *Bolsena*-Zeichnungen von 1969, wo die Ziffern im Kontext mit Linienknäueln und rektangulären Motiven explosiv auseinanderstieben.

Bei dem großen Gemälde *Second Voyage to Italy (Second Version)* von 1962 (Kat. 3.20) münden die Irrfahrten dieser »Subjekt-Skriptur« in ein stürmisch bewegtes Auf und Ab furioser Linienbündel und Schraffuren, durchsetzt mit Farbinseln und Zahlenreihen, die sich in steilem Abfall befinden, um auf der rechten Seite unten in die Horizontale einzumünden und den wasserfallartigen Bewegungsduktus auslaufen zu lassen.

Der Holländer FRANK VAN HEMERT (geb. 1956) greift aus großem Abstand noch einmal zurück auf die »Action Painting« der fünfziger Jahre. In einer 1990 entstandenen Gruppe von Bildern mit dem Titel *Seven* (Sieben, Kat. 3.14 und 3.15) schafft er durch einen pastosen, mehrschichtigen Farbauftrag in vehementer Pinselgestik einen magmaartigen Bildgrund. Auf dieser noch ungeformten Matrix zeichnet sich in zeilenweiser Repetition die Zahlenfolge Eins bis Sechs ab. Van Hemert glaubt an die »kosmische Strukturzahl« Sieben, die Zahl der Schöpfung und des Lebens.[9] Gleichwohl erscheint sie in diesen Bildern nicht. Ihre Abwesenheit deutet menetekelhaft auf das »Noch nicht« hin wie auch die formlose Masse der Malerei.[10] So kommt bei der jüngeren Generation die Zahlenmystik wieder zu ihrem Recht, die lange Zeit aus der Kunst, auch und gerade wenn sie Zahlen einbezog, verbannt war.

Anmerkungen

1 Zitiert nach Kat. *Amerika–Europa, Sammlung Sonnabend,* München 1996, S. 44.
2 Vgl. Michael Crichton, »Die Person des Künstlers«, in: Kat. *Jasper Johns,* Köln 1978, S. 35.
3 Zitiert nach Walter Hopps, »An Interview with Jasper Johns«, in: *Artforum,* März 1965, S. 34 (übersetzt von Verf.).
4 Arthur Koestler, *Die Nachtwandler,* Frankfurt (Suhrkamp TB) 1980 (Erstausgabe New York 1959), S. 26. Vgl. auch M. Crichton, Kat. *Jasper Johns,* New York 1977, S. 87.
5 Vgl. John Cage, »Geschichten und Ideen« (1964), in: Kat. *Jasper Johns – Graphik,* Bern 1970, unpaginiert.
6 Barbara Catoir, *Gespräche mit Tàpies,* München 1987, S. 38.
7 Ebenda, S. 75.
8 Vgl. Demosthenes Davvetas, »Ein Abenteuer: Wenn Skriptur Sprache wird«, in: Kat. »Cy Twombly«, Zürich 1987, S. 22ff.
9 Vgl. Franz Carl Endres und Annemarie Schimmel, *Das Mysterium der Zahl,* München 1992, 1. Auflage 1984, S. 142ff.
10 Vgl. Jonieke van Es, »The Layered Image«, in: Kat. *Frank van Hemert,* Den Haag 1996, S. 30 (übers. von Verf.).

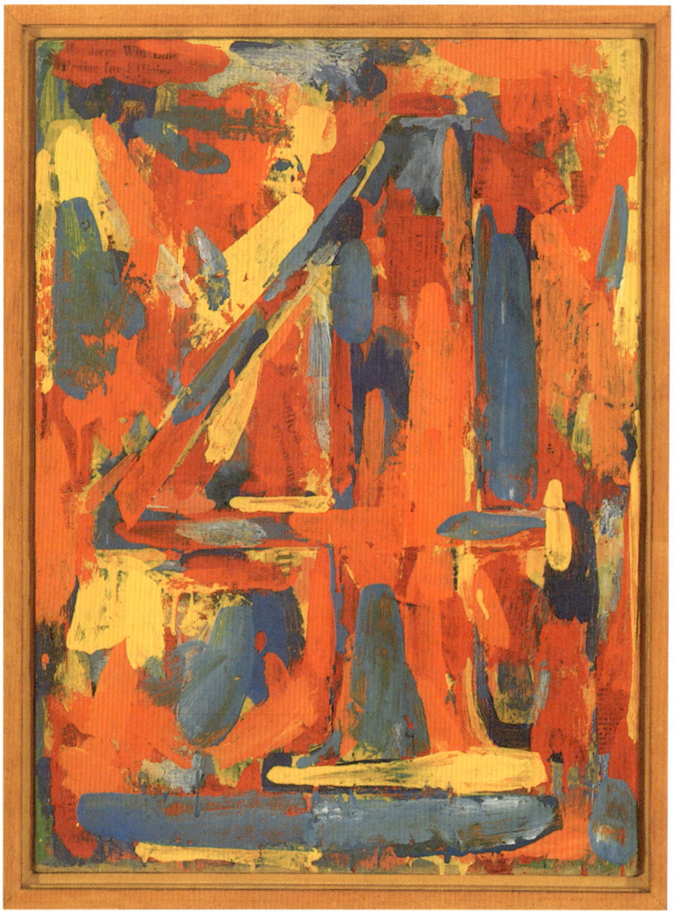

3.1 Jasper Johns
Figure 4 (Figur 4), 1959

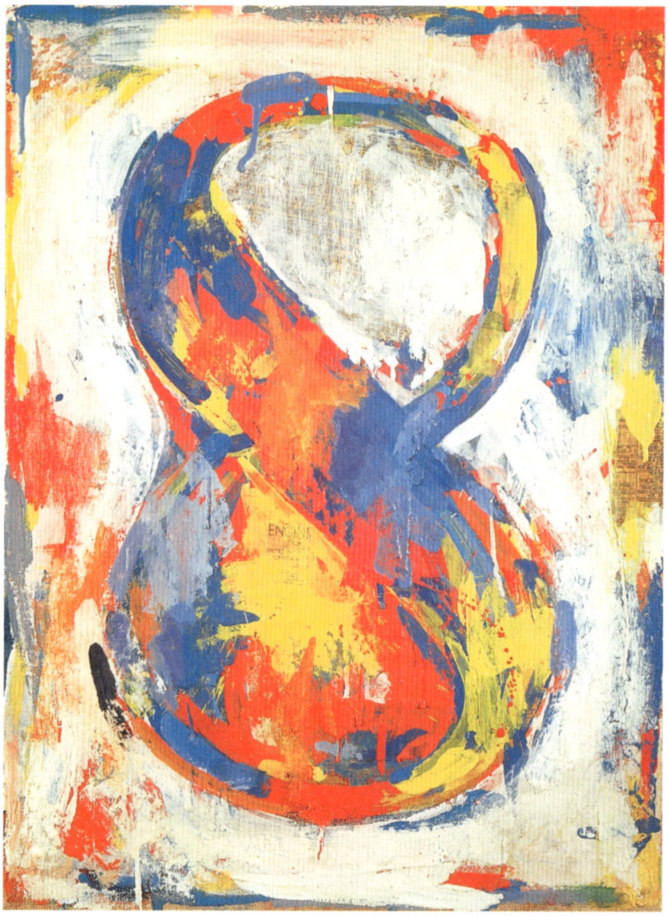

3.2 Jasper Johns
Figure 8 (Figur 8), 1959

3.3 Jasper Johns
0 trough 9 (0 durch 9), 1961

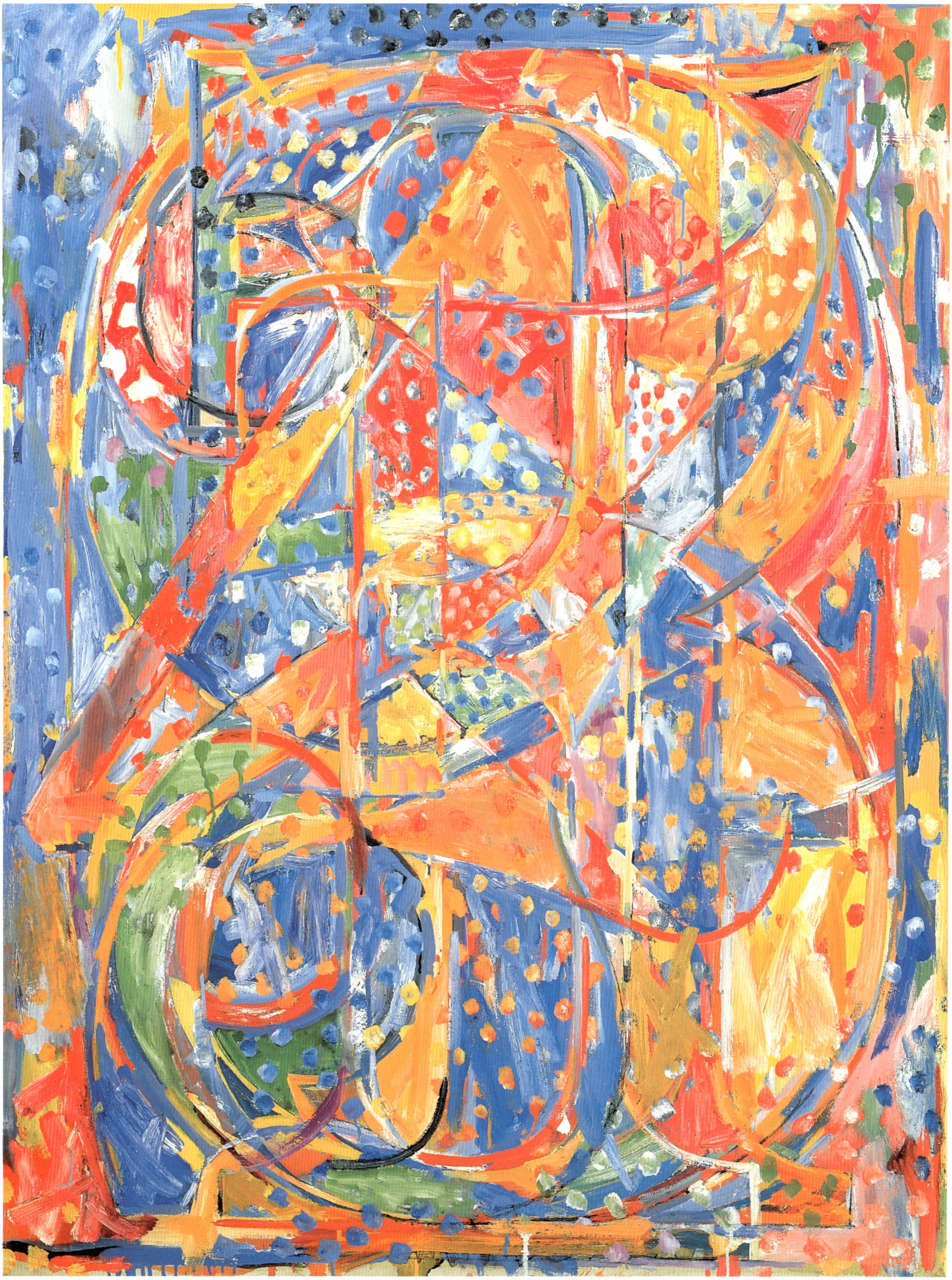

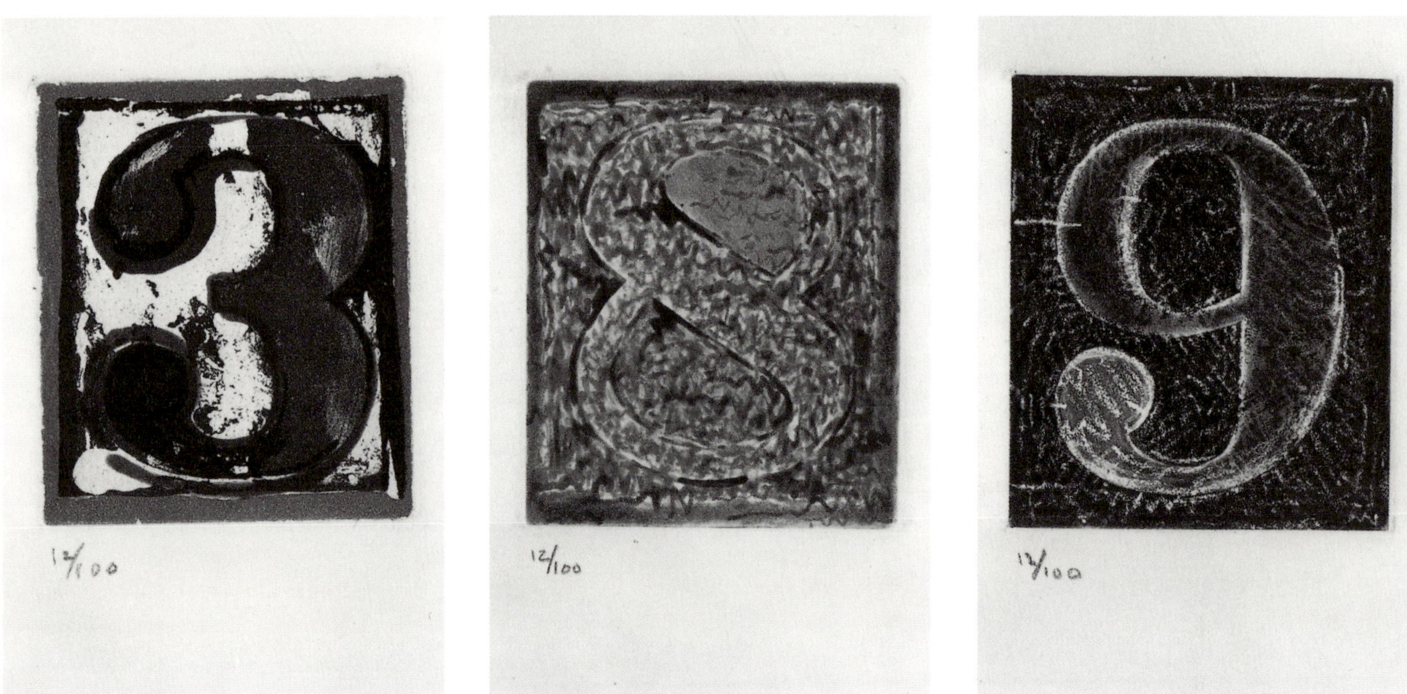

3.4 Jasper Johns
Black Numbers (Schwarze Zahlen), 1958

3.5 Jasper Johns
Numbers (Zahlen), 1975

3.6 Jasper Johns
0 through 9 (0 durch 9), 1961

3.7 Jasper Johns
Voice 2 (Stimme 2), 1982

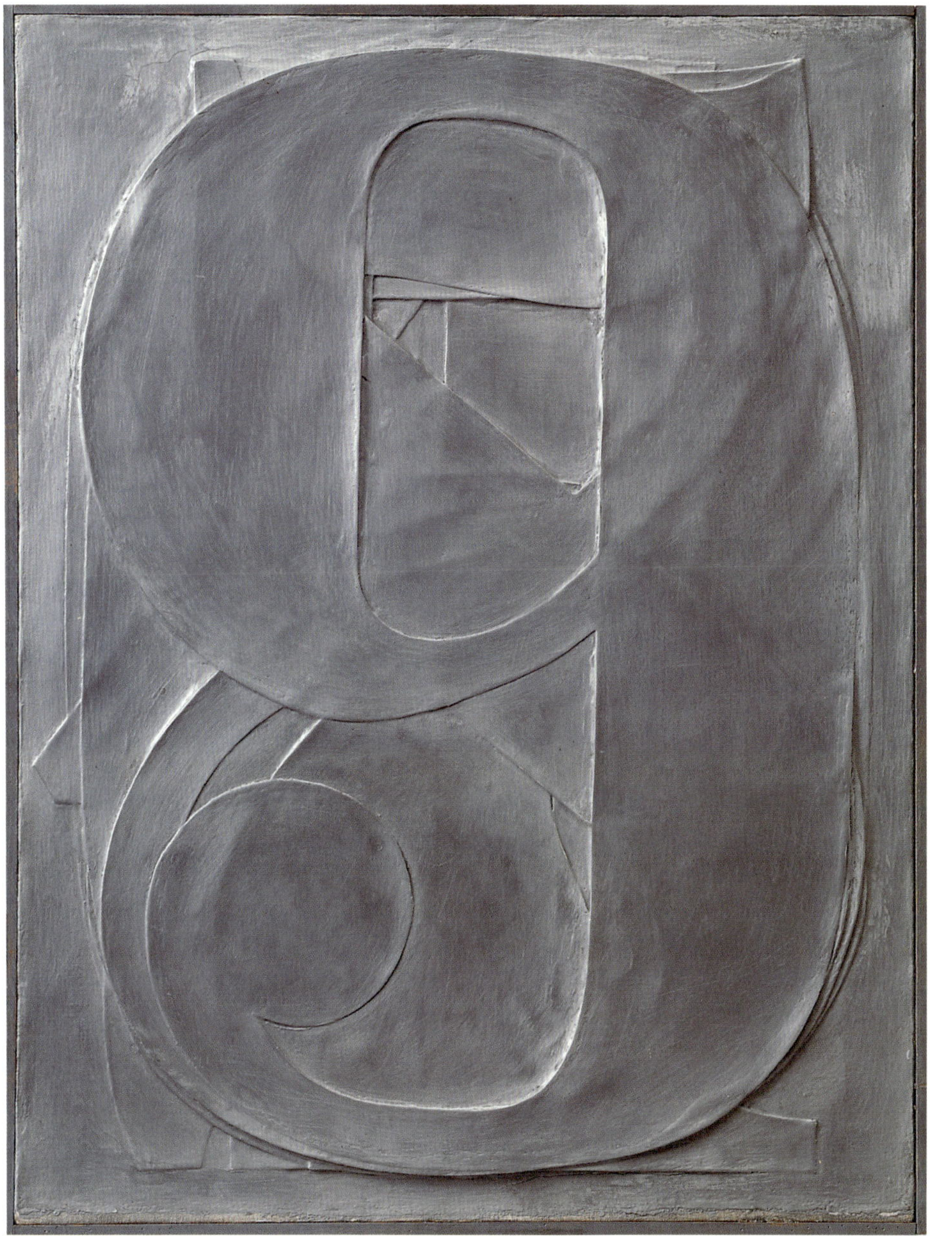

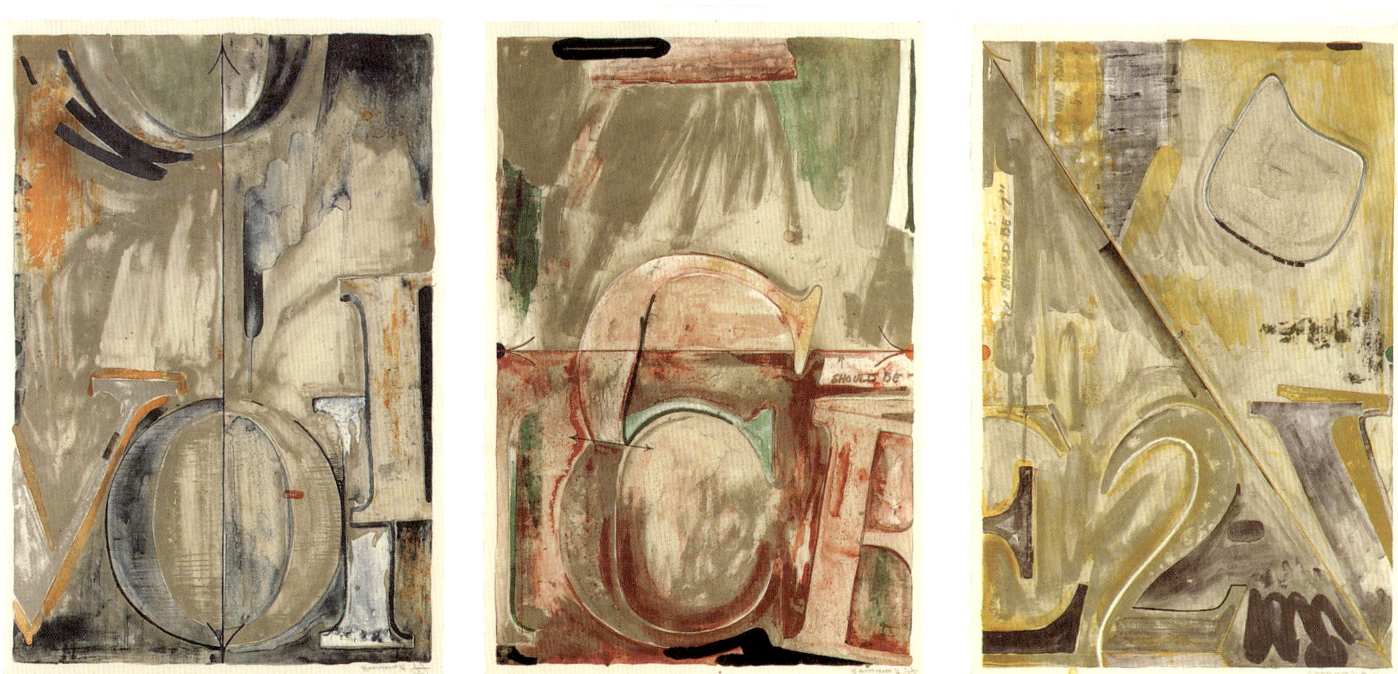

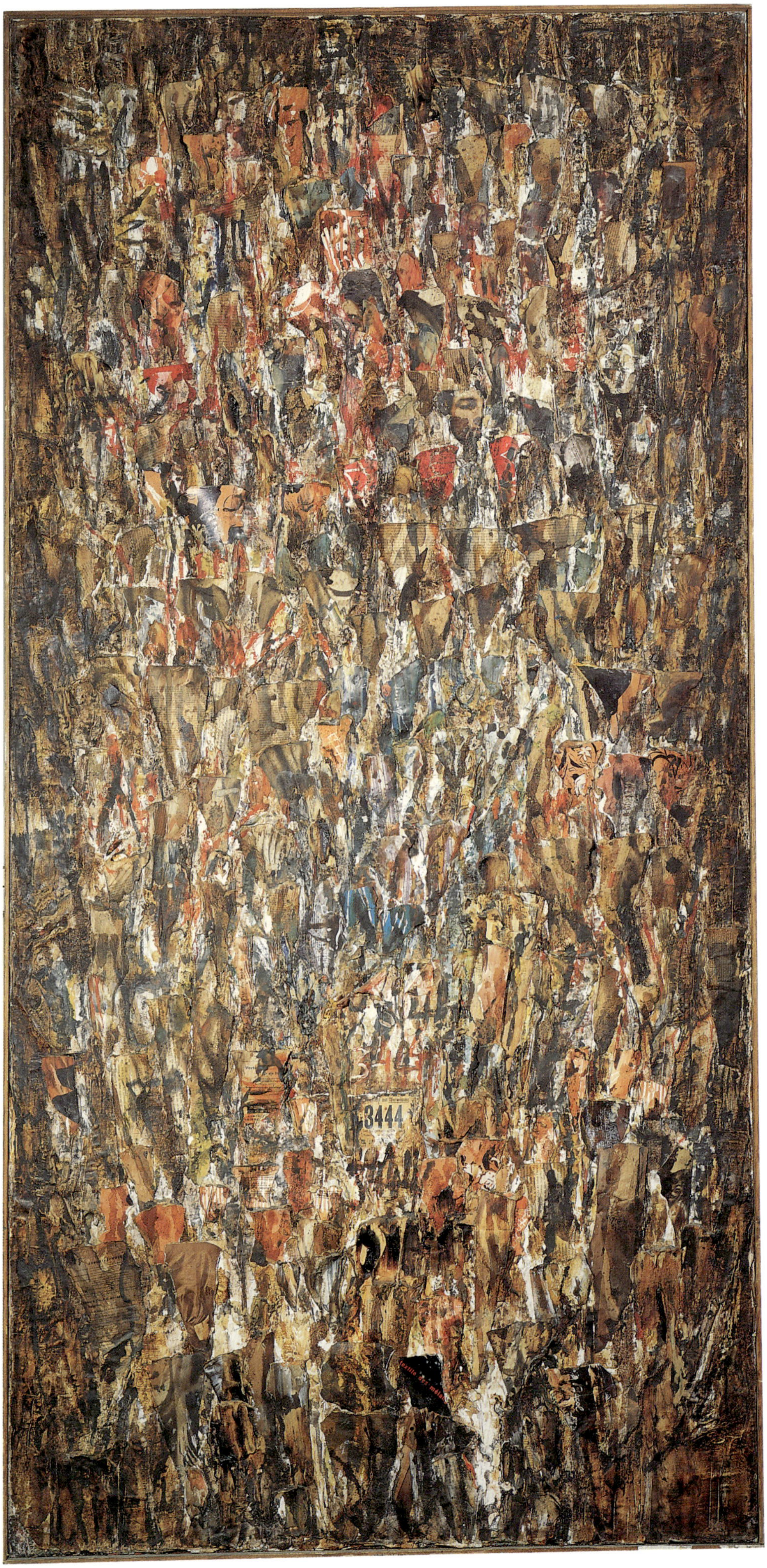

3.8 Gerhard Hoehme
Alles kommt aus 3444, 1958

3.9 Gerhard Hoehme
Zahlenraum, 1959

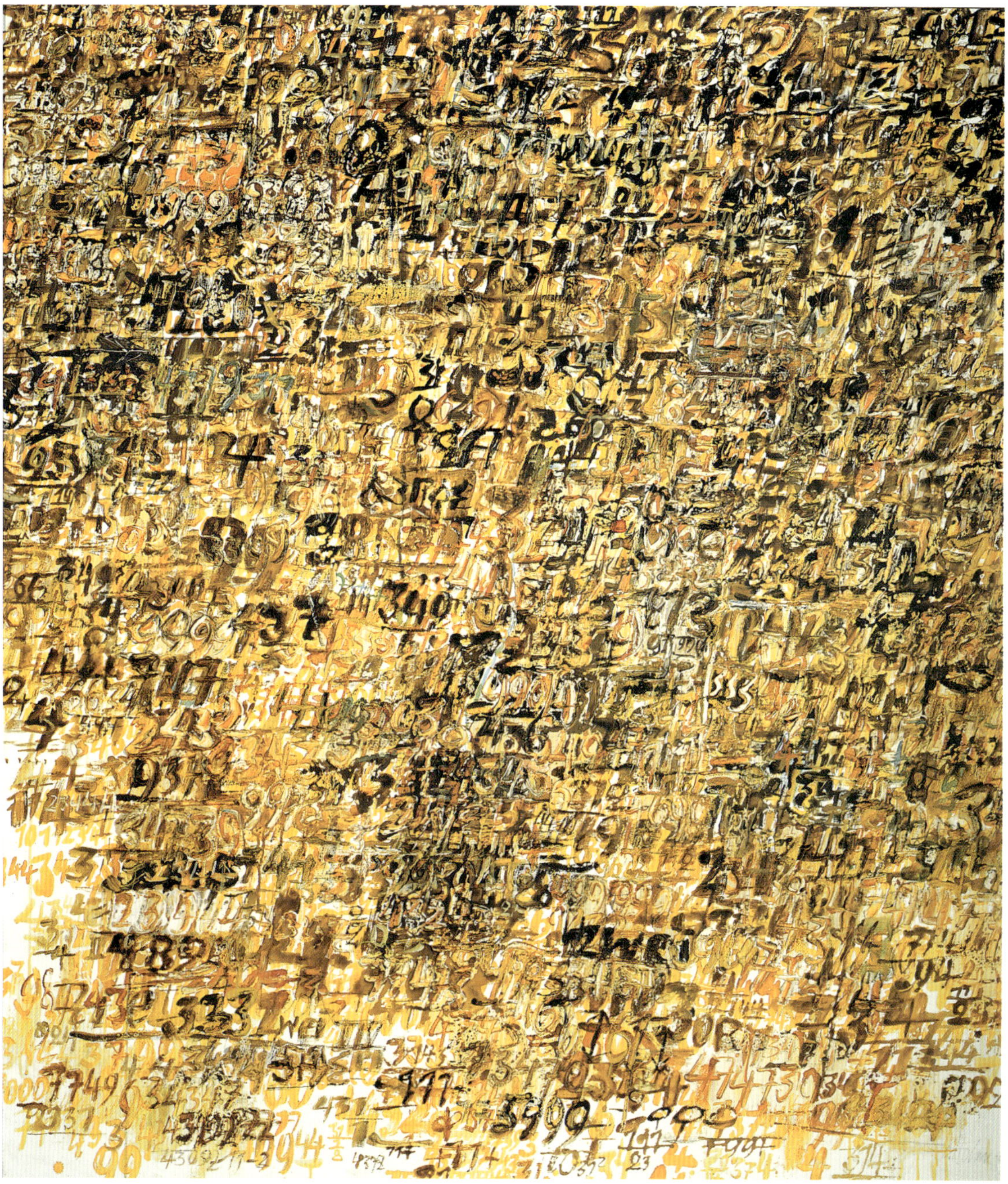

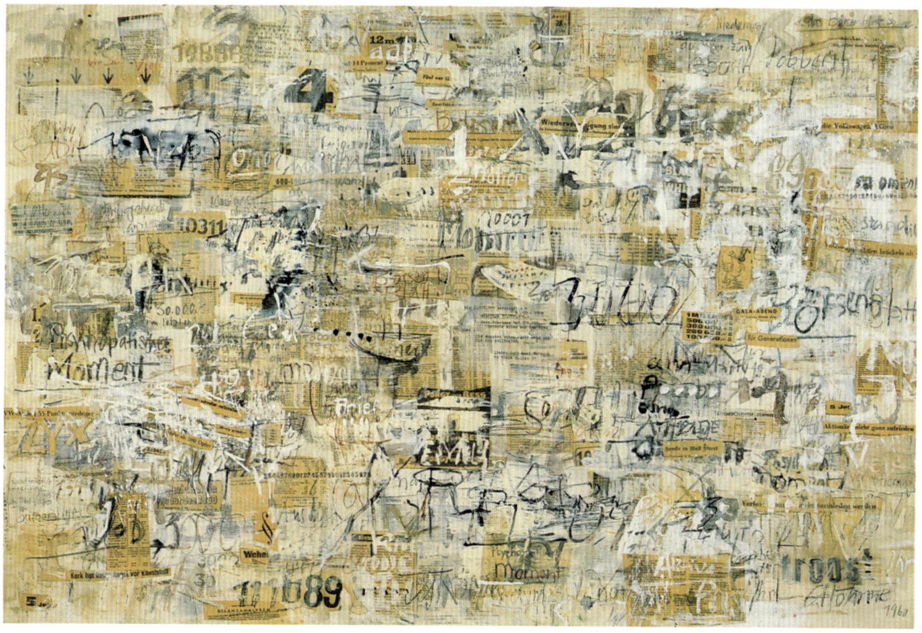

3.10 Gerhard Hoehme
Das Börsenblatt 942343, 1960

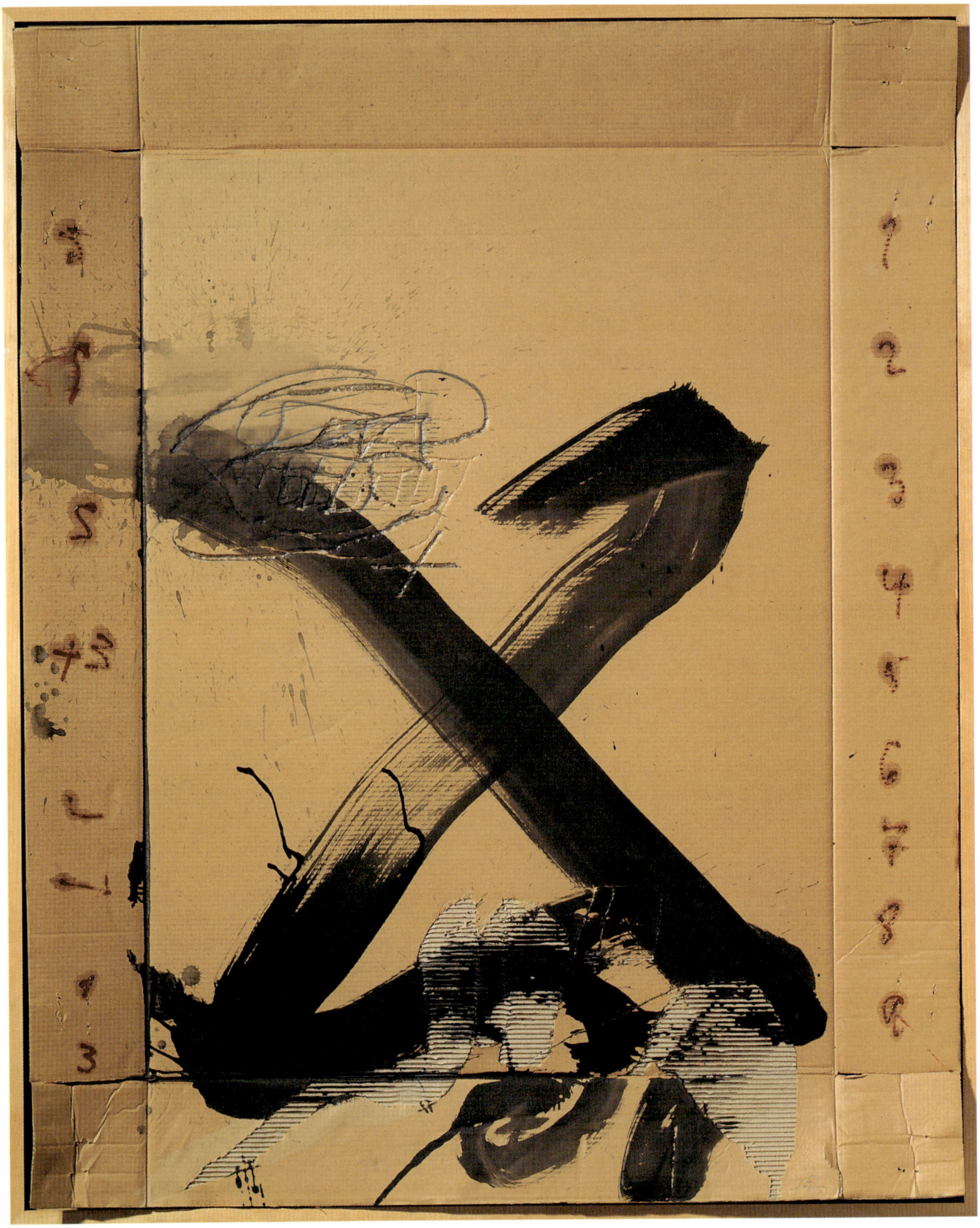

3.11 Antoni Tàpies
Grand X (Großes X), 1988

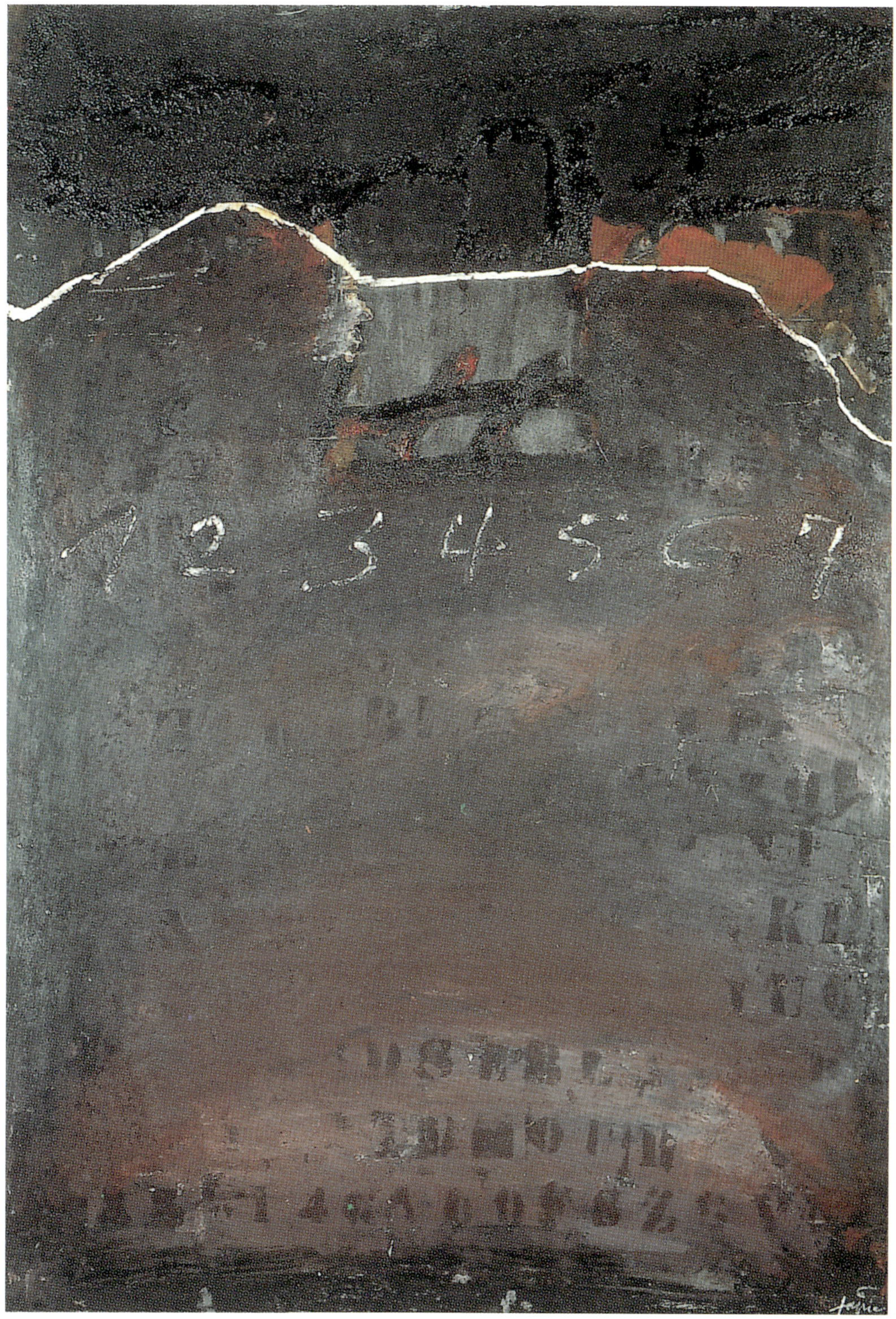

3.12 Antoni Tàpies
Vellut i Xifres (Samt und Chiffren), 1978

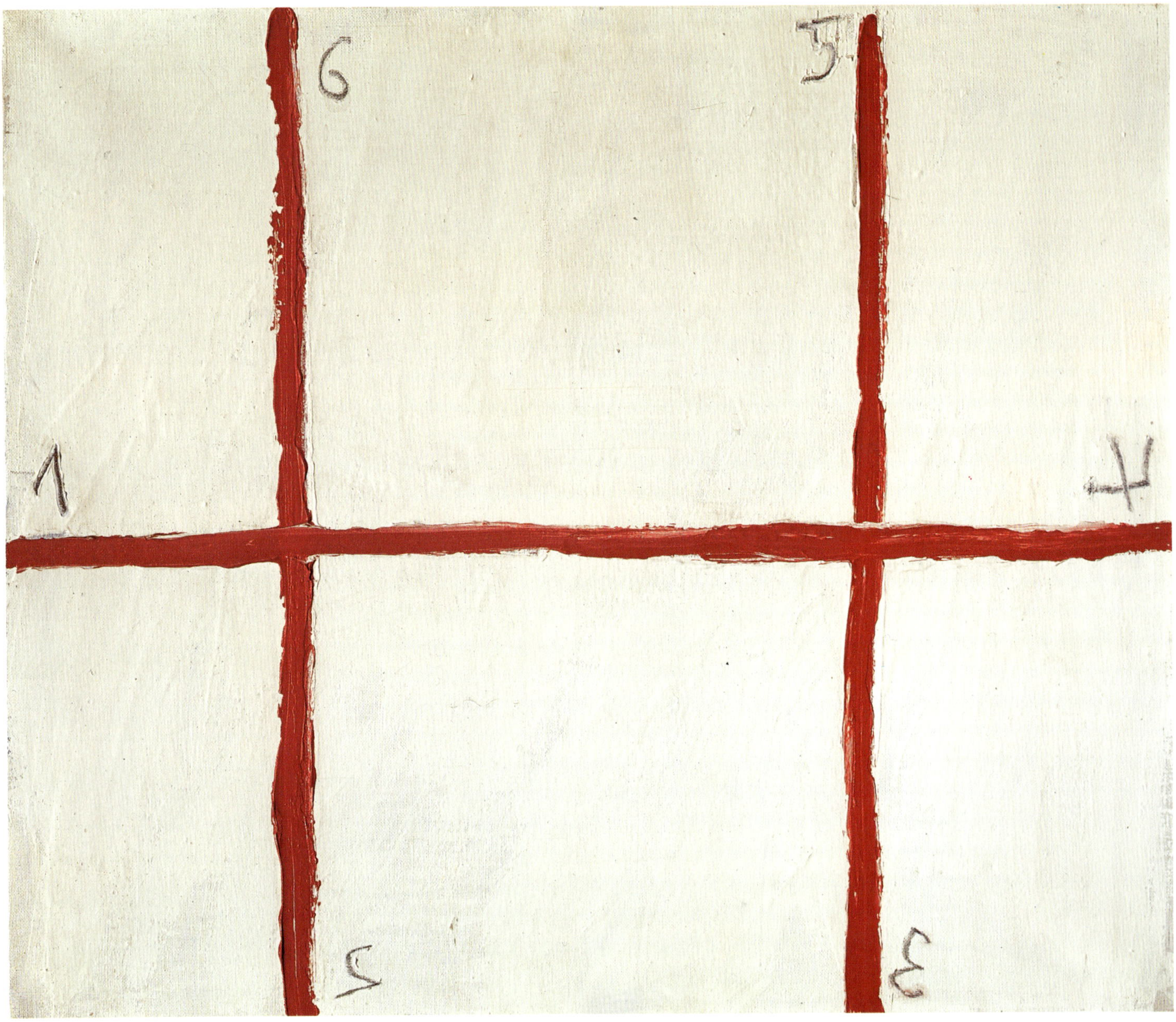

3.13 Antoni Tàpies
Composition aux chiffres 1–6
(Komposition mit den Zahlen 1–6), 1969

3.14 Frank van Hemert
Zeven (Sieben), 1990

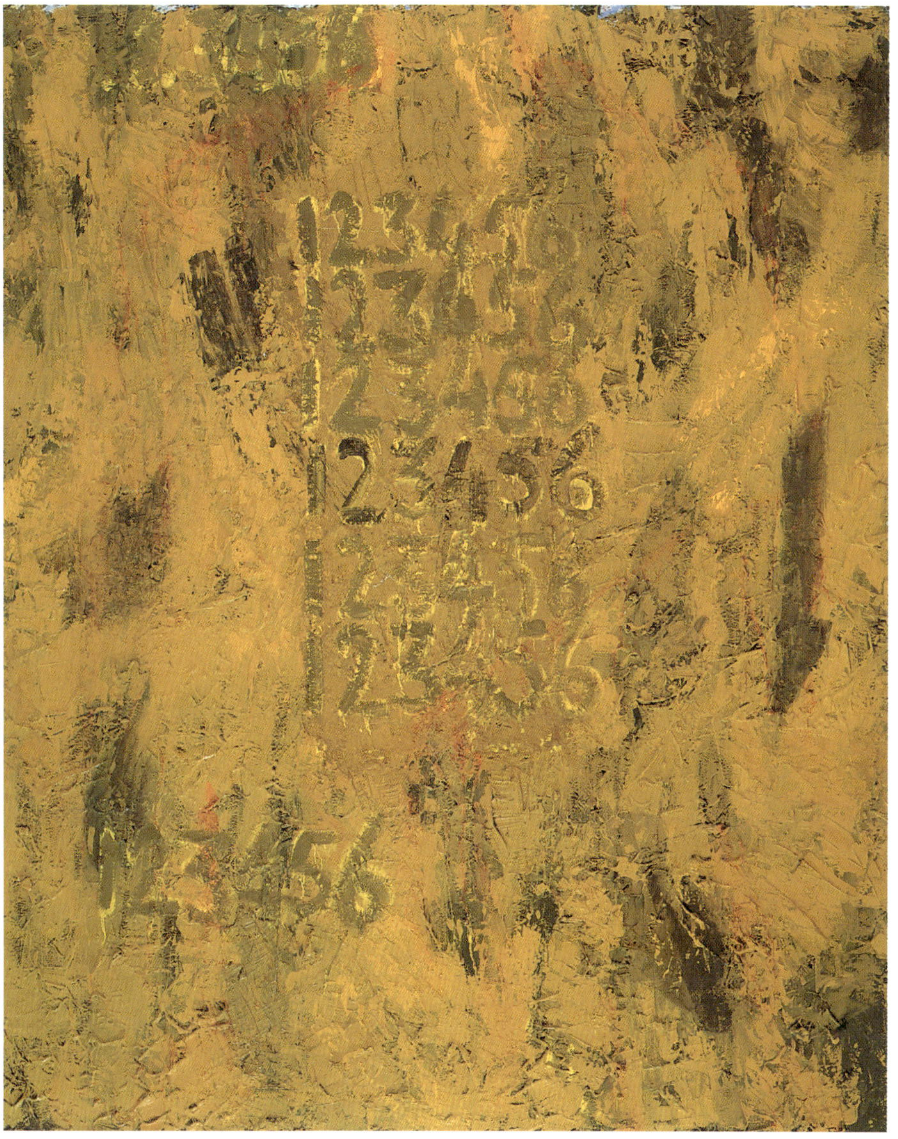

3.15 Frank van Hemert
Zeven (Sieben), 1990

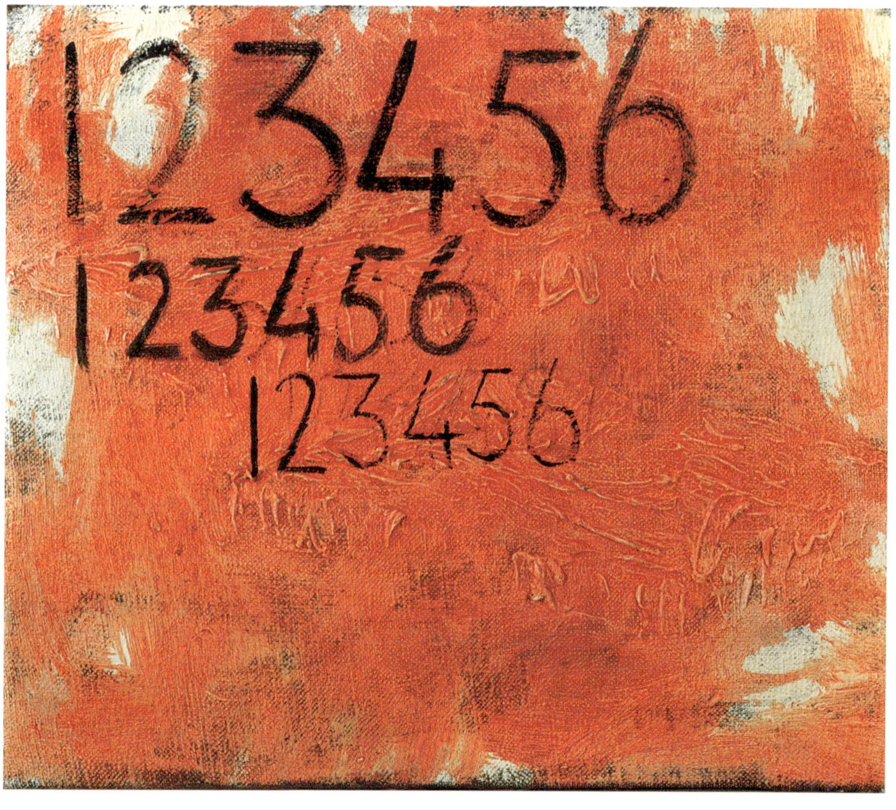

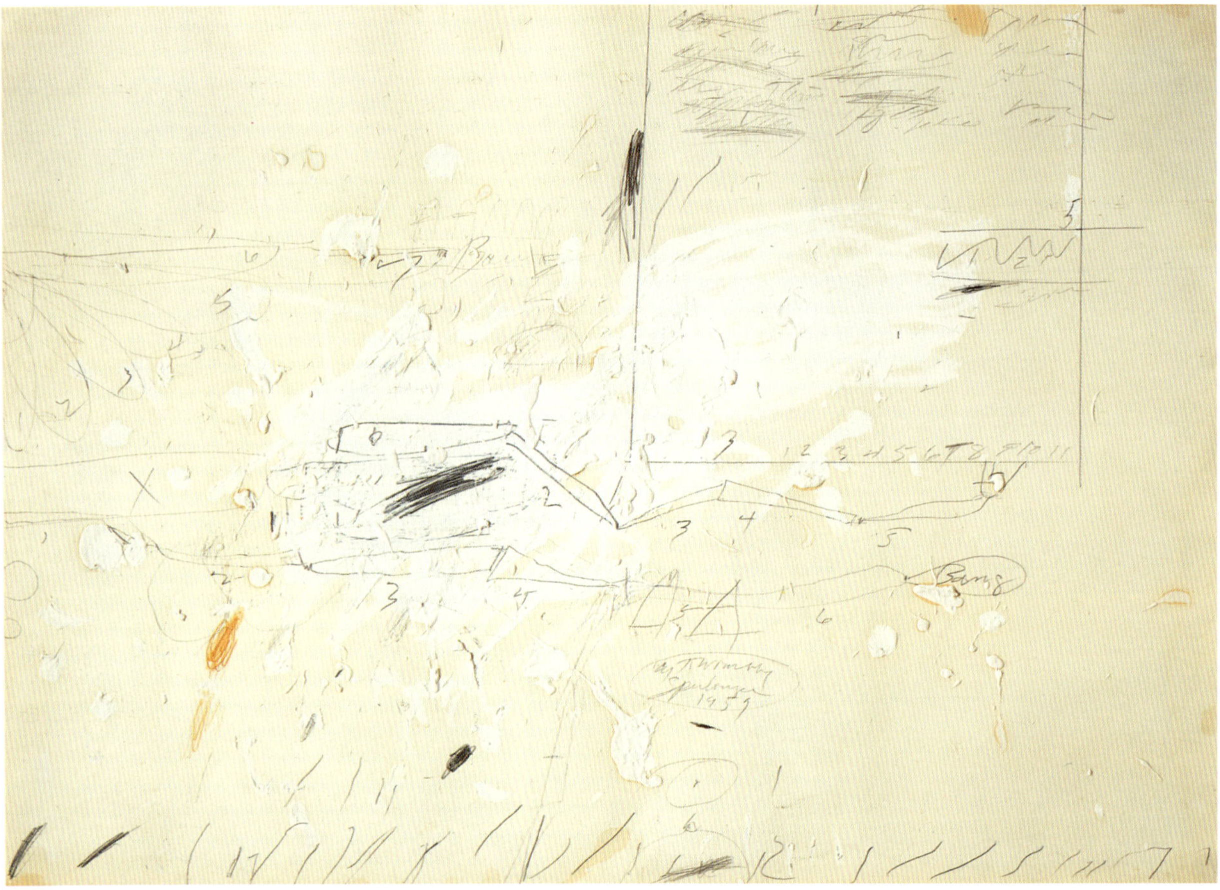

3.18

3.19

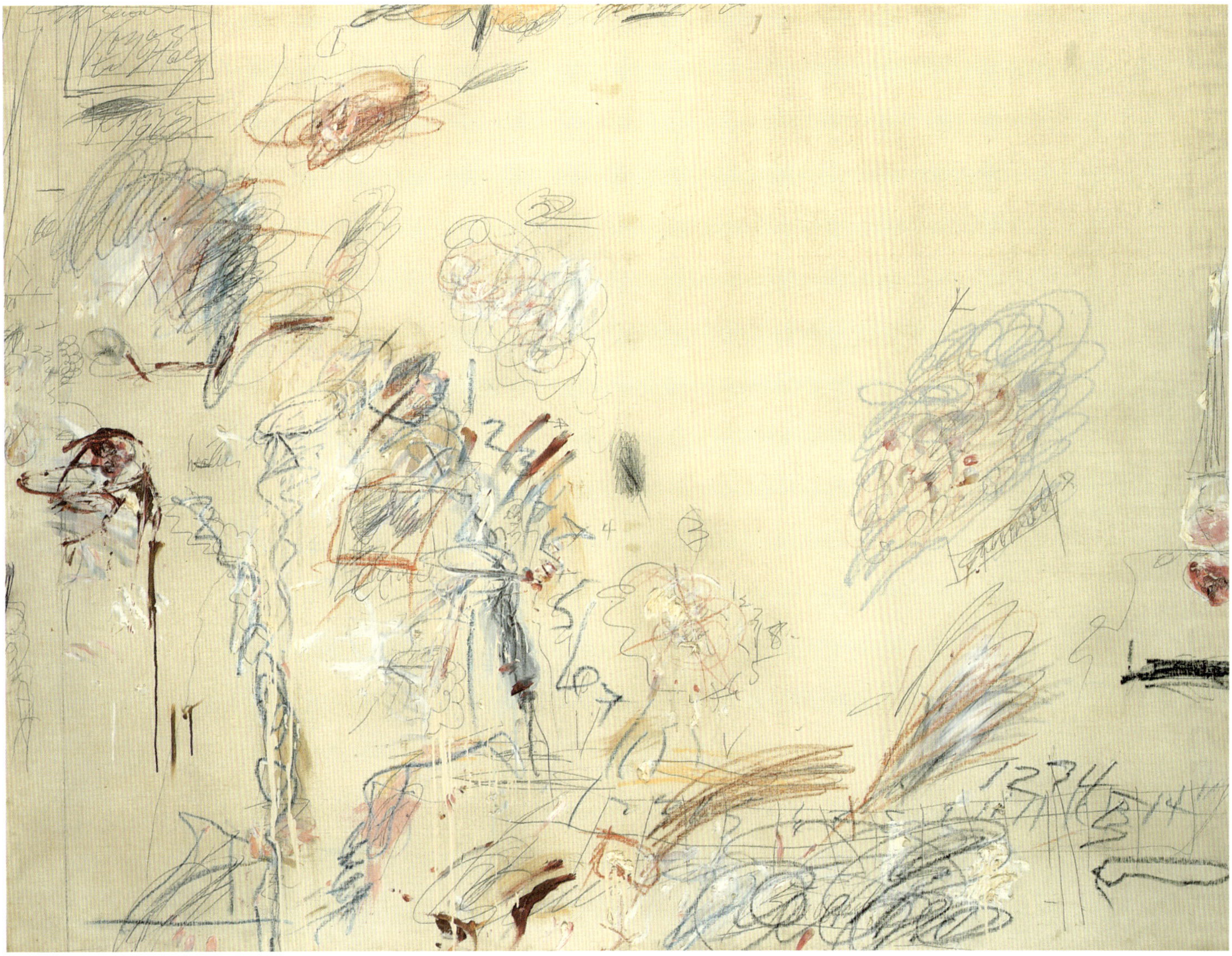

3.20

3.18 Cy Twombly
Ohne Titel (Sperlonga), 1959

3.19 Cy Twombly
Ohne Titel, 1959

3.20 Cy Twombly
Second Voyage to Italy (Second Version)
(Zweite Reise nach Italien,
Zweite Version), 1962

4

ALLTAGSWELT UND NEUE ZAHLENEMBLEME

Dem gestisch-handschriftlichen Charakter des »Abstract Expressionism« in Amerika begegnet um 1960 ein deutlicher Gegentrend. Statt spontaner Subjektivität wird jetzt größtmögliche Anonymität und Entpersönlichung der Malerei angestrebt. Lichtenstein und besonders der junge ANDY WARHOL arbeiten nach vorgefundenen Bildern aus Lehrbüchern oder Werbekatalogen. Gerade Warhol versucht, so wenig wie möglich in das Material der Vorlage einzugreifen, sondern sich ganz auf die Wahl des Ausschnitts und dessen Übertragung auf die Leinwand zu beschränken. Zahlen spielen bei diesem Selektionsprozeß offenbar eine stimulierende Rolle für die in dieser Phase noch streng in Schwarz auf Weiß gehaltenen Bilder. Bei der auf einer Anzeige beruhenden Komposition *Drills 7.88* (Bohrer 7.88, Kat. 4.5) von 1960 sind es Preisangaben, die – graphisch reizvoll – in abgestuften Größen unter dem Objekt, das an einen Revolver erinnert, über den Bildraum verteilt sind. In *Crossword* (Kreuzworträtsel, Kat. 4.6) nimmt Warhol das schachbrettartige Quadratfeld eines Kreuzworträtsels zum Vorwurf für sein Blow-up auf der Leinwand, bei dem er sich sogar an die fehlenden Buchstaben oder verwackelten Konturen der Vorlage hält. Zu hoher Eindringlichkeit steigert Warhol eine Werbeanzeige in der bisher noch unpublizierten Version von *Where is your Rupture?* (Wo ist Ihr Eingeweidebruch?, Kat. 4.2). Hier läßt sich der etappenweise Weg verfolgen von der im Nachlaß erhaltenen Zeitungs-Collage mit verschiedenen Annoncen (Abb. 16) über das danach entstandene hochformatige Bild gleichen Titels (Sammlung Marx, Berlin), dem ein weiteres Gemälde folgt, bei dem sich Warhol auf die medizinische Anzeige mit der schematischen Figur konzentriert, dabei aber noch die Schrift einbezieht. Schließlich beschränkt er sich ganz auf das zentrale Aktmotiv mit den numerierten Pfeilen,[1] führt dies allerdings durch Präzision der Konturen und Kontraste zu einer ikonenhaften Überhöhung. Nicht zufällig erinnert die Darstellung an den Topos des Heiligen Sebastian und damit an die Symbolgestalt der Homophilen. So läßt sich an den drei Fassungen von *Where is your rupture?* das Verfahren der Fokussierung und des Blow-ups nachvollziehen, wie Warhol es auch in seinen Filmen praktizierte.
Warhols Vorliebe für Diagramme mündete 1962 in die nach einem Lehrbuch für Standardtänze gemalte Serie der *Dance Diagrams* (Kat. 4.1), bei der er sich wiederum exakt an die Tanzdiagramme der Buchseiten hält. Neu war jedoch, daß er seine Gemälde auf den Boden gelegt haben wollte, so daß dem Betrachter suggeriert würde, er könne die Schritte mit den Füßen auf der Leinwand nachvollziehen. Im Prinzip unterscheidet sich Warhols Vorgehen trotz unterschiedlicher Ikonographie nicht von dem konzeptuellen Verfahren von Bernar Venet, der mathematische Diagramme aus einem Lehrbuch photomechanisch vergrößert und auf die Leinwand transponiert (vgl. Kat. 6.9 und 6.10).
Daß Zahlen offenbar eine magische Anziehung auf Warhol ausübten, zeigt schließlich die farbige Gruppe der *Do it Yourself*-Bilder von 1962 (vgl. die Farbstift-Zeichnungen Kat. 4.3 und 4.4), die auf Vorlagen für Hobbymaler basiert und bei der sich die auf die einzelnen Teilformen plazierten Nummern für die jeweiligen Farbtöne als reizvolles graphisches Streumuster verselbständigen.
Der gleichaltrige ROBERT INDIANA war von der Zahlenmystik fasziniert und sah überall Beziehungen zu Geburtsdaten und bedeutsamen Ereignissen in seinem Leben. Auch er kam in den späten fünfziger Jahren zu einer signalhaften Bildsprache, die durch Industriereklame und Schablonenschriften, aber auch durch die Auseinandersetzung mit der amerikanischen Kunst der zwanziger Jahre angeregt wurde. Kommerzielle Messingschablonen, die er in verlassenen Lofts fand und die für Nummern und Namen auf Frachtern und Transportern von Companies des 19. Jahrhunderts verwendet wurden, fanden Eingang in seine Malerei. Bei *The American Gas Works* (Kat. 4.11) wird das gelb-schwarze Warnzeichen der Gaswerke mit Zahlenringen zu vier kreuzförmig angeordneten Zähluhren verbunden, die ihrerseits auf einer roten Kreisscheibe mit dem Namen der Company plaziert sind. Vor dem vertikalen gelb-schwarzen Streifenmuster als dem statischen Prinzip stellt sich so der Eindruck dynamischen Rotierens und flackernder Lichter ein.

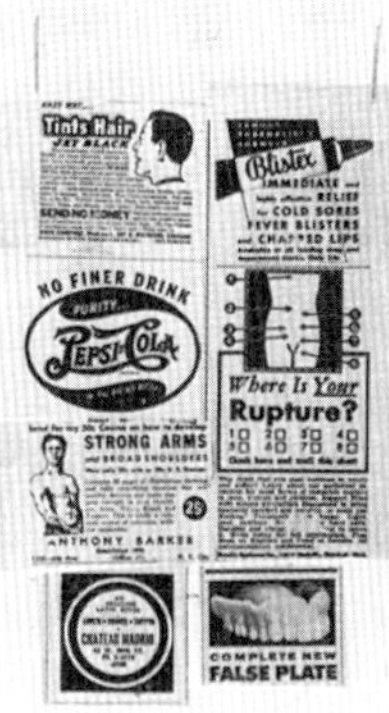

Abb. 16 Anzeige 1960
Bleistift und Zeitungsausschnitt, auf Papier geklebt, 35,6 x 29,2 cm
The Estate of Andy Warhol

Indianas Lieblingsbild in der amerikanischen Kunst war *I Saw the Figure Five in Gold* von Charles Demuth (Abb. 9, S. 50). Er mußte es als Omen nehmen, daß dieses Bild in seinem Geburtsjahr 1928 entstanden war. 1963, im Todesjahr des Dichters William Carlos Williams, dessen Gedicht Demuth zu seinem Gemälde angeregt hatte, malt Indiana seine Hommage an Demuth und Williams gemeinsam: eine fünfteilige Komposition in kreuzförmiger Anordnung mit dem Titel *The Demuth American Dream No. 5* (Kat. 4.7), in der fünfmal die dreifache Fünferprogression von Demuths Gemälde signalhaft aufscheint. Zugleich verknüpft er Demuths Zahlen aufs engste mit seiner eigenen Biographie: 1963 minus 1928 ergibt 35, eine Zahl, die sich aus der Folge von jeweils drei Fünfen (555) ergibt, die bei Demuth das Herannahen des Feuerwehrfahrzeugs in dem Erlebnis des Dichters symbolisieren.[2] Während der zentrale Fünferkreis alle Monogramme und Worte aus Demuths Bild wieder aufgreift und mit der Kreisaufschrift »AMERICAN DREAM 1928/1963« verbindet, weisen die vier äußeren Kreise Indianas Leitworte »ERR/DIE/EAT/HUG« (Irre/Stirb/Iß/Umarme) auf, die später in seinen *USA 666*-Kompositionen wiederkehren. »Eat« war das letzte Wort seiner Mutter, bevor sie starb, und zugleich ist »Eat« die auf Amerikas Straßen übliche Beschilderung für Raststätten. Indianas Vorliebe für die Fünf bekundet sich auch in anderen »Shaped canvas«-Kompositionen wie *The X-5* von 1963 (Kat. 4.8).

Indianas Affinität zur Literatur und besonders zu Gertrude Stein, die auch von Demuth verehrt wurde (vgl. Kat. 2.27), manifestiert sich in dem Bilderzyklus *Numbers* von 1965, dem drei Jahre später die Siebdruckmappe mit den Zahlengedichten von Robert Creeley (Kat. 10.20) folgte. Die Zahlen werden hier wie auch in den Gemälden *Zero* oder *Six* (Kat. 4.12 und 4.13) zu einem bildhaften Emblem, das die inhaltliche Bedeutung vergessen läßt, an die erst das hinzugefügte Zahlwort erinnert. Wie bei Jasper Johns sind die Zahlen Indianas in erster Linie »figures« – emblematische Bildfiguren. Ein kleines Bild *Ohne Titel* (Kat. 4.10) des Amerikaners WILLIAM COPLEY von 1962 ist in seiner aus der reziproken Form der beiden Zahlen abgeleiteten Symmetrie von Sechs und Neun, verbunden mit den Trikolorefarben Blau-Weiß-Rot, von lapidarer Einprägsamkeit.

EDWARD RUSCHA transponiert 1962 das Markenzeichen der berühmten Hollywood-Filmproduktion *20th Century Fox* in ein breitwandartiges Monumentalgemälde (Kat. 4.9), das in seiner dynamischen und kontrastreichen Diagonalkomposition, mit dem Scheinwerferkranz über den roten Leuchtziffern, das heroisierende Pathos und den Fortschrittsoptimismus eines modernen Amerikasymbols ausstrahlt.

In Europa ist Mitte der fünfziger Jahre, als die skripturale Gestik des Tachismus noch vorherrschte, gleichfalls eine Tendenz zur Emblematisierung der Zahl zu beobachten. So führt der langjährige Düsseldorfer Akademieprofessor BRUNO GOLLER 1954 mit seinem *Bild der Zahlen* (Kat. 4.14) stilisierte Ziffern in seine Malerei ein, die in abgegrenzten Zellen ein rätselhaftes, beunruhigendes Eigenleben zu führen scheinen. Goller hat mit seiner unzeitgemäß-zeitlosen Malerei, in der die Ziffern die Rolle von Bildgestalten übernehmen, eine Gegenrichtung zum herrschenden Informel vertreten, die dem Ambiente der Pittura Metafisica nahekam.

Auch Gollers einstiger Schüler KONRAD KLAPHECK arbeitet mit dem surrealistischen Prinzip der Verrätselung und Verfremdung. Sein 1960 entstandenes Gemälde *Die Letzten* (Kat. 4.18) versetzt die Zahl Eins, die wie eine aus Gold oder Messing gegossene Skulptur aussieht, auf einen unendlich feinkörnigen Sandboden. Dort liegt sie – ihrer absolutistischen Endgültigkeit beraubt – verlassen da, als habe sie jemand umgestoßen. Ihre makellose Oberfläche ist mit zwei durchsichtigen Tropfengebilden, die an Tränen erinnern, benetzt.

1959 startet der nach Rom übersiedelte Grieche JANNIS KOUNELLIS seinen einsamen Einsatz gegen das Informel: Im Rahmen von Performances ruft er laut singend Buchstaben und Zahlen auf, die er in mächtigen Schablonenlettern mit schwarzer Druckerfarbe auf die an seine Atelierwände gehefteten Papierbögen oder Leinwände aufmalt (Kat. 4.19–4.23). Exzentrisch und ungleichgewichtig sind die Ziffern auf die hellen

Flächen gesetzt, oft vom Rand überschnitten, abgehackt und von hastigen Richtungspfeilen durchzogen – Sinnbilder einer zerrissenen Welt. »Ich habe jedes Wort zersplittert und so eine Art hermetischer Dichtung geschaffen, die man in ihrer Räumlichkeit erlebte, da die Leinwand ja die Maße des Ateliers besaß, in dem ich sie bemalt hatte.«[3] Eine Dichtung im Raum also, die ikonographisch den Ziffern auf der Straße gleicht und ihren offenen, transitorischen, ungeschönt-ruppigen Charakter betont. Die Ziffern rufen aber zugleich Fragmente der Erinnerung wach und erzeugen eine Verkettung des Unzusammenhängenden – eine fremdartige Präsenz geheimnisvoller Chiffren, die wie von unbekannter Hand auf die Wände geschrieben zu sein scheinen.

A. R. PENCK kämpfte mit seiner ursprünglichen, beschwörenden Zeichensprache gegen die von Verordnungen eingezäunte Wirklichkeit der ehemaligen DDR. »Die pragmatische und magische Kunst des Eiszeitmenschen läßt mich vermuten, daß im Ursprung der Kunst anfängliche Ergebnisse der Signalforschung da sind, die später wieder verschüttet wurden.«[4] Die magische Zahl Acht steht im Zentrum einer Komposition von 1968 (Kat. 4.30). Die alten Symbole, Schlange, Totenkopf, Strichmännchen, Sonne, die Ziffern 9 und 3, stehen sich, verbunden mit dem Kürzel »m« (für Mensch?), gegenüber und bilden zusammen mit den Zahlworten Acht/vier/zwei und Punkt ein vieldeutiges Beziehungsgeflecht rings um die dominante, blutrote Ziffer Acht im weißen Mittelfeld.

Die Acht hat es auch dem Zahlenmystiker EGON ERICH NICOLAUS angetan. 1972 stellt er sie, Blau auf Weiß, ins Zentrum eines großen Hochformats, flankiert von zwei roten Vertikalen (Kat. 4.31). Dann aber streicht er sie – und diese Geste ist vernichtend – mit einem großen schwarzen »X« durch. Wenn Acht auch eine Glückszahl ist, wie es der Volksglaube will, so bedeutet diese Durchkreuzung ein Ungültigmachen, eine Negation, daß Glück möglich sei. Seit Ende der achtziger Jahre ist ein neu erwachtes Interesse für Zahlenembleme unter den jüngeren Künstlern zu beobachten. So malt der Holländer FONS HAAGMANS großformatige Leinwände mit oft nur drei Ziffern, die sich über das ganze Bildfeld erstrecken. Bei seinem *9–9–9*-Bild (Kat. 4.28) plaziert er dreimal die Zahl 9 in drei verschiedenen Schrifttypen – von der geschnörkelten Handschrift zur Digitalziffer – diagonal auf die schwarze Fläche. Die *1–2–3* (Kat. 4.27) hingegen wird in roter Farbe und säulenhaft-tektonischer Vereinfachung horizontal nebeneinander aufgereiht. Auf diese Weise entsteht eine Spannung zwischen ästhetischer Bildordnung und einer möglichen Bedeutungsdimension. »Seine Arbeiten haben ornamentalen Charakter«, konstatiert Ulrich Loock. »Im Ornament aber trennen und verbinden sich ästhetische Autonomie und Referentialität. Offensichtlich antwortet Haagmans mit dem ornamentalen Charakter seiner Malerei auf Tabus der Moderne. [Damit] hält er grundsätzlich die Frage nach der Möglichkeit von Bedeutung und der Notwendigkeit ästhetischer Eigenständigkeit offen.«[5]

Der Schweizer THOMAS HUBER malte 1995 eine Serie von imaginären Zahlenräumen. Bei *Würfel für 1* (Kat. 4.25) und *Würfel für 2* (Kat. 4.26) spielt er die Gesetzmäßigkeit des Würfels, dessen gegenüberliegende Seiten addiert immer Sieben ergeben, gegen den Betrachter aus: denn dieser wird in die Zählung einbezogen, insofern die nicht sichtbare sechste Fläche des geschlossenen Kubus vom Betrachter vertreten wird, der also die fehlende Eins oder Zwei, die für die imaginäre Wandfläche bestimmt war, ergänzen muß. Bei dem horizontalen Format *Bildraum mit Zahlen* (Kat. 4.24) wird von links nach rechts von Drei bis Dreizehn durchgezählt, wobei wiederum der Betrachter die fehlenden Ziffern sowohl vor der Drei als auch nach der Dreizehn auf »seiner« unsichtbaren Wandfläche vervollständigen soll, was um so schwieriger ist, als die seitlichen Wände (auf fast unmerkliche Weise) unterschiedliche Längen und daher auch eine unterschiedliche Ziffernanzahl aufweisen, was auch von der Stirnwand im Verhältnis zur unsichtbaren Betrachterwand nicht auszuschließen ist. Daher wird die Rechnung offenbleiben. Der perspektivische Raum ist nicht mit Figuren oder Gegenständen, sondern mit wandgroßen Zahlen bevölkert, die ein magisches Eigenleben und Beziehungsgeflecht untereinander entfalten.

SIMON LINKE malt seine Ziffern, die fast die ganze Bildhöhe einnehmen, in glänzender schwarzer Ölfarbe auf weißen Grund. Die Zahlen sind mit der Schablone einer bestimmten Drucktype nachgeahmt und erhalten durch ihre formale Präzision und das Schwarz auf Weiß eine apodiktische Absolutheit. In seinem Triptychon *Trinity* (Dreieinigkeit, Kat. 4.29) kombiniert er die Ziffern Null, Eins und Zwei mit Interpunktionszeichen und fügt darunter Texte hinzu, die als Anmerkungen der Zahlen gekennzeichnet sind. Ebenso lapidar wie obskur fügt er bei der Null den Satz »Anatomy is Destiny«, bei der Eins den Begriff »Narcissism« und bei der Zwei die Vermerke »Polymorphous/Cf. Anatomy is Destiny« hinzu. So entsteht zwischen den Zahlen und Worten eine Intertextualität, die sich besonders an den beiden Schlüsselbegriffen »Anatomie« und »Schicksal« entzündet und die der Eins den Narzismus, der Zwei die Vielgestaltigkeit zuordnet, womit auf einen Schöpfungszusammenhang verwiesen wird.

Preisbilder

In einer Epoche, in der die Künstler in zunehmendem Maße über die Bedingungen ihres Schaffens reflektieren, kann es nicht ausbleiben, daß sie die Frage nach dem Tauschwert ihrer Arbeit, nach der Beziehung von Kunstwerk und Warenwert thematisieren.
Wiederum ist MARCEL DUCHAMP auch auf diesem Gebiet ein Vorreiter: Im November 1919 zeichnet er einen Scheck über $ 115,-, datiert auf den 3. Dezember, für den Pariser Zahnarzt Daniel Tzanck, der dafür bekannt war, daß er Kunstwerke für Zahnbehandlungen in Zahlung nahm. Der Scheck ist auf die fiktive New Yorker *Teeth's Trust and Loan Company* ausgestellt, und sowohl das rot aufgedruckte Muster des imaginären Firmennamens als auch die Schecknummer sind mit eigens angefertigten Stempeln aufgebracht (Kat. 4.32). Dieses täuschend echt wirkende Readymade, das noch mit dem auch für Schecks üblichen Aufdruck »Original« versehen ist, wird als Geldmittel verwendet, so daß Kunst und Zahlungsmittel identisch werden.
Genau vierzig Jahre später verkauft YVES KLEIN in Paris eine *Zone de Sensibilité Picturale Immatérielle* für zwanzig Gramm Gold und bescheinigt dies dem Käufer durch Quittung (Kat. 4.34). Die Hälfte des Goldes wird vom Künstler im Beisein von Zeugen in die Seine gestreut, und nach diesem Akt der imaginären Übergabe und Inbesitznahme durch den Käufer soll dieser seine Quittung verbrennen, so daß keine materiellen Spuren mehr »die Authentizität des immateriellen Wertes« belasten (daher sind nur noch wenige Exemplare der Quittung erhalten). Wenig später, 1961, stellt Kleins italienischer Freund PIERO MANZONI numerierte *Cartes d'authenticité* (Echtheitsausweise, Kat. 4.33) aus, die bestätigen, daß derjenige, dessen Name auf der Karte vermerkt ist, vom Künstler signiert wurde und daher »von diesem Tag an als ein echtes und wirkliches Kunstwerk zu betrachten ist« – so der Wortlaut der Bescheinigung. 1969 beginnt EDWARD KIENHOLZ eine Serie von Aquarellen mit unterschiedlichen Preisauszeichnungen (mit Gummistempel aufgedruckt) wie beispielsweise *For $ 230.00* (Kat. 4.35). Die Preisspanne für diese gleich großen und nur farblich leicht variierten Aquarelle reicht von $ 1 bis $ 10.000.00, und die Blätter dürfen nur zu dem angegebenen Preis verkauft werden. Damit schafft Kienholz seine eigene Währung und degradiert das Kunstwerk zur Quittung. Zugleich knüpft er an Yves Klein an, der 1957 in der Mailänder Galerie Apollinaire elf gleichformatige und gleichstrukturierte *Monochromes bleus* ausgestellt hatte, die mit unterschiedlichen Kaufpreisen ausgezeichnet waren.[6]
Wenn ANDY WARHOL in seinen Dollar-Bildern wie *40 Two Dollar Bills* (Kat. 4.36) von 1962 die Geldscheine im wesentlichen als graphisch reizvolles Muster aneinanderreiht, so ruft er zugleich den Eindruck des Inflationären hervor. In einer Serie von 1963 entstandenen Schallplatten-Covern mit der Aufschrift *$ 1.57 Giant Size* (Kat. 4.39) erhebt er den Kaufpreis des Werks (in diesem Falle der Musik) zum Titelbild.

Der Fluxus-Künstler JAN HENDERIKSE sammelt handgeschriebene Werbeplakate mit Preisanzeigen für Lebensmittel eines amerikanischen Supermarktes, signiert sie und deklariert sie damit zu Kunstwerken im Sinne des Readymades (Kat. 4.37 und 4.38).
Die Infragestellung des Marktwertes von Kunstwerken, ihrer finanziellen Bewertung im Gegensatz zu ihrer geistigen Bewertung, wird auch bei den jüngeren Künstlern zum Thema. Ohne Skrupel erheben sie Preise, einzeln und monumentalisiert oder kolonnenweise addiert, zum ausschließlichen Bildsujet wie HEINER BLUM (Kat. 4.44), HELMUT MARK (Kat. 4.50), CLAUDE WALL (Kat. 4.45) oder BRIGITTE ROHRBACH, die auf Reise- und Kaufhausprospekten, alle Angaben, mit Ausnahme der Preise löscht, so daß die übrig gebliebenen Zahlen und ihre typographische Verteilung die Basis für ihre Tintenstrahlkopien bilden (Kat. 4.46). Hier ist die Anonymität und Indifferenz bis in die Technik hinein durchgeführt, während in den achtziger Jahren noch malerische Lösungen vorherrschten wie etwa bei WERNER BÜTTNER, der eine Rechnung mitten in den Himmel einer Landschaft schreibt (Kat. 4.41), oder wie MARTIN KIPPENBERGER, der in seiner Folge der »Preisbilder« nicht Kaufpreise, sondern Leistungsprämien meint und seine banal-abstrakten Kompositionen mit Aufschriften wie *11.–13. Preis* (Kat. 4.40) prämiert, was so viel bedeutet wie: Der Künstler wird sein eigener Juror.
WOLFGANG PAEFFGEN hingegen spielt mit der Vorstellung einer großen Summe wie einer Million, die man nicht hat, indem er nur die sechs Nullen der Million ins Bild schreibt und sie mit dem Vermerk *viel kein Geld* (Kat. 4.42) versieht. Schon zwanzig Jahre zuvor, 1970, hatte er eine Million in einzelnen Ziffern auf sieben Pflastersteine gemalt und damit die Vorstellung einer großen Summe mit dem »armen« Material der Straße zu einer *Pflasterstein-Million* deklariert (Kat. 4.43).
Digitale Zahlen, Elektronik, und Informatik, die Möglichkeit des sekundenschnellen Addierens großer Summen, hat auch die Künstler in ihren Bann geschlagen. So hat WALTER GIERS 1984 in seinem *Wertobjekt* (Kat. 4.47) eine elektronische Zählskulptur gestaltet, die unter Einbeziehung der Zinseszinsen den momentanen Wert seines Objektes auf den Pfennig genau anzeigt. Giers widmet diese Arbeit den Sammlern, »die in Kunstobjekten primär eine Geldanlage sehen«, und betont, daß der Rahmen »echt« vergoldet sei.[7]
Vier Jahre später realisiert der 1959 auf den Antillen geborene New Yorker ASHLEY BICKERTON mit dem Wandobjekt *Still Life (The Artist's Studio after Braque*, Kat. 4.48*)* eine ähnliche Idee in ganz anderer Form. Mit einem Stab von Assistenten konstruiert er eine Assemblage in perfektem High-Tech-Stil mit grellfarbig lackiertem Metall und schwarzem Leder, die an landwirtschaftliche und industrielle Geräte erinnert. Die Instruktions- und Warnschilder, Warennummern und das digitale Display, das einen fünfstelligen Dollarbetrag – den ständig aktualisierten Kaufpreis – anzeigt, verleiht der Arbeit durch die heterogene Zusammensetzung der verschlüsselten Codes eine rätselhaft-bedrohliche Aura. Der im Titel formulierte Hinweis auf die Atelierstilleben von Braque mag sich auf die kubische Form und die montageartige Assemblage wie auch auf die Verbindung mit Textelementen und Nummern aus der Alltagswelt beziehen, doch angesichts der kalten Warenästhetik und dem pseudo-funktionalen Gerätedesign mutet diese Bezugnahme geradezu zynisch an. Immerhin reißt sie schlagartig die Kluft auf, die Bickertons »Stilleben« von den etwa fünfundsiebzig Jahre früher entstandenen eines Georges Braque trennt.

Anmerkungen

1 Vgl. Kat. *Andy Warhol, Retrospektive*, Köln 1989/90, Nrn. 78, 82, 83, Abb. S. 115 und 118.
2 Zitiert nach Carl J. Weinhardt, Jr., *Robert Indiana*, New York 1990, S. 108.
3 Zitiert nach »Jannis Kounellis im Gespräch mit Heinz Peter Schwerfel«, Köln (»Kunst heute«), S. 27/28.
4 Zitiert nach Katalog *A.R. Penck*, Kunsthalle Bern 1975, unpaginiert, (S. 7).
5 Katalog *Fons Haagmans*, Kunsthalle Bern 1993, S. 22/23.
6 Vgl. Paul Wembir, *Yves Klein*, Köln 1969, S. 39/40.
7 Vgl. *Walter Giers Electronic Art*, Berlin 1987, S. 89.

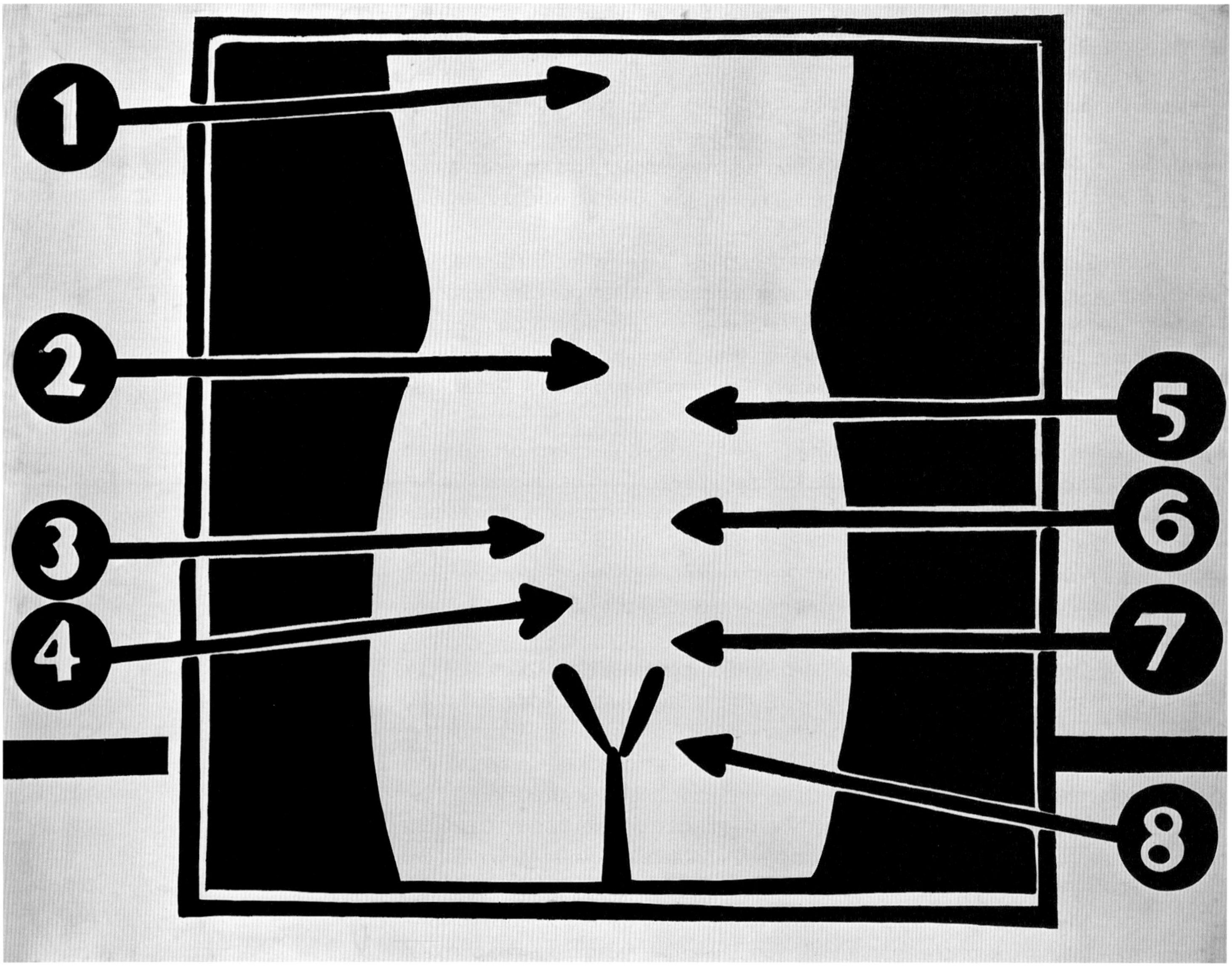

4.2

4.1 Andy Warhol
Dance Diagram (Tanzdiagramm), 1962

4.2 Andy Warhol
Where is your Rupture?
(Wo ist ihr Eingeweidebruch?),
um 1960

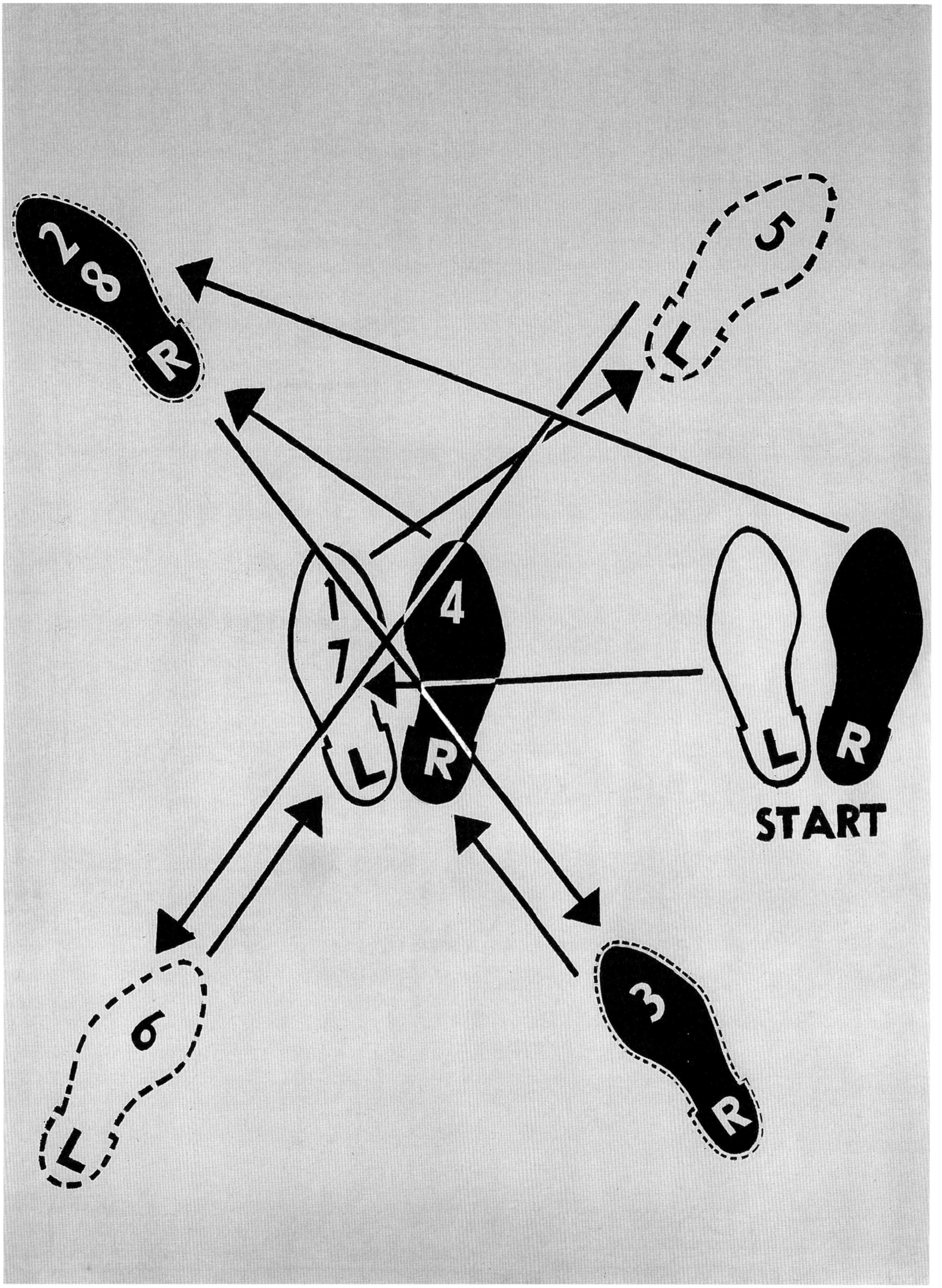

4.1

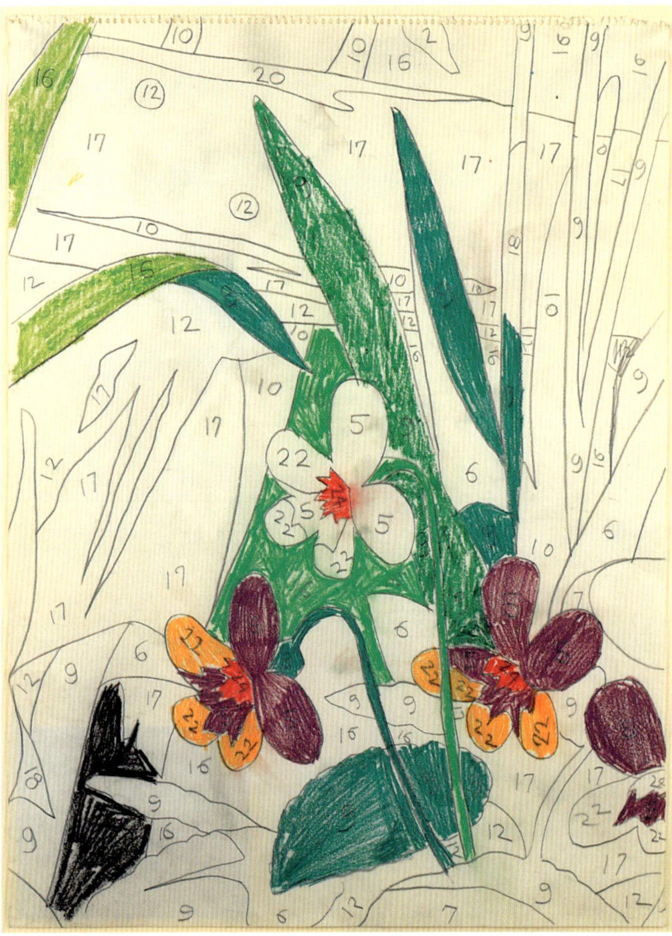

4.3 Andy Warhol
Do it Yourself (Flowers)
(Vorlage für Hobbymaler, Blumen), 1962

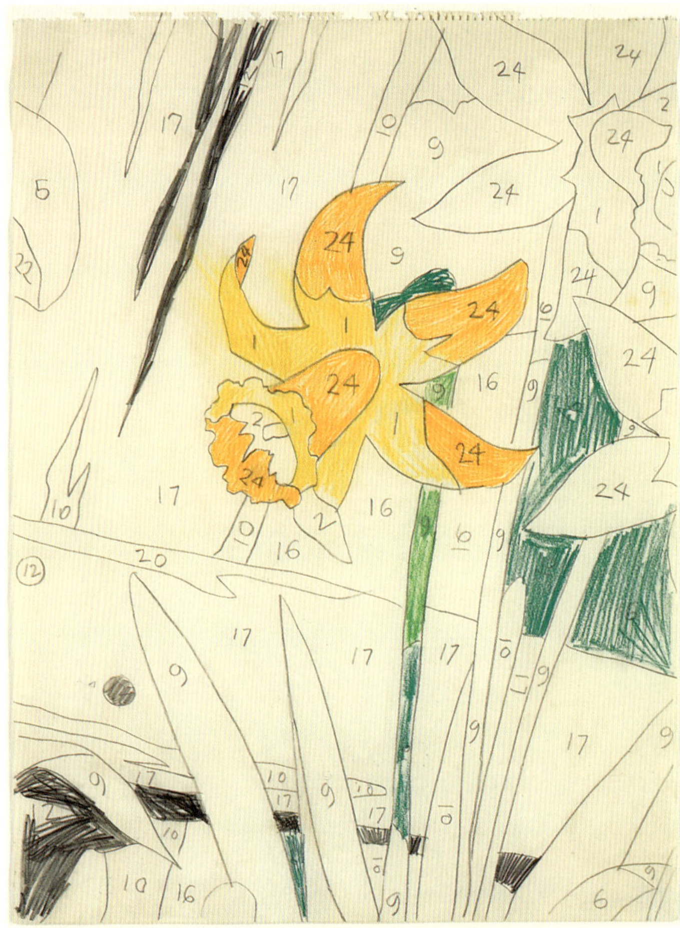

4.4 Andy Warhol
Narzisse (Do it yourself)
(Vorlage für Hobbymaler, Narzisse), 1962

4.5 Andy Warhol
Drills 7.88 (Bohrer 7.88), 1960

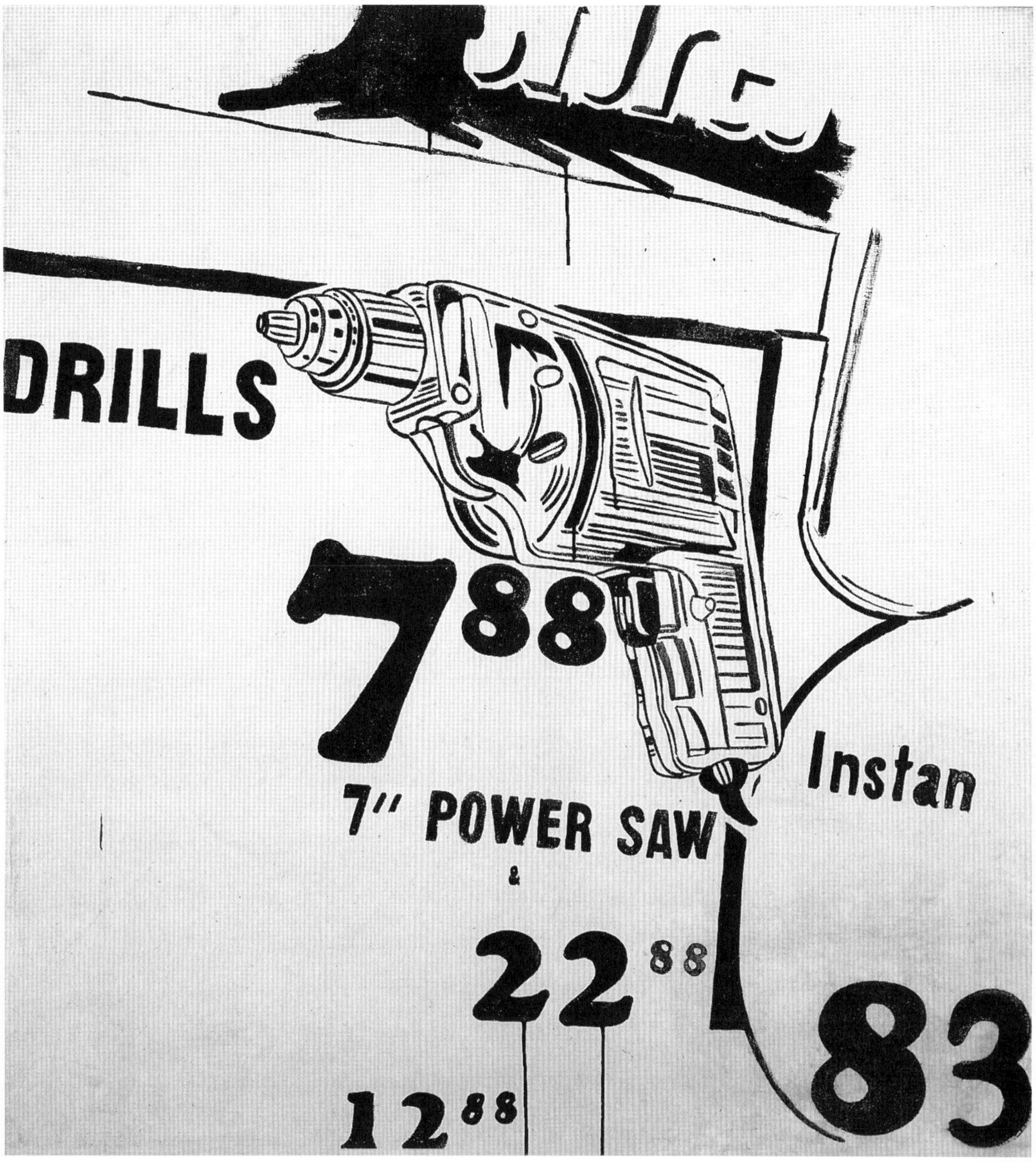

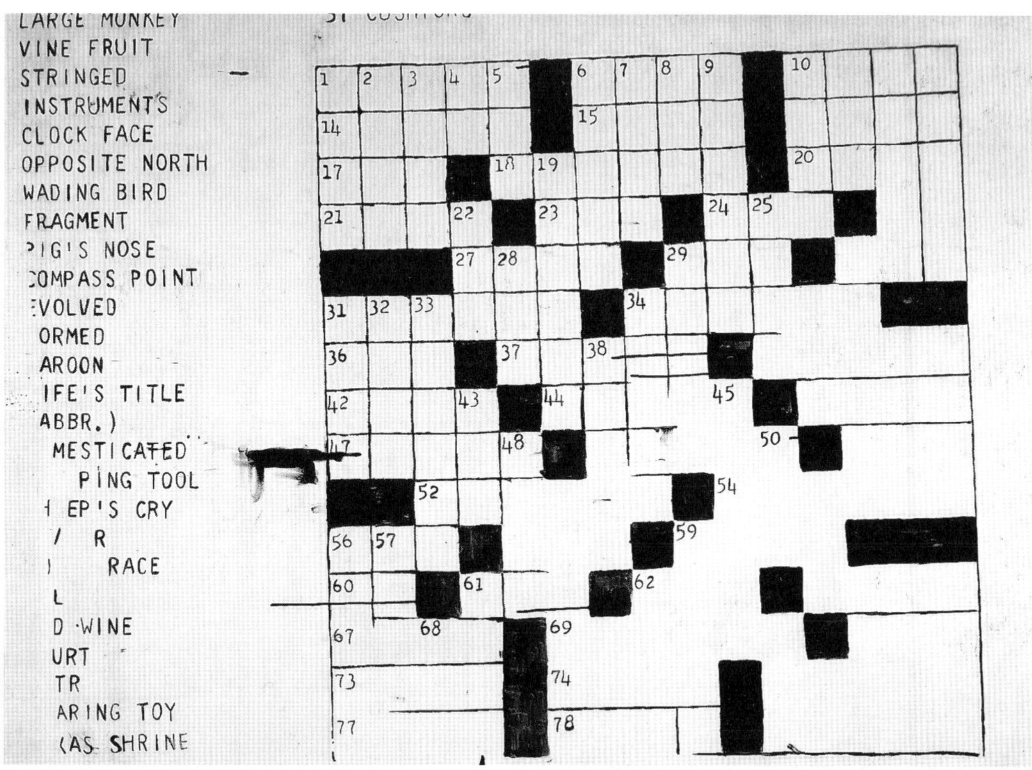

4.6 Andy Warhol
Crossword (Kreuzworträtsel),
1961

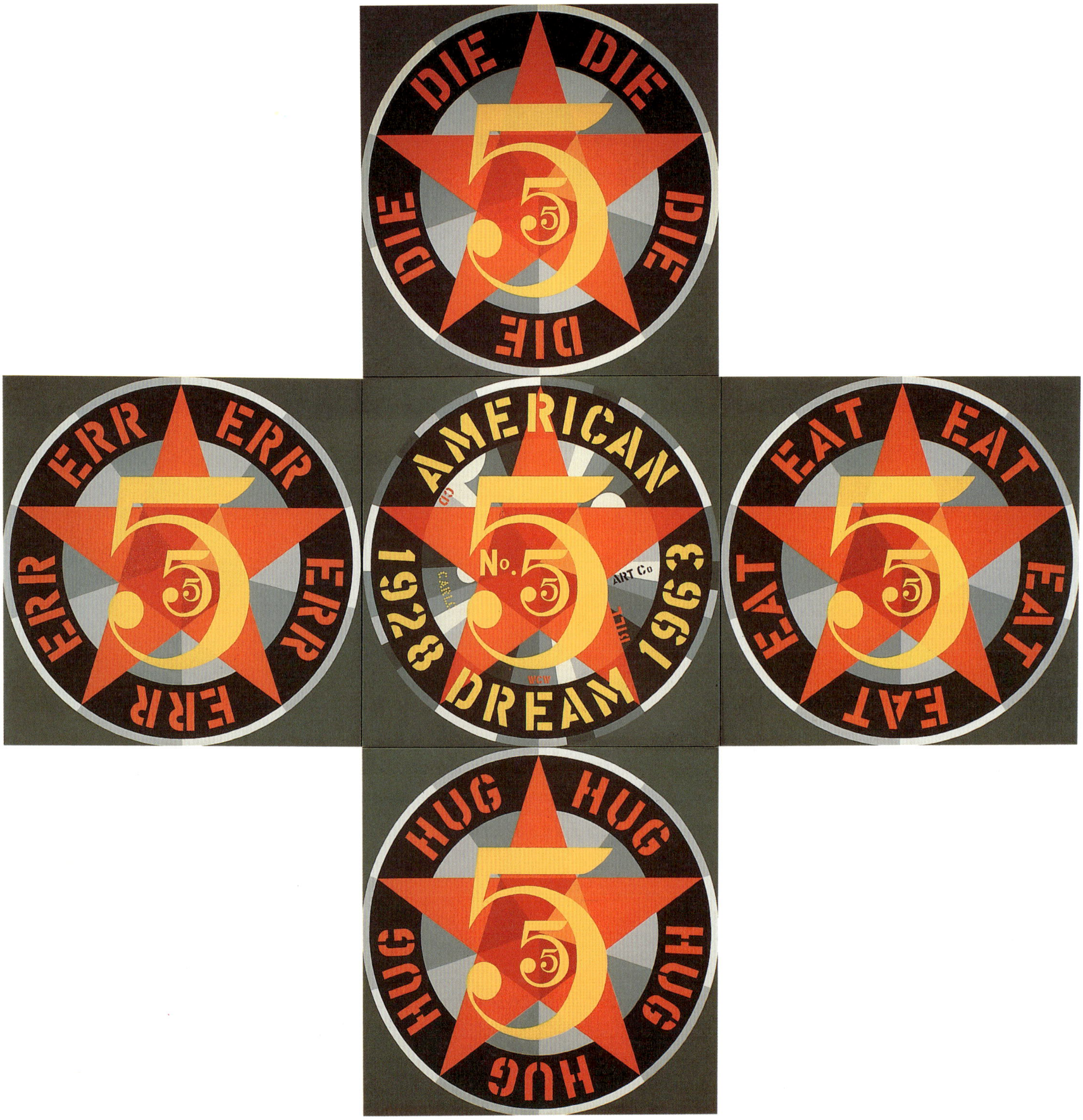

4.7 Robert Indiana
The Demuth American Dream No. 5,
1963

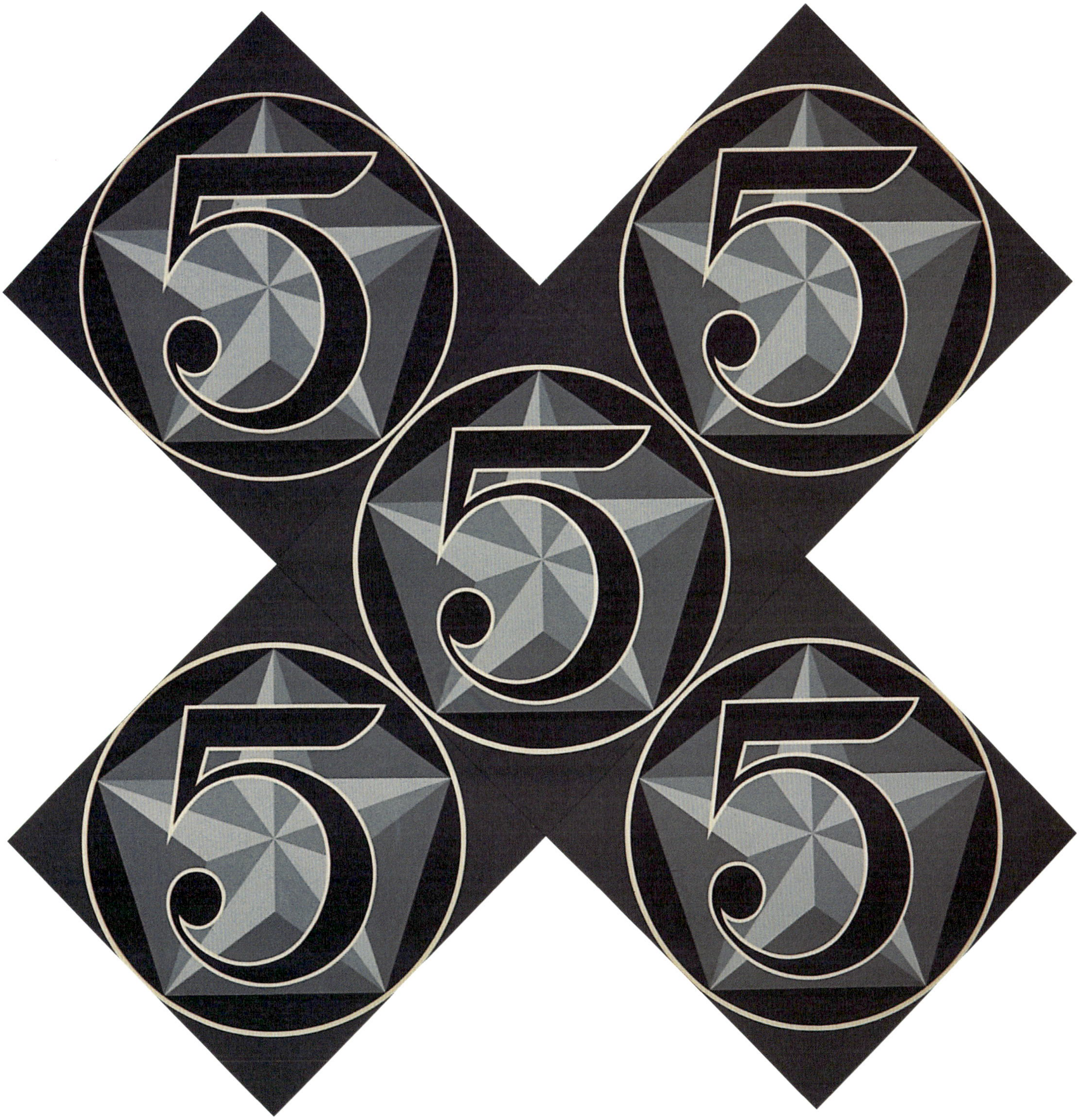

4.8 Robert Indiana
The X-5 (Das X-5), 1963

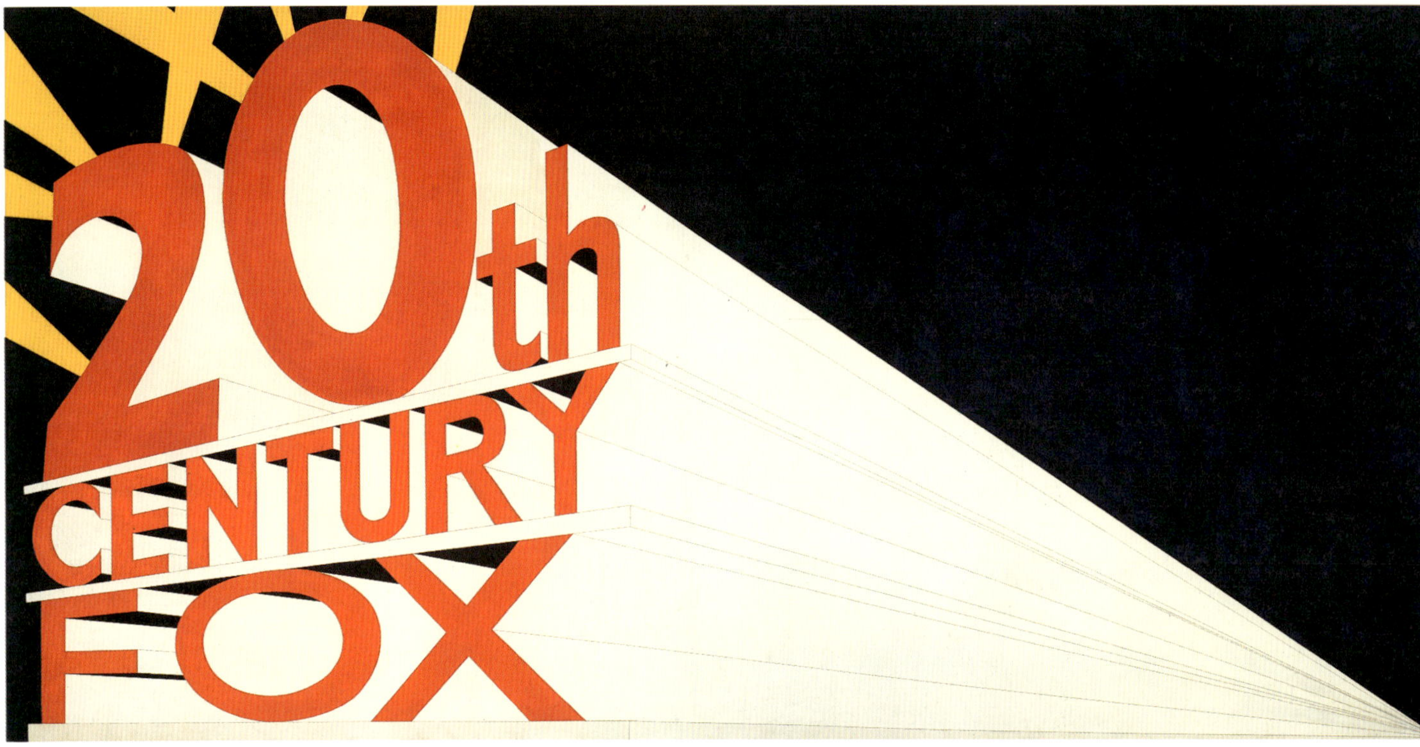

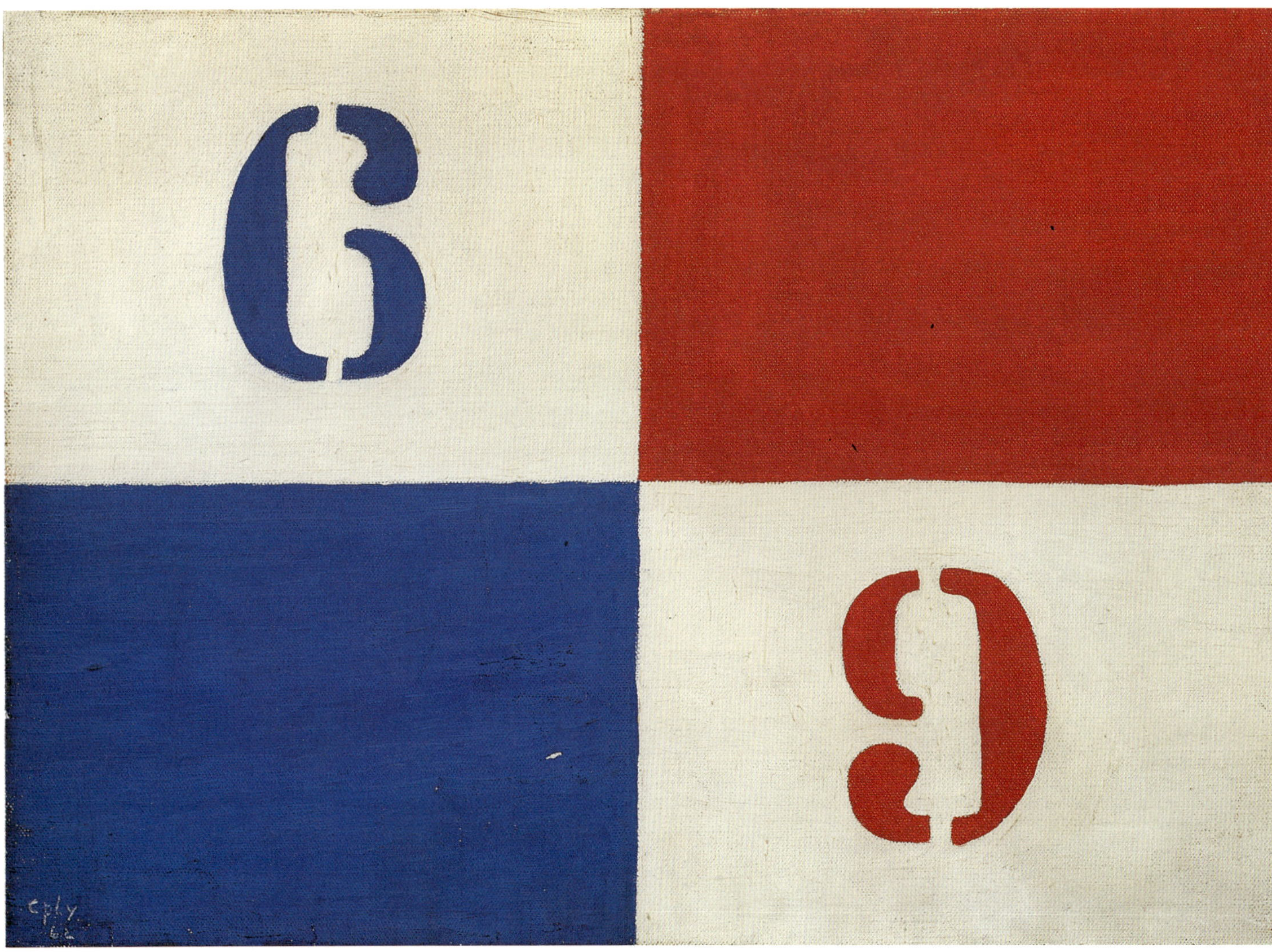

4.9 Edward Ruscha
Large Trademark with Eight Spotlights (Großes Firmenzeichen mit acht Scheinwerfern), 1962

4.10 William N. Copley
Ohne Titel, 1962

4.11 Robert Indiana
The American Gas Works
(Die amerikanischen
Gaswerke), 1961/62

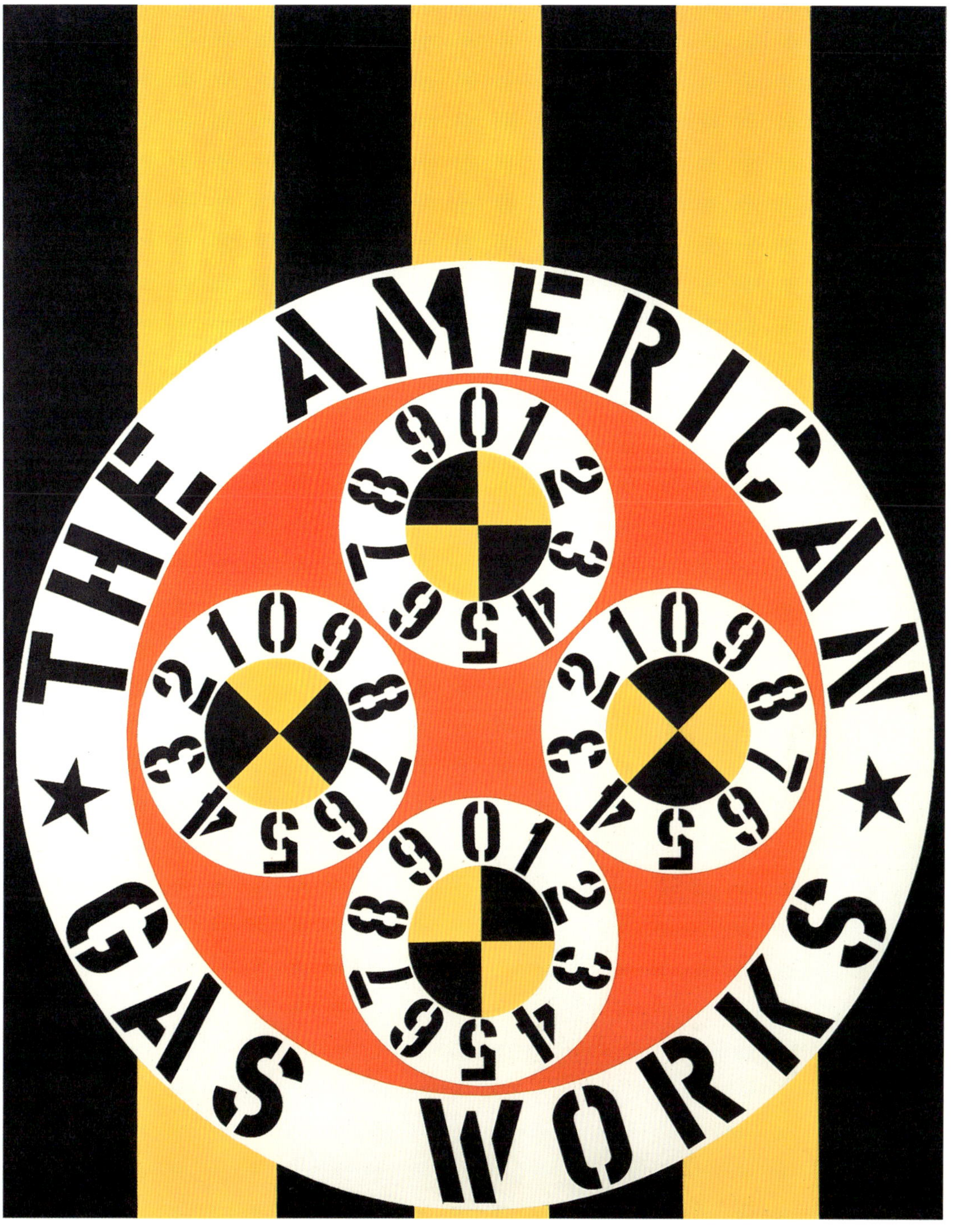

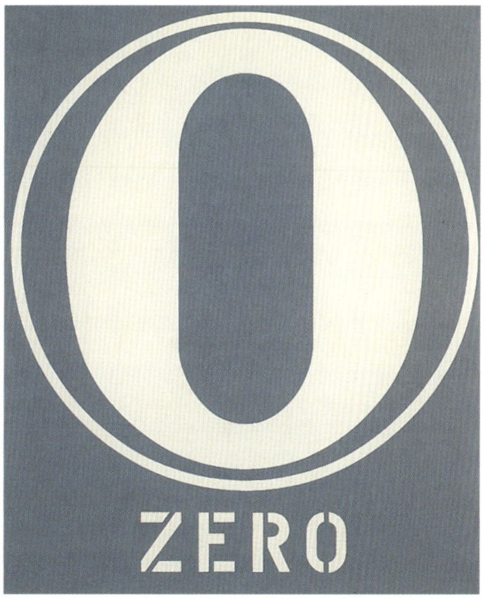

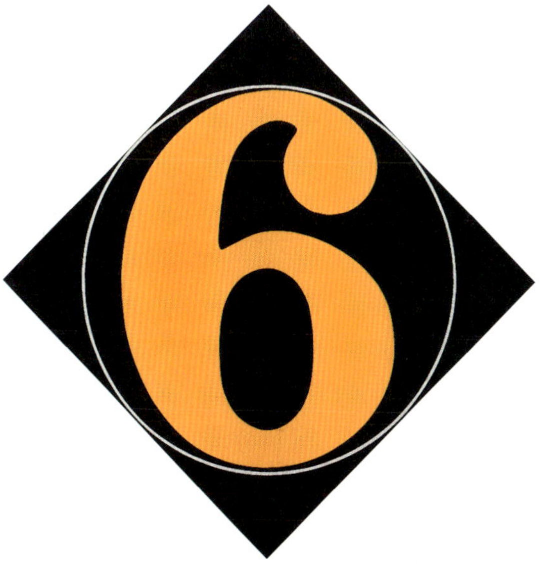

4.12 Robert Indiana
Number Painting »Zero«
(Zahlen-Gemälde »Zero«),
1964

4.13 Robert Indiana
Six (Sechs), 1965

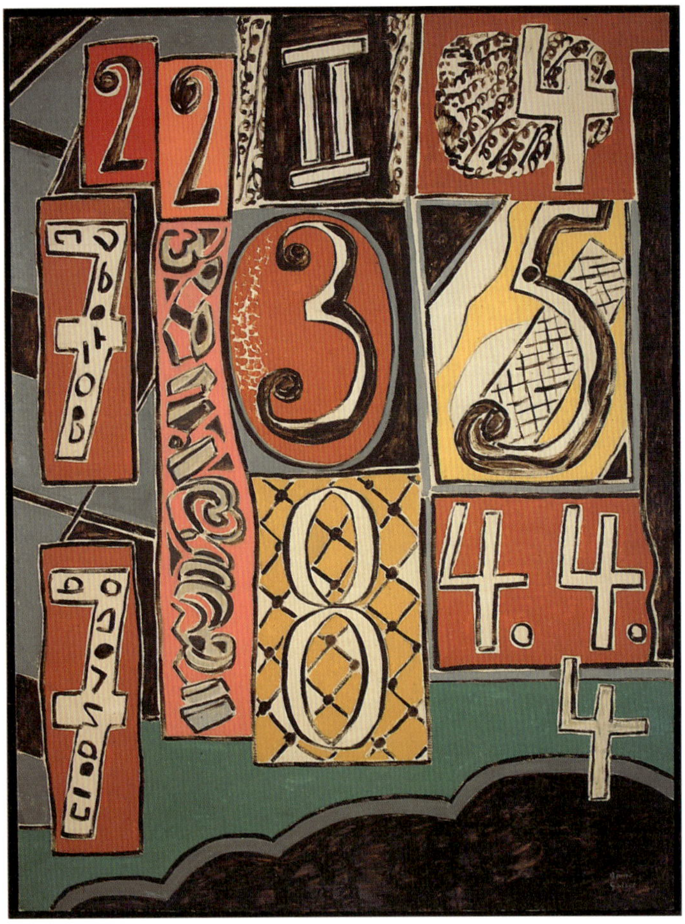

4.14

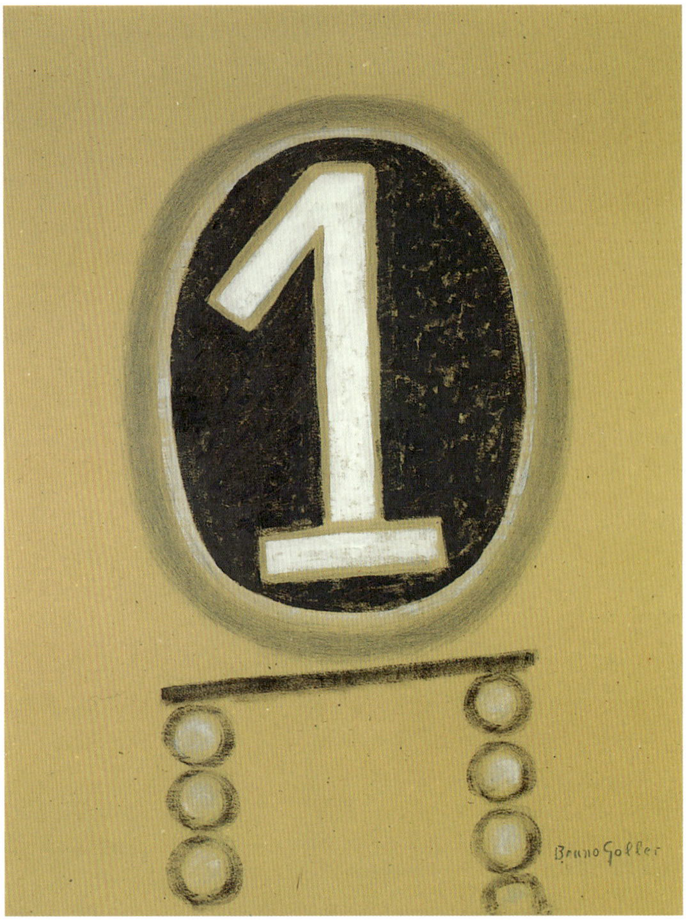

4.15

4.16

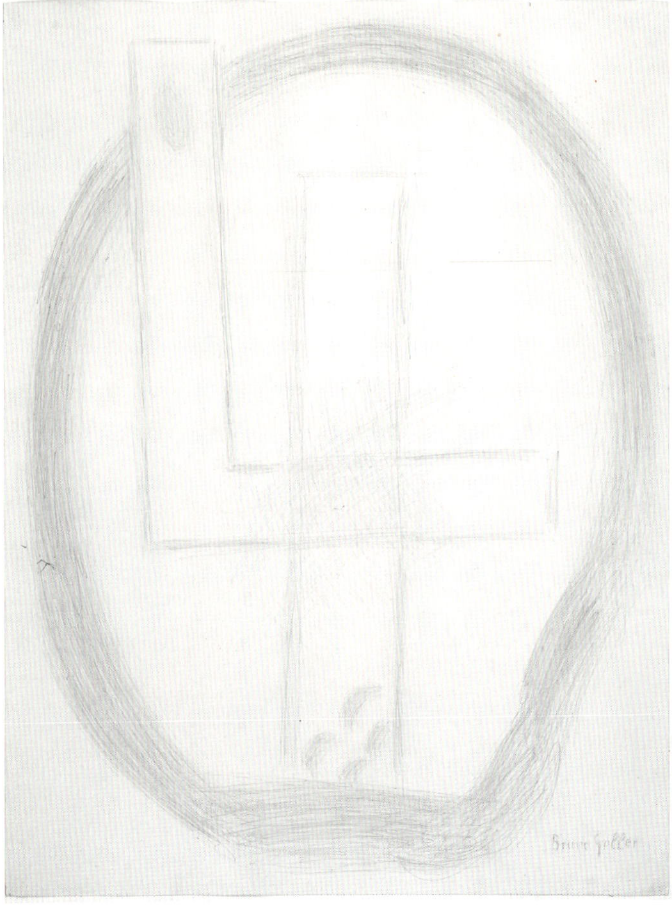

4.17

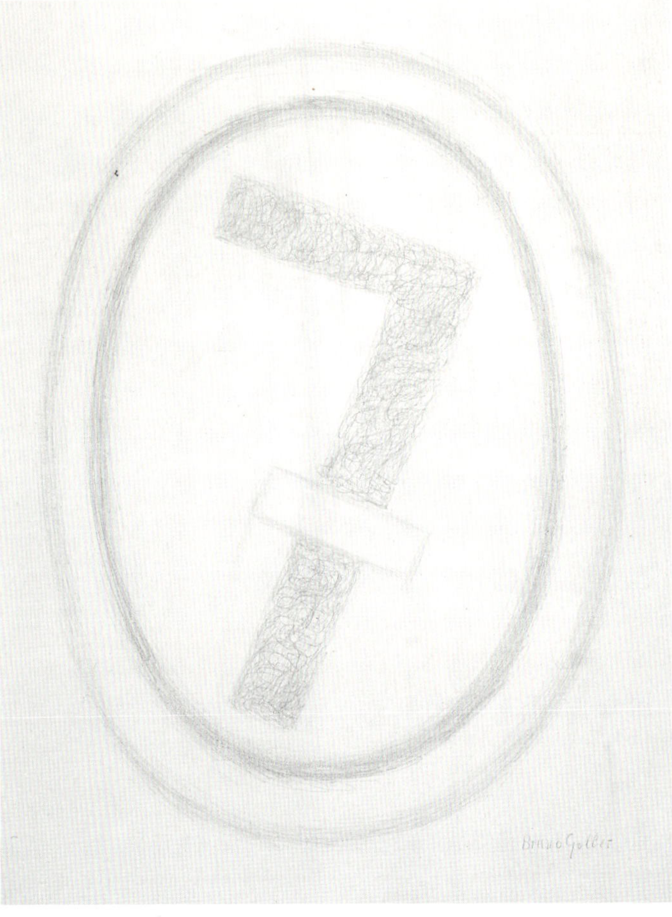

4.18 Konrad Klapheck
Die Letzten, 1960

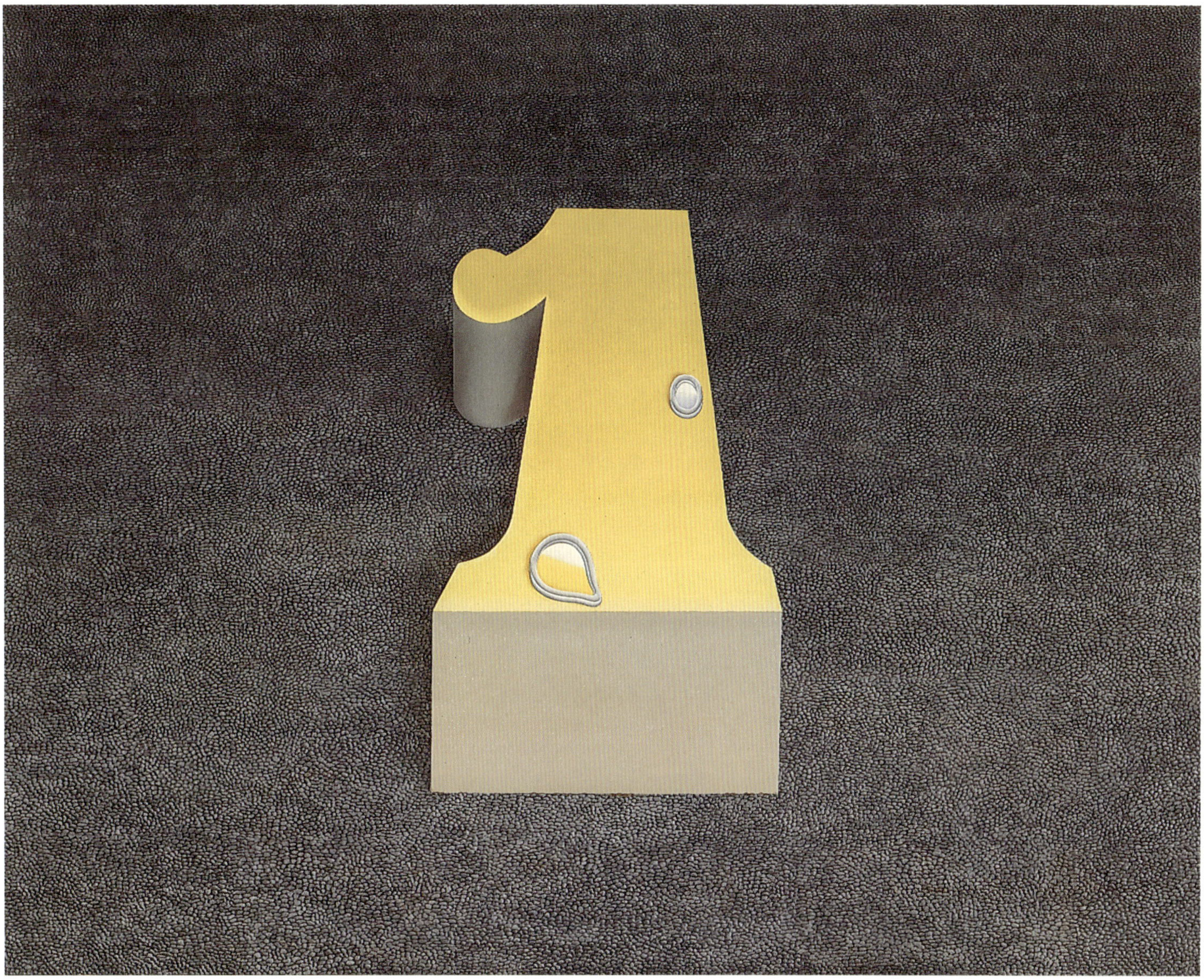

4.14 Bruno Goller
Bild der Zahlen, 1954

4.15 Bruno Goller
Die Zahl 1, 1984

4.16 Bruno Goller
Nummer 4, 1978

4.17 Bruno Goller
Nummer 7, 1978

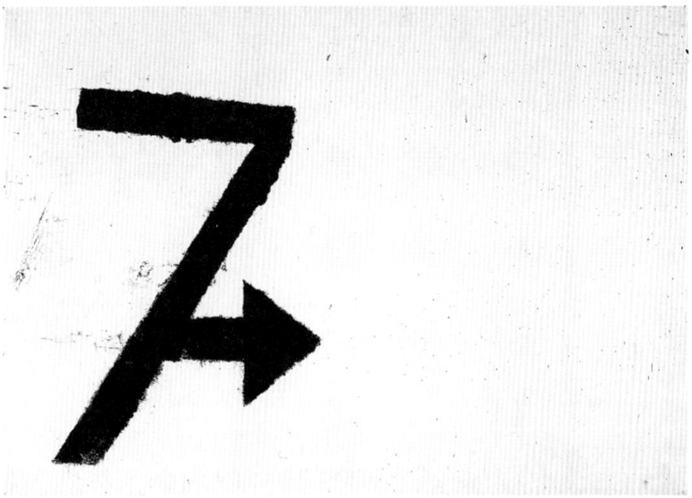

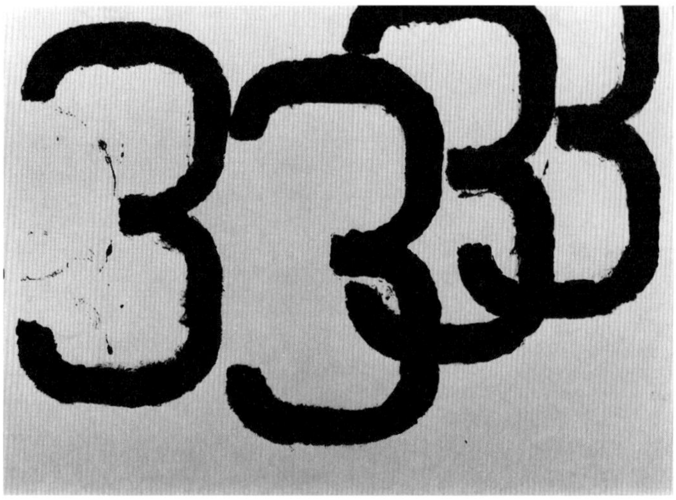

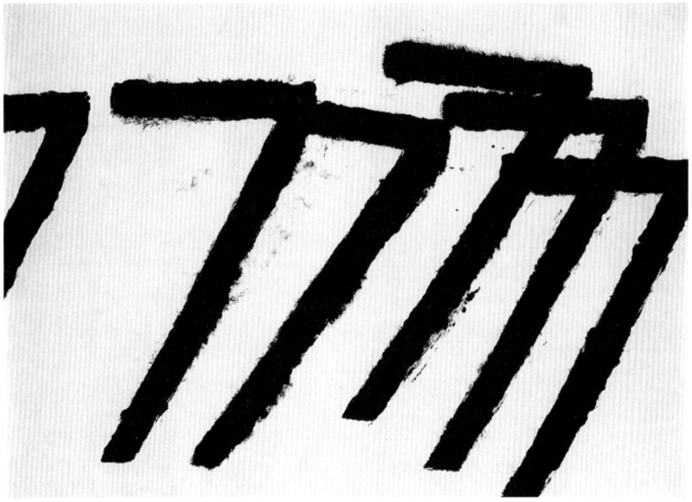

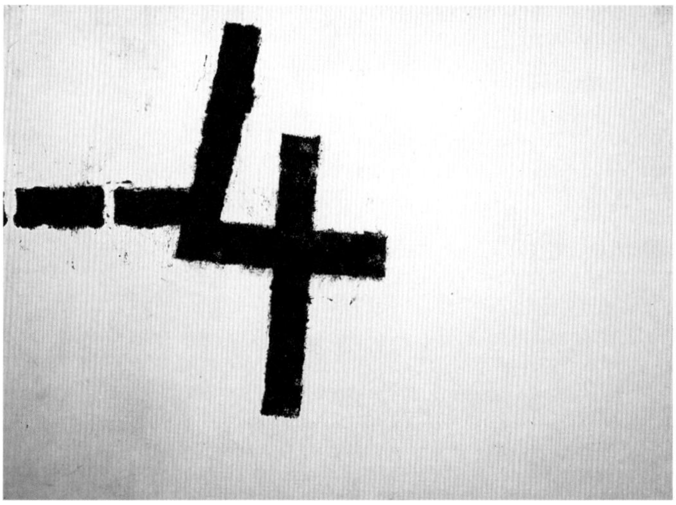

4.19 Jannis Kounellis
Ohne Titel, 1960

4.20 Jannis Kounellis
Ohne Titel, 1969

4.21 Janis Kounellis
6 x 7, 1961

4.22 Jannis Kounellis
Ohne Titel (– – 4), 1960

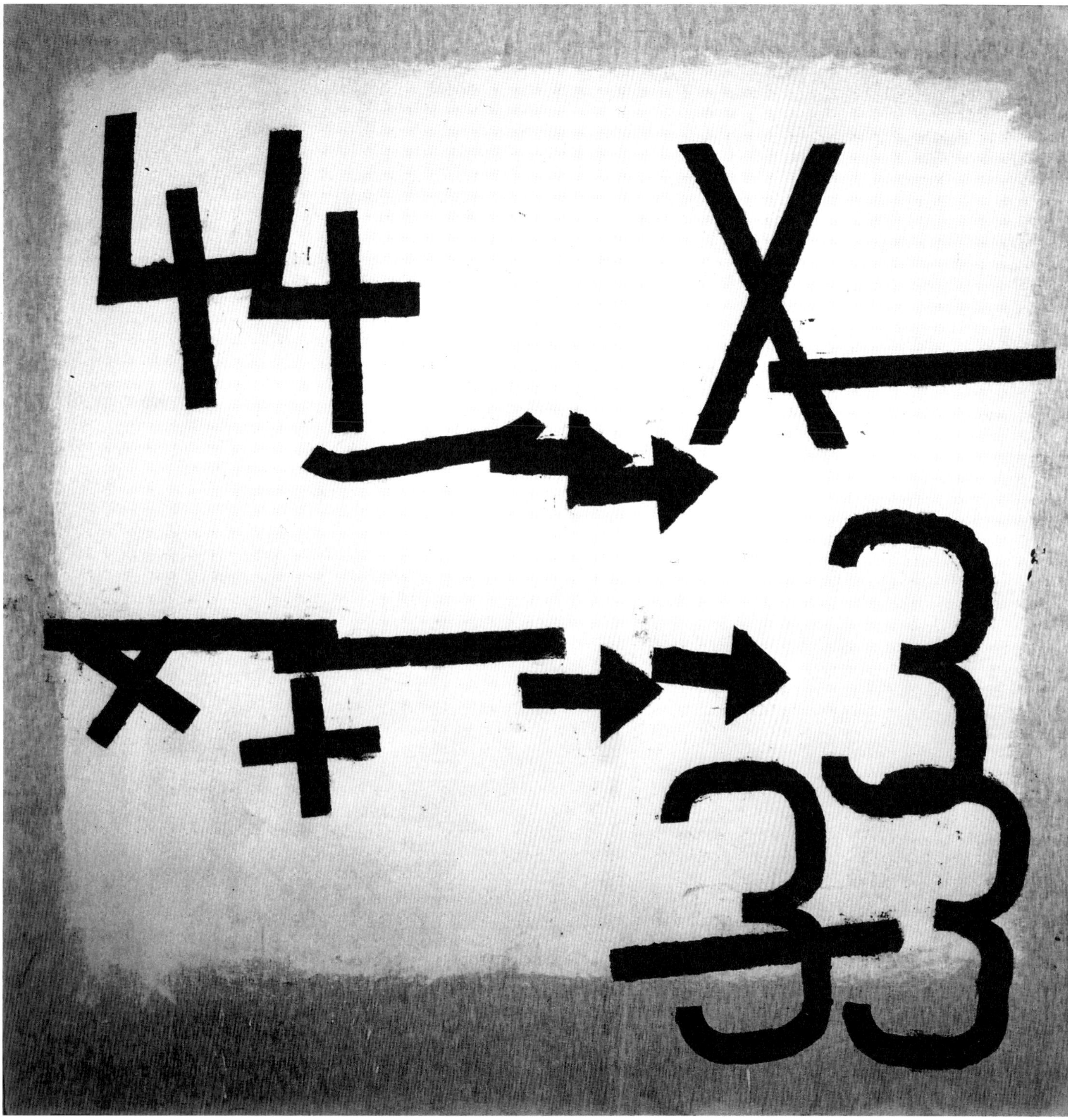

4.23 Jannis Kounellis
Ohne Titel, 1959

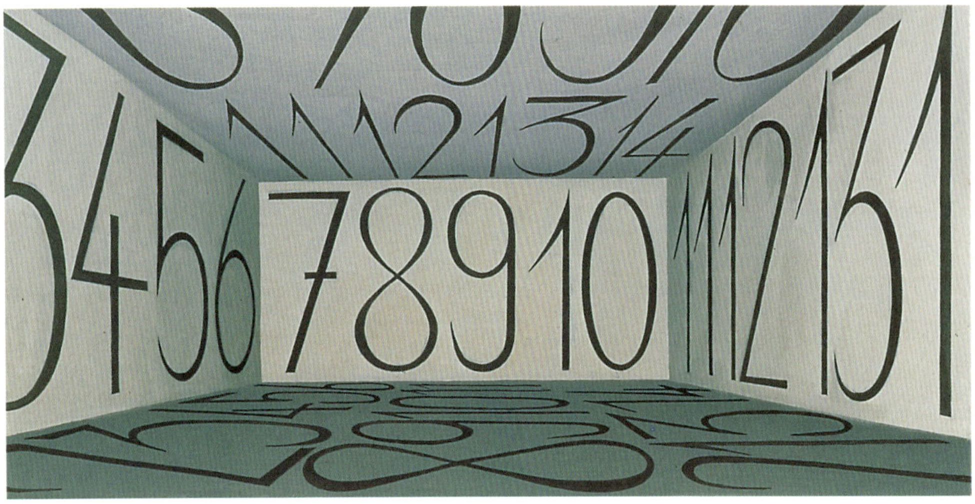

4.24

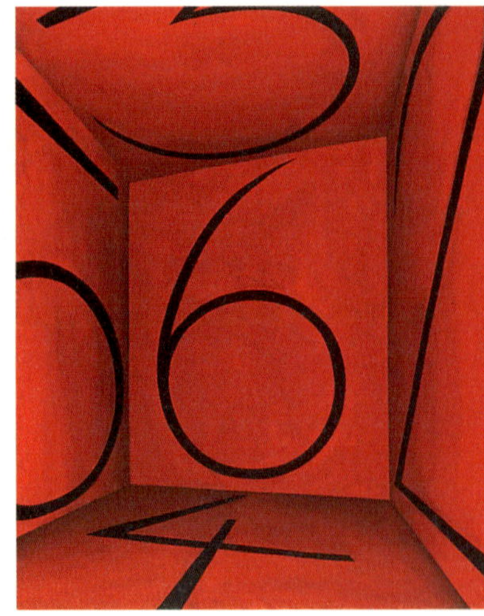

4.25

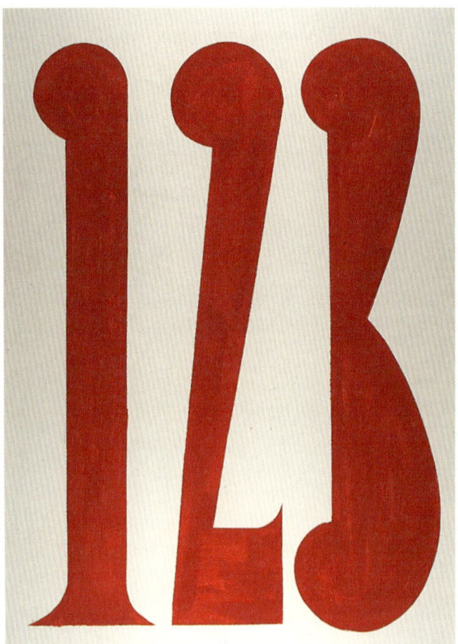

4.27

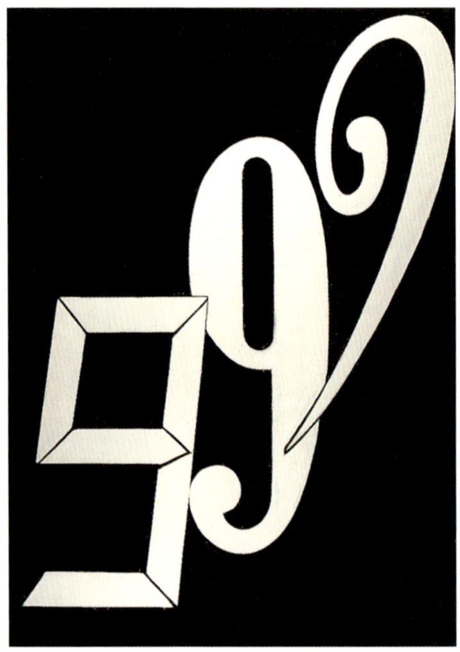

4.28

4.29

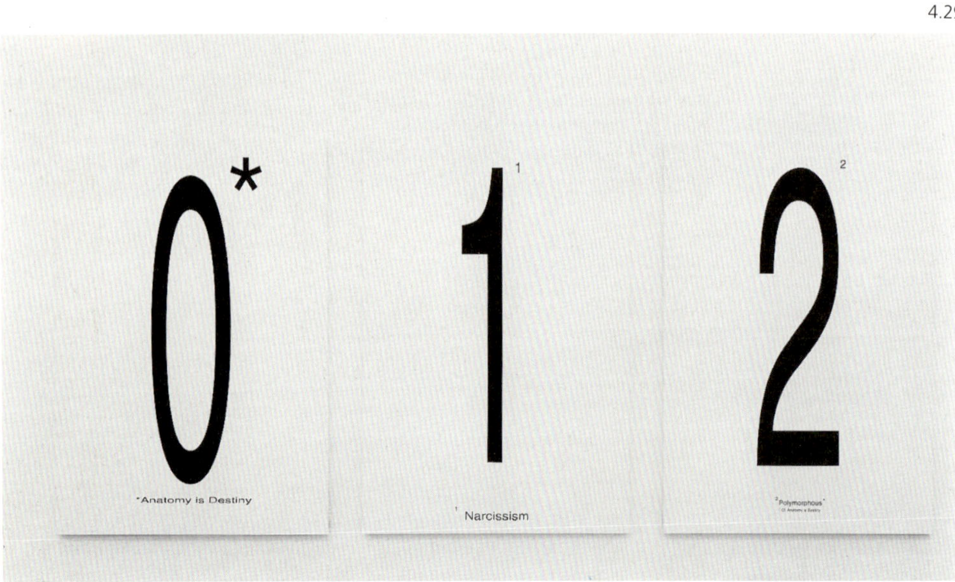

4.24 Thomas Huber
Bildraum mit Zahlen, 1995

4.25 Thomas Huber
Würfel für 1, 1995

4.27 Fons Haagmans
1–2–3 schilderij (3e versie)
(1–2–3 Gemälde, 3. Version),
1987

4.28 Fons Haagmans
9–9–9 schilderij
(9–9–9 Gemälde), 1987

4.29 Simon Linke
Trinity (Dreieinigkeit), 1996

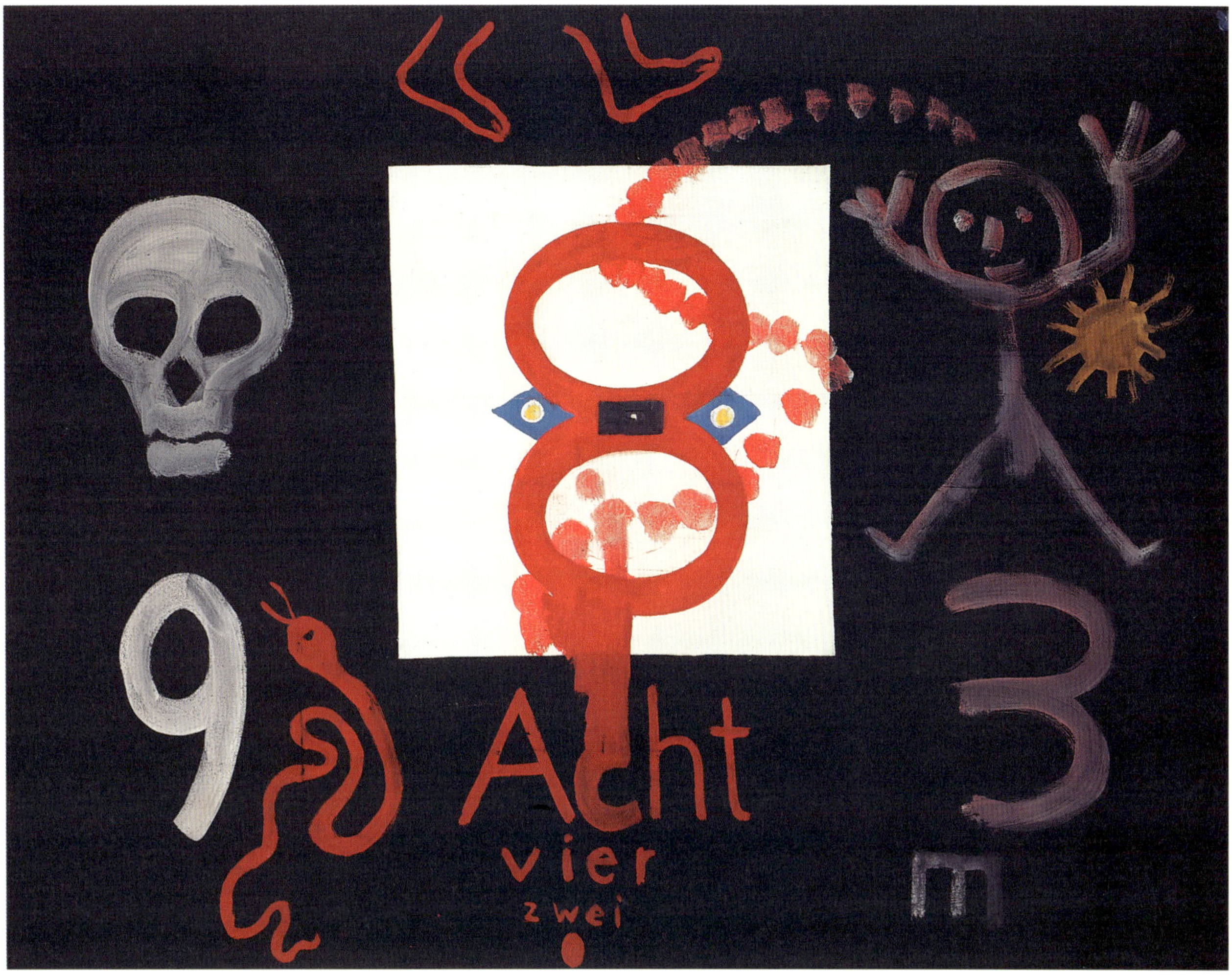

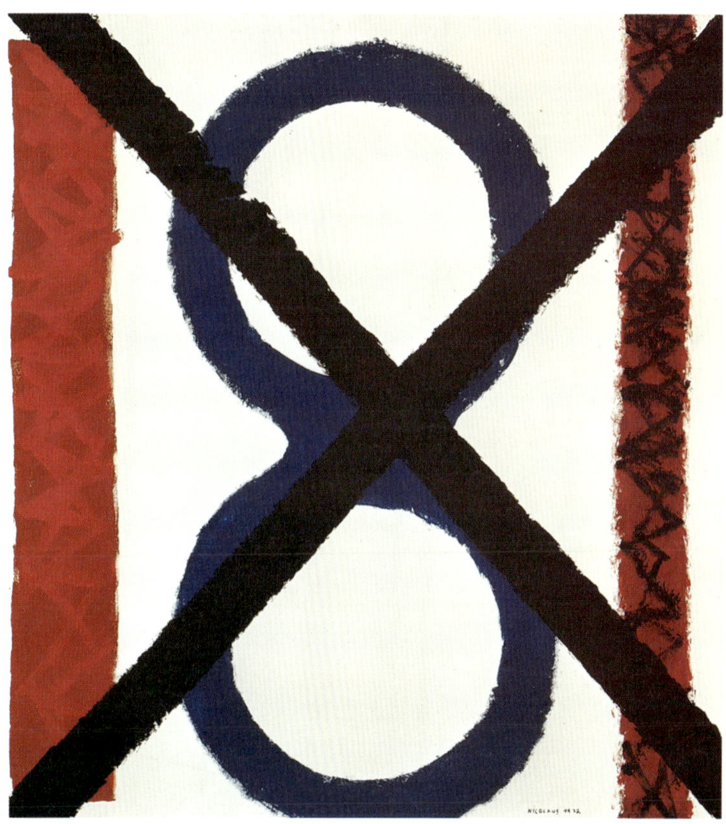

4.30 A. R. Penck
Acht–vier–zwei, 1968

4.31 Egon Karl Nicolaus
Zahlenbild »ohne Titel«, 1972

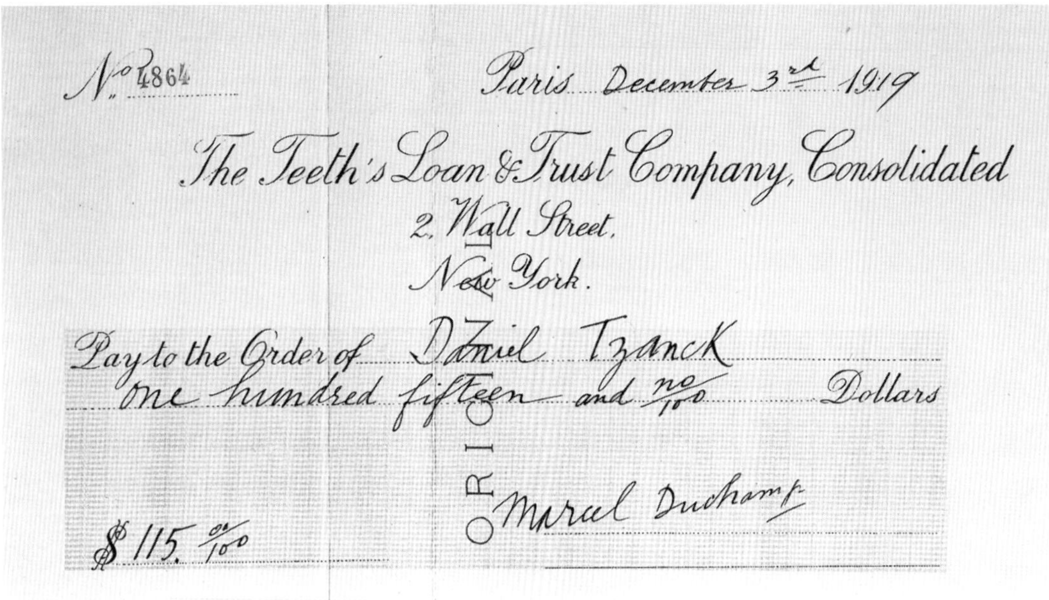
No 4864
Paris December 3rd 1919
The Teeth's Loan & Trust Company, Consolidated
2, Wall Street,
New York.
Pay to the Order of Daniel Tzanck
One hundred fifteen and no/100 Dollars
ORIGINAL
Marcel Duchamp
$ 115 00/100

4.32 Marcel Duchamp
Scheck für den Zahnarzt
Dr. Daniel Tzanck, 1919/1941

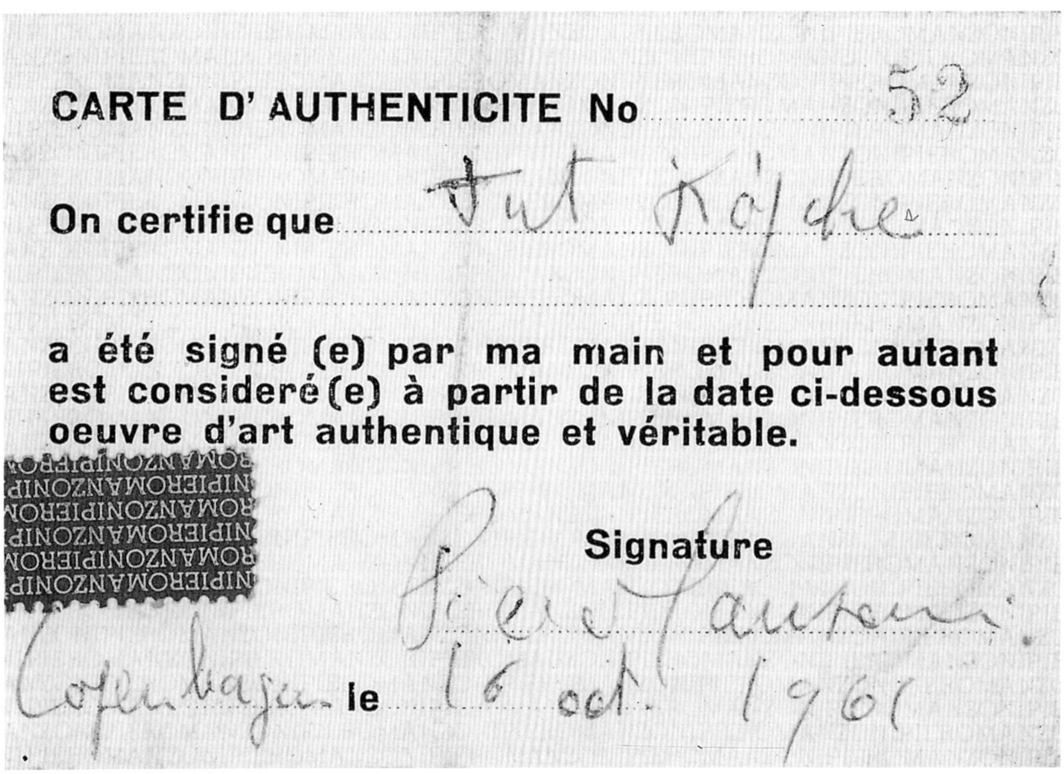
CARTE D' AUTHENTICITE No 52
On certifie que Fut Kopcke
a été signé (e) par ma main et pour autant est consideré (e) à partir de la date ci-dessous oeuvre d'art authentique et véritable.
Signature Piero Manzoni
Copenhagen le 16 oct. 1961

4.33 Piero Manzoni
Carte d'authenticité, no. 52
(Quittung, Echtheitsbescheinigung, Nr. 52),
16. Oktober 1961

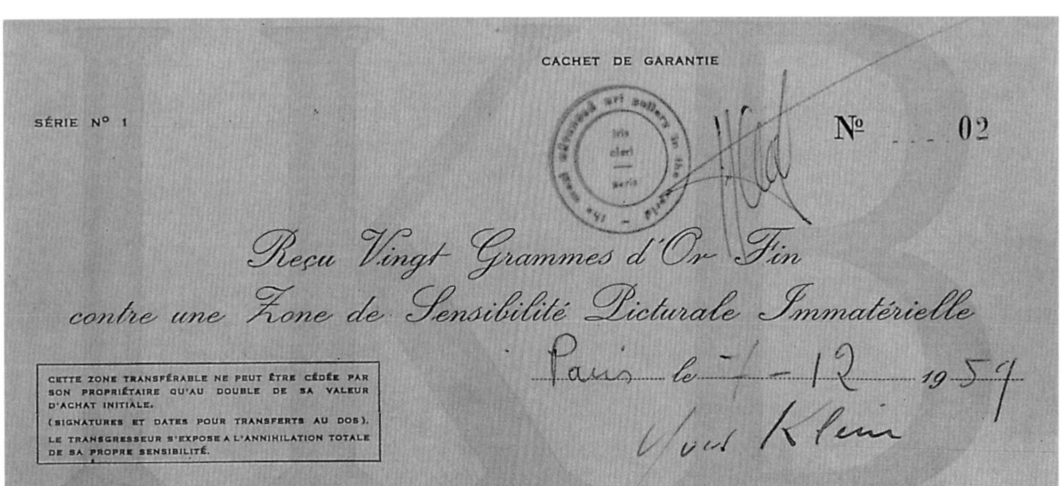
CACHET DE GARANTIE
SÉRIE No 1
№ 02
Reçu Vingt Grammes d'Or Fin
contre une Zone de Sensibilité Picturale Immatérielle
Paris le 7-12 1959
Yves Klein

CETTE ZONE TRANSFÉRABLE NE PEUT ÊTRE CÉDÉE PAR SON PROPRIÉTAIRE QU'AU DOUBLE DE SA VALEUR D'ACHAT INITIALE.
(SIGNATURES ET DATES POUR TRANSFERTS AU DOS).
LE TRANSGRESSEUR S'EXPOSE A L'ANNIHILATION TOTALE DE SA PROPRE SENSIBILITÉ.

4.34 Yves Klein
Zone de Sensibilité Picturale Immatérielle, Serie 1, No. 2, 7. déc. 1959
(Immaterielle Zone der malerischen Sensibilität, Serie 1, Nr. 2, 7. Dezember 1959), 1959

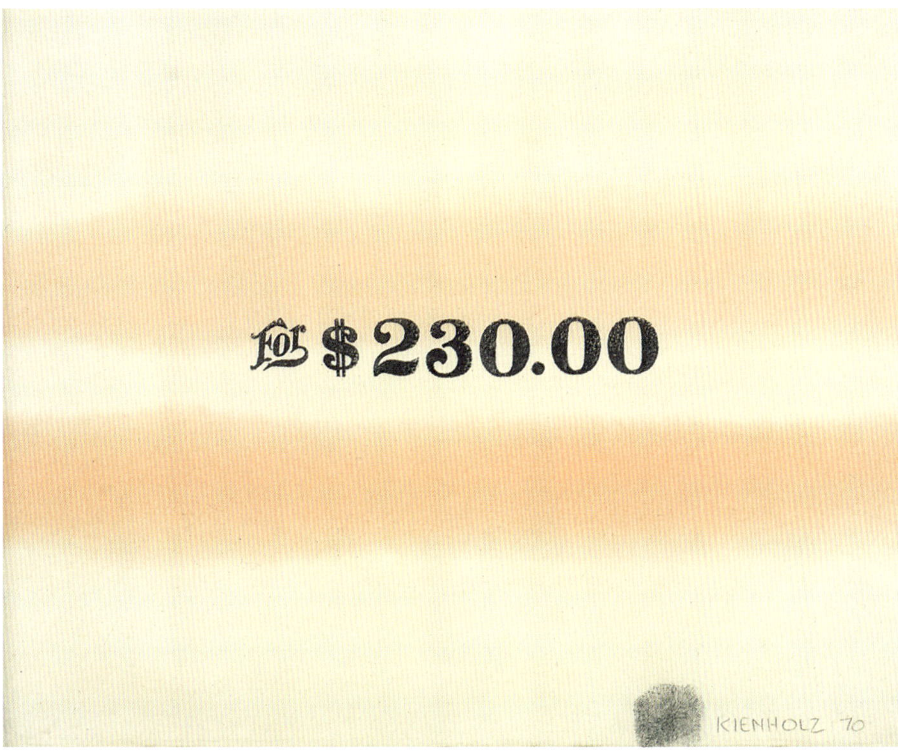

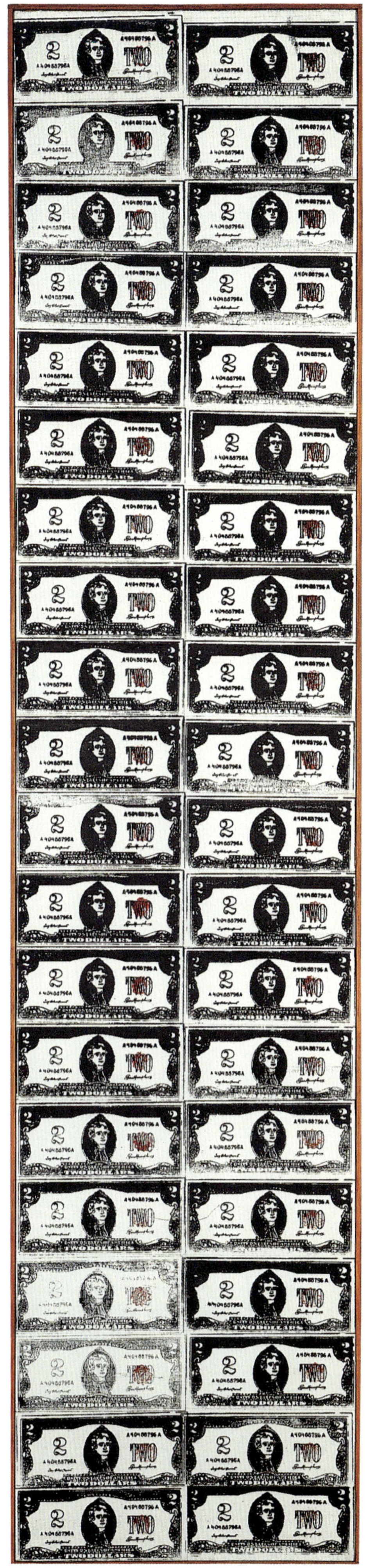

4.35 Edward Kienholz
For $ 230.00 (Für $ 230.00), 1970

4.36 Andy Warhol
40 Two Dollar Bills
(40 Zwei-Dollar-Scheine), 1962

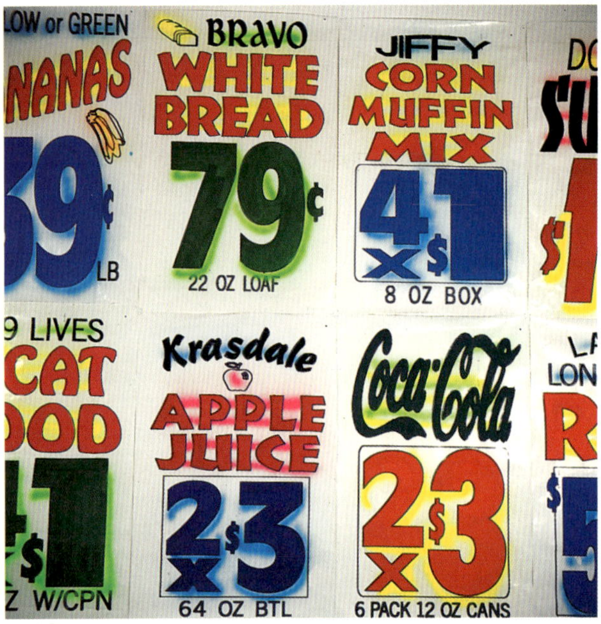

4.37

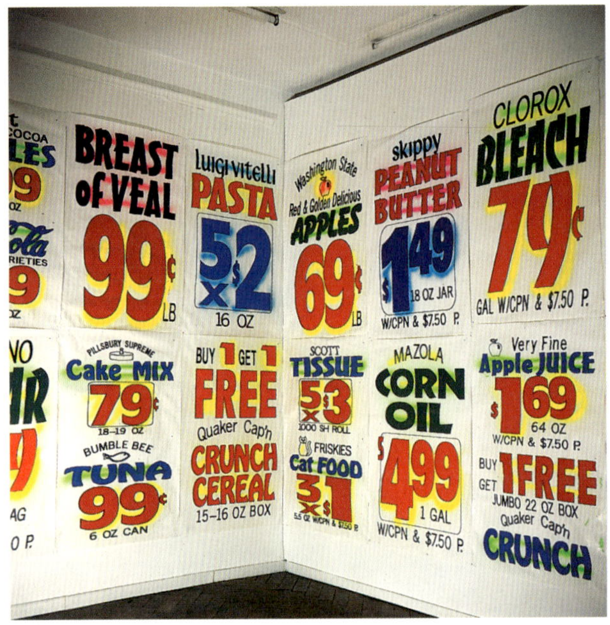

4.38

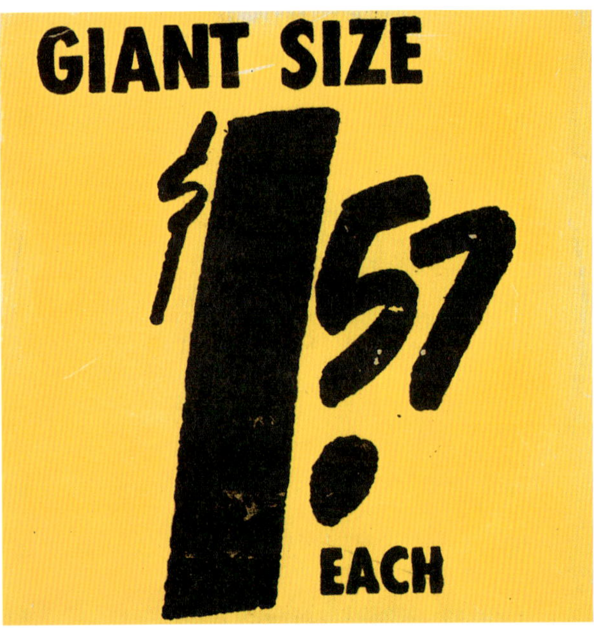

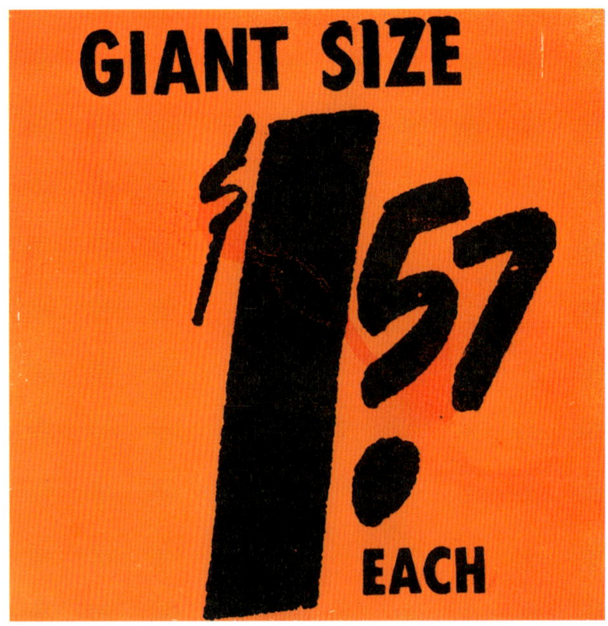

4.39

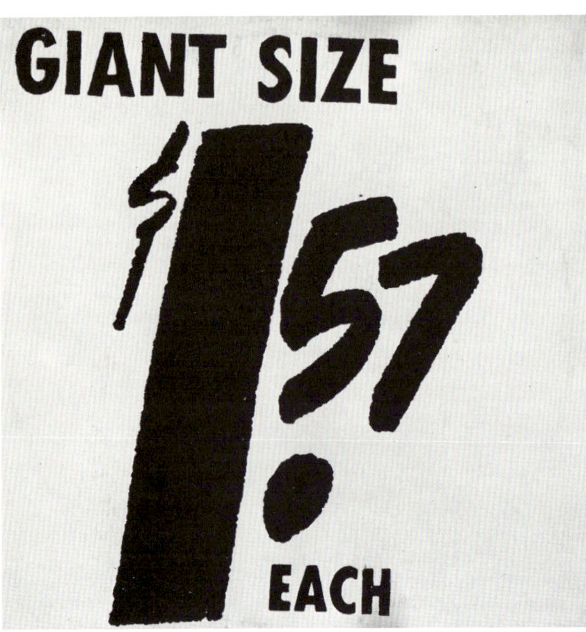

4.37 und 4.38
Jan Henderikse
Acheiropoieta (Nicht von Menschenhand), 1995

4.39 Andy Warhol
Dollar 1.57, Giant Size (Plattencover), 1963

4.40 Martin Kippenberger
11.–13. Preis, 1987

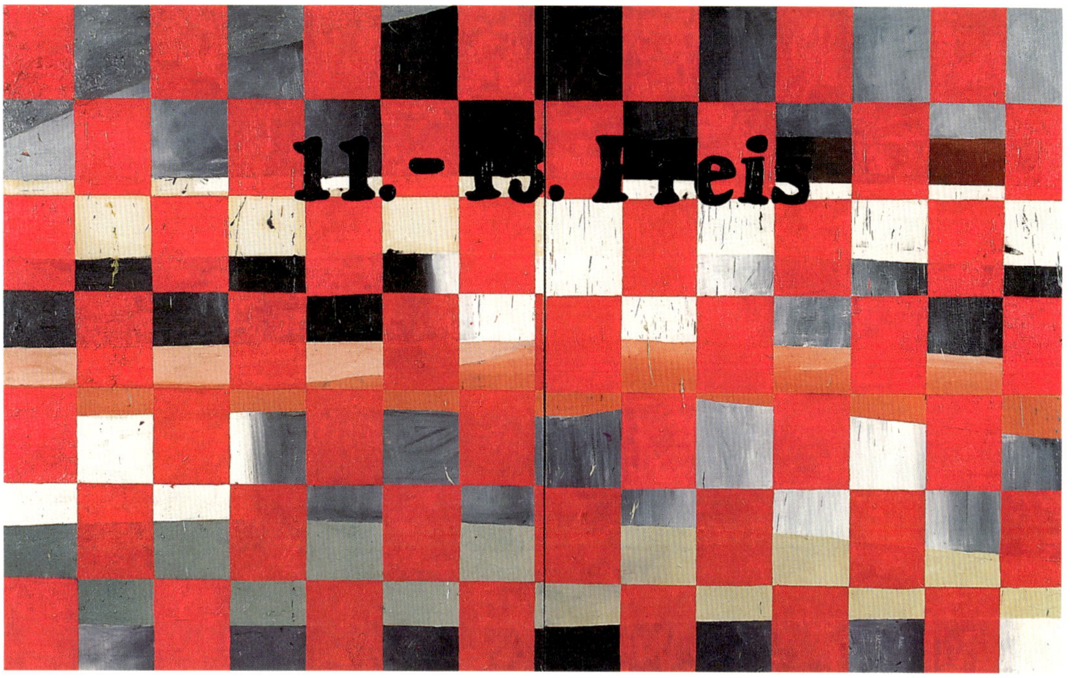

4.42 C. O. Paeffgen
viel kein Geld, 1990

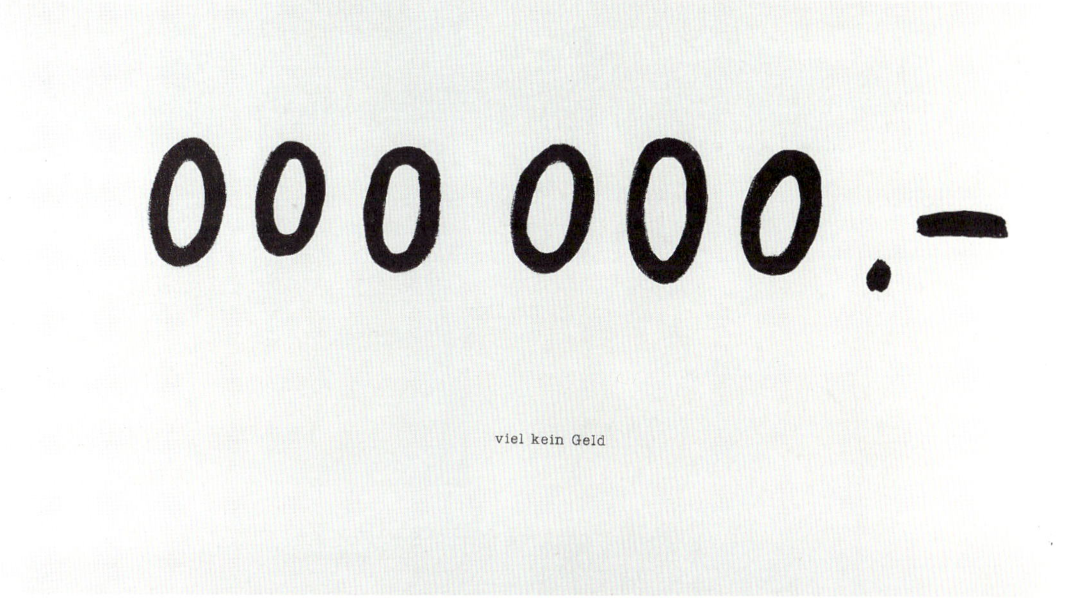

4.43 C. O. Paeffgen
Pflasterstein-Million, 1970

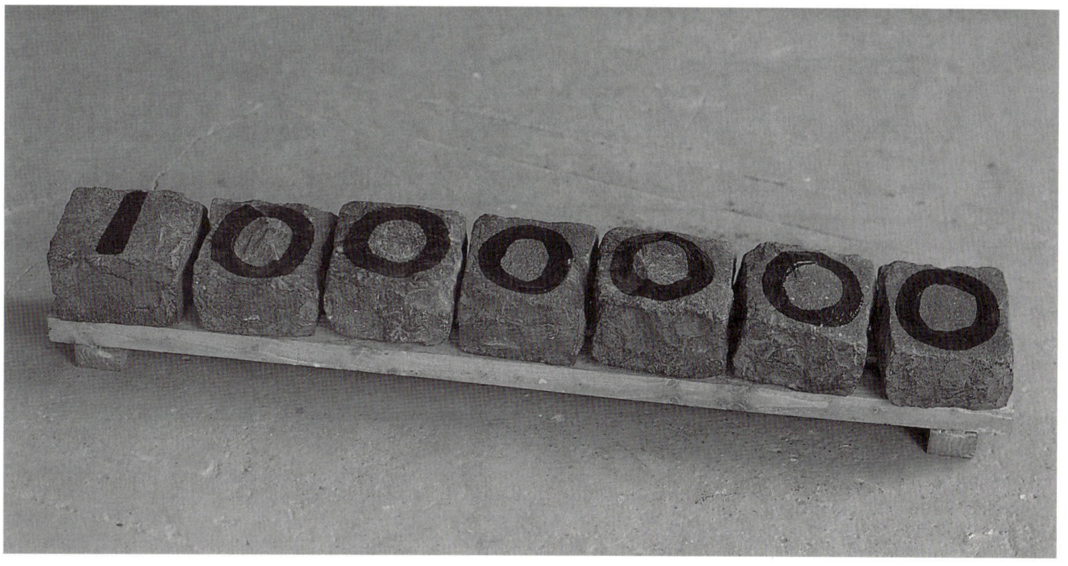

4.45

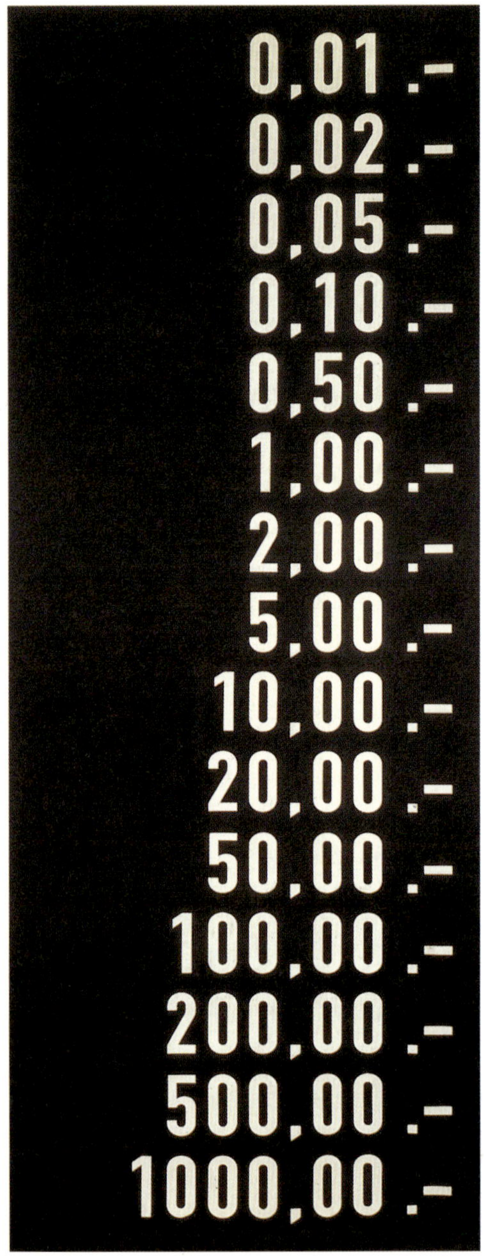

4.44

4.44 Heiner Blum
Ohne Titel (Deutsche Währung)
Aus dem Zyklus Werte, 1995/96

4.45 Claude Wall
Kontobewegungen, 1989

4.46 Brigitta Rohrbach
Preise –V–1, 1992

4.47 Walter Giers
Wertobjekt, 1984

4.48 Ashley Bickerton
Still Life (The Artist's Studio after Braque)
(Stilleben, Das Atelier des Künstlers nach Braque), 1988

4.49 Walter Giers
53,5 Millionen Jahre, 1990

4.50 Helmut Mark
45180, 1989

4.51 Brigitta Rohrbach
Großes blaues Bild 691
Preise K–3N, 1991

4.46

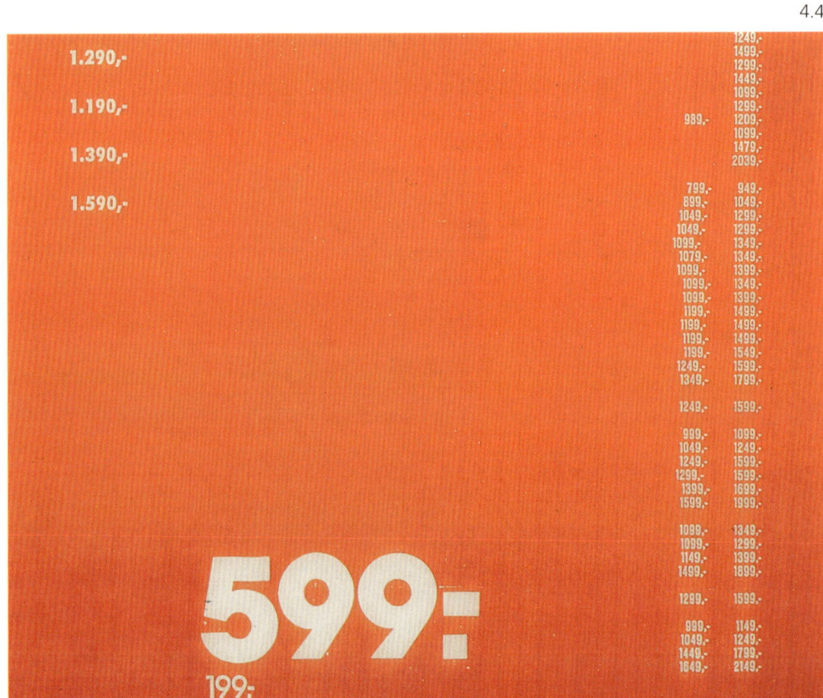

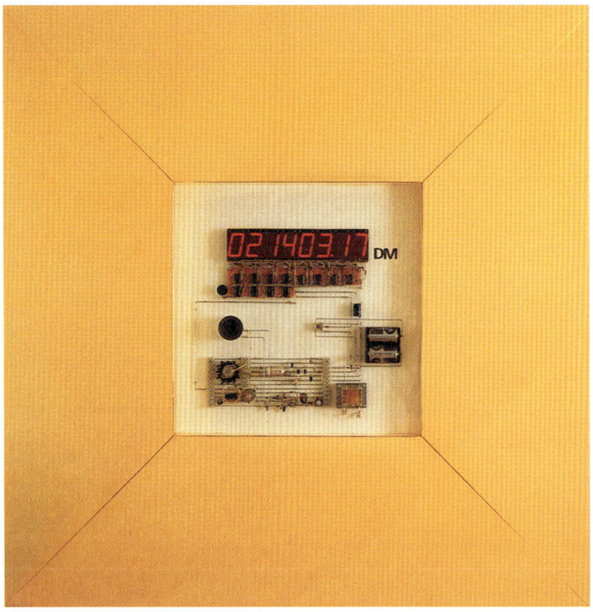

4.47

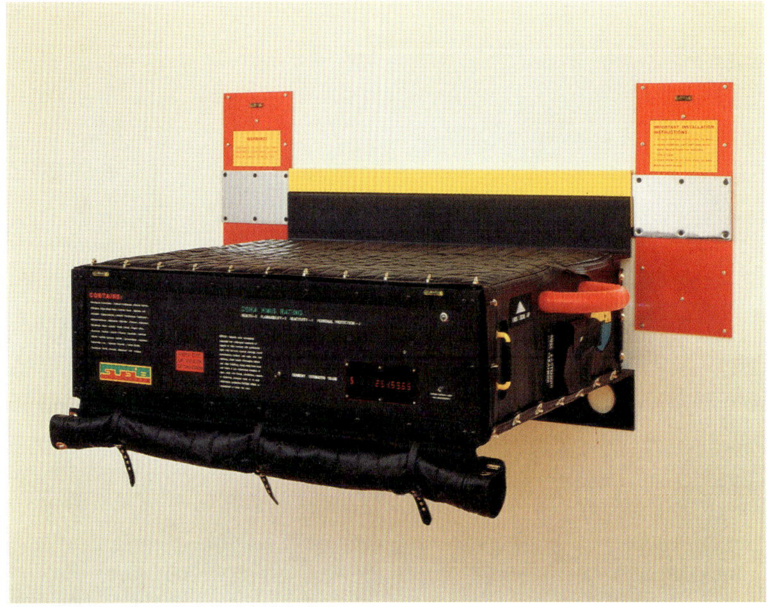

4.48

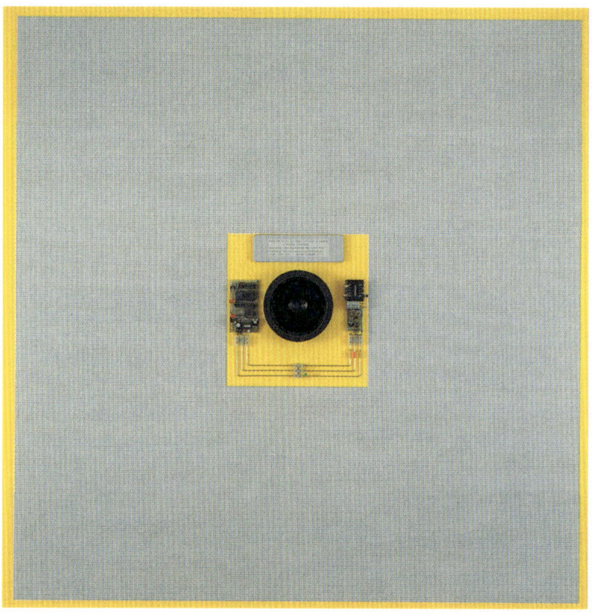

4.49

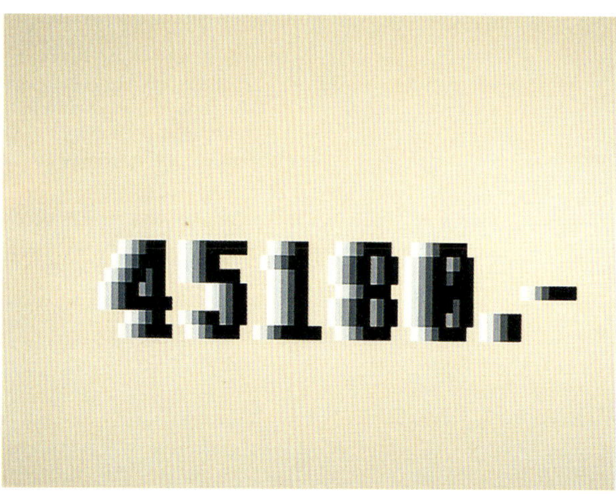

4.50

4.51

5

DIE ZAHL ALS FUNDOBJEKT UND ZUFALLSMODELL

Ina Conzen

Von den automatistischen Prinzipien des Action-painting ausgehend und sich gleichzeitig von dieser als übermächtig empfundenen künstlerischen Strömung distanzierend, begannen gegen Ende der fünfziger Jahre viele Künstler an vielen Orten gleichzeitig, Funktion und Bedeutung des Zufalls für die Kunst neu zu analysieren. So schrieb beispielsweise 1957 GEORGE BRECHT unter dem Titel *Chance Imagery* eine Untersuchung der Rolle des Zufalls in der Kunst, wobei er mit Dada und Surrealismus begann und naturwissenschaftliche Rekurse mit einbezog. Als dieser Text 1966 publiziert wird, fügt der Autor, der mittlerweile die Fluxus-Bewegung entscheidend geprägt hatte, als Nachwort hinzu: »1957, als dieser Text geschrieben wurde, hatte ich erst kürzlich John Cage getroffen und noch nicht klar erkannt, daß die bedeutungsvollsten Implikationen des Zufalls in seiner Arbeit lagen und nicht in der von Jackson Pollock.«[1]
Der Zufall »gefundener« Alltagssituationen wurde als wahrer und schöner empfunden als die schöpferische Leistung eines Einzelnen und die aus ihrem Bedeutungsfeld isolierten Zahlen und Buchstaben zur Unterwanderung einengender Konventionen benutzt. Da Zahlensysteme das Resultat eines Abstraktionsprozesses von den gezählten Dingen darstellen, versuchten die Künstler wieder zu den Dingen zurückzukehren. Ebenfalls praktiziert wurde das ironische Potenzieren von vorgefundenen Zahlensystemen – mit dem gleichen subversiven Endergebnis. Mit der Fluxus-Bewegung beginnend, sollen in diesem Kapitel einige dieser Ansätze, bei denen die Zahl als Ausgangspunkt eine zentrale Rolle spielt, betrachtet werden.

Zufallsmuster

Daß die Schaffung eines gänzlich vom Zufall bestimmten, jeder persönlichen Einflußnahme enthobenen Kunstwerks sich gar nicht so einfach darstellt, wie man vielleicht geneigt sein könnte zu glauben, ist der Tenor von Brechts erwähntem Aufsatz über »Zufallsbilder«. Um diesem Dilemma zu entrinnen, schlägt er verschiedene, teils dem Spiel entlehnte Techniken vor: Münzen- oder Würfelwurf, Roulette, Karten, das Herausziehen von Zetteln aus einem Hut, den Einsatz von Tafeln mit Zahlenkolonnen, deren Anordnung sich nach statistischer Prüfung als zufällig erwiesen hat. Mit Hilfe einer solchen Tafel könne man eine »zufällige Wahl aus allem treffen, was numerierbar ist«. Numeriert man zum Beispiel auf einem Feld 9 Punkte und appliziert diese auf einen Block mit Zufallszahlen, erhält man ein gänzlich unpersönliches »Zufallsmuster«.[2]
Die Schaffung eines aus Zahlenkonstellationen entstehenden »Zufallsmusters« steht im Zentrum vieler Fluxus-Arbeiten. Es ist von programmatischer Bedeutung, daß GEORGE MACIUNAS, Namensgeber und bald organisatorische Zentrale von Fluxus, bei seinem ersten öffentlichen Auftritt eine solche auf zufälligen »Regeln« basierende Aktion vorstellen sollte. Im Herbst 1961 war er nach Deutschland gereist, um eine Arbeit bei der US-Army anzunehmen. In seiner Galerie in New York hatte er aktionistische Avantgarde-Kunst aus der Cage-Nachfolge propagiert und in Deutschland wollte er diese Vermittlungsarbeit fortsetzen. Bei seinem durch den Koreaner Nam June Paik organisierten Auftritt in der Galerie Parnass in Wuppertal anläßlich der Veranstaltung »Kleines Sommerfest – Après John Cage« (9. Juni 1962) stellt er in einem Vortrag eine Kunst vor, die sich spontan und unvorhersehbar wie die Natur entwickeln sollte, nachdem der Künstler lediglich ein »Rahmenwerk« zur Verfügung gestellt hat.[3] Zur Illustration dieser These führt er das Stück *In Memoriam to Adriano Olivetti* auf, bei dem die Aufführenden die zufälligen Zahlen auf der Papierrolle einer Olivetti-Rechenmaschine interpretieren: Einer Zahl wird jeweils eine bestimmte Handlung zugeordnet, wobei deren vorsemantische Qualität explizit betont wird. Die Performance der Zahl 608 kann dann beispielsweise so aussehen: »608 – öffne den Regenschirm, lüfte den Bowler-Hut, Lippen-Furz«. Die aus dem Rechner stammende Rolle hat hier die gleiche Funktion wie Brechts Tafel: Sie ist Ausgangspunkt für ein Kunstwerk ohne persönliche Handschrift, dessen Endgestalt vom Künstler nicht vorherbestimmbar ist.

Da viele Fluxus-Künstler von der Musik kommen und bei Cage in die Schule gingen, sind die Aktionspartituren häufig gekennzeichnet durch ein Rahmenwerk aus Zahlen, das heißt aus präzisen Zeit- und Häufigkeitsangaben von Handlungen, vermeintlich komplizierten Zähloperationen – und doch wirkt die Aufführung dann meist spielerisch und einfach. Ganz im Sinne John Cages werden unvorhersehbare Geschehnisse zwischen den Intervallen zugelassen, so daß keine Aufführung identisch ist. Doch war man bestrebt, das alltägliche Geschehen immer uneingeschränkter zum Autor werden zu lassen und über Cages Kompositionsprinzipien noch hinauszugehen. Cages Stück *4'33"* von 1952, bei dem der Aufführende sich 4 Minuten und 33 Sekunden lang in drei verschieden langen Akten vor ein Instrument setzen sollte, hat in Brechts Variante *Incidental Music: Piano Piece No. 5* (1961) eine Numerierung nur noch im Titel und gibt Länge und Rhythmus in die Hand des Aufführenden: »The piano seat is suitable arranged, and the performer seats himself«.
Mit der 1958/59 konzipierten Arbeit *Variation on Blyth and Blair* (Kat. 5.2) visualisiert George Brecht die in der genannten Piano-Aktion durch eine einfache Handlung vermittelte Forderung nach unbedingter Akzeptanz zufälliger Rezipientenreaktionen durch eine vierteilige Assemblage: Der erste Teil ist eine Zusammenstellung von Spielkarten, Klimamesser, Spiegel, Nummernschildchen, Kalender, zwei Rahmen mit Photos und Kreuzworträtseln auf einem Holzbrett. Der zweite Teil besteht aus der gleichen Ansammlung von Gegenständen, diesmal jedoch weiß übermalt. Teil 3 ist lediglich ein weißes Holzbrett, Teil 4 ein leer belassener Bereich. In Leserichtung betrachtet, wird eine Bewegung hin zu Offenheit und Immaterialität suggeriert. Brecht, als erfolgreicher Chemiker in naturwissenschaftlichem Denken geschult, thematisiert in dieser Arbeit auf eingängige Weise das ihn immer wieder bewegende Problem der Limitiertheit wissenschaftlicher, sich nach objektiven Regeln orientierender Erkenntnisfähigkeit. Als Ausweg bietet er das Vertrauen in die Intuition an: Die meditative Betrachtung der leeren Fläche verspricht eher ein Verstehen der Welt als Spielkarten, Kalenderdaten, Zahlensysteme, Meßapparaturen, Spiegel oder Photos.

Die nicht zählbaren Einzelnen

Mit der gleichen Intention präsentiert sich der ebenfalls wissenschaftlich (als Ökonom) qualifizierte ROBERT FILLIOU als Unwissender und Nichtskönner. In einer Reihe von Arbeiten setzt er sich kritisch mit Zahlen auseinander – mit dem alleinigen Ziel, diese, wie alle vorgefertigten Festlegungen, als ein abstraktes Eigenleben führend und daher für das individuelle Weltverständinis gänzlich untauglich zu enttarnen. Bei der aus groben Holzscheiten zusammengebauten Assemblage mit dem Gewinn versprechenden Titel *Die goldene Sieben* (Kat. 5.6) (die Sieben ist zum Beispiel eine Glückszahl beim Würfelspiel »Craps«) wird die umfassende Symbolik der Zahl Sieben, die seit Urzeiten sowohl in religiöse Dinge als auch in die Organisation des Weltalls Ordnung und Systematik bringt, zur Disposition gestellt. Die Aufschriften »Jack Pot«, »joker« und »Territoire de la République Géniale« deuten dies an.
Die »Geniale Republik« ist nach Fillious Vorstellung bewohnt von Menschen, die sich im Sinne der »Permanenten Kreation« grundsätzlich ihre eigenen Gedanken machen, denn: »Jedermann ist vollkommen, darin eingeschlossen ich selber – mit einem großen Fragezeichen. Wie wäre es mit einer Wissenschaft der Vollkommenheit.«[4] Daß ein solcherart selbständig gewordener Mensch auch nicht dem Aberglauben verfällt, versteht sich von selbst. Die kleine Arbeit *3 fois 13* (Kat. 5.5) scheint dies fast trotzig zu proklamieren: In einer Schachtel finden sich die Kunststoffnummern 1–25, doch wird nicht etwa die »Unglückszahl« 13 (wie zum Beispiel häufig bei der Numerierung von Hotelzimmern), sondern die 12 ausgesondert und durch eine weitere 13 ersetzt. Zweimal die 13, durch die Nennung im Titel noch mal die 13, das macht 3 mal 13!

»Die Permanente Kreation andauernder Freiheit« meint den Weltfrieden ebenso wie die Freiheit und Unabhängigkeit des Einzelnen als Folge der »Befreiung [...] des Kindes in uns.«[5] Diese Einzelnen zu zählen, das heißt sie als gleichgeartete Elemente zu betrachten, die man zu einer homogenen Anzahl zusammenstellen kann, ist für Filliou eine absurde Vorstellung. In *3 poèmes* (Kat. 5.1) wird diese Vorstellung gleichwohl durchgespielt mit dem Fazit: »eine Menge entsteht, indem man Menschen, den einen zum anderen, addiert (arithmetische Rate). aber deren Dummheit wächst mit einer geometrischen Rate. dies ist bekannt als Anfang und Ende der Massenpsychologie.«[6] Auf einem *Fest-Stuhl* (Kat. 5.8) wird die Sitzordnung eines Festes in Südfrankreich rekapituliert. Statt der Namen der Feiernden werden Nummern aufgeschrieben – auch dies wohl als »Anfang und Ende der Massenpsychologie« zu interpretieren. Als eine Art Gegenstück entwarf Filliou im gleichen Jahr einen ähnlichen klappbaren Stuhl – ohne jede physisch benutzbare Bespannung, dafür aber mit dem Schild »Siège des Idées« versehen.[7]

Daß menschliche Individuen ebensowenig numerisch quantifizierbar sind wie menschliche Aktivitäten, bestätigt der Fluxus-Künstler BENJAMIN PATTERSON mit seinen »Instruktionen« (*Foot Steps*, Kat. 5.15). Maciunas, der die handgezeichneten Blätter auch als Fluxus-Editionen vertrieb, bezeichnet sie in einer Ankündigung als »Spiele« und als »Bodenpapier für Tanzschritte«[8], was wohl nicht von ungefähr an Warhols *Dance Diagram* (Kat. 4.1) von 1962 erinnert. Nimmt man die konturierten und mit eingeschriebenen Zahlen versehenen Fußabdrücke tatsächlich als choreographische Anleitung, ergibt sich ein einfacher und etwas unbeholfener Tanz, der die »professionelle« Vorbereitung ad absurdum führt.

JOSEPH BEUYS funktioniert einen Meßzylinder in eine Vase um, die das Wasser für eine *Rose für Direkte Demokratie* (Kat. 5.27) bereitstellen soll. Das Spannungsverhältnis zwischen dem wissenschaftlich-technischen, mit Meßzahlen versehenen Behältnis und der organischen, immer wieder zu erneuernden Rose ist hier konstitutiv für die Aussage. Zudem wird die Skaleneinteilung durch den schräg nach oben laufenden Beuysschen Schriftzug quasi aufgehoben. Wie Filliou, so erwartet auch Beuys eine Erneuerung nicht durch den unselbständig denkenden Massenmenschen, sondern durch den Einzelnen, der sich auf Intuition und Kreativität verläßt. Der für physikalisch/chemische Experimente nutzbare Meßzylinder evoziert zudem die Hoffnung, daß die direkte Volksabstimmung einen die Gesellschaft verändernden Erwärmungsprozeß in Gang setzen möge.[9] »ohne Rose tun wir's nicht«, steht auf einem Plakat von 1972, das den ins Gespräch vertieften Beuys mit roter Rose (hier noch in einem normalen Wasserglas) im permanenten politischen Büro der documenta 5 in Kassel zeigt. Der Meßzylinder wurde in unlimitierter Auflage durch die Edition Staeck verbreitet und konnte somit der politischen Funktion als weiträumig infiltrierendes »Vehikel« gerecht werden. Der in einer Pappschachtel transportierbare *Filzwinkel* (Kat. 5.26) in Form einer großen Eins wurde ebenfalls als zu verbreitendes Auflagenobjekt konzipiert. Die Zahl Eins adressiert den Besitzer als Individuum und vermittelt hoffnungsvolle Allusionen an Anfang und Schöpfung, während das Material Filz vor allem Wärme und Schutz symbolisiert.

Die suggestive Konfrontation einer kausalen Zahlenreihe mit einem organischen, keiner realen Historie zugehörigen »Urzeitwesen«[10] macht auch den besonderen Reiz der 1984 in der Stuttgarter Staatsgalerie entstandenen, dreieinhalb Meter langen Zeichnung *5000.2000.8* (Kat. 5.30) aus. Tiere galten Beuys als Bindeglied zu den verborgenen Kräften der Natur und als besonderes Vehikel übersinnlicher, schamanistischer Erkenntnis. Wie einen magisch-ekstatischen Akt zelebrierte der Künstler auch die Heraufbeschwörung des langgestreckten, geäderten und erst später mit Hasenblut kolorierten Wesens auf genannter Zeichnung: Transparentpapier wurde auf die harte, auf den ersten Blick ganz unsinnliche Stahlplatte der Stuttgarter Installation *Plastischer Fuss Elastischer Fuss* (1969, Kat. 5.30a) gelegt. Mit einem Bleistift löste der Künstler aus Kratzern und Rillen das riesige fossilienartige Gebilde heraus und kombinierte es mit der durchgepausten Nummernchiffrierung des Herstellers der Stahlplatte. Für „Eingeweihte" aus dem Bereich der Stahlindustrie stellt diese Nummernfolge durchaus einen sinnvollen Code da, doch hat die Zahlenkolonne in ihrem neuen Kontext jede konventionalisierte Zählfunktion verloren und erinnert nur noch an die Vergeblichkeit menschlichen Intellekts, wenn es um die Klassifizierung von intuitiv Geschautem geht.

»Demantisierte« Zahlen

Wie Filliou, so kamen auch ARTHUR KÖPCKE, JIŘÍ KOLÁŘ und MARCEL BROODTHAERS von der Poesie zur bildenden Kunst. Wenn sie mit Zahlen, Buchstaben, Worten, Objekten, Bildern von Objekten operieren, so mit dem Ziel einer Erweiterung des Textbegriffs zugunsten der Phantasie. Die besonders von Köpcke häufig praktizierte Umsetzung von einem Zeichensystem in ein anderes ist das eingängigste Verfahren, um die beliebige Stellvertreterfunktion von Systemen vorzuführen. Bei einem *Schachbild* (Kat. 5.14) von 1969 in Form eines Rollbildes schreibt er neben ein »Köpcke Treatment Etikett« die Anweisung: »of a canvas – + you play chess with money – (each team its side of the coins)«. Wie bei den meisten seiner Arbeiten, so handelt es sich auch hier um eine Realisierung aus seinen *reading/work-pieces*, einer 1965 in wenigen Exemplaren publizierten Stückesammlung.[11] Behandelt wird hier »piece No. 121«: »instead of the chess-figures use f. E. money«. Indem Köpcke den Regeln des Schachspiels eine weitere nach eigenem Gutdünken hinzufügt, wird »das königliche Spiel« gleich zweimal entthront: Seine strengen Regeln scheinen manipulierbar und durch die genau festgelegte Benutzung von Münzen mit bestimmtem Wert anstatt der klassischen Figuren sogar schnöde profanierbar. Das von Marcel Duchamp meisterhaft beherrschte Schachspiel wird für viele Fluxus-Künstler zum Anlaß, sich von bewunderten Vorbildern wie von etablierten Regelsystemen zu befreien. Insbesondere George Maciunas und die Japanerin Takako Saito entwarfen eine ganze Reihe von Schachspielen, deren Figuren durch Glaskugeln, Gewürze, Klangkörper und ähnliches ersetzt wurden.
Der tschechische Dichter JIŘÍ KOLÁŘ, den man hauptsächlich durch seine bildhaften Collagen aus Textfragmenten oder zerrissenen Farbreproduktionen kennt, begann seine Überwindung des literarischen Schreibens 1962/63 mit Materialassemblagen in Form von geknoteten Bindfäden und Kordeln, oftmals in Kästen untergebracht. Die Verknotungen dieser »Gedichte«[12] sind linear angeordnet und erinnern so strukturell an einen literarischen Text, den es nur zu dechiffrieren gilt. Eingeflochtene Gegenstände und Bänder mit Zahlen, wie man sie beispielsweise zum Kennzeichnen von Kleidungsstücken verwendet, suggerieren denn auch bei der Arbeit *Zahlwort* (Kat. 5.11) repräsentative Zeichenhaftigkeit. Indes ist ein kohärentes System nicht erkennbar. Dem Werktitel zum Trotz sind die Ziffern, an denen das suchende Auge sich immer wieder festklammert, keine systematischen Zahlen und die Knoten und Gegenstände keine Worte.
»Ich benutze Objekte wie ein Null-Wort«[13], beschrieb MARCEL BROODTHAERS sein demantisierendes Vorgehen. Zahlreiche Arbeiten zeigen als offensichtliche Zitate aus Enzyklopädien die Ziffern Fig. 0, 1, 2 etc. (*fig. 0 Le sexe fig. A fig. 1*, Kat. 5.3). Die Ziffern werden entweder frei, ohne etwas zu bezeichnen, selbst als Bild in den Raum gestellt, oder die gleiche Ziffer wird endlos wiederholt oder als Bezeichnung unter Bildern und Objekten angebracht, die so zu »austauschbaren Elementen auf der Bühne eines Theaters werden«[14]. Ein Schwebezustand zwischen Beobachtung und Benennung wird erreicht, der der Imagination allen Raum läßt – was diese Arbeiten formal auch durch ihre offene bild-räumliche Aufteilung transportieren.
Mit der Bezeichnung »Fig. 5, 23« etc. erläutert auch der Brite MICHAEL BYRON die »visuellen Geschehnisse«[15] in Form von Gegenstands-, Photo- und Bildcollagen in seiner Installation *Search 5. The Circumstances Surrounding an Event* (1992, Kat. 5.10). Anders als bei Broodthaers, jedoch mit ähnlichen Implikationen, werden hier die Bild-

zitate nicht von einem leeren Raum, sondern von einem Zahlengitter hinterfangen, das die mittlerweile auch wissenschaftlich erwiesene Interdependenz aller, auch der minimalsten Ereignisse visualisieren möchte.

Gefundene Zahlen

Im Umkreis der »Nouveaux Réalistes« und der Pop-art wird die durch Zahlen und Zahlenreihen zum Ausdruck kommende Regelhaftigkeit ebenfalls häufig aufgegriffen. Zahlen werden, genauso wie Bilder, Worte und Dinge, wie beliebige Fundobjekte behandelt. Ihre Funktion als Zeichen wird hier vorwiegend mit dem Ziel nivelliert, sie als Ausdruck von Anonymisierung und Quantifizierung, wie sie für die moderne kapitalistische Gesellschaft charakteristisch sind, bloßzustellen. Dies gilt für den der Pop-art nahestehenden Siebdruck *Taxis–Busses* (Kat. 5.13) von ALISON KNOWLES, die eigentlich als Fluxus-Künstlerin gilt, ebenso wie für die Arbeit von ROBERT RAUSCHENBERG, wo neben eine expressiv übermalte Stoffcollage eine Tabelle eingearbeitet wurde (*o.T.*, Kat. 5.17).

»Nouveau Réalisme bedeutete, wieder auf den Boden der Tatsachen zurückzukehren.«[16] Als »Handlanger des Zufalls« fixiert DANIEL SPOERRI bei seinen Fallenbildern vorgefundene Situationen, denn die »Präzision des Zufalls« zieht er der absichtlich komponierten Schöpfung eindeutig vor. Daß es allerdings, entsprechend der Einwände von Brecht in seiner »Zufallsstudie«, bei jeder vom Künstler fixierten Zufälligkeit die »statistische Wahrscheinlichkeit« einer sehr typischen und persönlichen Wahl gibt, können auch die hier vorgestellten Arbeiten nicht leugnen.

Immerhin ist eine »optische Lektion«[17] zu Vergänglichkeit und Relativität von Wertvorstellungen kaum präziser zu komponieren, als es dem »Zufall« bei Spoerris Fallenbild *Prix des Clés* (Kat. 5.12) gelang. Die Tafel mit den Preisen der Schlüssel – oder der bereits verkauften und nur noch als Schatten vorhandenen Schlüssel – scheint tatsächlich aus einem Laden zu stammen, doch gilt für die Arbeit das für die Fallenbild-Variante der »Sammlungen« (= Anhäufungen von gewöhnlichen, gleichgearteten Objekten) Festgestellte: »Dabei ist das Ziel nicht, die verschiedenen Gegenstände in ihren gegenseitigen zufälligen Beziehungen zu zeigen, sondern ihre Entwicklung und Veränderung deutlich werden zu lassen. Darum werden die Gegenstände auch nicht auf der Unterlage befestigt, sondern zum Gebrauch bereit hingestellt oder aufgehängt.«[18]

Beim Flanieren gefundene Plakatabrisse, deren Entstehung sich der zufälligen Geste von Passanten verdankt, sind das Ausgangsmaterial der Affichisten. Während JACQUES VILLEGLÉ nach dem Aufbringen der gefundenen Plakatabrisse auf Leinwand oder andere Träger meist nur geringfügig intervenierte, bildet für MIMMO ROTELLA das abgelöste Plakat lediglich die Basis für eigene Weitergestaltung. Villeglés *Les gros numéros rue des Lombards* (Kat. 5.21) zeigt die fragmentierte Zahl gleichwertig neben Text- und Bildfragmenten als Teil des All-overs allgemeiner Beschädigung. Bei Rotellas auf Wellblech aufgebrachtem Plakatabriß *Vota* (Kat. 5.19) erkennt man dagegen bei näherem Hinsehen ein fast aggressiv und gestisch gemaltes Gitter mit Zahlen, das den Aufruf des Titels »untermalt«. Und auch sein frühes Readymade (*Torno subito,* Kat. 5.18) läßt ungewiß, ob bei der mit Nummern versehenen Postablagetafel die ausgerechnet unter der 13 angehängte Nachricht nicht vielleicht doch eine humorige Zutat des Künstlers ist.

Durch möglichst große Wirklichkeitsnähe des Kunstobjekts möchte auch der 1940 geborene KLAUS HEUSER Wahrnehmung problematisieren. Jedoch stehen seine Arbeiten dem »Nouveau Réalisme« nur bedingt nahe, da sie immer selbstgemacht sind und somit scheinbare Realität oder Bild und Gegenstand gleichzeitig.[19] *Das Gedächtnis der Steine* (Kat. 5.48) ist als Durchreibung von einer Steinmauer mit eingeritzten Worten und Jahreszahlen eine Metarealität: Durch das dichte Gewirr der Botschaften, das den Plakatabrissen ähnelt, werden vergangene Lebensäußerungen präsent wie ein polyphones Stimmengewirr – sie entbehren allerdings, anders als bei den surrealistischen Frottagen eines Max Ernst, der Traumhaftigkeit und gemahnen eher an archäologische Untersuchungen.

JAN HENDERIKSE war zwar Mitglied der holländischen Gruppe »Nul«, betont jedoch: »Meine Ideen über Zero werden vielmehr in den Werken von Spoerri oder Arman realisiert.«[20] Wie die von ihm genannten Künstler, so arbeitet auch er mit gefundenen Dingen, wobei es ihm wichtig ist, daß es sich um bereits benutztes Material handelt. *Nummernplatten* (Kat. 5.22) aus Curaçao, wo der Künstler von 1963 bis 1967 lebte, reiht er zu seriellen Assemblagen, deren Suggestionskraft von der angegriffenen Oberfläche der Schilder herrührt. Offensichtlich viele Jahre hindurch als »Ausweis« von Automobilen im Einsatz, erzählen sie deren endliche Geschichte und erzählen sie wieder nicht, denn die massiert auftretenden Zahlen bleiben letztendlich doch nur anonymer Ausdruck von bürokratischer Registrierung. Eine persönliche Geschichte erzählt dagegen *Faux Vagin* (Abb. 17, S. 129) von MARCEL DUCHAMP, handelt es sich doch um das Nummernschild seines eigenen Volkswagens (»Faux Vagin«), das er 1963 nach seiner Rückkehr aus New York aus Zollgründen wechseln mußte. Noch »persönlicher« wird das Readymade durch die Widmung an den Garagenbesitzer, bei dem er das Auto untergestellt hatte.[21]

»Gefundene« Zahlen haben auch einen besonderen Stellenwert im Werk des italienischen Konzept-Künstlers ALIGHIERO BOETTI, der sich seit 1968 ALIGHIERO E BOETTI nennt, um Dualität und Verdoppelung schon durch seinen Namen zum Programm zu deklarieren. Bekannt geworden vor allem durch seine Stickbilder, die er von afghanischen und pakistanischen Manufakturen anfertigen ließ, zog Boetti durch seine Arbeitspraxis die Fiktion individueller und auratischer Künstlerschöpfung in Zweifel. Wie die meisten der bislang betrachteten Künstler, so verstand auch er sich vor allem als Forscher. Die Faktizität von vorhandenen Buchstaben und Zahlen nimmt er einerseits nüchtern und akribisch auf, um sie dann andererseits zu poetisieren und einer spielerischen Rezeption anzubieten. Begonnen hatte der Künstler zunächst mit Objekten aus vorgefertigten Werkstoffen, die er bereits vor seiner »Verdoppelung« häufig paarweise konzipierte. *Rosso Gilera 60 12 32/Rosso Guzzi 60 1306* (Kat. 5.24) aus dem Jahr 1967 sind zwei mit rotem Autolack gespritzte, auf dem Boden stehende Blechtafeln. Guzzi und Gilera bezeichnen bekannte italienische Motorradmarken, die Zahlen stehen für die Fabrikationsnummern der verwendeten Farben – das Rot der Gilera, dem »Monster mit dem beeindruckenden, frontalen Vierzylinder-Motor«[22], strahlt dabei ein wenig intensiver. Die Zitierung von zwei Markennamen und zwei Nummerncodes genügen dem Künstler, um den Identifikationskontext einer ganzen Generation heraufzubeschwören – und auch deren Konflikte, die sich, Boettis Konzept folgend, auf jeder Ebene in dualistischen Wechselbeziehungen artikulieren. So berichten Zeitzeugen, wie sich nach dem Zweiten Weltkrieg »zwei Parteien [...] stolz gegenüberstanden: die Guzzisten und die Gileristen.«[23]

Die Dinge dieser Welt projiziert STEFAN WEWERKA gern als präzise hergestellte Zerrbilder. Wie ein Schattenbild, das paradoxerweise eine detaillierte Innenstruktur aufweist, liegt bei seiner Kartoncollage *Ausschnitt mit 4* (Kat. 5.25) eine Vier auf einem Fliesenboden (wobei die Situation nicht ganz zu klären ist – vielleicht handelt es sich auch um eine Wand, ein Dach?). Obwohl eigentlich perspektivisch korrekt auf den subjektiven Betrachterblick bezogen, wirkt sie wie ein Fremdkörper in einer irrealen Welt. Man vermißt die aufrechtstehende und reale Zahl mit evidenter Funktion. Wie in Spoerris Fallenbildern, die Wewerka zu seinen Verschiebungen anregten, wird die gewohnte Perspektive verlassen, um auch den Betrachter in dynamische Bewegung zu versetzen. Dies funktioniert allerdings besser bei Wewerkas dreidimensionalen Objekten, die nur von einem bestimmten Blickwinkel aus, den man sich als Betrachter erst suchen muß, »richtig« erscheinen.

Das Fluktuieren der Meßsysteme

Daß Wahrnehmung ein Prozeß in der Zeit ist, abhängig von den verschiedenen Standpunkten und individuellen Umständen des Beobachters, problematisieren andere Künstler durch die Entfunktionalisierung oder Umwandlung von Meßgeräten und Maßeinheiten. Für alle Bereiche in Naturwissenschaft und Technik gilt die Messung der Größen Länge, Zeit, Gewicht, Volumen, Masse, Temperatur als grundlegend, doch was die abstrakten Zahlen, in denen gemessen wird, für den Einzelnen bedeuten, wird nicht untersucht. ROBERT FILLIOU denkt darüber anläßlich seiner ersten Einzelausstellung 1961 in der Galerie von Arthur Köpcke in Kopenhagen nach. Er entwirft eine Biermarke und einen Katalog und nennt beides *Poi Poi* (Kat. 5.7) nach einer afrikanischen Redewendung, die Fragen nach dem Wohlbefinden von Haus, Hof, Feld, Tier, Familie abschließt. Den Katalog versieht er mit Reihen von durchnumerierten Zigarettenkippen, Streichhölzern, Gummibändern und Fingerabdrücken, die er mit ihren Negativabdrücken konfrontiert. Filliou empfiehlt hier ein Vermessen von Dingen »entsprechend den Kriterien des Augenblicks«[24]. Wie auf frühen Kulturstufen und im Kleinkindalter üblich, ersetzt er die Ziffern durch leicht zählbare Gegenstände. Ziel ist eine Individualisierung des metrischen Systems nach Erfahrungswerten, was etwa auch erlauben würde, die Länge eines Menschen in Tomaten zu vermessen, das Alter in Zugreisen von Kopenhagen nach Paris – oder Bücher mit einem Buch (*Livre-Etalon/Standard-Book*, Kat. 5.9).

Bei JOSEPH BEUYS' dreizehn Zeichnungen zur Installation *Polentransport* behalten die Zahlen zunächst ihre Zählfunktion (Kat. 5.31). Es werden lediglich Titel von Arbeiten, die Beuys 1981 nach Lodz transportierte und dem dortigen Museum stiftete, tabellarisch aufgelistet und mit eingekreisten Nummern markiert. Diese Nummern weisen auf die Bestandteile der einzelnen Multiples hin. Indem Beuys allerdings jedes der Blätter einzeln signiert und in die Installation integriert, erhalten Schrift und Zahl einerseits eine weitere ästhetische Dimension, andererseits wird man irregeführt und an die unterrichtend-erklärenden, oft auf Tafeln angebrachten Texte des Künstlers erinnert.

ROBERT MORRIS führt in kostbar-skulpturaler Präsentation ein Metall-Lineal mit einer Länge von 12 Inches vor: *Swift Night Ruler* (Kat. 5.42) lautet der surreale Titel.[25] Indem der Betrachter über die Paradoxie dieses Titels nachgrübelt und eine Beziehung herzustellen versucht zu dem Lineal mit seiner numerischen Skaleneinteilung, wird er aktiv involviert in die Spannung zwischen subjektiver Erfahrung und Rationalität: Allgemein verbindliche Zeitmessung wird als unlösbares Problem erkannt.

In seiner ersten Einzelausstellung von 1964 in der Galerie Saint-Laurent in Brüssel zeigte MARCEL BROODTHAERS eingegipste Gedichtbände und mit Akkumulationen von Eierschalen und Muscheln bedeckte Objekte. Gemeinsam war den Exponaten ihre Hülsenhaftigkeit, die den nicht zugänglichen Inhalt beziehungsweise entferntes Volumen umso augenfälliger machte. Ähnlichkeiten mit den Realitätsfragmenten der Popart und des Nouveau Réalisme waren zwar beabsichtigt, doch ging es dem Künstler um weitaus komplexere, an René Magritte orientierte Analysen von Repräsentations/Präsentationsformen. Die hintergründige Gegenüberstellung von Objekt und bezeichnendem Titel bei *Le poids d'une œuvre d'art* (Kat. 5.35) erinnert daher auch nicht von ungefähr an Magrittes beunruhigende Kombinationen von gemalten Objekten und gemalten Worten. Zum einen werden die leeren Eierschalen bar jeden Kompositionsvorhabens auf ihrer Unterlage angehäuft und, expressive Malerei persiflierend, übermalt, zum anderen wird das fragile, auch seiner realen Inhalte entleerte Gebilde an eine Federwaage gehängt, um sein Gewicht anzuzeigen. Die Zahlen auf der Meßskala werden jedoch wenig zu zählen haben, und was sie zählen, hat keine Bedeutung, da »künstlerisches Gewicht« leider keine objektiv meßbare Größe ist. Gleichermaßen ins Leere läuft auch die nichts als ihren Titel visualisierende Arbeit *Toile noire découpée en trois parties avec morceaux de coquilles d'œufs colorés et numérotés* (Kat. 5.36) mit ihren sorgsam in einer Reihe montierten und mit Nummern versehenen Eierschalen.

Maßstäbe und Maßstäblichkeiten unterzieht TIMM ULRICHS, der »alles messen [will], was meßbar ist«[26], einer beständigen, humorvoll-kritischen Inspektion. Statistiken, Maß- und Gewichtseinheiten, Kilometerentfernungen werden dabei auf das individuelle Künstler-Ich bezogen. Selbst das in Paris verwahrte Urmeter muß deshalb eigens neu erschaffen und auf die eigene Körpergröße von 1,80 Meter umgeeicht werden (vergleiche auch die Arbeit von BARBARA MÜHLEFLUH, die ihre 1,62 Meter Körpergröße in einen Turm aus Gipszahlen übersetzt, Kat. 5.38). Wenn die eigene Person dermaßen konkret zur Maßeinheit wird, dann sind alle ihre Lebensäußerungen und alle ihre Maße kunstwürdig. Bei *Selbst-Porträt* (*Körper-Kunst-Objekt*, Kat. 5.47) werden Bild- und Körperoberfläche identisch: »bild (ich, das subjekt) und ab-bild (das objekt) gehen in dieser anthropometrischen maß-nahme eine innige subjekt-objekt-beziehung ein.«[27]

Die wissenschaftlich präzise Genauigkeit, die Ulrichs' Vermessungen eignet, ist ihm ein wesentliches Mittel der Ironie und Hinterfragung von Absolutheiten. Wenn der Künstler ein *Bild-Objekt, sein eigenes Gewicht anzeigend (»1,68 kg«)* (Kat. 5.46) vorstellt, handelt es sich, anders als bei Broodthaers, nicht um ein haptisch reizvolles Objekt an einer Waage, sondern es verweisen Gewichtangabe des Titels und Anzeige auf der Waage nüchtern und tautologisch aufeinander. Die große Installation einer *Anhäufung von Kilometersteinen* (Kat. 5.44) nimmt den angezeigten Entfernungen ihre relative Verbindlichkeit. Sie erscheinen insofern disparat und wie Relikte aus einem fremden Zeitalter, weil Bezugspunkte fehlen.

Die Relativierung von absoluten Zahlen, seien es Entfernungen oder Jahreszahlen, sind auch ein Thema der 1958 geborenen Brasilianerin CRISTINA BARROSO. So untersucht sie beispielsweise den *Abstand zwischen zwei Punkten* (Kat. 5.49) durch eine visuelle Gegenüberstellung von absoluten Zahlen und suggestiver Malerei. Im unteren Bildteil werden tabellarisch und minuziös die Kilomenterentfernungen zwischen den Hauptstädten der brasilianischen Bundesstaaten erfaßt. Im oberen Areal voll atmosphärischer Räumlichkeit schweben zwei Punkte durch das Universum, deren Entfernung kaum meßbar und fluktuierend erscheint. Barroso möchte mittels ihrer Malerei, und darin unterscheidet sie sich von den meisten Künstlern dieses Kapitels, dem Individuum Raum und Freiheit geben. Eine vorgefundene, mit Zahlenangaben übersäte Schulkarte des Frankenreichs wird von ihr mit Asphaltfarbe übermalt und mit den Jahresringen eines Baumes sowie persönlichen Zahlen (wie zum Beispiel auswendig gewußten Telephonnummern von Freunden) überarbeitet.[28]

Geradezu hyperrealistisch erscheinen die präzise gearbeiteten Instrumente und pseudotechnischen Zeichnungen von ANDREW TOPOLSKI aus New York (Kat. 5.51–5.53). Topolski reflektiert die technischen Errungenschaften unserer Zeit, indem er ihnen in seiner Kunst ebenso perfekte Gebilde gegenüberstellt. In ihrer Präzision jedoch, die ihnen ja ein Künstler gab, fragen auch seine komplexen Kombinationen aus Zahlen, Schrift, Maßeinteilungen, Meßinstrumenten in besonderer Dringlichkeit nach der Rolle des Individuums innerhalb einer technisierten und digitalisierten Umwelt.

PER KIRKEBY mokiert sich in einer Serie von veränderten Uhren, die als Fluxus-Editionen erschienen, über die vorausgesetzte Gültigkeit linear und objektiv meßbarer Zeit (*Compass face clock* und *Degree face clock*, Kat. 5.33 und 5.34). Definiert man die Zeit in Beziehung zur Bewegung, die sich im Raum realisiert, erscheint es dann nicht fast logisch, statt des nach Sekunden, Minuten und Stunden unterteilten Ziffernblattes einen Kompaß oder einen Winkelmesser einzusetzen? Unter Umständen erweist sich eben die von unserer Uhr ablesbare Zeitmessung nicht als »richtungsweisend« – für den ausgebildeten Geologen Kirkeby, der mehrere arktische Expeditionen unternommen hat, vielleicht auch eine unmittelbar erlebte Erkenntnis.

Seit Duchamps *Trois Stoppages-étalons* (Kat. 2.15) sind es jedoch immer wieder besonders die Längenmaße, die bis heute ein Thema der Sondierung für die Künstler darstellen. JEAN-PIERRE RAYNAUD hat 1969 in seiner *PVC-Mauer* eine neue Maßeinheit geschaffen, die er in eine feuerwehrrote Metallstele integriert (Kat. 5.41). Der 1948 geborene Brasilianer CILDO MEIREILES thematisiert in Arbeiten mit claustrophobisch dicht plazierten Zollstöcken mit unterschiedlichen Maßeinteilungen (*Total Réguas*, Kat. 5.40, vergleiche auch seine documenta-Arbeit von 1992, wo die von der Decke hängenden Zollstöcke noch von 2000 Uhren umgeben waren) die Aufforderung an den sich bewegenden Beobachter, sich selbst als aktiven Partizipienten innerhalb der Systeme zu begreifen.

Alle diese Arbeiten reflektieren indirekt die aus der Relativitätstheorie resultierende Schwierigkeit, physikalische Ereignisse so zu beschreiben, daß sie für alle Beobachter Gültigkeit besitzen. Bewegte Beobachter und bewegte Systeme verursachen Zeitdilatation beziehungsweise Längenkontraktion – vielleicht sind das »Schnelle Nacht-Lineal« von ROBERT MORRIS oder das teilweise übermalte *Un mètre pliable* (Kat. 5.43) von MARCEL BROODTHAERS die geeigneten Meßinstrumente solcher für den Laien schwer nachvollziehbarer Phänomene. 1996 führt HERRMANN PITZ noch einmal das Prinzip der Dehnung und Verzerrung von Meßskalen in seiner dreiteiligen Photoarbeit exemplarisch vor (Kat. 5.50a–c). Die Starrheit des Systems wird dadurch in ein flexibles Fluktuieren verwandelt. Und schließlich wäre da noch PIERO MANZONI mit seiner Idee, auf maximal bis zu 7200 Meter langen Papierstreifen Linien aufzumalen (*Linea*, Kat. 5.37) und in etikettierten Dosen um den Betrachter zu scharen.[29] Endlich hat dieser nun wieder den Überblick und darf sich im Zentrum fühlen – allerdings nur, wenn er mit Ungewißheiten und Geheimnissen zu leben vermag.

Anmerkungen

1 George Brecht, *Chance Imagery*, New York: Something Else Press, 1966, S. 15.
2 Ebd., S. 11.
3 George Maciunas, »Neo-Dada in den Vereinigten Staaten«, publiziert in: Jürgen Becker und Wolf Vostell (Hrsg.), *Happenings. Fluxus. Pop Art. Nouveau Réalisme*, Reinbek bei Hamburg 1965, S. 192–195.
4 Robert Filliou, »La République Géniale«, in: Kat. *Das immerwährende Ereignis zeigt Robert Filliou*, Sprengel Museum Hannover 1984, S. 142.
5 Robert Filliou, »The Principles of Poetic Economy«, ebd., S. 131.
6 Robert Filliou, Text auf der Arbeit *3 poèmes* (vom Verfasser übersetzt aus dem Englischen).
7 Sammlung I. Lebeer, Brüssel.
8 George Maciunas, in: *Fluxnewsletter*, April 1973.
9 Karin von Maur, »Zur Funktion und Symbolik der Zahl bei Joseph Beuys«, in: *Joseph Beuys Symposium Kranenburg 1995*, Förderverein »Museum Schloß Moyland e.V.« (Hrsg.), Basel 1995, S. 88.
10 Ebd., S. 93.
11 Nach der Publikation im Selbstverlag erschienen die *reading/ work-pieces* dann 1972 in der Edition Block (unter dem Titel: »Continue...«), wodurch sie erst einer breiteren Öffentlichkeit bekannt wurden.
12 Von Kolář selbst so bezeichnet, vgl. in: *Jiří Kolář. Monographie mit einem Lexikon der Techniken*, Institut für moderne Kunst Nürnberg/Galerie Johanna Ricard Nürnberg (Hrsg.), Zirndorf 1979, S. 76.
13 Marcel Broodthaers, »Ten Thousand Francs Reward«, in: H. D. Buchloh (Hrsg.), *Broodthaers. Writings, Interviews, Photographs*, Cambridge, Massachusetts, 1988, S. 39.
14 Ebd., S. 43.
15 Zitiert nach einer Fax-Mitteilung des Künstlers vom 27. September 1996.
16 Interview mit Pierre Restany von Sylvain Lecombre, in: Kat. *1960 Les Nouveaux Réalistes*, Musée d'Art Moderne de la Ville de Paris/Kunsthalle Mannheim 1986/87, S. 19.
17 Daniel Spoerri, »zu den fallenbildern«, Dezember 1960, zitiert nach: Kat. *Zufall als Prinzip*, Wilhelm Hack Museum Ludwigshafen 1992, S. 186.
18 Daniel Spoerri, »Entwicklung des Fallenbildes«, 1966, zitiert nach: Kat. *Stichworte zu einem sentimentalen Lexikon um Daniel Spoerri*, Musée national d'art moderne, Centre Georges Pompidou/Kunstmuseum Solothurn 1990/91, S. 31 (Stichwort: Les collections).
19 Klaus Heuser in einem Interview mit Götz Adriani, in: Kat. *Klaus Heuser: Bilder und Bildobjekte*, Kunsthalle Tübingen 1976, o.S.
20 Jan Henderikse, »Holland durch ein Fernglas«, in: Kat. *Nul. Die Wirklichkeit als Kunst fundieren*, Galerie der Stadt Esslingen Villa Merkel 1993, S. 71.
21 *Dada & Surrealism*, Auktionskatalog Christie's, London, 29. November 1989, Nr. 603.
22 Giorgio Franchetti, »Rosso Guzzi – Rosso Gilera 1967«, in: Kat. *Alighiero e Boetti 1965–1991*, Bonner Kunstverein 1992, S. 122.
23 Ebd., S. 122.
24 Robert Filliou, Text im Kat. *Poi Poi*.
25 1963 entsteht eine ganze Werkgruppe, die um das Thema Vermessung kreist. Eine Assemblage mit dem Titel *Three Rulers* zeigt beispielsweise drei nebeneinander hängende Zollstöcke mit gleicher Maßangabe – doch einer von ihnen hält nicht Maß und ist länger als die anderen...
26 Timm Ulrichs, »selbst-darstellung im selbst-versuch«, in: Wulf Herzogenrath (Hrsg.), *Selbstdarstellung. Künstler über sich*, Düsseldorf 1973, S. 209.
27 Ebd., S. 209.
28 Zitiert nach einem Gespräch mit der Künstlerin am 21. November 1996.
29 1959 entsprechend inszeniert in der Mailänder Galerie Azimuth.

5.1 Robert Filliou
3 poèmes (3 Gedichte), 1961–1971

5.2 George Brecht
Variation on Blyth and Blair
(Variation auf Blyth und Blair),
1958/59–1975

5.3 Marcel Broodthaers
fig. 0 Le sexe fig. A fig. 1, 1973/74

5.4 Marcel Broodthaers
100/100%, 1964

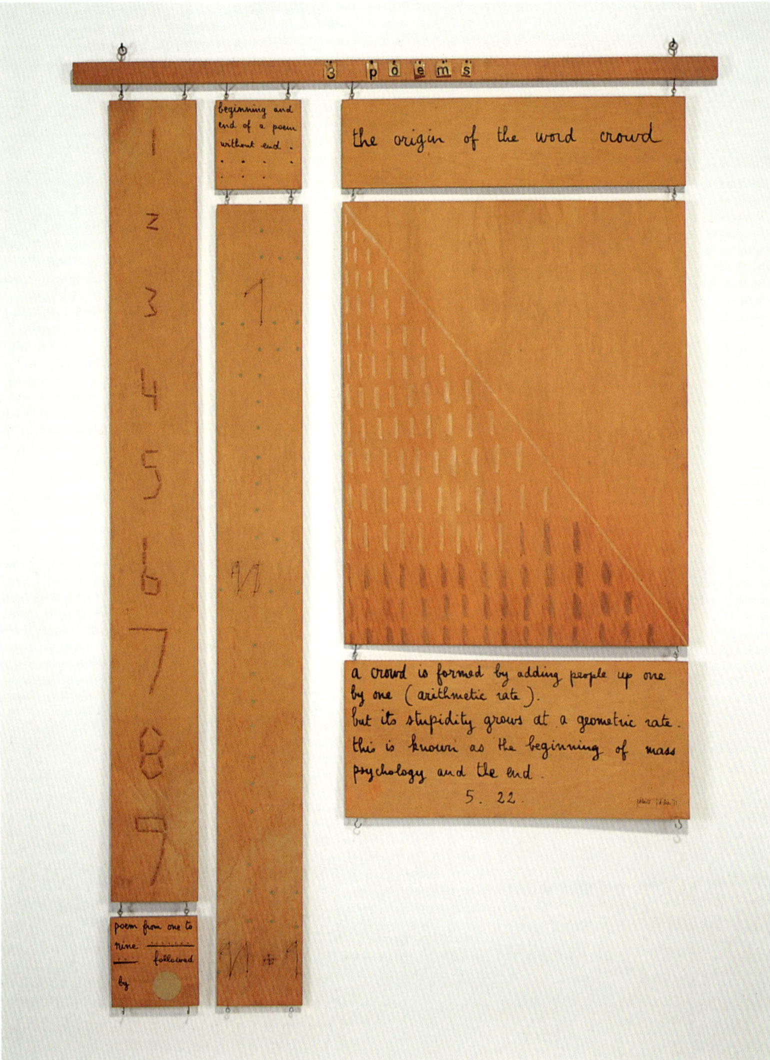

5.1

5.2

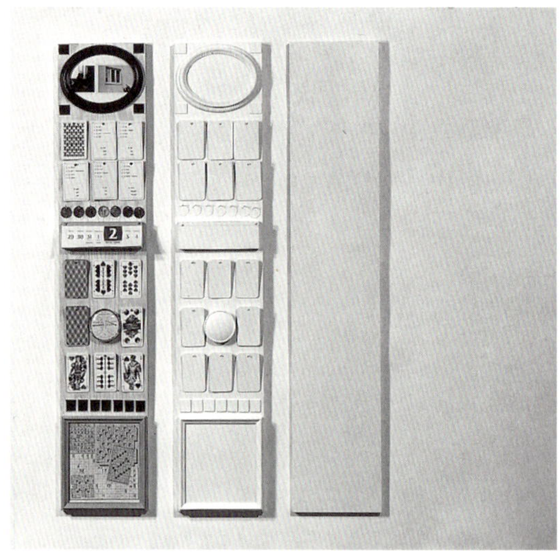

5.3

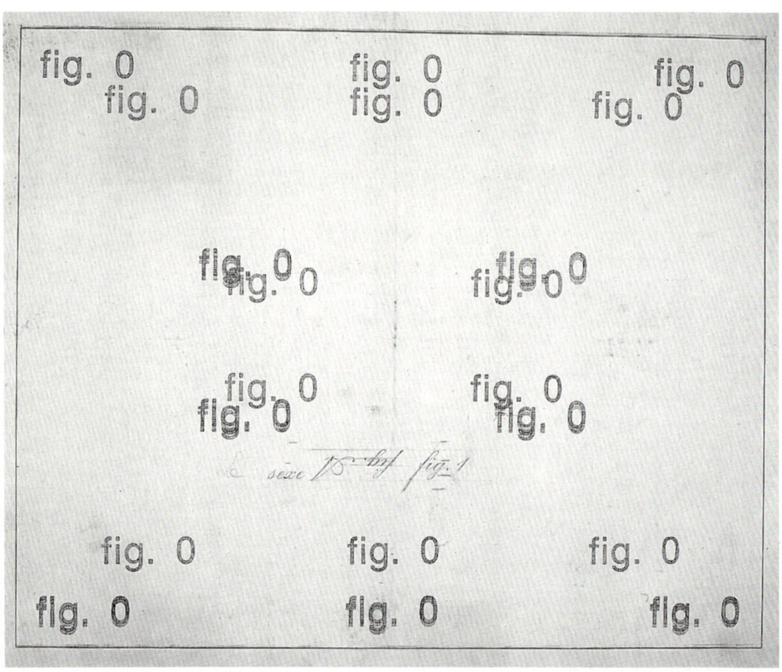

5.4

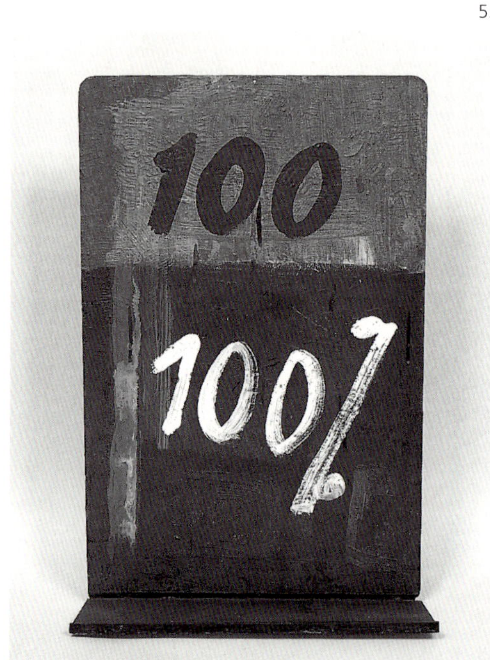

5.5 Robert Filliou
3 fois 13 (3 mal 13), 1962

5.6 Robert Filliou
Die Goldene Sieben, 1971

5.5

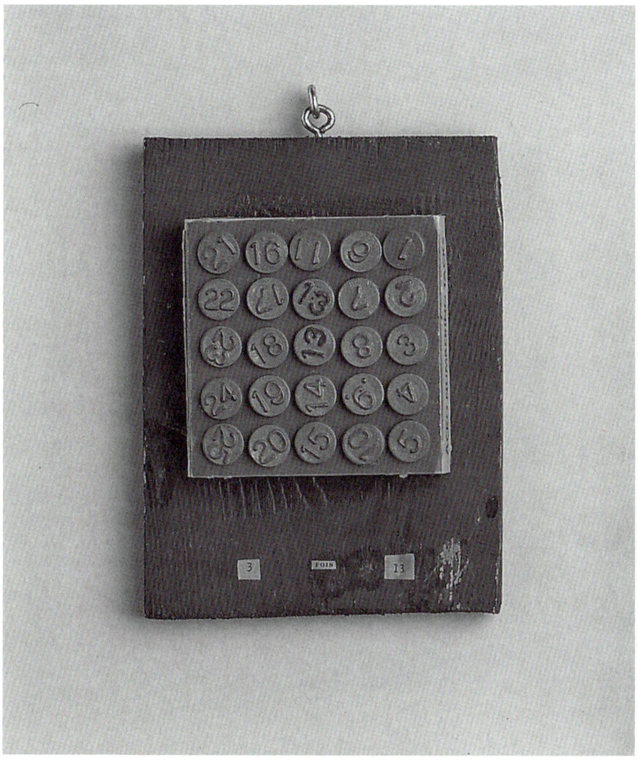

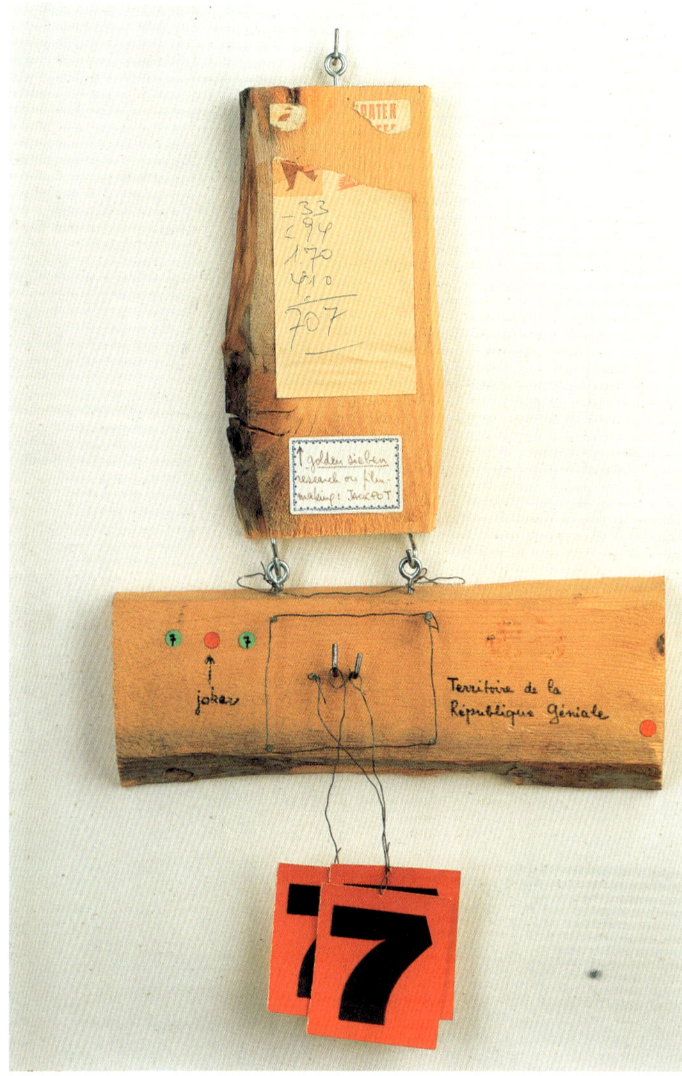

5.6

5.7

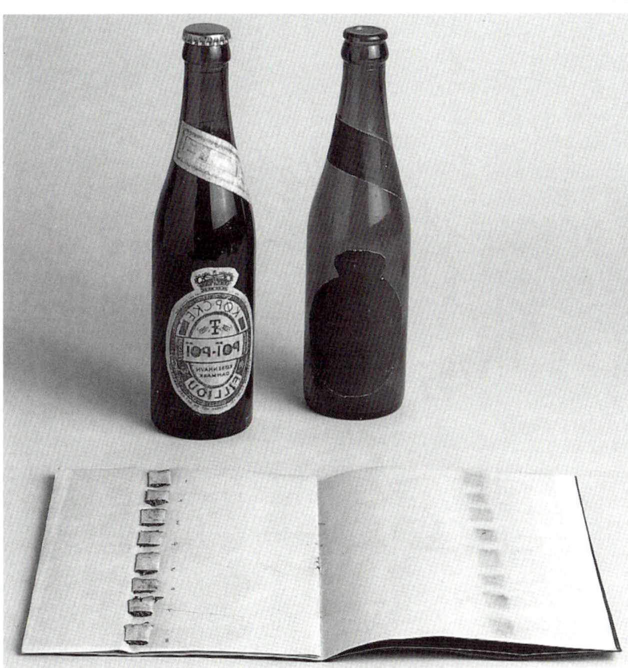

5.8

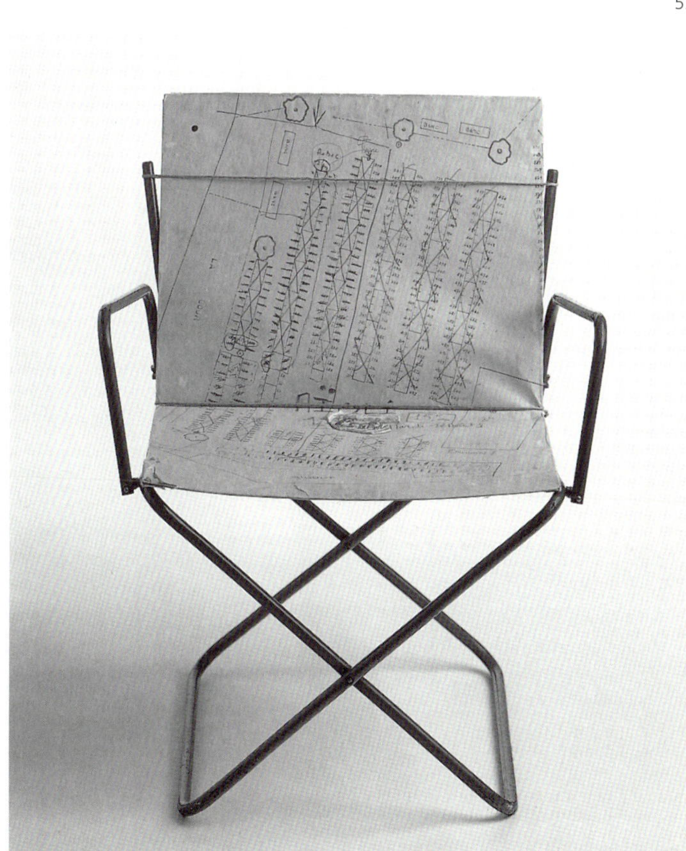

5.7 Robert Filliou
Poi Poi (Dann Dann), 1961

5.8 Robert Filliou
Fest-Stuhl, 1976

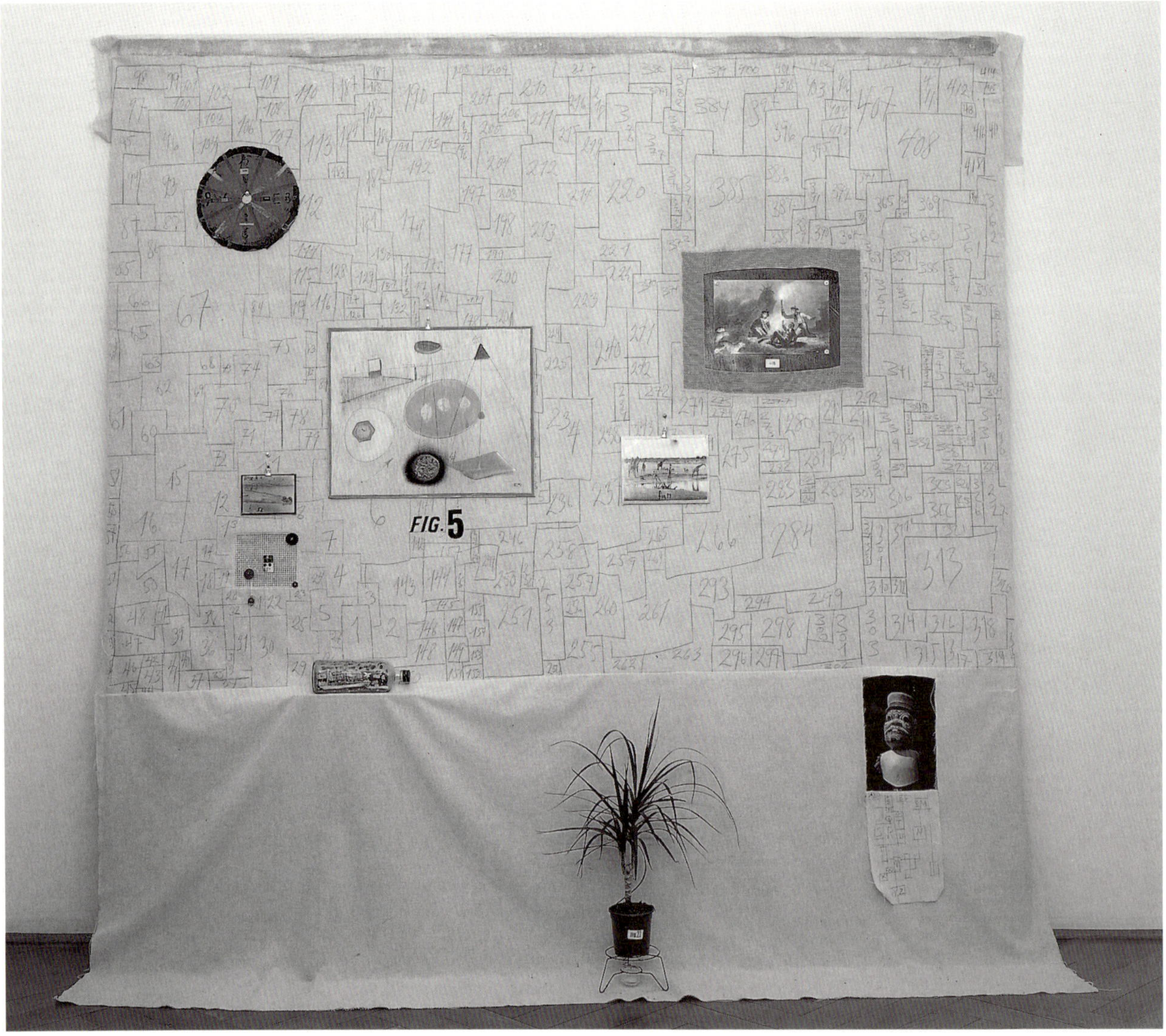

5.10

5.11

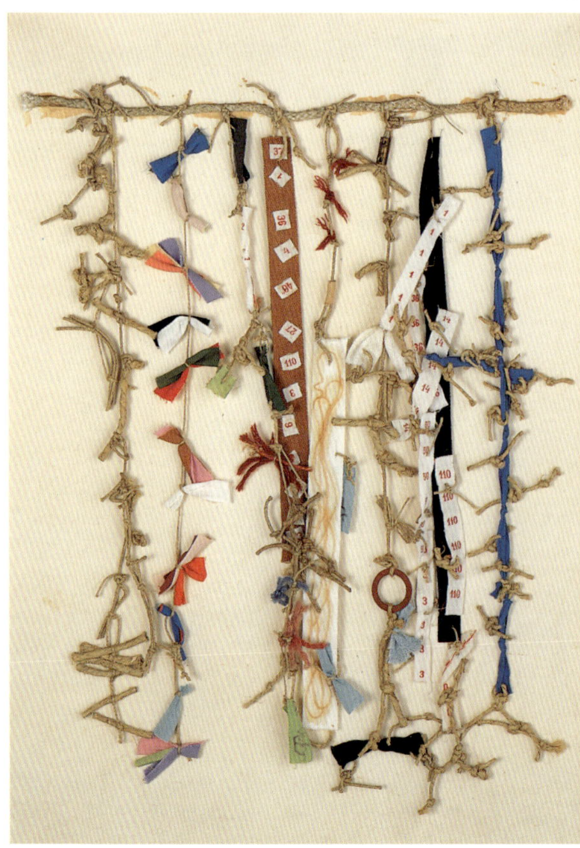

5.10 Michael Byron
Search 5, The Circumstances
Surrounding an Event
(Suche 5, Begleitumstände eines
Ereignisses), 1992

5.11 Jiři Kolář
Zahlwort, 1962

5.12 Daniel Spoerri
Tableau piège »Prix des Clés«
(Fallenbild »Schlüsselpreise«), 1962

5.13 Alison Knowles
Taxis-Busses, 1960

5.14 Arthur (Addi) Köpcke
Schachbild, um 1969

5.15 Benjamin Patterson
Foot Steps (Fußschritte), 1964

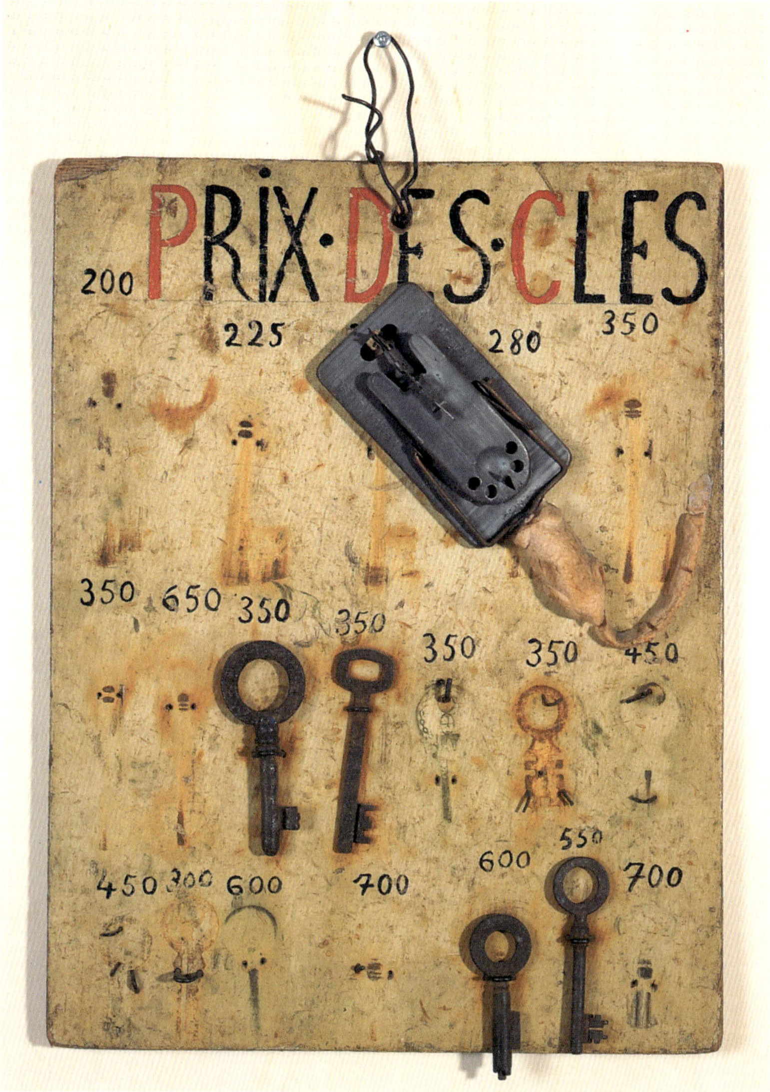

5.12

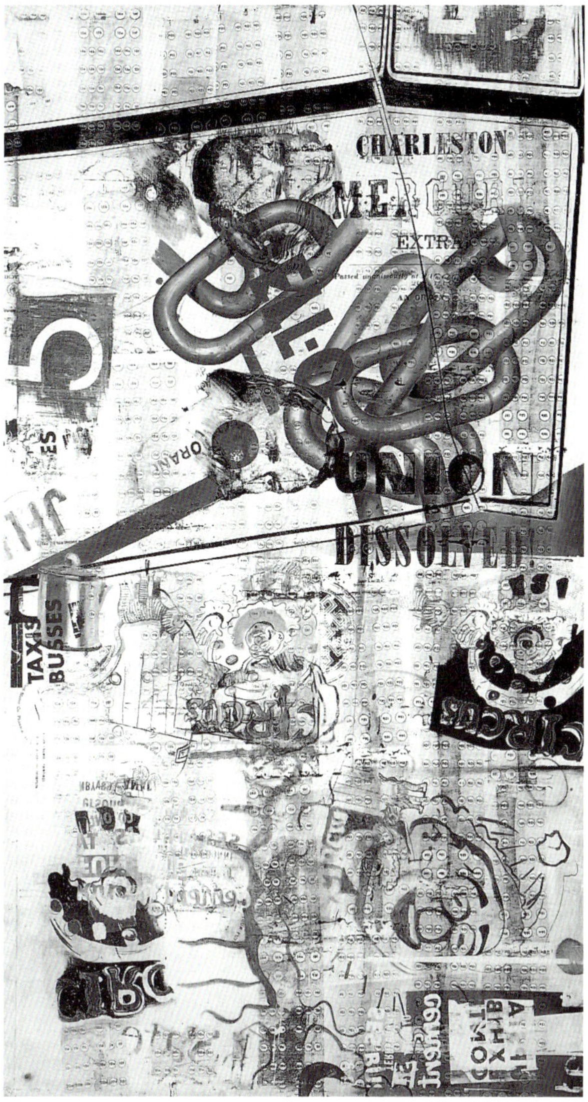

5.13

5.14

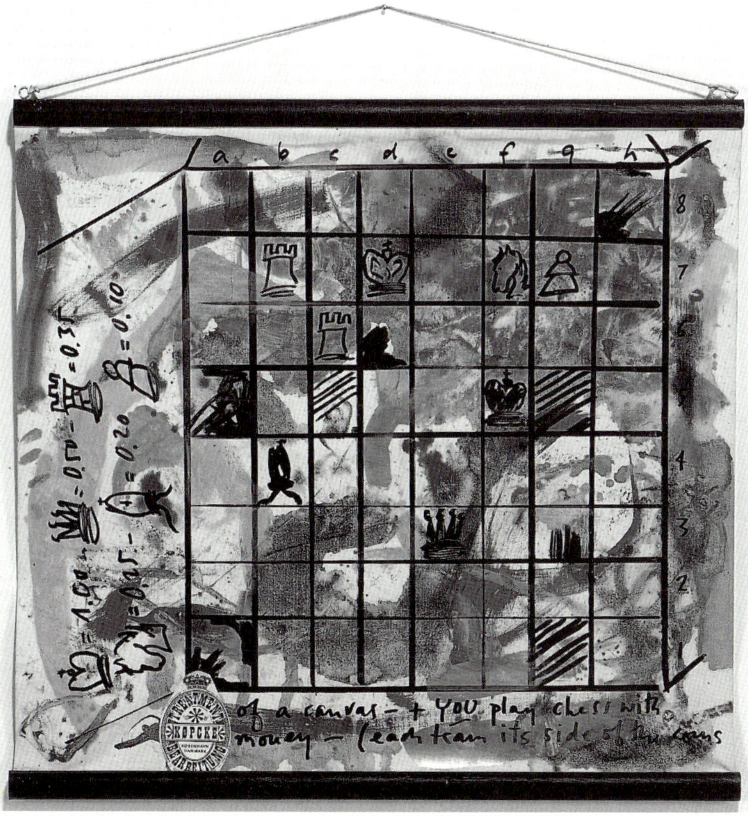

5.15

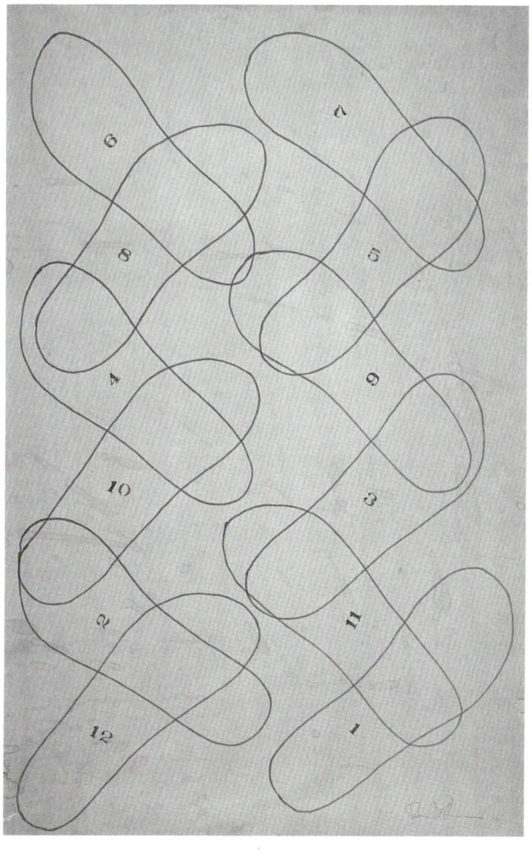

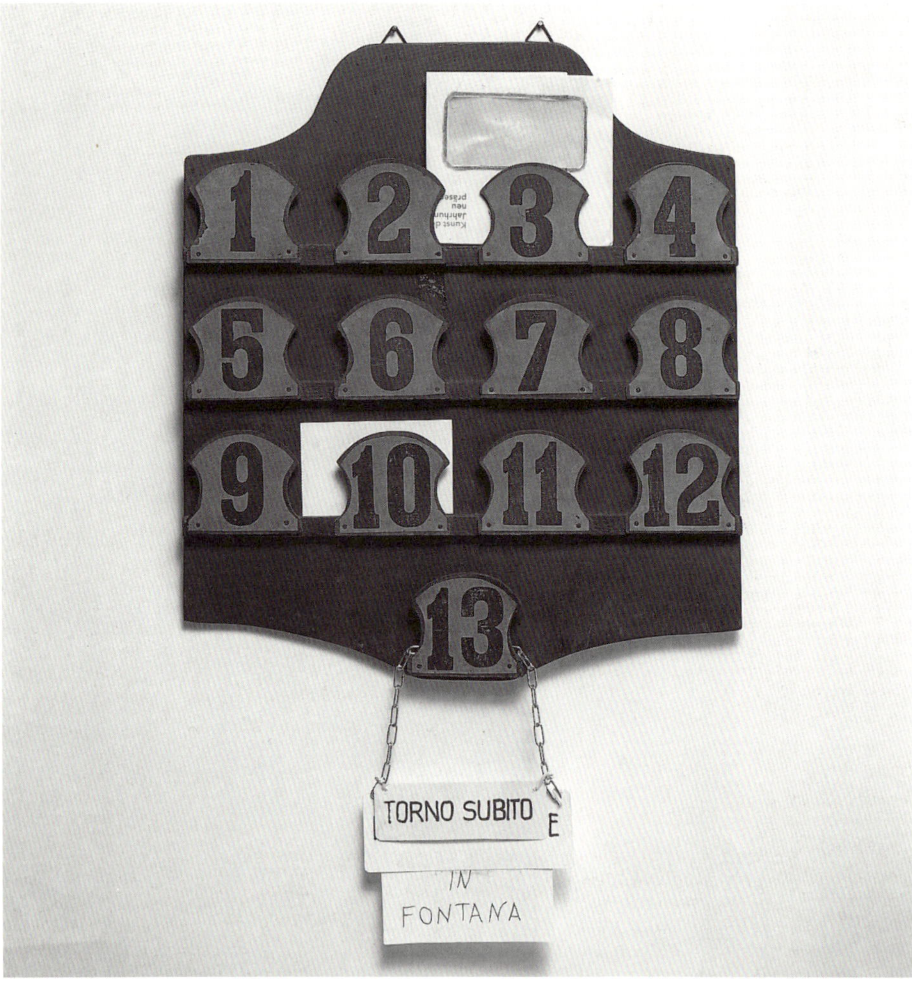

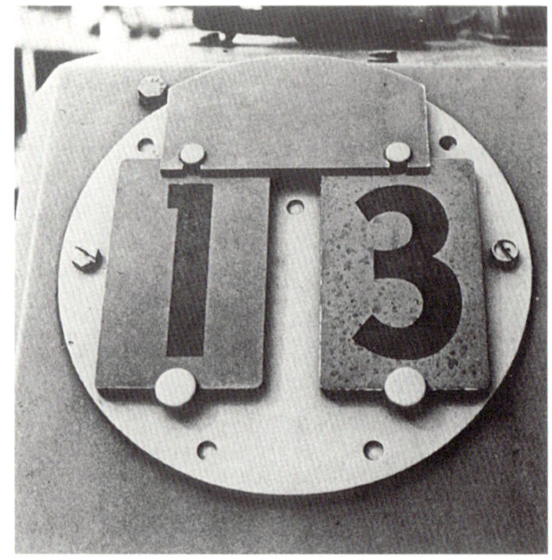

5.20

5.18 Mimmo Rotella
Torno Subito (Bin gleich zurück), 1962

5.19 Mimmo Rotella
Vota (Wahl), 1987

5.20 Anton Stankowski
Aus dem Zyklus »Zahlen 1–50«,
zwischen 1950 und 1990

5.21 Jacques Villeglé
Les gros numéros, rue des Lombards
(Die fetten Zahlen, Rue des Lombards),
1987

5.18

5.21

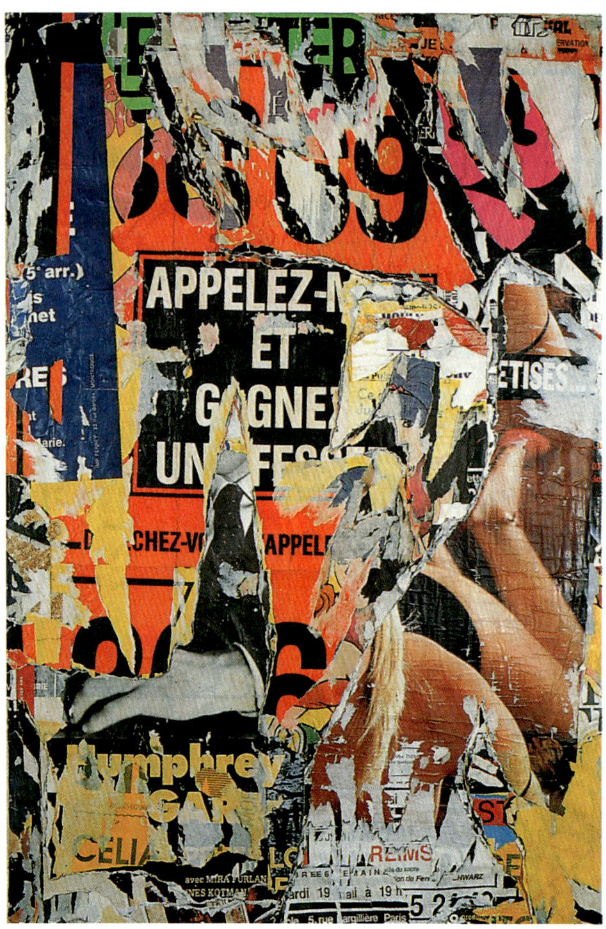

5.19

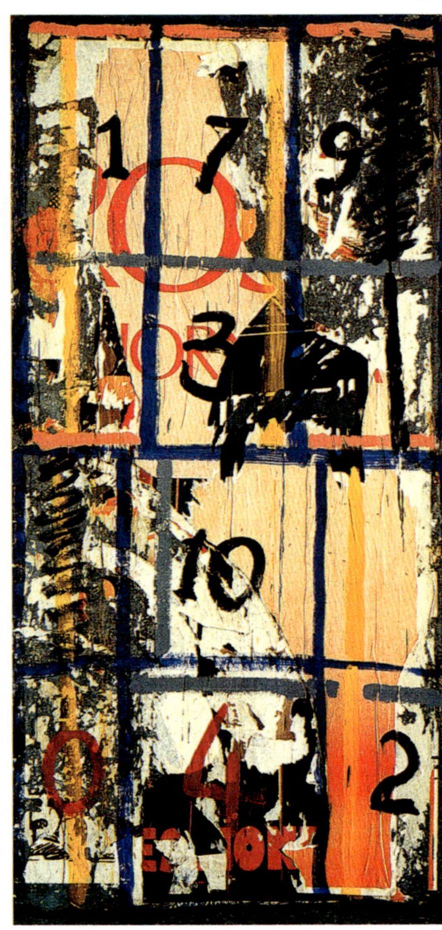

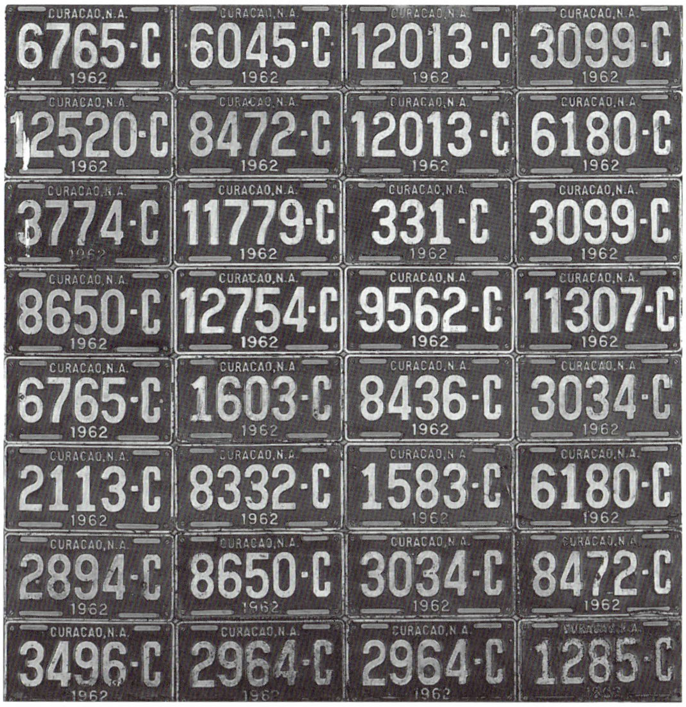

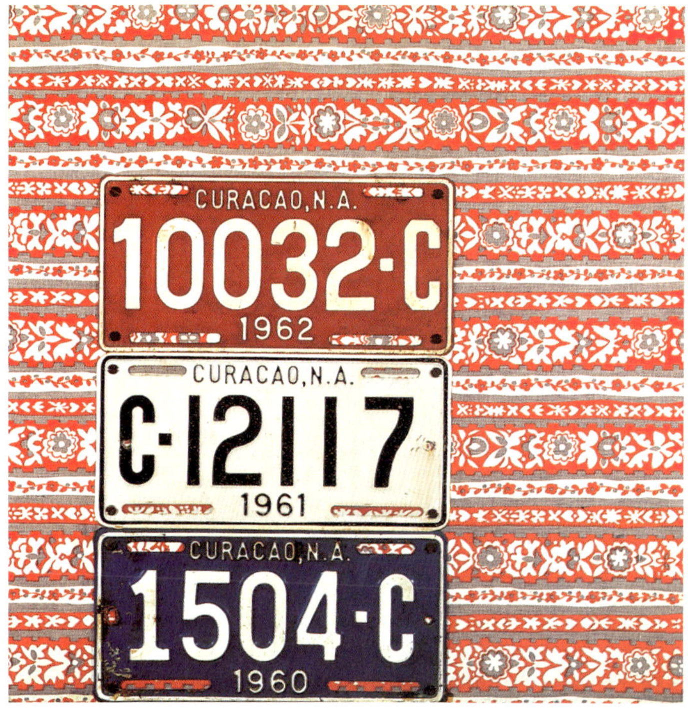

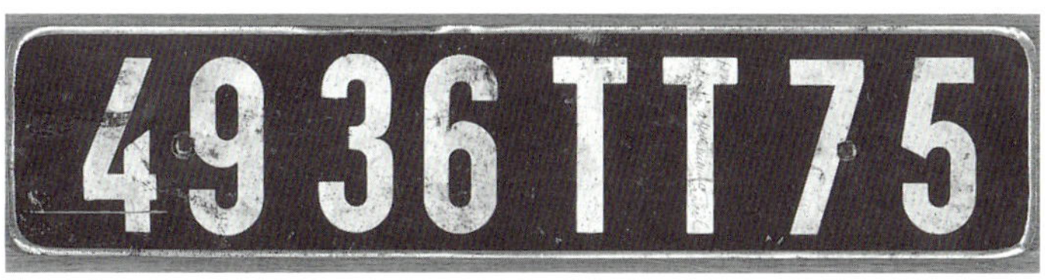

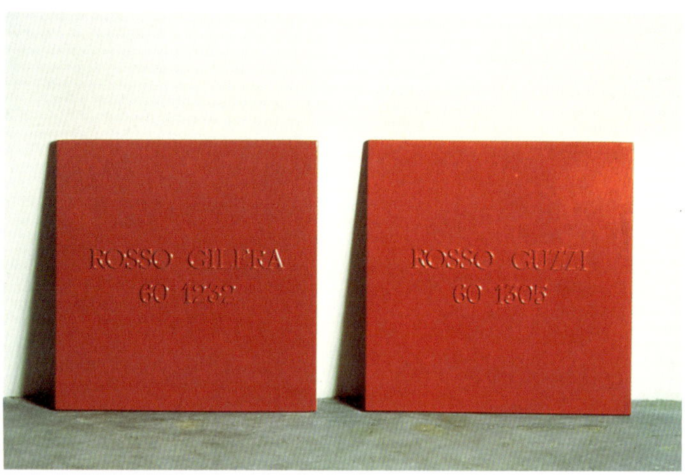

5.22 Jan Henderikse
PP2A, 1963

Abb. 17
Marcel Duchamp
Faux Vagin
(Wortspiel: Volkswagen/falsche Vagina),
1963

5.24 Alighiero Boetti
Rosso Gilera 60 1232 Rosso Guzzi 60
1305, 1967

5.23 Jan Henderikse
Ohne Titel, 1966

5.25 Stefan Wewerka
Ausschnitt mit 4, 1971

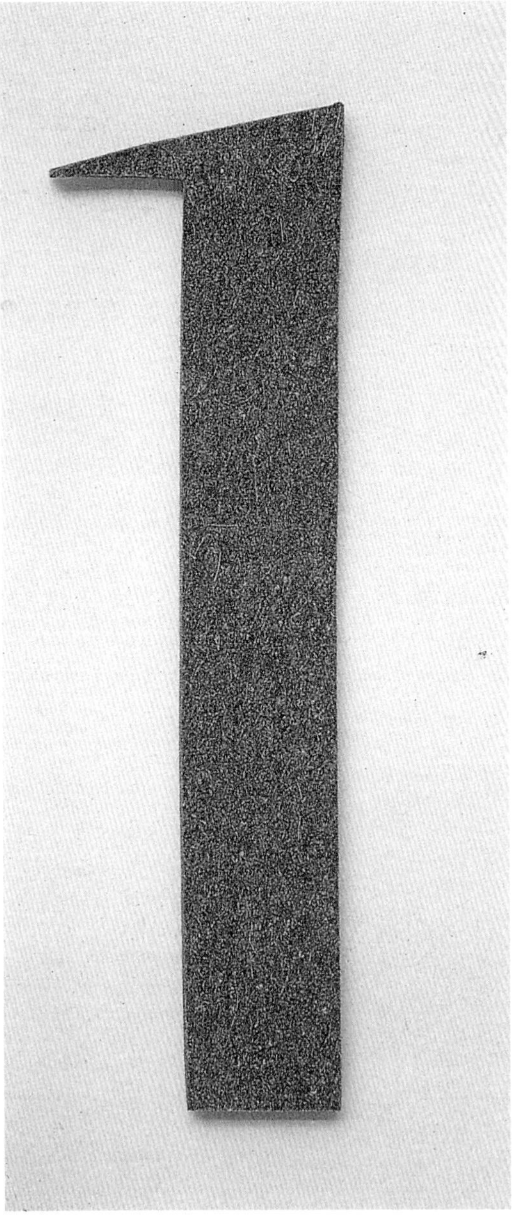

5.26

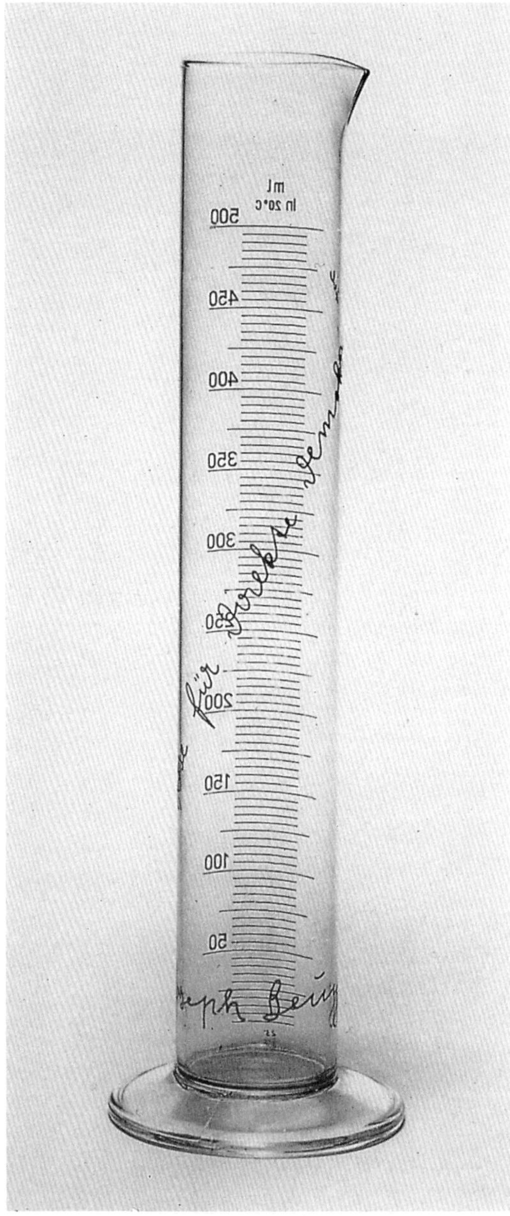

5.27

5.28

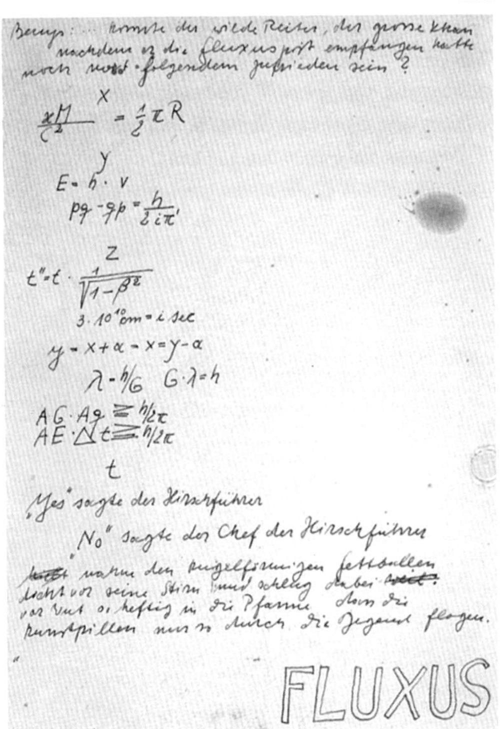

5.29

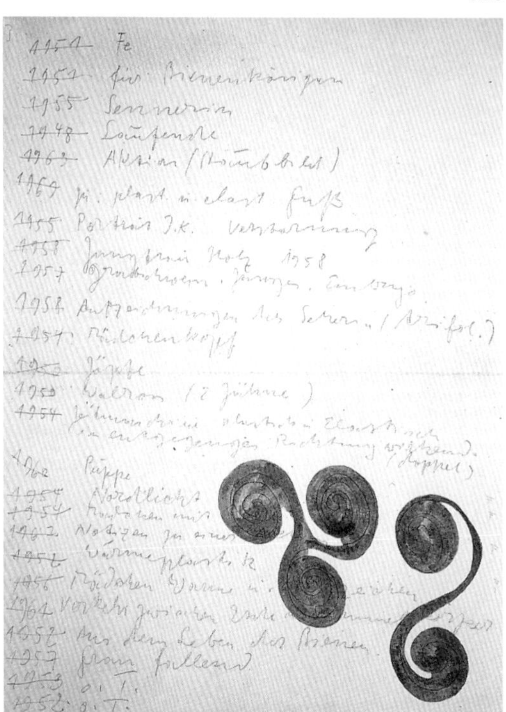

5.26 Joseph Beuys
Filzwinkel, 1985

5.27 Joseph Beuys
Rose für direkte Demokratie, 1973

5.28 Joseph Beuys
Aus der Partitur zum »24-Stunden-Happening«, 1965–1966

5.29 Joseph Beuys
Ohne Titel (Newgrange), 1970

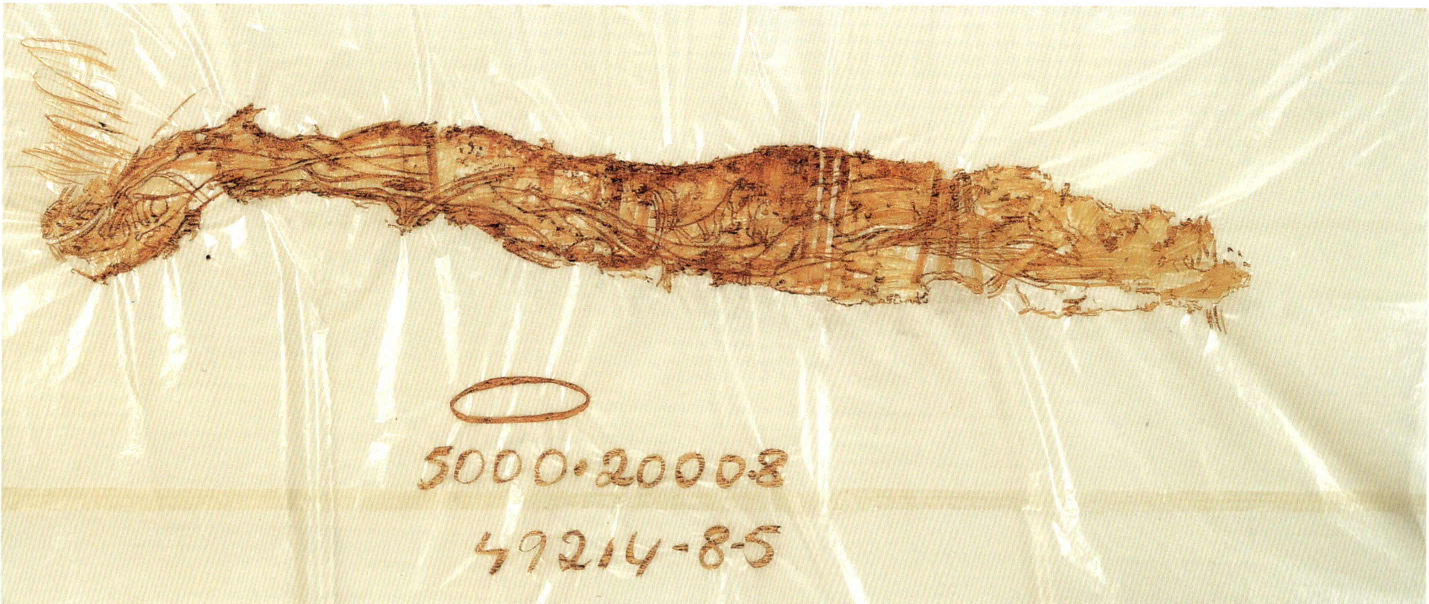

5.30

5.30a

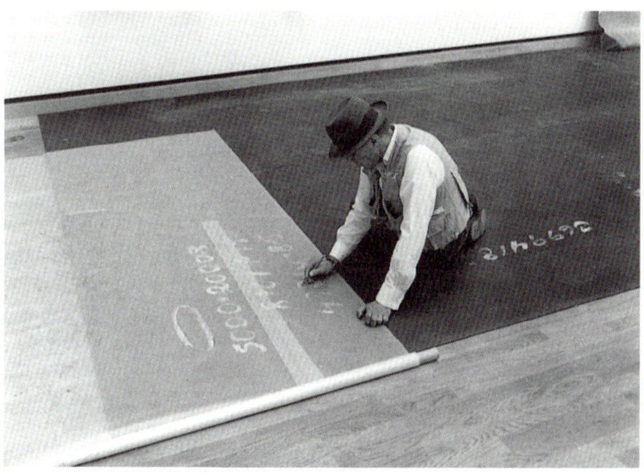

5.30 Joseph Beuys
5000.2000.8, 1984/85

5.30a Beuys im Januar 1984 beim Zeichnen von Kat. 5.30 auf der linken vorderen Eisenplatte von »Plastischer Fuß Elastischer Fuß« (1969) in der Staatsgalerie Stuttgart

5.31 Joseph Beuys
2 Blatt aus dem Zeichnungsblock I–XIII aus der Installation »Polentransport«, 1981

5.31

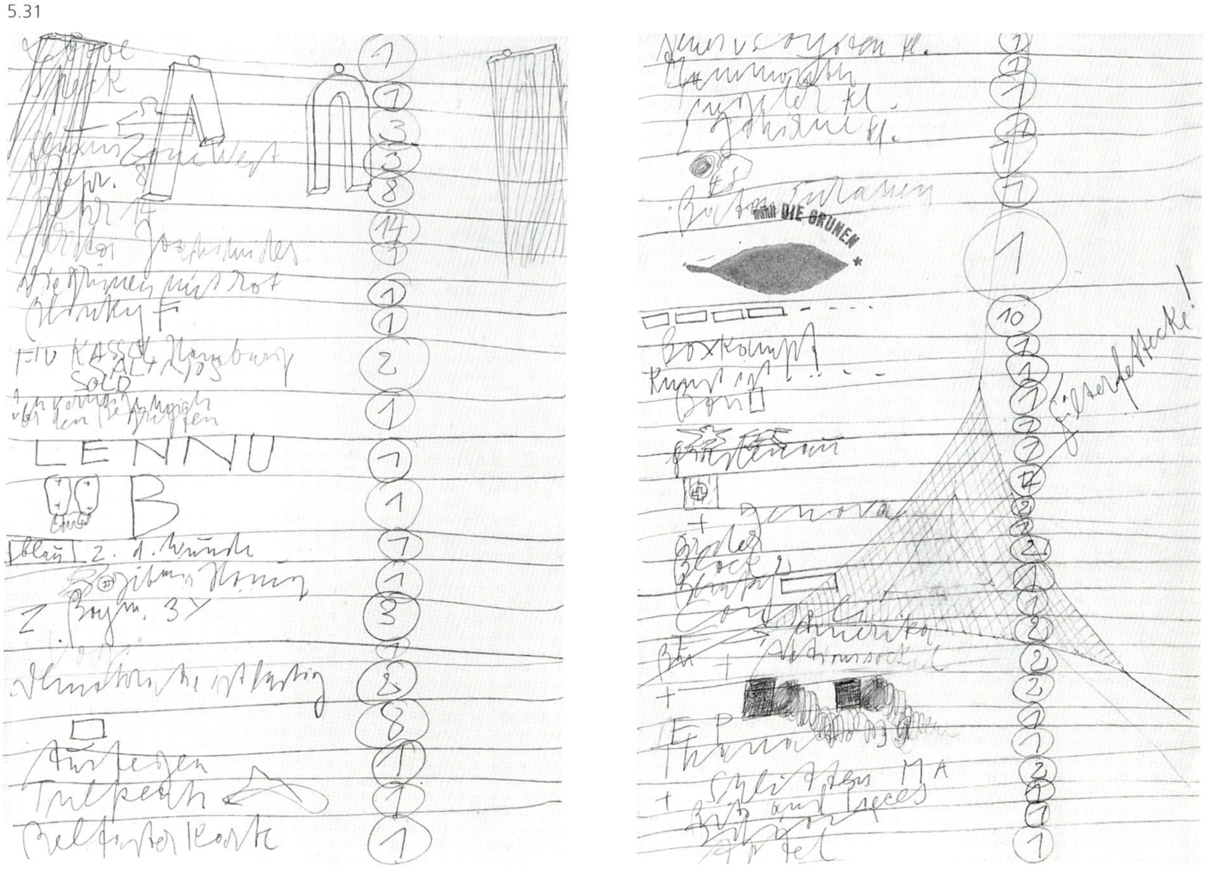

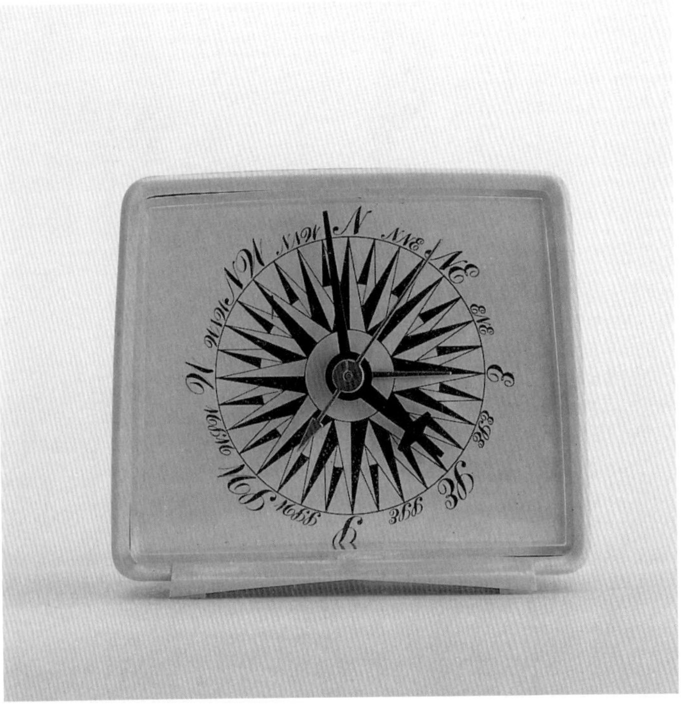

5.33

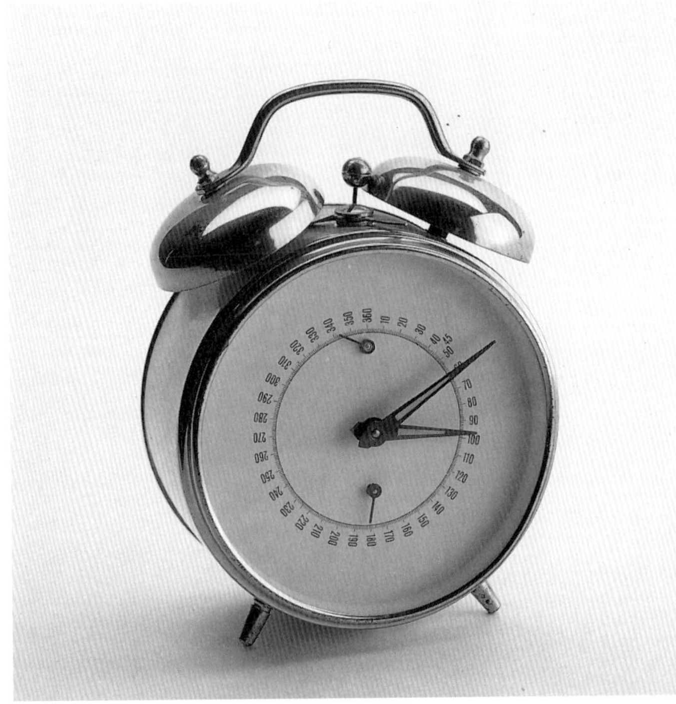

5.34

5.35

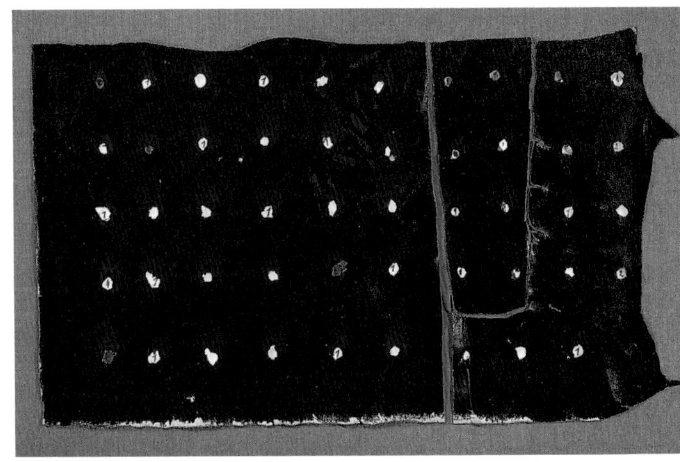

5.36

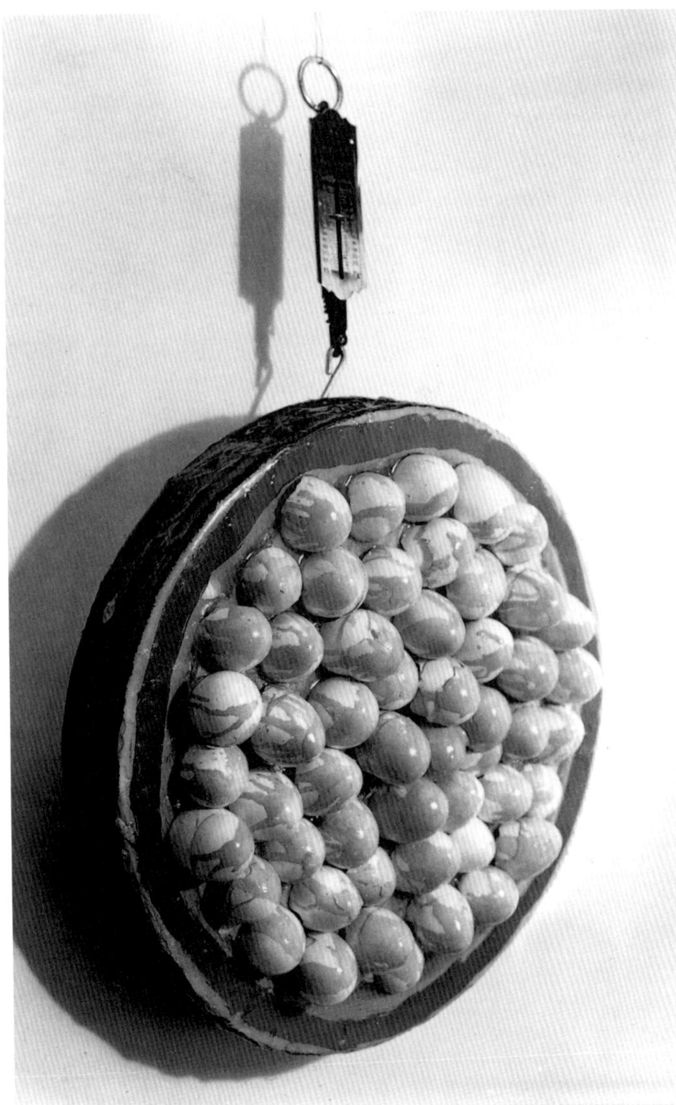

5.37

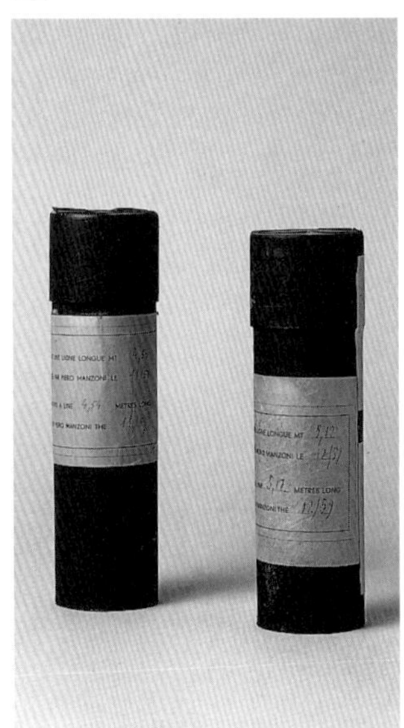

5.33 Per Kirkeby
Compass face clock
(Kompaß Gesicht Uhr), 1969

5.34 Per Kirkeby
Degree face clock
(Grad Gesicht Uhr), 1969

5.35 Marcel Broodthaers
Le poids d'une œuvre d'art
(Das Gewicht eines Kunstwerkes), 1965

5.36 Marcel Broodthaers
Toile noire découpée en trois parties avec morceaux de coquilles d'œufs colorés et numérotés
(Schwarze, in drei Teile zerschnitten Leinwand mit farbigen und numerierten Eierschalenstücken), 1966

5.37 Piero Manzoni
Linea, 1959

5.39 Joseph Kosuth
Ruler (Lineal), 1965

5.40 Cildo Meireiles
Total Réguas I, 1992

5.41 Jean-Pierre Raynaud
Mur PVC Rouge (Rote PVC-Mauer), 1969

5.42 Robert Morris
Swift Night Ruler
(Schnelles Nacht-Lineal, oder: Schneller Nacht-Herrscher), 1963

5.43 Marcel Broodthaers
Un mètre pliable
(Ein faltbarer Meter), um 1974

5.39

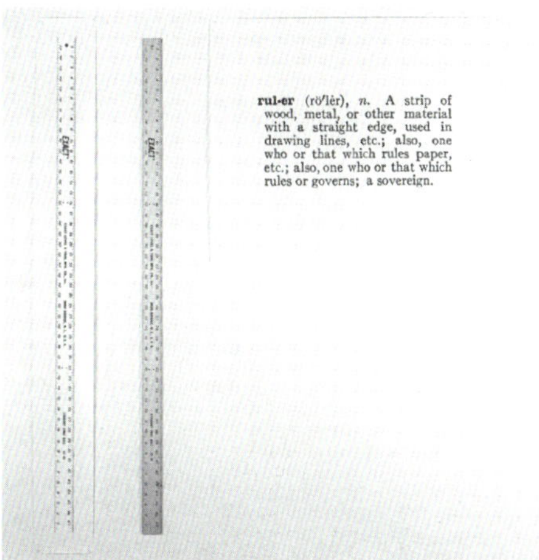

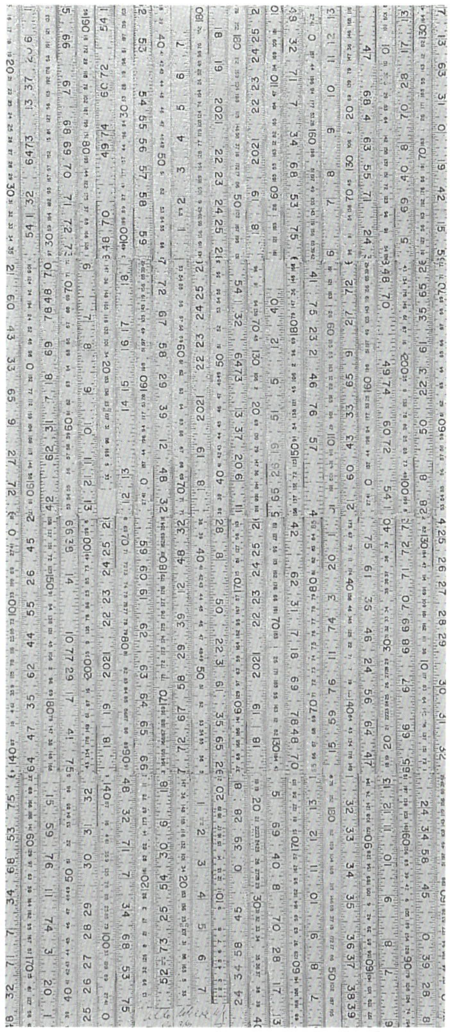

5.40

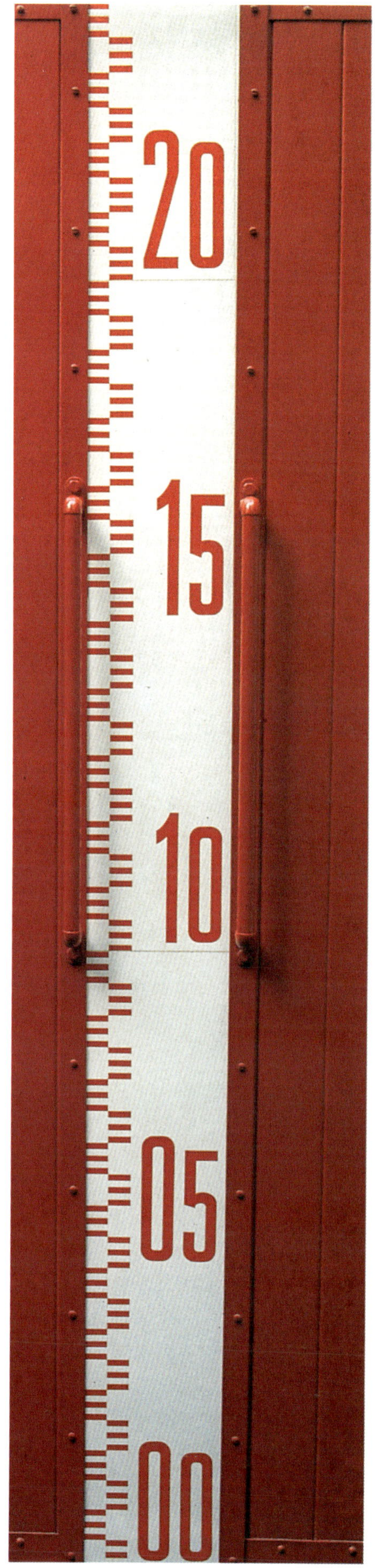

5.41

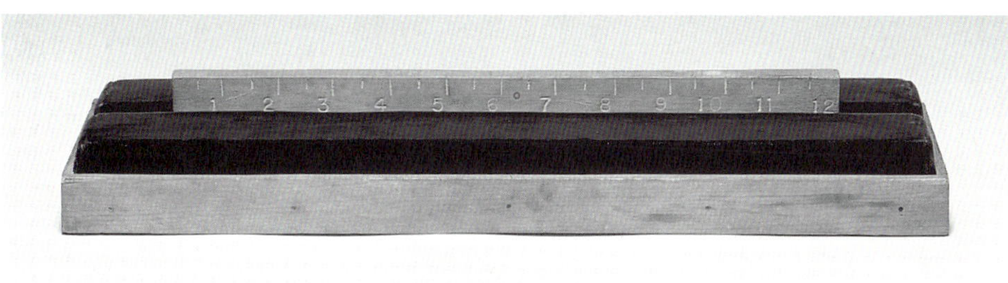

5.42

5.43

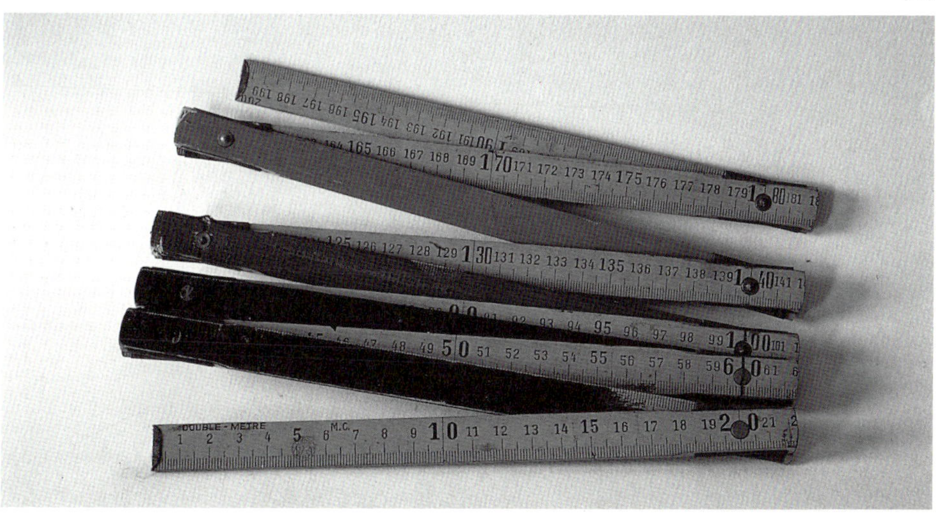

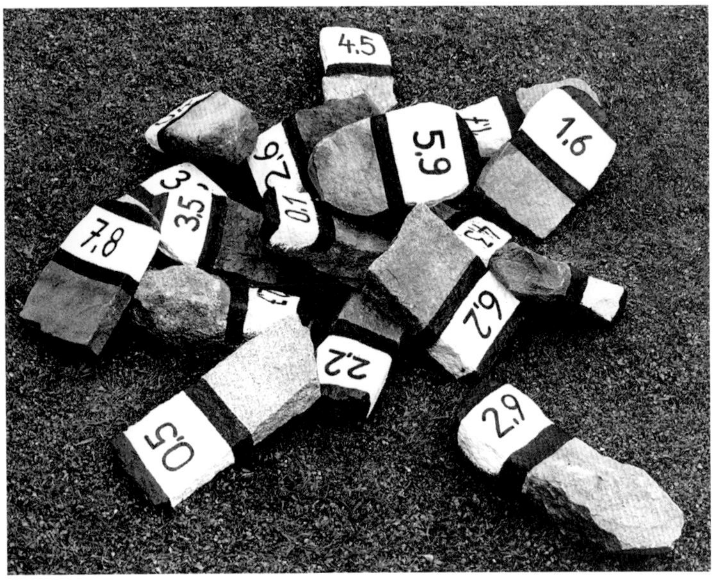

5.44

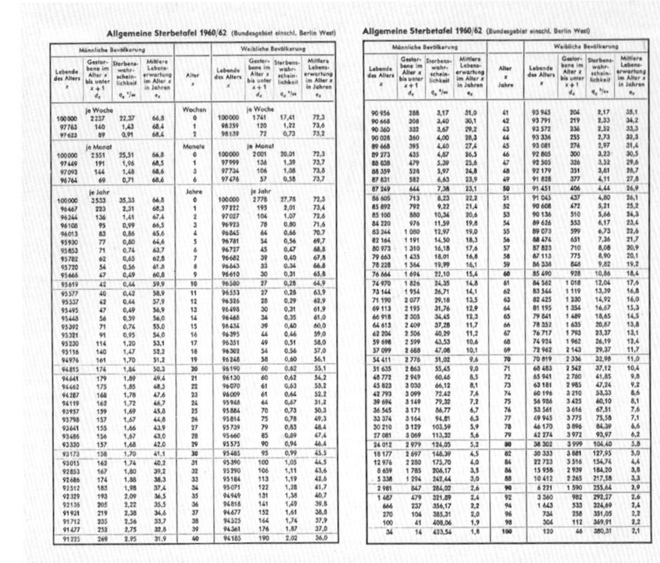

Allgemeine Sterbetafel 1960/62 (Bundesgebiet einschl. Berlin West)

Männliche Bevölkerung: Lebende des Alters x	Gestorbene im Alter x bis unter x+1 d_x	Sterbenswahrscheinlichkeit q_x ‰	Mittlere Lebenserwartung im Alter x in Jahren e_x	Alter x	Weibliche Bevölkerung: Lebende des Alters x	Gestorbene im Alter x bis unter x+1 d_x	Sterbenswahrscheinlichkeit q_x ‰	Mittlere Lebenserwartung im Alter x in Jahren e_x
	je Woche			Wochen		je Woche		
100000	2237	22,37	66,8	0	100000	1741	17,41	72,3
97763	140	1,43	68,4	1	98259	120	1,22	73,6
97623	89	0,91	68,4	2	98139	72	0,73	73,2
	je Monat			Monate		je Monat		
100000	2551	25,51	66,8	0	100000	2001	20,01	72,3
97449	191	1,96	68,5	1	97999	136	1,39	73,7
97093	144	1,48	68,6	3	97734	106	1,08	73,8
96764	69	0,71	68,6	6	97476	57	0,58	73,7
	je Jahr			Jahre		je Jahr		
100000	3533	35,33	66,8	0	100000	2778	27,78	72,3
96467	223	2,31	68,3	1	97222	195	2,01	73,4
96244	136	1,41	67,4	2	97027	104	1,07	72,6
96108	95	0,99	66,5	3	96923	78	0,80	71,6
96013	83	0,86	65,6	4	96845	64	0,66	70,7
95930	77	0,80	64,6	5	96781	54	0,56	69,7
95853	71	0,74	63,7	6	96727	45	0,47	68,8
95782	62	0,65	62,8	7	96682	39	0,40	67,8
95720	54	0,56	61,8	8	96643	33	0,34	66,8
95666	47	0,49	60,8	9	96610	30	0,31	65,8
95619	42	0,44	59,9	10	96580	27	0,28	64,9
95577	40	0,42	58,9	11	96553	27	0,28	63,9
95537	42	0,44	57,9	12	96526	28	0,29	62,9
95495	47	0,49	56,9	13	96498	30	0,31	61,9
95448	56	0,59	56,0	14	96468	34	0,35	61,0
95392	71	0,74	55,0	15	96434	39	0,40	60,0
95321	91	0,95	54,0	16	96395	44	0,46	59,0
95230	114	1,20	53,1	17	96351	49	0,51	58,0
95116	140	1,47	52,2	18	96302	54	0,56	57,0
94976	161	1,70	51,2	19	96248	58	0,60	56,1
94815	174	1,84	50,3	20	96190	60	0,62	55,1
94641	179	1,89	49,4	21	96130	60	0,62	54,2
94462	175	1,85	48,5	22	96070	61	0,63	53,2
94287	168	1,78	47,6	23	96009	61	0,64	52,2
94119	162	1,72	46,7	24	95948	64	0,67	51,2
93957	159	1,69	45,8	25	95884	70	0,73	50,3
93798	157	1,67	44,8	26	95814	75	0,78	49,3
93641	155	1,66	43,9	27	95739	79	0,83	48,4
93486	156	1,67	43,0	28	95660	85	0,89	47,4
93330	157	1,68	42,0	29	95575	90	0,94	46,4
93173	158	1,70	41,1	30	95485	95	0,99	45,5
93015	162	1,74	40,2	31	95390	100	1,05	44,5
92853	167	1,80	39,2	32	95290	106	1,11	43,6
92686	174	1,88	38,3	33	95184	113	1,19	42,6
92512	183	1,98	37,4	34	95071	122	1,28	41,7
92329	193	2,09	36,5	35	94949	131	1,38	40,7
92136	205	2,22	35,5	36	94818	141	1,49	39,8
91931	219	2,38	34,6	37	94677	152	1,61	38,8
91712	235	2,56	33,7	38	94525	164	1,74	37,9
91477	252	2,75	32,8	39	94361	176	1,87	37,0
91225	269	2,95	31,9	40	94185	190	2,02	36,0

Allgemeine Sterbetafel 1960/62 (Bundesgebiet einschl. Berlin West)

Männliche Bevölkerung: Lebende des Alters x	Gestorbene im Alter x bis unter x+1 d_x	Sterbenswahrscheinlichkeit q_x ‰	Mittlere Lebenserwartung im Alter x in Jahren e_x	Alter x Jahre	Weibliche Bevölkerung: Lebende des Alters x	Gestorbene im Alter x bis unter x+1 d_x	Sterbenswahrscheinlichkeit q_x ‰	Mittlere Lebenserwartung im Alter x in Jahren e_x
90 956	288	3,17	31,0	41	93 945	204	2,17	35,1
90 668	308	3,40	30,1	42	93 791	219	2,33	34,2
90 360	332	3,67	29,2	43	93 572	236	2,52	33,3
90 028	360	4,00	28,3	44	93 336	255	2,73	32,3
89 668	395	4,40	27,4	45	93 081	276	2,97	31,4
89 273	435	4,87	26,5	46	92 805	300	3,23	30,5
88 838	479	5,39	25,6	47	92 505	326	3,52	29,6
88 359	528	5,97	24,8	48	92 179	351	3,81	28,7
87 831	582	6,63	23,9	49	91 828	377	4,11	27,8
87 249	644	7,38	23,1	50	91 451	406	4,44	26,9
86 605	713	8,23	22,2	51	91 045	437	4,80	26,1
85 892	792	9,22	21,4	52	90 608	472	5,21	25,2
85 100	880	10,34	20,6	53	90 136	510	5,66	24,3
84 220	976	11,59	19,8	54	89 626	553	6,17	23,4
83 244	1 080	12,97	19,0	55	89 073	599	6,73	22,6
82 164	1 191	14,50	18,3	56	88 474	651	7,36	21,7
80 973	1 310	16,18	17,6	57	87 823	710	8,08	20,9
79 663	1 435	18,01	16,8	58	87 113	775	8,90	20,1
78 228	1 564	19,99	16,1	59	86 338	848	9,82	19,2
76 664	1 694	22,10	15,4	60	85 490	928	10,86	18,4
74 970	1 826	24,35	14,8	61	84 562	1 018	12,04	17,6
73 144	1 954	26,71	14,1	62	83 544	1 119	13,39	16,8
71 190	2 077	29,18	13,5	63	82 425	1 230	14,92	16,0
69 113	2 195	31,76	12,9	64	81 195	1 354	16,67	15,3
66 918	2 305	34,45	12,3	65	79 841	1 489	18,65	14,5
64 613	2 409	37,28	11,7	66	78 352	1 635	20,87	13,8
62 204	2 506	40,29	11,2	67	76 717	1 793	23,37	13,1
59 698	2 599	43,53	10,6	68	74 924	1 962	26,19	12,4
57 099	2 688	47,08	10,1	69	72 962	2 143	29,37	11,7
54 411	2 776	51,02	9,6	70	70 819	2 336	32,98	11,0
51 635	2 863	55,45	9,0	71	68 483	2 542	37,12	10,4
48 772	2 949	60,46	8,5	72	65 941	2 760	41,85	9,8
45 823	3 030	66,12	8,1	73	63 181	2 985	47,24	9,2
42 793	3 099	72,42	7,6	74	60 196	3 210	53,33	8,6
39 694	3 149	79,32	7,2	75	56 986	3 425	60,10	8,1
36 545	3 171	86,77	6,7	76	53 561	3 616	67,51	7,6
33 374	3 164	94,81	6,3	77	49 945	3 775	75,58	7,1
30 210	3 129	103,59	5,9	78	46 170	3 896	84,39	6,6
27 081	3 069	113,32	5,6	79	42 274	3 972	93,97	6,2
24 012	2 979	124,05	5,2	80	38 302	3 999	104,40	5,8
18 177	2 697	148,39	4,5	82	30 333	3 881	127,95	5,0
12 976	2 280	175,70	4,0	84	22 723	3 516	154,74	4,4
8 659	1 785	206,17	3,5	86	15 958	2 939	184,20	3,8
5 338	1 294	242,44	3,0	88	10 412	2 265	217,58	3,3
2 981	847	284,02	2,6	90	6 221	1 590	255,64	2,9
1 487	479	321,89	2,4	92	3 360	982	292,27	2,6
666	237	356,17	2,2	94	1 643	533	324,69	2,4
270	104	385,31	2,0	96	734	258	351,05	2,2
100	41	408,06	1,9	98	304	112	369,91	2,2
34	14	423,54	1,8	100	120	46	380,31	2,1

5.45

5.46

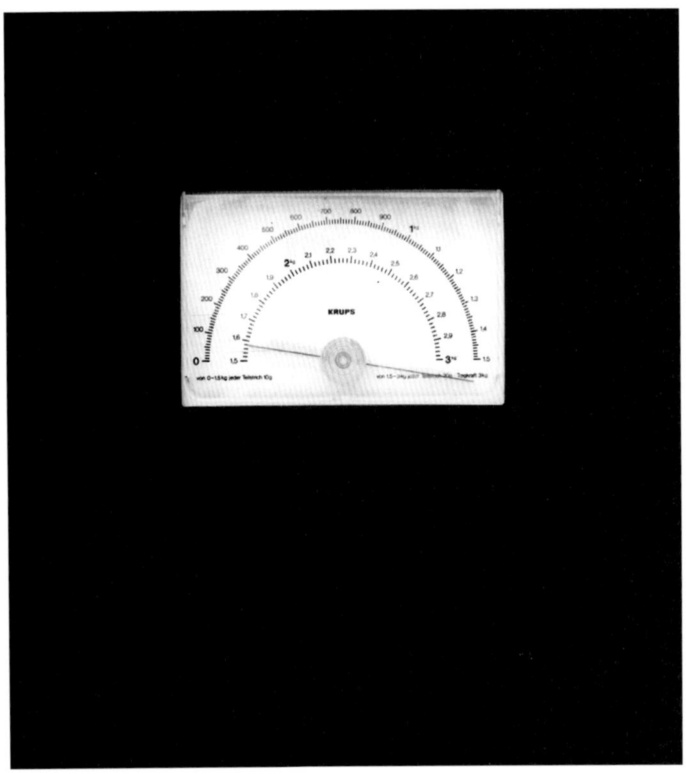

5.47

5.44 Timm Ulrichs
Anhäufung von Kilometersteinen, 1969

5.45 Timm Ulrichs
Allgemeine deutsche Sterbetafel, 1960/62, 1965

5.46 Timm Ulrichs
Bild-Objekt, sein eigenes Gewicht anzeigend (»1,68 kg«), 1968

5.47 Timm Ulrichs
Selbst-Porträt (Körper-Kunst-Objekt), 1970/1971

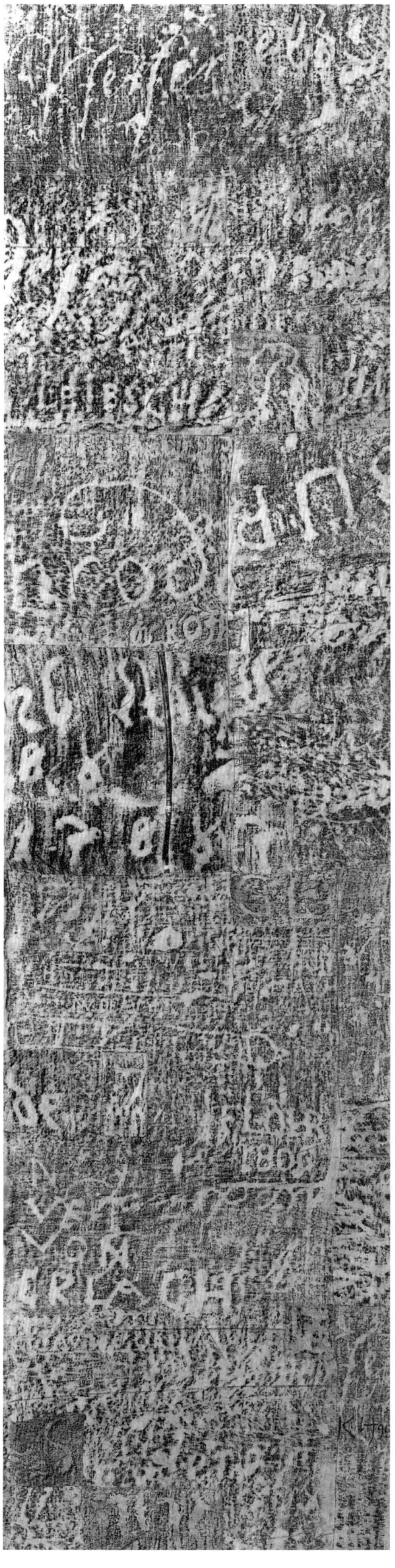

5.48

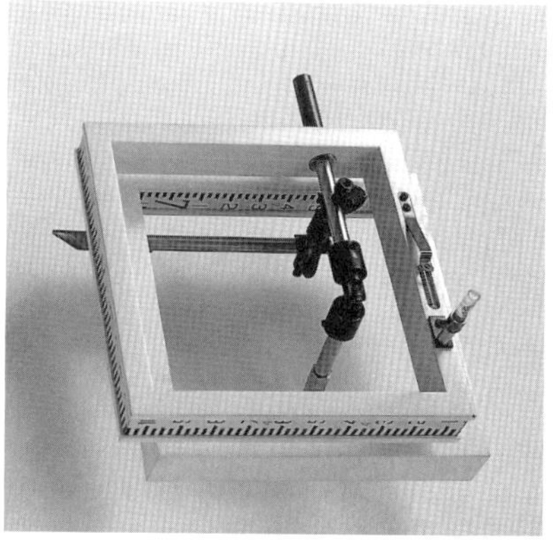

5.51

5.48 Klaus Heuser
Gedächtnis der Steine II, 1995

5.49 Cristina Barroso
Abstand zwischen zwei Punkten, 1996

5.50 a+b Hermann Pitz
Ohne Titel, 1993

5.51 Andrew Topolski
Four Corner/Two Hours
(Vier Ecken/Zwei Stunden), 1995

5.52 Andrew Topolski
Hyperimeter, 1996

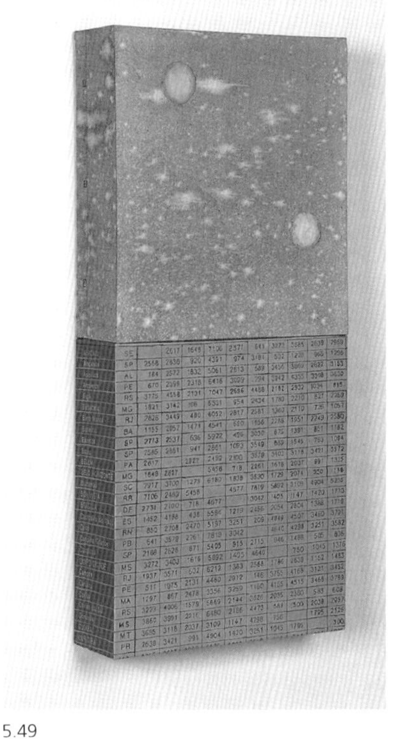

5.49

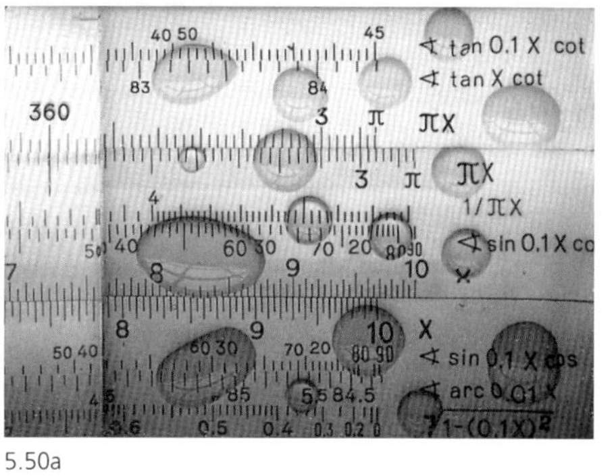

5.50a

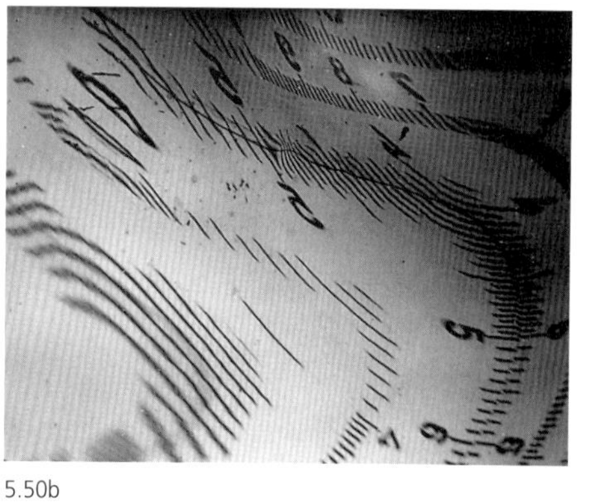

5.50b

5.52

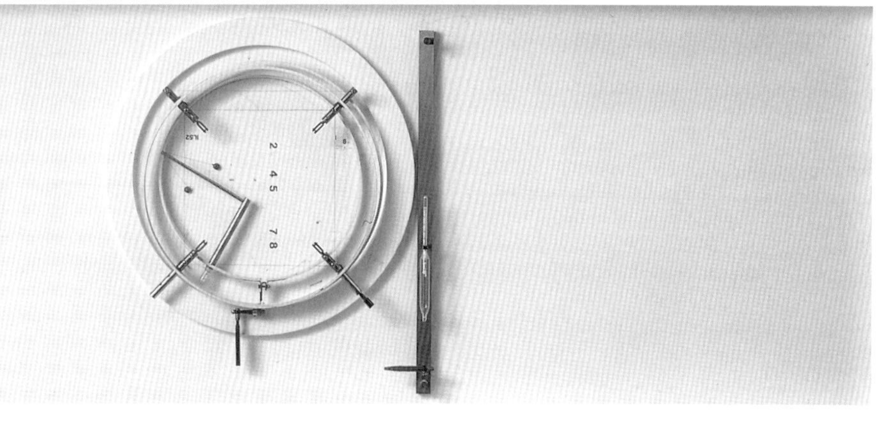

6

VON DER RECHENTAFEL ZUR SERIELLEN ARITHMETISIERUNG

SIGMAR POLKE beginnt 1967 eine Serie von großformatigen Bildern mit dem Titel *Lösungen* (Kat. 6.1–6.4), bei denen er zunächst in vier Tafeln die Grundrechnungsarten durchspielt. Die Zahlen sind Schreibmaschinenziffern angeglichen und stehen in Schwarz auf weißem Grund – wie ein monumental vergrößertes Rechenblatt aus einem mathematischen Schulbuch. Polke verteilt die einfachen Additionen, Subtraktionen, Multiplikationen und Divisionen in regelmäßigen Abständen zeilenweise über die ganze Fläche. Bei genauerer Betrachtung stellt sich heraus, daß diese elementaren Gleichungen alle zu einem falschen Ergebnis führen. Ob Polke damit tatsächlich die Concept-art ironisieren wollte,[1] oder ob es ihm nicht vielmehr darauf ankam, durch die objektiv unrichtigen Antworten die ganze Arithmetik in Zweifel zu ziehen und einfach andere als die nach diesem System richtigen Lösungen vorzuschlagen, sei dahingestellt. Wahrscheinlicher ist, daß er Wittgenstein gelesen hatte, der in seiner Schrift *Über Gewißheit* die Frage aufwirft: »Wie wäre es, jetzt daran zu zweifeln, daß ich zwei Hände habe? Warum kann ich's mir gar nicht vorstellen? Was würde ich glauben, wenn ich das nicht glaubte? Ich habe noch gar kein System, worin es diesen Zweifel geben könnte.« (§ 247), oder: »Wir lernen mit der gleichen Unerbittlichkeit, daß dies ein Sessel ist, wie daß 2 x 2 = 4 ist.« (§ 455).[2] So sind Polkes *Lösungen* auch im Sinne einer Loslösung von der ein für allemal festgelegten Gewißheit der einfachen Grundrechnungsarten und damit der Arithmetik allgemein anzusehen. Überdies sind die *Lösungen* auch ein Statement gegen den hermeneutischen Überbau. Durch die radikale Beschränkung auf das Zeichensystem aus dem Bereich der Mathematik und durch die Negierung ihrer inhärenten Folgerichtigkeit erzielt er eine merkwürdige Ambivalenz zwischen Logik und Irrationalität, Zwang und Willkür. Vielleicht will er mit seinen *Lösungen* auch nur abstrakte Zeichen in einen x-beliebigen Kontext setzen, um jeden Erklärungsversuch von vornherein zu behindern, und statt dessen auf die Proportionen der Bildtafeln aufmerksam machen. In diesem Sinn beginnt er einen mit Gerhard Richter gemeinsam verfaßten Text von 1965: »Viele meiner Bilder sind 150 x 200 cm groß, viele sind 130 x 150 cm oder 230 x 140, oder 120 cm, manche sind 160 x 180 cm, manche wesentlich kleiner, ungefähr 40 x 30 cm, oder gar 18 x 24 cm. Vielleicht male ich nur noch wesentlich kleiner...«.[3] Bei den *Lösungen* hat er das zweitgrößte Format (150 x 125 cm) bevorzugt, doch das letzte Bild der Reihe, *Lösungen VII* (Kat. 6.5), gehört zu den »wesentlich kleineren«.

Die vier Grundrechnungsarten nach dem bekannten Titel von El Lissitzky (vgl. Kat. 1.57) nennt WOLFGANG FLATZ seine vierteilige Arbeit von 1976 (Kat. 6.8). Anders als Polke bemüht er sich erst gar nicht um die Simulation einer arithmetischen Lösung, sondern setzt seinen Namen gleich mit dem Einmaleins – der Künstler bestimmt die Arithmetik der Kunst.

Im selben Jahr wie Polke an seinen *Lösungen* (1967) arbeitet der in New York lebende Franzose BERNAR VENET an Bildtafeln, auf die er mathematische Formeln und Diagramme aus Lehrbüchern malt wie in *Nuclear Physics Diagram* (Kat. 6.10). Später beschränkt er sich darauf, Titelblatt und Inhaltsverzeichnis der Schrift *Elementary Number Theory* (Kat. 6.9) von Underwood Dudley an die Wand zu hängen und das Buch daneben auf einen Sockel zur Lektüre auszulegen. In dieser Arbeit von 1970, die beliebig reproduzierbar ist, wird der Begriff des Originals inhaltlich wie formal – in der Übernahme einer fremden Autorschaft, die lediglich durch die starke Blow-up-Vergrößerung bearbeitet wurde – vollends außer Kraft gesetzt. Damit konstituiert Venet einen rationalen, semantischen Werkbegriff, der lediglich »monosemisch«, das heißt in einer Richtung und auf einer Bedeutungsebene »gelesen« werden kann. Er selbst hat sein Konzept folgendermaßen erläutert: »So wie es genügt, den Code der Sprache zu kennen, um schriftliche Vermerke zu verstehen, und den mathematischen Code zu kennen, um seine Bedeutung zu verstehen, so genügt es, außer dem mathematischen Code, den graphischen Darstellungscode der geometrischen Figur zu kennen, um sie zu entziffern. [...] Die Arbeit situiert sich so im Schnittpunkt von zwei Ketten, durch die sie ihren Wert im linguistischen Sinn erhält.« Das Bild wird durch diese Operationen dem »expressiv-ästhetischen Raum« entrissen, um »in einen neuen, rationalen Raum einzugehen, ohne Beziehung zu einem subjektiven Urheber, Betrachter oder Leser. Einzig der Ort der Manifestierung eines Codes.«[4] Venets Schaffen als Bildhauer nach 1975 fußt auf der Linie und auf seinen strengen Recherchen mathematischer Gesetze, Kurven und Diagramme aus den sechziger Jahren.

Gleichfalls in diesem Jahr malt MEL RAMSDEN von der Gruppe ART AND LANGUAGE seine Bilderserie *100% Abstract* (Kat. 6.11), eine noch radikalere Reduktion des Bildes. Das »Bildsujet« reduziert sich auf die untereinander geschriebenen Prozentzahlen »47.0/53.0%«, die vom Betrachter zu 100% addiert werden können. Das gleiche gilt für ein weiteres Bild aus der Serie mit der Aufzählung von drei Substanzen und ihren wiederum zu 100% addierbaren Prozentangaben; sie bestimmen die chemische Zusammensetzung der weißen und schwarzen Farben des Gemäldes (Kat. 6.12). Mit solchen Bildern wird das »Kunstwerk« nicht nur radikal auf seine konkrete Materialität beschränkt, sondern zugleich jede ästhetische Konnotation unterbunden. Die mathematische Formel seiner stofflichen Bestandteile ist Thema der Arbeit geworden.

Simple Minus-Gleichungen sind für HEINZ GAPPMAYR Anlaß für eine Bildtafel, auf der er am Beispiel von vier Rechenoperationen wie »7 – 7« oder »1 – 1« die *Modifikationen von 0* (Kat. 6.7) und damit den Übergang von einer Anzahl zum Nichts sinnfällig und, im Gegensatz zu Polke, arithmetisch korrekt darstellt.[5]

Wie Venet arbeitet auch RUNE MIELDS mit der Projizierung von Buchseiten auf die Leinwand, allerdings mit dem Unterschied, daß sie sich nicht mit einer dem Readymade entsprechenden Übernahme begnügt, sondern entschieden gestalterisch eingreift. In der großen Bildtafel *Vom Nutzen der Mathematik* (Kat. 6.6) malt sie auf die photomechanisch vergrößerte Textseite des Anfangs von Georg Christoph Lichtenbergs gleichnamigem Essay den Satz des Pythagoras »$a^2 + b^2 = c^2$« vor die silhouettierte Flächenfigur, die aus dieser Formel abzuleiten ist: ein rechtwinkliges Dreieck, bei dem die Quadrate über den beiden Katheten flächengleich sind mit dem Quadrat über der Hypotenuse. Lichtenbergs Text von 1766, den Rune Mields ihrer Hommage zugrunde legt, ist ein ironisches Plädoyer für den praktischen Nutzen mathematischer Begriffe, um komplexere Beobachtungen an Menschen oder Kritik an den gesellschaftlichen Verhältnissen kurz, prägnant und zugleich für Unkundige verschlüsselt auszudrücken. Der Künstlerin dient der Text als Hintergrundfolie, um aufzuzeigen, was sich hinter einer einfachen a-b-c-Gleichung wie dem Satz des Pythagoras an gesetzmäßigen Wahrheiten verbirgt.

Ziffern und Formeln als serielle Bildelemente

Anfang der sechziger Jahre entdeckten eine ganze Reihe von Künstlern die Ziffern als Elementarteilchen für serielle Konstruktionen. Paradigmatisch dafür sind die sogenannten Typomontagen *TY-16*, *TY-13*, *TY-21* von PETER ROEHR (Kat. 6.14–6.16), kleine Papierarbeiten mit jeweils identischen Schreibmaschinenziffern, die zu quadratischen Feldern geordnet werden. Was zählt, ist die aus der gleichartigen Reihung der Ziffernformen hergestellte Gesamtstruktur, während sich die Bedeutung der jeweiligen Zahl nivelliert. In gleicher Weise nutzt Roehr auch die Additionsstreifen von Rechenmaschinen (Kat. 6.17) für vertikale Reihen, die endlos fortgesetzt werden könnten, oder Lochkarten von Holorithmaschinen, in die er serielle Konstruktionen einstanzt (Kat. 6.13). Essentiell für Roehr ist dabei die mechanische Erstellung der Zahlenformationen, mit der er der Malerei eine Absage erteilt.

Der Bildhauer IMI GIESE hat sich intensiv mit Zahlenzeichnungen befaßt, die teils mit Schreibmaschine, teils mit Schablone ausgeführt sind (Kat. 6.20a–i). Auf dem Prinzip des Zählens von 0 an basierend, reicht das Spektrum seiner seriellen Konstruktionen von tabellarischen Zahlenkolonnen in Rechteckfeldern über Pyramidal- und Hyperbelformationen oder lineare Kreuzungsstrukturen bis hin zu einer subtilen Photoserie, bei der die kleinen Zahlenreihen auf schwarzem Grund an kosmische Sternkonstellationen erinnern (Kat. 6.22). Wie kaum ein anderer hat es Giese verstanden, den Zahlen bei aller durch Beschränkung der Mittel erreichten Kargheit eine poetische Ausstrahlung zu entlocken.

Der Amerikaner DAN GRAHAM verbindet serielle und konzeptuelle Ansätze in seinen Zahlentexten, die er Mitte der sechziger Jahre in Zeitschriften publiziert. Unter dem betont sachlichen Titel *Scheme* (Schema) sind es Zahlenprogressionen wie in *Schema Nr. 1* (Kat. 6.23), bei denen er die Zahlen 0 bis 13 von oben nach unten, ihrem Nennwert entsprechend, wiederholt. Diese Zahlenprogressionen sind mit einer zweiten Zeile gekoppelt, die jeweils horizontal von 0 bis zu der genannten Zahl hinführt. Aus diesem Schema ergibt sich eine Pyramidenstruktur, die sich mit der Erhöhung der Zahlen immer mehr nach unten hin verbreitert. In *Schema Nr. 5* (Kat. 6.23) von 1966 listet er in Meilen gemessene Distanzen auf, von der größten denkbaren Entfernung (zum Rand des Universums) bis zur kleinstmöglichen Entfernung (zur Wölbung der Retina des Auges).

Die seriell wirkenden Arbeiten des Schweizers BERNARD TAGWERKER (Kat. 6.24 und 6.25) basieren auf dem Gegensatz von Chaos und Ordnung, System und Zufall. Während der Zahlensockel der Zeichnungen nach dem Prinzip des Zufalls durch Zettel-Lose gefunden wurde, sind die diagonalen Strichlagen in ihrer Richtung zwischen den Randskalen nach einer auf die Zufallszahlen bezogenen Gesetzmäßigkeit festgelegt. Die Wahl ihrer Farbe wiederum wird dem Zufall, in diesem Falle dem Würfel, überantwortet. So bestimmen Zufallsoperationen im Wechsel mit selbst auferlegten arithmetischen Operationen die Bildanlage. Seit 1985 ist Tagwerker dazu übergegangen, die Entscheidungen zur Bildgestaltung mit Hilfe des Computers zu treffen.

Schon Ende der sechziger Jahre hat der Holländer HERMAN DE VRIES in zahlreichen Variationen das Prinzip des Zufalls bildnerisch erkundet. So entstand auch eine Serie von *Zufallsobjektivierungen* mit Zahlen (Kat. 6.26 und 6.27), die er nach einer statistischen Methode unter Einbeziehung willkürlicher Zufallsentscheidungen auswählte. Diese Methode lernte er am Institut für Angewandte Biologie in Arnhem, an dem er bis 1968 tätig war; sie wurde für wissenschaftliche Experimente wie Tierversuche oder feldbiologische Arbeiten eingesetzt. Bei seinen Zahlenzeichnungen stützt er sich auf eine sechsseitige Tabelle mit zufallsgenerierten Ziffern aus einem amerikanischen Buch zur statistischen Methodik in den Naturwissenschaften. Diese Tabelle erfaßte 15 000 Nummern, bei denen die Ziffern 0 bis 9 mit ungefähr gleicher Häufigkeit auftauchen. Er begann die Ausführung seiner *Zufallsobjektivierungen* mit dem willkürlichen Aufruf einer Ziffer auf der Tabelle, der er einen bestimmten Wert, etwa die Position im Bildraum, zuordnete. Mit Hilfe dieses Systems ergab sich dann die Verteilung der Zahlen auf der Fläche, die er in Letraset-Ziffern auf schwarzem Papier ausführte. Es ergibt sich eine erstaunlich gleichgewichtige Diffusion der Zahlen. Diese Arbeiten reflektieren de Vries' Lektüre der Schriften von Wittgenstein, in denen es heißt: »Der Raumpunkt ist die Argumentationsstelle«. Sie stehen ebenso für die Suche des Künstlers nach offenen, transparenten Strukturen und nach absoluter Freiheit, in der die Gegensätze aufgehoben sind.

Offene Strukturen strebt auch HEINZ GAPPMAYR an, obgleich er sie nicht nach dem Zufallsprinzip, sondern nach bestimmten selbst gesteckten Vorgaben arrangiert. So kreisen in seinem Gemälde *Zahlen 1–9* (Kat. 6.28) Dezimalzahlen rings um einen Mittelpunkt, der jedoch nie ganz erreicht wird. Beginnend mit der 0 in unmittelbarer Nähe des Zentrums, entfernen sich die folgenden Zahlen von 1 bis 9, die jeweils fünfmal im Bild erscheinen, in elliptischen Ringen – proportional zur Höhe der Zahl – von den Nullen. Unwillkürlich fühlt sich der Betrachter, wie auch schon bei den Arbeiten von de Vries und Giese, an Sternbilder und planetarische Konstellationen erinnert.

Eine weitere Möglichkeit der seriellen Bildverarbeitung von Zahlen nimmt MARYLIN WILLIS auf, indem sie serielle Progressionen mit der Ziffer 1, die sich nach dem Fibonacci-Gesetz bis zur Ziffer 21 vermehrt, in abgestuften Reihen von den Rändern ins Bildinnere anwachsen läßt und dadurch symmetrische Spiegelungen von graphischen Reihenmustern erzielt, die das Fibonacci-Prinzip ästhetisch einprägsam veranschaulichen (Kat. 6.18–6.19).

Konzeptuelle Organisation von Zahlenzeichnungen

HANNE DARBOVENS Arbeiten sind nicht immer zeitbezogen wie *Index: 1 x 100 Abläufe* (Kat. 7.53) durch das System der chiffrierten Daten. In der breitformatig angelegten Zeichnung *4868* von 1971 (Kat. 6.31) beschränkt sie sich auf eine Konstruktion mit der im Titel genannten Ziffernfolge, die sie nach einem am linken Rand aufgezeichneten Plan in geregeltem Wechsel der Abfolge sowohl horizontal wie vertikal aufreiht. Die Zahlen werden entsprechend ihrem Nennwert repetiert, so daß sich durch die unterschiedliche Form der Ziffern und Länge der Sequenzen eine minimalistische Struktur ergibt.

Der ein Jahr ältere MEL BOCHNER hat sein ganzes Werk auf Zahlensystemen aufgebaut. Seine Serie von elf Zeichnungen mit dem Titel *Counting Alternatives, The Wittgenstein Illustrations* (Kat. 6.29 und 6.30) sind beispielhaft für seine Arbeit, da er hier seine Vorliebe für die linguistische und empiristische Philosophie von Wittgenstein, die so viele Künstler seiner Generation beeindruckte (vergleiche Kosuth Kat. 7.8), mit seinem Konzept einer Kunst des visuellen Denkens verknüpft. Der Wittgenstein-Zyklus repräsentiert Bochners Auffassung vom Verhältnis zwischen Text und Bild. Der Amerikaner illustriert die Schrift des Wiener Philosophen, die erst postum, 1969, in Oxford erschien, nicht beschreibend, sondern im Sinn von »illustrare« oder »illuminare« als ein »ans Licht bringen« von Gedanken.

Da Wittgensteins Philosophie alle Gewißheit in Zweifel zog, ging es Bochner darum, Alternativen darzustellen: »Nur eine Serie von Bildern konnte aufzeigen, wie der Zweifel in die Methode eingebettet war«, heißt es im Vorwort des Künstlers. Und weiter: »Die Matrix, die meinen Bildern zugrunde liegt, ist das klassische Modell des Quadrats, gevierteilt und durchkreuzt, das von Leonardo über Dürer bis Descartes als Symbol der Vernunft galt. In meinen Zeichnungen für ›Über Gewißheit‹ repräsentiert dieses Gerüst das Feld, wie es ist, in dem die Gedanken sichtbar werden. Die Geometrie der Konfigurationen erschafft die Syntax. Zählen ist der Fluß der mentalen Energie. Entscheidungen (wo nicht Zweifel) müssen bei jedem Kreuzungspunkt, bei jedem Teilungsabschnitt, vollzogen werden. Die handgeschriebenen Zahlen, ihr Schrittwechsel und ihre Unvollkommenheit, verkörpern die Spontaneität des Denkens. Meine Absicht bei diesen Zeichnungen war nicht, Wittgensteins Ideen als Fundobjekte zu benutzen, sondern mit ihnen zu arbeiten, ihre Anstöße in die Domäne des Visuellen zu übertragen und dadurch die Kruste der Sprache durchlässig zu machen.«[6]

Bochners Zeichnungen können also dreifach gelesen werden: die Begleittexte mit Zitaten aus Wittgensteins Schrift, die roten Konturen der quadratischen Grundstruktur mit ihren horizontalen und diagonalen Teilungslinien (in den Lithographien des Buches stärker ausgeprägt als in den Zeichnungen) und die Zahlenreihen, die er vorschlägt, wobei er durch die leergelassenen Linien ausdrücklich den Betrachter animiert, in Gedanken alternative Wege auf dem Basisraster zu beschreiten.

Auch mit seinen *Range Studies* (Reihenzeichnungen, Kat. 6.32) von 1973 veranschaulicht Bochner die Synthese von System und Entscheidungsfreiheit, indem er zwar die Zahlen von 0 bis 9 vertikal aufreiht und dabei nach jeder Sequenz die Farbe zwischen schwarzer und roter Tinte wechselt, dann aber einmal von unten nach oben fortfährt oder von oben nach unten zählt, so daß ein unvorhergesehenes, horizontales Muster entsteht. Bei naher Betrachtung stehen die Zahleneinheiten und Zählvorgänge im Blickpunkt, doch schon aus geringem Abstand gehen die Ziffern in ihrer jeweiligen Farbe unter, und es entfaltet sich ein horizontales Muster aus breiten rot-schwarzen

Bändern von fast organisch wirkender Unregelmäßigkeit. Zählen und Numerieren sind jetzt vergessen, haben sich in die Gesamtstruktur eingereiht.
Während bei den *Range Studies,* aus der Nähe betrachtet, ein Prozeß des laufstreckenmäßigen Durchzählens vorherrscht, ist das Thema in anderen, meist raumbezogenen Arbeiten das Ausmessen von Entfernungen und die Identität der Maßangaben mit der vermaßten Strecke der Wand oder des Raumes. Exemplarisch läßt sich diese selbstreferentielle Methode an Bochners jüngster Radierung *Two 12" Plates* (Kat. 6.35) ablesen: Ein rotes und ein schwarzes Rechteck bilden eine komplementäre Einheit und beide Flächen sind mit Pfeilen und dem Breitenmaß von 12 Inches beschriftet, das ihrer tatsächlichen Abmessung auf der Graphik entspricht.
Bochner überträgt das Zahlendenken in den Raum, schreibt wie Thales seine Zahlenexempel mit Kreide auf den Boden und legt Kieselsteine dazu aus. Wenn er beispielsweise in der Bodenskulptur *Reversibility* (Umkehrbarkeit, Kat. 6.34) von 1972 anhand von zehn Steinen mit jeweils einer vorwärts und rückwärts durchgezählten Numerierung das Prinzip der Umkehrbarkeit darstellt, so verblüfft die Arbeit durch die einfache Veranschaulichung einer Gesetzmäßigkeit in einer plastischen Formel. Den Zahlen bei aller Folgerichtigkeit poetische Wirkungen abzugewinnen, gelingt Bochner besonders bei seinen Zahlenfenstern. In ähnlicher Weise wie schon bei früheren Gebäuden wird er anläßlich der Ausstellung Stirlings geschwungene Fensterfassade am Eingang der Stuttgarter Staatsgalerie mit Schlemmkreide einreiben und seine Zahlenreihen mit dem Finger in die feuchte Schicht einschreiben, so daß die Außenwelt minimalistisch durch diesen transparenten Zahlenvorhang durchscheint.

Die Zahl als generatives Strukturelement

Der Franzose FRANÇOIS MORELLET hat 1977/78 in drei Bildtafeln exemplarisch dargestellt, wie aus einfachen arithmetischen Operationen geometrische Figuren entstehen. Die Zahlen werden hier zugleich als numerische Anzeige und als bildnerisches Element sichtbar gemacht. Auf ein quadratisches Bildfeld mit dem Titel *1,1,1, ... alle 1,2,2,2, ... alle 2,3,3,3* (Kat. 6.39) sind in regelmäßigen Abständen vertikale Linien eingezeichnet. Auf der ersten am linken Rand befindet sich eine Zahlenskala von 1 bis 100. Anschließend sind die Zahlen horizontal aufgetragen und auf dem Linienraster entsprechend den Einheiten ihres Nennwertes versetzt, so daß die Zahl 9 beispielsweise zwölf Mal, die Zahl 48 aber nur drei Mal erscheint, und alle Zahlen über 50 nur zwei Mal vorkommen. Auf diese Weise ergibt sich in der Diagonalen eine kontinuierliche Zahlenfolge, wobei die in derselben Kolonne weiter oben stehenden Zahlen Divisoren der Zahl sind, die auf der Diagonalen stehen: So ist etwa die Ziffer 60 auf der Diagonalen durch 30, 20, 15, 12 etc. teilbar, die auf der entsprechenden vertikalen Kolonne plaziert sind.
Bei dem Bild *Représentation linéaire de la table de Pythagore* (Lineare Darstellung des Einmaleins, Kat. 6.38) sind vertikale Striche in regelmäßigen Intervallen von 1 bis 100 auf einer Diagonalen nebeneinander aufgereiht. Beginnend mit einem nur wenige Zentimeter langen Strich für die Eins links außen verlängern sich die Parallelen jeweils um die Einheiten ihrer Numerierung, wobei sich auf den Diagonalen jeweils die ungeraden und geraden Zahlen abwechseln. So entsteht eine interessante Flächenstruktur von sich verdichtenden und verlängernden Linienbündeln, die sich nach unten über den Rahmen hinaus fortzusetzen scheinen.
In einer dritten Tafel mit dem Titel *Représentation géometrique de la table de Pythagore* (Geometrische Darstellung des Einmaleins, Kat. 6.37) wird die Multiplikation zugrunde gelegt. Dazu Morellet: »Ich wollte ein geometrisches Bild der pythagoräischen Tafel (Einmaleins) erzeugen. Aus dieser Pythagoräisch-Morellet'schen Tafel geht z. B. hervor, daß die Ergebnisse von 6 x 2 und 3 x 4 unterschiedliche Formen (Rechtecke) aufweisen und daß Quadratzahlen wie 4 – 9 – 16 usw. wirklich Quadrate erge-

ben. Im Grunde habe ich in diesen Bildern versucht, mit Arithmetik Geometrie zu treiben...«.[7]

Der Deutsche MANFRED MOHR erkundet in einer Serie von Papierarbeiten die Zerlegung eines perspektivisch dargestellten Würfels (Kat. 6.40–6.42). Mohr hat diesen analytischen Prozeß selbst genau beschrieben: »Stellt man einen Würfel zeichnerisch dar, so benötigt man hierzu zwölf Geraden, deren Anordnung a priori definiert ist. Nimmt man nun nacheinander Kanten vom Würfel weg, so kann man die graduelle Auflösung dieser dreidimensionalen Illusion beobachten. Es entsteht gleichzeitig ein neues zweidimensionales ›être graphique‹. Die Dynamik dieses Prozesses mit ihrer visuellen Innovation ist das Thema der hier vorliegenden Arbeit. Dieses Repertoire von zwölf Geraden (Kanten), die in diesem Zusammenhang als Zahlengrößen betrachtet werden, bilden die syntaktischen Elemente, aus denen wir ikonische, also sich selbst reflektierende Zeichen, konstruieren werden.«[8] Es entsteht also aus den zahlreichen Kombinationen der dem Würfel entzogenen Kanten eine neue, ästhetisch reizvolle graphische Zeichensprache, die Mohr in seiner Zeichnungsserie, ihrem genetischen Entwicklungsprozeß entsprechend, schrittweise vor Augen führt.

Der ungarische Künstler ATTILA KOVÁCS entwickelt seit 1973 Daten-Konstruktionsarbeiten wie die Zeichnung *für Koordination P 3-19-75* (Kat. 6.45). Kovács erläutert seine Recherche so: »Auf einer Daten-Konstruktionszeichnung gebe ich einige Parameter in Zusammenhängen anschaulich und ablesbar an, wie z.B. Bezugssystem, Bezugsachse, Zeit-Strukturen, Zeit-Achse, Sequenz 1 und 2, Phase 1 und 2, Positionen, Zahlen-Werte von mehreren Distanz-Strukturen u.a. Die syntaktischen Bedeutungen der Zahlen-Werte sind auf der Zeichnung verbal erklärt. Parameter werden also zu einer bildhaften und simultanen Textur: Zahlen, Buchstaben, dünne und dicke Linien, Pfeile, Interpunktionszeichen, Erklärungen usw., mit Tusche, Schablone, Lineal und Isograf [...]. Mit dieser Methode kann ich klar zeigen, daß das Bild einer Zeit-Struktur in verschiedenen Bezugssystemen verschieden ist, d.h. die Form/das Bild einer Zeit-Struktur von dem Bezugssystem abhängig ist, in welchem diese Struktur artikuliert wird.«[9]

Die spanische Künstlerin ESTHER FERRER, die Anfang der sechziger Jahre der »Zaj«-Gruppe angehörte, entwickelt in ihrer Serie *Le poéme des nombres premiers* (Gedicht der Primzahlen, Kat. 6.43 und 6.44) lineare Bildreliefs auf der Grundlage der Primzahlen. Manchmal beginnt sie oben links und schreibt die Zahlen wie eine Schrift zeilenweise fort, ein andermal beginnt sie im Zentrum und zählt in Spiralen weiter bis zum Rand. Sie beginnt nicht immer mit 1, 2, 3, 5, 7, sondern hüpft auch zwischen den Zahlen oder fängt bei 2000 oder 4000 an. Als Bildgrund benutzt Esther Ferrer Papier, Holz oder den Raum mit Boden und Wand. Bei dieser Arbeit entdeckte die Künstlerin: »Wie auch immer das System ist, das ich anwende, ist das Ergebnis immer schön, je weiter ich in der Serie komme, desto schöner wird es. Je größer die Bildfläche ist, desto überzeugender ist das Resultat. Daher liebe ich es, in monumentaleren Dimensionen zu arbeiten, auf Böden und Wänden. Wenn man sich in das Universum der Primzahlen versenkt, hat man die Empfindung, daß sie die Übertragung in eine Zahlensprache sind von dem herrlichen, immer wechselnden, universellen Chaos, niemals gleich, aber nichtsdestoweniger immer das gleiche. Ein Chaos, bei dem ich fühle, daß es in seinem Inneren eine Ordnung gibt, eine seltsame, bizarre Ordnung.«[10]

Der Brasilianer ANTONIO DIAS reduziert die Zeichen seiner Kunst auf ein Minimum an Material und Form, mit dem er gleichwohl ein umfangreiches Vokabular über Kunst und Gesellschaft schaffen will. Im Modell seines Zyklus *The Illustration of Art* (Die Illustration der Kunst, Kat. 6.46) von 1972 demonstriert er die Realität des Maßes in der Kunst, indem er anhand eines einfachen Rasters gleicher Stäbe eine bestimmte Variation anbietet (die ungleiche Veränderung der Senkrechten), die eine systematische Aufklärung sucht. Er gibt eine Maßeinheit an, die auf der Bildfläche beliebig fortsetzbar ist, die aber in ihrem abgebrochenen Stadium von fünf Einheiten den Gegensatz zwischen der regelmäßigen Rasterteilung und dem ungegliederten, leeren weißen Raum, der den größten Teil des Bildes ausmacht, zu Bewußtsein bringt.

Chemische Elemente und das serielle Prinzip

1968 hat der Amerikaner CARL ANDRE einem Plakat für seine Ausstellung in der Wide White Space Galerie in Antwerpen (Kat. 6.51) das periodische System von 103 chemischen Elementen als serielles Gliederungsraster zugrunde gelegt. Nicht nur die Tabelle, sondern auch der Titel der Ausstellung »Clastic« – abgeleitet vom griechischen Wortstamm »clastos« für »gebrochen«, »aus Teilen bestehend« – spielen auf das Bauprinzip seiner Plastiken an.
Unabhängig von Andre, dessen Plakat wenig bekannt wurde, hat der Amerikaner SIMON PATTERSON in seinem 1995 entstandenen Bilderzyklus *24 hours* (Kat. 6.52 und 6.53) auf das Periodensystem der 103 Elemente zurückgegriffen. Dabei kombiniert er die Symbole der Elemente und ihre Ordnungszahlen, die wie das Helium, Litium, Carbon, Hydrogen oder Oxygen als Basiselemente des Universums gelten, mit den Namen von Sternen und Galaxen, um auf diese Weise ein ultimatives Diagramm der Substanzen des Seienden zu entwerfen. Die Dimension Zeit integriert er dadurch, daß er für jede der vierundzwanzig Stunden des Tages eine neue Bildtafel mit anderer Farbaufteilung der Tabelle gestaltet.
Im selben Jahr und wiederum in Unkenntnis der Arbeiten von Andre und Patterson projiziert der Süddeutsche Bildhauer REINHARD SCHERER gleichfalls das Periodensystem auf seine Bodenplastik *Elemente* aus quadratischen Glaselementen mit eingravierten Formeln, zwischen deren tabellarische Bodenformation eine unbeschriebene Metallplatte integriert ist (Kat. 6.54). Scherer erklärt dazu: »Mit dieser Arbeit stelle ich das Material meiner bisherigen Skulpturen, Eisen, in den Kontext zu anderen Metallen und Stoffen. [...] Das ›neutrale‹ Glas ist wertfreier Träger der nach dem Periodensystem geordneten Elemente, über die faktisch daliegende Eisenplatte erschließt sich der Betrachter sein Bild von den Metallen und Stoffen, die uns umgeben.«[11]

Transformierte Zahlensysteme

Die Umwandlung des arabischen Ziffernsystems in eine andere Zahlensprache beschäftigt eine ganze Reihe von Künstlern, von denen hier nur wenige beispielhaft einbezogen sind, da ihre Arbeiten von der Zahl als Bildmotiv wegführen. So entwickelt die Amerikanerin LIZBETH MARANO auf der Grundlage von Zahlen geometrische und serielle Wandobjekte, die sie wie die Arbeit *0–18* (Kat. 6.48) von 1988 nach einem arithmetischen Prinzip mit Dominosteinen (deren Punkte Zahlen repräsentieren) ausführt. Der Engländer HAMISH FULTON überführt in seinen *Dot paintings* (Kat. 6.49) nach einem differenzierten, in einer beigefügten Zeichnung festgehaltenen Codesystem Zahlen in ein Bild aus farbigen Punkten.
Der Amerikaner STEPHEN PRINA nahm sich 1988 den Œuvrekatalog von Manet vor und listet auf einer mit Nummern versehenen Tabelle die Formate sämtlicher 556 Gemälde des Franzosen in Form kleiner rechteckiger Flächen auf. Aus diesem Corpus wählt er für seine Arbeiten jeweils ein Manet-Bild aus, das er im Format des Originals wiederholt, jedoch ohne Rücksicht auf die Darstellung lediglich als gerahmte, mit bräunlicher Lavierung bearbeitete Fläche. Seine Format-Kopien mit dem detaillierten Titel *Exquisite Corpse: The Complete Paintings of Manet* – ausgestellt ist die *No. 29 of 556: The Italian Model 1860* (Kat. 6.50) – bilden jeweils ein Ensemble mit dem lithographierten Gesamtplan der 556 Bildformate, so daß der Betrachter »seinen« Manet im Rahmen des Corpus' identifizieren kann. Die Intention ist, das gesamte Œuvre von Manet auf diese Weise seriell zu bearbeiten, ein zynischer Umgang mit einem Künstler, bei dem die Darstellung und die Peinture, aber nur sekundär das Format, von tragender Bedeutung sind. Gleichwohl scheint Stephen Prina damit auch die nivellierenden statistischen Techniken des Computerzeitalters, die er hier aufgreift, entlarven zu wollen.

Anmerkungen

1 Diese Auffassung vertritt John Caldwell im Kat. *Sigmar Polke*, San Francisco u.a., 1991, S. 10.
2 Zitiert nach Kat. *Sigmar Polke*, Amsterdam 1992, S. 101.
3 Ebenda, S. 105.
4 Venet, in: *Art Press*, November-Dezember 1974, S. 16 (vom Verf. übersetzt).
5 Über Gappmayr vgl. auch den Beitrag von Karl Riha, S. 318 in diesem Buch.
6 Mel Bochner, in: Ludwig Wittgenstein »On Certainty and Counting Alternatives: The Wittgenstein Illustrations«, herausgegeben von G. E. M. Anskombe and G. H. von Wright, San Francisco: Arion Press, 1991, Vorwort von Mel Bochner, unpaginiert (vom Verf. übersetzt).
7 Zitiert nach Serge Lemoine, François Morellet, Zürich 1986, S. 200 (vom Verf. übersetzt).
8 Zitiert nach Kat. *Manfred Mohr: Cubic Limit*, Paris 1975, unpaginiert (S.3).
9 Typoskript des Künstlers vom 4.8.1996.
10 Unveröffentlichte Einführung der Künstlerin zu ihrer Ausstellung in der Galerie Satellite, Paris, März 1996.
11 Briefliche Erläuterung des Künstlers vom 7.10.1996.

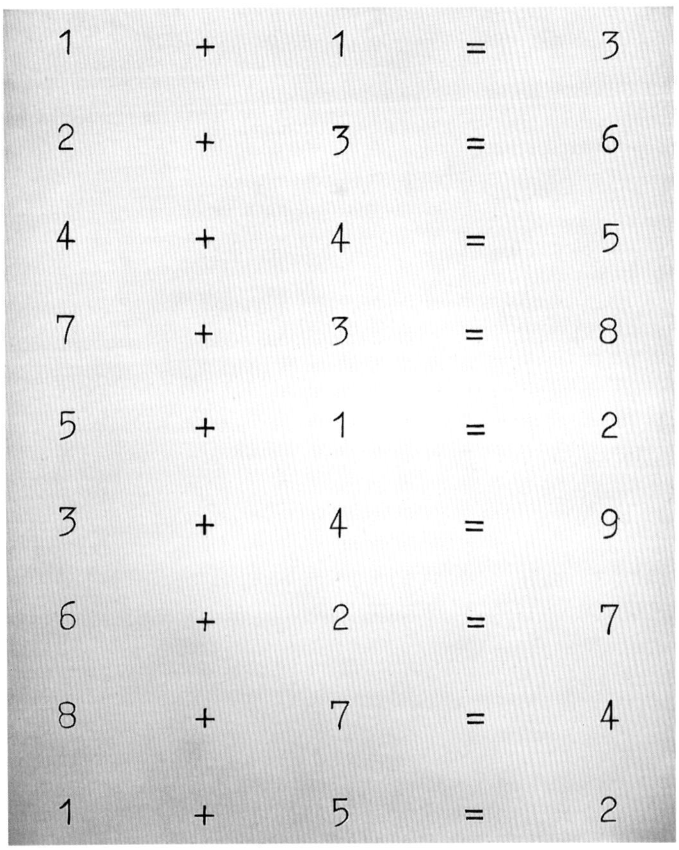

6.1

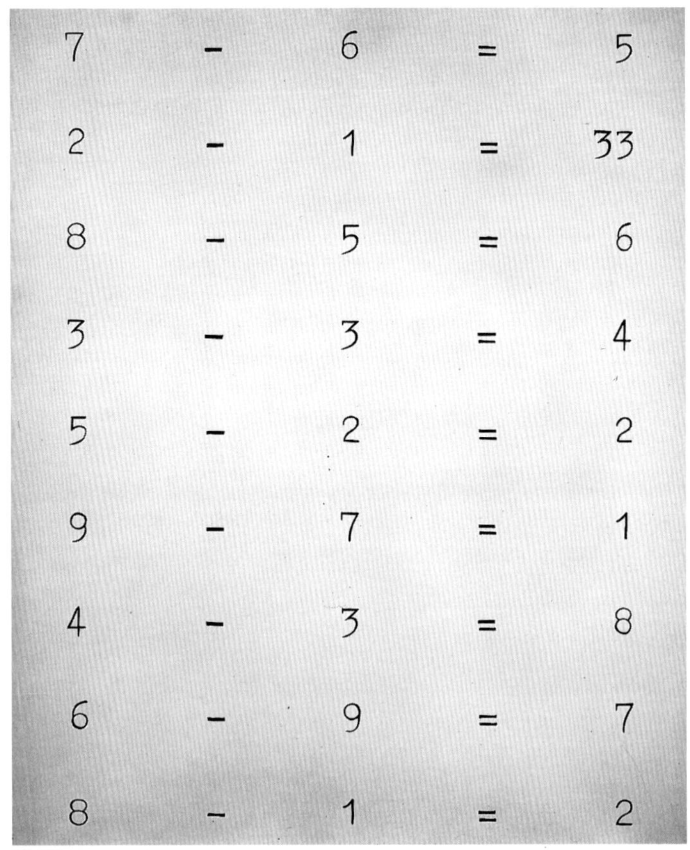

6.2

6.1 bis 6.4 Sigmar Polke
Lösungen I–IV, 1967

6.5 Sigmar Polke
Lösungen VII, 1968

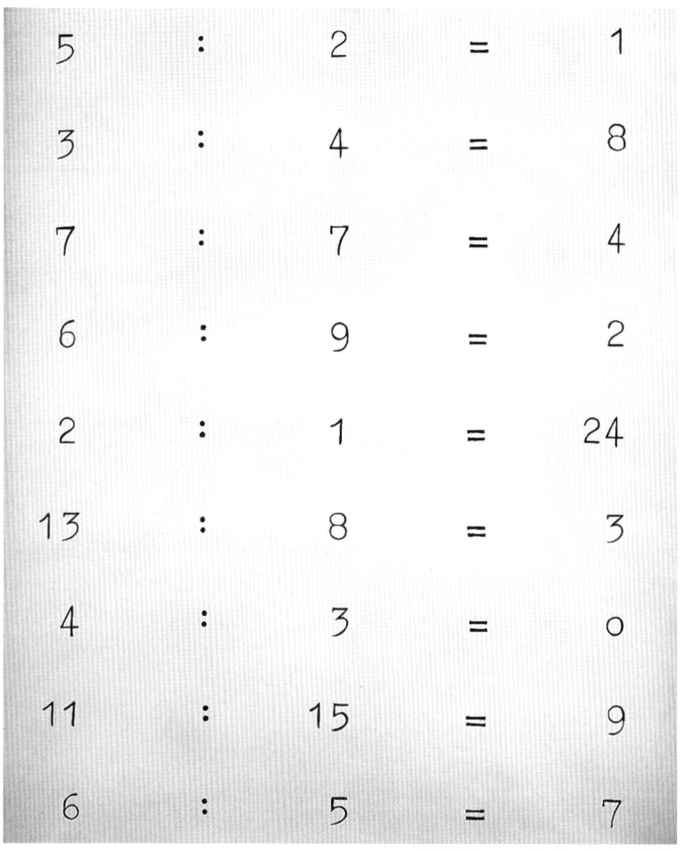
5 : 2 = 1
3 : 4 = 8
7 : 7 = 4
6 : 9 = 2
2 : 1 = 24
13 : 8 = 3
4 : 3 = 0
11 : 15 = 9
6 : 5 = 7

6.3

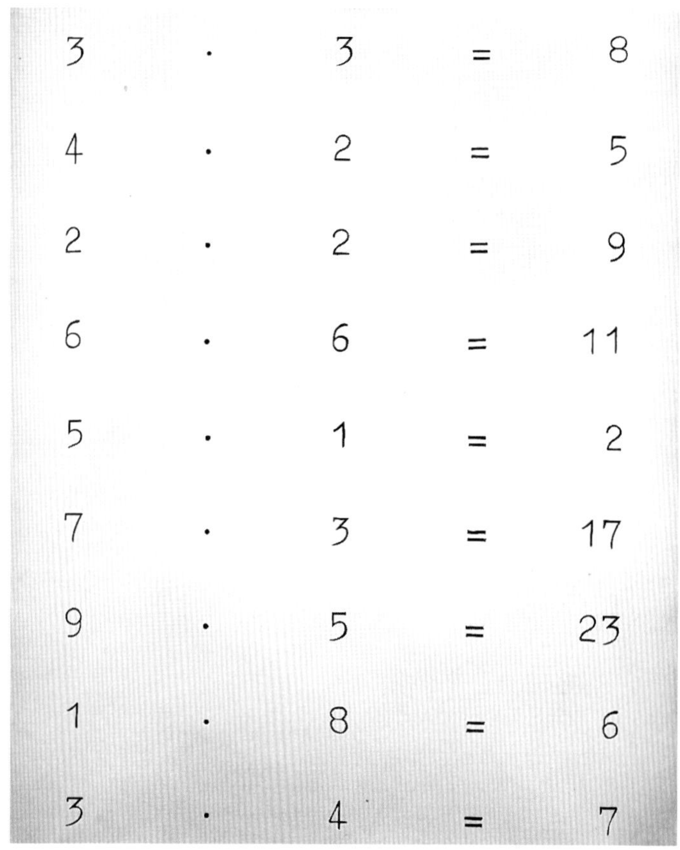
3 · 3 = 8
4 · 2 = 5
2 · 2 = 9
6 · 6 = 11
5 · 1 = 2
7 · 3 = 17
9 · 5 = 23
1 · 8 = 6
3 · 4 = 7

6.4

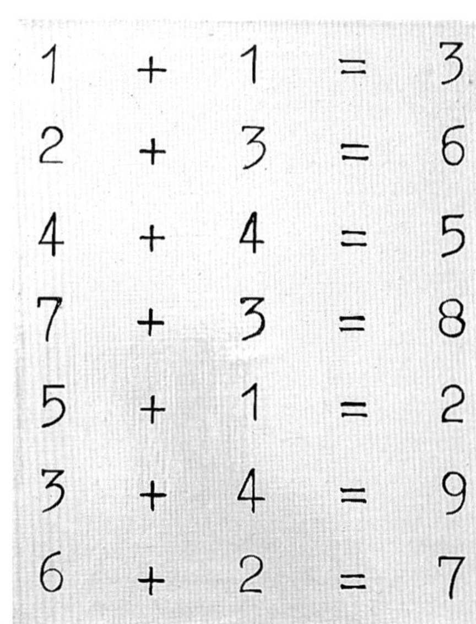
1 + 1 = 3
2 + 3 = 6
4 + 4 = 5
7 + 3 = 8
5 + 1 = 2
3 + 4 = 9
6 + 2 = 7

6.5

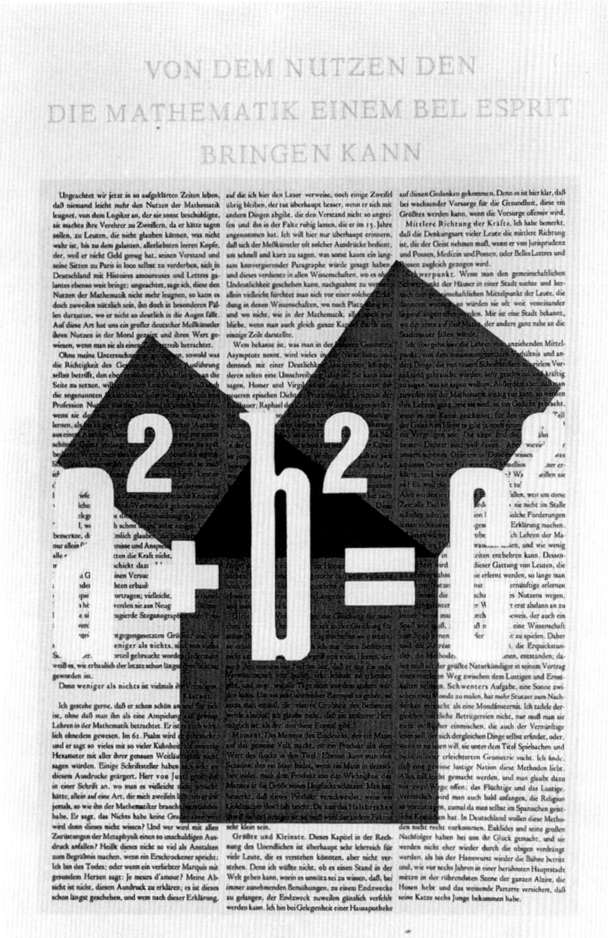
VON DEM NUTZEN DEN
DIE MATHEMATIK EINEM BEL ESPRIT
BRINGEN KANN
a² + b² = c²

6.6

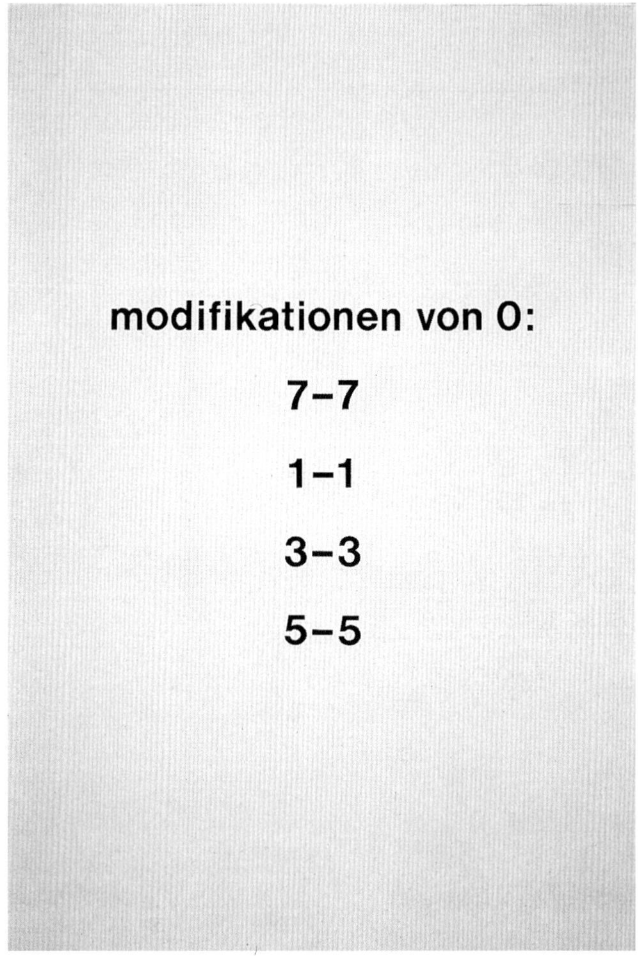
modifikationen von 0:
7–7
1–1
3–3
5–5

6.7

6.8

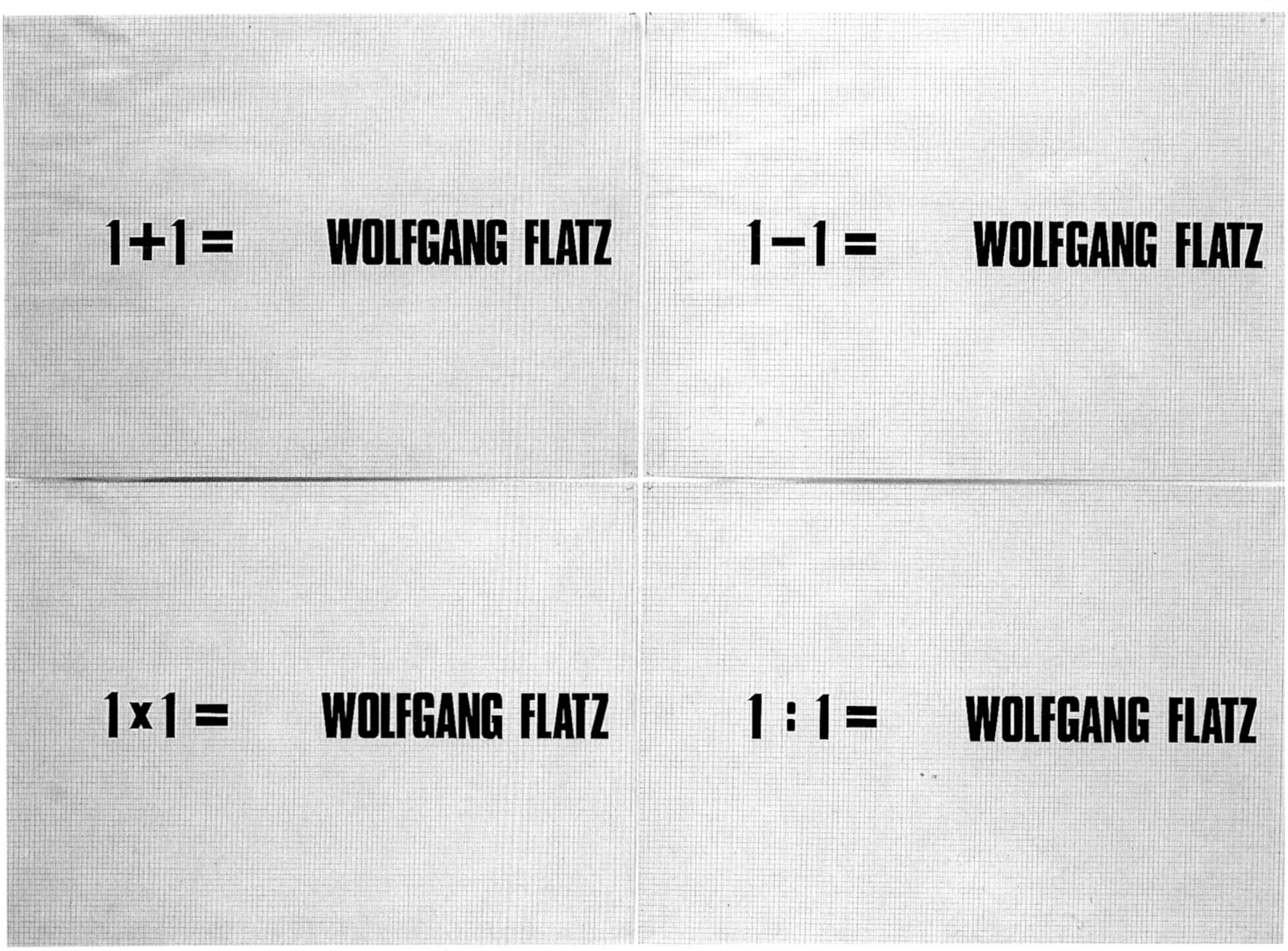
1+1 = WOLFGANG FLATZ
1–1 = WOLFGANG FLATZ
1x1 = WOLFGANG FLATZ
1 : 1 = WOLFGANG FLATZ

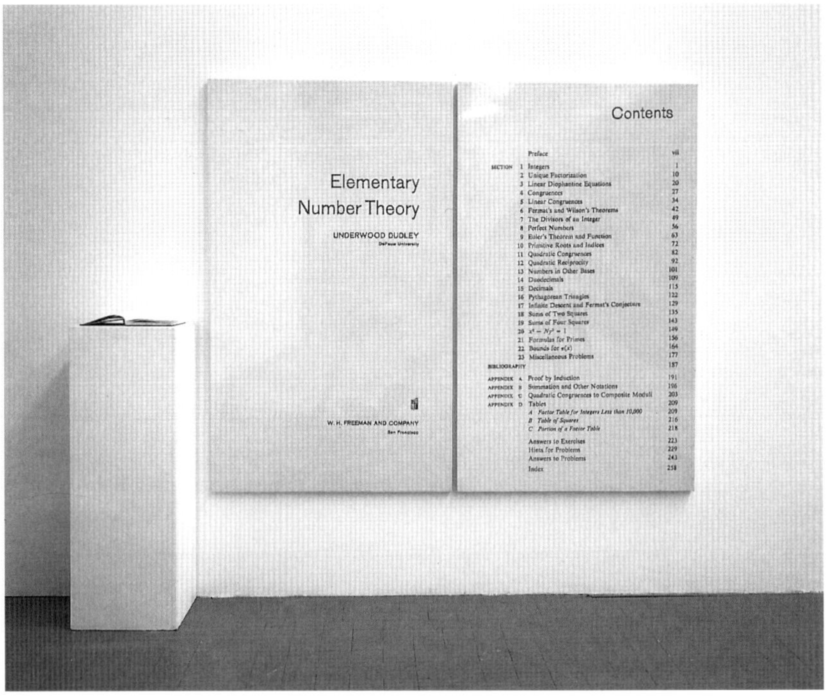

6.9

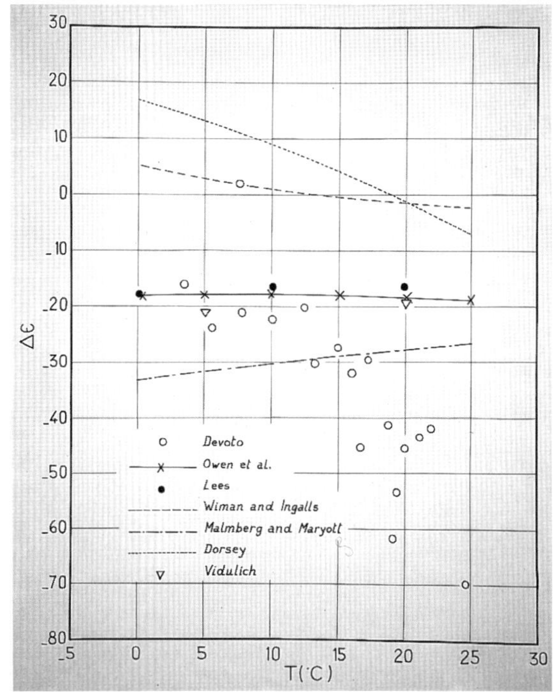

6.10

6.6 Rune Mields
Vom Nutzen der Mathematik
(für C. G. Lichtenberg), 1989/1991

6.7 Heinz Gappmayr
Modifikationen von 0, 1974/91

6.8 FLATZ
Die 4 Grundrechnungsarten, 1976

6.9 Bernar Venet
Elementary Number Theory
(Elementare Zahlentheorie),
Book Presentation, 1970

6.10 Bernar Venet
Nuclear Physics Diagram
(Nukleares Physik-Diagramm), 1967

6.11 Art & Language (Mel Ramsden)
100% Abstract (47,0% 53%), 1967/68

6.12 Art & Language (Mel Ramsden)
100% Abstract (Titanium, Silicates,
Calcium), 1967/68

6.11

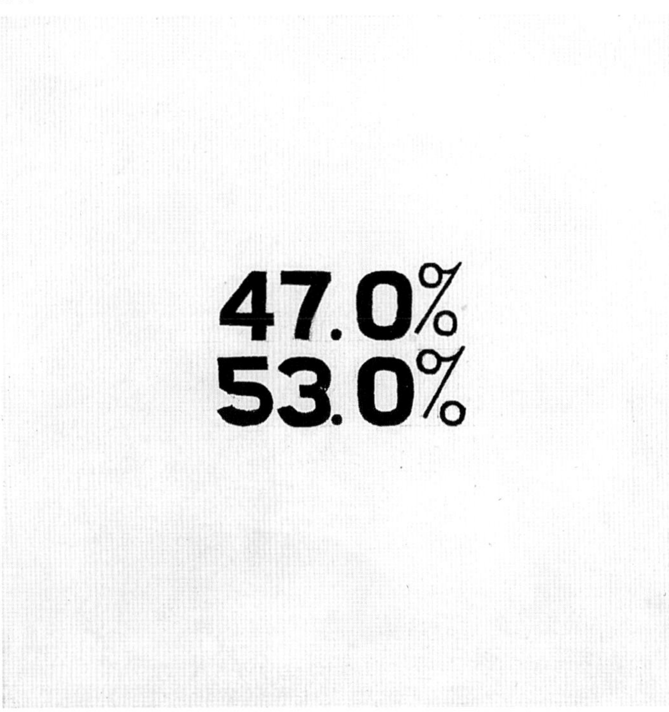

6.12

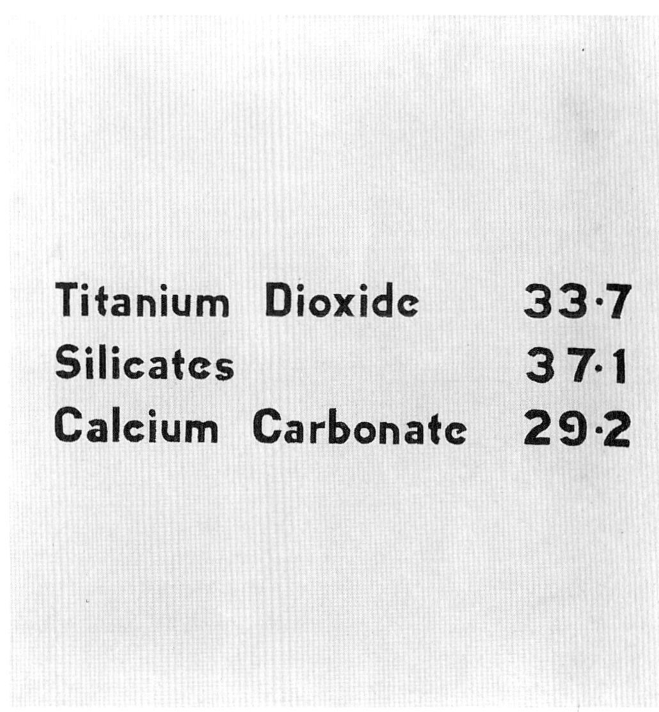

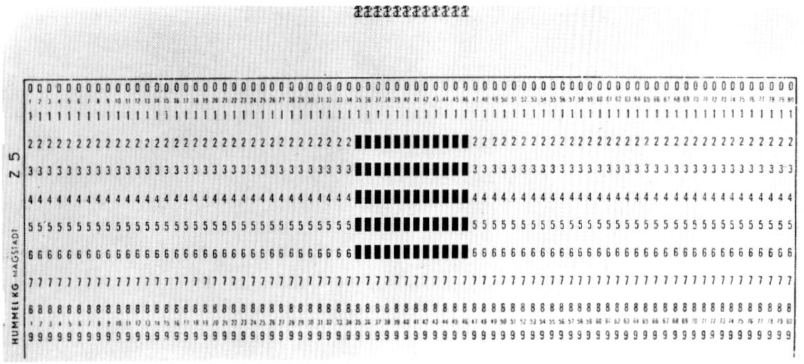

6.13

6.14

6.15

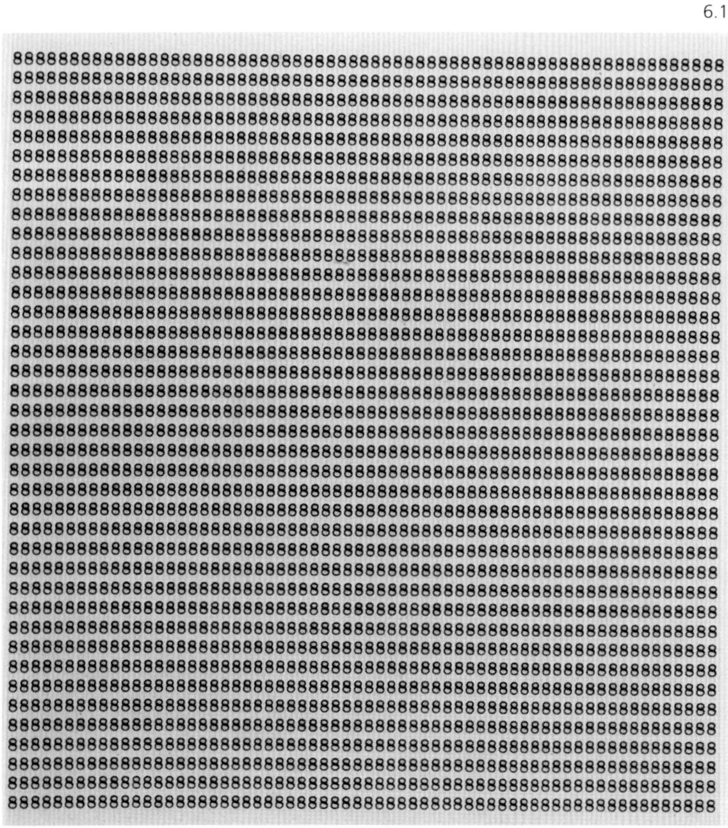

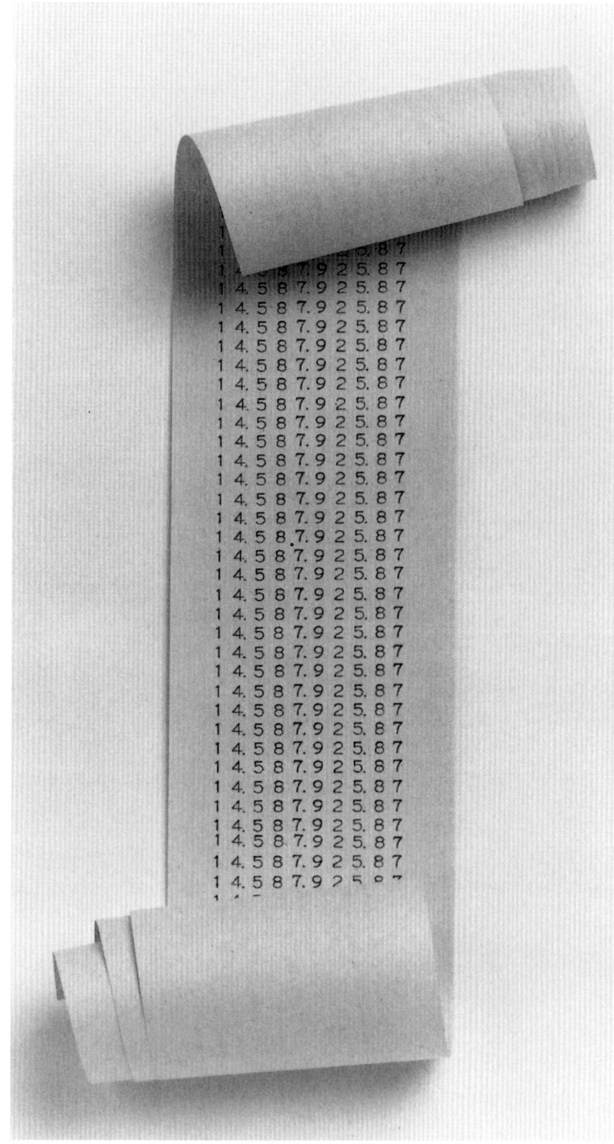

6.17

6.13 Peter Roehr
GR-1, 1963

6.14 Peter Roehr
Ty-16, 1963

6.15 Peter Roehr
Ty-13, 1963

6.17 Peter Roehr
ST-9, 1962

6.20a

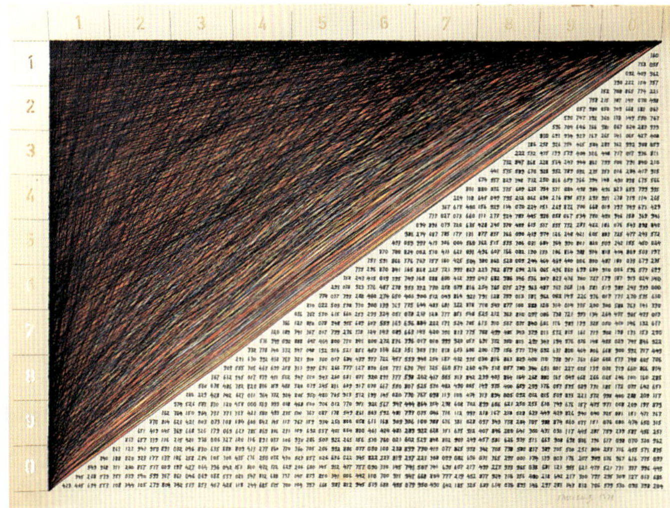

6.24

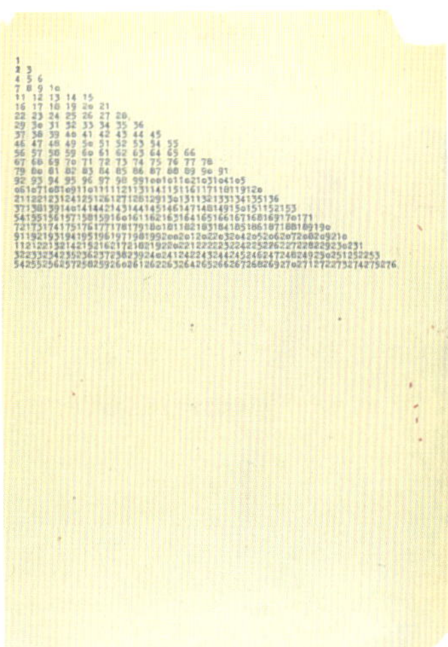

6.20b

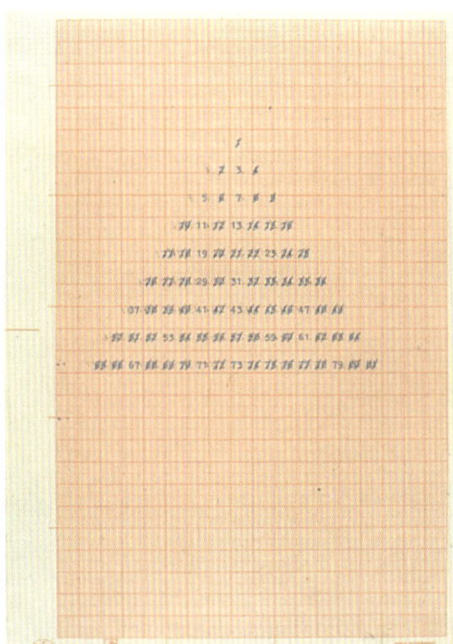

6.20c

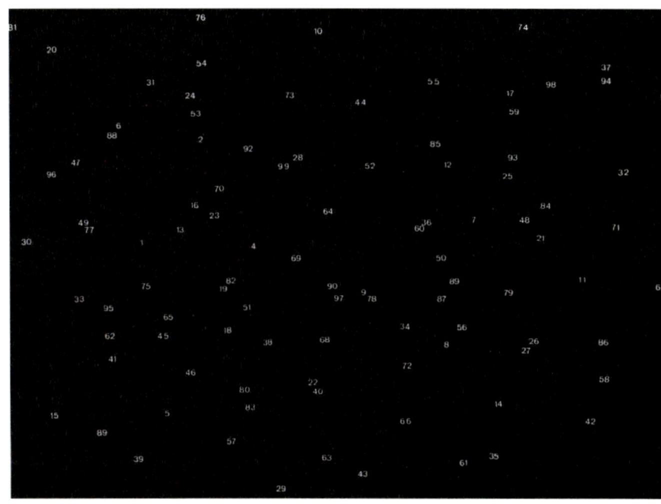

6.27

6.28

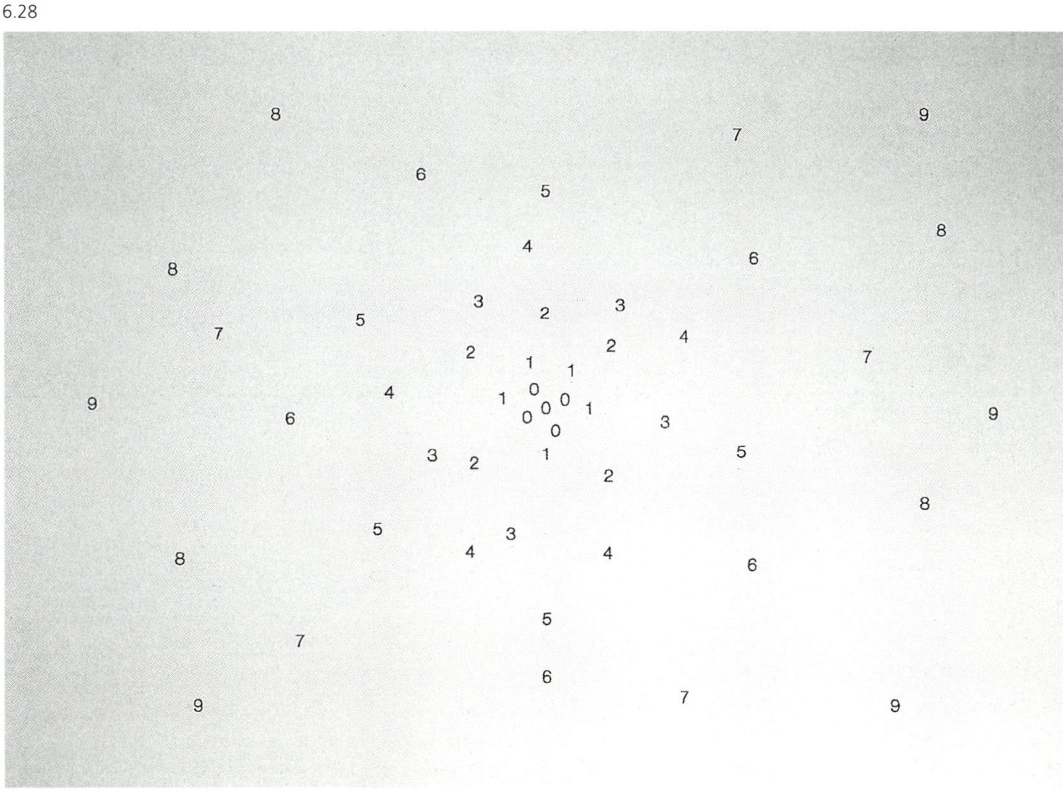

6.20a–c IMI Giese
Ohne Titel, 1964–1974

6.24 Bernard Tagwerker
Diagonale Teilung, 1978

6.27 Herman de Vries
Zufallsobjektivierung 68–48, 1968

6.28 Heinz Gappmayr
Zahlen 1–9, 1984/94

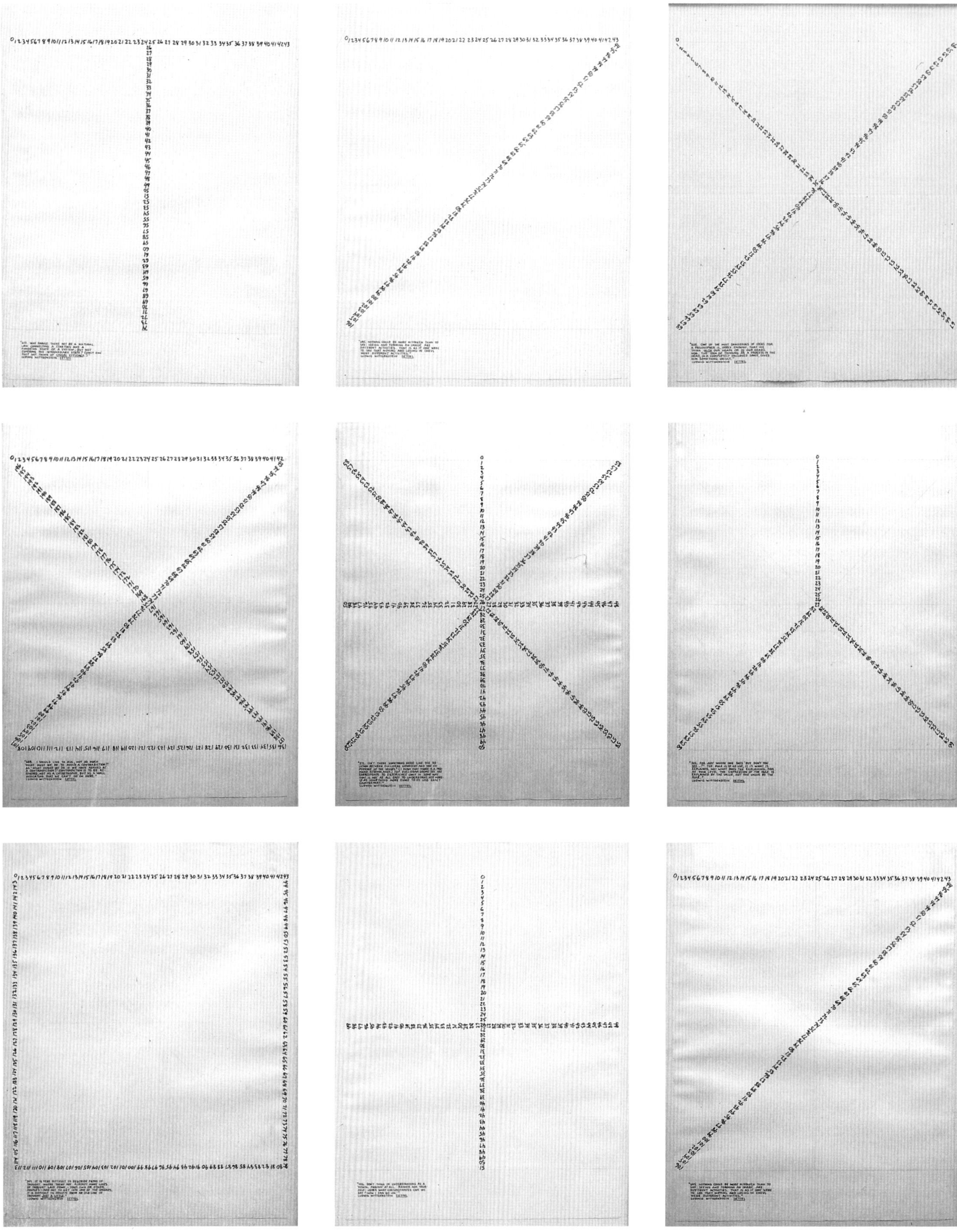

6.29 Mel Bochner
Counting Alternatives Series
(The Wittgenstein Illustrations)
(Serie der Zähl-Alternativen,
Die Wittgenstein-Illustrationen), 1971

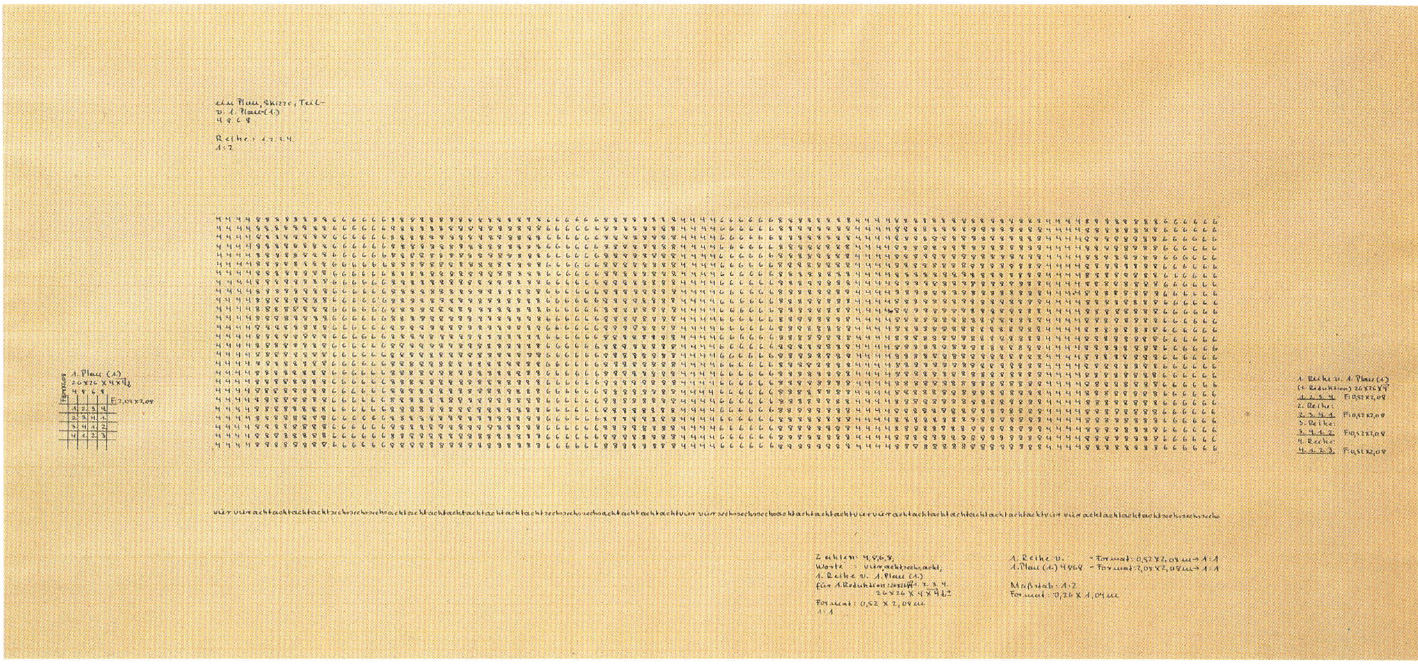

6.31

6.32

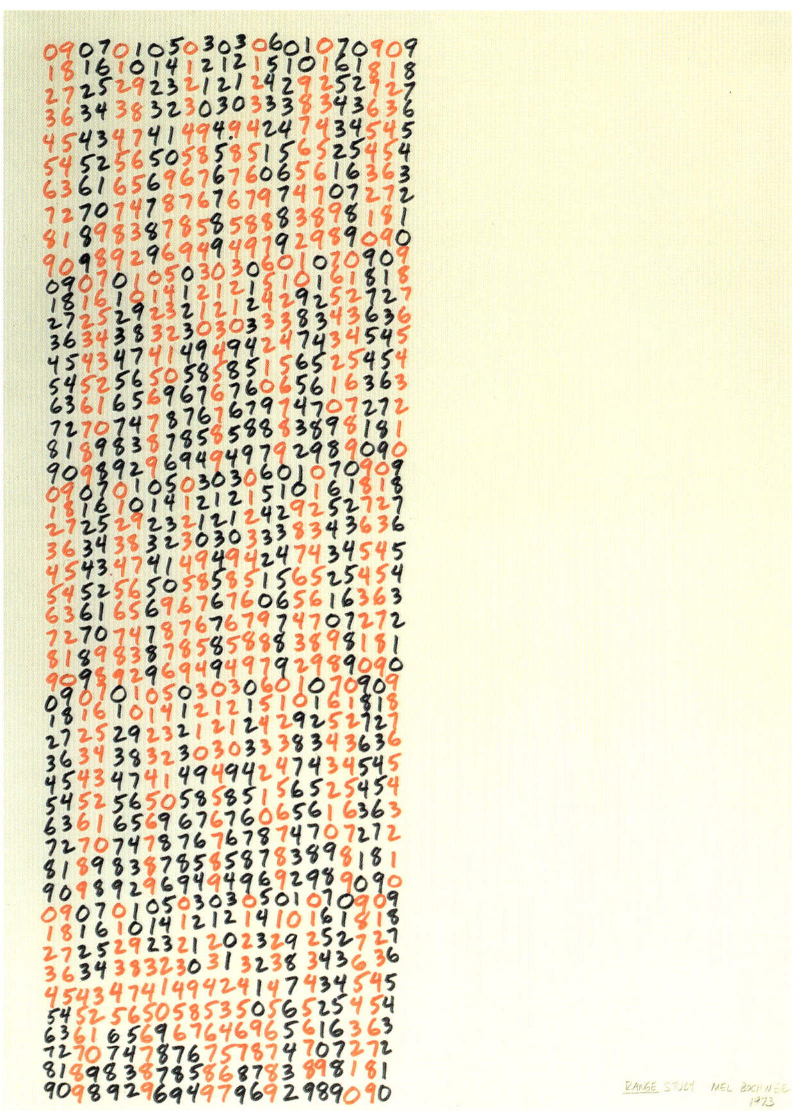

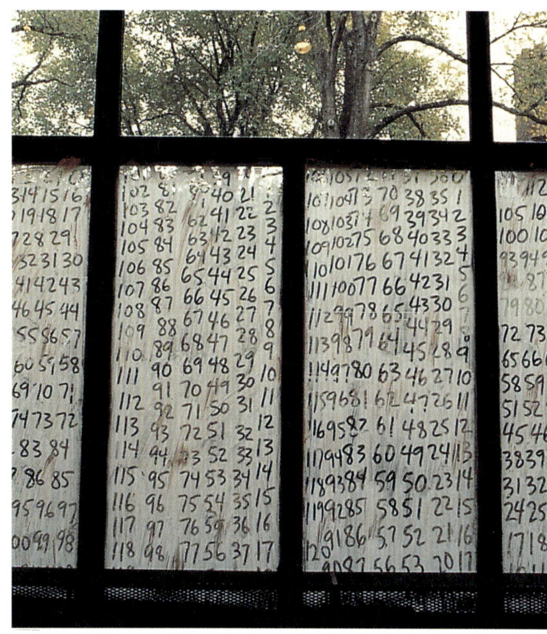

6.33

6.34

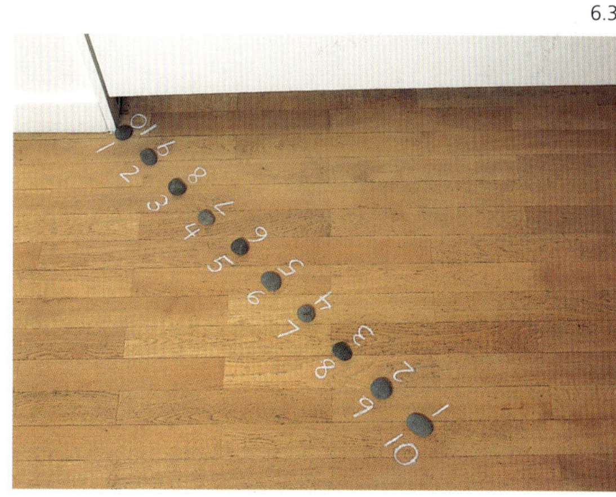

6.31 Hanne Darboven
4868, 1971

6.32 Mel Bochner
Range Study (Reihenstudie), 1973

6.33 Mel Bochner
To count in transitive (Transitives Zählen), 1972

6.34 Mel Bochner
Reversibility (Umkehrbarkeit), 1972

6.37

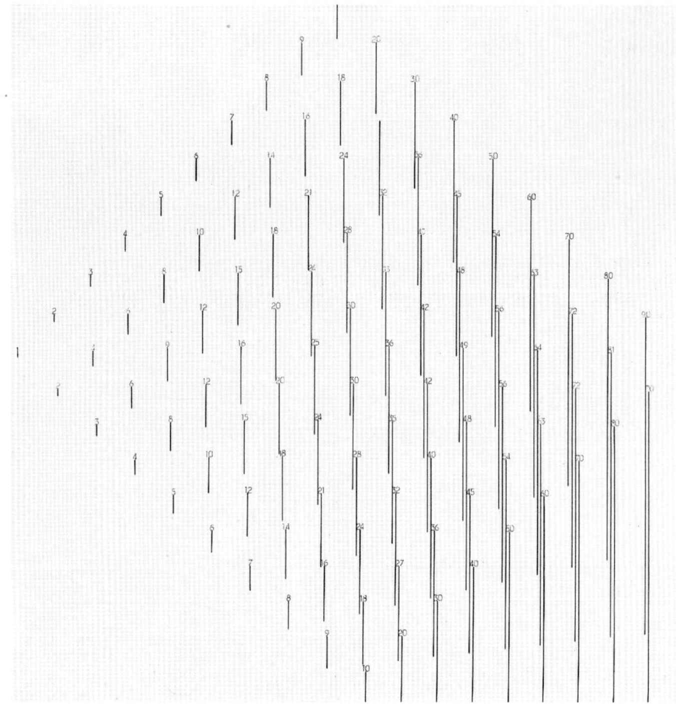

6.38

6.41

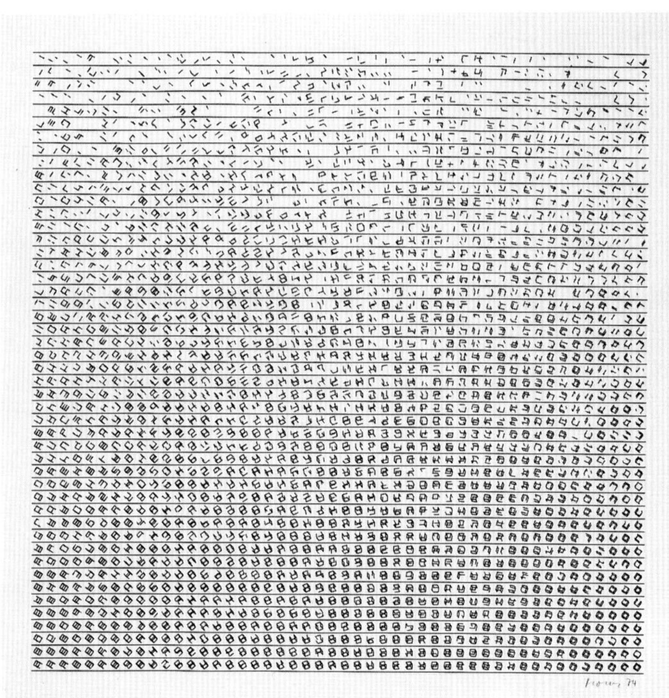

6.42

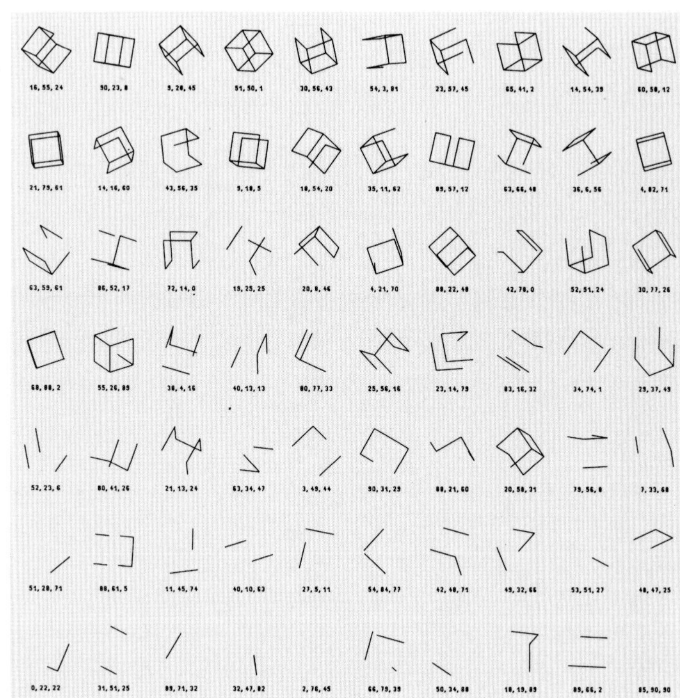

6.37 François Morellet
Représentation géometrique de la table de Pythagore (Geometrische Darstellung des Einmaleins), 1978

6.38 François Morellet
Représentation linéaire de la table de Pythagore (Lineare Darstellung des Einmaleins), 1977

6.41 Manfred Mohr
P 155 B, 1974

6.42 Manfred Mohr
P 154 C, 1974

6.43

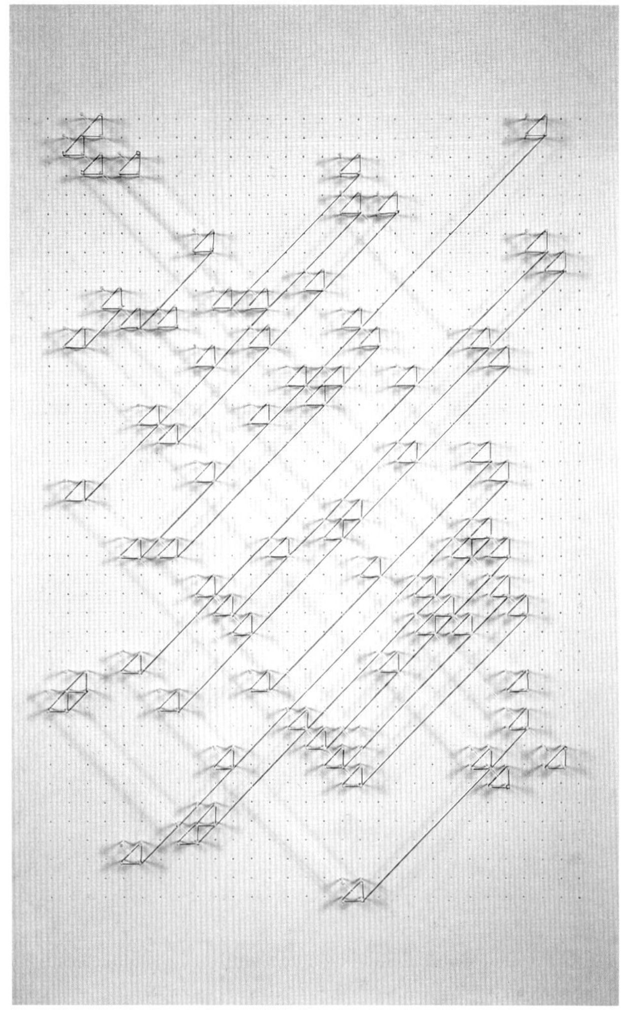

6.44

6.45

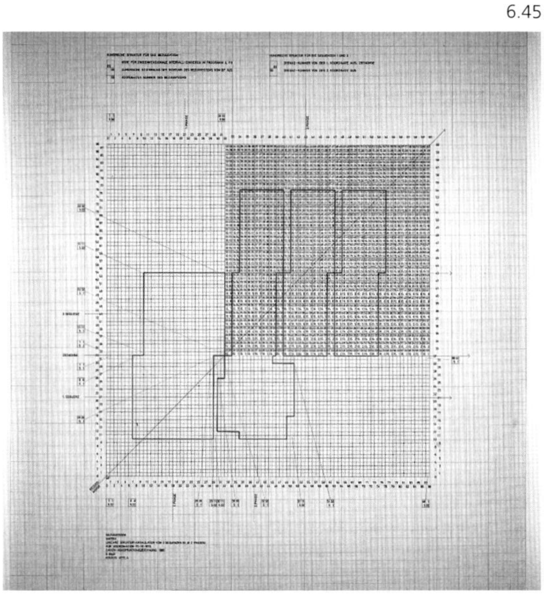

6.46

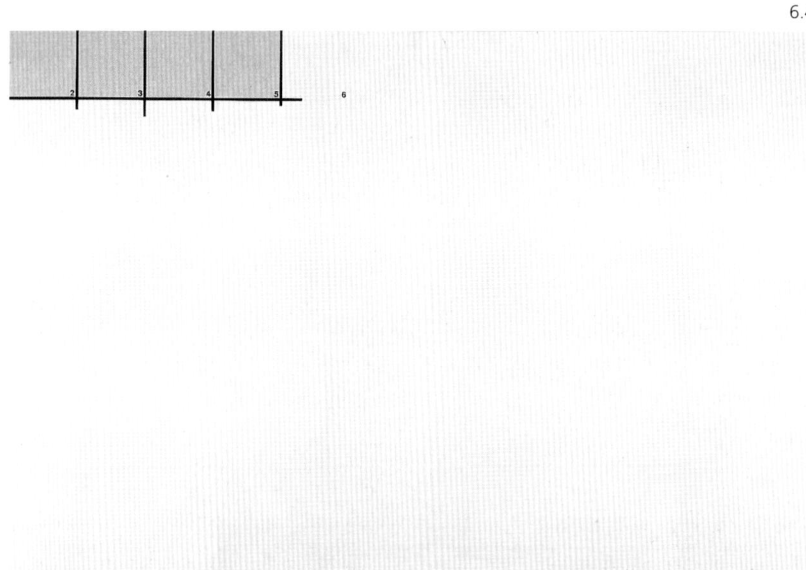

6.43 Esther Ferrer
Série »Nombres premiers«
(Serie »Primzahlen«), 1987

6.44 Esther Ferrer
Série »Nombres pemiers«
(Serie »Primzahlen«), 1988

6.45 Attila Kovács
Lineare Struktur-Artikulation von
2 Sequenzen in 2 Phasen für
Koordination P 3-19-1975,
Daten-Konstruktions-Zeichnung, 1985

6.46 Antonio Dias
The Illustration of Art
(Illustration der Kunst), 1972

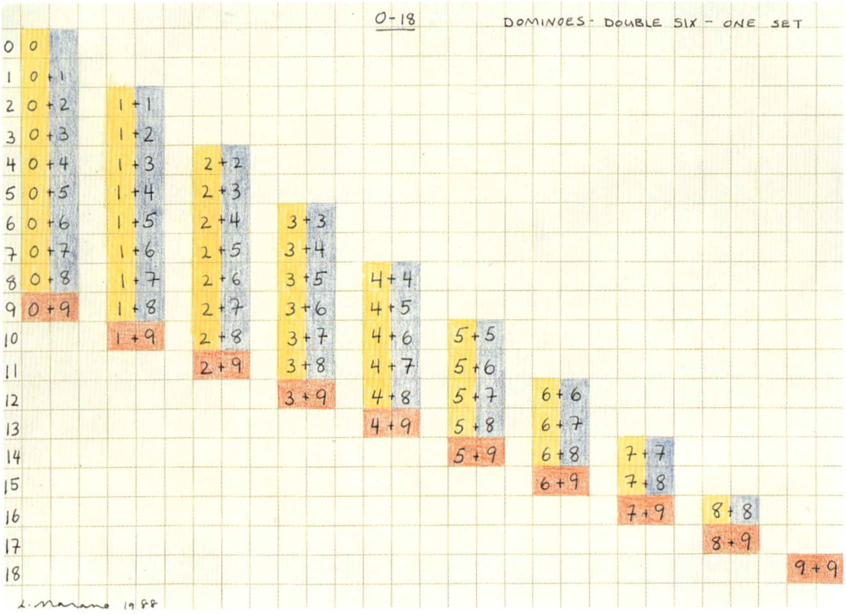

6.47

6.49
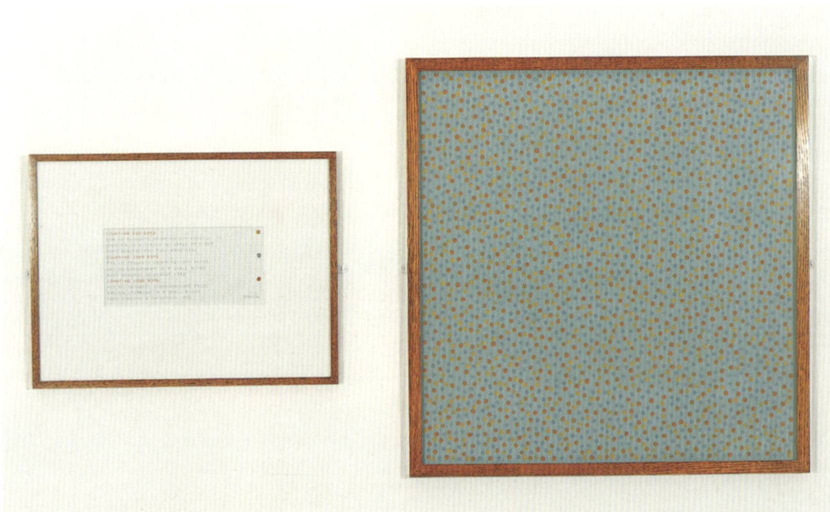

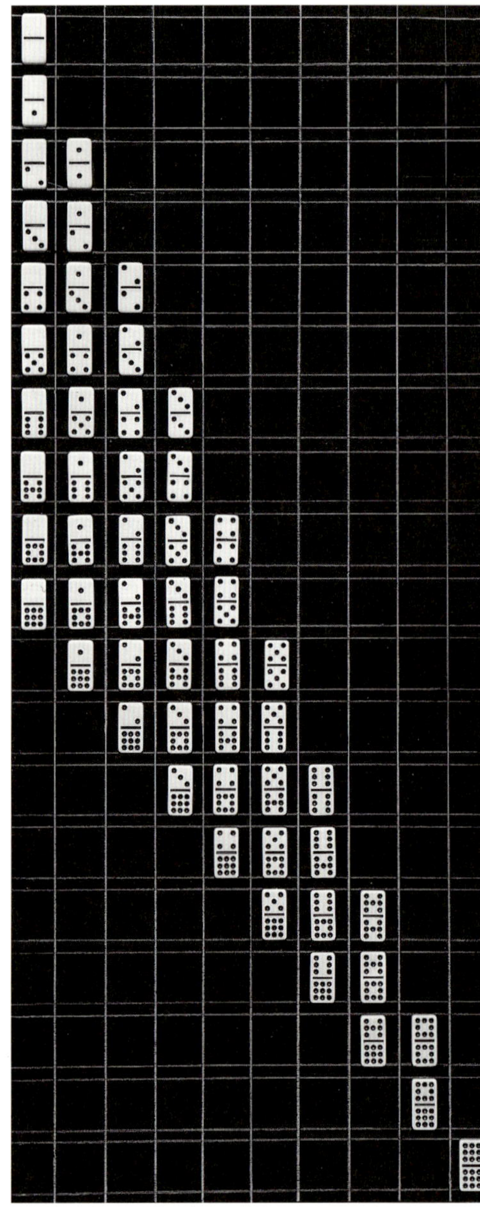
6.48

6.50
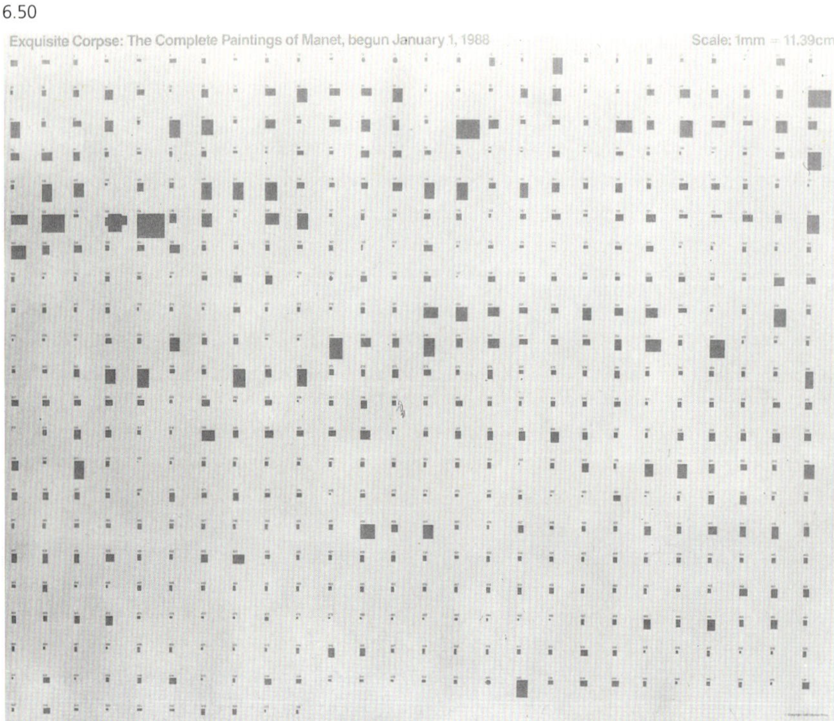

6.50
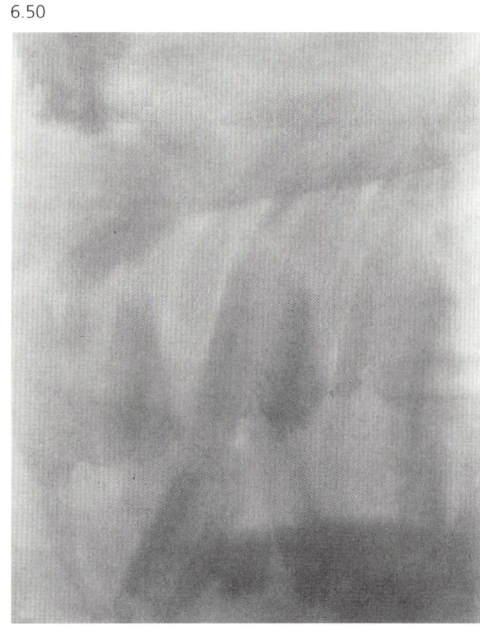

6.47 Lizbeth Marano
0–18, 1988

6.48 Lizbeth Marano
0–18, 1988

6.49 Hamish Fulton
Dot painting (Tupfen-Malerei), 1996

6.50 Stephen Prina
Exquisite Corpse: The complete paintings of Manet, No. 29 of 556: The Italian Model, 1860
(Der erlesene Leichnam: Sämtliche Gemälde von Manet, 29 von 559: Das italienische Modell, 1860), 1988

6.51 Carl Andre
Plakat für die Wide White Space Gallery Antwerpen, 1968

6.52 Simon Patterson
24 hours: 18:00, 1995

6.53 Simon Patterson
24 hours: 16:00, 1995

6.54 Reinhard Scherer
Elemente, 1995

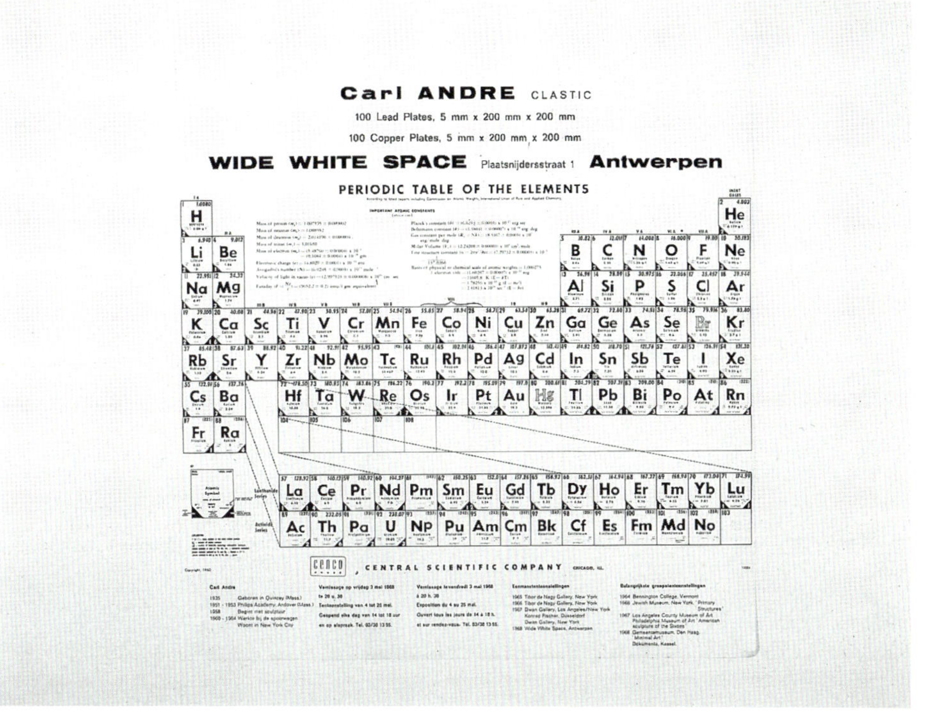

6.51

6.52

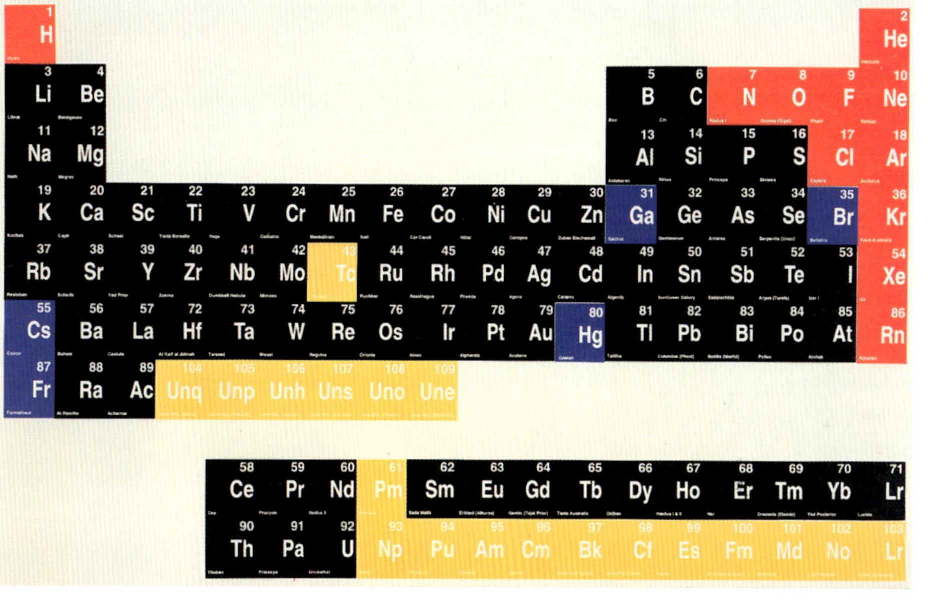

6.54

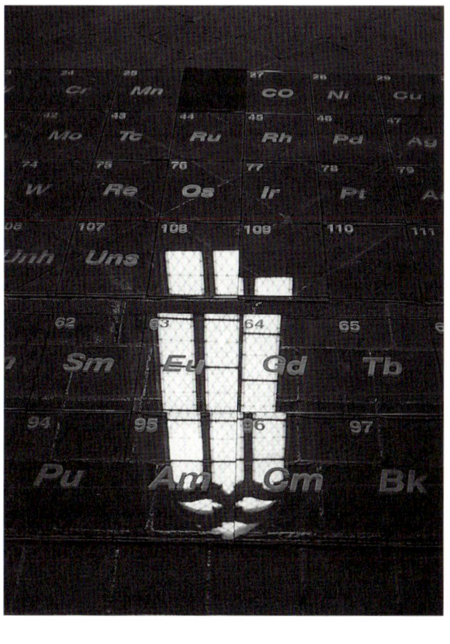

6.53

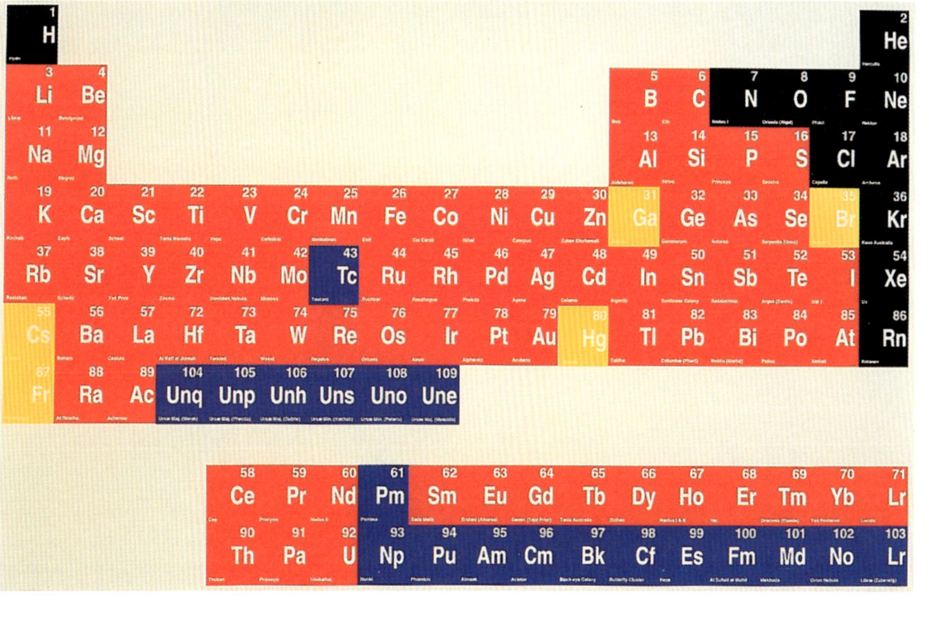

7

METRUM UND METAPHYSIK DER ZEIT

SALVADOR DALÍ hat mit seiner »paranoisch-kritischen« Erfindung der weichen, fließenden, verformbaren und verzehrbaren Uhr in seinem berühmten Gemälde *Beständigkeit der Erinnerung* von 1931 des New Yorker Museum of Modern Art oder seiner Radierung aus *Chants de Maldoror* von 1934 (Kat. 2.74) den Zeitbegriff hinterfragt und gegen die Diktatur des mechanischen Zeittaktes aufbegehrt. Eine gewisse Rebellion gegen das unerbittliche Metrum der Vergänglichkeit ist auch schon durch MAN RAY ins Werk gesetzt worden, als er 1923 ein Metronom mit einem photographierten Auge seiner verflossenen Geliebten Lee Miller versah und ihm den Titel *Indestructible Object* (Unzerstörbares Objekt, Kat. 2.69) verlieh.

Der Amerikaner hat damit als erster einen mechanischen Zeitmesser in die Kunst eingeführt, lange bevor JOSEPH BEUYS Anfang der fünfziger Jahre Stoppuhren in sein Relief mit Wurfkreuzen integrierte (Abb. 18) und ARMAN 1961 eine Anhäufung von Uhren in einem Glaskasten stapelte und sie *Paradoxe du temps* (Paradox der Zeit, Kat. 7.1) nannte. Die stehengebliebenen Wecker illustrieren den Titel, da jeder von ihnen nicht nur sein eigenes Aussehen, sondern auch seine eigene Uhrzeit aufweist, obwohl sie doch alle gleichzeitig am gleichen Ort versammelt sind. Im selben Jahr malte ROBERT RAUSCHENBERG auch sein *Time Painting* (Sammlung Marx, Berlin), in das eine Weckuhr integriert ist.

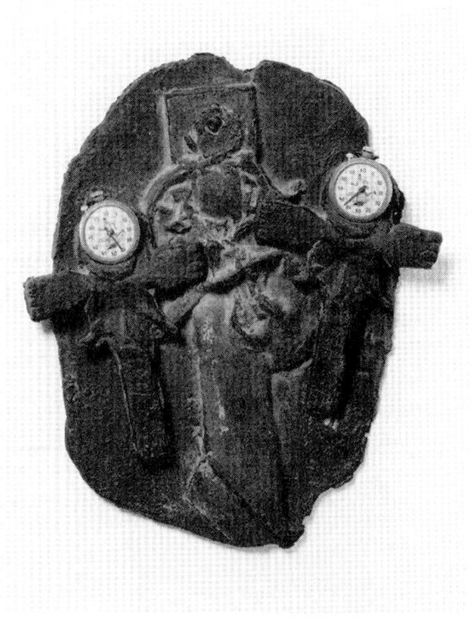

Abb. 18 Joseph Beuys
2 Wurfkreuze mit Stoppuhren auf Pflockkreuz,
1953/61
Bronze und 2 Spielzeug-Stoppuhren
33 x 29,2 x 4 cm
Sammlung Marx, Berlin

Die Relativität der Zeit beschäftigt ebenso den Fluxus-Künstler ARTHUR KÖPCKE, der 1969 in seinem Regalrelief *What's the time?* eine durchgelaufene Sanduhr, einen Wecker ohne Zeiger und eine Armbanduhr ohne Uhrwerk nebeneinander aufreiht (Kat. 7.2).

Als industriemäßige Anzeigentafel erscheint das Zifferblatt auf der Plastikplatte *Minuit* von MARCEL BROODTHAERS aus demselben Jahr (Kat. 7.3): Hier hat der schwarze Zeiger, wie ein Pfeil zugespitzt, die Ziffer XII aus dem Zifferblatt hinaus katapultiert, während unten einige Rädchen und der zweite Zeiger zusammen mit roten Punkten, die an Blutstropfen erinnern, so liegen, als habe der Zeiger der Uhr die Zeit um Mitternacht abgeschossen.

Besonders beliebt bei den Künstlern sind einfache weiße Wanduhren, wie man sie in Krankenhäusern, Ämtern oder Büros antrifft. ULRICH BERNHARDT integriert sie 1967 in eine große Wandassemblage mit dem Titel *klinisch tot* (Kat. 7.4), der autobiographisch zu verstehen ist. Schläuche, Operationsscheren, Plastikfolien und ein dolchartiges Gebilde evozieren durch die Symbolik der Materialien und die gestaltähnliche Anordnung der Objekte – mit der Uhr als Kopf – jenen Augenblick des völligen Ausgeliefertseins des Todkranken auf dem OP-Tisch.

Der Amerikaner MATTHEW McCASLIN kombiniert die Normuhr mit einem wirren Kabelwald und einer Lampe in dem Wandobjekt *A Quarter to What?* (Ein Viertel vor was?, Kat. 7.9). In dem Bodenobjekt *Untitled Time* (Unbenannte Zeit, Kat. 7.10) begräbt er sie zur Hälfte unter einem Zementhaufen – doch sie hört nicht auf zu ticken.

HEINER BLUM montiert einen Wecker mit Zeitzünder auf vier mit PU-Schaum umhüllte, mit goldglänzenden Metallbändern umschnürte Sprengsätze und nennt das explosive Bündel zynisch *Komposition in Zeit und Raum No. 1* (Kat. 7.5).

HAIM STEINBACH stellt 1986 vier identische Digitaluhren ins Zentrum eines elegant gestylten Wandregals und flankiert sie mit Kochtopfstapeln und Lavalampen zu einer ästhetisch abgestimmten Tripytchon-Folge (Kat. 7.7). Auch er ruft durch diese Kontextualisierung heterogener Objekte eine Zeitreflexion wach: die stereotype Wiederkehr der Nahrungsaufnahme, die einzuhaltenden Termine und die träge Fluktuation in den Leuchten am Abend, den Alltag der Frau zwischen Kochtopf, Uhr und Lampen (die an Phallen erinnern).

Zwanzig Jahre zuvor hatte JOSEPH KOSUTH drei verschiedene Wahrnehmungs- und Rezeptionsstufen visualisiert: Er hängte eine Uhr neben deren Photographie und diese wiederum neben eine lexikalische Definition des Begriffs »Uhr«. Damit hatte er den

realen Gegenstand, seine Reproduktion und seine sprachliche Erklärung in einer tautologischen Rückbezüglichkeit zusammengefaßt.
In der 1970 entstandenen Installation Kosuths *Investigation 8, Proposition 2* (Kat. 7.8) entsprechen »den 3 mal 12 Ziffern der drei Wanduhren [...] 36 numerierte Wittgenstein-Texte in 3 Heften, die je nach dem Stand der Zeiger, welche sowohl auf die Nummern der Texte wie aufeinander verweisen, zueinander in Beziehung gebracht werden sollen.«[1] Bei dieser Installation verläßt Kosuth die ausschließlich selbstreferentielle Bezüglichkeit zwischen Objekt, Abbild und sprachlicher Definition; vielmehr verknüpft er die Selbstreflexion der Kunst als Bedeutungssystem dialektisch mit anderen Bedeutungssystemen. Der Betrachter wird aufgefordert, eine mehrfache Verbindung zwischen den einzelnen Teilen herzustellen: 1. Die Verbindung zwischen den angezeigten Ziffern der Uhren und den Textstellen bei Wittgenstein. 2. Die Verbindung zwischen den vom kleinen Zeiger einer Uhr und vom großen Zeiger der Uhr rechts davon angezeigten Ziffern (wobei der Uhr 3 die Uhr 1 folgt). 3. Die dritte Verbindung betrifft den Versuch, die gleichzeitig bestehenden, ein- und vielschichtigen Beziehungen der einzelnen Teile dieser Arbeit zueinander zu erfassen.
Die unter 1. genannte Verbindung zu Wittgenstein bezieht sich auf dessen »Zettel«, aphoristische Aufzeichnungen mit Reflexionen über umgangssprachliche Formulierungen. Für jeden Platz hat Kosuth eine Anthologie von jeweils zwölf »Zettel«-Texten entsprechend dem Ziffernsystem der Uhren ausgewählt. Die Betrachter versuchen, die 36 verschiedenartigen, dem Alltag entnommenen Reflexionen irgendwie mit dem Kontext der Installation zu assoziieren. Wittgensteins Philosophie der Selbstbezüglichkeit durch Semantisierung war eine zentrale Inspirationsquelle nicht nur für Kosuth, sondern für die Concept-Künstler allgemein, insbesondere für die Gruppe Art & Language oder für Mel Bochner mit seinen Illustrationen zu der Schrift »Über Gewißheit« von Wittgenstein (Kat. 6.29–6.30).
Während Kosuths Uhren im wesentlichen als Indikatoren für das Referenzsystem fungieren, geht es KLAUS RINKE in seiner großen Installation *Deutschzeit* 1925–1974–1987 (Kat. 7.6) um die Geschichtlichkeit der Zeit. Seine riesige Bahnhofsuhr – sie stammt von dem 1925 erbauten Düsseldorfer Hauptbahnhof und hat die Zerstörung im Zweiten Weltkrieg unbeschadet überstanden – hängt an einem fahrbaren Eisengerüst vor einer quadratischen Holztafel, ursprünglich einer Bodenzeichnung mit strahlenförmigen Linienbündeln. Die erleuchtete Uhr erscheint so als eine Energiequelle, deren Radien nach allen Richtungen, Raum und Zeit überbrückend, ausstrahlen.

Kalenderbilder

Eine andere Domäne der Visualisierung von Zeit stellen die Kalenderbilder dar, die seit dem Ende der fünfziger Jahre entstehen. PIERO MANZONI fertigte eine Collage mit den dreißig Tagesblättern eines Abrißkalenders vom Monat September 1959 (Kat. 7.12). Bereits zuvor hatte ROBERT RAUSCHENBERG zwölf Kalenderblätter der Monate Januar bis Dezember des Jahres 1958 in sein Combine-painting *Factum I* (Kat. 7.11) integriert,[2] während ROY LICHTENSTEIN 1962 einen Pultkalender zum großformatigen Bildsujet machte (Abb. 19, S. 169). Im selben Jahr führte CLAES OLDENBURG seinen *Soft Calendar* vom Monat August 1962 als weiche Zahlenplastik aus (Kat. 7.13).
Der Italiener ALIGHIERO BOETTI realisierte 1971 nach seinem ersten Aufenthalt in Kabul zwei goldeloxierte Messingplatten mit den eingravierten Daten seines angenommenen Todes und seines hundertsten Geburtstages, *11 Luglio 2023–16 Dicembre 2040* (Kat. 7.14), zwei Fixpunkten in der Zukunft (die er nicht erleben sollte), zwischen denen er fortan eine enge Beziehung herstellte. Einige Jahre später, 1974, konzipierte er eine Papierarbeit in Form eines elektrischen Zählers, der den Zählerstand »01974« anzeigt – nicht zufällig erinnert er an die Jahreszahl des Entstehungsjahrs, ist aber mit der ominösen 0 eingeleitet (Kat. 7.15).

Sind es bei diesen Arbeiten im wesentlichen größere Intervalle wie Monate oder Jahre, so geht ON KAWARA am 4. Januar 1966 dazu über, jeden Tag in seinem Leben sowohl schriftlich – in seinem »Journal« –, als auch malerisch zu protokollieren. Es kommt ihm darauf an, seine Existenz in einen räumlichen und zeitlichen Kontext zu stellen – räumlich in seinen topographischen Protokollen, seinen Postkarten und Telegrammen an Freunde mit dem Vermerk »I am still alive« und zeitlich in seinen *Date Paintings* (Datumsbilder, Kat. 7.17–7.25), die er mit Zeitungsausschnitten koordiniert, die Tagesereignisse an seinem jeweiligen Aufenthaltsort vermerken. Den Verlauf seiner Lebenszeit thematisiert er auch in einer Serie von Papierarbeiten, *100 Years Calendar* (Kat. 7.16), in der er die Tage seines Lebens und Arbeitens mit Punkten in verschiedenen Farben markiert, und schließlich in seinen getippten Büchern *One Million Years*, die, vom Jahr 1969 zurückreichend, jeden Tag eines Zeitraums von einer Million Jahren datenmäßg auflisten (Kat. 7.26). Einem Freund erzählte er dazu: »Das sind die Daten für eine Million Jahre. Ich wollte ein Buch daraus machen, aber es würde 2000 Seiten umfassen. Von diesen 2000 Seiten nimmt die Geschichte der menschlichen Zivilisation lediglich die letzten zehn und einige ungerade Seiten ein.«[3]

Indem On Kawara gebräuchliche Informationssysteme über Zeit und Raum auf sich selbst bezieht, erreicht er die Verknüpfung eines abstrakten Systems mit einer individuellen Erfahrung und verleiht den Kalendarien damit eine fast erschreckende Realität. In der Kombination der nüchternen Adressen, Anschriften und Daten mit seiner Lebensmeldung »Ich bin noch am Leben«, die durch das »noch« ja deutlich auf die Vergänglichkeit verweist, kommt dies zum Ausdruck. On Kawara stemmt sich gegen diese Vergänglichkeit, indem er durch das ununterbrochene Aufschreiben und Aufmalen seiner Tage erreichen will, daß sich seine Existenz und Lebensspanne – und sei sie noch so minimal – unwiderruflich in den großen Fluß der Zeiten einschreibt.

Auf konträre Weise, nicht durch ein konsekutives Nacheinander, sondern durch schichtweise Überlagerung, suchen zwei deutsche Maler, HORST ANTES und ROMUALD HENGSTLER, durch vielfaches Übermalen von Tagesdaten den Prozeß von Gegenwart und Vergangenheit zu veranschaulichen, und dies nicht in einem möglichst anonymen Farbauftrag und durch schablonenhafte Ziffern wie On Kawara, sondern in einem durchaus subjektiven, gestisch-malerischen Schreibakt. Antes protokolliert in seinen Tagebildern (Kat. 7.27 und 7.28), die seit 1989 entstehen, seine Arbeitstage während unterschiedlich langer Zeiträume von einem Monat bis zu einem halben Jahr, wobei er die steilen, die ganze Bildhöhe einnehmenden Ziffern sorgfältig übereinander malt. Hengstler hingegen, der schon seit vielen Jahren Zahlenbilder malt, schreibt seine Datumsbilder (Kat. 7.29) in großräumigen Schwüngen übereinander, von Dunkel nach Hell übergehend, so daß eine polyphone Rhythmik zwischen den zahllosen Überschreibungen und Überlagerungen der Farben entsteht.

Vorherrschend ist bei beiden das allmähliche Zurücksinken und Durchscheinen des Gestrigen unter den Ziffern und in den Zwischenräumen des Heutigen. Die Aktion des multiplen Übermalens von Tagesdaten wird zu einem Sinnbild für das Zerrinnen der Zeit, aber auch für die in den malerischen Spuren bewahrte Diaphanie der Erinnerung an die eigene Existenz.

Zwei jüngere Amerikaner, die gemeinsam malen, McDERMOTT & McGOUGH, versetzen sich in ein früheres Jahrhundert und wandern in der Vergangenheit zwischen den Jahren. »Ich habe in die Zukunft geblickt«, hat McDermott einmal gesagt, »und ich habe nicht die Absicht, dorthin zu gehen.«[4] Ausdruck dieses regressiven Transfers ist ihre Zahlentafel *Face of God 1928* (Das Antlitz Gottes 1928, Kat. 7.30), auf der Jahreszahlen von 1802 bis 1828 in leuchtenden Farben aufgereiht sind. Die untere Reihe ist halb vom Rahmen überschnitten, so als würden sich die Jahreszahlen außerhalb des Bildes fortsetzen, bis sie am rechten Rand, wiederum nur halb sichtbar und senkrecht gestellt, mit den Jahreszahlen 1919 und 1920 wieder ins Bild treten. Das Ganze erinnert an ein magisches Quadrat und tatsächlich ergibt die Addition der Ziffern jeder horizontalen Reihe eine durch 9 teilbare Zahl: 36, 45 oder 54. Die Jahreszahl 1928 links unten, eine fiktive Datierung des Bildes, bezieht sich auf die Endzahl 1828 der Jahreszahlentabelle rechts unten. Die Ziffern 1 und 8, die am häufigsten vorkommen, kehren an verschiedenen Stellen wieder und bilden rhythmische Intervalle. Der Titel des Bildes läßt sich mit der Religionsauffassung der beiden Künstler in Verbindung bringen – beide sind Scientologen und vertreten die Idee eines Gottes, der alle Zeitdimensionen überwindet. So datieren sie ihre eigene Existenz auf den Anfang des 19. Jahrhunderts parallel zur Gründung der ersten amerikanischen Malschule. Diese Umkehrung der Zeit, die Möglichkeit sich in ein früheres Jahrhundert zu versetzen, die mit ihrem religiösen Glauben zusammenhängt, macht sie unabhängig vom herrschenden Zeitgeist, denn: »Heute ist nicht nur ein Jahr mit einem präzisen Datum: aus dem einfachen Grund, weil all die anderen Jahre schon in ihm enthalten sind.«[5]

Auf der Suche nach dem Unendlichen und der verlorenen Zeit

SIGMAR POLKE projiziert in anderer Weise seinen Lebenslauf in frühere Zeiten, um dadurch eine überzeitliche Gesetzmäßigkeit herauszufinden. In einer Zeichnung auf Millimeterpapier mit dem Titel *Konstruktionen um Leonardo da Vinci und Sigmar Polke* (Kat. 7.31) versucht er 1969 entsprechend der von Leonardo favorisierten Methode des Goldenen Schnitts dessen Biographie, soweit ihre Daten bekannt sind, mit seiner eigenen, noch unvollendeten Biographie in ihren Höhepunkten zu koordinieren und die Gesetzmäßigkeit der entstehenden Intervalle auf seinen künftigen Lebenslauf zu übertragen. Das ganze ist die Vision einer Symbiose Leonardo-Polke in einem synoptischen Konstruktionsplan, als »Konzept des Transponierens einer Möglichkeit, die erst nach dem Todespunkt eintreten kann, vor dem Todeszeitpunkt an Hand eines Modells. Vorzeitigkeit der Nachzeitigkeit« – so ein Satz der Beschriftung auf dem Blatt.
CLAUDE WALL läßt in seiner Arbeit *4 Lebensläufe aus »Bilder einer Ausstellung«* (Kat. 7.33) die vierundvierzig Jahre seines Lebens wie auch den Lebenslauf von einem Galeristen und zwei Künstlerfreunden in vier kettenartigen Strängen wie Plasma aufeinander zulaufen. Die Stränge überkreuzen sich bei ihrer ersten Begegnung mit einem der Freunde, winden sich spiralig ineinander und driften wieder auseinander, um dann von der Gegenwart, dem Jahr 1995 aus, rückwärts zum Geburtsjahr zählend, zurückzulaufen. Dabei gelingt Claude Wall durch Vergrößerung und Verkleinerung der Ziffern wie auch durch differenzierte Schattierungsstufen die Visualisierung eines osmotischen Bewegungsaustausches zwischen Vergangenheit und Gegenwart als ein Zum-Vorschein-Kommen und Entschwinden.
Mit ähnlichen Mitteln der Lichtmodulierung numerischer Bildelemente arbeitete auch schon das frühere »Zero«-Mitglied HANS-ALBERT WALTER, obwohl der Ausdruckscharakter seiner Bilder ein anderer ist. Seine Zahlen sind nicht handschriftlich notiert, sondern schablonenhaft präzise aufgemalt. In den beiden Kompositionen *legende des verlorenen planeten* (Kat. 7.39) und *pyramide von raum und zeit III* (Kat. 7.38) sind es Dreier- oder Viererreihen, die von der Ziffer 8 bis zur 0 aus dem schwarzen Grund in nuancierten Progressionen von Grau nach Weiß emportauchen und in symmetrischer Konfiguration wieder dahin zurücksinken: »Anfang und Ende, unwägbar in ihrer arithmetischen Eigenschaft, das Ganze und das Nichts im Sinnbezug der Zahlenreihen«[6].
Durch die Präzision der Ziffern und die geometrischen Flächenfiguren – etwa eine bumerangartige Winkelform oder ein X-förmiges Andreaskreuz –, aber auch durch die fein abgestufte Modulation von Schwarz zum strahlenden Weiß erzielt Walter einen Grad von höherer Absolutheit und eine kosmische Raum-Zeit-Dimension. Viele seiner Bilder weisen rückwärts und in die Zukunft: »So werden Vergangenheit, Sonnenzellen und Turbo-Generatoren (O'Neill, USA) eines nicht zu fernen Tages aus dem All fließen, um der Menschheit brennende Probleme lösen zu helfen.«[7]
Interplanetare Räume und Zeiten beschwört auch der Engländer JOHN HILLIARD in der kleineren Photoarbeit *Endless* (Endlos, Kat. 7.40), in der die Ziffer 8 in das Unend-

lichkeitszeichen übergeht, ebenso wie in dem großformatigen Aquarell *Countdown* von 1990 (Kat. 7.41), das eine kosmische Katastrophe ausmalt.
Das Thema »Countdown«, allerdings in weniger apokalyptischem Sinne, beschäftigte auch JOSEPH BEUYS: einmal in der 1984 entstandenen Wandtafel mit der Aufschrift »nur noch 1017 Tage bis zum Ende des Kapitalismus« (Kat. 7.34) – bezogen auf den Kapitalismus und seine Überwindung in einem humaneren Wirtschaftssystem –, außerdem in der Lithographie *Countdown 2000* von 1981 (Kat. 7.35). Diese basiert auf einem Computerausdruck mit sämtlichen Tagesdaten vom 1. Januar 1980 bis zum 1. Januar 2000, auf dem Beuys in jeder der zwanzig Jahreskolonnen den gleichen Fehler entdeckte: Statt 19. 4. 1980ff. hat der Computer jeweils irrtümlich den 12. 4. 1980ff. ausgedruckt. Er verbessert diesen Fehler handschriftlich und vermerkt am unteren Rand jeweils das korrekte Datum. Was ihn an dieser Arbeit faszinierte, war der Sieg des menschlichen Verstandes über die elektronische Maschine. Und so schrieb er nicht ohne Stolz in roter Tinte über seine Korrekturzeichen »corrected for the Committee 2000«. Dieses sogenannte Komitee bestand aus einigen Hamburger und Münchner Mitgliedern, die den Plan hatten, Künstler mit Graphiken für die Jahrtausendwende zu beauftragen. Doch außer Beuys konzipierte nur Warhol eine Lithographie mit einem Sektglas.
Eine geistreiche Formulierung für den Begriff des Unendlichen hat der Schwede CARL FREDRIK REUTERSWÄRD in seinem dreieinhalb Meter breiten Gemälde *L'infini moins 1* (Das Unendliche minus Eins, Kat. 7.42) von 1962 gefunden. Daß Reuterswärd dem Inkommensurablen auf der Spur ist, zeigen auch seine Skulpturen mit dem poetischen Titel *Les interchiffres avec l'inconnu* (Interziffern mit dem Unbekannten, Kat. 7.43) von 1984, die aus der jeweiligen Matrix-Form mit dem Zwischenraum zur nächsten Zahl entstanden sind und ein neues Ziffernsystem darstellen sollen, das mit dem Unbekannten in Kontakt tritt.
Der Amerikaner JONATHAN BOROFSKY sucht das Unendliche seit 1969 dadurch zu erreichen, daß er große Papierbögen mit Zahlen von 1 bis ∞ füllt und sie – mit einem Gewicht beschwert – aufeinanderlegt (Kat. 7.32). Dieses »work in progress« will Borofsky zeit seines Lebens weiterführen, um nach dem Vorbild Brancusis eine »Endlose Säule« aus geschriebenen Zahlenreihen aufzustapeln.
Am konsequentesten ist der in Frankreich lebende Pole ROMAN OPALKA dem Unendlichen auf der Spur. Seit 1965 konzentriert sich der Künstler auf ein Abzählen von 1 bis ∞, das von Bild zu Bild fortschreitet und sich – beginnend mit farbigen Bildern wie dem roten *Detail 58885–89204* (Kat. 7.44) – schließlich auf den Kontrast von Schwarz und Weiß beschränkt (Kat. 7.45–7.52). Die Progression der Zahlenfolgen wird begleitet von einer progressiven Aufhellung des schwarzen Grundes, jedoch jeweils nur um einen für das Auge kaum wahrnehmbaren Grad von 1 Prozent. Ziel dieses lebenslangen Unternehmens ist es, den Bildgrund zu einem strahlenden Weiß hinzuführen, mit dem die weißen Zahlen zur Unsichtbarkeit verschmelzen – ein Ziel, dem Opalka mit seinen letzten Bildern schon bedenklich nahegekommen ist. Doch der Künstler begnügt sich nicht mit dem bloßen Zahlenmalen, bei dem der handschriftliche Duktus und der Prozeß des Blasserwerdens der Farbe nach dem Eintauchen des Pinsels eine lebendige Rhythmik erzeugen, sondern er begleitet seine Malerei durch das Aussprechen der Zahlen, das er auf eine Tonbandkassette aufnimmt. Hinzu kommt, daß er an jedem Arbeitstag bei immer gleicher Beleuchtung sein Gesicht photographiert und somit seinen allmählichen Alterungsprozeß dokumentiert. Die Malerei, die monotone Litanei der Stimme und die feinen Veränderungen des Gesichts ergeben ein audiovisuelles Gesamtkunstwerk, das möglichst lückenlos sein lebenslanges Experiment protokolliert. Mit diesem existentiellen Projekt, das der Künstler selbst als einen malerischen Opfergang bezeichnet, mit dem er den Wankelmut des zeitgenössischen Kunstschaffens moralisch sühnen will, möchte er den Beweis erbringen, daß man »durch die Mechanismen der Vernunft, Zutritt finden kann zu dem, was Urteilskraft oder Verstand übersteigt, und durch das Rationale zum Meta-Rationalen vorzustoßen vermag.«[8]

Von vergleichbarer Strenge und Konsequenz ist das Zahlensystem, das HANNE DARBOVEN zur Visualisierung der Zeit entwickelt hat. 1968 kam sie auf die Idee, das Kalenderdatum zur Grundlage ihrer Arbeiten zu machen. Aus der Addition von Tages-, Monats- und (zweistelligem) Jahresdatum bildete sie die Quersumme »K« (= Kasten, Konstruktion) als Maßeinheit eines Zahlensystems, das ihr die Darstellung der Dimension Zeit erschloß. Als Folge entstanden große, zum Teil in Büchern zusammengefaßte Zeitzyklen wie die »Jahrhundert«-Arbeit von 1971 bis 1975, die 402 Ordner umfaßt und dem Projekt *One Million Years* von On Kawara vergleichbar ist (vgl. Kat. 7.26).
In ihrer noch in New York entstandenen Arbeit *21 x 21* von 1968 (Kat. 7.54) erstellt sie ihre Zahlenkonstruktionen noch weitgehend mit ausgeschriebenen Zahlwörtern, wobei sie je nach Nennwert der Zahl die Worte aneinanderreiht. Im vorliegenden Fall sind es die Ziffern 1, 3, 5 und 7, die in vier Varianten räumlich auf dem Blatt durchgespielt werden und waagrecht addiert in jeder Zeile die Summe 21 ergeben. Das fünfte Blatt ist der tabellarische Index aller möglichen Varianten.
Die achtteilige Arbeit *Index: 1 x 100 Abläufe* (Kat. 7.53) von 1972 zeigt Darbovens Umwandlung von zeitlichen Daten durch die Bildung von Quersummen, die dann den Schlüssel für die in dieser Arbeit 42 durchgeführten Abläufe liefern. Wie immer ist ein Index vorgeschaltet, der den Quersummencode für die Chiffrierung der Tages-, Monats- und Jahresdaten angibt. Die Kategorie Zeit wird also in ein eigenes Zahlensystem transponiert und die konkrete Schreibzeit der vergehenden Gegenwart fließt ein in die weitere Vergangenheit und ihre formelhafte Verschlüsselung. Zum Problem der angeblichen Unverständlichkeit ihrer Arbeiten hat sich Hanne Darboven ausführlich geäußert: »Meine Arbeit ist ja nicht unverständliche Datenverarbeitung im Sinn unseres Computerzeitalters, sondern sie fängt an mit 2 = 1, 2. An diesem simplen mathematischen System hängen wir nun wirklich alle. [...] Meine Formel 2 = 1, 2 ist schließlich ein Protest gegen dieses allgemeine Rechensystem. Darauf gekommen bin ich, als ich mit Zeichnen anfing und das in Form von Konstruktionen tat. [...] Irgendwann habe ich diese Konstruktionen in Zahlen ausgeschrieben, dem Nennwert nach. Und schließlich bin ich auf die Tagesdaten gekommen, da man sich ja doch täglich mit dem Sinn oder Unsinn der Dinge beschäftigt.«[9]

Zahl und Zeit im Medium digitaler Elektronik

Nur wenige Künstler verstehen es, so virtuos wie der Japaner TATSUO MIYAJIMA, High-Tech-Mittel einzusetzen und ihnen dabei eine so poetische Ausstrahlung zu entlocken. Seine vier Meter lange Wandinstallation *Time in Blue No 28* (Zeit in Blau Nr. 28, Kat. 7.58) demonstriert sein Konzept einer »true real time: Da die Zeit Anfangspunkt der Welt ist, verbindet sie alles, die sichtbare wie die unsichtbare Welt. Und Miyajima hat mit seinen digitalen LED-Units, die mit einem »Gadget«-Zähler und integrierter Schaltung verbunden sind, ein neues Gestaltungsverfahren für seine Vorstellung von Zeit und Wirklichkeit gefunden. Das Funktionsprinzip dieser Gadgets wird ihm zum metaphorischen Motto seiner Arbeit: »Keep changing, connect with everything, continue for ever«. So hat er mit den sich ständig wandelnden prozessualen Abläufen – bei *Time in blue* ist es das in jedem der über die ganze Fläche diagonal verteilten Digital-Einheiten sich abspielende Zählen von 1 bis 9 – ein ideales Medium gefunden, um die Verschmelzung der »imaginären« und wirklichen Zeit zu visualisieren. »Das menschliche Individuum ist nämlich Teil der Zeit. Alltägliche Erfahrungen lehren uns, daß Zeit eng mit der Erinnerung verbunden ist, mit Emotion, kurz gesagt mit unserer inneren Welt. Neben und scheinbar oft im Gegensatz zu dieser ›imaginären‹ Zeit steht die Zeit, die Uhrzeiger melden. Dennoch neigen wir dazu, die (Fiktion) der Uhr für die ›wirkliche‹ Zeit zu halten. Im Grunde versucht Miyajima, in seinen Installationen die ›wirkliche‹ (reale) und die ›imaginäre‹ Zeit ineinander zu schieben, um auf diese Weise die Erfahrung von der ›true real time‹ zu erreichen.«[10]

Der Franzose MIGUEL CHEVALIER nutzt die digitale Computertechnik für eine ständige Metamorphose im Wechsel von Auflösung und Wiederherstellung, »décomposition« und »recomposition«. Auf der Basis eines numerischen Codes werden die »Bilder« in einem Prozeß der Generierung unendlich variiert und überlagert, sowohl in den Formen wie in den Farben, bis zu ihrer endgültigen Zersetzung. In seiner interaktiven Video-Installation *Turbulence numérique* (Numerische Turbulenz, Kat. 7.56) kann der Betrachter selbst diesen Prozeß der Zahlenmetamorphosen steuern. Numerische Raster wechseln mit venylischen Mustern ab, weit gespannte mit eingebetteten Partien: In jedem Fall deckt sein Projekt die Fragilität des Zeichens auf und die Tücken der Erinnerung. Hinter allen sich in raschem Wechsel verändernden Alltagsbildern der Körper und Objekte, bleibt die Radikalität der Zahl als Zeichen des Lebens wie des Todes omnipräsent.

Die Österreicherin BRIGITTE KOWANZ beschäftigt sich in ihren raumbezogenen Arbeiten mit dem Kontext von Licht, Bewegung und Zeit. Das verbindende Element, um etwa die ja kaum vorstellbare Lichtgeschwindigkeit zu veranschaulichen, ist die Zahl (Kat. 7.59). So zeigt sie durch ihre Installationen an einem zeitlichen Ausschnitt von Sekunden-Infinitesimalbruchteilen wie 0,000000043363332376 Sekunden die zurückgelegte Entfernung des Sonnenlichts von 13 Metern konkret in Form einer Säule oder einer durch die Zahlen selbst markierten Wanddistanz. Und mit einem Male rückt das Unvorstellbare in den Bereich des Faßbaren. Für die Ausstellung hat die Künstlerin im Foyer der Neuen Staatsgalerie an der schräg zur Rampe ansteigenden Decke eine zehn Meter lange Arbeit aus Neonzahlen konzipiert, die nach diesem Prinzip die Lichtgeschwindigkeit darstellt.

Anmerkungen

1 Christel Sauer, in: Kat. *Kosuth*, Luzern 1975, Bd. 4, S. 22.
2 Das Bild *Factum I* bildet zusammen mit dem nahezu identischen *Factum II* einer amerikanischen Privatsammlung ein Doppel, mit dem Rauschenberg demonstrieren wollte, daß man auch Reprisen von spontaner, gestischer Action-painting malen kann.
3 René Denizot (Hrsg.), *Mot pour mot/ Word for word. On Kawara au jour le jour/On Kawara from day to day*, Paris : Yves Lambert, 1979, S. 15 (vom Verf. übersetzt).
4 Zitiert nach Kat. *McDermott & McGough*, Mailand: Ed. Charta, 1996, S.20/21.
5 Ebd.
6 Friedrich W. Heckmanns, in: Kat. *Hans-Albert Walter*, Hannover 1990, S. 12.
7 Hans-Albert Walter 1989, zit. nach Perdita Lottner, ebenda, S. 13.
8 Opalka 1992, in: *Roman Opalka – Der Anti-Sisyphos*, Ostfildern 1994, S. 93.
9 Zitiert nach Ingrid Burgbacher-Krupka, *Hanne Darboven*, Ostfildern 1994, S.55.
10 Jos Poodt, in: Kat. *Miyajima*, 's-Hertogenbosch/Berlin 1991, S. 63.

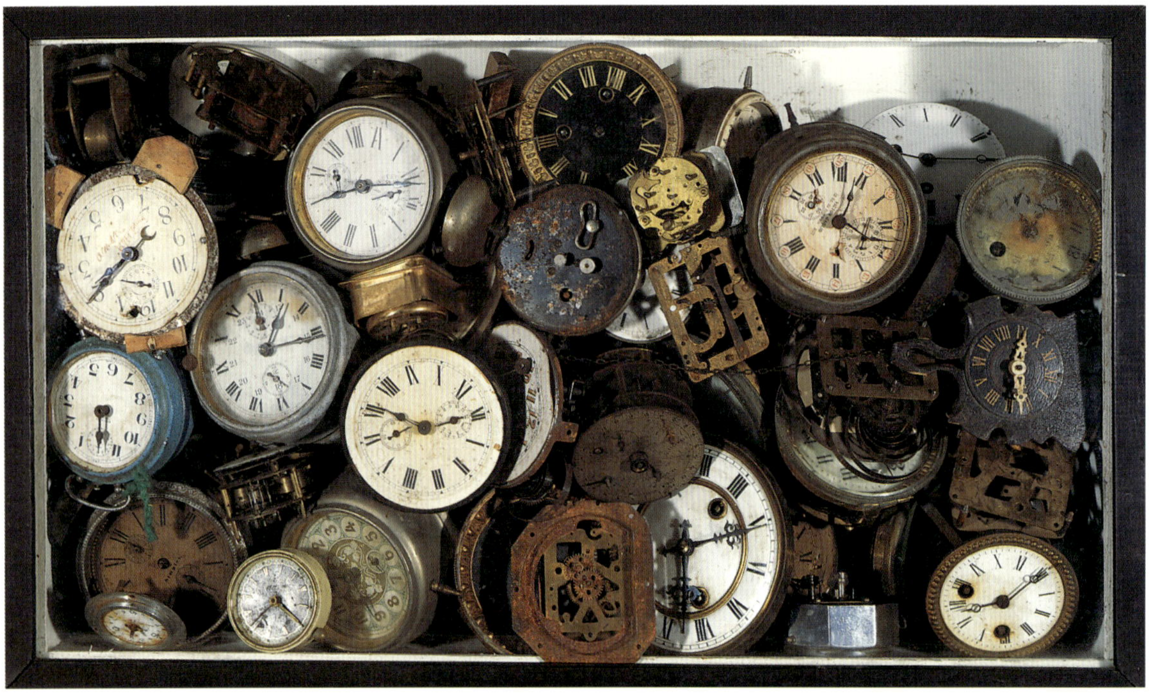

7.1

7.2

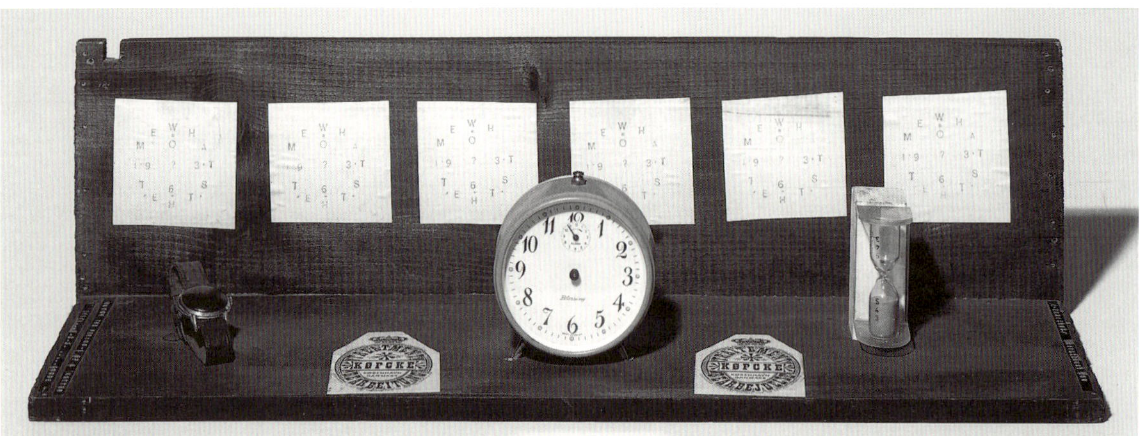

7.3

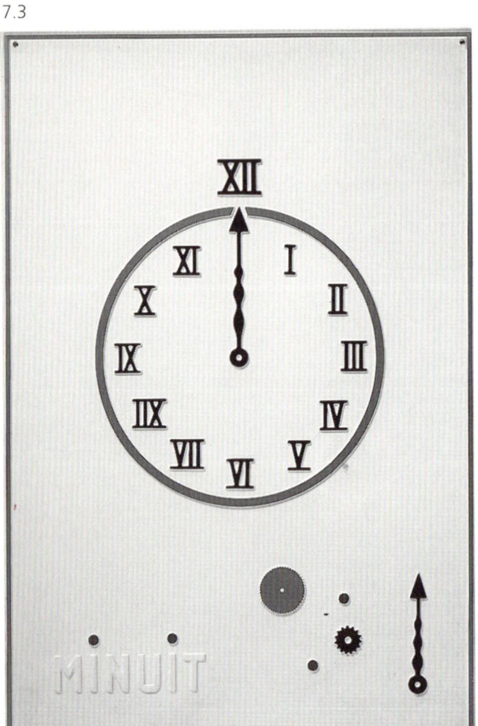

7.1 Arman
Paradoxe du temps (Paradox der Zeit), 1961

7.2 Arthur (Addi) Köpcke
What's the time? (Wie spät ist es?), 1969

7.3 Marcel Broodthaers
Minuit (Mitternacht), 1969

7.4 Ulrich Bernhardt
klinisch tot, 1967

7.5 Heiner Blum
Komposition in Zeit und Raum No. 1, 1989/92

7.6 Klaus Rinke
Deutschzeit, 1925–1974–1987

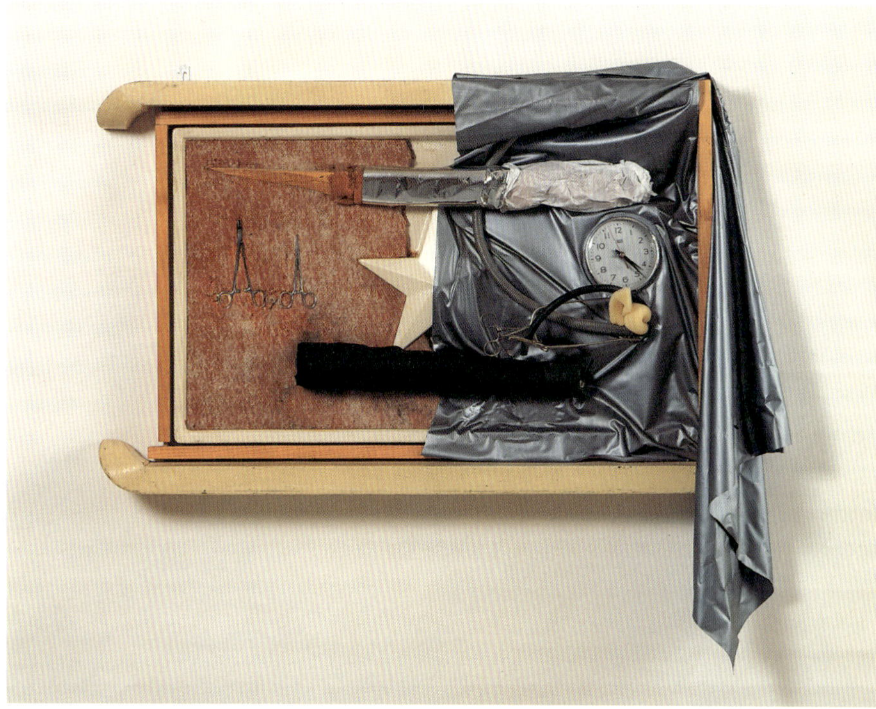

7.4

7.5

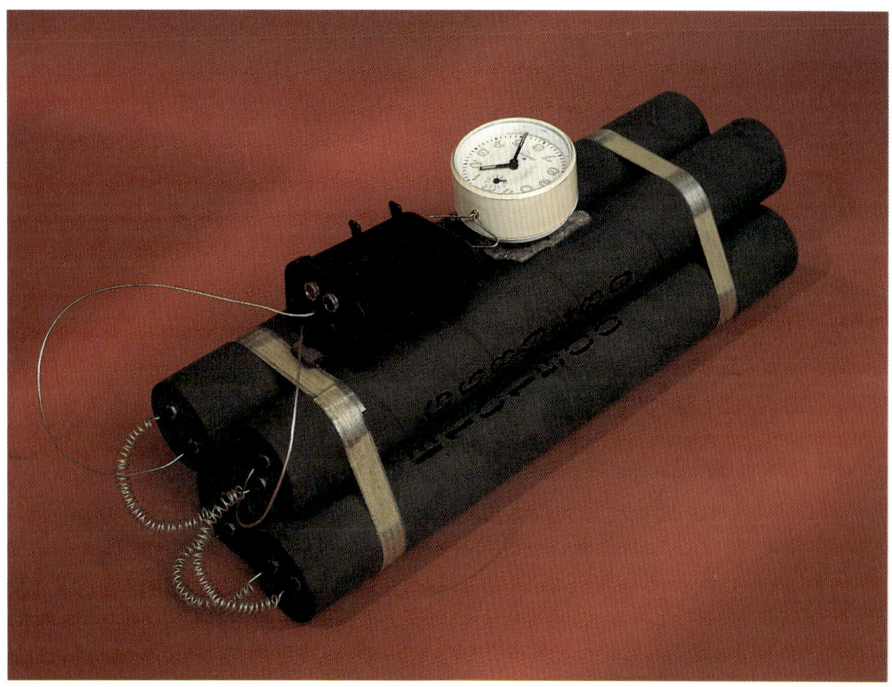

7.6

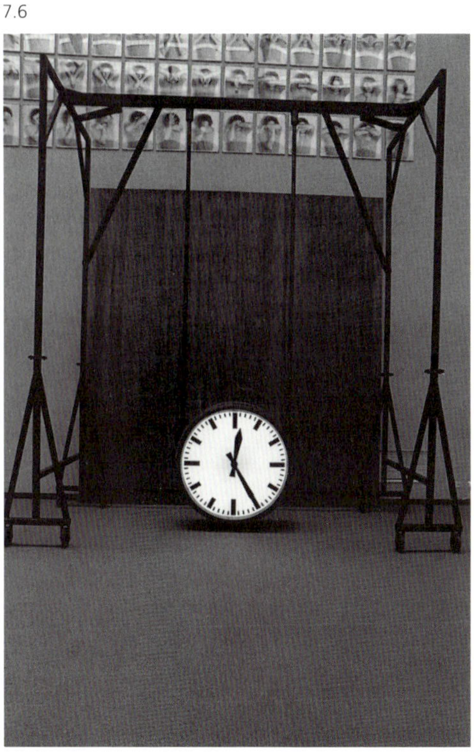

7.7 Haim Steinbach
ultra red #1 (Ultra-Rot Nr. 1), 1986

7.8 Joseph Kosuth
Investigation 8, Proposition 2
(Erkundungen 8, Vorschlag 2), 1970

7.9 Matthew McCaslin
A Quarter to What?
(Ein Viertel vor was?), 1991

7.10 Matthew McCaslin
Untitled Time (Unbenannte Zeit), 1993

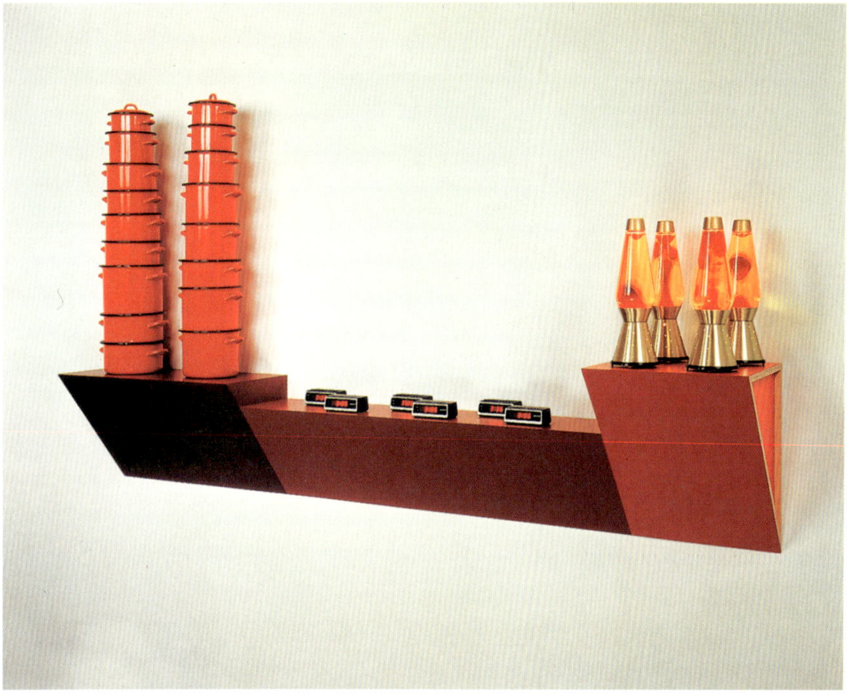

7.7

7.8

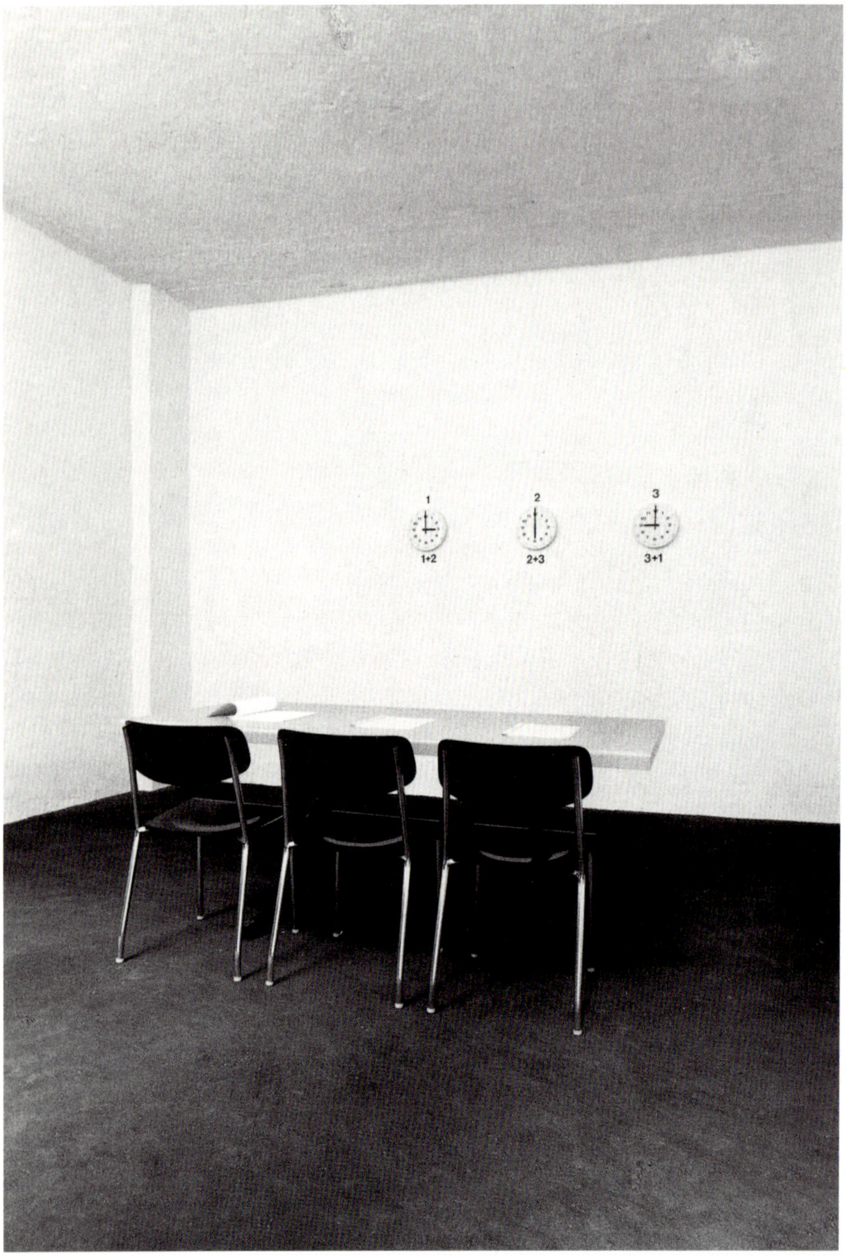

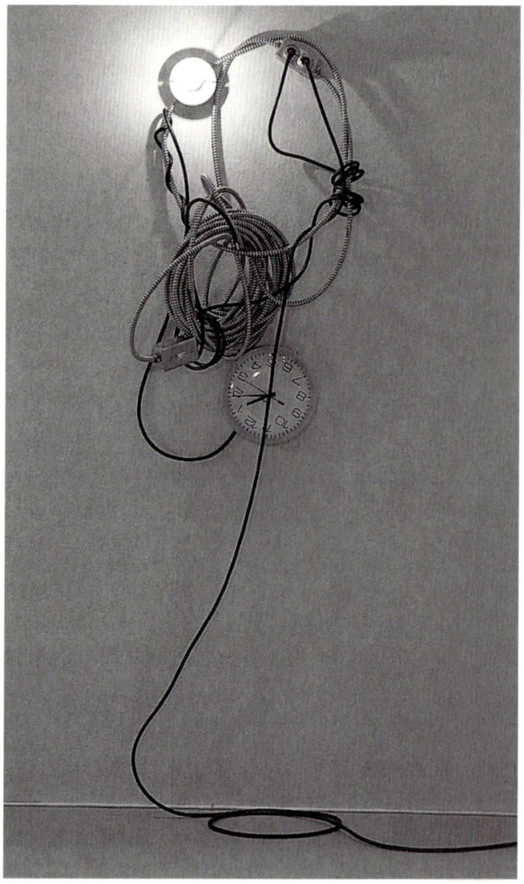

7.9

7.10

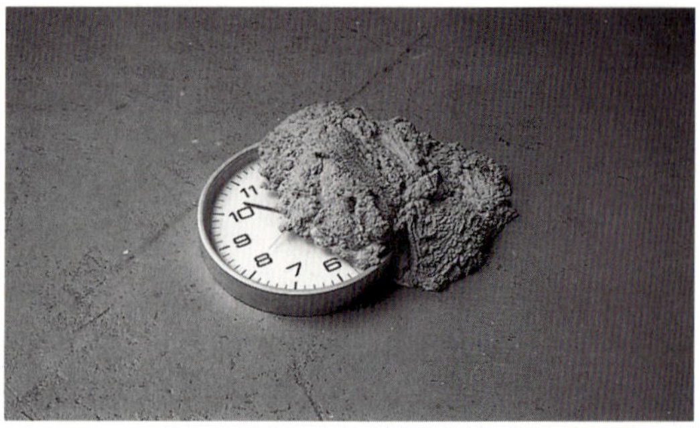

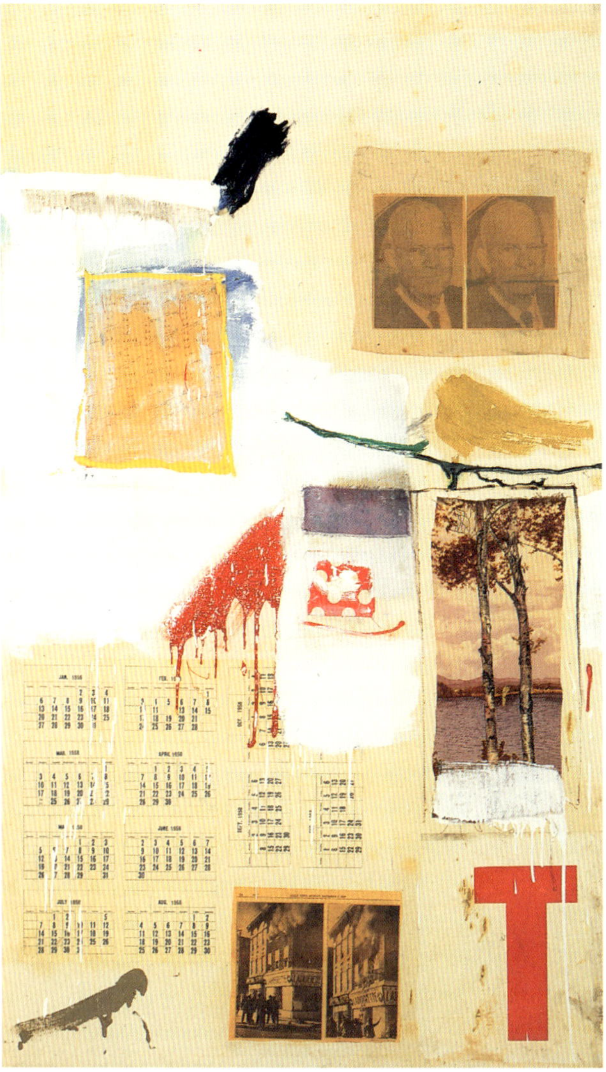

7.11

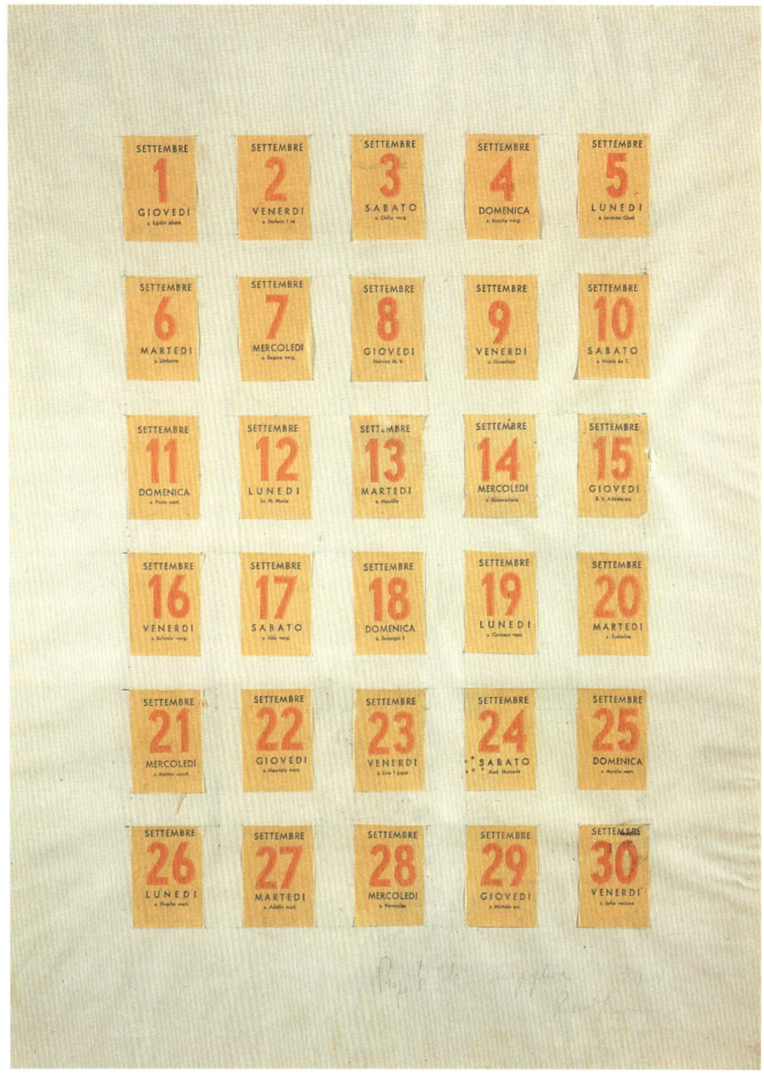

7.12

7.11 Robert Rauschenberg
Factum I, 1957

7.12 Piero Manzoni
156 BM Calendario
(156 BM Kalender), 1959

Abb. 19
Roy Lichtenstein
Calendar, 1962

7.13 Claes Oldenburg
Soft Calendar for the month of August
(Weicher Kalender für den Monat
August), 1962

Abb. 19

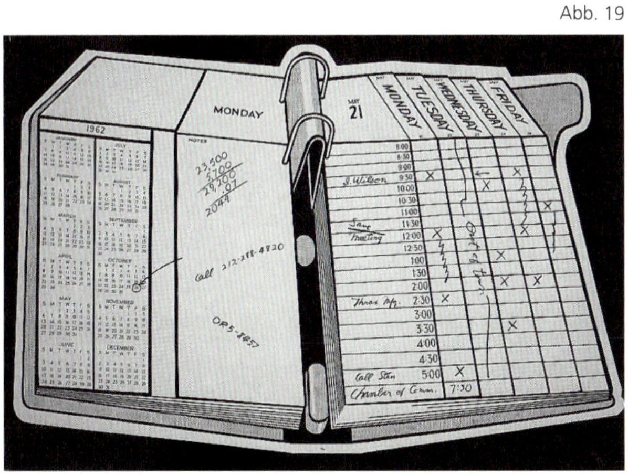

7.13

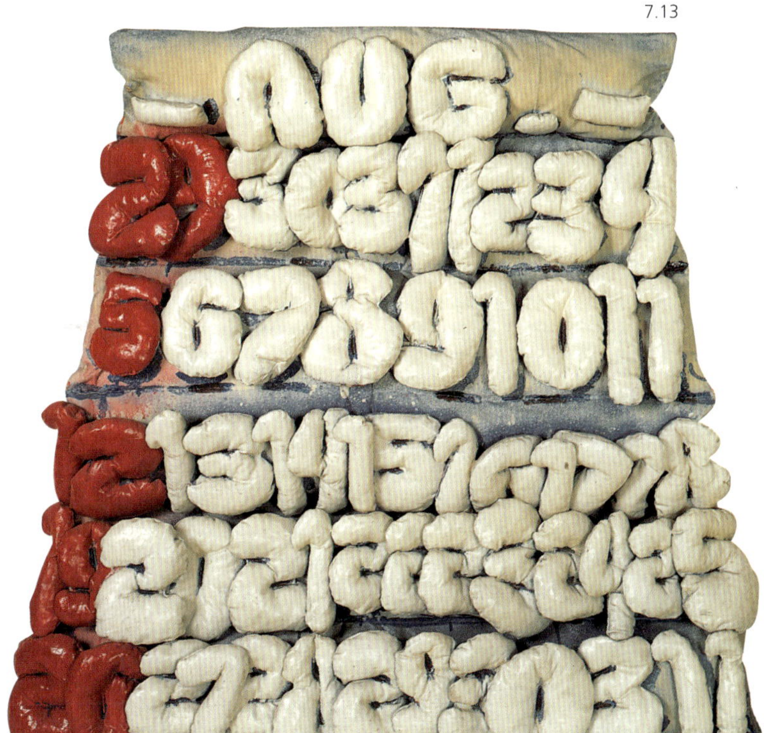

7.14 Alighiero Boetti
11 Luglio 2023 – 16 Dicembre 2040
(11. Juli 2023 – 16. Dezember 2040),
1971

7.16 On Kawara
100 Years Calendar (100-Jahre-Kalender),
Detail, 1989

7.17 bis 7.19
On Kawara
Jan 15 1966
Jan 18, 1966
Jan 19, 1966

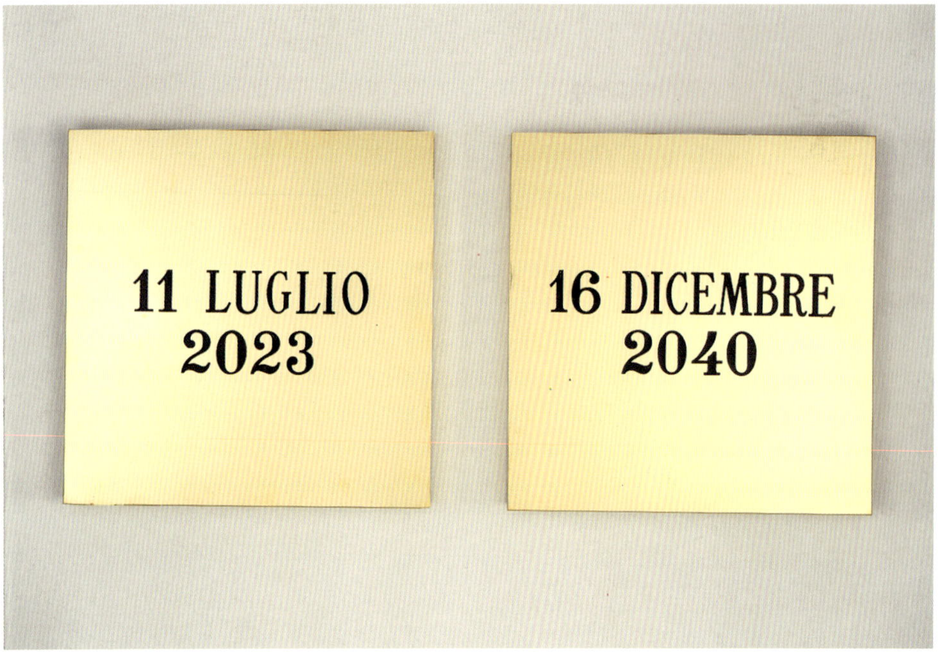

7.14

7.16

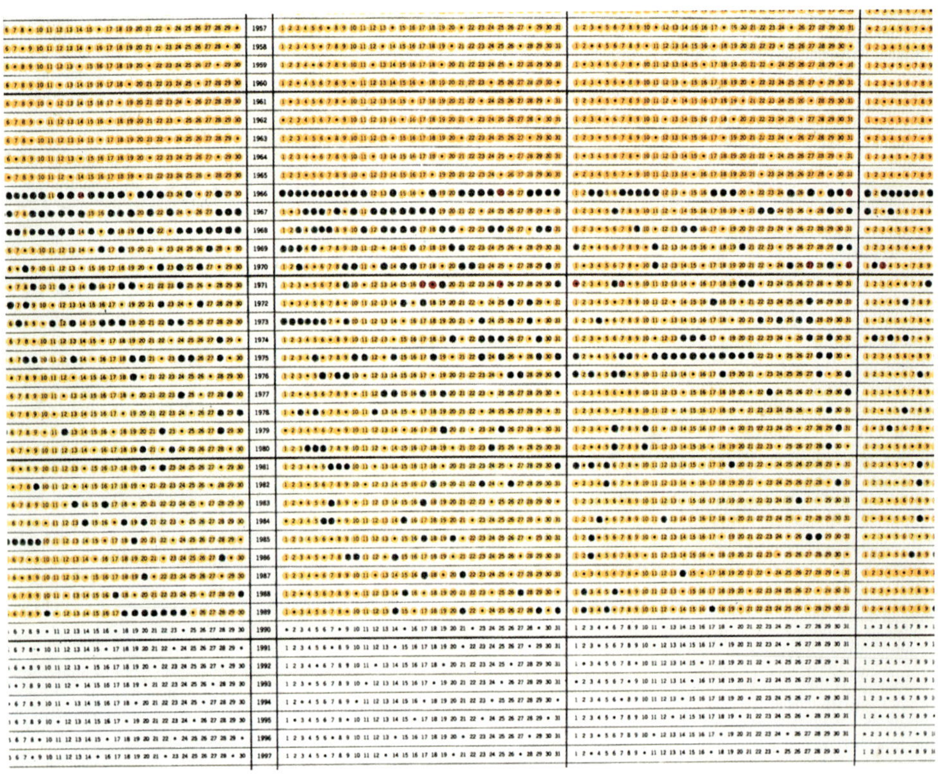

7.17

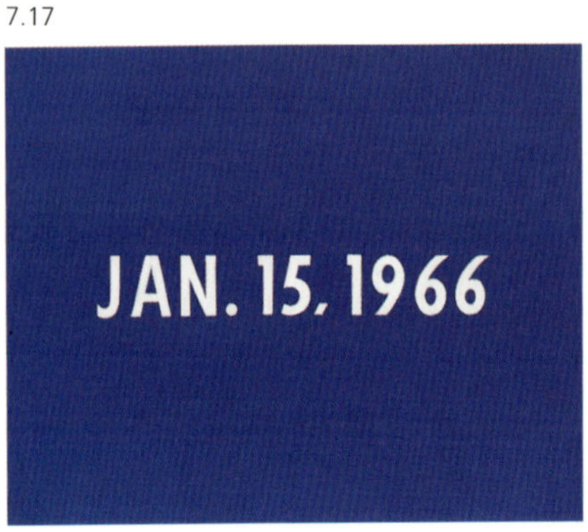

7.18

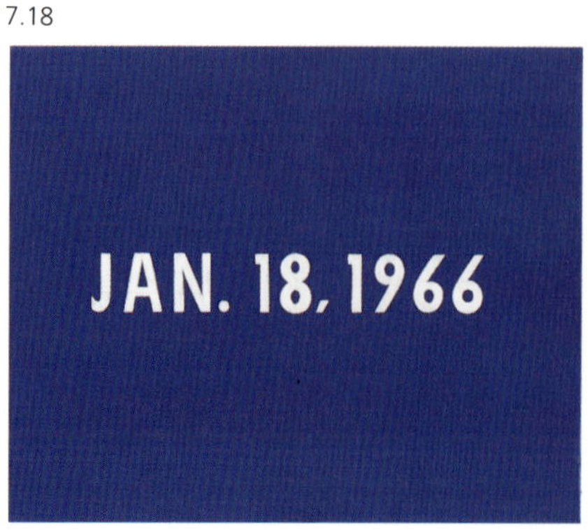

7.19

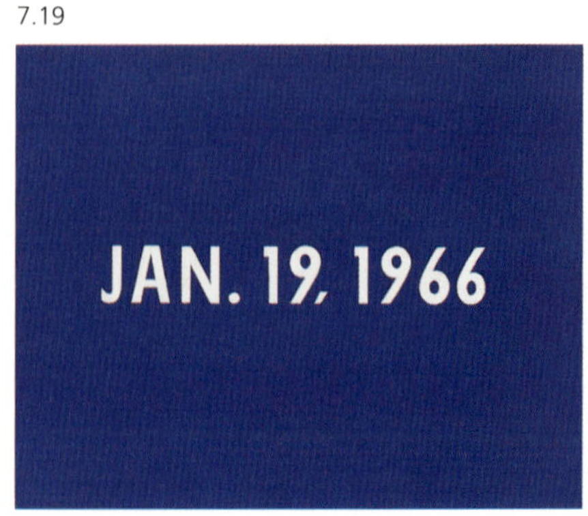

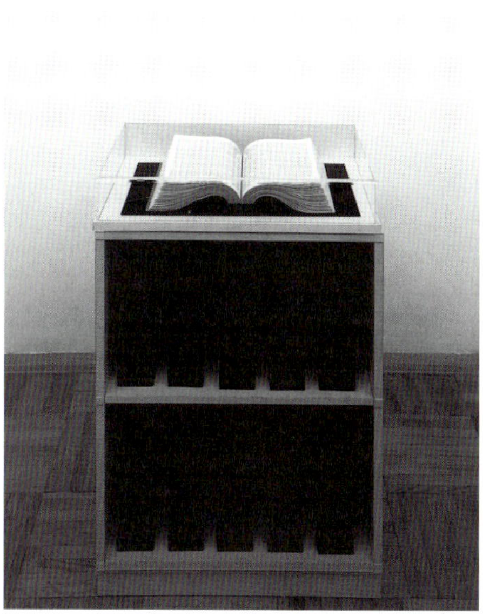

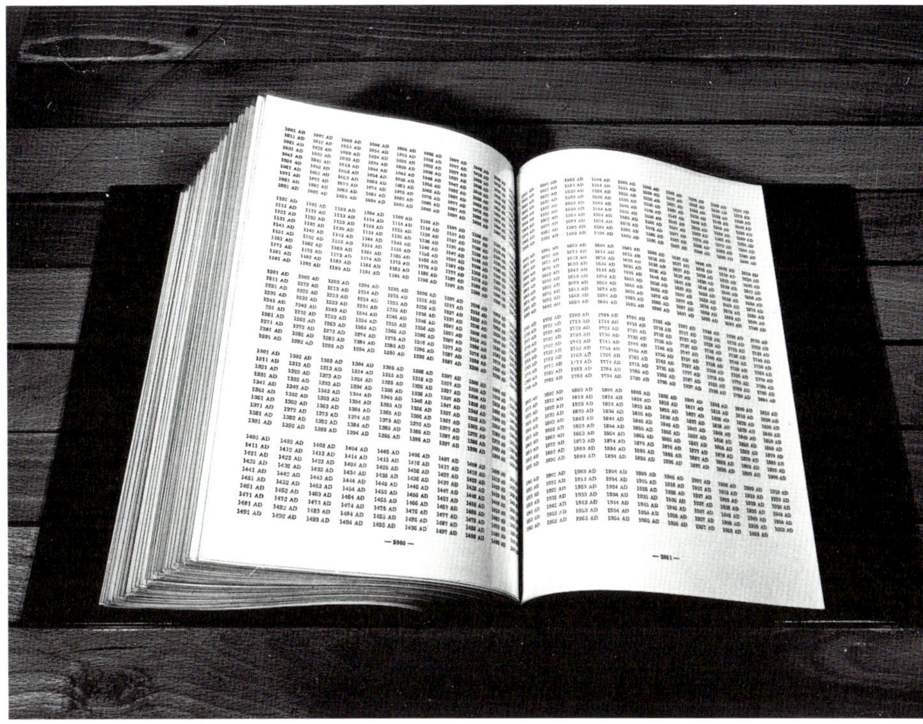

7.26

7.25

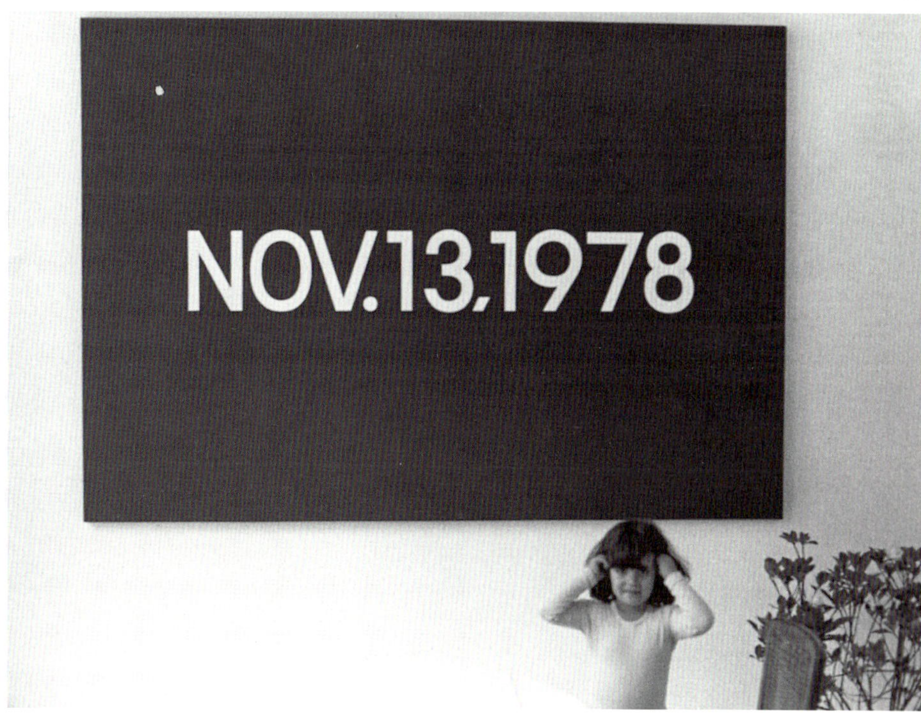

7.22 On Kawara
May 27, 1972
(Leningrad) Today Series No. 41, 1972, 1972

7.23 On Kawara
May 31, 1972
(Israel Leaders Called Today)
Today Series No. 43, 1972, 1972

7.24 On Kawara
Date Painting, Oct. 8, 1994 (orange), 1994

7.25 On Kawara
Monday Date Painting Nov. 13, 1978, 1978

7.26 On Kawara
One Million Years (10 Bände), 1970/71

7.22

7.23

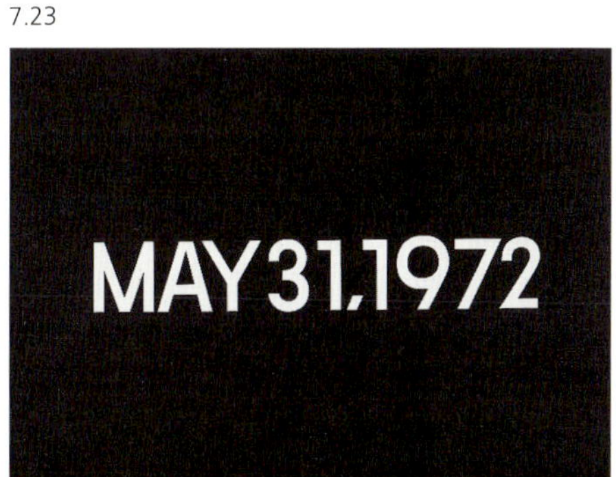

7.24

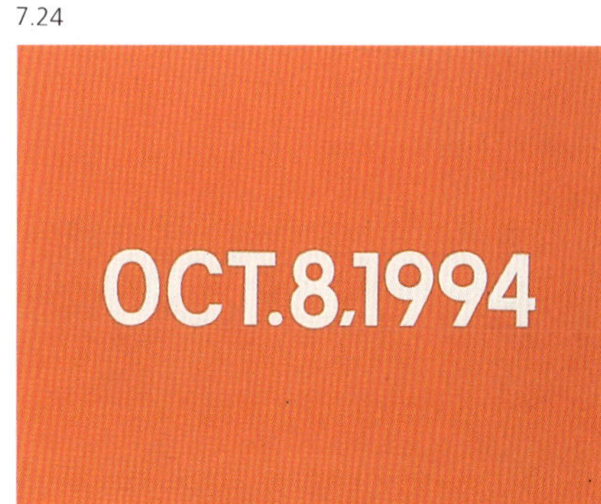

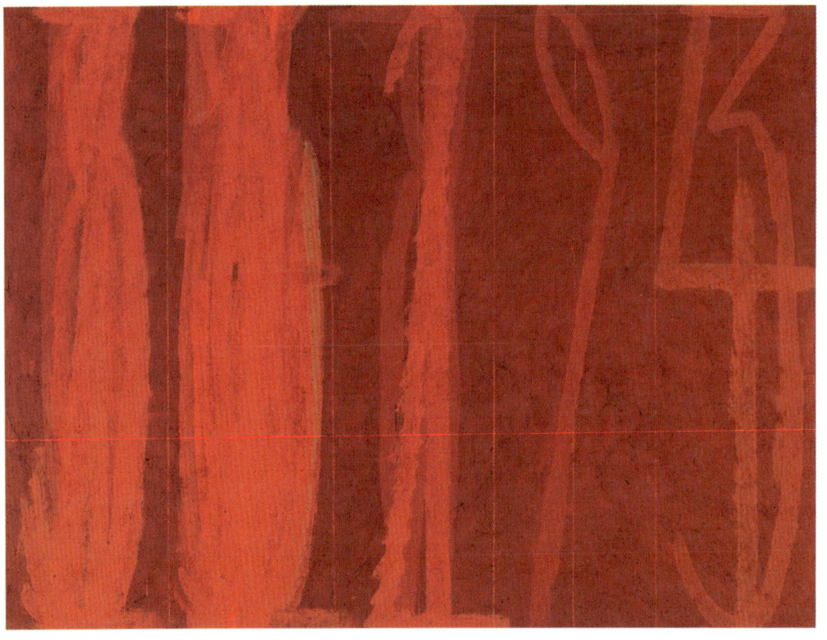

7.27 Horst Antes
Rotes Datumsbild:
16.7.93/17.7.93/18.7.93/19.7.93/20.7.93/21.7.93/22.7.93/23.7.93/24.7.93/25.7.93/26.7.93/7.7.93/28.7.93/29.7.93/30.7.93/31.7.93/1.8.93/2.8.93/3.8.93/4.8.93/5.8.93/6.8.93/7.8.93/8.8.93/9.8.93/10.8.93/11.8.93/12.8.93/21.8.93/22.8.93/23.8.93/3.12.93/5.12.93/6.12.93/7.12.93/8.12.93/12.1.94/13.1.94/4.1.94/15.1.94/16.1.94/18.1.94/21.1.94/27.1.94/28.1.94/29.1.94/30.1.94, 1993–1994

7.28 Horst Antes
14.2.95 / 15.2.95 / 16.2.95 / 17.2.95 / 28.2.95 / 1.3.95 /2.3.95 / 3.3.95, 1995

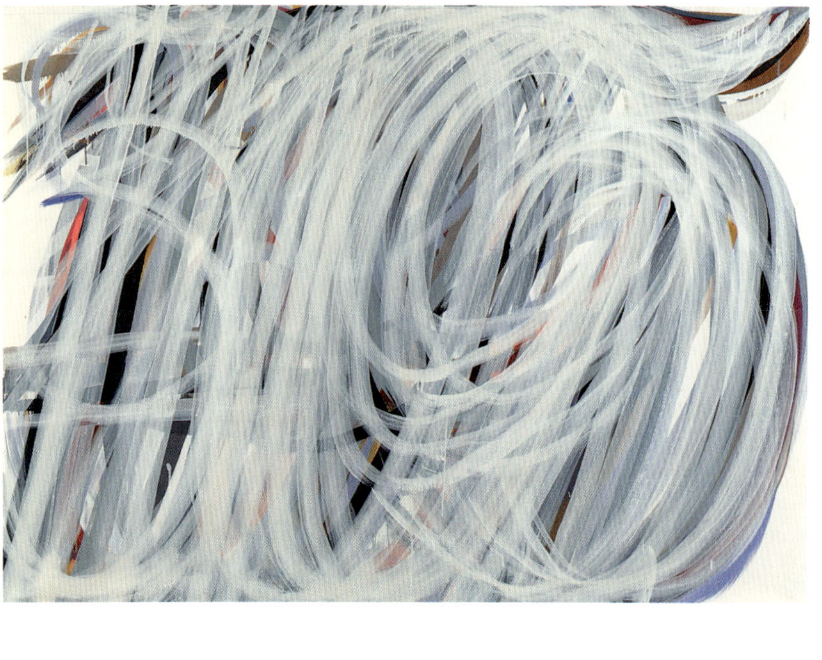

7.29 Romuald Hengstler
28/95, 1995

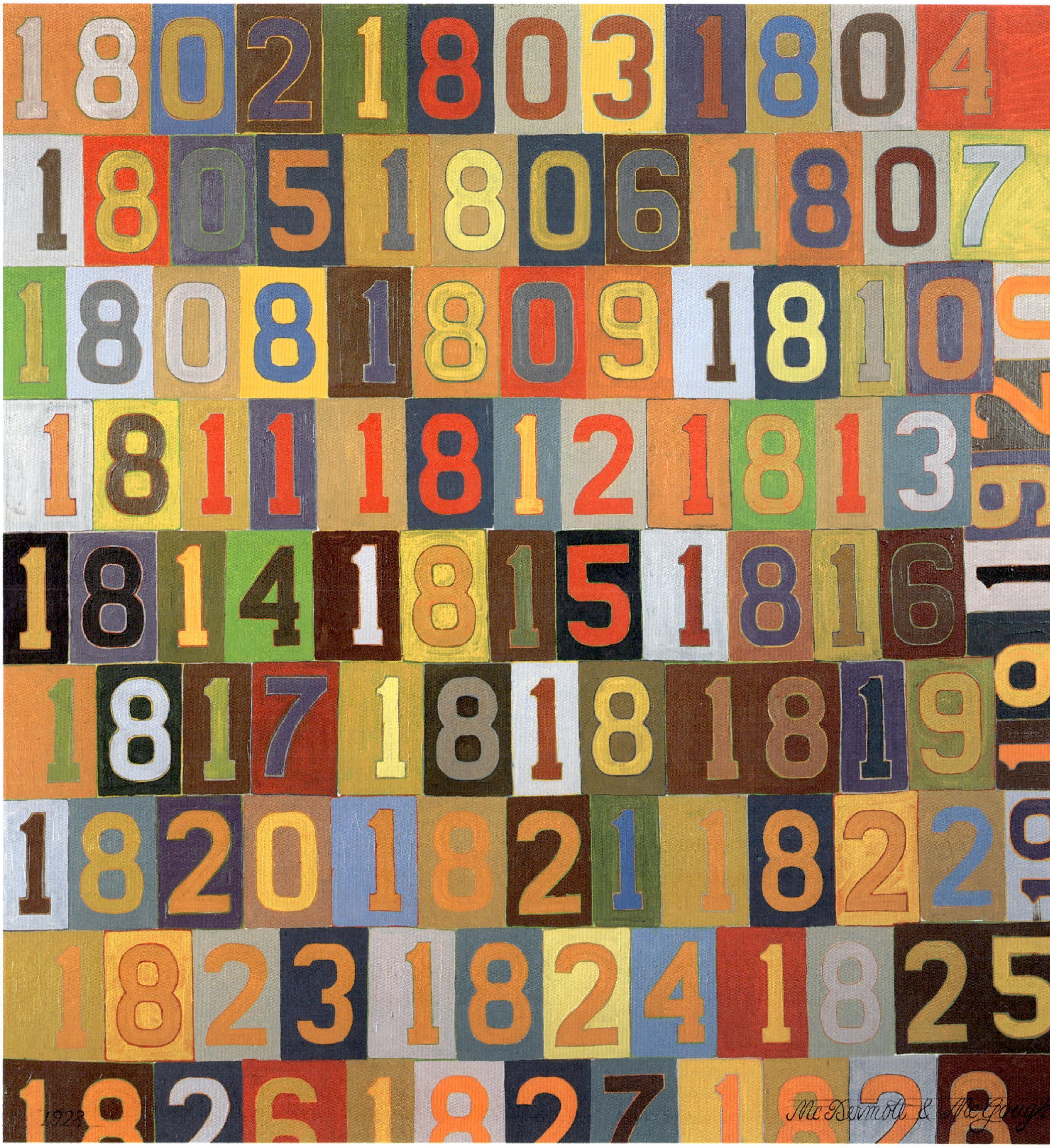

7.30 McDermott & McGough
Face of God 1928 (Antlitz Gottes), 1990

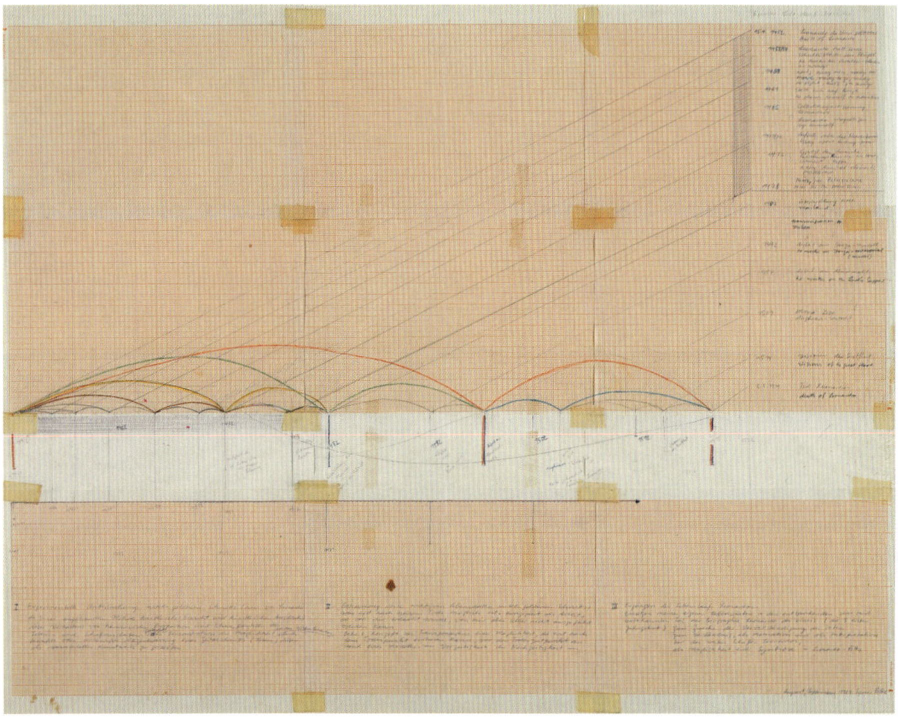

7.31

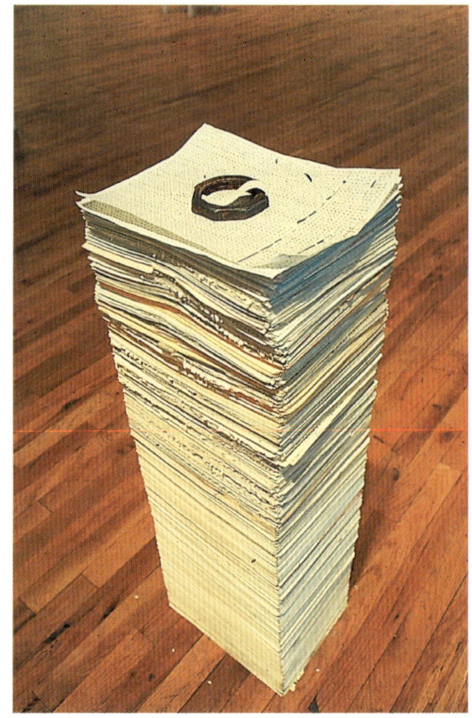

7.32

7.33

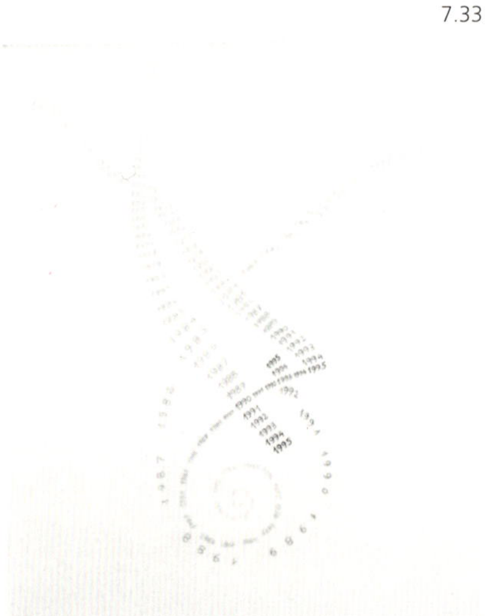

7.31 Sigmar Polke
Experimentelle Untersuchung mittels Goldenem Schnitt einer von Leonardo da Vinci angewandten Methode, 1969

7.32 Jonathan Borofsky
Counting from 1 to Infinity in Progress (Zählen von 1 bis Unendlich fortlaufend), 1969

7.33 Claude Wall
4 Lebensläufe aus »Bilder einer Ausstellung I«, 1995

7.34 Joseph Beuys
Tafel »nur noch 1017 Tage bis zum Ende des Kapitalismus«, 1984

7.35 Joseph Beuys
Countdown 2000, 1981

7.34

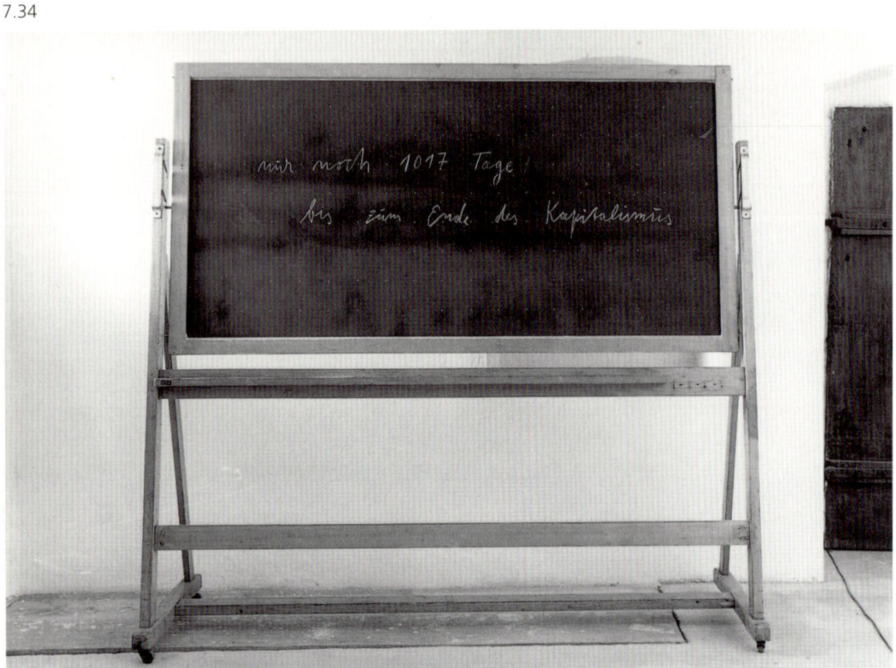

7.35

7.38 Hans-Albert Walter
pyramide von raum und zeit III, 1984/89

7.40 John Hilliard
Endless (Endlos), 1990

7.42 Carl Fredrik Reuterswärd
L'infini moins 1 (1957)
(Das Unendliche minus 1), 1962

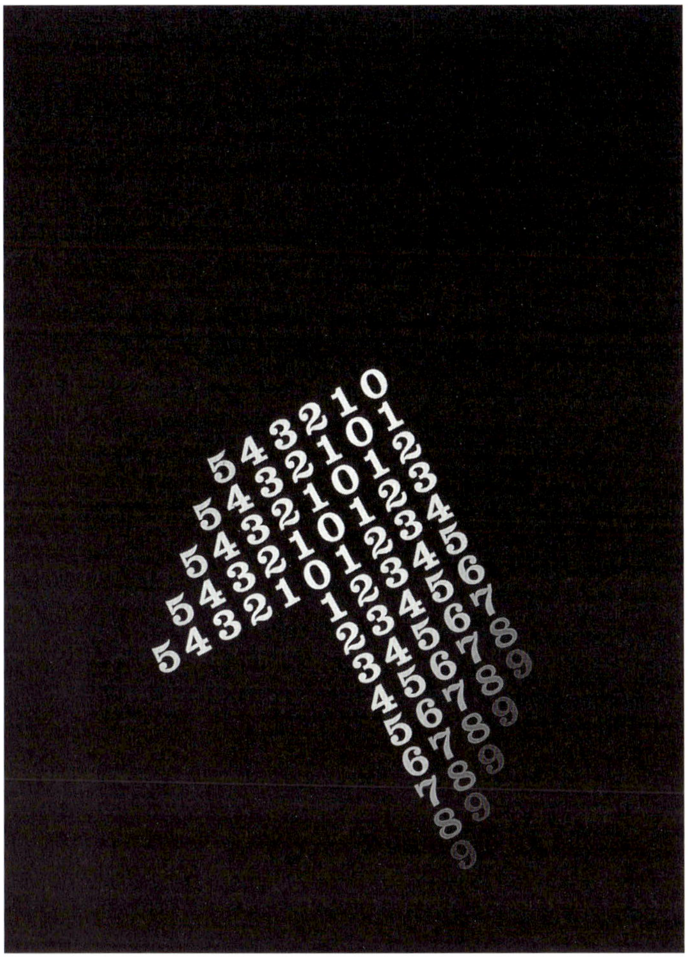

7.38

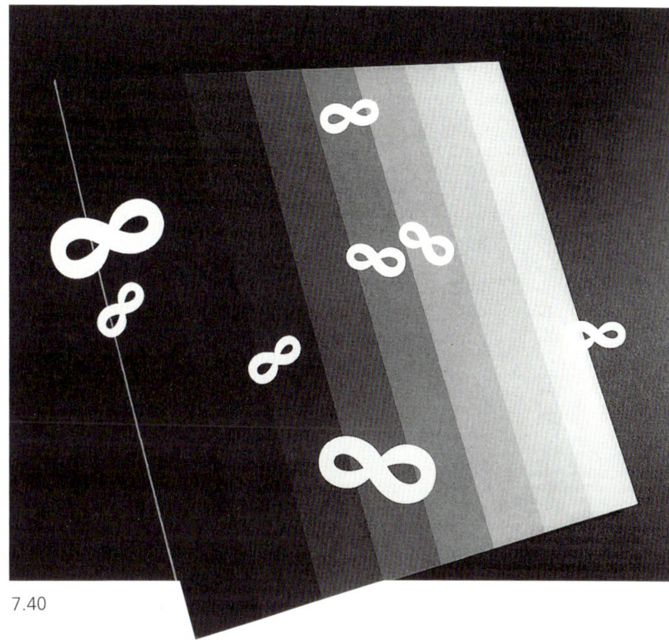

7.40

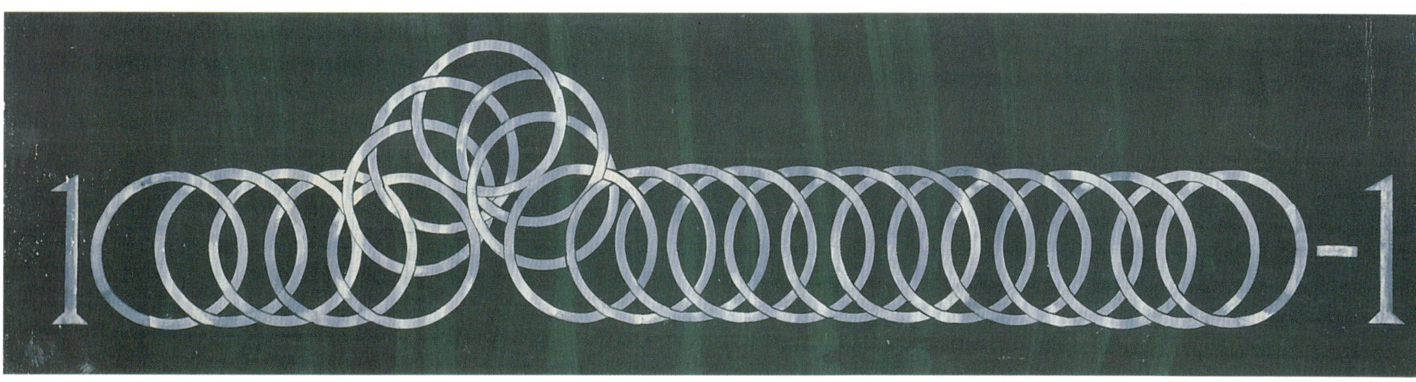

7.42

Seite 176:

7.45 Roman Opalka
Beschreibung der Welt
105 889–123 294, 1970

7.46 Roman Opalka
1 bis ∞, Detail, 680 350–707 495,
1965 ff.

7.47 Roman Opalka
1 bis ∞, Detail 774 509–800 148,
1965 ff.

7.47a Roman Opalka *1931
1 bis ∞, Detail 774 509–800 148,
1965 ff., Ausschnittsvergrößerung

7.45

7.46

7.47

7.47a

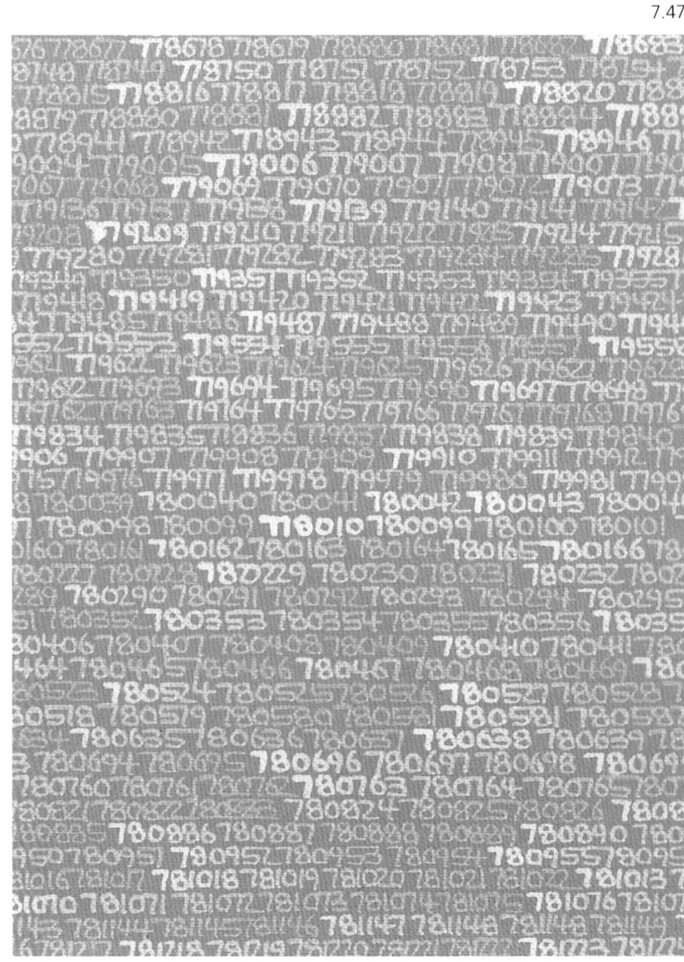

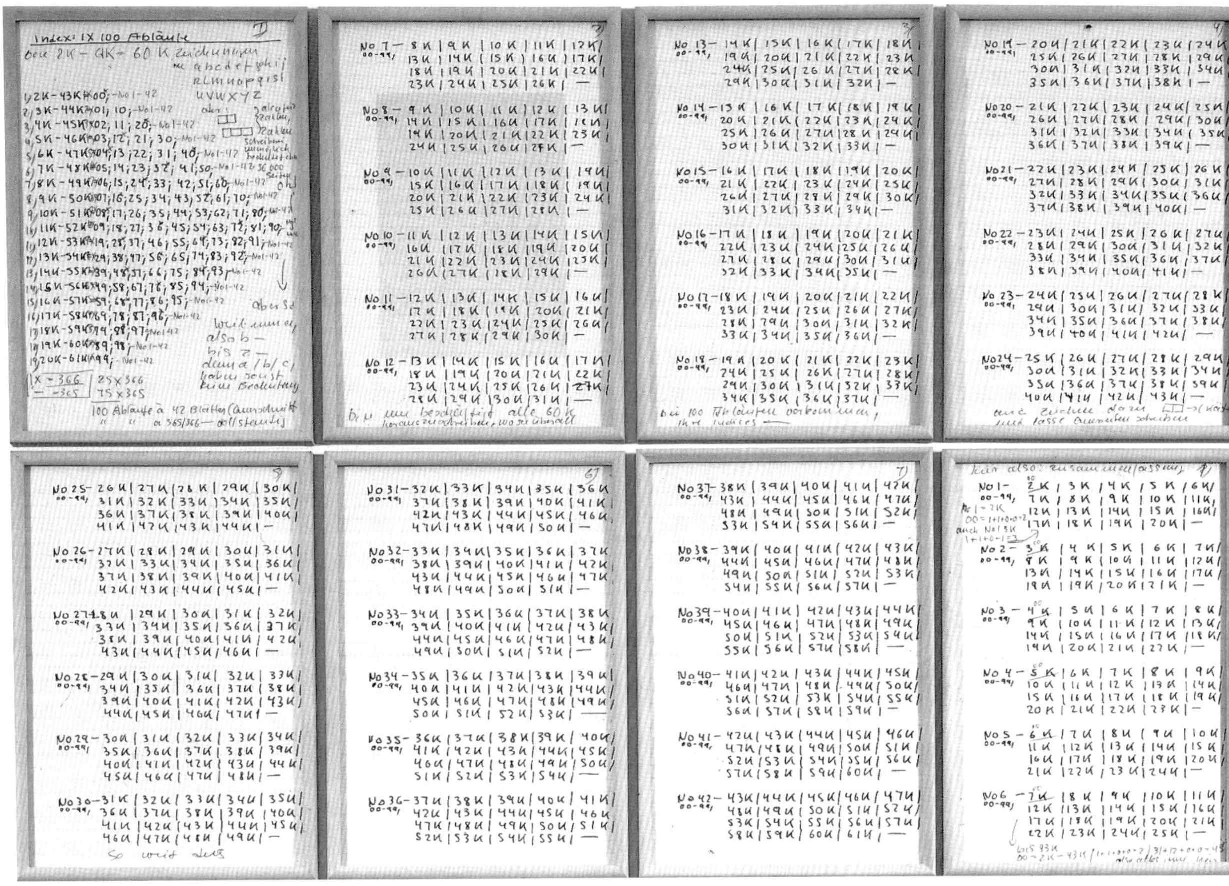

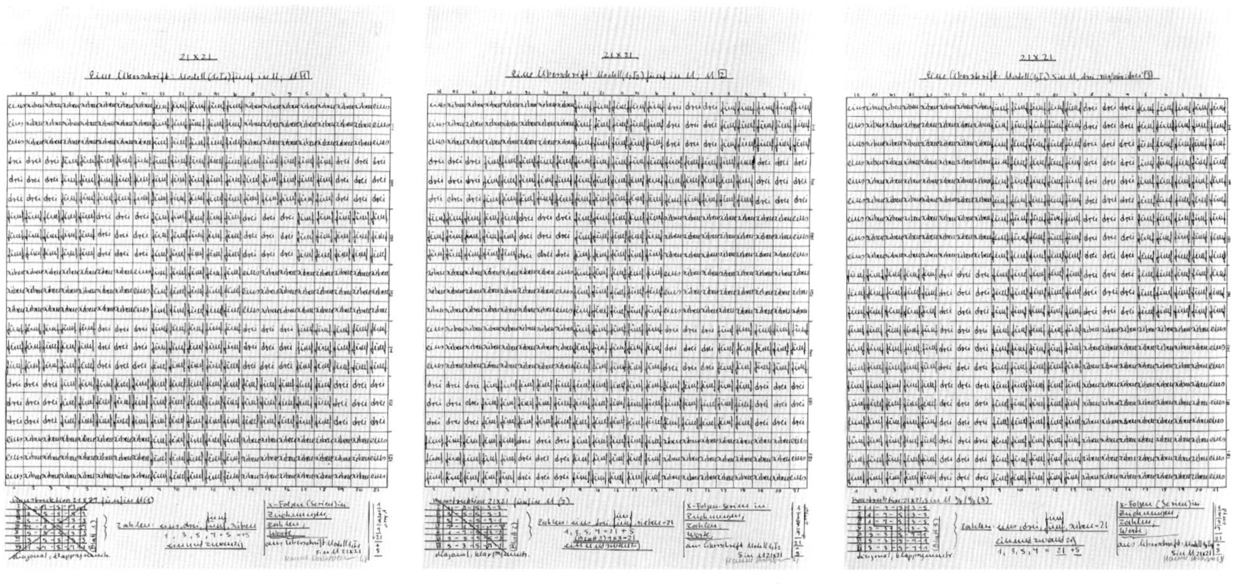

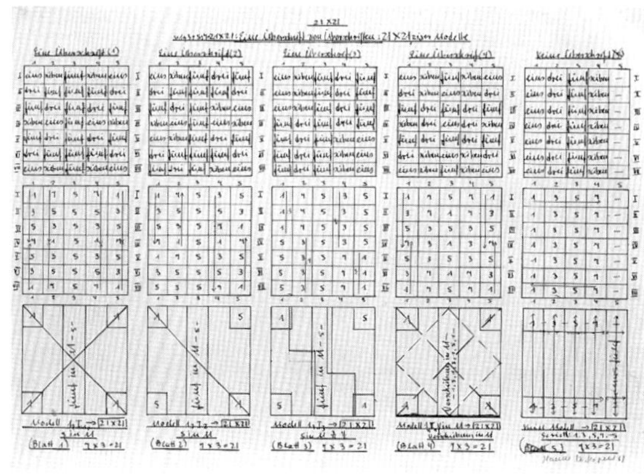

7.53 Hanne Darboven
1 x 100 Abläufe, 8 Teile, 1972

7.54 Hanne Darboven
21 x 21 (Mappe mit 5 Blättern), 1968

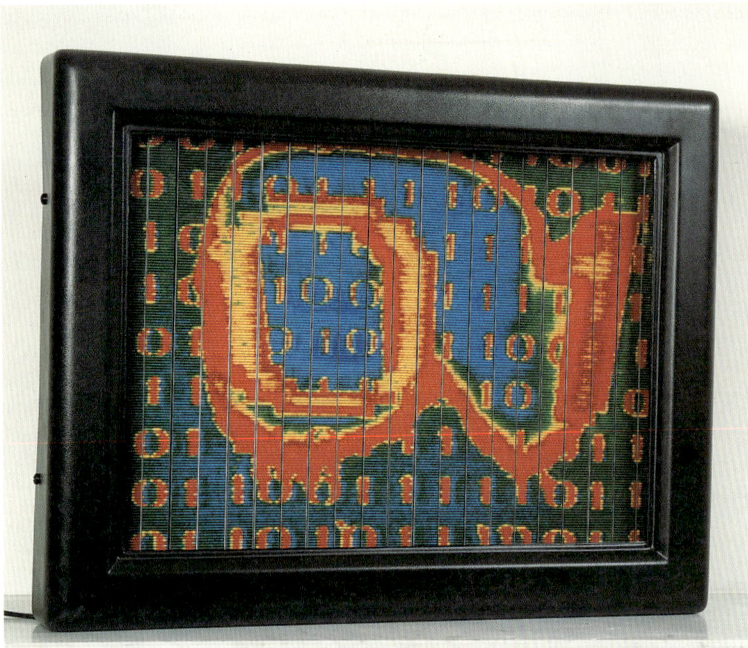

7.55 Miguel Chevalier
Etat binaire 1,2,3 (Binärer Zustand), 1990

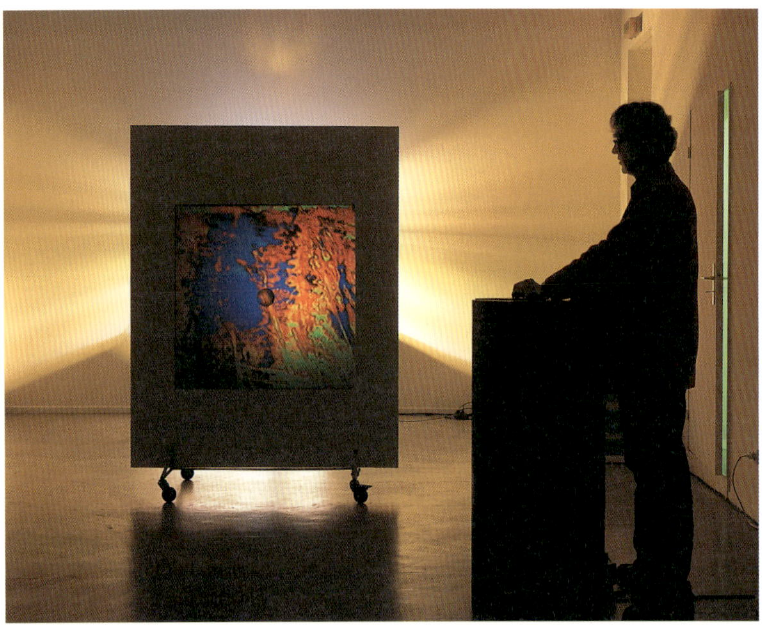

7.56 Miguel Chevalier
Turbulence numérique
(Interaktive Installation), 1996

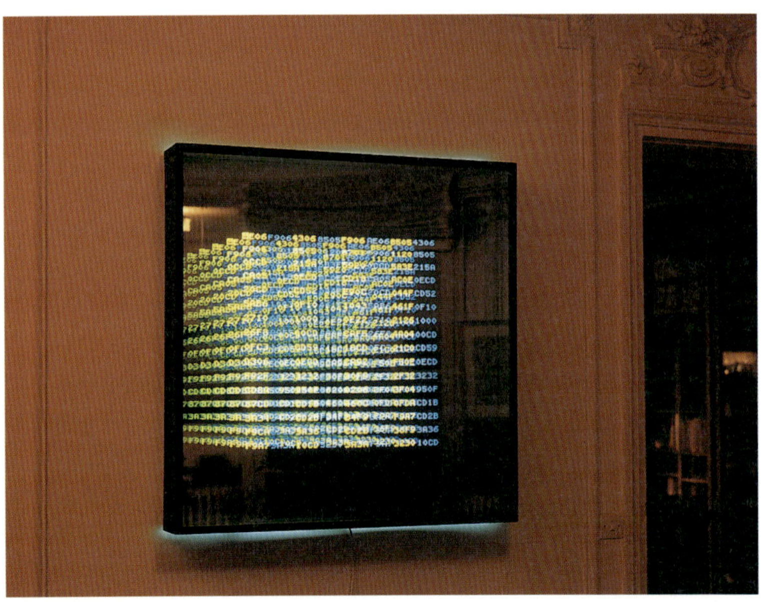

7.57 Miguel Chevalier
Carte hexadécimale infinie
(Hexadezimale unendliche Karte), 1992

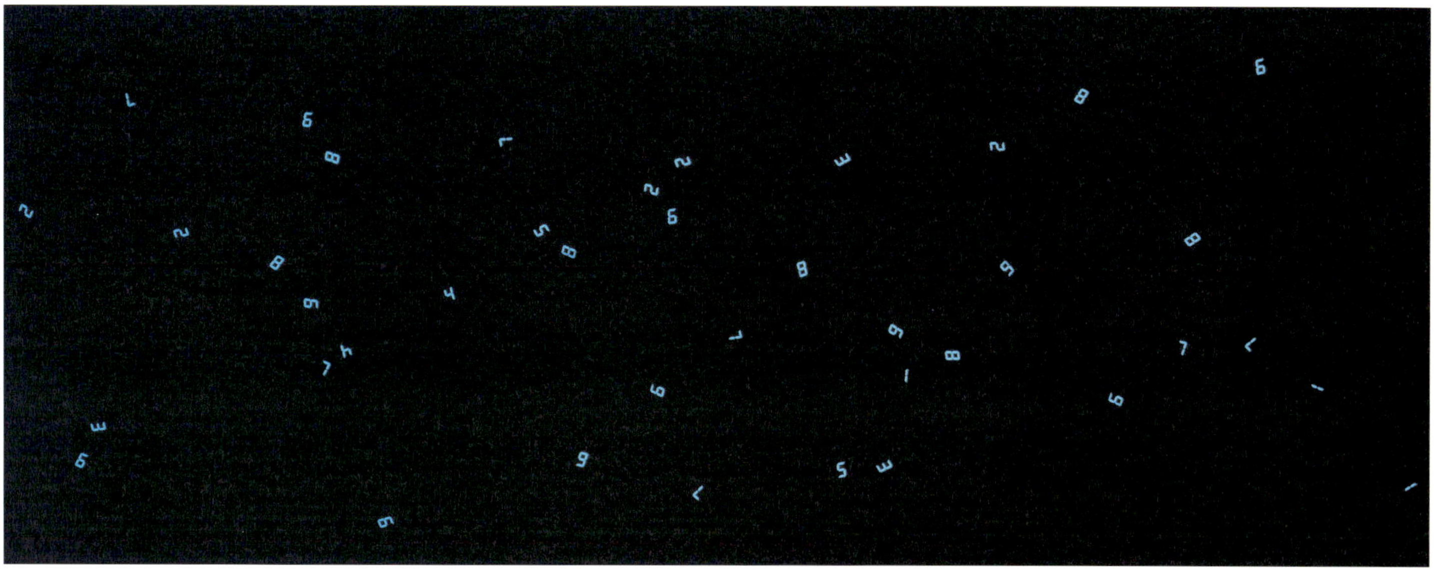

7.58 Tatsuo Miyajima
Time in blue No 28
(Zeit in Blau Nr. 28), 1995

7.59 Brigitte Kowanz
Lichtgeschwindigkeit, Installation Foyer
Businesspark Wienerpark, Wien

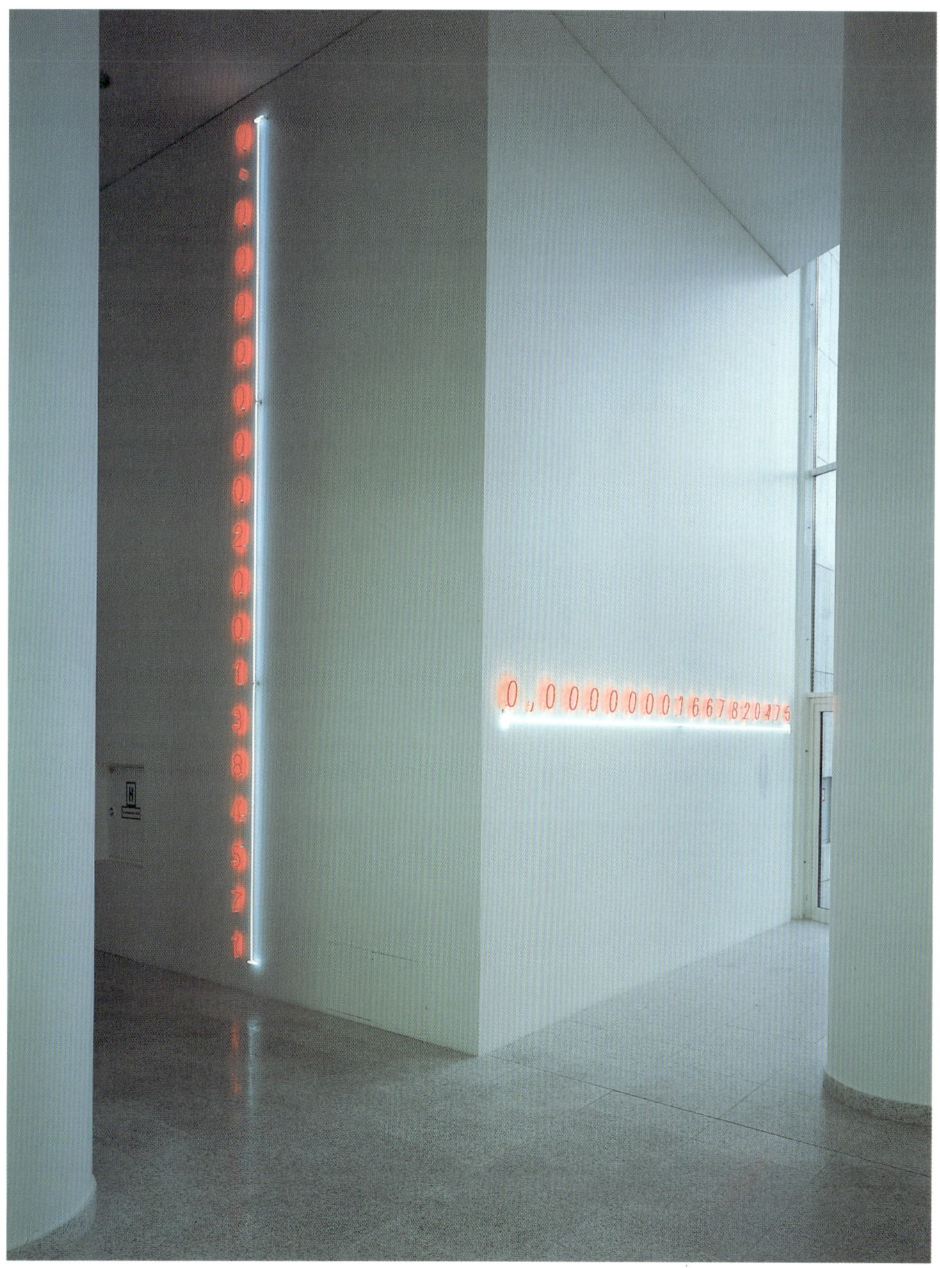

8

DER NUMERIERTE MENSCH

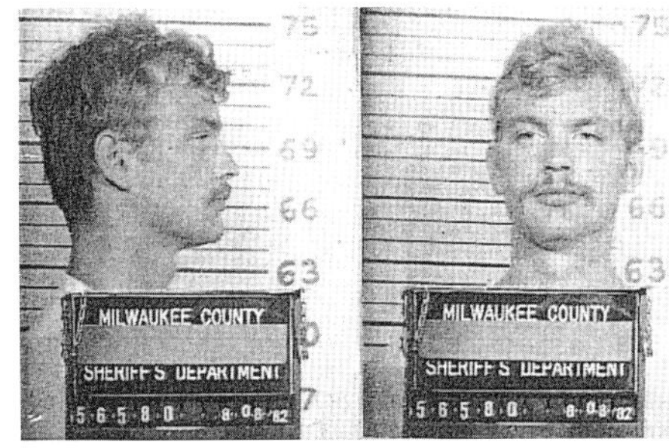

Abb. 20 Ausschnitt aus der Frankfurter Allgemeinen Zeitung vom 24. November 1995

Aus dem vielfältigen Netzwerk der Zahlen, in das sich der heutige Mensch verstrickt sieht, wurden von den Künstlern zwei Aspekte bevorzugt aufgegriffen: einerseits Themen aus dem Umfeld von Anstalt, Gefängnis, Lager, Krieg und Tod, andererseits Themen aus dem Bereich der datenmäßigen Erfassung des Menschen. Beide sind mit dem Abzählen, Registrieren und mit staatlicher Bürokratie verbunden und leiten – offenkundig und rigoros oder chiffriert und unmerklich – einen Orwellschen Prozeß der Nivellierung, Vermassung und des Verlusts an Individualität ein.

Exemplarisch dafür steht der Bilderzyklus von ANDY WARHOL *Most Wanted Man* von 1964, der auf polizeiliche Photos von Kriminellen zurückgreift, wie sie ganz ähnlich heute noch aufgenommen werden (vgl. Abb. 20). Durch die strenge Beschränkung auf Schwarzweiß, durch das gleichmäßige Punktraster und vor allem durch die eingeblendeten Nummernschilder – bei dem Doppelbildnis *Most Wanted Man No. 7* (Kat. 8.1) hat man dem Mafioso Salvatore ein großes schwarzes Ziffernschild um den Hals gehängt – werden das ausweglose Ausgeliefertsein, die Wandlung vom Täter zum Opfer und damit die menschlichen Züge des Verbrechers hervorgehoben.

Jahrzehnte zuvor, schon 1923, hatte MARCEL DUCHAMP das Fahndungsplakat eines steckbrieflich Gesuchten mit der in roten Lettern gedruckten Aufschrift »WANTED/2000 REWARD« überarbeitet und ein Profil- und ein En-face-Photo von sich selbst statt der Portraits des Kriminellen eingesetzt (Kat. 8.2–8.3). Den Text mit dem falschen Namen des Gesuchten hatte er durch sein eigenes Pseudonym mit dem Satz »Known also under name Rrose Sélavy« ergänzt. Dieses Semi-Readymade, das Duchamp in den dreißiger Jahren noch einmal im Kleinformat für seine »Boîte-en-Valise« rekonstruierte und 1963 für das Plakat zu seiner Retrospektive im Pasadena Art Museum verwendete, hat Warhol wohl gekannt. Darauf deutet nicht nur seine *Most Wanted Man*-Serie hin, sondern auch ein im selben Jahr 1964 entstandenes Doppelselbstportrait in der Art von Fahndungsphotos.[1]

Auch der militärische Drill des Krieges, die notwendige Verwaltung von Massen in Kriegszeiten läßt den Menschen zur Nummer werden. Das bekundet RAINER WITTENBORNS Gemälde *Appell 1971/V* (Kat. 8.34) von 1971, das einen der verlustreichsten Kämpfe des Vietnamkrieges in der unerhört kühl-sachlichen, statistisch-formelhaften Sprache von Militärberichten auf die Leinwand bringt. Er zeigt die Eroberung der Dschungelanhöhe 875 im Herbst 1967, bei der die Amerikaner in einen Hinterhalt des Vietkong fielen, dann aber mit Hilfe von Hubschraubergeschwadern und Napalm den Hügel eroberten. Die Gefallenen werden tabellarisch mit ihrer Registriernummer aufgelistet und ihre Summe als »Body Count« mit der Ziffer »28 P.« vermerkt. Der Hügel wird kartographisch mit den entsprechenden militärischen Zeichen und der Nummer 875 eingeblendet. Ein schmutziges Dschungelgrün überzieht das ganze Bildfeld und erinnert an Scholl-Latours Schilderung des Kampfes, wo sich vor den erschöpften Soldaten nach der Einnahme des Hügels der »endlose grüne Dschungel« ausdehnte: »Die Höhe 875 hatten sie dem Feind entrissen, aber vor ihnen entrollte sich eine Landschaft, die hunderte von ähnlichen Bergkegeln bereithielt.«[2]

Auch GERHARD HOEHMES *Kameradenbild* (Kat. 8.4) von 1965 und die Installation *Pawn Boys* (Schachjungen, Kat. 8.5) von EDWARD KIENHOLZ kreisen um Zählung und Numerierung von Gefallenen, allerdings nicht als »Body Count«-Statistik, sondern im Sinne eines Gedenkens an die vielen Namenlosen. Der Deutsche und der Amerikaner bedienen sich verblichener Flohmarktphotos von Soldaten und schablonenhafter Zahlen als den signifikantesten »Kriegserinnerungen«. Die jungen Menschen auf den Photos stehen in scharfem Kontrast zu ihrer numerierten Anonymität im Tode – bei Kienholz sind es immerhin fünfzig Photos in Glasrähmchen, die auf Betonsteine montiert und beziffert sind, wodurch wenigstens diese Gesichter dem Vergessen entrissen werden.

Der numerierte Mensch – das weckt vor allem die Assoziation an Konzentrationslager und Menschen mit eingebrannten Nummern. In den Händen der Nazis wird die Zahl zur Waffe, zum Medium der Ausgrenzung zwecks Ausrottung einer ganzen Rasse, der man den Begriff »Volk« aberkannte. Diese Dimension der Unmenschlichkeit hat JÜRGEN BRODWOLF in einer umfassenden Arbeit mit dem Titel *Lieberose* (Kat. 8.6) von 1990 gestaltet. Sie ist ein bildnerisches Gedenken an den Todesmarsch im Dezember 1944 vom Lager Lieberose bei Ullersdorf südöstlich von Berlin nach dem hundertfünfzig Kilometer entfernten Sachsenhausen im Nordwesten, bei dem von den mehr als 3500 KZ-Häftlingen, die vor den anrückenden Sowjettruppen evakuiert wurden, nicht einmal 900 ihr Ziel, das Lager Sachsenhausen, erreichten. Die schon zuvor durch die Verlagerung von Auschwitz nach Lieberose Entkräfteten überlebten die Strapazen dieses Marsches in der Kälte und nahezu ohne Verpflegung nicht. Brodwolf hat alles, was er über diesen und weitere sogenannte Todesmärsche in Polen und Österreich hat finden können, in drei Archivkästen mit geographischen Karten und anderen Materialien zusammengestellt und zur Betrachtung in Form von ausziehbaren Bilddokumenten freigegeben. Die an der Wand angebrachten Archivalien umgeben einen eisernen Tisch, auf dem dreizehn mit Gazeverbänden umwickelte, wachsgetränkte Leiber mit eingestanzten Nummern übereinander liegen. Die Schilderung von Walter Jens läßt die realen Hintergründe aufscheinen: »Und dann der Weg [...] von den (kartographischen) Tafeln zum Totentisch, der Eisenbahre, die stellvertretend für die Gasöfen steht. Und wieder das Wachs und wieder der gelbliche Schimmer: nun aber, schon von weither, als das böse Gelb der Tücke, des Neids, des Elends erkennbar, ins Braune changierend, die Farbe der Mörder, der den Toten die Vielfalt eigener Farbsprachen nimmt. Kein Name, sondern eine eingebrannte Nummer; kein Haarbüschel, keine Köpfe und Zehen, sondern Wachs, Pappe und Gaze, die den Aufgebahrten, Übereinandergelegten, Niedergedrückten und Emporgepreßten den Charakter von Mumien geben, Mumien freilich, die [...] der Nachwelt nicht liebevoll bewahrt wurden, sondern Wesenheiten an der Grenze zum Amorphen.«[3] Die siebenstelligen Nummern auf den Leibern dieses Environments erinnern nicht zufällig an die siebenstelligen Nummern, mit denen sich der Amerikaner JONATHAN BOROFSKY 1980 das Gesicht und den Oberkörper bestempelte, um sich so photographieren zu lassen (Kat. 8.9).

Mensch und Code

Im Gegensatz zu diesen Arbeiten, die Themen wie Gewalt, Verfolgung, Krieg und Tod tangieren, befassen sich eine Reihe von Künstlern mit der Datenverarbeitung und dem Problem der menschlichen Identität. Das Bestempeln oder Tätowieren des Körpers ist auch jetzt ein Thema, doch ist das Motiv ein anderes: Der durch Computer dechiffrierbare Barcode, der für die Warenauszeichnung geschaffen wurde und Auskunft gibt über Artikelnummer, Herstellungs- und Verfallsdaten, wird auf den Menschen übertragen.

So hat WOLFGANG FLATZ 1984 einen Streifencode, der damals gerade für die Artikelauszeichnung in Deutschland eingeführt wurde, auf seine Person bezogen und einen Barcode auf seinen linken Arm tätowieren lassen. Zwei Jahre später hat er diese Tätowierung in einer Profilaufnahme seines nackten Oberkörpers in der Photoarbeit *Barcode: Tattoo No. 3* (Kat. 8.7) programmatisch ins Bild gesetzt. Der Streifencode ist von seiner Zigarettenmarke abgenommen, da die Zigarette seinen Körper am meisten beeinflußt hat. Die Zahlen des Codes enthalten sein Geburtsdatum, seine Blutgruppe und die Geschlechtszugehörigkeit. Damit stellt er sich und sein Werk einerseits auf die Ebene käuflicher Ware und verweist auf seinen Marktwert; andererseits aber, und dieser Aspekt tritt durch den Akt der irreversiblen Tätowierung ins Bewußtsein, wird der Code zur Kennzeichnung des Menschen eingesetzt, der ihm in chiffrierter, aber für Außenstehende per Computer entzifferbarer Form eine Identität verleiht. Das Tattoo, mit dem sich Flatz eingehend beschäftigt hat (er trägt sechs davon am Körper), dient einerseits zur Kennzeichnung der Gruppenzugehörigkeit – die Waffen-SS trug eine Tätowierung der Blutgruppe und Standartenzugehörigkeit in der Achselhöhle – und im

Gegensatz dazu zur Ausgrenzung – so bei den tätowierten Nummern der KZ-Häftlinge. Außerdem erinnert diese Art von Identifikationslabel durch Tätowierung an die Stammeszeichen, die bei einigen Naturvölkern im Rahmen von Initiationsriten angebracht werden, und an die Brandzeichen, wie sie zur Registrierung von Tieren gebräuchlich sind.

Der irische Künstler MICK O'KELLY greift in seiner Photoarbeit *Genus 10–8–56* (Kat. 8.8), mit der er im Sommer 1996 in einer Aktion den Londoner Flughafen Heathrow bestückte, das von Flatz initiierte Prinzip der Körperkennzeichnung auf. Er ließ sich seinen Barcode, der sein Geburtsdatum und Herkunftsland chiffriert, auf den kahl rasierten Schädel auftragen und bemerkte dazu: »Kulturelle Symbole und Objekte wie Reisepässe, Karten, Währungen, Zeitungen, Flaggen, Sprache ermöglichen es uns, zwischen ›Heimat und Ausland‹ und ›denen und uns‹ zu unterscheiden. Sie geben uns auch ein Gefühl nationaler Identität.«[4] Für den Iren ist die Angabe des Herkunftslandes und die damit verbundene nationale Identität offenbar von ungleich höherer Wertigkeit als die anderen Daten seines Barcodes.

Der Japaner KAZUO KATASE entdeckte schon 1979 das EAN-System zur computerlesbaren Artikelnumerierung als Readymade. Er legte seiner damaligen Arbeit den in Japan bereits für Personaldokumente eingeführten Barcode seines japanischen Passes zugrunde und machte ihn in der unterschiedlichsten Bearbeitungsform zu einem seinerzeit noch neuartigen Zeitsymbol. So rebelliert er in dem Bild *Zeichensetzung* (Kat. 8.10) von 1983 gegen die technoide Starrheit des Zeichens, indem er es in der unteren Hälfte durch herabfließende Farbrinnsale, die mit den Strichen konkurrieren, verunklärt. Bei dem Objekt *Mikrocomputer-Makrobiotik* (Kat. 8.11) versetzt er seine codierte Paßnummer, deren Linien aus schwarzen japanischen Eßstäbchen gebildet sind, ins Zentrum einer Makroaufnahme, die ein Reiskorn zeigt, umgibt sie mit einem Kreis aus den 64 Hexagrammen des *I-Ging* oder *Buch der Wandlungen*, während echte Reiskörner das Geviert des Bildfeldes beleben. Damit hat Katase ein Symbol kreiert für die Tatsache, daß sich alles in der Natur, ob Reiskorn oder Mensch, auf Zahlen zurückführen läßt.

Der Franzose PHILIPPE THOMAS, der 1987 die Agentur READYMADES BELONG TO EVERYONE gegründet hat, hinter deren Anonymität er sich strikt verbirgt, läßt seine Klienten das Aussehen seiner Bilder im Rahmen des Barcode-Systems bestimmen (Kat. 8.12 und 8.13). Der Code ist selbstreferentiell, insofern die ersten sechs Ziffern das Format des Bildes angeben, mit der folgenden Nummer auf das Entstehungsjahr (gezählt ab 1988, für das 0 steht bis 3 für 1990 usw.) verwiesen wird, während die letzten Zahlen die Farben chiffrieren. Konsequenterweise kann sich der Besitzer des Bildes, der die Farben auswählte, als dessen Urheber nennen.

Traum und Dämonie der Zahl

Der 1988 im Alter von nur siebenundzwanzig Jahren an Drogenvergiftung verstorbene Amerikaner haitianischer Abstammung JEAN-MICHEL BASQUIAT gehört mit Keith Haring zu einer Gruppe von Multitalenten, die aus der New Yorker Subkultur hervorgingen. Er war ein begabter Jazzmusiker und entwickelte sich zu einem der wildesten Maler der achtziger Jahre, der eine Mixtur aus vielerlei Stilmitteln von »Abstract Expressionism« über Pop und Cartoon bis Graffiti für seine meist bei Musik gemalten Großformate einsetzte. Kennzeichnend für seine Malerei ist nicht nur das Nebeneinander von Angst und Aggression, das nicht zuletzt mit den Negativerfahrungen seiner Hautfarbe zusammenhängt, sondern auch der starke Anteil von Schrift und besonders Zahlenelementen. Das ausgestellte breitwandige Gemälde (Kat. 8.19) wird beherrscht von einem schwarzen Gesicht mit angstvoll aufgerissenen Augen und zähnebleckendem Mund, über dem ein riesiges schwarzes Messer oder Gewehr schwebt, umgeben von zeichenhaften Häusern, dem Grundriß eines Gefängnisblocks, einer Drahtbarrikade und vor allem von Kritzeleien und Zahlen, die eine bedrohliche Ausstrahlung haben, wie die 13 neben dem Kopf oder die repetierte 03 mit großer 4 am unteren Rand. Die Direktheit der Niederschrift und Ungelenkheit der zeichenhaften Motive erhöhen die suggestive Ausdruckskraft des Bildes, das als Chiffre der Rassenprobleme angesehen werden kann.

In der Malerei des Neapolitaners FRANCESCO CLEMENTE nehmen Zahlen eine magisch-surreale Aura an. In seinem monumentalen, über drei Meter hohen Aquarell *American Thermopylae* (Kat. 8.21) beschwört der Künstler das Jahrzehnt seines krisenhaften Aufstiegs zu einem Künstler, der, nachdem er seine Heimat Süditalien verlassen hatte, in Amerika sein Glück machte. Neben dem Menschenpaar (die untere Gestalt ist bewußt androgyn gehalten) erscheinen die Jahreszahlen von 1979 bis 1989, verbunden mit zellartigen Gebilden, die sich mit der Erhöhung der Zahlen vergrößern und präzisieren. Bei dem Gemälde *Geography I* (Kat. 8.20) von 1992 sitzt eine schlafende oder träumende Gestalt vor weißlichem Grund. Ihre Körperbiegung mit den erhobenen Beinen und aufgestützten Händen bildet eine Art Glücks- oder Schicksalsrad, zwischen dessen Speichen goldene Zahlen von 1 bis 9 hindurchschimmern.

JONATHAN BOROFSKY hat sich ähnlich wie Opalka 1969 vorgenommen, von Null bis Unendlich durchzuzählen, um das Denken sichtbar zu machen und die Zeit, die er mehrdimensional begriff. So hat er seit 1969 nicht nur von Tag zu Tag Seiten mit Zahlen gefüllt und sie zu seiner endlosen Säule (*Counting from 1 to Infinity*, Kat. 7.32) gestapelt, sondern 1974 auch damit begonnen, von Null an rückwärts zu zählen. Unabhängig davon zählte er von Blatt zu Blatt weiter, doch selbst als die Million überschritten war, fand er keine Erkenntnis über die Linie des Universums, die er zu erreichen suchte. In seinen Zeichnungen traten zunehmend auch Gestalten auf, seltsame Kopfgeburten und märchenhafte Waldgeister, die wie verzaubert scheinen (Kat. 8.28–8.29). Borofsky wandte sich wieder der Malerei zu und malte Bilder in ungelenkem, kindlichem Stil, wie er überhaupt von der Kunst auf einer ursprünglicheren Stufe fasziniert war.

So fand Borofsky auch bei dem schizophrenen Schweizer ADOLF WÖLFLI eine Bestätigung für sein Schaffen. Wölfli hatte zwischen 1912 und 1916 in seinen *Geographischen und algebraischen Heften* zahllose Seiten mit Zahlen und Rechenaufgaben gefüllt. Für die Errichtung der »Skt. Adolf-Schöpfung« und der abstrakten kosmischen Welt benutzte er außer Noten im wesentlichen Zahlen (Kat. 8.25–8.27). Elka Spoerri erklärt dazu:

»Die Zahlenbilder haben ihren Ursprung in den Zinsrechnungen von Wölflis imaginärem Vermögen. Sie spiegeln nicht nur Wölflis Ordnungsbedürfnis, sondern auch seine Faszination von der Macht eines wachsenden Finanzkapitals. Die Illustrationen der Hefte Nr. 6, 7, 8 (1912), im Heft Nr. 11 (1913) sowie im ersten Teil des Hefts Nr. 12 (1914) sind überwiegend Zahlenbilder, sie sind an den Rändern mit figürlichen Darstellungen kombiniert: Stürze, Hinrichtungsszenen sowie Figuren und Gebäude. Auch ohne zeichnerische Beigaben sind die Zahlentabellen mit ihren Reihungen graphisch sehr wirkungsvoll. Im zweiten Teil von Heft Nr. 12 schreibt Wölfli die Zahlentabellen sowohl in Zahlen als auch in Worten mit den Namen seines erfundenen Zahlensystems [...]. Nach Heft Nr. 12 verschwinden die Zahlenbilder.«[5]

Die Idee der Endloszählung, verbunden mit dem Rätsel der Primzahlen, beschäftigt auch RUNE MIELDS in ihrem fünfteiligen Werk *Die Söhne der Mathematik* (Kat. 8.36) von 1986. Unter Rückgriff auf die Rittergestalten des Quattrocento-Malers Paolo Uccello erscheinen auf den fünf Tafeln jeweils eine Figur in voller Rüstung und in unterschiedlichen Stellungen. Sie lösen sich wie von selbst aus dem dichten Zahlenvorhang, der alle Tafeln von Anfang bis Ende überzieht. Er besteht aus den 7067 Ziffern der höchsten bis dato gefundenen Primzahl.[6] Die strenge Beschränkung der Gestalten auf weiße Konturen und die zahllosen hellen Ziffern auf schwarzem Grund steigern die ins Irreale übergehende Entmaterialisierung. Da die Primzahlen auch für militärische Geheimcodes eingesetzt werden, sind die Krieger in ihren metallischen Monturen als Allegorien zu verstehen, worauf auch der Titel hindeutet.

Auch bei GEORG HEROLD werden die Zahlen in seinen Kaviarbildern von 1990 gestaltbildend (Kat. 8.40 und 8.41). Aber zunächst streut er willkürlich getrocknete Kaviarkugeln auf die Leinwand, fixiert sie mit Lack und liest daraus – wie weiland Leonardo – Köpfe und Gesichter, indem er ihre Konturen durch kleinste Zahlenbeschriftungen hervortreten läßt. Von nahem sieht man nur das gelbbraune Punktraster des Kaviars und die schwarzen, sich verdichtenden Ziffernfolgen; erst aus einiger Distanz werden schemenhafte Gesichtszüge wie die des polnischen Ministerpräsidenten *Jaruzielski* (Kat. 8.41) oder des *Marvellous Marvin Hagler* (Kat. 8.40) erkennbar. Herold spielt also auf zwei Wahrnehmungsebenen an, die mit der Mikro- und Makrostruktur der Naturwissenschaften vergleichbar sind. Überdies führt er – wie generell in seiner Arbeit – rationale und irrationale, in diesem Fall auch serielle und aleatorische Ansätze zusammen. Die Kaviarbilder erscheinen im übrigen wie Illustrationen zur Chaostheorie und Mandelbrotschen Geometrie.
Hatten schon die über siebentausend Ziffern einer einzigen Primzahl von *Söhne der Mathematik* eine durchaus metaphysische Dimension, so greift Rune Mields in ihrem Zyklus *Die Apokalyptischen Zahlen* (Kat. 8.37–8.39) von 1993 die religiöse Untergangsvision der Offenbarung des Johannes mit ihrer Aufzählung düsterer Weissagungen auf, indem sie auf großen dunklen Tafeln die Zahlen der Apokalypse mit den angekündigten Plagen der Menschheit in Beziehung setzt. Dabei werden die Ziffern ihrem Nennwert entsprechend repetiert, bis sie die ganze Bildfläche ausfüllen, und dazwischen verweisen kurze Bibelzitate stichwortartig auf den inhaltlichen Kontext.
Im selben Jahr malt der in München lebende Georgier GIA EDZGVERAZE sein Triptychon *Metamorphosis of Signs* (Metamorphose der Zeichen, Kat. 8.42), in dem er sich auf dem Weg einer abstrakten Zeichenschrift der religiösen Thematik nähert. Er »will das Allergeheimste ausdrücken, das hinter der Form steht. Der Sinn ihrer Existenz (der einfachen Gegenstände des Alltags) liegt in ihrer Eigenschaft als Zeichen.«[7] Sein Triptychon zeigt diesen Weg sehr klar in drei Etappen. Aus einem durch waagrechte, leicht gewellte, mit Zahlen markierte Linien symbolisierten Fluß der Zeit auf der linken Tafel entspringen in der Mitteltafel eidetische Formzeichen, die zeilenweise aufgereiht sind und an eine Kreuzigung mit trauernder Maria erinnern; die figürlichen Anklänge lösen sich in der rechten Tafel auf und verwandeln sich in offene, skripturale Kringel mit Ziffern, die diagonal nach oben steigen und an Auferstehung denken lassen. Edzgverazes Abbreviaturen vor allem der Mitteltafel erinnern an den späten Matisse und sein keramisches Wandbild der *Kreuzwegstationen* von 1950/51 in der Chapelle du Rosaire zu Vence (Abb. 21), wo der 81jährige in zeichenhafter Verknappung die zwölf Stationen des Leidenswegs Christi, verbunden mit der Numerierung, in schwarzen Strichkonturen auf die weißen Kacheln gemalt hat.

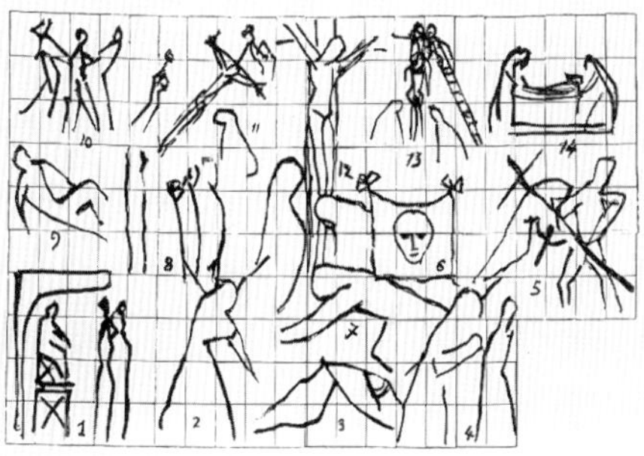

Abb. 21 Henri Matisse
Zwölf Kreuzwegstationen, 1950/51
340 x 550 cm

Anmerkungen

1 Kynaston McShine, in: Kat. *Andy Warhol – Retrospektive*, New York/Köln 1990.
2 Peter Scholl-Latour, *Der Tod im Reisfeld*, Stuttgart 1979, S. 134.
3 In: Kat. *Jürgen Brodwolf, Stätten und Stationen*, Darmstadt/Stuttgart 1992, S. 93.
4 Pressetext zur Ausstellung »Genus« von Mick O'Kelly in der Galerie Françoise Knabe, Frankfurt 1996.
5 Elka Spoerri (Hrsg.), *Adolf Wölfli – Leben und Werk*, Basel 1996, S. 49/50.
6 Laut mündlicher Mitteilung der Künstlerin.
7 Kat. *Gia Edzgveradze*, Kiel, Esslingen und Düsseldorf, 1994, S. 17.

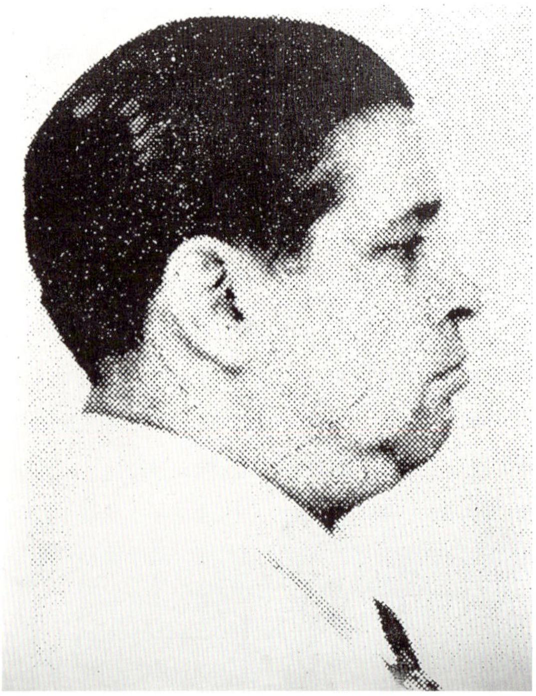

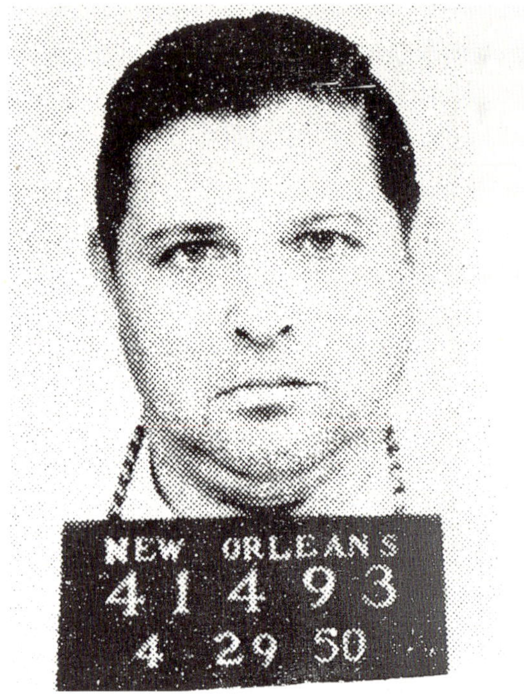

8.1

8.2

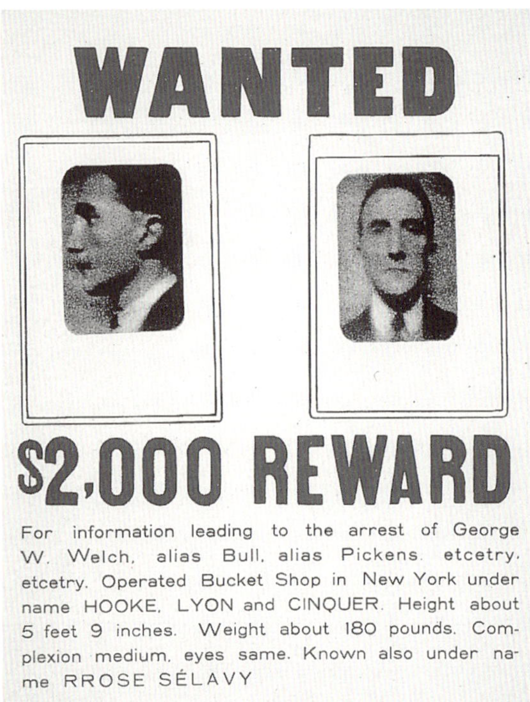

WANTED

$2,000 REWARD

For information leading to the arrest of George W. Welch, alias Bull, alias Pickens, etcetry, etcetry. Operated Bucket Shop in New York under name HOOKE, LYON and CINQUER. Height about 5 feet 9 inches. Weight about 180 pounds. Complexion medium, eyes same. Known also under name RROSE SÉLAVY

8.4

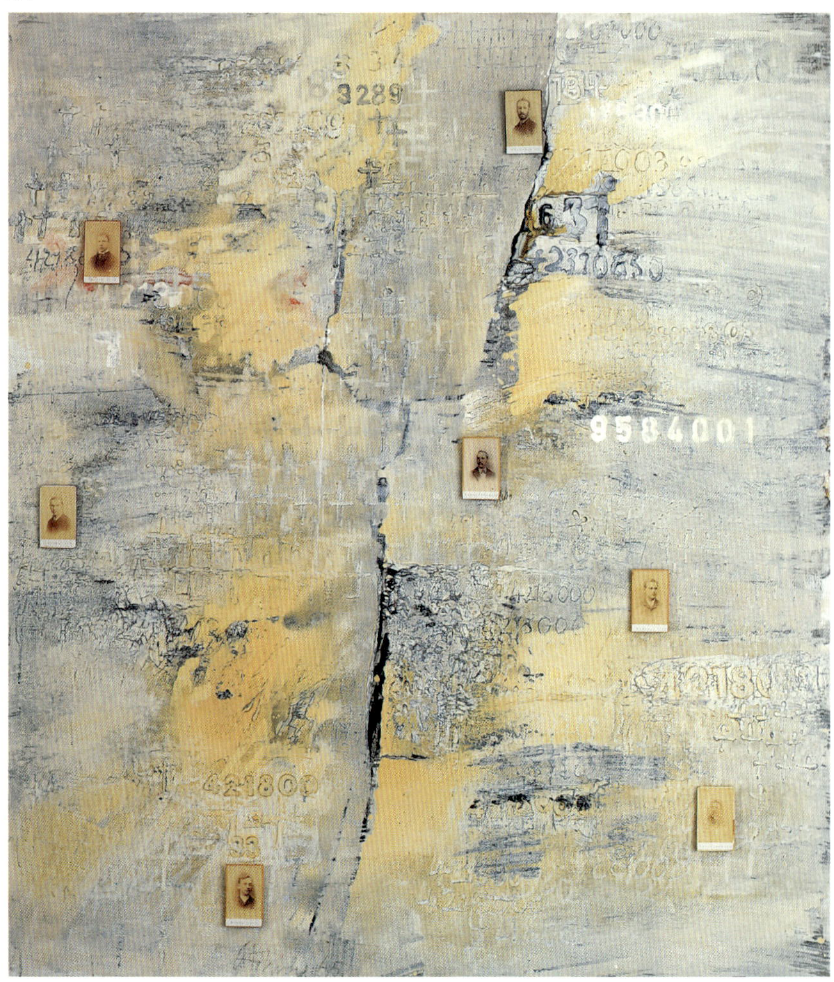

8.1 Andy Warhol
Most Wanted Men No.7, Salvatore V
(Steckbrieflich Gesuchter Nr. 7, Salvatore V), 1964

8.2 Marcel Duchamp
Readymade rectifié, 1923/1938

8.4 Gerhard Hoehme
Das Kameradenbild, 1965

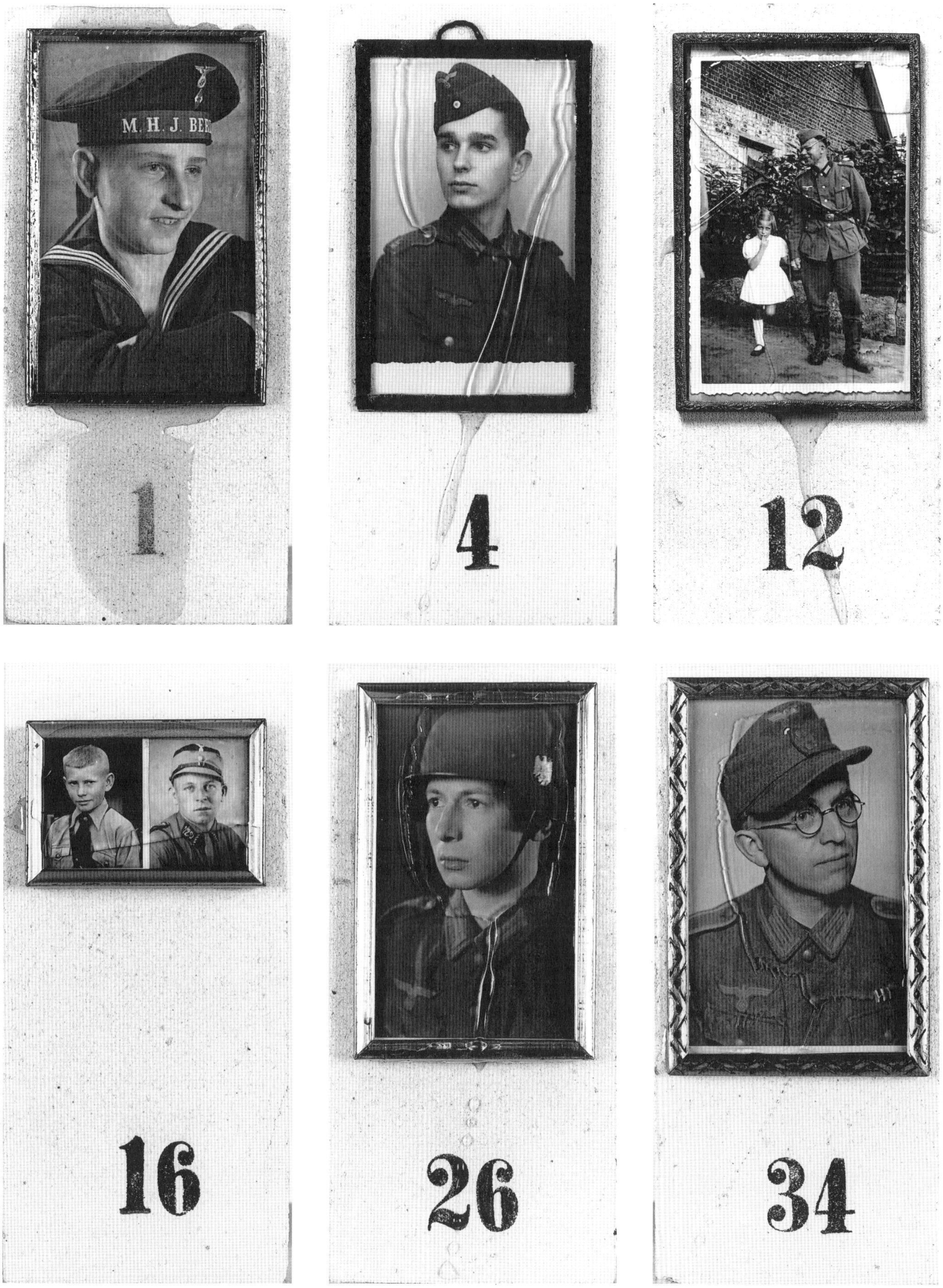

8.5 Edward Kienholz und Nancy Kienholz
Pawn Boys, 1983

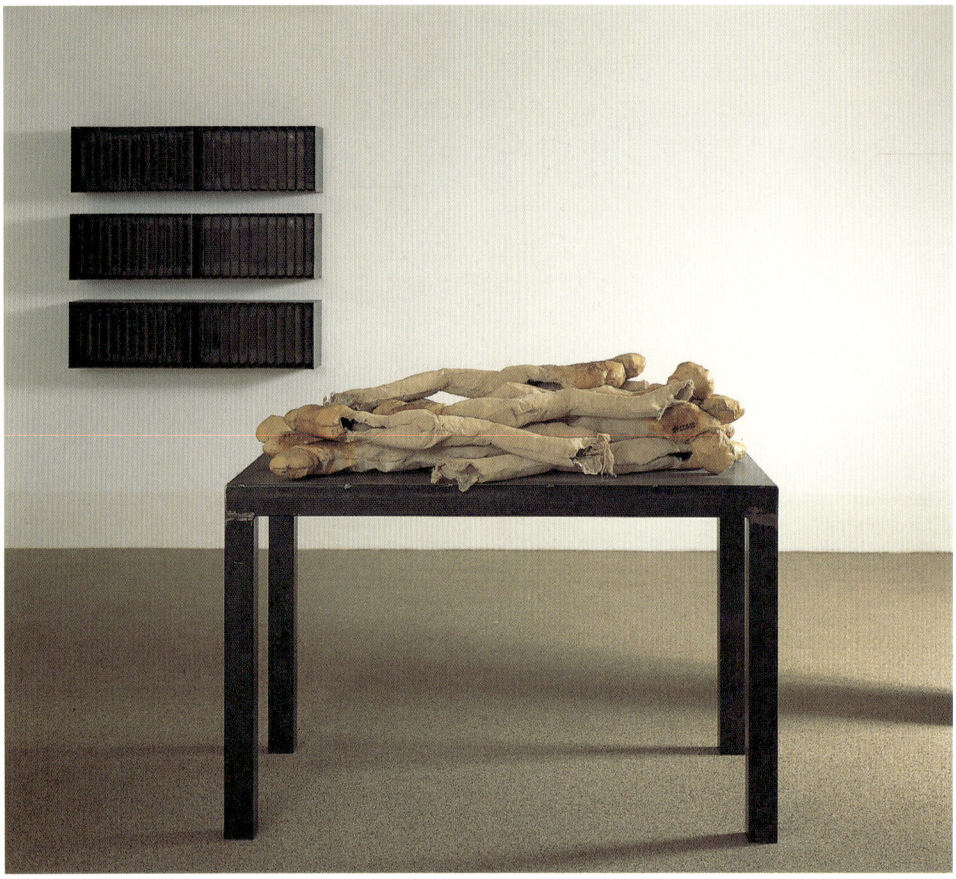

8.6 Jürgen Brodwolf
Lieberose, Installation, 1990

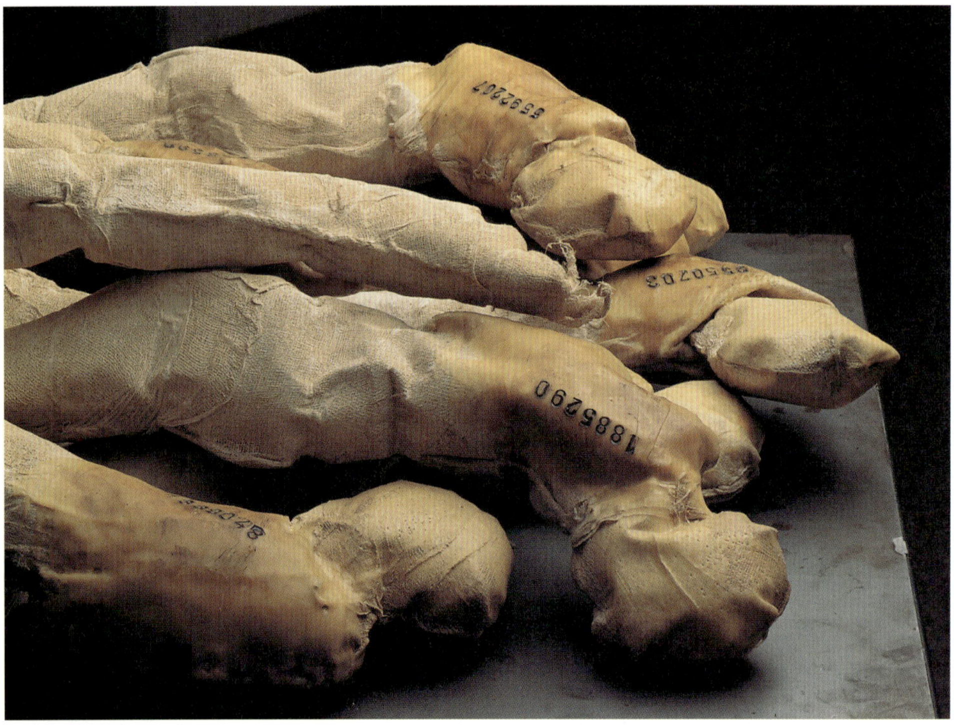

8.7 FLATZ
Barcode Tattoo No 3, 1989

8.8 Mick O'Kelly
Genus 10–8–56, 1996

8.9 Jonathan Borofsky
Self-Portrait, 1980–1987

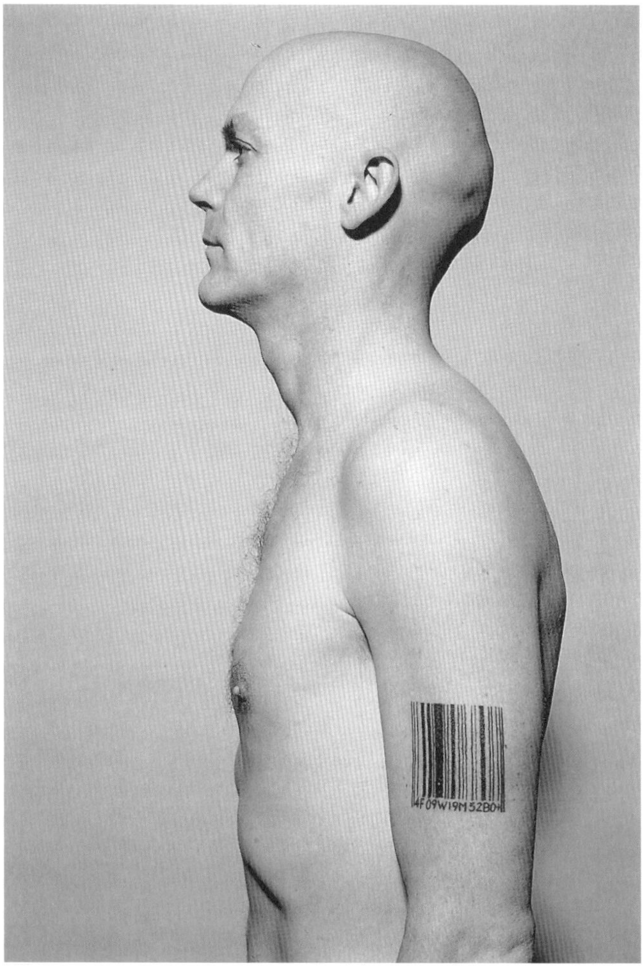

8.7

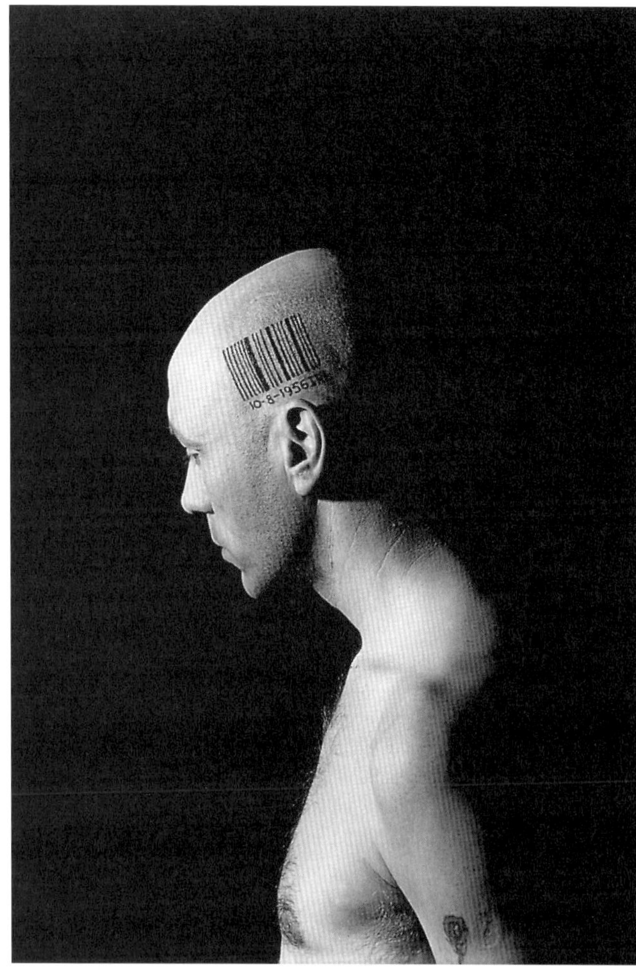

8.8

8.9

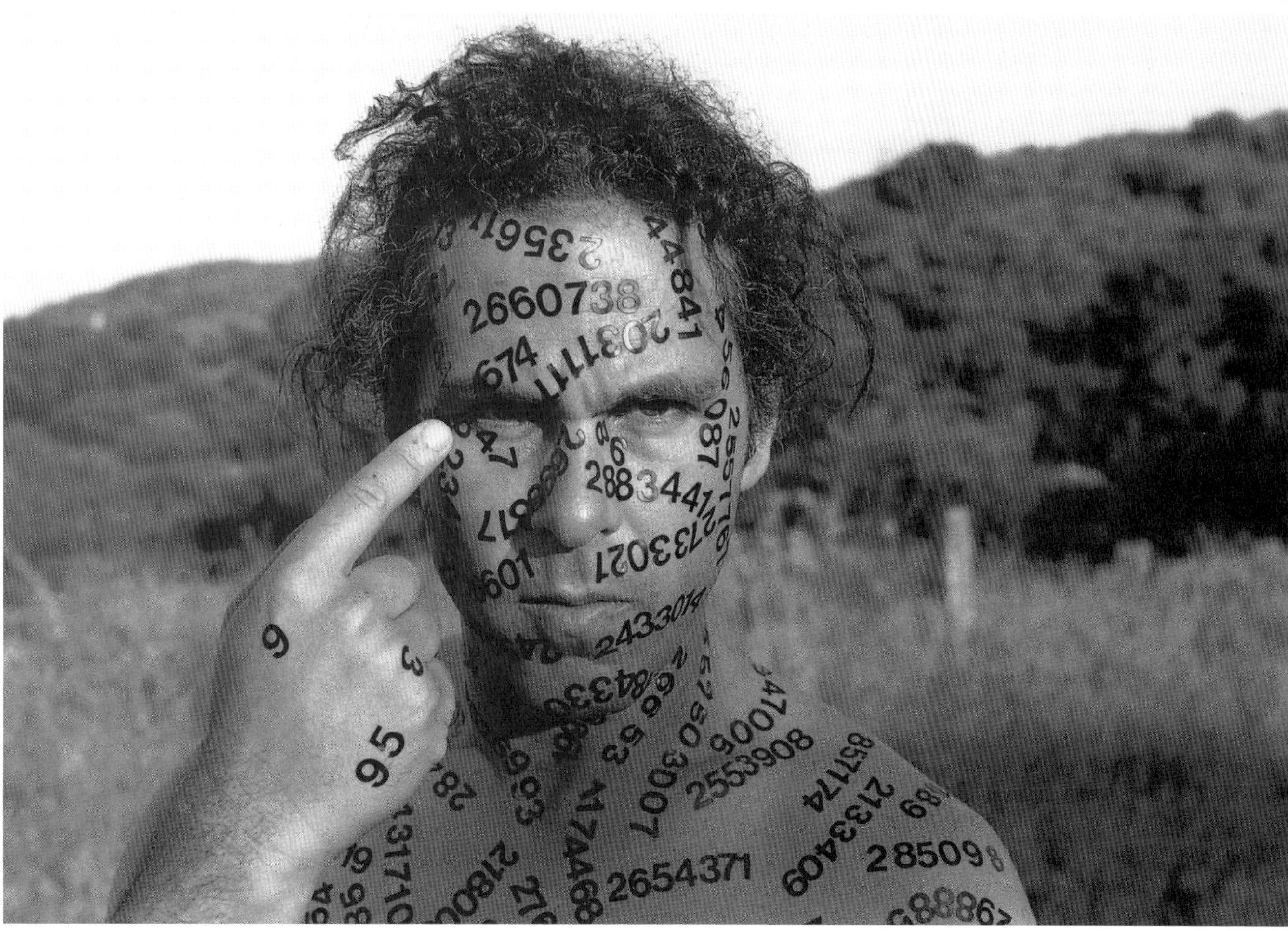

8.12 Vincent Wapler ®
Code barre 097130298018, 1989

8.10 Kazuo Katase
Zeichensetzung, 1983

8.11 Kazuo Katase
Mikrocomputer-Makrobiotik, 1986

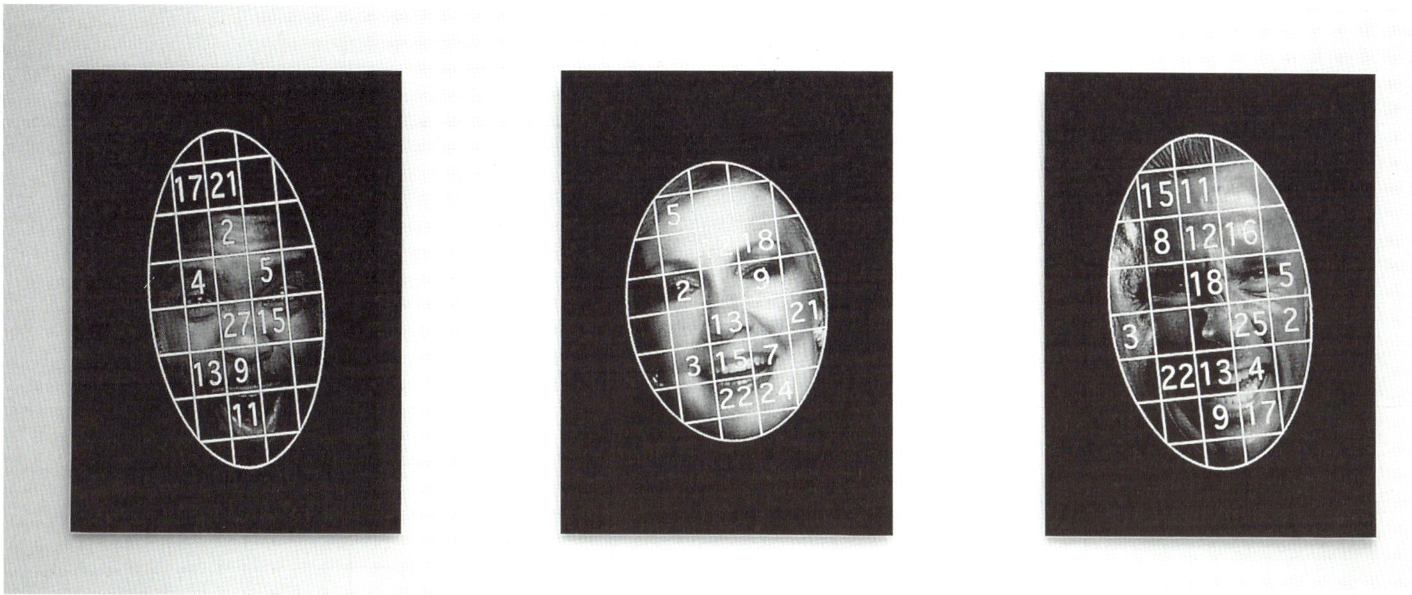

8.14 Sabine Groß
Ohne Titel, 1993

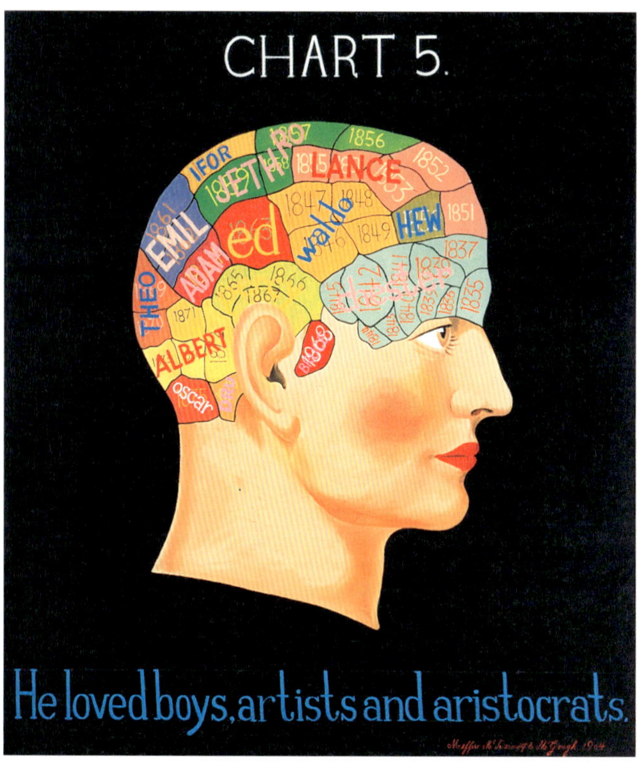

8.15 McDermott & McGough
Chart 5. 1904
(Kartographie 5. 1904), 1990

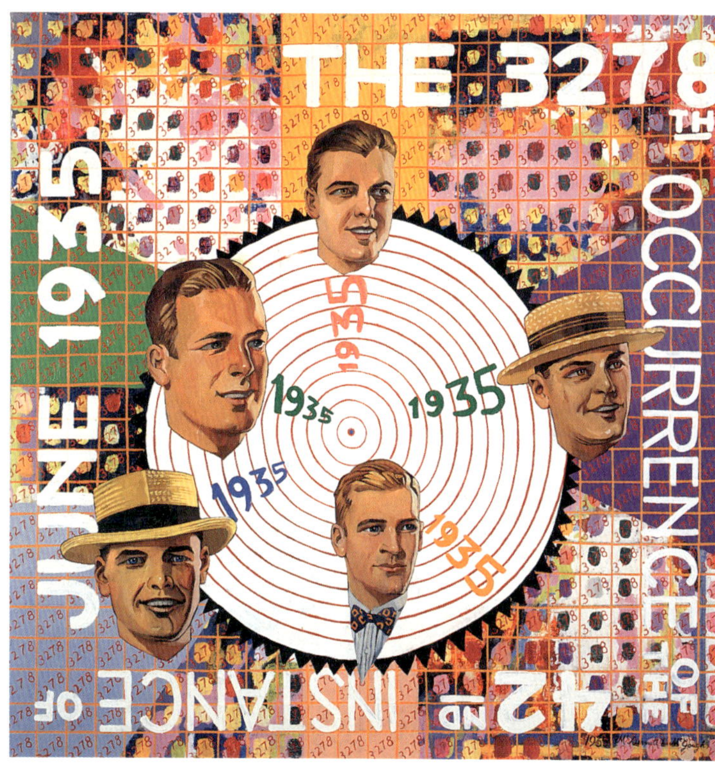

8.16 McDermott & McGough
The 3278th Occurence of the
42nd Instance of June 1935
(Das 3278. Vorkommen des
42. Falles vom Juni 1935), 1994–1995

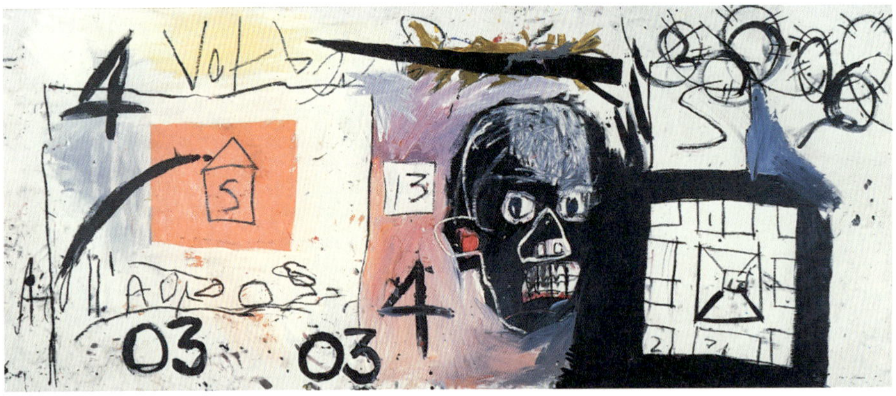

8.19

8.20

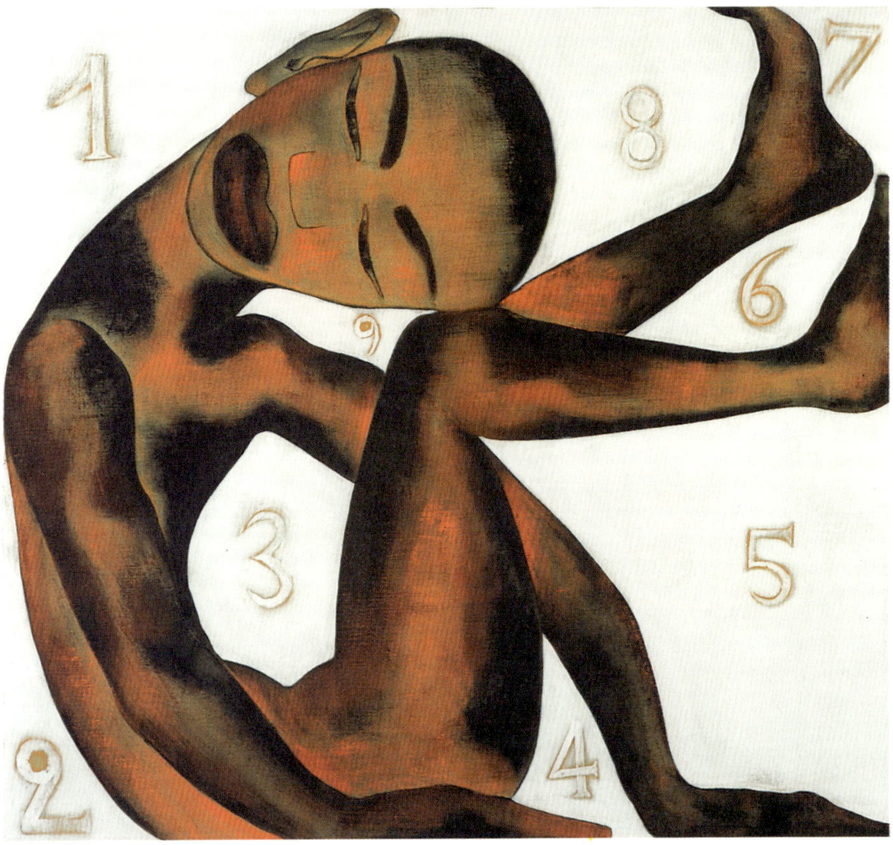

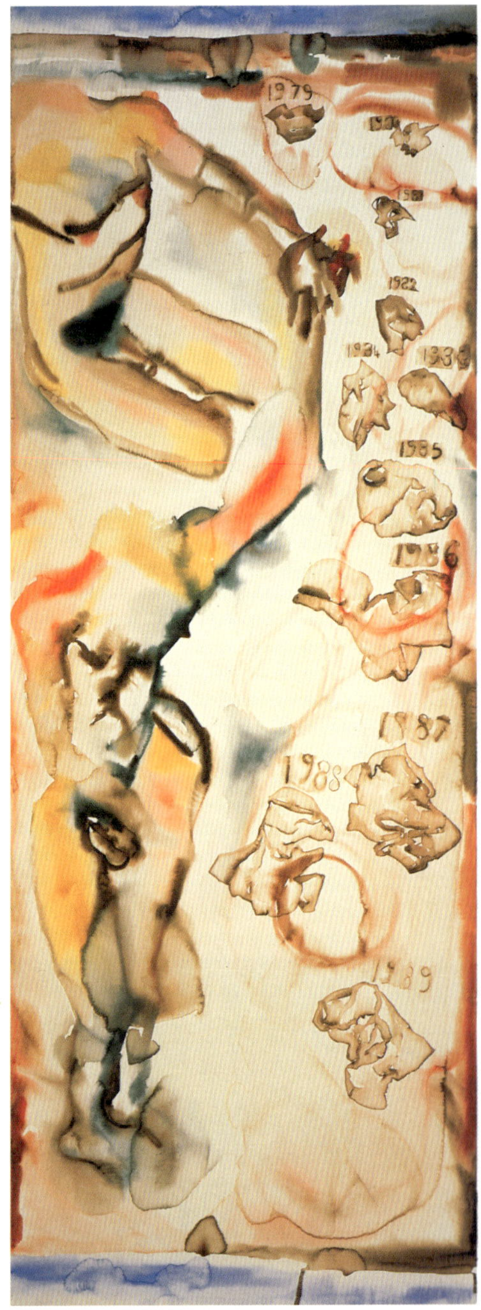

8.21

8.22

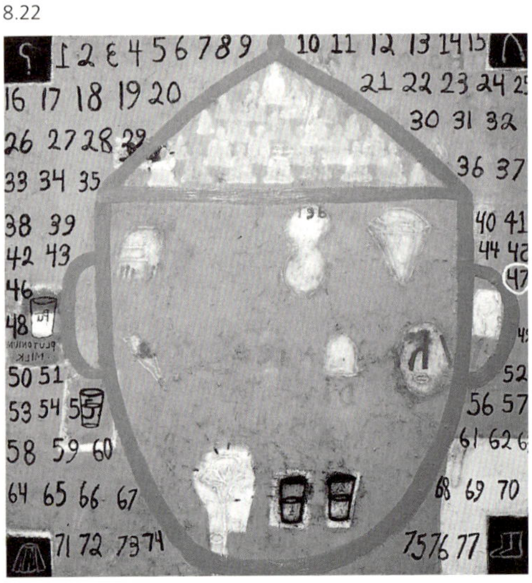

8.24

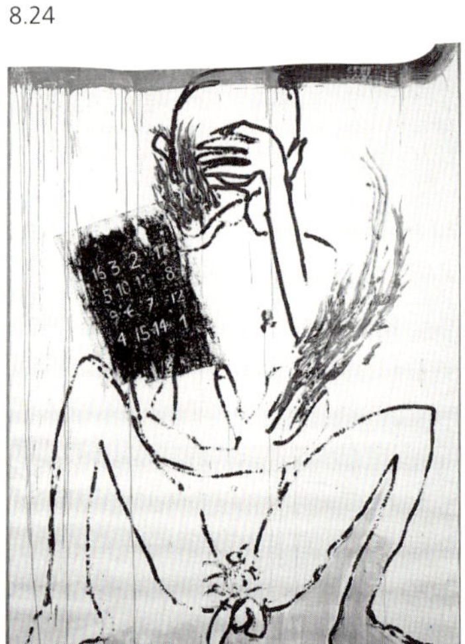

8.19 Jean-Michel Basquiat
Untitled, 1981

8.20 Francesco Clemente
Geography I, 1992

8.21 Francesco Clemente
American Thermopylae
(Die amerikanischen Thermopylen), 1989

8.22 Squeak Carnwath
Inside Thought (Innen-Gedanken), 1994

8.24 Felix Droese
Zungenbrand, 1992

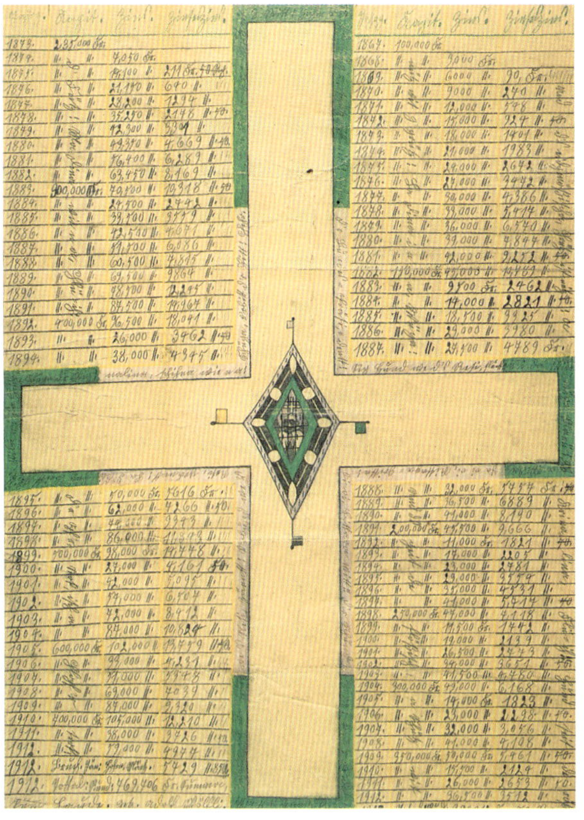

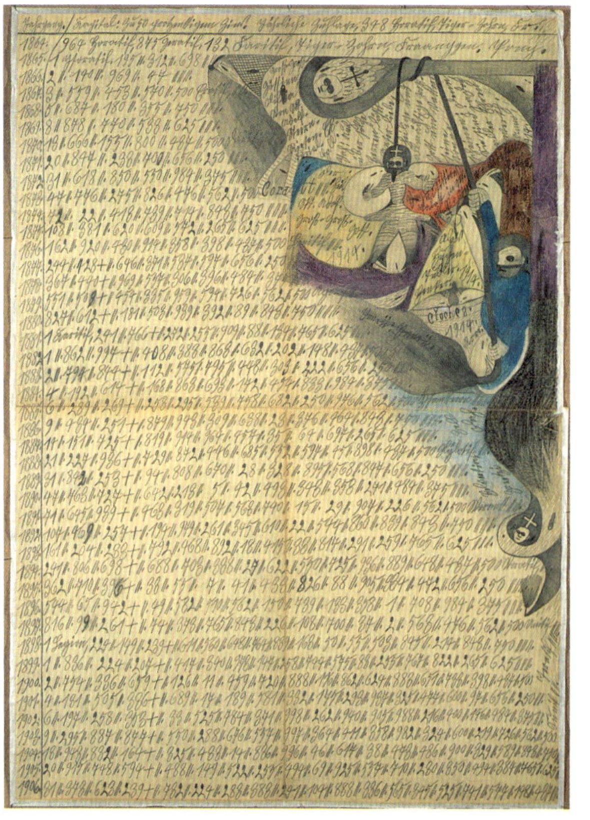

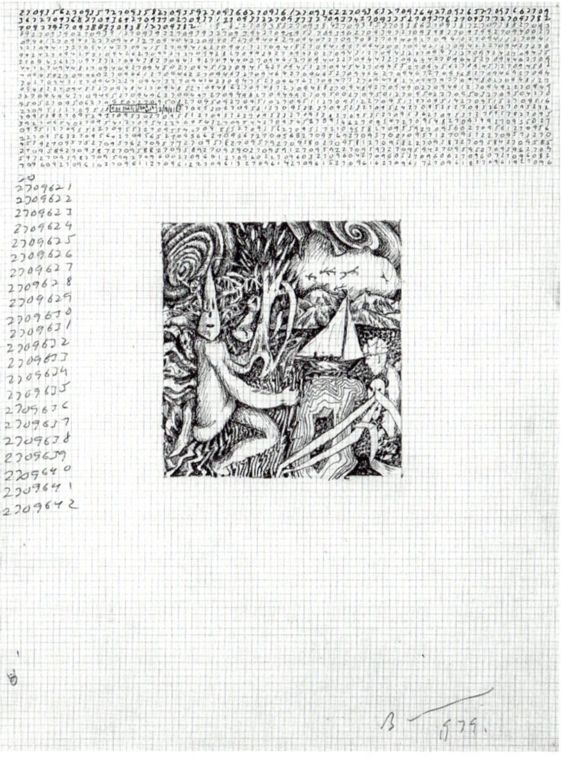

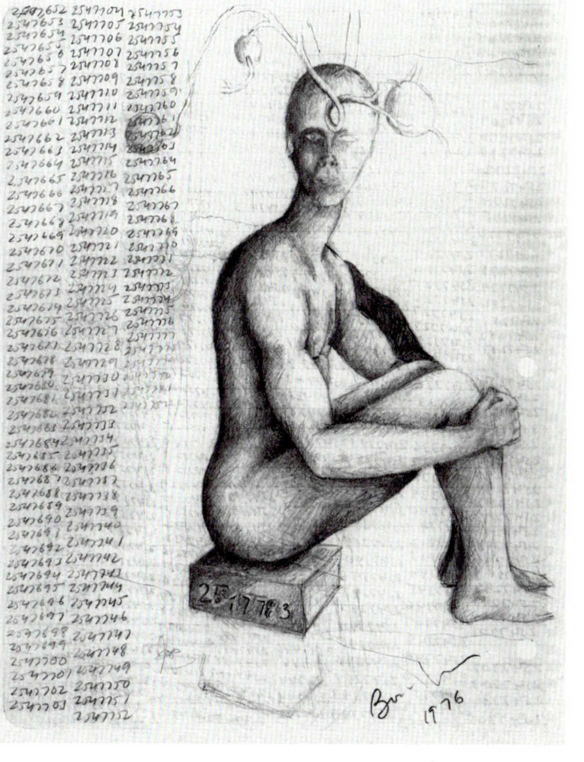

8.25 Adolf Wölfli
Zinsrechnung, 1912

8.26 Adolf Wölfli
Inquisittions-Palast in Skt. Adolf-Steern-Riesen-Gletscher, 1914

8.28 Jonathan Borofsky
Zeichnung bei 2709356–2709642, 1980/81

8.29 Jonathan Borofsky
Zeichnung bei 2547264–2547783, 1976/77

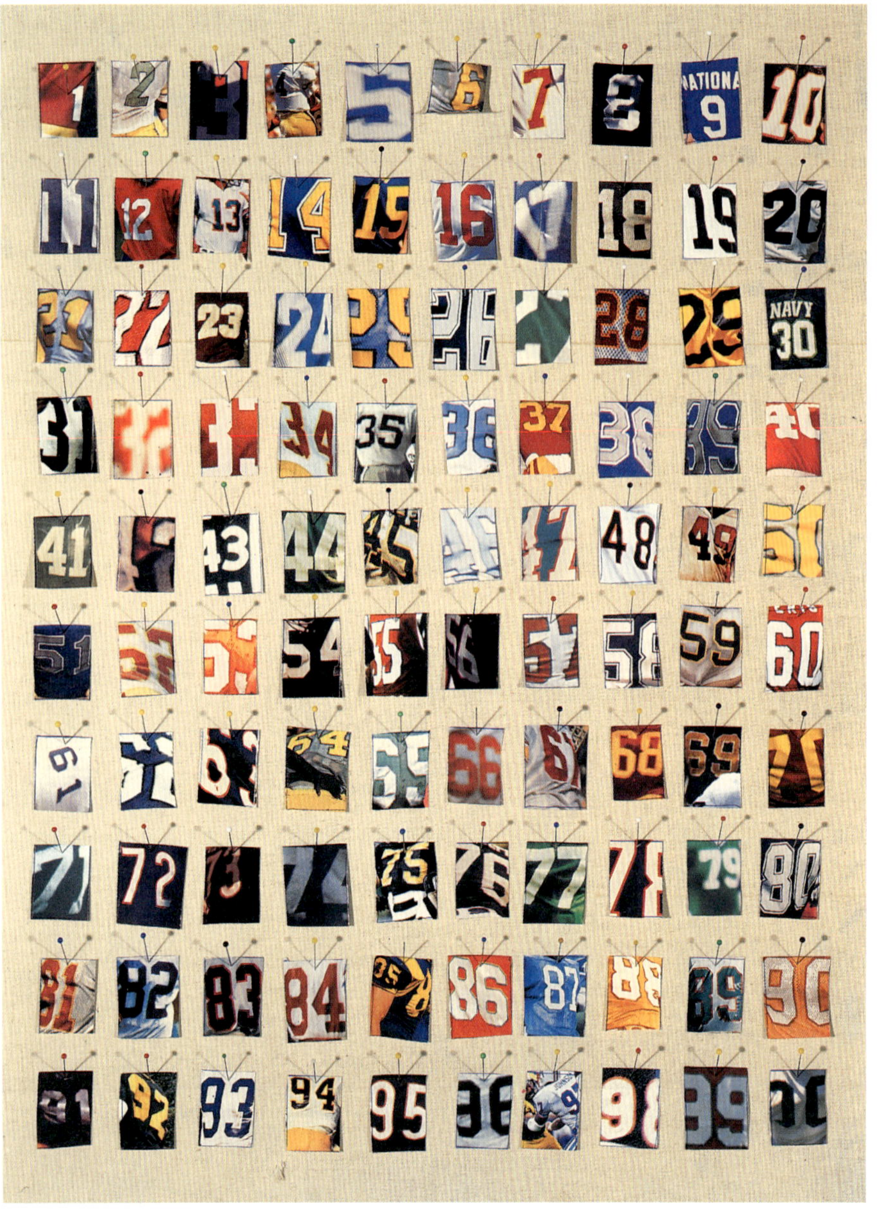

8.31 Wolfgang Koethe
The American Hundred
(Die amerikanischen Hundert), 1995

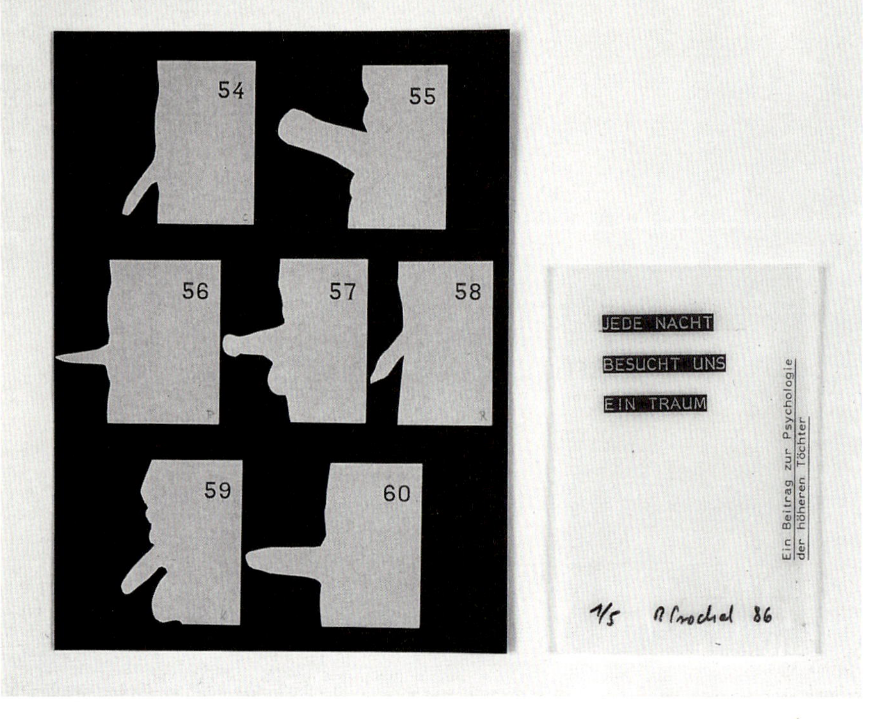

8.33 Rosemarie Trockel
Jede Nacht besucht uns ein Traum, 1986

8.34 Rainer Wittenborn
Apell 1971/V, 1971

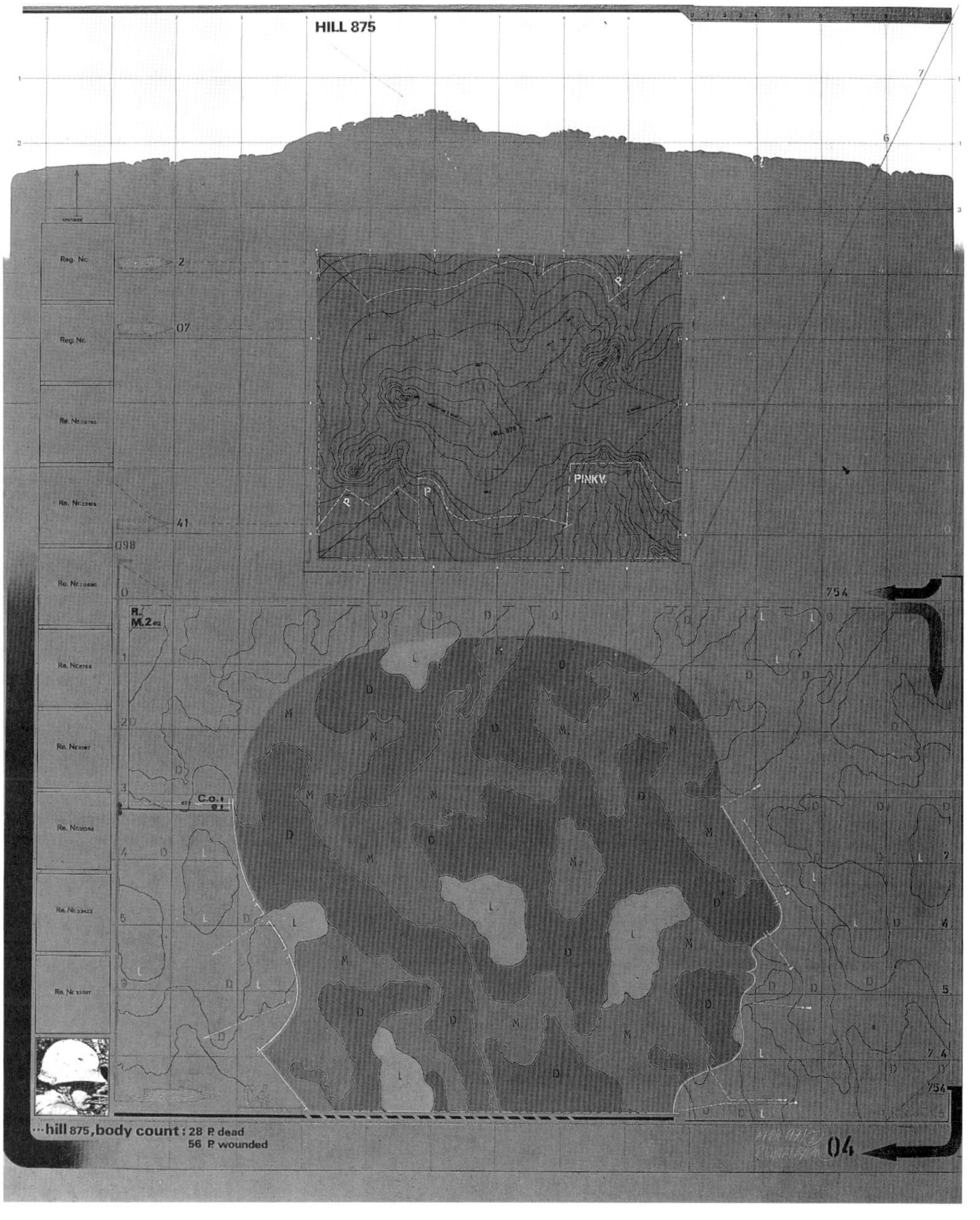

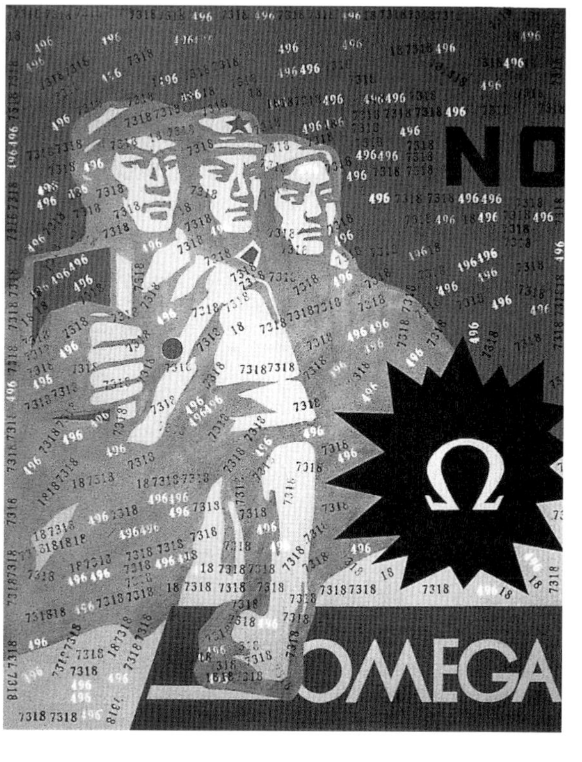

8.35 Wang Guangyi
Omega, 1995

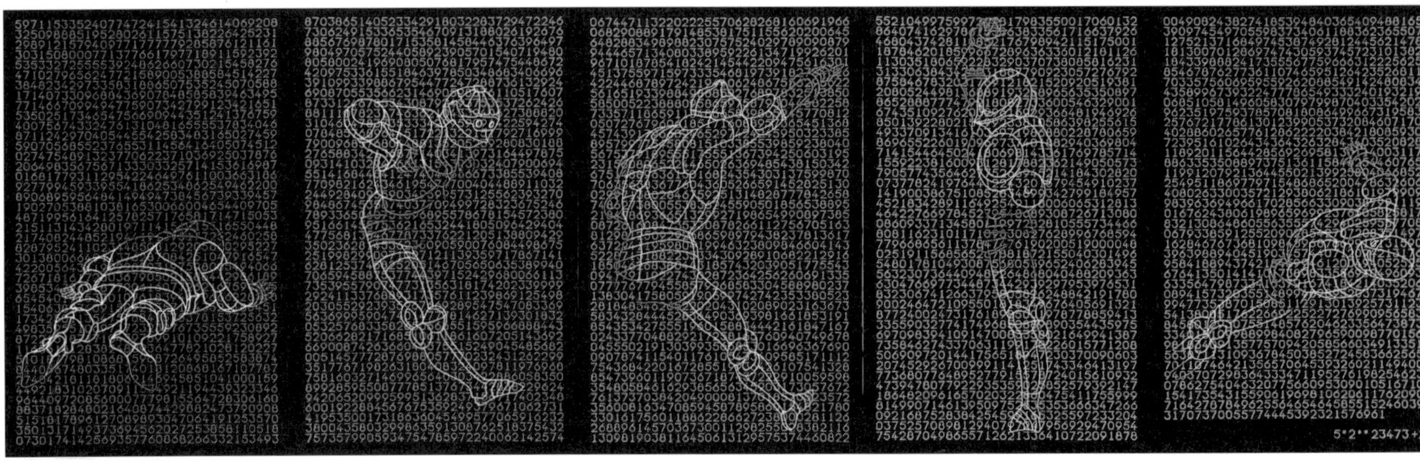

8.36

8.38

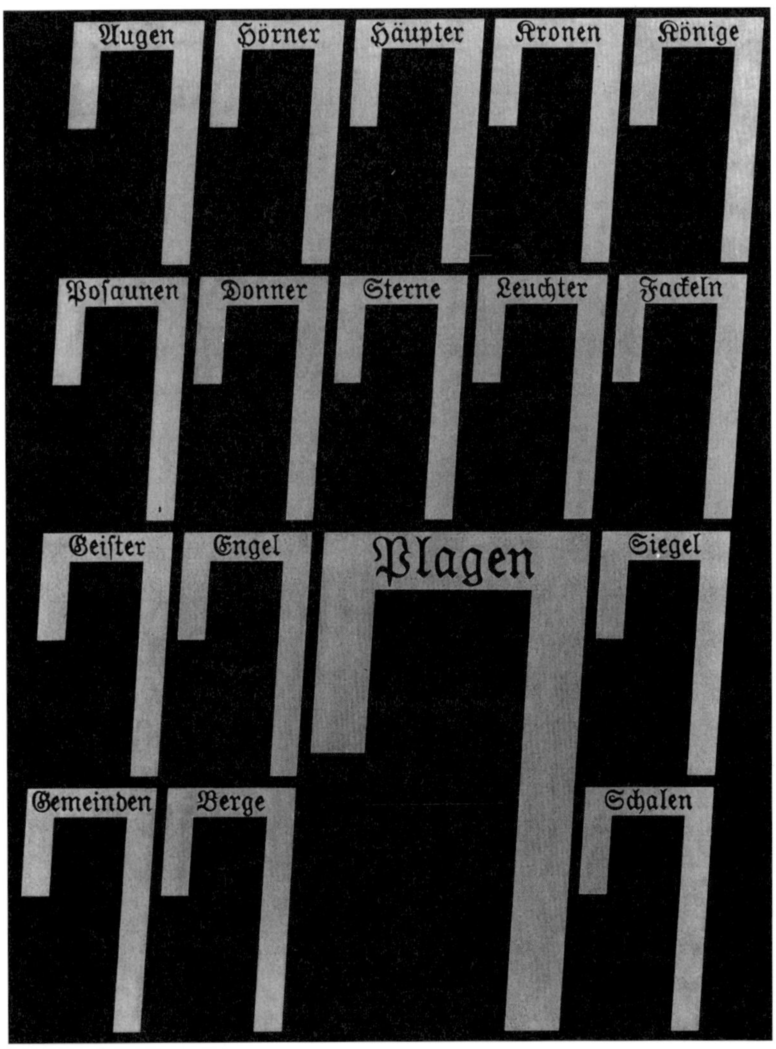

8.39

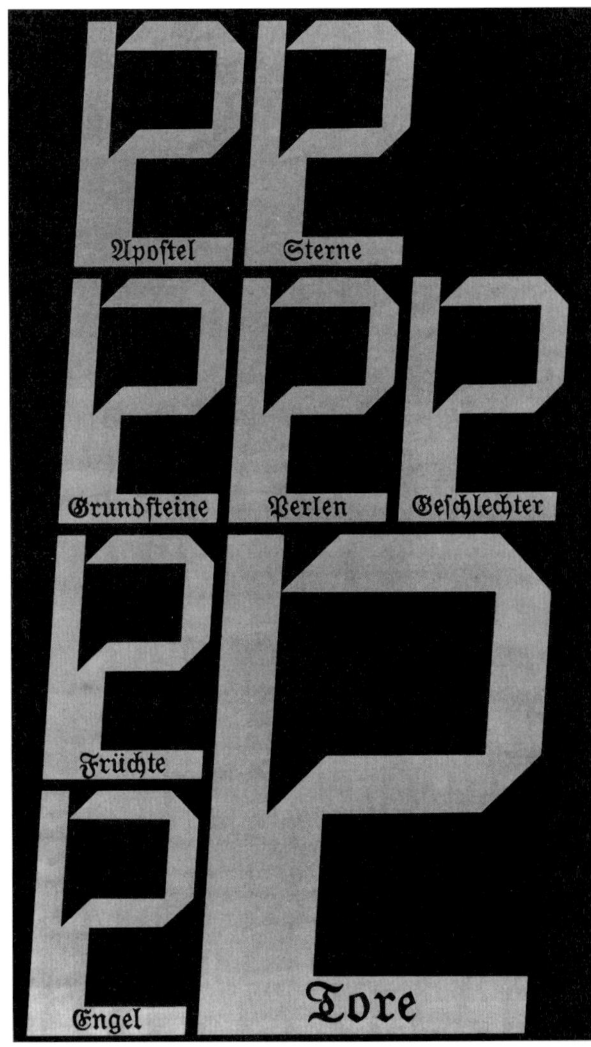

8.36 Rune Mields
Die Söhne der Mathematik,
Il Secondo (Der Zweite), 1986

8.38 Rune Mields
Die Apokalyptischen Zahlen: Die Sieben,
1993

8.39 Rune Mields
Die Apokalyptischen Zahlen: Die Zwölf,
1993

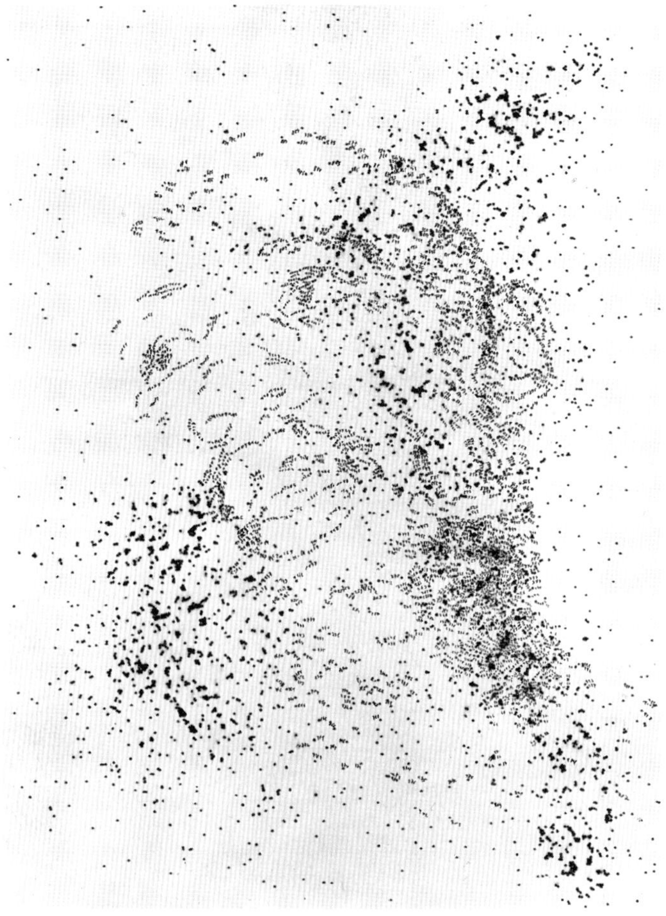

8.40

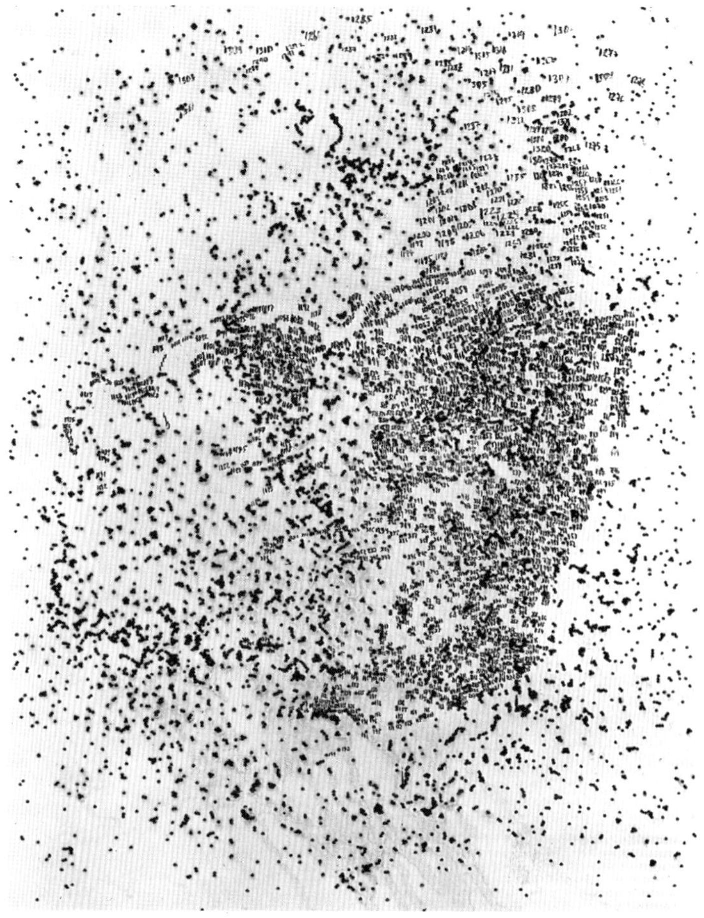

8.41

8.42

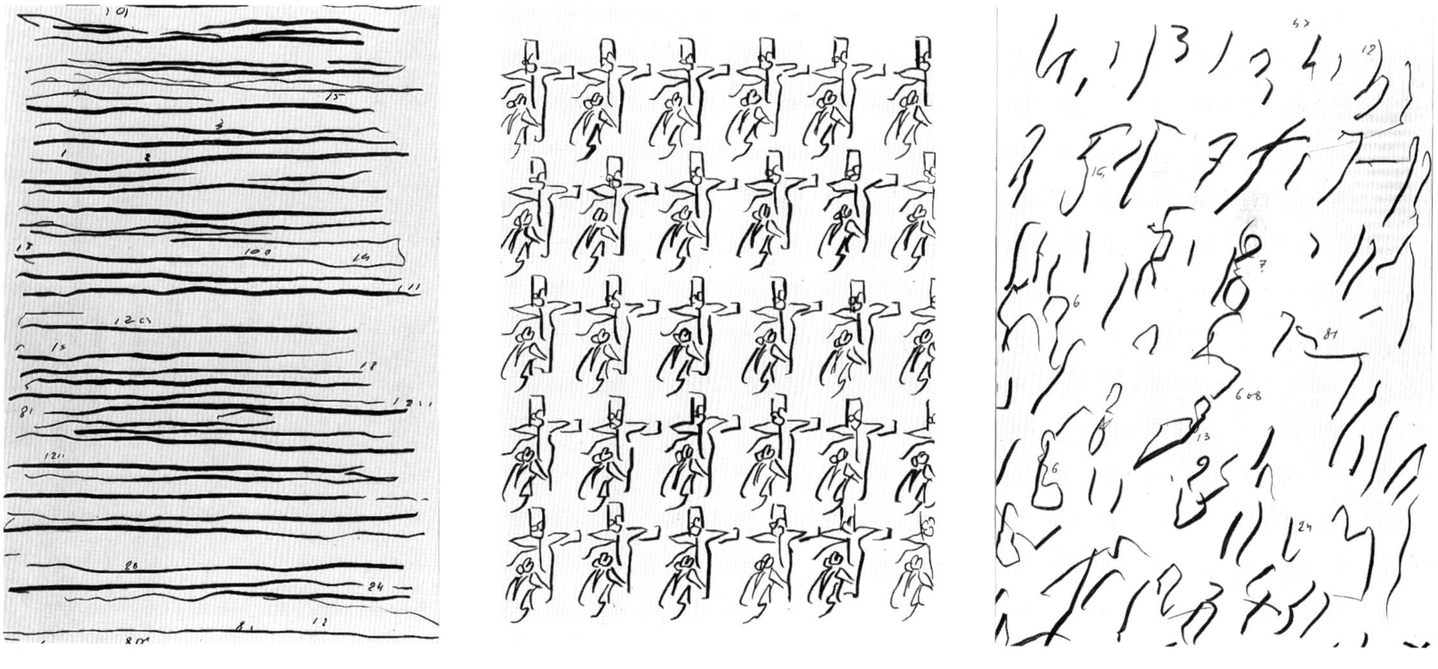

8.40 Georg Herold
Marvellous Marvin Hagler, 1990

8.41 Georg Herold
Jaruzielski, 1990

8.42 Gia Edzgveradze
Metamorphosis of signs
(Verwandlung der Zeichen), 1991

9

DIE ZAHL IN DER NATUR

Kein anderer Künstler hat diesen Ansatz in unserem Jahrhundert so nachhaltig erkundet wie der 61jährige Mailänder MARIO MERZ. Seit 1967, als er die nach Leonardo Pisano gen. Fibonacci benannte Proportionsgesetzlichkeit für sich entdeckte, nach der sich jede Zahl aus der Summe der beiden vorhergehenden ergibt, hat er diese Reihe zur Grundlage seines gesamten Schaffens gemacht. Merz empfindet Zahlen als etwas Lebendiges, Dynamisches, Wachsendes, und die Fibonacci-Zahlenreihe spiegelt diese inhärente Dynamik. Sie ist für Merz »eine Chiffre für Kunst, für Leben schlechthin. Darin, wie eine Zahl sich aus den beiden vorhergehenden erzeugt, sieht er ein Gleichnis für die schöpferischen Kräfte der Welt: Es ist eine fortwährende Zeugung aus sich selbst heraus, insofern stark mit Merz' Vorstellung der Menschheit verbunden. Sie ist ihm Gleichnis für Dynamik, aber auch für den Gedanken, der sich im dialektischen Dreischritt fortbewegt.«[1] Auch der Iglu als eine der ursprünglichsten Formen menschlicher Behausung entsteht aus der Fibonacci-Reihe, da seine Kurvenform ihre Progression annimmt. Das Haus muß wie die Welt von Zahlen durchdrungen sein – damit reiht sich Mario Merz in die ehrwürdige Tradition der pythagoreischen Auffassung von der Welt ein, die sich in dem lapidaren Satz »Alles ist Zahl« ausdrückt.

Dem griechischen Philosophen widmet Merz 1994 seinen Iglu *Pythagoras' Haus* (Kat. 9.4), der sich durch die Klarheit und Perfektion seiner Bogenform auszeichnet. Der Iglu ist eine Kombination aus kubischem Gehäuse und schützender Kuppel, also ein Kubus in der Halbkugel. Er ist gebaut aus symbolträchtigen, von Merz bevorzugt verwendeten Materialien: Außer Stahl für das Gerüst sind dies Marmor- und Schieferplatten, Reisigbündel, Pergamentpapier und Neonzahlen von 1 bis 34, die am Rand der Sockelzone ringsum laufen. Was die Formsymbolik des kubischen Inneren und der gekurvten Außenhülle angeht, so deutet sie auf die beiden Komponenten der Philosophie, der Mathematik und der Kunst hin: Kubus und Kurve verhalten sich zueinander wie Ratio und Intuition.

Anders als bei seinem Iglu arbeitet Mario Merz nicht selten auch mit rechtwinkligen Formen und dem Gegensatz von Hell und Dunkel, Transparent und Opak – eine hierfür exemplarische Arbeit ist die Installation *Towards Black Stones* (Gegen schwarze Steine, Kat. 9.1). Wiederum wird der Kontrast durch Materialien ausgedrückt: schwarze Schiefertafeln gegen transparente Glasscheiben und leuchtende Neonziffern oder Zeitungsstapel, die in sich den Gegensatz von Schwarz und Weiß vereinen. Die Progression der Neonzahlen veranschaulicht die entsprechende Anzahl von gebündelten Zeitungen – beide symbolisieren das sprunghafte Anwachsen, die Proliferation, durch die Ausdehnung in den Raum hinein und auf den Betrachter zu. Diese räumliche Konstellation ist mit einer zeitlichen Dimension verknüpft, insofern die Zeitungen ihre aktuelle Seite nach oben, der Gegenwart zu kehren, während bereits die gestrige Zeitung im Dunkel des Stapels wie im Dunkel des Vergessens verschwindet und Geschichte wird. Die Worte »chiaro oscuro oscuro chiaro«, die feierlich auf der schwarzen Schiefertafel an der Wand geschrieben stehen, sind auch metaphysisch gemeint, als zeitlicher Rhythmus von Tag und Nacht, wie er durch den Wechsel der täglichen Zeitungsmeldungen taktmäßig begleitet wird. Die Idealform der Fibonacci-Reihe ist die Spirale, wie sie in der Natur fast perfekt in Schneckengehäusen und Muscheln vorkommt. Diese plaziert Mario Merz gerne realiter im Zentrum seiner Spiral-Arbeiten (Kat. 9.2). Eine weitere organische Form, die das Progressionsgesetz annähernd vollkommen verkörpert, ist das Gehörn von Tieren, das er in seiner Wandarbeit *Le Corna della Cervicapra* (Die Hörner der Hirschziege, Kat. 9.6) mit den Neonzahlen der Fibonacci-Reihe bis zur Zahl 55 verbindet. Auch der Schwanz von Reptilien ist geeignet, das Anwachsen der Zahlen nach dem Fibonacci-Gesetz zu demonstrieren, wie es die Installation *Coccodrillo con progressione di Fibonacci, No 1–55* (Krokodil mit Fibonacci-Reihe Nr. 1–55, Kat. 9.5) zeigt. Die Synthese von Naturgebilden und höchst künstlichen und technoiden Elementen wie den Neonzahlen bleibt die

Domäne des Mario Merz, der damit eine mathematische Gesetzmäßigkeit in organischen Formbildungen aufdeckt und wie Leonardo wissenschaftliche Erkenntnis auf einer intuitiven Ebene mit Kunst verknüpft.
Mario Merz war aber nicht der erste, der die Wachstumsgesetzlichkeit in der Natur mit dem Formprinzip der Spirale verband. SALVADOR DALÍ hat dies seit langem in ganz unterschiedlichen Werken unter Anwendung seiner surrealistischen, paranoisch-kritischen Methode umgesetzt und eine besondere Vorliebe für das Horn des Nashorns entwickelt. Dalí stützte sich dabei auf die Schriften des Mathematikers Mathila Ghika, der eine auf dem Goldenen Schnitt basierende Wachstumsspirale konstruierte, sowie auf die Arbeit von Theodore Andrea Cook *The Curves of Life*, die 1914 in London erschienen war. Bei Cook konnte auch Merz eine Quelle für seine Recherchen finden, zumal sich hier zahlreiche Abbildungen von Schnecken, Muscheln und Hornformationen als Beispiele für die mathematische Fundierung der »Kurven des Lebens« finden. Cook entwickelte eine auf der Pi-Zahl in Verbindung mit der doppelten Fibonacci-Reihe gegründete Spiralformel, für die zum Beispiel auch die Studien von Wasserströmungen, Staubwirbeln oder Wolkenspiralen des Leonardo da Vinci herangezogen werden.[2]
Auch MIMMO PALADINO, Vertreter einer »Arte Cifra« (Chiffrenkunst), hat sich mit der Konstruktion des Horns beschäftigt. In einer Zeichnung von 1973 (Kat. 9.8) stellt er ein rechtwinkliges Dreieck mit regelmäßiger Zahlenfolge auf der diagonalen Hypothenuse in eine Linie mit einem Horn, auf dessen plastischer, konischer Oberfläche Ziffern in unregelmäßiger Abfolge erscheinen. Diese Arbeit gehört zu einer Serie von Konstruktionszeichnungen fiktiver Sternbilder, in denen Paladino den *Traum des Ikarus*, den *Meßstab des Seefahrers* oder die *Ringe Salomons* als Sternbildkonstellationen entwirft (Kat. 9.9–9.11). Paladinos Suche nach dem Numinosen prägte diese Arbeiten ebenso wie seine Ansichten über die Natur:
»Denn die Natur besitzt etwas Geheimnisvolles: *Ihre Unmöglichkeit der Verständigung mit dem Menschen.* Sie ist ursprünglich, wild, immer faszinierend, immer neu zu entdecken. Mich interessiert – nicht nur in der Kunst – das Geheimnisvolle, das Unerforschbare, das Vergessene. Wenn ich eine Arbeit mache, will ich in diese Bereiche vordringen.«[3]
KLAUS HEIDER findet das Geheimnisvolle in einem Zufallsfund am Meer und hält diesen in zwei Photoarbeiten (Kat. 9.16 und 9.17) fest: Im Sand steckt ein Drahtgebilde in Form einer Acht, die gleichzeitig als Unendlichkeitszeichen gesehen werden kann, und deren Schatten eine langgestreckte Ellipse bildet, während das Gegenstück, ein verbogener Drahtkreis, eine Acht beziehungsweise das Unendlichkeitszeichen als Schatten wirft. In zwei neuen Arbeiten, *01 unendlich 10* und *Plus – Minus* (Kat. 9.18 und 9.19), stellt er seine »digitale Weltformel« ins Zentrum, auf der auch die datenmäßige Erschließung der Welt basiert. Diese Formel erscheint zweimal: einmal technoid in Edelstahl und Neon als Zeitbefund und ein zweites Mal, wiederum in Leuchtstoffelementen, nun aber von einem kosmischen Zeitkreis umgeben und auf tiefblauem Grund – im Sinne einer offenen Frage, »in die sich Heilserwartung verirrt«[4].
Der Japaner CHIHIRO SHIMOTANI wählt Naturstoffe wie Wasser, Erde, Steine als Bildträger für seine Ziffern und Texte, die er als Serigraphien aufdruckt. So auch in seiner Arbeit *Utopian Materials: Printing »in situ«* von 1971 (Kat. 9.15), wo er einen Barren aus Wachs mit Ziffern bedruckt. Hier sind die Kanten von Zahlen umspielt, die in Intervallen von 1 bis 6 mehr oder weniger deutlich sichtbar an die Oberfläche treten und dabei ihre Position – über, unter oder auf der Kante – verändern.
Der Spreewälder mit dem sorbischen Namen LUSICI hat eine geheime Revolte gegen die Diktatur der Zahlen ausgeheckt und ein Alternativsystem von »Antizahlen« (in Analogie zu physikalischen Begriffen wie Antineutronen) entworfen, das jede Funktionalität ad absurdum führt. Auf seinem sechzehnteiligen Bild mit dem Titel *Erdzahlen eins zwei vier* von 1994 (Kat. 9.14) schwirren blaue Ziffern in Spiegelschrift frei im Raum herum – nur die 0 und die 8 sind aufgrund ihrer symmetrischen Rundform beidseitig lesbar. Auf diese Weise entsteht ein bewegtes Gegeneinander von Zahlen und Antizah-

len auf der informell mit schwarzen Pinselstrichen bearbeiteten Fläche, die in ihrer sechzehnteiligen Anordnung an ein magisches Quadrat erinnert.
In einer Folge von zehn Bildern hat LUDGER GERDES 1991/92 den Stilpluralismus und die seriellen Farbeninventare seines früheren Lehrers Gerhard Richter aufs Korn genommen (Kat. 9.12). Ausgangspunkt ist ein mit der doppelten Numerierung 0 versehenes Seestück (ein Lieblingsmotiv auch von Richter), dessen Farbmischungen in den folgenden neun Bildern in die Einzelfarben zerlegt werden, so daß jeder Farbton ein eigenes, abstraktes Bild ergibt, das wiederum an Richters Abstraktionen erinnert. Die Farbabstufung reicht von Schwarz über diverse Grautöne zu Ocker und Orange, um zurückzusinken in dunkles Grau, bis in Bild 9 wieder die klischeehafte Meeresansicht vom Anfang erscheint. Durch die stereotype Numerierung, sowohl mitten in der Darstellung als auch jeweils klein in der linken oberen Ecke, wird eine Entwertung und Nivellierung der Malerei herbeigeführt und zugleich auf den konzeptuellen Hintergrund der bewußt imitatorisch angelegten Bilder verwiesen. Kein Zweifel, daß Gerdes mit diesem Lehrstück dem Lehrer ironisch Paroli bieten wollte.
Der Spanier MIQUEL BARCELÓ behandelt einen ausgemergelten Tierschädel wie eine Landkarte, auf dessen einzelne Knochenpartien er nach Art der Paläontologen Ziffern schreibt, allerdings keine Numerierung, sondern seine Lebensjahre von 1957 bis 1992 – darin seinem Freund Francesco Clemente vergleichbar, der in dem großen Aquarellbild *American Thermopylae* (vgl. Kat. 8.21) ein Jahrzehnt seines Lebens in Jahreszahlen aufgelistet hat. Barceló jedoch, der sich häufig im afrikanischen Mali aufhält, bewirkt durch diese Inskription seiner biographischen Daten in das Fossil eine magische Identifikation mit der toten Kreatur, auf die auch der Titel *Animal de 34 anys No. 3* anspielt (Kat. 9.13). Durch den Akt des Malens und Chiffrierens mit den Daten seiner Biographie haucht der Künstler dem pferdeartigen Tierschädel, der an Höhlenmalereien erinnert, neues Leben ein.

Numerische Analyse und Neuordnung von Naturformen

Einen gänzlich konträren Ansatz der Naturerkundung führen zwei amerikanische Künstler durch. Zum einen CHARLES GAINES, der in seinen minutiösen Zahlenzeichnungen von 1980 (Kat. 9.24) die geheime Struktur der Pflanzen aufdeckt. Gaines geht in mehreren Etappen der Wahrnehmung vor: Er photographiert zunächst die Pflanze, einen Gummibaum oder eine Yuca, dann deren Schattenwurf auf einer weißen Wand und übersetzt schließlich beide Aufnahmen in ein differenziertes Zahlensystem mit drei Farben je nach der Position der Zweige und Blätter im Raum. Das Ergebnis sind schwerelose diaphane Silhouetten aus minimalen Ziffernakkumulationen, die den unsichtbaren Wachstumsstrukturen der Pflanzen nachspüren.
Ungleich umfassender und komplexer sind die Recherchen von AGNES DENES. 1977 trat die Künstlerin auf der documenta IV mit ihrer *Pyramid Series* hervor, Zeichnungen auf orangefarbenem Millimeterpapier mit muschelartigen Zahlenstrukturen (Kat. 9.20), die vom Prinzip des »Pascalschen Dreiecks« ausgehen, einer numerischen Anordnung in Form eines gleichschenkligen Dreiecks, bei der jede Zahl die Summe der unmittelbar rechts und links darüber stehenden Zahlen ist. Denes gewann in ihren Analysen dem »Pascalschen Dreieck« völlig neue Dimensionen ab. So enthüllen ihre Zeichnungen, daß sich die Theorie in ein dreidimensionales, spiralförmiges Nummernsystem umsetzen läßt, das rings um eine Muschel paßt und somit die Natur mit rationalem Denken vereint.
1982 konzipierte sie ein umfassendes Projekt mit dem Titel *Tree Mountain – A Living Time Capsule* (Berg der Bäume – Eine lebende Zeitkapsel, Kat. 9.21 und 9.22), ein Gemeinschaftswerk, das globale ökologische, soziale und kulturelle Themen umfaßt. Dieses Unternehmen hat sie in höchst differenzierten Zeichnungen erarbeitet, die ihr intensives Studium mathematischer Grundlagen in regelmäßigen Großstrukturen

dokumentieren. Die Künstlerin selbst hat das Projekt, bei dem der Faktor Zeit im evolutionären Prozeß eine wichtige Rolle spielt, detailliert erläutert: »Zehntausend Bäume werden von einer gleichen Anzahl von Leuten nach genauen mathematischen Regeln gepflanzt, einer Kombination von Goldenem Schnitt und Sonnenblumen/Ananas-Mustern, die nicht nur ästhetischen Maßstäben genügt, sondern auch noch intakt bleibt, wenn der Wald einige Jahrzehnte später gelichtet wird. Die mathematische Ausdehnung wandelt sich mit der Ansicht und Bewegung rings um und über den Berg und gibt immer neue versteckte Kurven und Spiralen in ihrer symmetrischen Schönheit frei. Aus dem Weltraum gesehen, manifestiert sich die Arbeit des menschlichen Geistes in natürlichen Formationen, aber auch ihr harmonisches Zusammenspiel.«[5]

Die großformatigen Blätter zu *Tree Mountain* zeigen, wie sich aus den minimalistischen Elementen in ständiger Proliferation komplexe, spiralige Muster entfalten. Im Sommer 1996 konnte das Projekt mit Unterstützung des Umweltprogramms der Vereinten Nationen in Finnland (Pinziö Kiesgruben, Ylöjärvi) und unter Mithilfe von tausenden von Menschen aus aller Welt realisiert werden. Der finnische Berg der Bäume, für den Kiefern vorgesehen waren, ist 420 Meter lang, 270 Meter breit, 26 Meter hoch und hat eine elliptische Form. Er ist in einer ausgedienten Kiesgrube gelegen, in der in einem Prozeß der »bioremediation« der vom Tagebau ausgehöhlte Boden aufgeforstet werden sollte. Die Pflanzung der Bäume bewahrt das Land vor Erosion, verbessert die Sauerstoffproduktion und bietet dem Wild Zuflucht. Das braucht Zeit und daher soll der »Berg der Bäume« jahrhundertelang ungestört bleiben.

Nicht zufällig hat Agnes Denes dieses Projekt 1982 in Angriff genommen. Es war das Jahr, in dem JOSEPH BEUYS auf der Kasseler documenta sein Unternehmen *7000 Eichen* initiierte, das auf der ganzen Welt mit großer Aufmerksamkeit aufgenommen wurde. Obwohl sich Beuys dafür ein ganz anderes System ausgedacht hatte, waren dabei die Zeit und die Zahl wesentliche Faktoren, deren Bedeutung er in einem Interview folgendermaßen begründete: »Die Sieben als Zahl ist organisch in gewisser Weise verbunden mit einem solchen Unternehmen und paßt auch zur siebten documenta. Ich sagte mir, daß es ein sehr kleiner Schmuck ist, sieben Bäume; Siebzig bringt uns nicht zu der Idee von dem, was ich in deutsch *Verwaldung* nenne. Das suggeriert, die Welt zu einem großen Wald zu machen, Städte und Umgebungen waldartig zu machen. 70 würde nicht den Gedanken bezeichnen. 700 wiederum war noch nicht genug. So fühlte ich, 7000 war etwas, was ich in der vorhandenen Zeit tun könnte, für das ich die Verantwortung der Vollendung tragen könnte als einen ersten Schritt. So werden ›*7000 Eichen*‹ ein sehr stark sichtbares Ergebnis in 300 Jahren sein.«[6].

Anmerkungen

1 Carlo Huber, in: Kat. *Mario Merz*, Basel 1975, unpaginiert (S. 3).
2 Vgl. Theodore Andrea Cook, The Curves of Life being an Account of Spiral Formations and their Application to Growth in Nature, to Science and to Art, New York 1979 (Erste Ausgabe: London 1914). Vgl. auch M. Ghyka, The Geometry of Art and Life, New York 1977 (Erste Ausgabe: New York 1946).
3 Zitiert nach Kat. *Mimmo Paladino*, Zeichnungen 1976–1981, Hannover 1981, S. 89, Anm. 4.
4 Erläuterung des Künstlers vom 7. November 1996.
5 Projektbeschreibung von Agnes Denes, Typoskript, 1996.
6 Gespräch mit Richard Demarco, zit. nach Karin von Maur, »Zur Funktion und Symbolik der Zahl bei Joseph Beuys«, in: *Joseph Beuys Symposium Kranenburg 1995*, Förderverein »Museum Schloß Moyland e.V.« (Hrsg.), Basel 1995, S. 92.

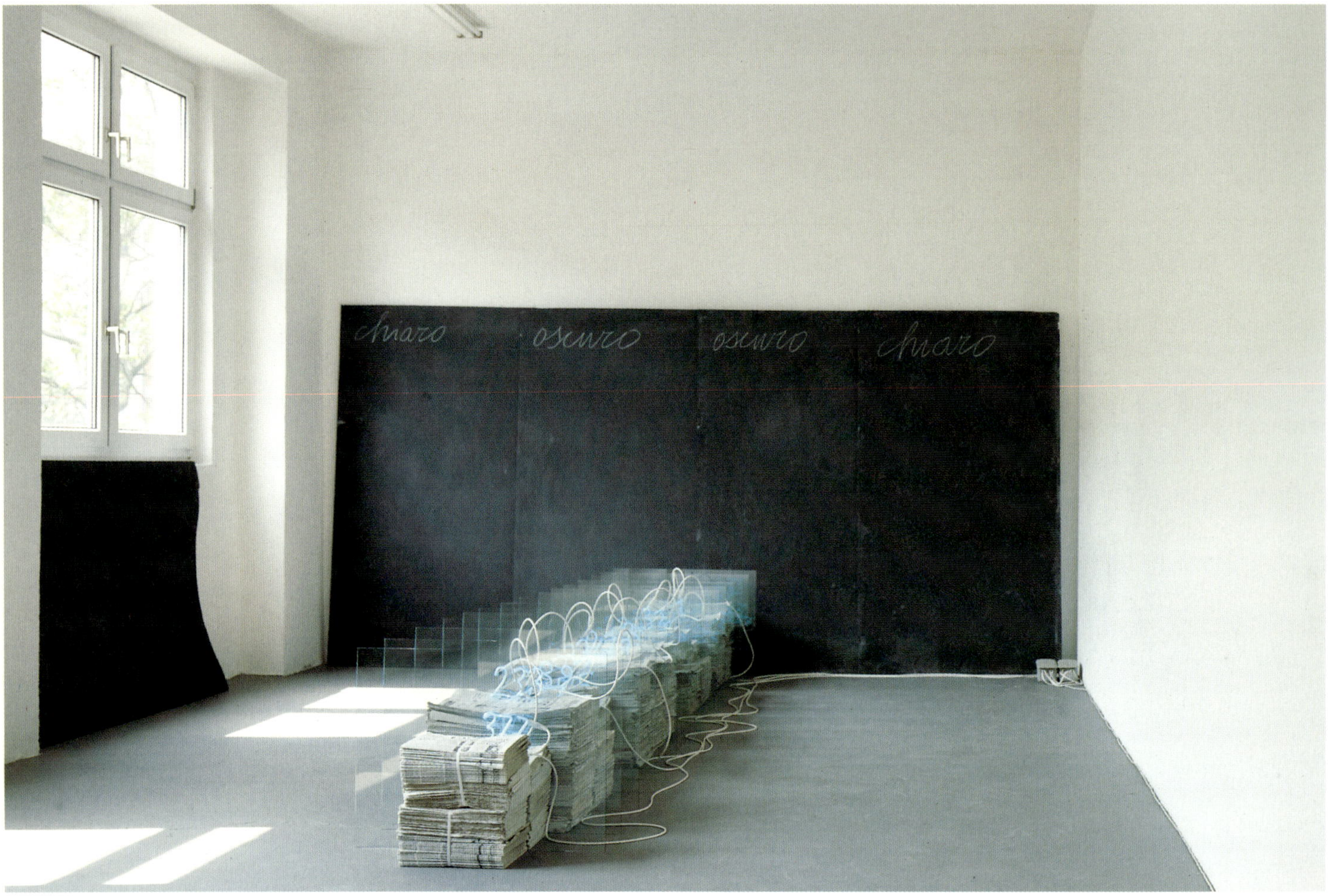

9.1

9.2

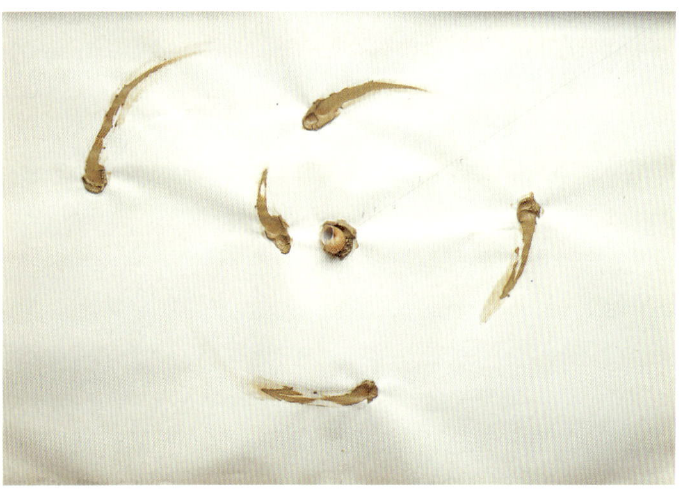

9.3

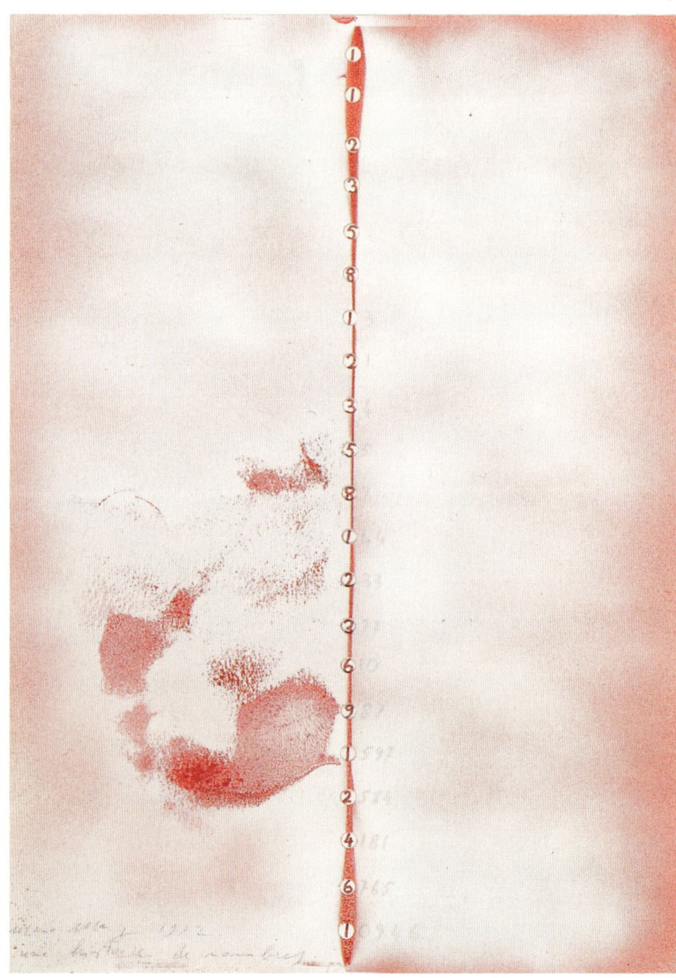

9.1 Mario Merz
Towards Black Stones, 1994–1995

9.2 Mario Merz
Ohne Titel (Schnecke), 1978

9.3 Mario Merz
Une histoire des nombres
(Eine Geschichte der Zahlen), 1972

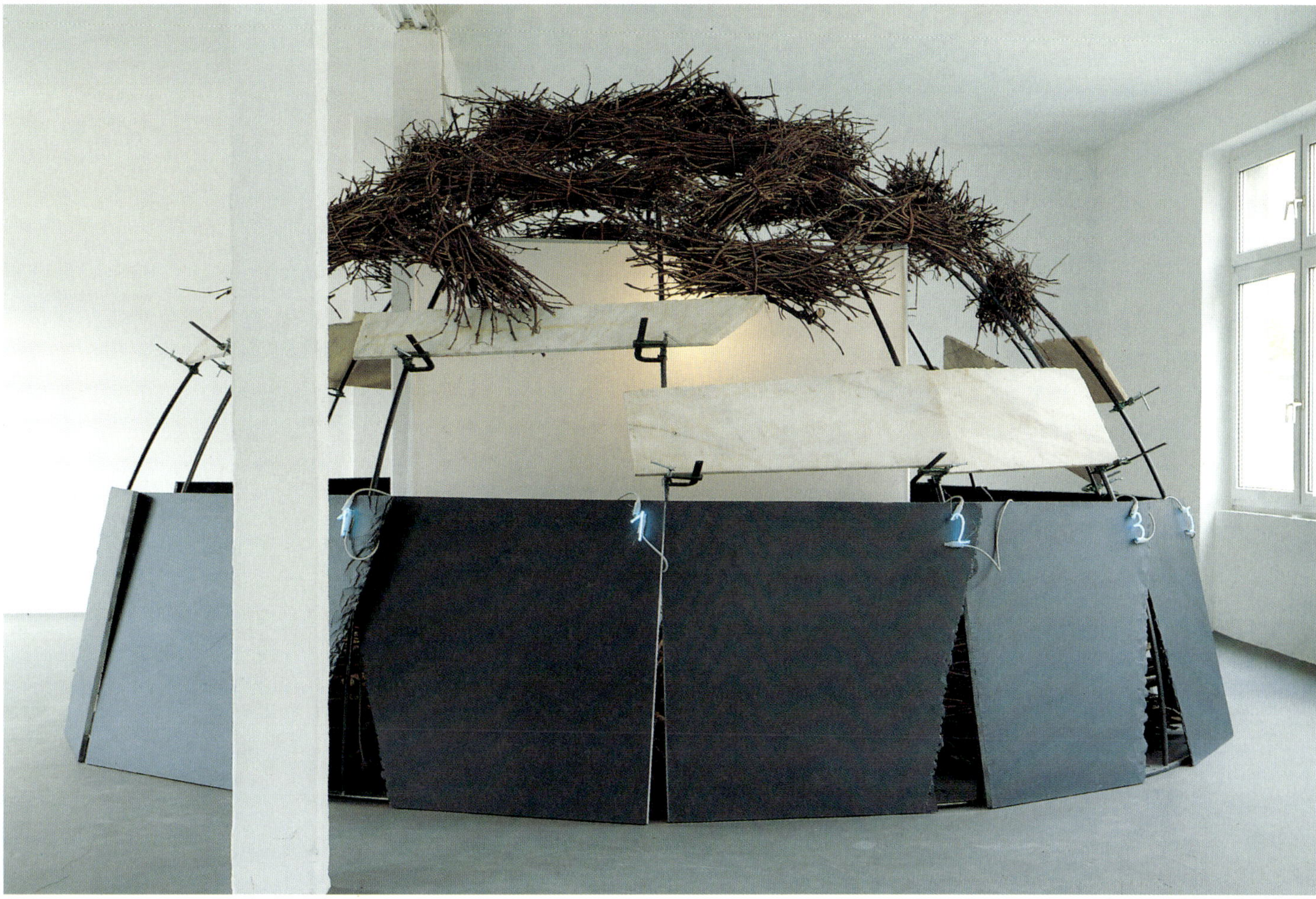

9.4

9.5

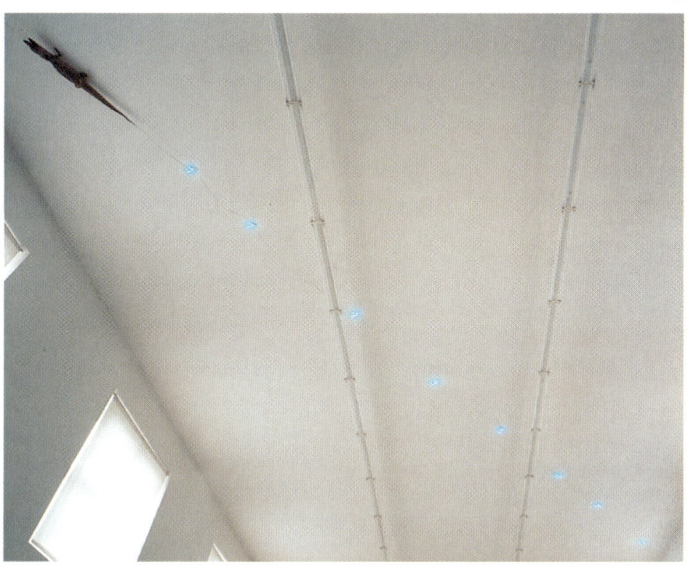

9.6

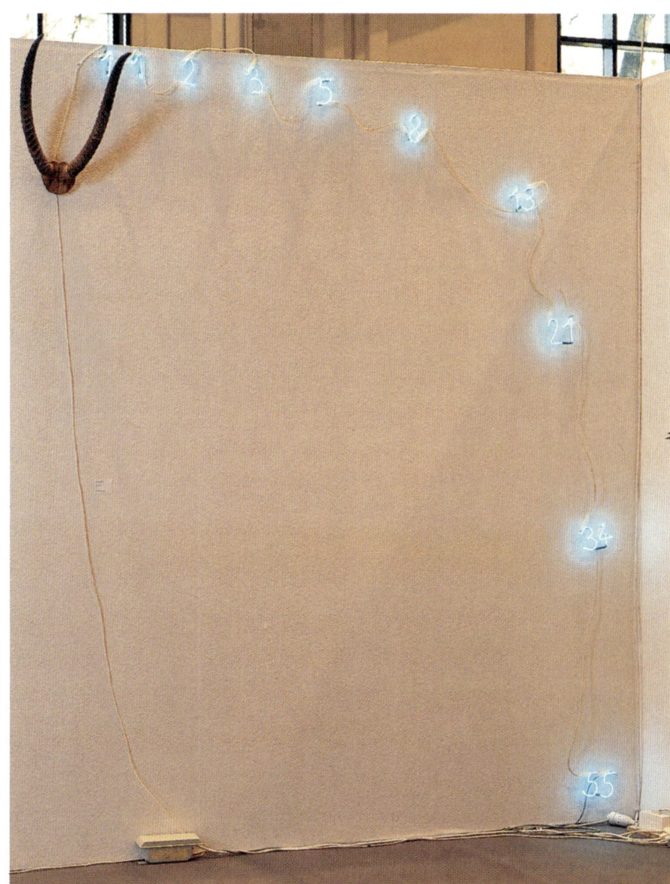

9.4 Mario Merz
Pythagoras' Haus, 1994

9.5 Mario Merz
Coccodrillo con progressione di Fibonacci, No 1–55
(Krokodil mit Fibonacci-Reihe 1–55), 1990

9.6 Mario Merz
Le Corna della Cervicapra
(Die Hörner der Hirschziege), 1975–1994

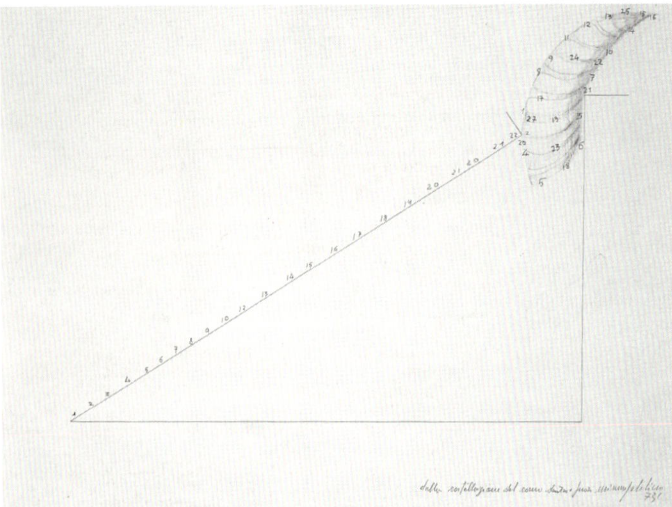

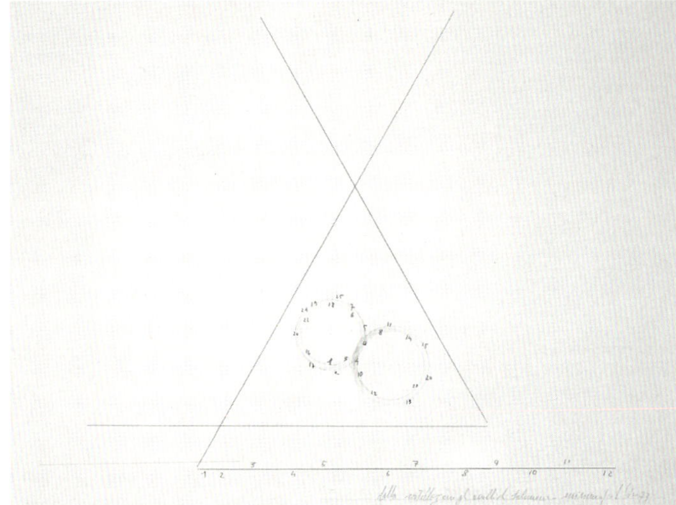

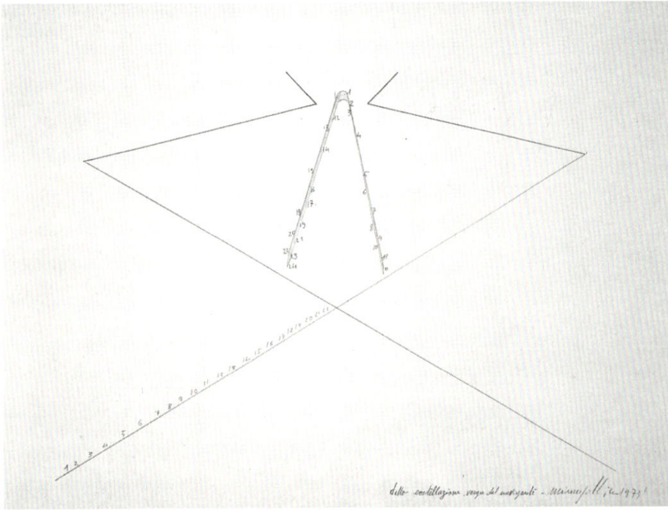

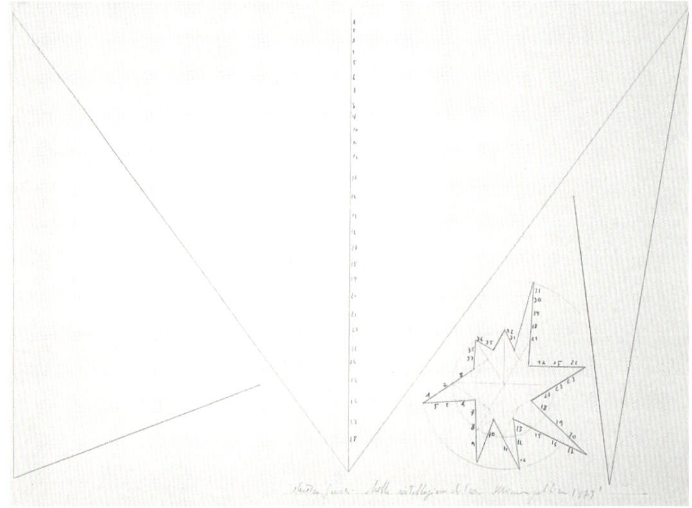

9.8 Mimmo Paladino
Dalla Costellazione del corno
dentro e fuori
(Vom Sternbild des Hornes,
innen und außen), 1973

9.10 Mimmo Paladino
Dalla costellazione, verga del navigante
(Vom Sternbild, Meßstab des Seefahrers),
1993

9.9 Mimmo Pladino
Dalla costellazione gli anelli di Salome
(Vom Sternbild, die Ringe des Salomons),
1973

9.11 Mimmo Paladino
Dentro fuori, dalla costellazione sogno
d'Icario
(Innen und außen, vom Sternbild Traum
des Ikarus), 1973

9.12

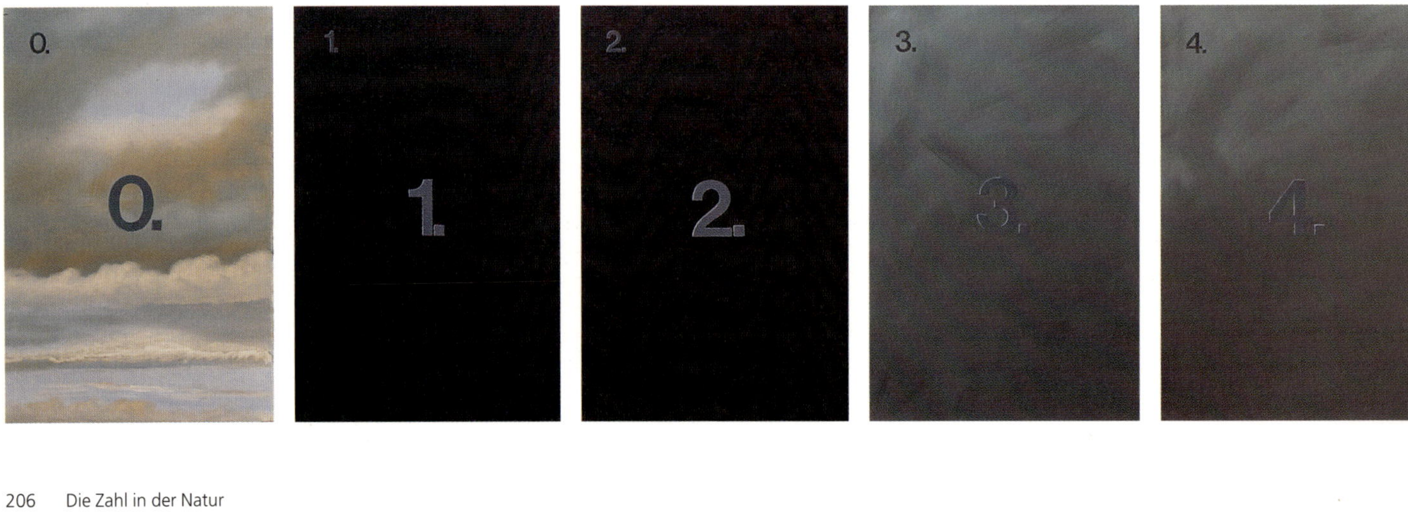

9.12 Ludger Gerdes
Ohne Titel, 1991/92

9.13 Miquel Barceló
Animal de 34 anys No. 3
(34 Jahre altes Tier, Nr. 3), 1992

9.14 Lusici
Erdzahlen eins zwei vier. Aus der Serie
»Antizahlen«, 1994

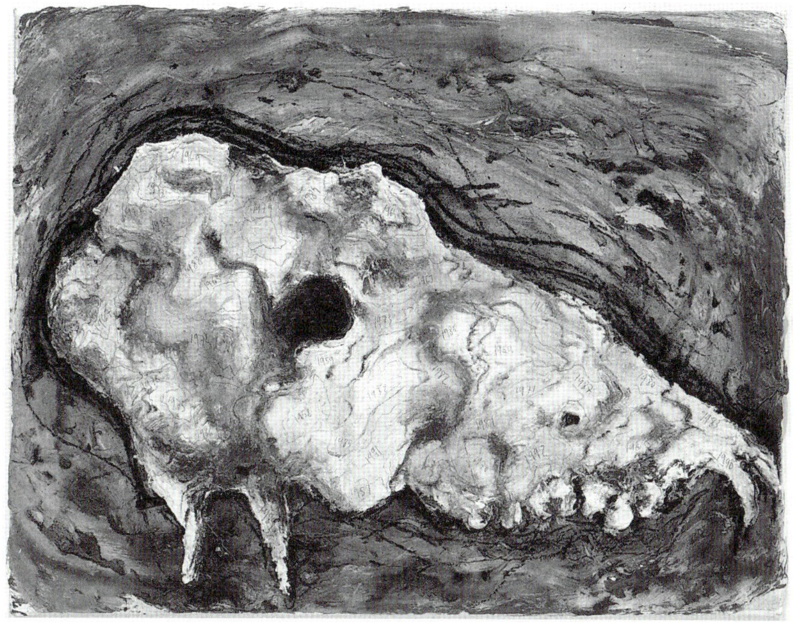

9.13

9.14

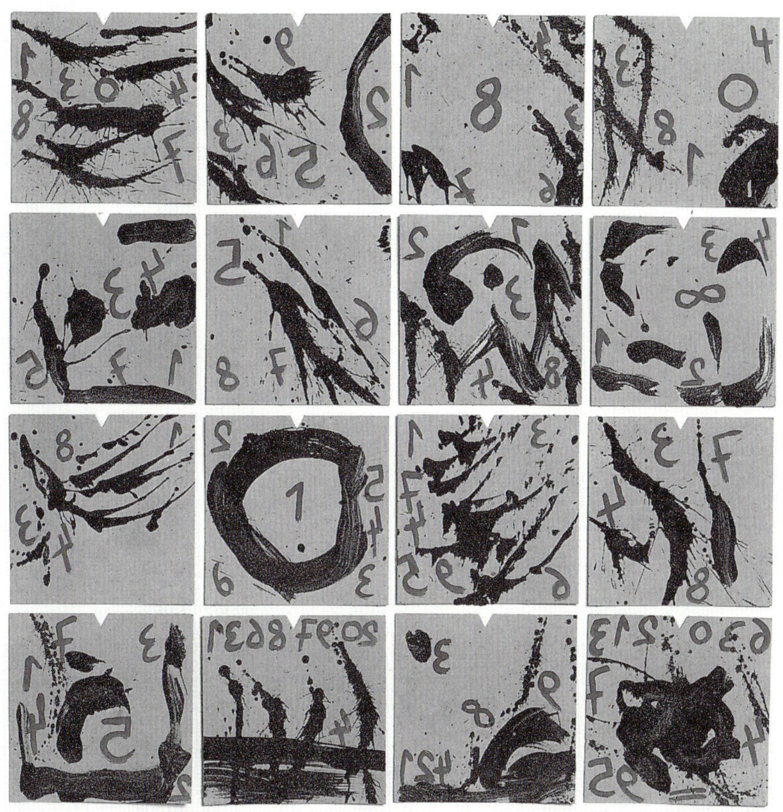

9.12

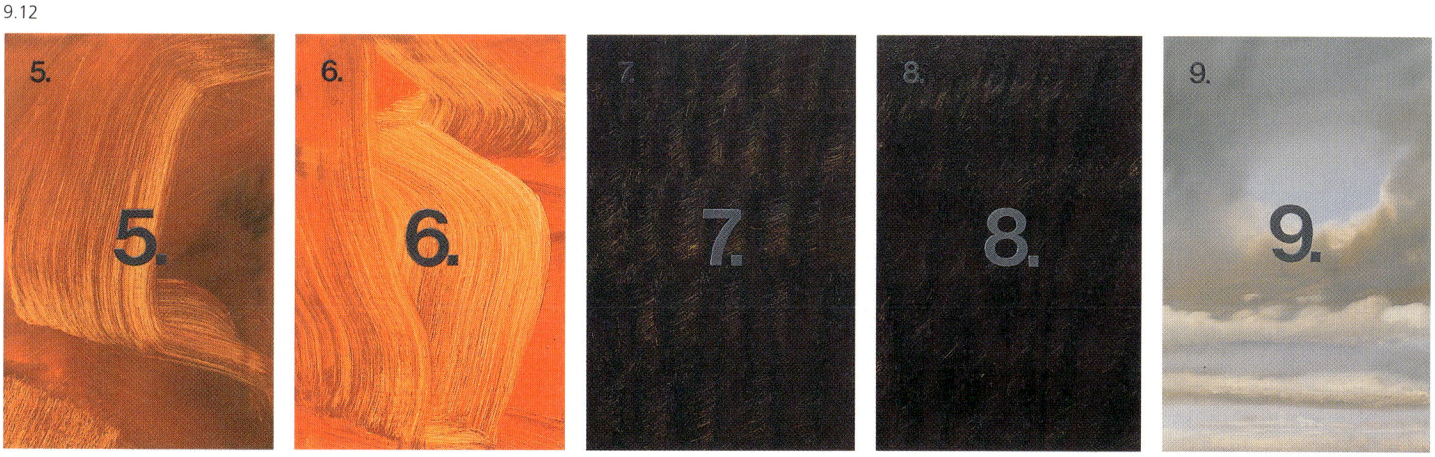

9.15 Chihiro Shimotani
Utopian Materials: Printing »in situ«
(Utopische Materialien: Drucken vor Ort),
1971

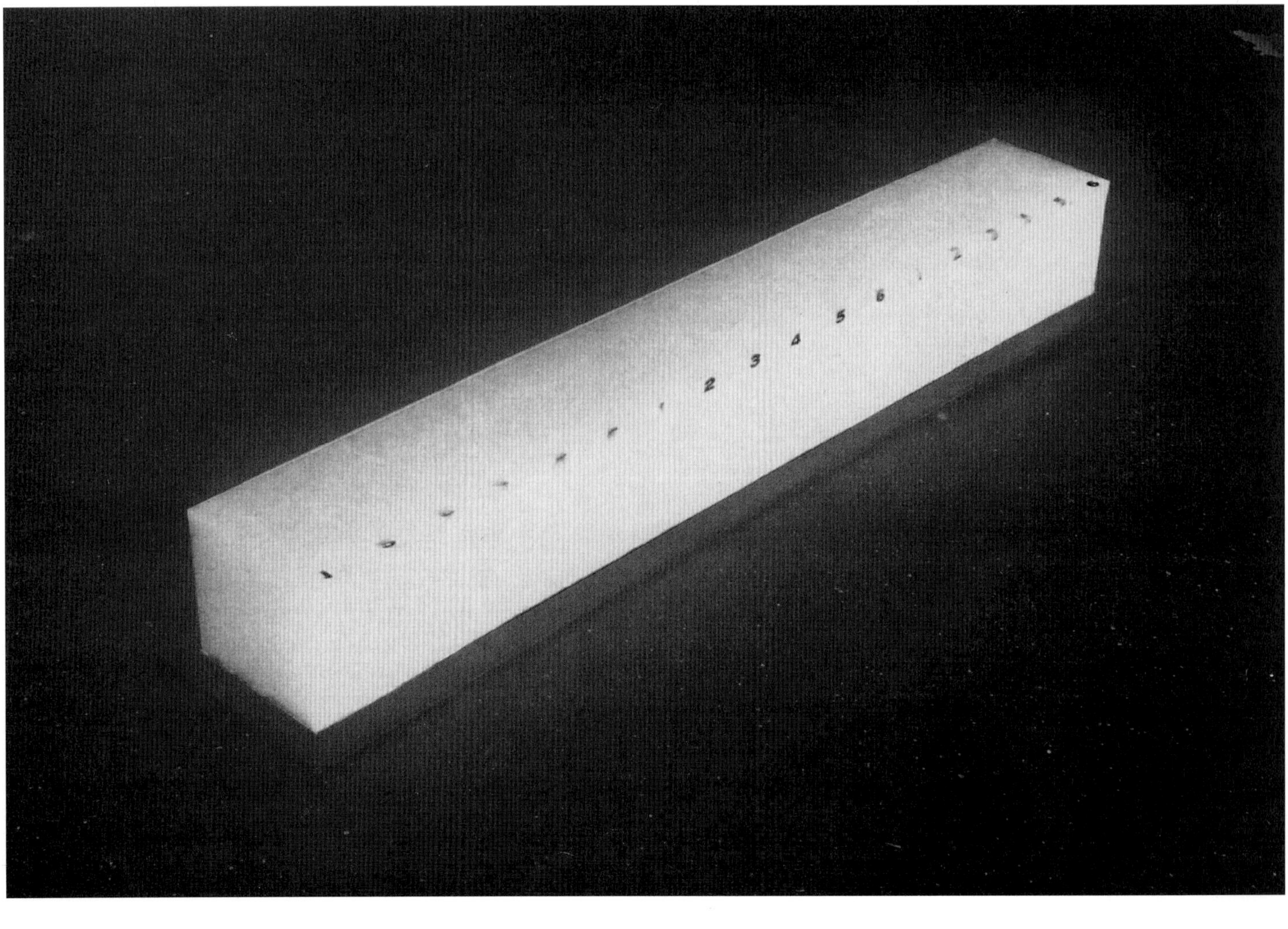

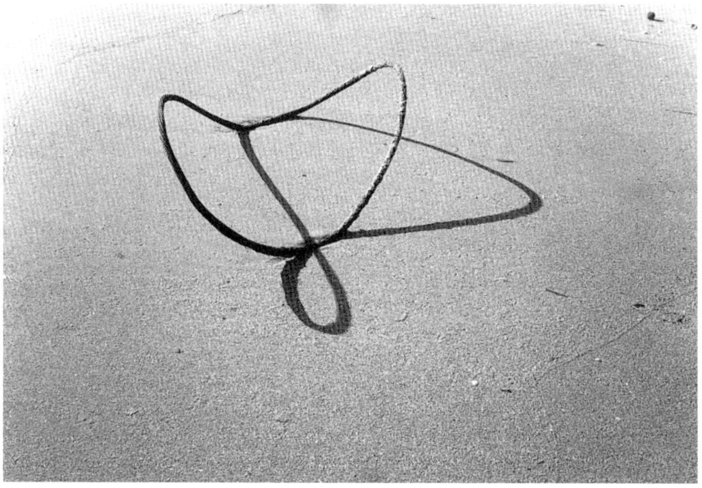

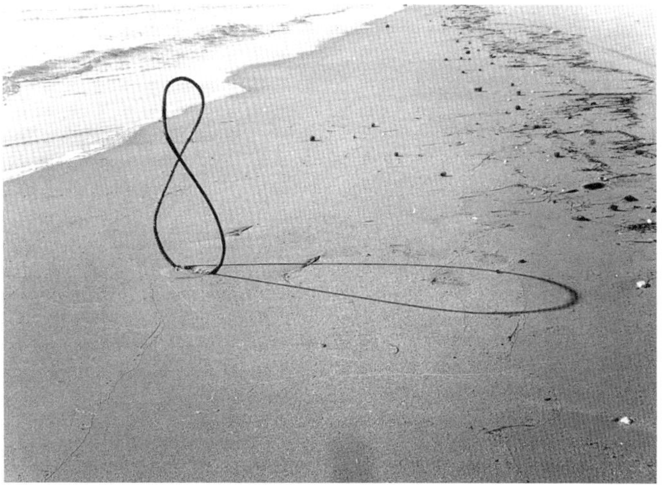

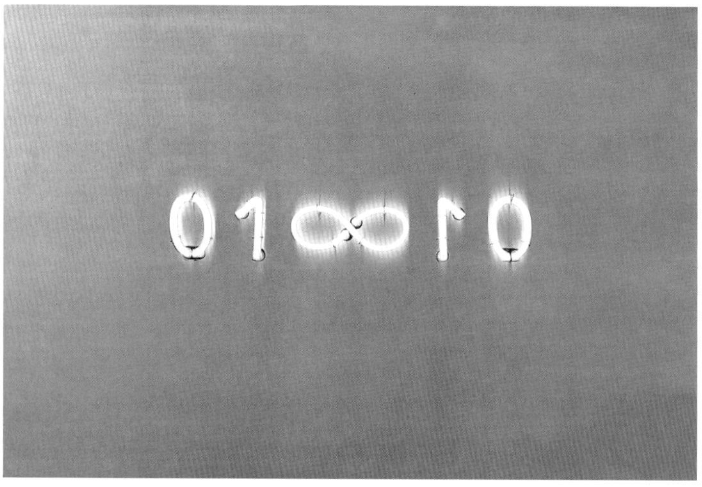

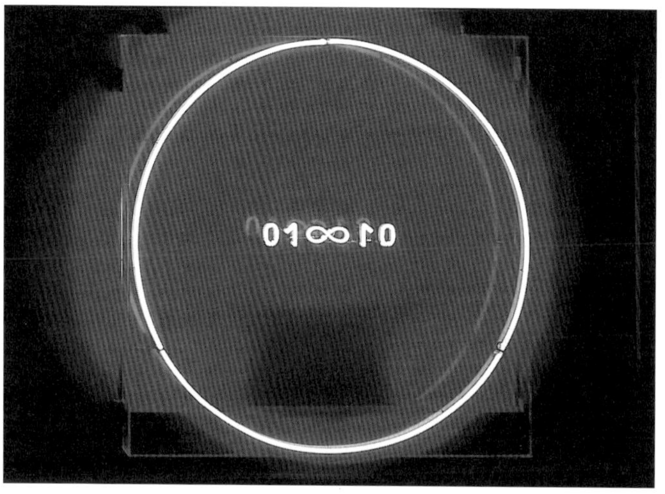

9.16 Klaus Heider
Der unendliche Schatten des Kreises, 1982

9.18 Klaus Heider
01 unendlich 10, 1996

9.17 Klaus Heider
Der Schatten der Unendlichkeit, 1982

9.19 Klaus Heider
Plus – Minus, 1996

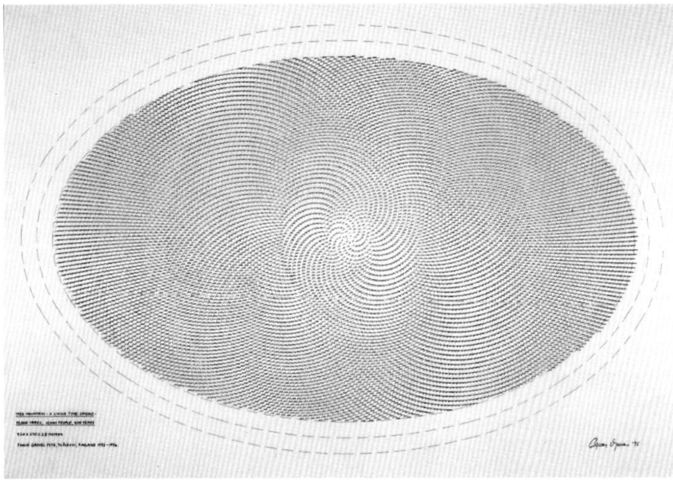

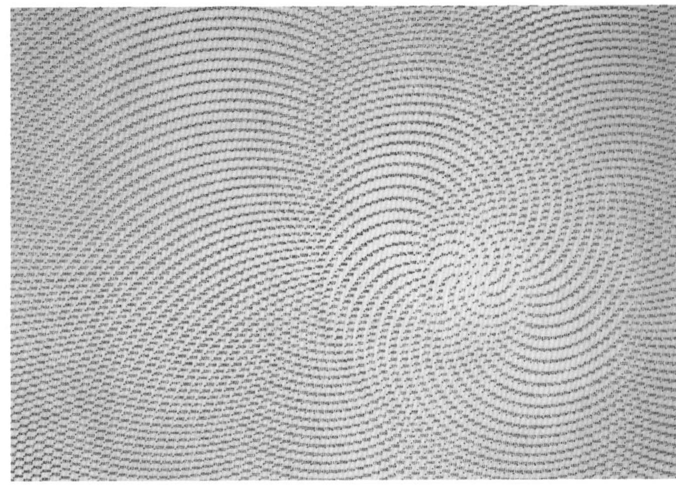

9.21

9.22

9.23

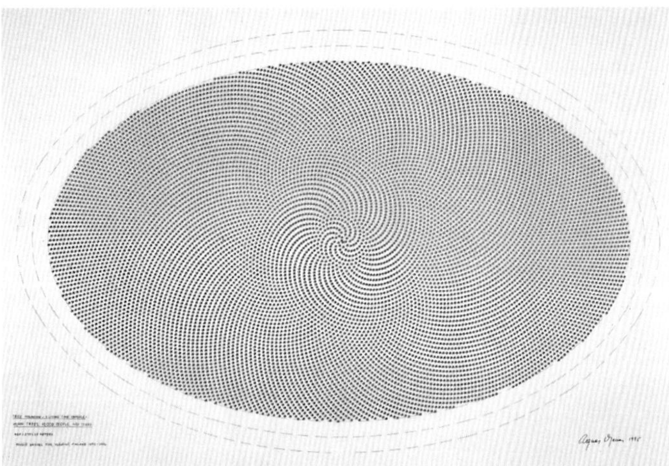

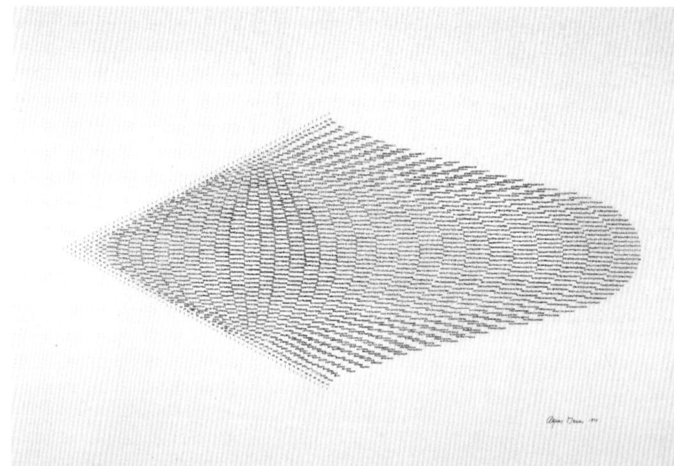

9.20

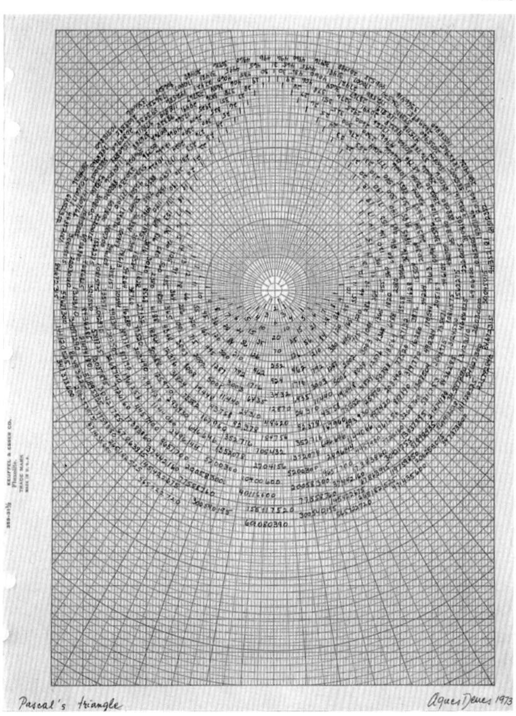

9.20 Agnes Denes
Pascal's Triangle, Blatt 1
(Pascalsches Dreieck), 1973

9.21 Agnes Denes
Tree Mountain – A Living Time Capsule; 10 000 Trees. 10 000 People. 400 Years. The Numbers
(Berg der Bäume – Eine lebende Zeit-Kapsel. 10 000 Bäume. 10 000 Leute. 400 Jahre. Die Zahlen), 1992–1996

9.21 Agnes Denes
Tree Mountain Numbers (Detail)

9.22 Agnes Denes
Tree Mountain – A living Time Capsule: The Mathematics
(Berg der Bäume – Eine lebende Zeit-Kapsel: Die Mathematik), 1992–1996

9.23 Agnes Denes
Arthropoid, 1974

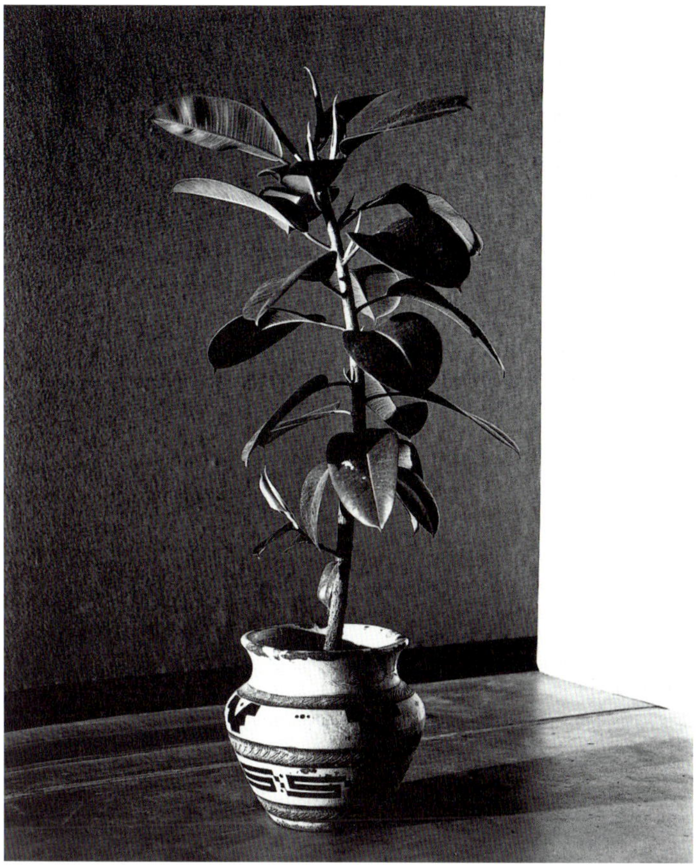

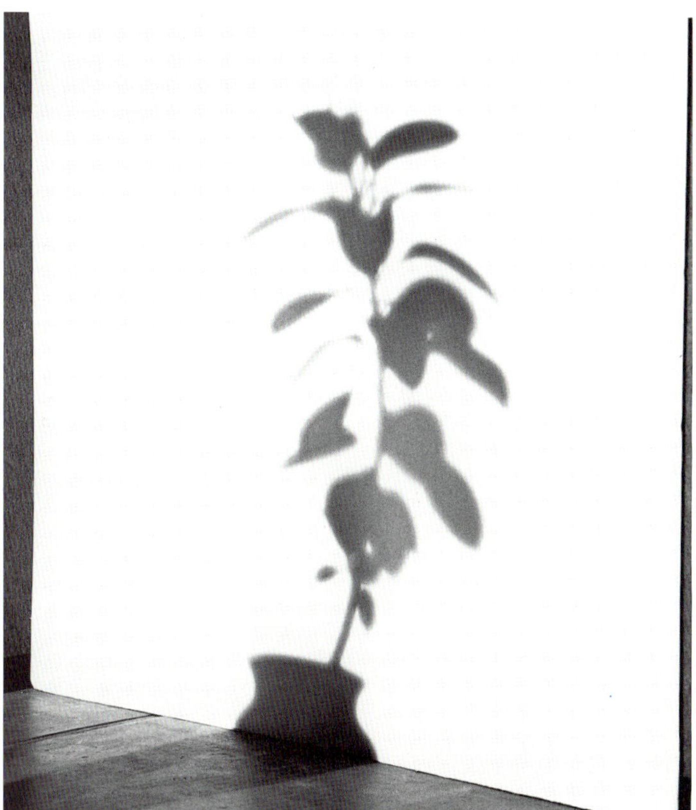

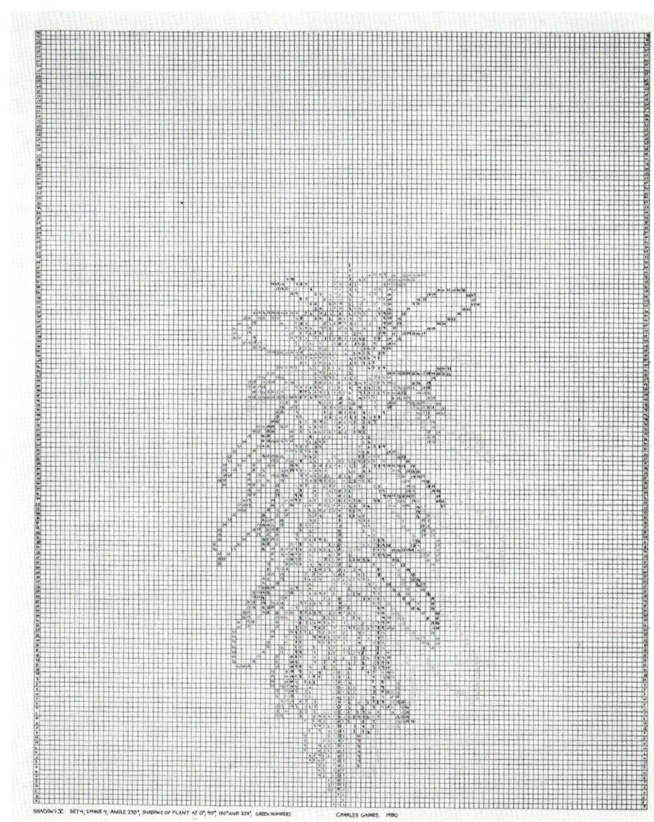

9.24 a–d Charles Gaines
Rubber D, 1980

10 ZAHL UND SPRACHE

Art & Language und Concept-art

Um 1970 tritt eine amerikanisch-englische Künstlergruppe in Erscheinung, die sich ART & LANGUAGE nennt und deren einzelne Mitglieder bewußt anonym bleiben wollen. Sie stellen den konventionellen, in sich geschlossenen Zustand des Kunstobjekts in Frage und suchen durch linguistische Methoden, die Konzeption von Kunst selbst und die Bedingungen ihrer Vermittlung durch den Kunstbetrieb kritisch zu untersuchen. Der Objektcharakter des Kunstwerks wird aufgegeben zugunsten einer konzeptuellen Semantisierung mit Hilfe von Sprache und mehr oder weniger komplexen Zeichencodes, die vielfach mit Zahlen arbeiten. Die zahllosen, für den Außenstehenden schwer verständlichen Investigationen sollen den Zusammenhang wie auch die eingefahrenen Mechanismen von Sprache und Zeichen, Funktion und Bedeutung, Kommunikation und Rezeption anhand von exemplarischen Modellen aufdecken.
Das Prinzip der Codierung und was dadurch erreicht wird, demonstriert die zweiteilige Arbeit *77 Sentences* (77 Sätze, Kat. 10.2) von 1974. Ausgangspunkt der Recherche sind 77 Sätze diverser, aber immer anonymer Mitglieder von Art & Language, die ohne Zusammenhang nacheinander aufgereiht sind und allgemeine Statements über ihre programmatischen Auffassungen oder über Mitglieder der Gruppe beinhalten. Diese Statements werden in einer handschriftlichen Tabelle dahingehend verschlüsselt, daß jedes Mitglied, jeweils mit »A & L 1 bis 6« gekennzeichnet, nach Gutdünken aus dieser Liste von 77 Sätzen einige auswählt und zusammenstellt. Dies geschieht nach folgender Regel: Jedes Mitglied notiert die von ihm ausgewählten Sätze und ihre Kombinationen, indem nur die Satznummern aufgereiht und verklammert werden (Prinzip der Inclusion). Auf diese Weise entsteht ein vielstimmiger Zahlencodex, der schon rein graphisch die unterschiedliche Auswertung jedes einzelnen Mitglieds und einiger mit »P« chiffrierter Außenstehender spiegelt. Eine Decodierung dieser polyphonen Partitur würde hunderte von Seiten füllen und jeweils immer neue Zusammenhänge zwischen den verschiedenen Satzfolgen herstellen. Die Partitur allein bringt aber schon in der Vorstellung eine solche Polydimensionalität der Bezüge und Vernetzungen ins Bewußtsein, daß es der faktischen Dechiffrierung dieser zahllosen Satzketten gar nicht mehr bedarf.
Eine zweite Arbeit mit dem Titel *Dialectical Materialism: El Lissitzky* (Dialektischer Materialismus: El Lissitzky, Kat. 10.1) zeigt einen komplementären Ansatz: Diesmal werden nicht Texte als Basismaterial für die Codierung benutzt, sondern ein suprematistisches Bild mit dem Titel *Ein Schlag und alles fliegt auseinander* von El Lissitzky aus dem für Kinder bestimmten Buch *Die Geschichte von den zwei Quadraten* (1922), das nun in das Notationssystem von Art & Language übertragen wird. Auch diese Arbeit ist zweiteilig: Die erste Tafel zeigt die Gewinnung des Codes (von 1 bis 16), die zweite zeigt die Transformation des Lissitzky-Bildes in eine neue, minimalistisch zerlegte, sehr bewegte Komposition aus Zahlen, Buchstaben und dem Wort »SURF«, das für »surface«, »surfeit« oder »surfing« steht und die zwei kompakten Flächenquadrate Lissitzkys in quadratische Felder aus visueller Poesie transferiert.
»Keine der Richtungsprojektionen ist eindeutig richtig – und doch ist die Übertragung von Art & Language nicht richtungsneutral: Sie schafft neue visuelle Kraftfelder durch Verteilung, Größe und Form der Zeichen und durch den Zusammenhang der Zeichen in vorcodierten Reihen (zum Beispiel Zahlenfolgen). Die Übertragung steht zwischen einer expressiven Gestaltung visueller Kraftfelder und der Partikularisierung von Flächen durch Zufallsspuren. Doch werden diese zweiseitigen Bewegungen als Lesemöglichkeiten realisiert, das heißt sie sind nicht allein Wahrnehmungseindrücke, die sich unmittelbar und unvermeidbar einstellen. Rezeptionsweisen sind möglich, in denen die Relationen zwischen emotiven, poetischen und [...] metasprachlichen Zeichenfunktionen als ›Spannung‹ oder ›Gleiten‹ mental realisiert werden können.«[1]
JOSEPH KOSUTH, der 1969 amerikanischer Herausgeber der Zeitschrift *Art-Language* wurde, führt in seiner Neonarbeit *Five Words and Five Colors* (Fünf Worte und fünf Far-

ben, Kat. 10.11) das Prinzip der tautologischen Selbstbeschreibung vor, das die Basis seines Schaffens bildet. Die Referenz auf die Materialität des Werks, auf die sich noch die erste Arbeit *Neon* von 1965 stützte, verschiebt sich hier auf die akzidentiellen Eigenschaften des Materials: die Farbe und die Tatsache, daß es fünf Worte und fünf Farben sind, die das Material formt. Der durch diesen Satz evozierte Kontext von Sprache, Zahl und Farbe als sinnliche Erscheinung verweist jeweils auf die linguistische, arithmetische und perzeptionelle Bedeutung der Arbeit.

Die spätere Arbeit *The World as I found it* (Die Welt, wie ich sie vorfand, Kat. 10.12) war 1989 Teil einer vierzehnteiligen Installation in der Brüsseler Galerie Xavier Hufkens. Seit 1990 ist sie Bestandteil des Kosuth-Raumes *7 Orte auf der Karte eines Gesprächs – Werke 1965–1990* in der Galerie der Stadt Stuttgart. In ihr verbindet Kosuth Texte und Zahlen auf komplexere Weise: Die Basis bildet ein Text aus den Bekenntnissen von Augustinus, der vom kindlichen Erlernen der Sprache handelt, die die Eltern durch Mimik und Gestik vermitteln. Diesem auf eine Glasscheibe gedruckten Text, der in allen Teilen der Installation gleich bleibt, ist jeweils ein anderer Text von Wittgenstein zugeordnet, in dem in einer nüchternen Sprache auf »Ding« und »Sachlage« – vom »Ding« als Zielobjekt des Zeigens der Eltern spricht auch Augustinus – hingewiesen wird. Auf diese Weise entsteht eine Spannung zwischen den unterschiedlichen Sprachebenen der Vergangenheit und der Gegenwart, zwischen der bildhaften und emotiven Alltagssprache des Kirchenvaters und der logisch selbstreferentiellen Sprache des Wiener Philosophen. Die zwischen Glasscheibe und Wand eingeblendete Zahl – bei der vorliegenden zweiten Tafel die fünfstellige Ziffernfolge 20121 – ändert sich sprunghaft und geht zurück bis zur Ziffer 7 in der vierzehnten Tafel. Sie vermittelt zwischen den beiden Sprachebenen der Alltagssprache und der Logik, insofern sich beide auf einen Zahlencode zurückführen lassen.[2]

LAWRENCE WEINER hat seine Arbeit nahezu ausschließlich auf die Gestaltung von Sprachmaterial, zuweilen in Kombination mit Zahlen, gegründet. Sein Plakatentwurf für die Stuttgarter Brigitte March Galerie zum 200. Jahrestag der Französischen Revolution (Kat. 10.3) vom April 1989 formuliert einen Satz, der besagt, daß die Fahnen hinter den Barrikaden gefaltet sind, was dialektisch darauf hindeutet, daß sie zwar ruhen, aber jederzeit ausfaltbar sind – ein sehr ahnungsvoller Satz im Hinblick auf die wenig späteren Ereignisse an der Berliner Mauer.

Eine andere Arbeit mit dem Titel *We need one two three* (Wir brauchen Eins, Zwei, Drei, Kat. 10.4), die Weiner zur Erhaltung des Frankfurter Portikus beisteuerte, behandelt das Problem der Ressourcen-Ausbeutung in der Dritten Welt. Auf einer Land- und Seekarte der Westküste von Afrika mit dem Cacheo-Fluß und den Bijouga- und Dissacos-Inseln läßt der Künstler zweimal entlang der Küste in großen schematischen Ziffern die 1, 2 und 3 in Braun und Rot gegeneinander agieren. Weiner selbst erklärt dazu in einem Wortspiel: »It is about mass, the mass ›demand‹ upon resources & reaction of the material resources to the mass of demand or: can we get ›more‹ blood from a stone.« (Es berührt die Frage der Massen und vor allem der Massen-Nachfrage nach Bodenschätzen und die Reaktion der materiellen Ressourcen gegen die Masse der Nachfrage oder wie können wir mehr Blut von einem Stein bekommen.)[3]

Mitte der siebziger Jahre ist HANNE DARBOVEN dazu übergegangen, in Arbeiten wie *38. und 39. Variante* (Kat. 10.9) Zeit nicht mehr nur in Zahlencodes, die sich aus Quersummenberechnungen von Kalenderdaten herleiten, sichtbar zu machen, sondern in einer Kombination von aufgereihten Zahlwörtern und kontinuierlichen Schreibbewegungen als U-förmige Schriftzüge. Mit dieser Visualisierung von »Schreibzeit« in wandfüllenden Varianten werden Bewegung und Abläufe sowie deren Raffung (Index) und Ausdehnung (Schreibaktionen) optisch nachvollziehbar. »Im Umfang des Geschriebenen wird nicht nur die zeitliche, sondern auch die mit ihr untrennbar verknüpfte räumliche Dimension deutlich, die Interdependenz von Raum und Zeit.«[4]

Zahlen in raumplastischen und akustischen Partituren

In seinen »Werkzeichnungen« hat FRANZ ERHARD WALTHER eine eigene Form der Synthese von Sprache und Zahl entwickelt. Es sind partiturähnliche Diagramme, die das Erlernen des sensiblen Umgangs mit seinen plastischen »Werksätzen« durch Erläuterungen und Richtungshinweise unterstützen. Schon die Titel dieser Arbeiten weisen auf den Erfahrungsraum hin, den sie öffnen: *Fassung des Schreitblocks*, *Umschrift der Partitur*, *Stufen im Handlungskonzept*, *Architektur im Kopf*, *Zeitproportion*, *Notation*, *Maß ist Proportion*, *Partitur sucht Material*, *Zahlentasten*, *Ziffern im Werkfeld* (Kat. 10.5) – so und ähnlich lauten die Themen, bei denen Form, Text und Zahl, Raum, Richtung, Zeit, Proportion und Vermessung des Feldes ohne doktrinäre Reglementierung in elementarer Folgerichtigkeit verbunden werden und Präzision des Denkens mit intuitiver Empfindung einhergeht.
Der Italiener CARLO ALFANO hat Anfang der siebziger Jahre eine eigene Form der Protokollierung von Sprache und Zeit mit Hilfe des Zählens gefunden. Seine auf Tonband gesprochenen Texte, vielfach aus Dichtungen wie dem *Don Quichotte* oder *Ulysses*, überträgt er zeilenweise in Zahlenreihen, unterbrochen von Sekundenzeichen oder auch kurzen Textfragmenten. Ihn fasziniert die Sprechdynamik ebenso wie das Schweigen, »der kreisförmige Ablauf der Zeit, ihr Anhalten, ihre Beschleunigung, die Wiederholung. Zwischen den Einheiten der Sekunde – das ist das Zeichen, das ich gewählt habe, um die Zeit anzuzeigen – interessiert mich das langsame Auftauchen des Wortes, die Spannungen, die Konflikte, die dann nur mit der Verdeutlichung von Schweigen empfunden werden können.«[5] Jedes dieser *Frammenti di un autoritratto anonimo* (Fragmente eines anonymen Selbstbildnisses, Kat. 10.8) hat seinen eigenen Rhythmus, seine eigene Dichte, sein eigenes spezifisches Gesicht. Alfano betrachtet diese chiffrierten Tonbandprotokolle, die in einem diffizilen Prozeß akustische Signale in optische Zeichen übersetzen, als Ausschnitte aus seinem Leben, hinter deren anonyme Verschlüsselung er sich zurückzieht. Das Bild wird so »eine ästhetische Membran, auf die der Künstler einen Teil seines Lebens projiziert, hinter der er sich aber im gleichen Maße auch versteckt. Er läßt Rätsel bestehen.«[6]
Im Gegensatz zu Opalka, bei dem das Sprechen von Zahlen mit dem Schreiben von Zahlen synchronisiert ist, geht es Alfano um den Akt der Übertragung von gesprochener Literatur, Sprechgeschwindigkeit, Intonation und Gliederung, also um die sich im Sprechen ausdrückende Empfindung des Sprechers, der er selbst ist. Beide wollen Zeit visualisieren, doch während es Opalka um größtmögliches Gleichmaß des Zählens und Malens geht, sucht Alfano gerade die Unterbrechungen und Unregelmäßigkeiten, die Nebengeräusche und Zwischentöne aufzuspüren und festzuhalten.

Zahlen als Auslöser für fiktive Bildwelten und als Chiffrierung für Sprache

Von Magritte und Duchamp inspiriert hat der Belgier MARCEL BROODTHAERS einen vielfältigen und höchst geistreichen Umgang mit Sprache und Zahlen entwickelt. Während er in seiner *Etagère jaune avec lettres de l'alphabet et chiffres en terre glaise* (Gelbe Etagere mit Buchstaben und Ziffern in Ton, Kat. 10.18) eine Art Geheimschrift aus Ziffern und fragmentierten Buchstaben in Gips auf ein Regal stellt, kommt er in den *Figures de la Série l'art et les mots* (Figuren aus der Serie Kunst und Wörter, Kat. 10.17) von 1973 zu eleganten Schriftbildern, bei denen die in Kanzleischrift geschriebenen Abkürzungen »fig.« (für »figures«) verbunden mit Nummern in einer delikaten Typographie auf neun Bildtafeln verteilt sind. Jedes dieser »Bilder« hat einen Titel, und zwar in buntem Wechsel Bezeichnungen von realen Gegenstände wie Zitrone, Flasche, Pfeife im Wechsel mit abstrakten Begriffen wie Abbildung, Gestalt, Geschlecht, wobei jedesmal die Schattierung der Schriftfarbe wechselt. Der Betrachter wird also aktiviert, die numerierten »Figuren« und ihre Anordnung auf der Fläche mit dem entsprechenden Titel und beides wiederum mit den acht anderen Tafeln der Komposition in einen Bild-Sinn-Kontext zu bringen, was ihm eine Fülle von Kombinationen ermöglicht. Diese Arbeit steht in Zusammenhang mit Broodthaers' *Théorie des Figures* und seinem zentralen Projekt eines fiktiven »Musée d'Art Moderne, Département des Aigles«, an dem er seit 1968 arbeitete.

Eine eigentümliche, an Picabia erinnernde Form verschlüsselter Diagrammbilder malt der Holländer REINIER LUCASSEN, der in dem Gemälde *NO* (Kat. 10.6) von 1989/91 die »historische Entwicklung von der Schrift zum Bild« formelhaft durch eine pseudomaschinelle Vorrichtung darstellt. In ihrer Mischung von Naivität und Esoterik faszinieren seine Bilder durch ihre Enigmatik.

Der Amerikaner BILL BECKLEY nimmt das Kinderspiel »Himmel und Hölle« als Plattform für ein Bodendiagramm auf Linoleum mit dem Titel *Story for the Hopscotch* (Geschichte für das Hüpfspiel, Kat. 10.24). Die numerierten Felder sind mit fragmentarischen Sätzen beschriftet, deren Wörter und Wortfolgen innerhalb oder über die Feldbegrenzungen hinweg in verschiedenen Laufrichtungen wie ein Puzzle zusammengesetzt werden können und vielleicht auch eine »Story« ergeben.

THOMAS LOCHER verwendet in seinen farbigen Zahlenobjekten zwar nicht direkt Texte, doch ist sein Ausgangspunkt die Sprache und die Frage, wie man ein Bild herstellen kann, das eine sprachliche Problemstellung ausdrückt, ohne Begriffe oder Sätze zu verwenden. Diese Fragestellung, die von den Konzept-Künstlern, besonders der Gruppe Art & Language, durch das Prinzip der Indizierung unter Verzicht auf alles Bildmäßige gelöst wurde, ist für Locher in anderer Hinsicht bedeutsam: denn er will ja ein »Bild« gestalten, das dieser Forderung genügt, aber nicht Malerei sein darf, sondern ein Objekt, das aus industriell vorgefertigten Materialien ohne jede Handschriftlichkeit gefertigt werden soll. Locher hat den Sinn seiner Nummernarbeiten der frühen neunziger Jahre genauer erläutert: »Würde weder Nummer noch Buchstabe verwendet werden, es wäre ein konstruktivistisches Bild, eine rein geometrische Komposition, Ausdruck eines rationalen Gefüges. Aber: es soll ja ein Bild entstehen, das genau diese Rationalität mit seinen eigenen rationalen Mitteln kritisiert. Erst durch die Markierung mit Zahl oder Buchstaben wird die Frage nach der Bedeutung gestellt. In den Nummernarbeiten geht es nicht um Ordnung oder Hierarchie, sondern um die Frage der Zuordnung: wie verhält sich das Zeichen zu dem, was es bezeichnet? was wird wem (oder was) zugeordnet und warum? Meine Absicht war es, diese Beziehung zu formalisieren, eine ästhetische Lösung für einen Relationsbegriff zu finden.«[7]

Die Verbindung zwischen Zahlen und Dichtung belegen zwei ganz unterschiedliche Künstlerpositionen. Da ist einmal die Euro-Japanerin MERAPI OBERMAYER, die Lyrik mit Zahlencodes in Form von subtilen Schreibmaschinengraphiken und Buchobjekten gestaltet (Kat. 10.15), und zum andern der bereits verstorbene Maori-Künstler aus Neuseeland, COLIN McCAHON, der in langen vielteiligen Bildfolgen, meist unter Verwendung von Zahlen, den Einbruch des Rationalen in Form von Schreiben und Rechnen, aber vielfach auch von Reklame und Beschriftungsschildern auf den Straßen, in magische und zum Teil bedrohliche Bildzeichen überführt. Sein viereinhalb Meter langes Gemälde *Te Tangi o te Pipiwhararua* (Der Gesang des leuchtenden Kuckucks, Kat. 10.26) von 1974 beschwört in einer Abfolge von römisch I bis XIV numerierten, farbig zwischen Weiß und Dunkelgrau abwechselnden Bildfeldern ein Gedicht von Tangirau Hotere. Die fünf Tafeln sind an den Rändern oben und unten an Bordüren genäht und durch einen roten Faden unten an den Seiten markiert. Die losen Leinwandränder sind überwiegend bemalt, doch teilweise sind Lücken gelassen als »Tore« für den Flug des Kuckucks. Jede Tafel, deren geradlinige Binnenrahmungen die Stationen des Gedichts abgrenzen, ist entweder ein Fensterausblick, ein Grabstein oder beides. McCahon spielt die Bewegung der Zahlensequenz und die freiere Bewegung des in der gewellten Punktlinie angedeuteten Vogelflugs aus gegen die konzentrierte Zweideutigkeit von Bild und Zeichen, wie es durch seinen spielerischen Umgang mit den Konventionen des Rahmens ausgelöst wird. Der Text des Gemäldes ist eine Maori-Klage, die Ralph

Hotere, ein Malerfreund, von seinem Vater lernte und die McCahon übersetzte: »Der Gesang des leuchtenden Kuckucks/Glühe und erzähle uns, glühe/Durchdringe uns und schmiede uns zusammen/Vogel, laß dich nieder an der Küste,/laß dich nieder, mein Freund, laß dich nieder/Laß dich nieder und ruh dich aus.«[8]

Fremde Ziffernsprachen und graphische Dezimalzyklen

Wenn OLAF PROBST schließlich in Zeilenstrukturen aus lückenlosen Zahlwortreihungen ganze Wände tapeziert, so spiegelt sich in diesen minimalistischen Texturen, die sich aus dem Abstand zu einem feinen Grauton verdichten, die Unendlichkeit der Zahl (Kat. 10.28).

Einige Beispiele, wie die Bilder von RUNE MIELDS und LORE BERT, reflektieren die Beschäftigung mit dem Zeichencharakter von Zahlen am Beispiel der heute gebräuchlichen Zahlzeichen der Ägypter, die hohe Zahlen mit wenigen Schriftzeichen ausdrücken (Kat. 10.14) oder an dem System der indischen Sanju-Primzahlen wie bei Rune Mields, die auf dem alten Stäbesystem fußen (Kat. 10.13). Seinen Arazzi genannten Stickereien hat ALIGHIERO BOETTI häufig Aufzählungen in Zahlworten zugrunde gelegt, die er in Vertikalzeilen zu bunten Quadraten formatiert. In einigen Bildern von 1989 läßt er die ornamentalen, die arabischen und konstruktiven europäischen Buchstaben abwechseln, was nicht nur das graphische Muster seiner polychromen Zahlwortquadraturen differenziert, sondern auch den Gegensatz der zugrundeliegenden Geisteshaltung veranschaulicht (Kat. 10.25).

THOMAS LENK setzt in seinem gezeichneten Zyklus *Orient und Okzident* von 1980 (Kat. 10.27) die arabische und römische Dezimalreihe parallel und arbeitet darin den Gegensatz des Gestisch-Skripturalen und des Konstruktiven heraus. BLINKY PALERMO hingegen hat in seinen Wandzeichnungen zur Ausstellung bei Heiner Friedrich in München 1968 ein Zahlensystem auf der Grundlage von Linien im rechten Winkel geschaffen, die den Raum in Wandhöhe gliederten. Sein danach gestalteter Lithographienzyklus, der 1970 erschien, zeigt die Konsequenz dieser äußerst reduzierten Zahlzeichen (Kat. 10.10). RUPPRECHT GEIGER schließlich erfindet in seinem Zyklus *Metapher-Zahlen* von 1987 (Kat. 10.19) ein neues Zeichensystem für die Dezimalzahlen, die er aus einem knappen Repertoire von rektangulären und runden Flächenformen entwickelt, zu denen die Farbe als Medium der Differenzierung hinzutritt. Auch hier – wie bei der früheren Serie *Numbers* (Kat. 10.20) von ROBERT INDIANA – sind die Zahlen mit Gedichten über Zahlen kombiniert.

Anmerkungen

1 Thomas Dreher, *Konzeptuelle Kunst in Amerika und England zwischen 1963 und 1976*, Europäische Hochschulschriften, Reihe XXVIII, Kunstgeschichte, Bd. 138, Frankfurt 1992 (Phil. Diss. Heidelberg 1988), S. 312.
2 Den Hinweis auf diesen Kontext verdanke ich einem Gespräch mit Thomas Dreher.
3 Briefliche Mitteilung von Lawrence Weiner vom 3. November 1996.
4 Michael Lingohr, in: Jahrbuch der Staatlichen Kunstsammlungen in Baden-Württemberg, Band 32, Berlin 1995, S. 173.
5 Carlo Alfano, in: Kat. *Carlo Alfano, Fragmente eines anonymen Selbstbildnisses*, Heidelberg 1975, unpaginiert (S. 6).
6 Carlo Huber, in: Kat. *Carlo Alfano*, Bern 1974, unpaginiert (S. 16).
7 Erläuterung des Künstlers zu seinen »Nummernbildern«, Typoskript 1996.
8 In eigener Übersetzung zitiert nach Wystan Kurnow, in: Kat. »*I will need Words*«, *Colin Mc Cahon's Word and Number Paintings*, National Art Gallery, Wellington/New Zealand 1984, unpaginiert.

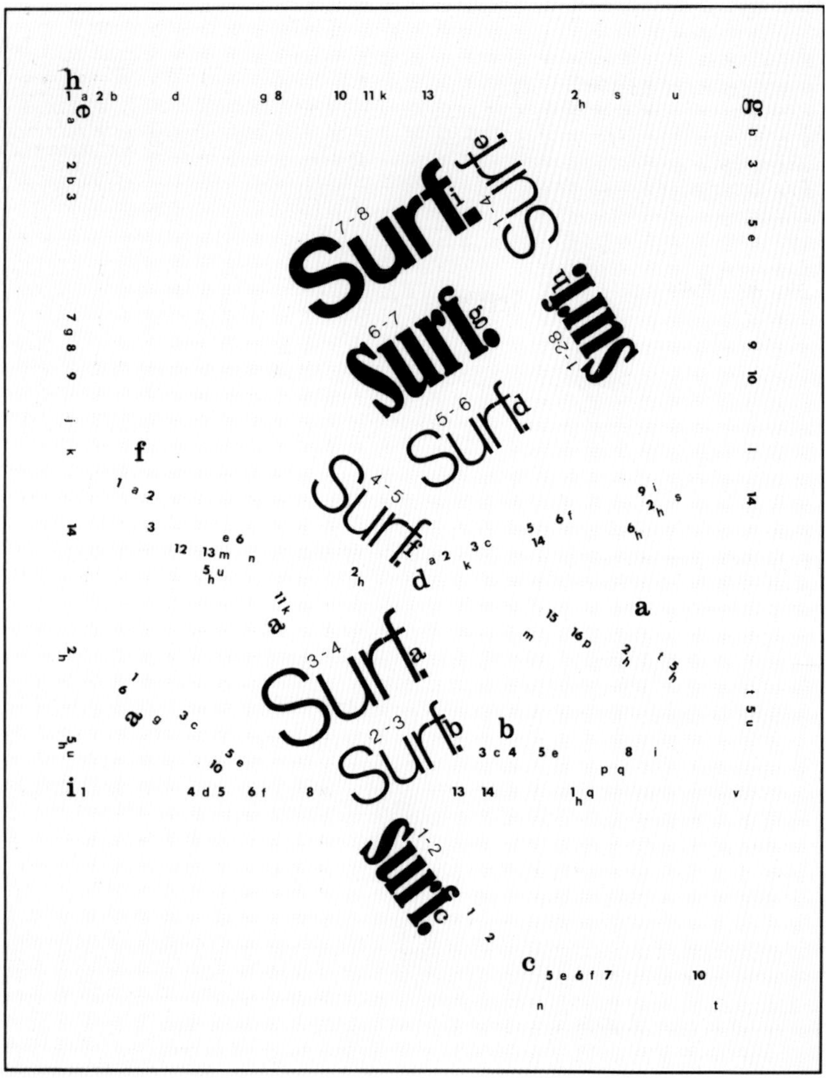

10.1a

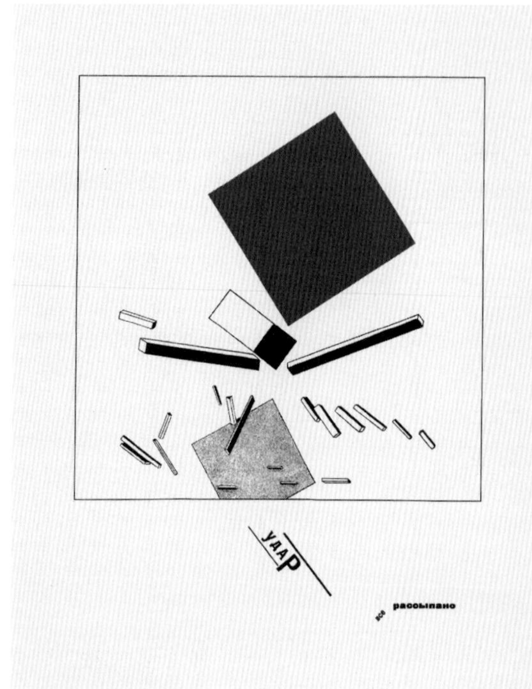

Abb. 22

10.1b

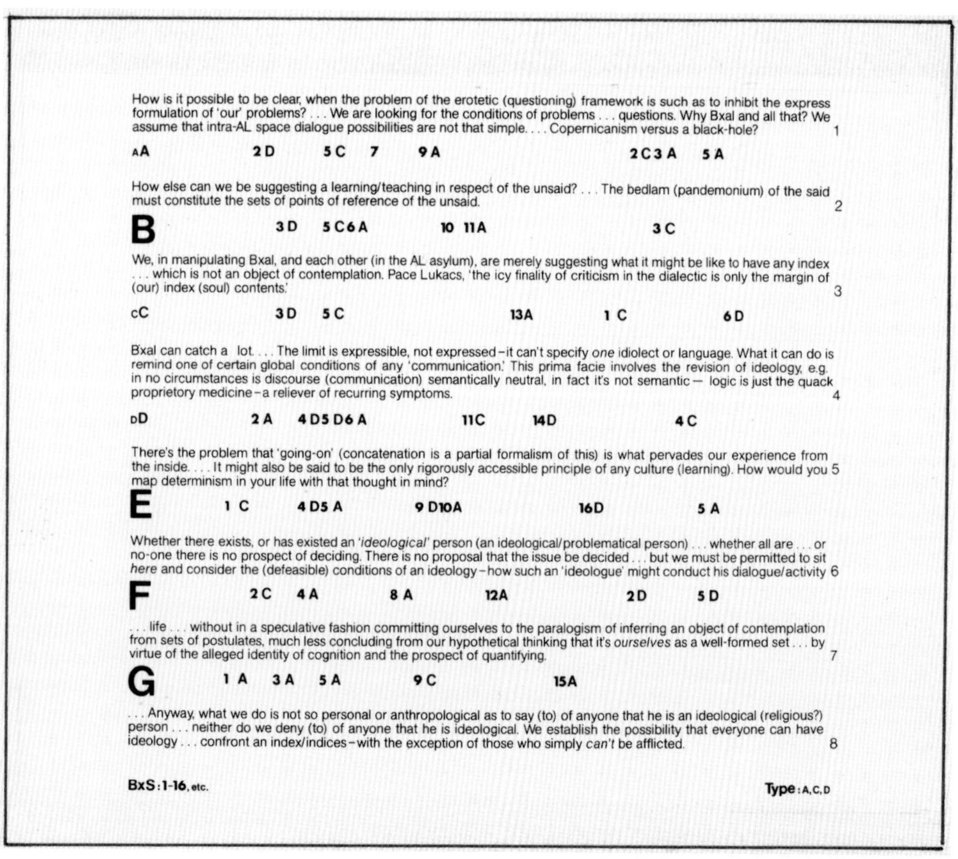

How is it possible to be clear, when the problem of the erotetic (questioning) framework is such as to inhibit the express formulation of 'our' problems? ... We are looking for the conditions of problems ... questions. Why Bxal and all that? We assume that intra-AL space dialogue possibilities are not that simple.... Copernicanism versus a black-hole? 1

AA 2D 5C 7 9A 2C3A 5A

How else can we be suggesting a learning/teaching in respect of the unsaid? ... The bedlam (pandemonium) of the said must constitute the sets of points of reference of the unsaid. 2

B 3D 5C6A 10 11A 3C

We, in manipulating Bxal, and each other (in the AL asylum), are merely suggesting what it might be like to have any index ... which is not an object of contemplation. Pace Lukacs, 'the icy finality of criticism in the dialectic is only the margin of (our) index (soul) contents.' 3

cC 3D 5C 13A 1C 6D

B'xal can catch a lot ... The limit is expressible, not expressed – it can't specify *one* idiolect or language. What it can do is remind one of certain global conditions of any 'communication.' This prima facie involves the revision of ideology, e.g. in no circumstances is discourse (communication) semantically neutral, in fact it's not semantic – logic is just the quack proprietory medicine – a reliever of recurring symptoms. 4

DD 2A 4D5D6A 11C 14D 4C

There's the problem that 'going-on' (concatenation is a partial formalism of this) is what pervades our experience from the inside.... It might also be said to be the only rigorously accessible principle of any culture (learning). How would you map determinism in your life with that thought in mind? 5

E 1C 4D5A 9D10A 16D 5A

Whether there exists, or has existed an *'ideological'* person (an ideological/problematical person) ... whether all are ... or no-one there is no prospect of deciding. There is no proposal that the issue be decided ... but we must be permitted to sit *here* and consider the (defeasible) conditions of an ideology – how such an 'ideologue' might conduct his dialogue/activity 6

F 2C 4A 8A 12A 2D 5D

... life ... without in a speculative fashion committing ourselves to the paralogism of inferring an object of contemplation from sets of postulates, much less concluding from our hypothetical thinking that it's *ourselves* as a well-formed set ... by virtue of the alleged identity of cognition and the prospect of quantifying. 7

G 1A 3A 5A 9C 15A

... Anyway, what we do is not so personal or anthropological as to say (to) of anyone that he is an ideological (religious?) person ... neither do we deny (to) of anyone that he is ideological. We establish the possibility that everyone can have ideology ... confront an index/indices – with the exception of those who simply *can't* be afflicted. 8

BxS:1-16, etc. **Type: A,C,D**

10.1a Art & Language
Dialectical Materialism (El Lissitzky)
(Dialektischer Materialismus (El Lissitzky)
Teil 1, 1975

Abb. 22
El Lissitzky
»Ein Schlag und alles fliegt auseinander«, aus »Die Geschichte von den zwei Quadraten«, Berlin 1922
(Vorlage für 10.1)

10.1b Art & Language
Dialectical Materialism (El Lissitzky)
(Dialektischer Materialismus (El Lissitzky)
Teil 2, 1975

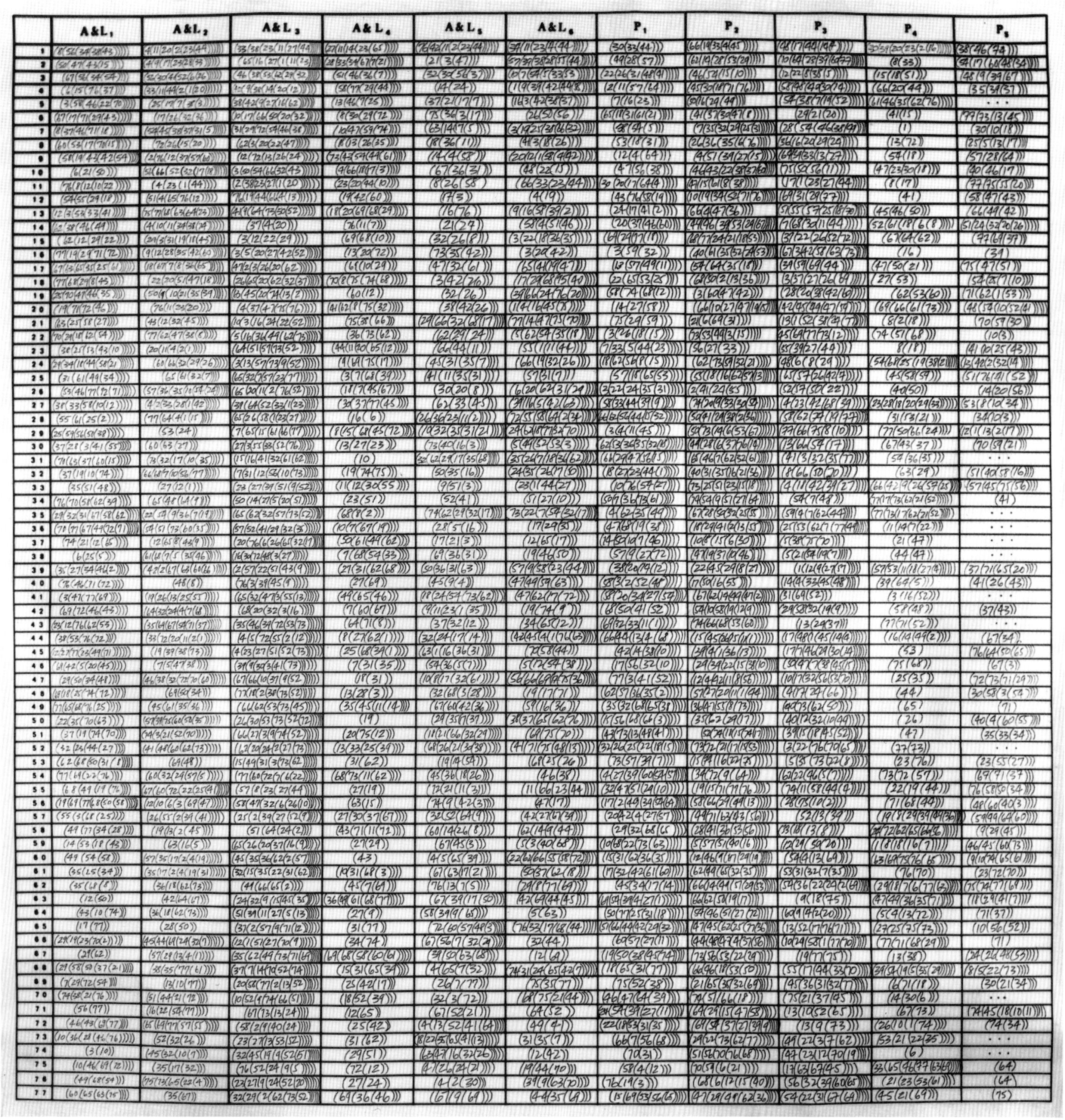

10.2b Art & Language
77 Sentences (77 Sätze), Teil 2, 1974

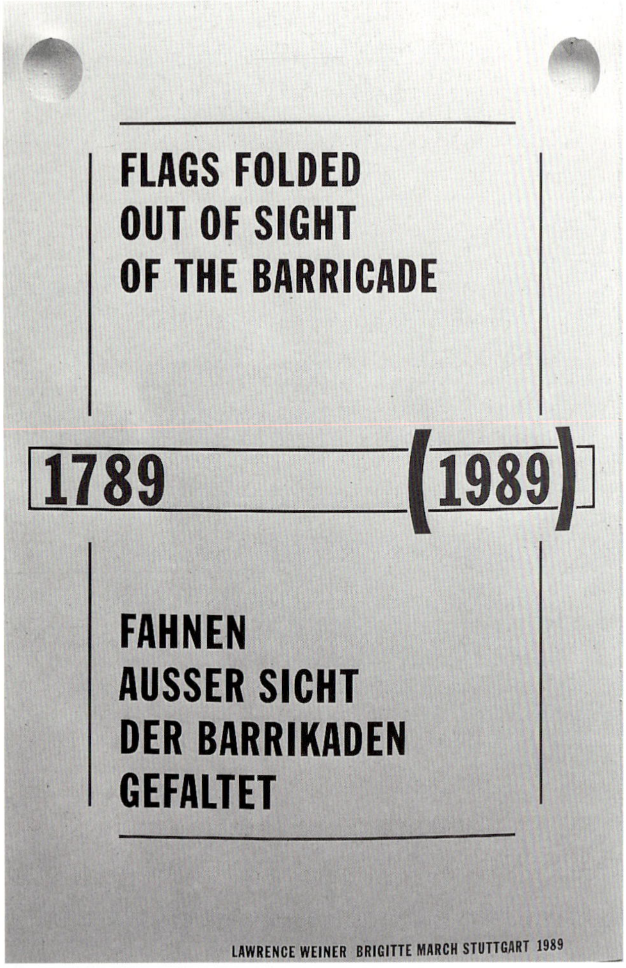

10.3

10.4

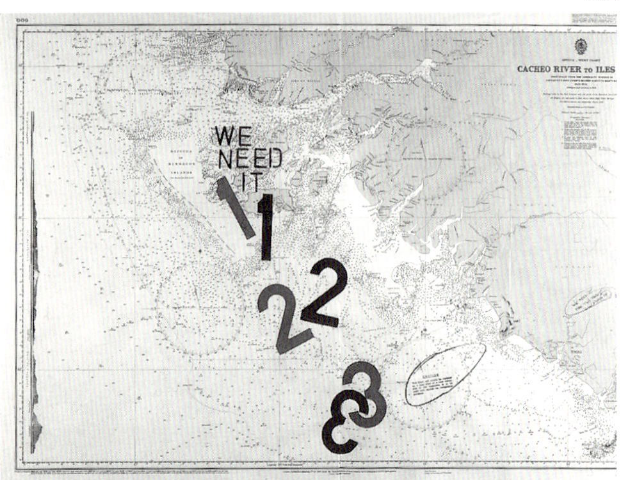

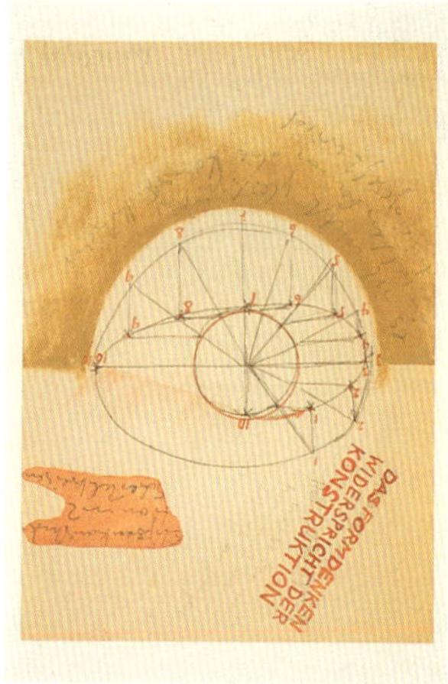

10.5

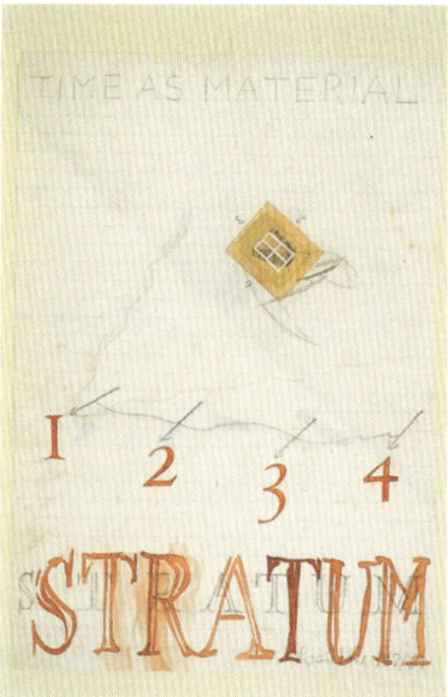

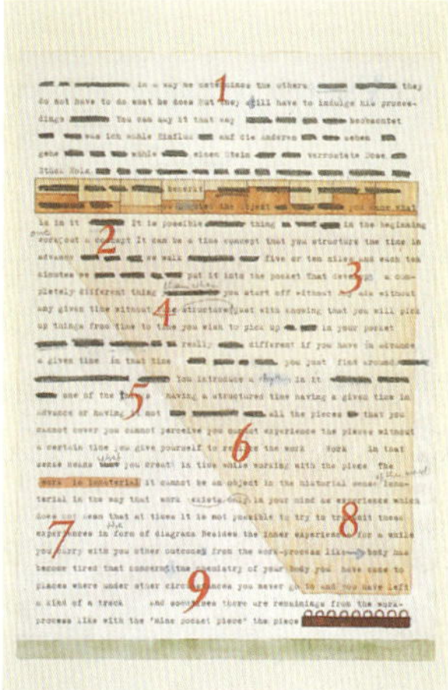

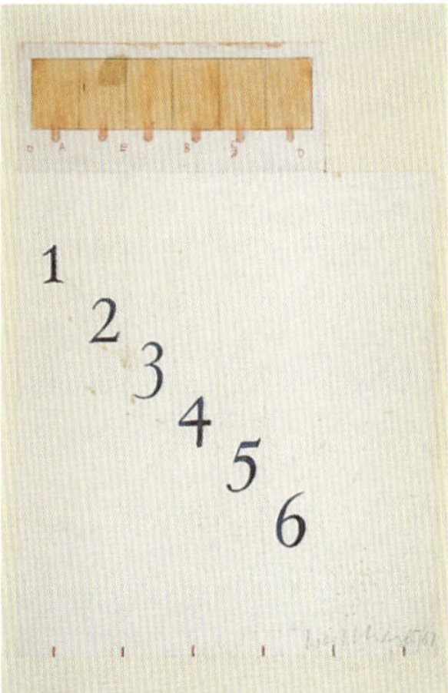

10.3 Lawrence Weiner
Flags Folded out of Sight of the Barricade 1789–1989
A work for the French Revolution in Stuttgart
(Fahnen außer Sicht der Barrikaden gefaltet 1789–1989), 1989

10.4 Lawrence Weiner
We need one two three
(Wir brauchen Eins Zwei Drei), 1994

10.5 Franz Erhard Walther
Gruppe von Werkzeichnungen, großenteils zu den »Werksätzen«, 1965–1972

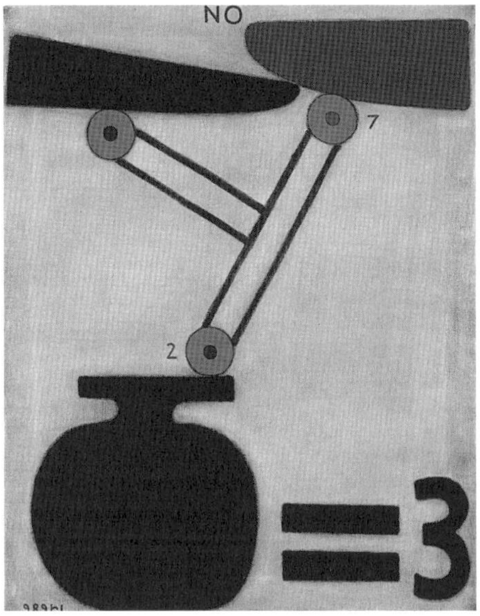

10.6

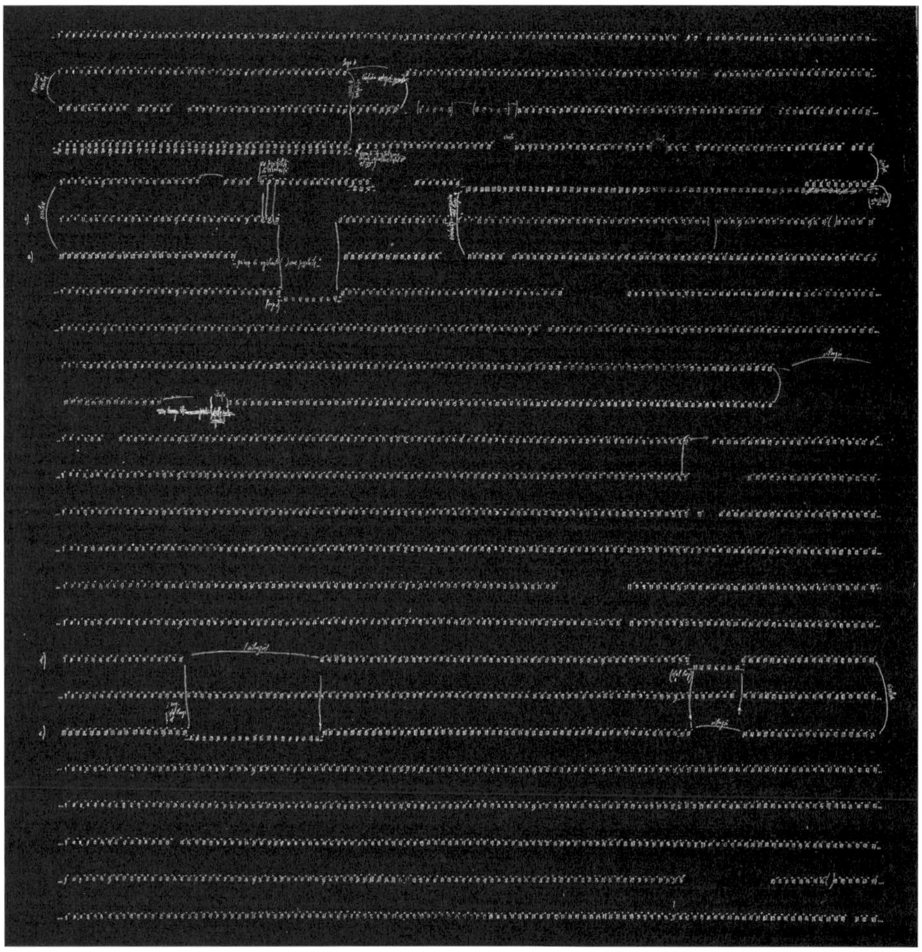

10.7

10.6 Reinier Lucassen
NO (Historical development from writing into image)
(NO, Historische Entwicklung von der Schrift zum Bild), 1989/91

10.7 Carlo Alfano
Composition No. 58, 1973

10.8 Carlo Alfano
Frammenti di un autoritratto anonimo
(Fragmente eines anonymen Selbstbildnisses), 1973

10.8

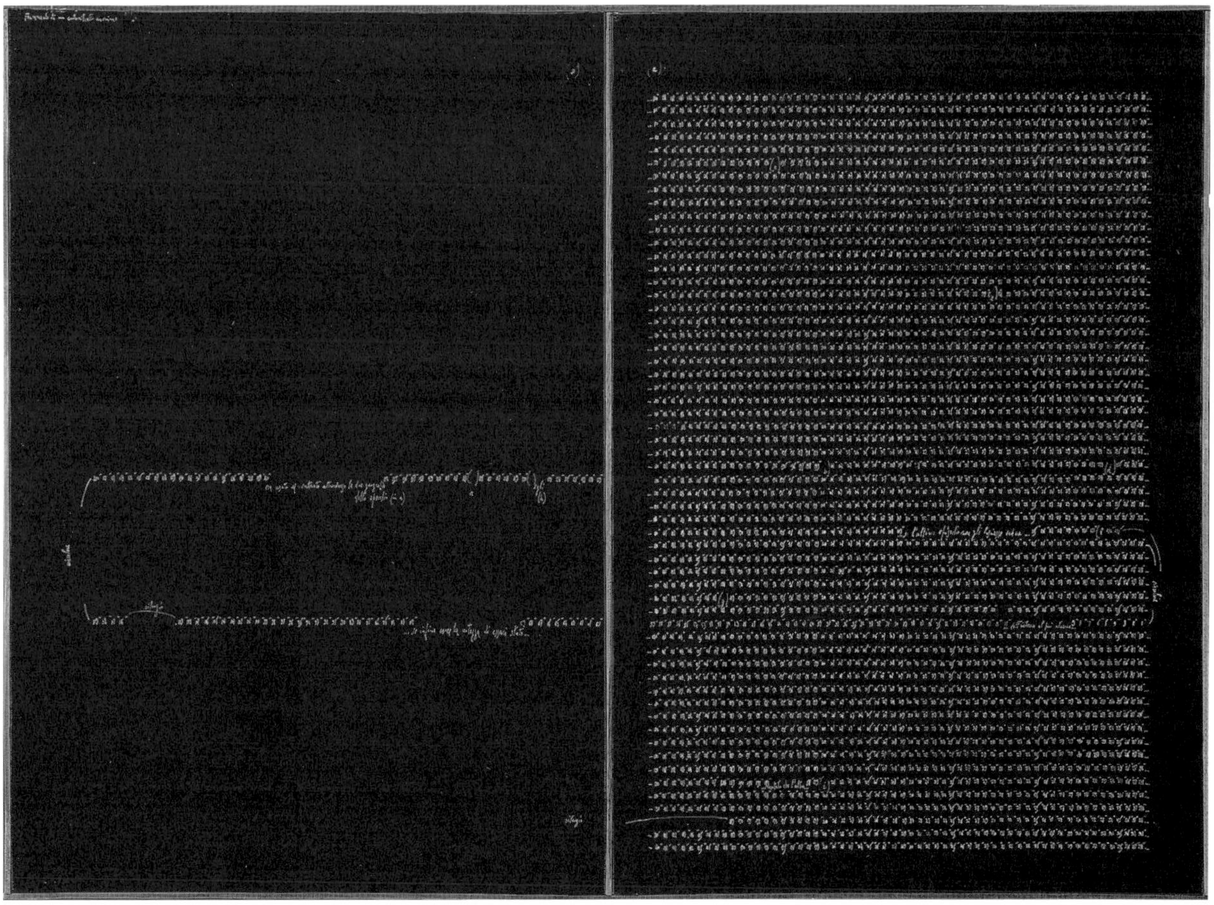

10.9 Hanne Darboven
38. + 39. Variante, 1975

10.10 Blinky Palermo
Mappe mit 12 Kreidelithographien nach den Wandzeichnungen 1968 in der Galerie Heiner Friedrich, München, 1970

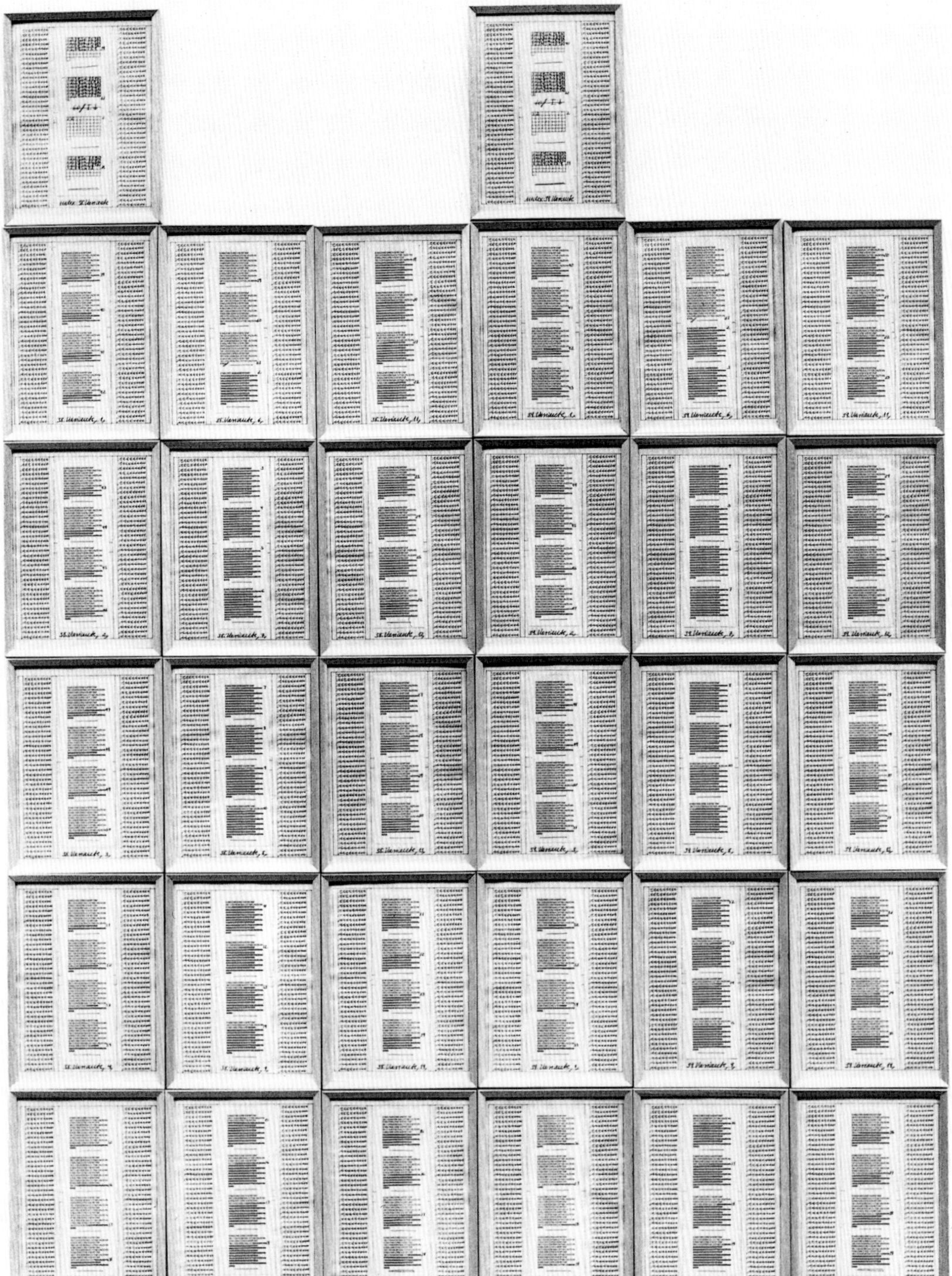

10.9

10.10

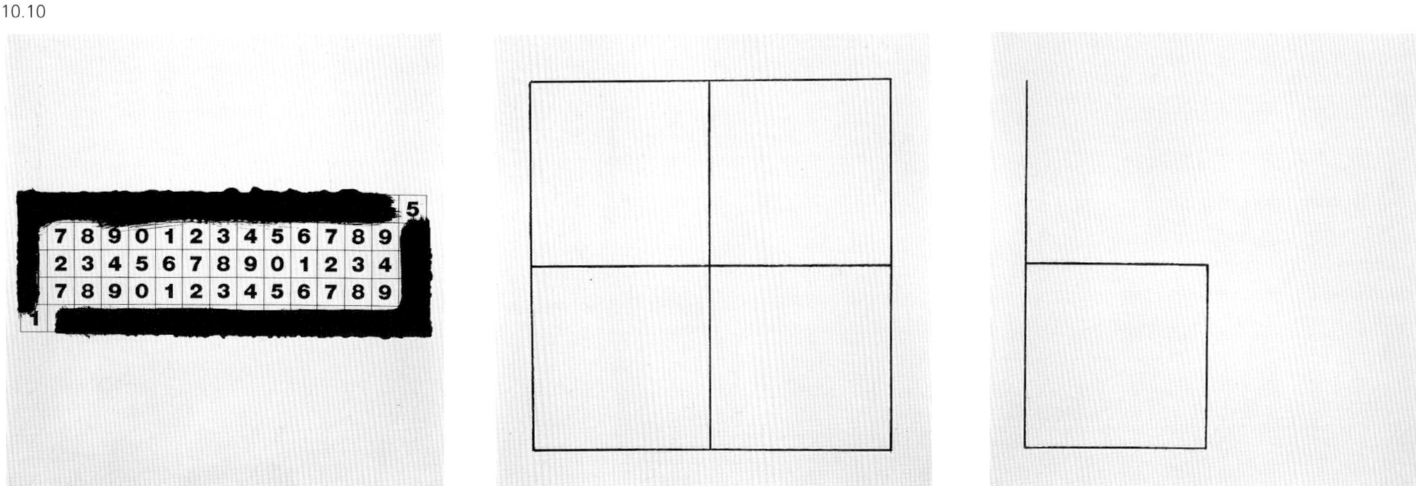

10.11 Joseph Kosuth
Five Words and Five Colors
(Fünf Worte und fünf Farben), 1965

10.12 Joseph Kosuth
20121. The World as I found it
(20121. Die Welt, wie ich sie vorfand),
1989

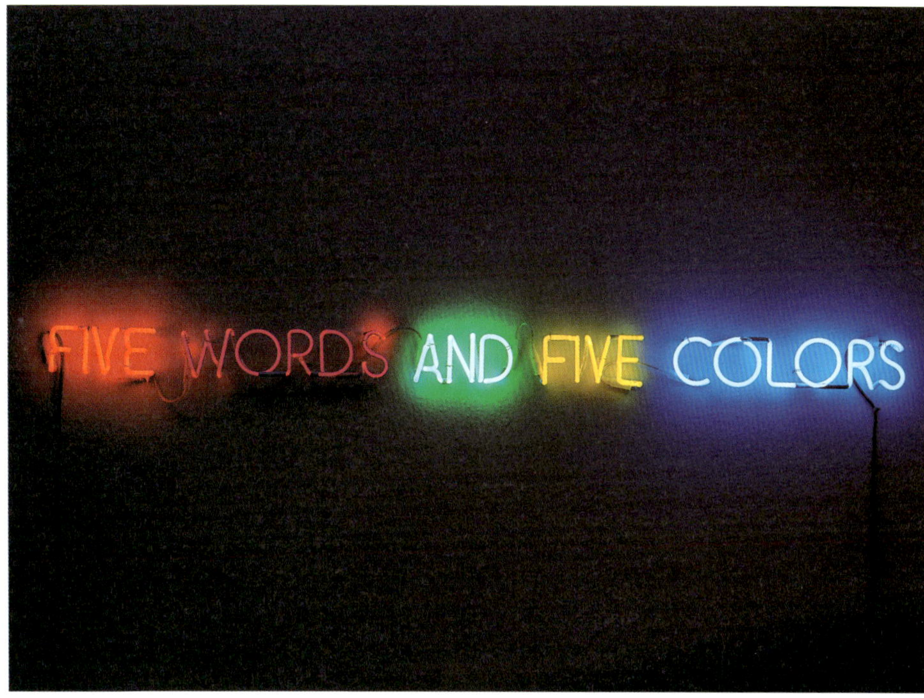

10.11

10.12

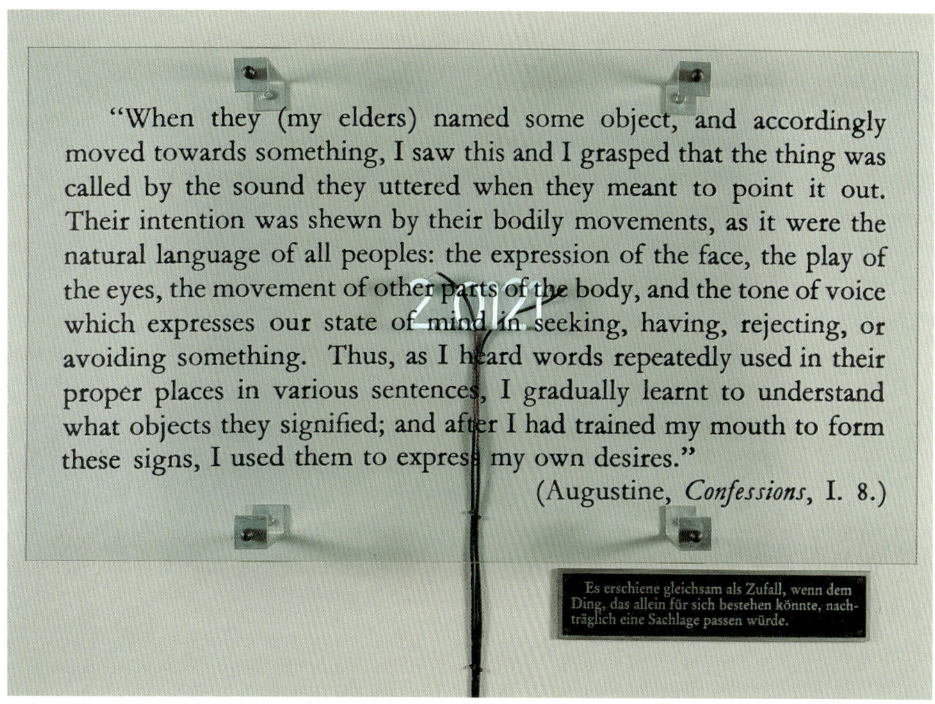

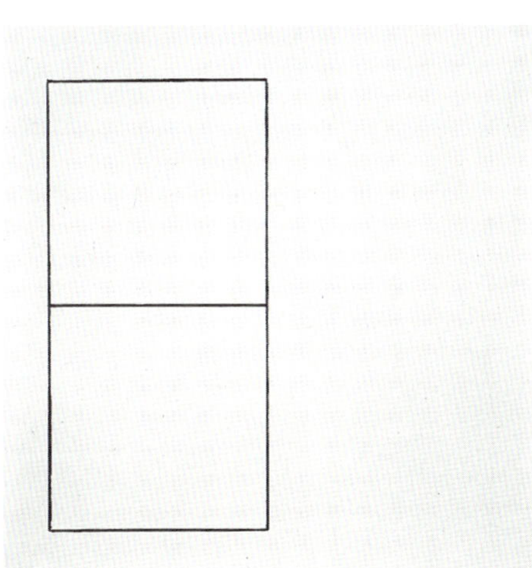

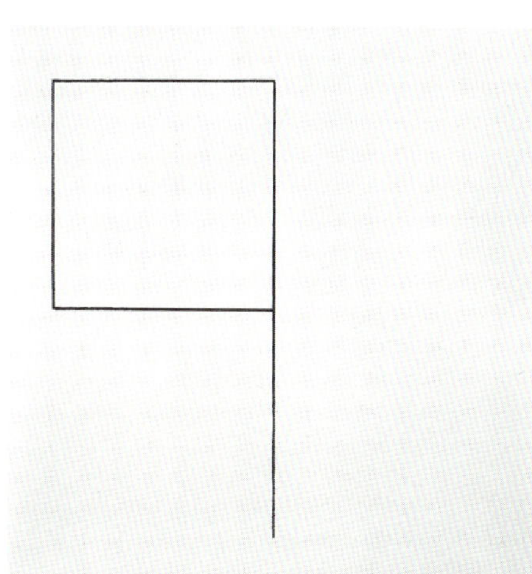

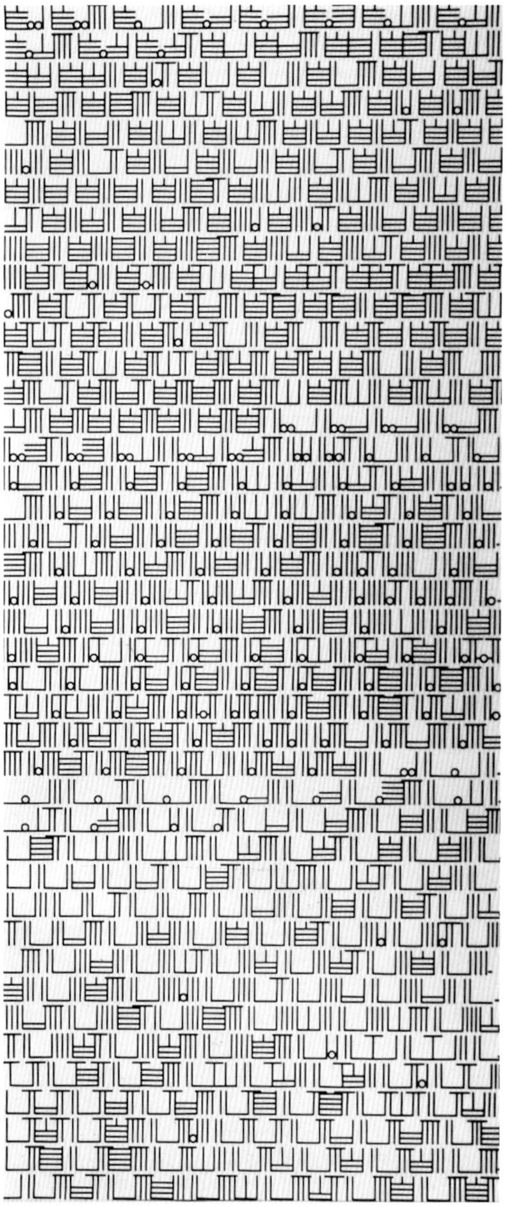

10.13

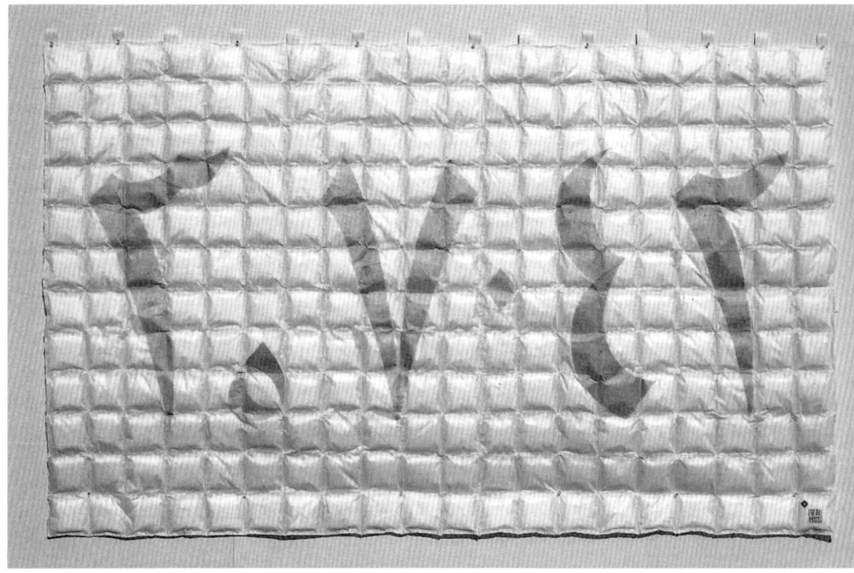

10.14

10.15

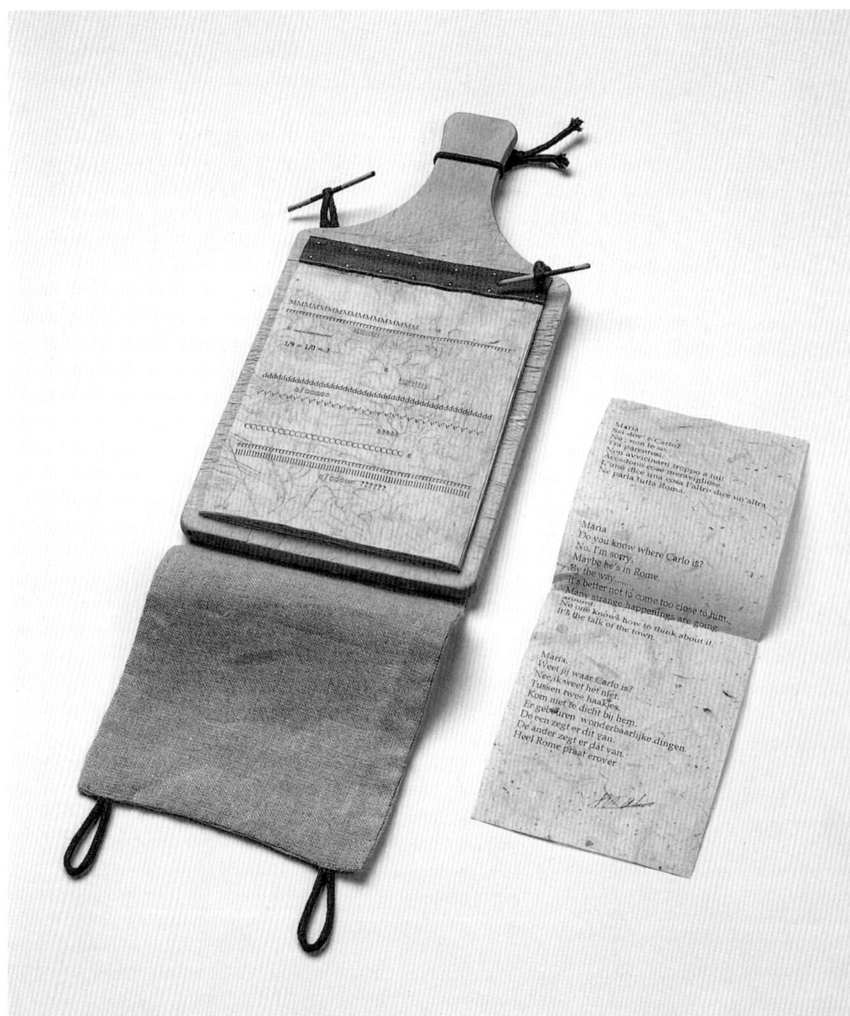

10.13 Rune Mields
Sanju-Primzahlen 4, 1976

10.14 Lore Bert
(Ägyptische) Zahl 357042, 1996

10.15 Merapi Obermayer
Internal Affairs – by land and by sea
(Innere Angelegenheiten – zu Land und zu Wasser), 1995

10.17 Marcel Broodthaers
Figures de la »Série l'art et les mots«
(Figuren aus der Serie Kunst und Wörter), 1973

10.18 Marcel Broodthaers
Etagère jaune avec lettres de l'alphabet et chiffres en terre glaise
(Gelbe Etagere mit Buchstaben und Ziffern in Ton), 1968

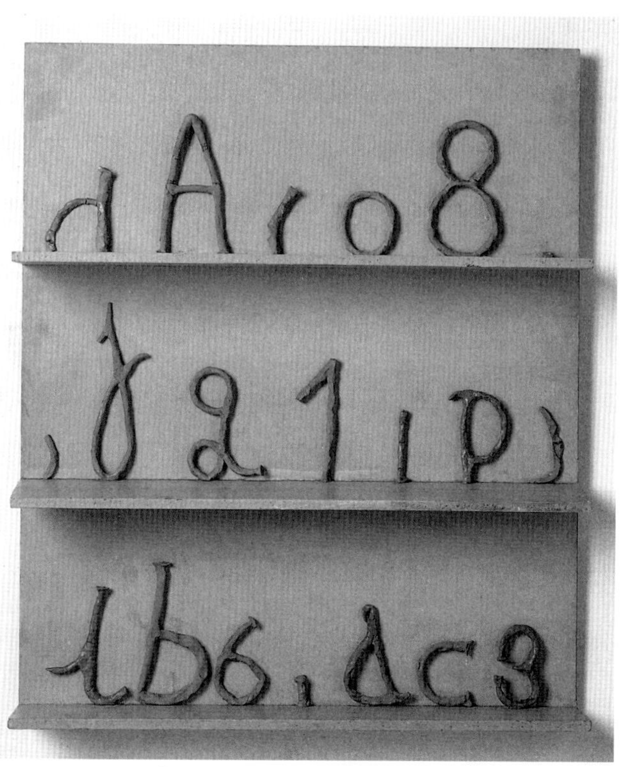

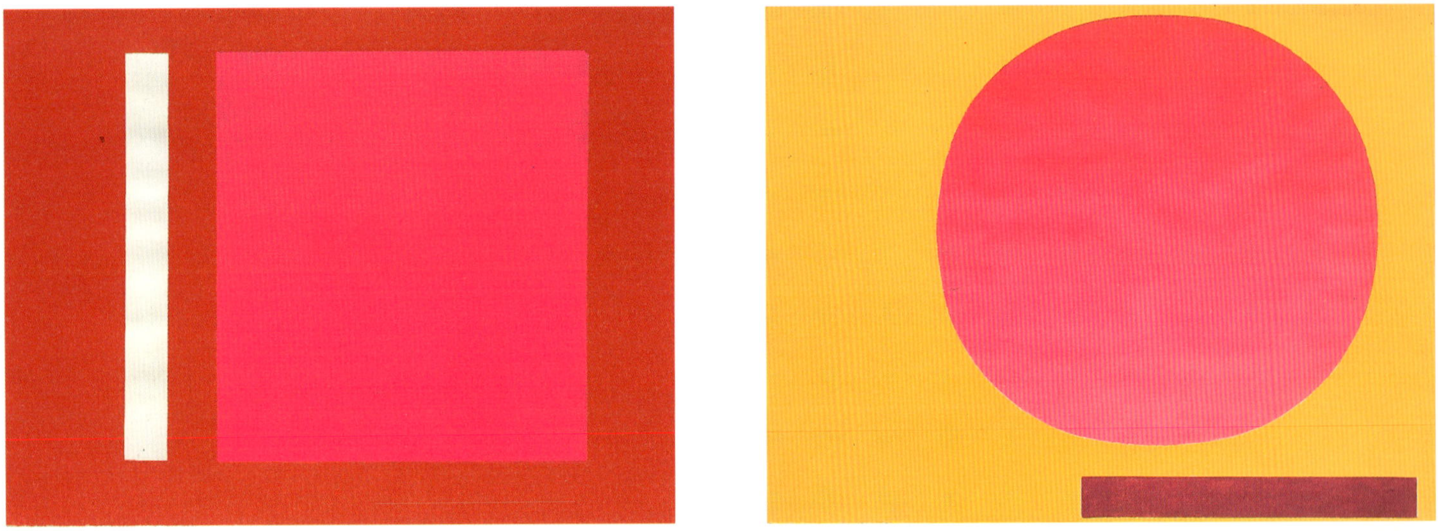

10.19

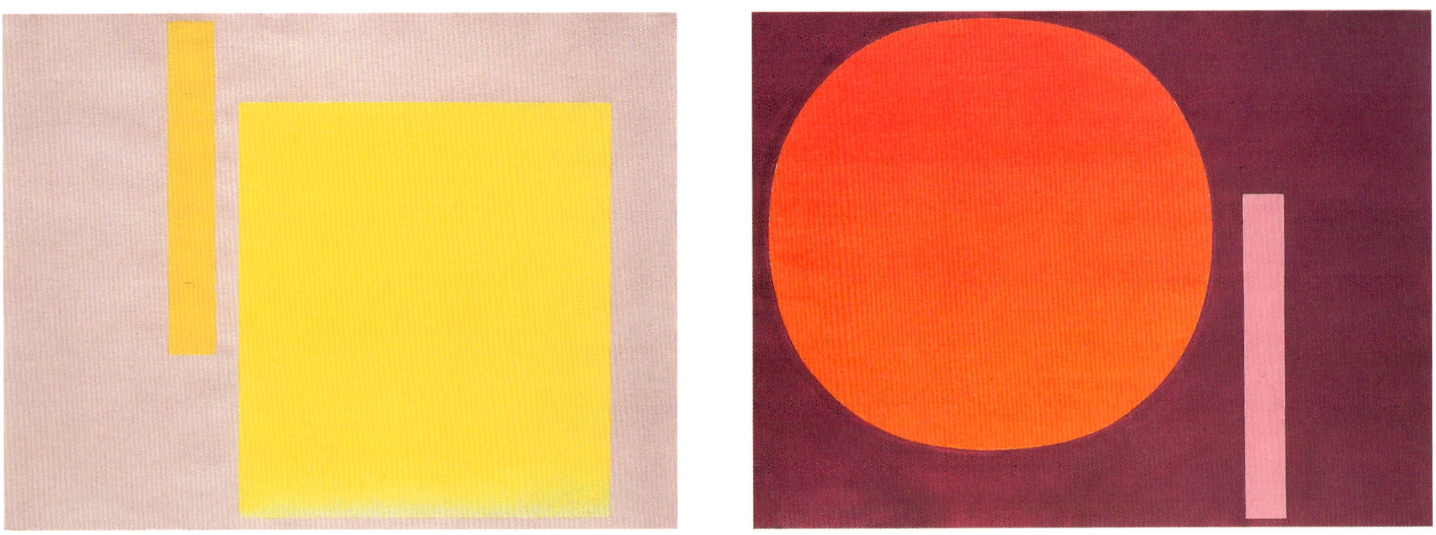

10.19 Rupprecht Geiger
Aus der Folge »Metapher-Zahlen«
(Die Zahlen 1, 2, 4, 9), 1987

10.20 Robert Indiana
Numbers (Zahlen), 1968

10.21 Thomas Locher
1–20, 1990

10.22 Thomas Locher
1–11, 1993

10.23 Thomas Locher
Ohne Titel, 1991

10.24 Bill Beckley
Story for the Hopscotch
(Geschichte für das Hüpfspiel), 1971

10.25 Alighiero Boetti
Ohne Titel (Alternandosi . . .), 1989

10.20

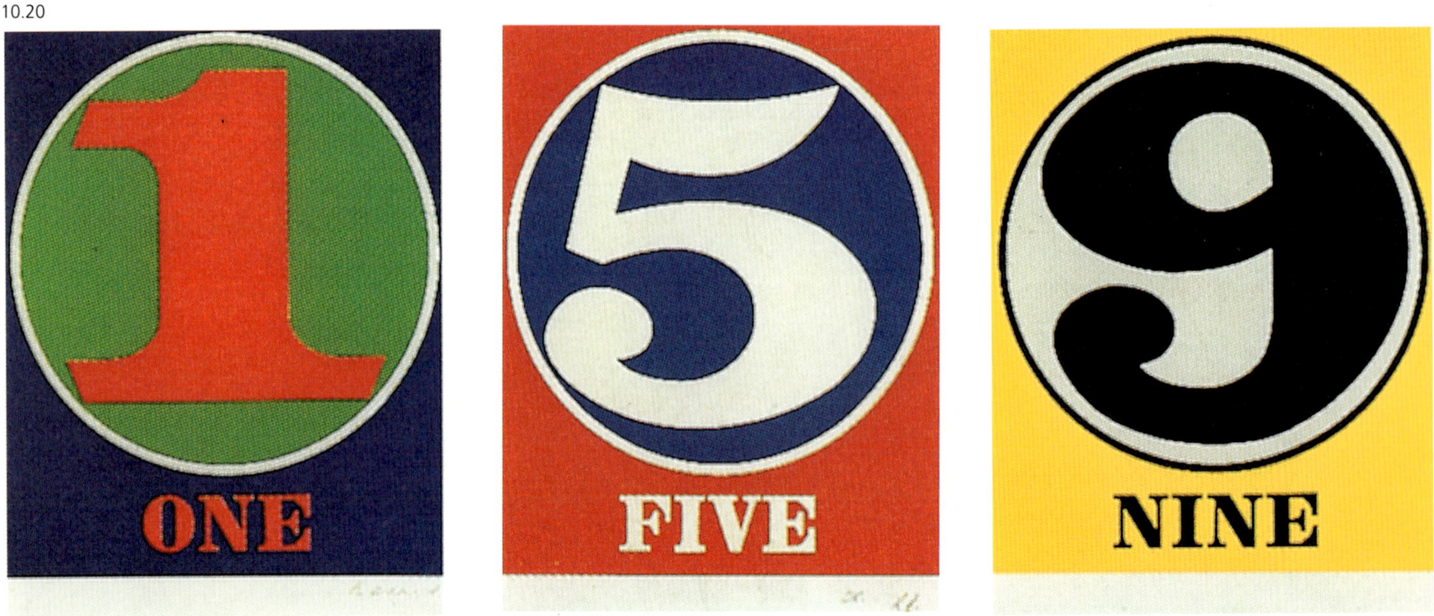

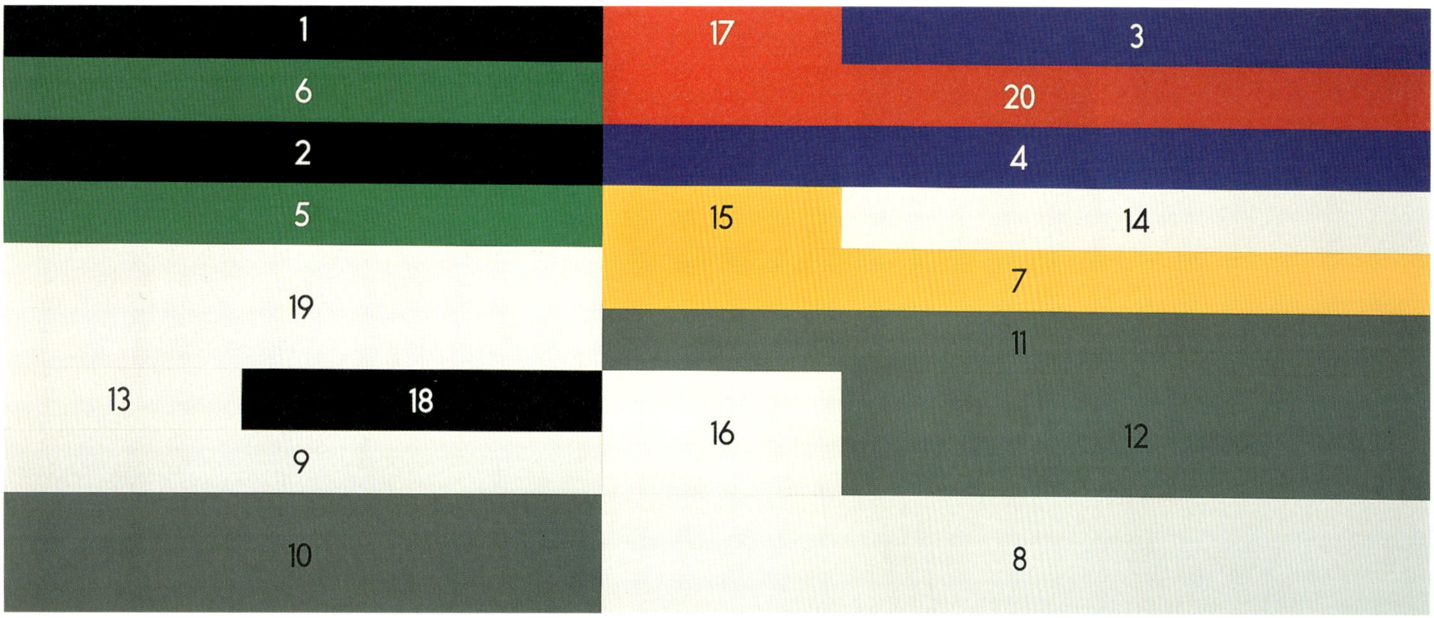

10.21

10.22

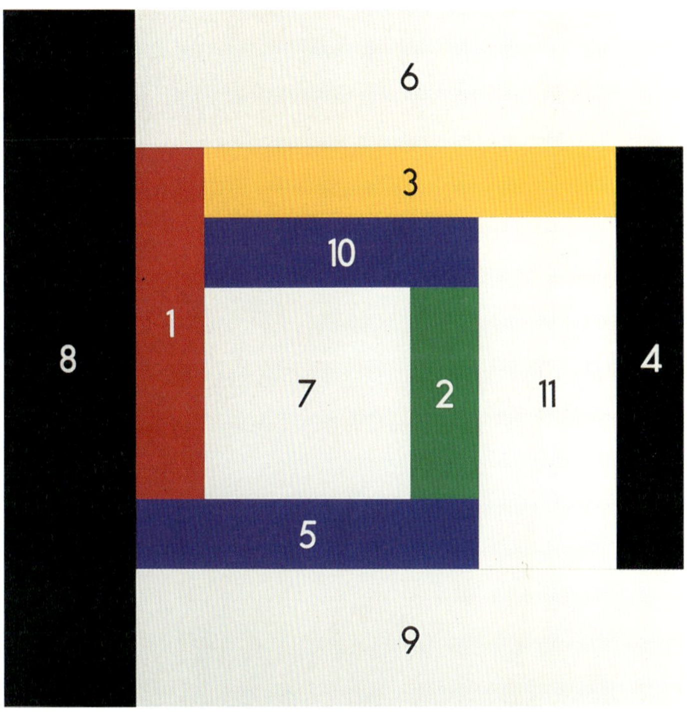

10.23

10.24

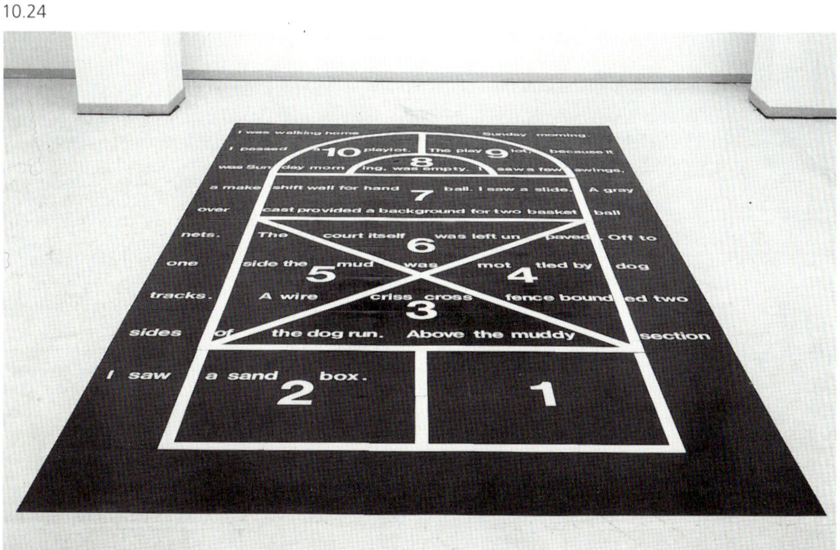

10.25

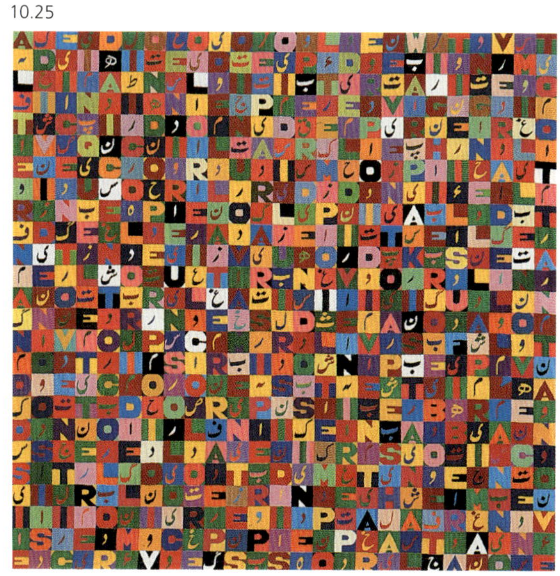

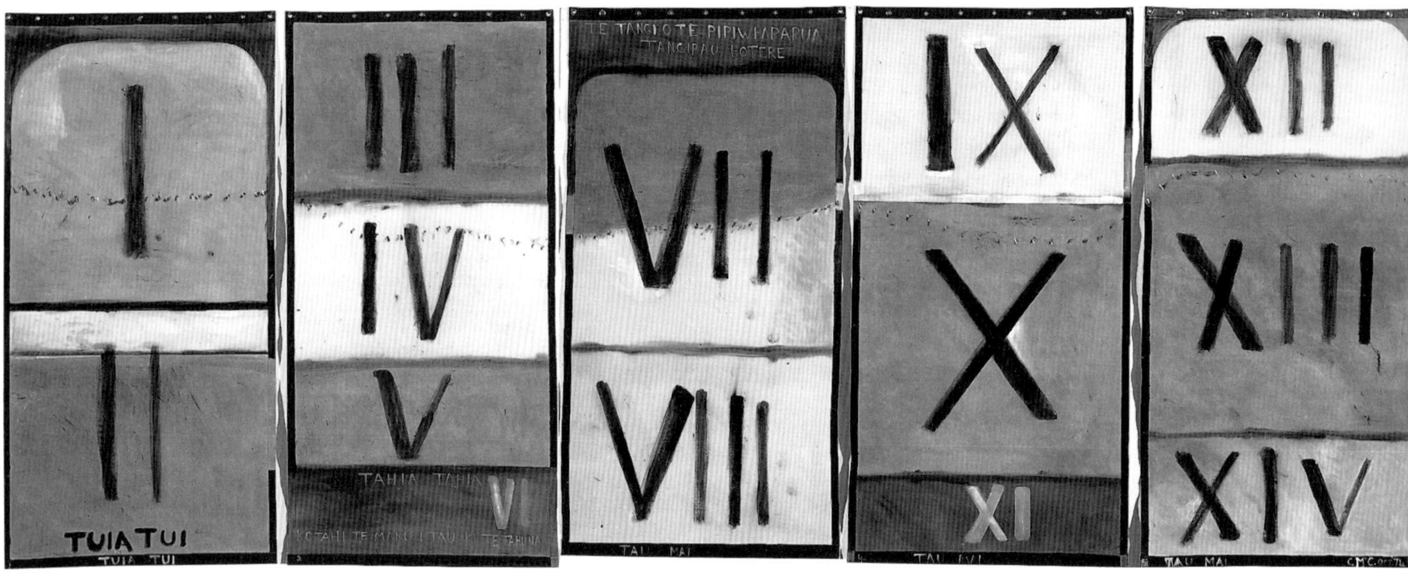

10.26

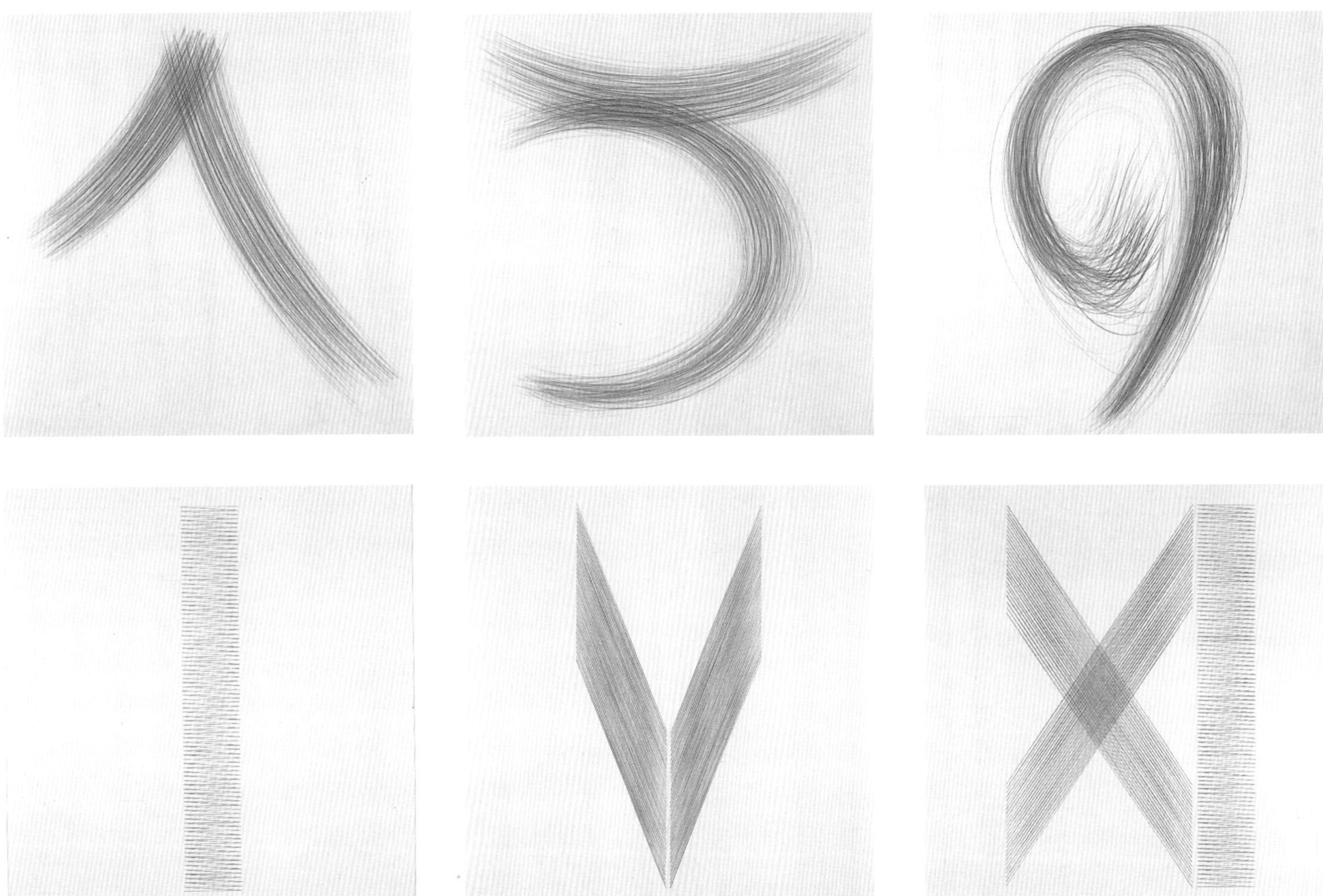

10.27

10.26 Colin McCahon
Te Tangi o te Pipiwhararua, poem by Tangirau Hotere
(Der Gesang des leuchtenden Kuckuck nach einer Maori-Klage von Tangirau Hotere), 1974

10.27 Thomas Lenk
Orient und Okzident, 1980

10.28 Olaf Probst
Grauwert (Zahlworte) –
Zahlenrapport 0–9, 1996

11

ZAHLENMYSTIK UND HARMONIKALE ORDNUNGEN

Dietmar Guderian

Du mußt verstehn!
Aus Eins mach Zehn
Und Zwei laß gehn,
Und Drei mach gleich,
So bist du reich.
Verlier die Vier!
Aus Fünf und Sechs,
so sagt die Hex',
Mach Sieben und Acht,
So ist's vollbracht:
Und Neun ist Eins,
Und Zehn ist keins.
Das ist das Hexen-Einmaleins.
(Goethe, *Faust*, Erster Teil)

Magie und Mathematik in magischen Quadraten

Viele Künstler nutzen zur formalen Gestaltung ihrer Kunstwerke Eigenschaften des Quadrates, die es vor vielen anderen ebenen Figuren auszeichnet: Es besitzt vier Symmetrieachsen – die beiden Mittellinien und die beiden Diagonalen. Es läßt sich durch kleinere Figuren von gleicher Gestalt (kleine Quadrate) lückenlos und überlappungsfrei auslegen. Es geht nach einer Drehung um 90 Grad deckungsgleich in sich über. Das Quadrat als Bildformat trifft man in »seiner ganzen Festigkeit« (Max Bill) als »menmade«-Form (Albers) sehr häufig in Kunstwerken an, die logischen Strukturen oder Gedanken der Mathematik nahestehen – insbesondere in Werken der konkreten Kunst.
Zeichnet man in ein Quadrat ein quadratisches Raster, so ist die Anzahl der dadurch entstandenen kleinen Quadrate stets eine Quadratzahl (3 x 3, 4 x 4, 5 x 5 ...), nach der man magische Quadrate in verschiedene Ordnungen einteilt. Ein Quadrat heißt magisches Quadrat, wenn in jedes Quadrat dieses Rasters eine Zahl eingeschrieben ist und wenn in jeder Zeile, in jeder Spalte und in jeder Diagonalen die Summe aller Zahlen stets den gleichen Wert hat.
Fuh-Hi (2858–2738 vor Chr.) ist offensichtlich der Erfinder des ersten magischen Quadrates im alten China (hier mit 3 x 3 Feldern, also eines magischen Quadrates »dritter Ordnung«). Das berühmteste schriftlich überlieferte 3 x 3-Quadrat ist das vor beinahe dreitausend Jahren auf dem Panzer einer Schildkröte abgebildete Lo-Shu, bei dem die Zahlen in einer alten chinesischen Weise notiert wurden, die in Europa bis in unser Jahrhundert nicht entziffert wurde: In den Feldern werden Zahlen durch die Anzahl der sie vertikal und horizontal schneidenden Linien dargestellt. Später findet sich dieses Quadrat auch in dem Buch *I-Ging* aus der Chou-Dynastie (951–1126 nach Chr.).
Die Form des Quadrates selbst galt im alten China als Zeichen für den Kosmos und für die Erde. Die Zahl 5 in der Mitte dieses speziellen Quadrates spielte eine wichtige Rolle in der chinesischen Philosophie: Man unterschied fünf Elemente (Erde, Holz, Feuer, Metall, Wasser), fünf Himmelsrichtungen (Zentrum, Osten, Westen, Norden, Süden), fünf Planeten (Saturn, Jupiter, Venus, Mars, Merkur), fünf Metalle und so weiter.
Um die Jahrtausendwende (etwa zwischen 750 und 1050 nach Chr.) erfanden arabische Gelehrte eine Vielzahl magischer Quadrate verschiedener »Ordnung«. Am ausgiebigsten befaßte sich wohl Gabir ibn Haiyan (genannt Geber) um 770 nach Chr. mit magischen Quadraten. Er fand im uns bereits als Lo-Shu bekannten magischen Quadrat weitere geheimnisvolle Eigenschaften: Die Summe der vier fettgedruckten Zahlen (Abb. 23) in der linken unteren Ecke ist 17 – für die Christen der Stern der Magier, für die jüdischen Kabbalisten der siebzehnte Pfad der Rechtschaffenen. Die restlichen 5 Zahlen ergeben 28, die Anzahl der Buchstaben des arabischen Alphabetes sowohl als auch die Anzahl der Tage eines Mondzyklus. Die zuletzt genannte Zahl 28 – auch im

4	**9**	**2**
3	**5**	**7**
8	**1**	**6**

Abb. 23 Das »Geber«-Quadrat

Zusammenhang mit dem weiblichen Menstruationszyklus zu sehen – führte vermutlich dazu, daß diesem Quadrat seit Geber eine die Geburt erleichternde Wirkung nachgesagt wurde.

In der Kunst des Abendlandes enthält Albrecht Dürers 1514 entstandener Kupferstich *Melencolia I* (Kat. 11.1A) das erste magische Quadrat, ein magisches Quadrat vierter Ordnung mit weiteren über die Eigenschaften eines einfachen magischen Quadrates hinausgehenden Merkmalen: Neben der Tatsache, daß es die für den Künstler wichtige Zahl 1514 (Todesjahr der Mutter und zugleich Entstehungsjahr des Werkes) an exponierter Stelle am unteren Rand trägt, besitzt es noch sehr viele über das Übliche hinausgehende elementargeometrische Anordnungen von vier Zahlen in sich, die stets ebenfalls alle die Summe 34 besitzen (Abb. 25).

16	3	2	13
5	10	11	8
9	6	7	12
4	15	14	1

Abb. 25 Zwei weitere Zahlenquartette des Dürer-Jupiter-Quadrates mit gleicher Summe

Zu Dürers Zeit waren magische Quadrate in Europa bereits weit verbreitet. Wissenschaftler befaßten sich mit ihnen; in Michael Stifels *Arithmetica integra* (1544) werden sie zum Beispiel ausführlich behandelt. Insbesondere aber interessierten sich die Alchimisten für magische Quadrate. Sie wiesen – vermutlich auf Überlieferungen aufbauend – jeder Quadrat-Ordnung einen Planeten des damaligen geozentrischen Weltbildes zu. Diese Zuordnung erfolgte in Abhängigkeit von der Entfernung des jeweiligen Planeten von der Erde; dem Mars als am weitesten entfernten Planeten entsprach so das kleinste (dritter Ordnung), dem Jupiter ein Quadrat vierter Ordnung und so weiter. Nach Mars, Sonne, Venus, Merkur erhielt schließlich der Mond, der der Erde am nächsten liegt, das größte Quadrat (neunter Ordnung).

Jedem dieser Quadrate wurden bestimmte heilende Wirkungen gegen Krankheiten und Schutzfunktionen sowohl für bestimmte Körperteile (zum Beispiel Mars – Galle, Jupiter – Leber, Sonne – Herz) als auch gegen überirdische Gefahren zugewiesen (nach Heinrich Cornelius Agrippa von Nettersheim *De occulta philosophia*). Die Menschen jener Zeit ließen sich aus der astrologischen Zahlenmystik persönlich eine Zahlenkombination bestimmen, die dann in ein magisches Quadrat eingebaut und mit dem entsprechenden Planeten kombiniert als münzenförmiges Amulett getragen wurde.

Während ein klassisches magisches n x n-Quadrat der Mathematiker genau die Zahlen von 1 bis n^2 enthält, bestehen diese persönlichen magischen Quadrate in der Regel nicht ausschließlich und lückenlos aus der natürlichen Zahlenfolge. In manchen Amuletten findet man auch ab und zu eine Zeile oder eine Spalte, für die die damaligen Zahlentüftler die gewünschte Summe nicht ganz genau erreichten.

Der Glaube an die überirdischen Kräfte magischer Quadrate ist zwar heute meist verschwunden, aus den verschiedensten Gründen (Kombinatorik, Gentechnik, Kodierung) beschäftigen sich jedoch Wissenschaftler weiterhin mit ihnen. So ist zum Beispiel bekannt, daß es unter den 26 155 348 736 000 möglichen Verteilungen der Zahlen 1,2,3, ...16 in ein 4 x 4-Quadrat genau 880 voneinander verschiedene magische Quadrate gibt, von denen eines das Dürersche ist. Wie originell die Fragestellungen dabei sein können, veranschaulicht folgendes Beispiel: Anläßlich des Weltkongresses für die mathematische Erziehung 1996 in Sevilla (14.–21. Juli 1996) entwickelte P. K. Srinivasan vom Ramanujan Museum in Madras (Indien) eine Folge von Quadraten, die in der obersten Zeile jeweils das Datum eines Kongreßtages zeigten und sich in ihren Zahlen so wenig wie möglich voneinander unterschieden (Abb. 26).

15	**7**	**19**	**96**
6	90	11	30
91	5	31	10
25	35	76	1

14	**7**	**19**	**96**
6	90	10	30
91	5	31	9
25	34	76	1

Abb. 26

Magische Quadrate in der Kunst des 20. Jahrhunderts

NORBERT RADERMACHERS Stuttgarter *Kubus* (Kat. 11.7 und Abb. 27, S. 240) zeigt das Dürer-Quadrat in der mittelalterlichen Notierweise. Hervorgehoben auf der Deckfläche eines Kubus, gibt er ihm etwas beinahe Zeichenhaftes, macht es zu einem »Denk«-mal.

Für FELIX DROESE, *Ohne Titel* (1992, Kat. 11.11) und *Fallen wie kirschen* (1992, Kat. 11.12), ist das magische Dürer-Quadrat Symbol für Ambivalentes in unserer Gesell-

schaft: Es ist zugleich Symbol der »genialischen Einbildungskraft des saturnischen Menschen« (Diers) als auch Jupiter-Amulett, dessen Anblick vor negativer Einflußnahme des Saturnregiments schützen soll. Geradezu exemplarisch zeigt das ein Bild von Droese, in dem er die Tschernobyl-Problematik, die Unvereinbarkeit von technischem Fortschritt und Vernichtung visualisiert.
CHÉRIF UND SILVIE DEFRAOUI bewegt offensichtlich vor allem das Tafelhafte des magischen Quadrates (Kat. 11.20): Sie schreiben dieses Produkt menschlichen Geistes unter eine angehobene, drehbare Tischplatte auf einen in esoterisch-lichter Farbgebung gehaltenen reflektierenden gläsernen Grund. Dabei betont der kastenartige Unterbau das Bindende, die Zahlen in ein Korsett zwingende Element einer mathematischen Tafel-Darstellung. Neben dem Jupiter-Quadrat montieren die Künstler noch weitere Tische mit Tafeln, die anders als das magische Quadrat auch praktisch genutzt werden, wie zum Beispiel die Multiplikationstafel im *Table de Multiplication*. In die Unterseite der Tischplatte eingelassene Spiegel werfen die Spiegelbilder der strengen Tafeln endlos auf den reflektierenden Quadratboden. Der Betrachter schaut durch die streng gebundenen Zahlen hindurch in eine endlose, befreiende Tiefe hinab.
RUNE MIELDS erweitert das alchimistisch-mathematische Zitat, indem sie das jeweilige Quadrat in die kreisförmig gestalteten Umlaufbahnen aller Planeten versetzt und die Bahn des dem jeweiligen Quadrat zugeordneten Planeten optisch hervorhebt (Kat. 11.3). Ebenfalls Rune Mields arbeitet am direkt übernommenen Dürer-Quadrat weiter (Kat. 11.2): Sie sucht alle Tafeln, die man erhalten kann, wenn man das Quadrat an den oben angegebenen Symmetrieachsen ein- oder mehrfach spiegelt. In die acht erhaltenen Spiegelungen fügt sie die Skizze des geometrischen Körpers ein, der ebenfalls in Dürers *Melencolia* zu erkennen ist (und den zum Beispiel auch Anselm Kiefer in seine Installation im Museum Hamburger Bahnhof in Berlin aufnahm).
Schon in den Skizzenbüchern der Lehrer am Bauhaus (Paul Klee und Johannes Itten) sind Vorschläge enthalten, wie man gleichmäßige Farbverteilungen unter Zuhilfenahme magischer Quadrate erreicht: Indem man zum Beispiel den Zahlenfeldern des Jupiter-Quadrates zunehmende Grauwerte zuordnet, kann man versuchen, eine Ausgewogenheit in der Grauverteilung zu erreichen.
TIMM ULRICHS visualisiert magische Quadrate physikalisch-geometrisch: Er schichtet auf die quadratischen Felder die dem Zahlenfeld entsprechende Anzahl Steinplatten übereinander.
RUNE MIELDS greift statt dessen zu einer entsprechenden Kugel-Kreis-Progression, indem sie den Zahlen 1,2,3, ... 16 zunehmende Radien zuordnet. In einer Werkfolge *Dürer oder die Frage nach der Gerechtigkeit* stellt sie auf diese Weise alle 880 verschiedenen möglichen 4 x 4-Quadrate dar. Der Titel bezieht sich darauf, daß in der Kunst fast ausschließlich das Dürer-Jupiter-Quadrat verwendet wird, während die übrigen 879 magischen Quadrate vierter Ordnung praktisch nicht auftreten.
Interessant sind Versuche der Künstler, verborgenen Strukturen in den magischen Quadraten und damit vielleicht auch Aspekten mathematischer Denkweisen auf die Spur zu kommen. RUNE MIELDS und SIGMAR POLKE markieren derartige Strukturen, indem sie im Zahlenquadrat den Weg markieren, auf dem die natürlichen Zahlen 1,2, 3 ... aufeinander folgen. Tatsächlich erkennt man in vielen der untersuchten magischen Quadrate regelmäßige Strukturen. In Sigmar Polkes 1992 entstandenem Zyklus *Magische Quadrate I–VII* sind zum Beispiel außer für das 6 x 6-Quadrat alle punktsymmetrisch; nur das 6 x 6-Quadrat fällt völlig aus dem Rahmen – eine Überraschung in all den regelmäßigen Strukturen, auf die die Künstler bei den anderen Quadraten stoßen.
ALFRED JENSEN greift wie kaum ein anderer Künstler in diesem Jahrhundert mathematische Sätze, Folgerungen, Symbole auf, versucht sie geistig zu durchdringen und arbeitet dann mit ihnen als Künstler – allerdings nicht unbedingt immer im Einklang mit den Vorgehensweisen der Mathematik. Er verknüpft Sätze und Inhalte miteinander, die nicht zusammengehören und gelangt dabei zu Bildern, denen dennoch kein Betrachter eine »innere Stimmigkeit« absprechen kann, die wahrscheinlich auch auf

dem – wenn auch sehr subjektiv gehandhabten – Gebrauch mathematischer Denkstrukturen beruht.

Als Beispiel für diese Vorgehensweise Jensens sei *All the Beautiful Systems* (Kat. 11.23) aus dem Jahre 1979 hier herangezogen: ein auf den ersten Blick in der Verteilung von farbigen und nicht farbigen gleichgroßen Quadraten optisch ausgewogen erscheinendes Bild. Bei genauerem Hinsehen zeigt sich jedoch, wie Jensen hier verschiedene strukturelle Ansätze aus der Mathematik jeweils teilweise übernommen hat. Die einzelnen Felder sind in Wirklichkeit bis auf ein einziges nicht quadratisch, sondern rechteckig. Nicht alle stoßen wie bei der normalerweise üblichen Parkettierung nur in den Ecken zusammen. Wie die Pythagoreer hat Jensen die Zahlen (von 1 bis 93/96) in gerade beziehungsweise ungerade unterteilt, denen er hier dunkel wirkende Farbigkeit und Helligkeit sowie Weiblichkeit und Männlichkeit zuordnet. In jedem Rechteck treten entweder nur gerade oder nur ungerade Zahlen auf. Die Rechtecke setzen sich aus ineinander geschachtelten Rahmen zusammen, die stets nur mit einer Zahl beschriftet sind. Diese Zahlenfolgen beginnen stets im Inneren und nehmen nach außen hin zu. Die Kerne der einzelnen Rechtecke sind auf vielerlei Weise variiert – wie wir es von griechischen Mosaikfußböden her kennen, in denen uns die Griechen ihr Wissen über Zahlenfolgen bis heute noch optisch übermitteln: Manche starten mit einem einspaltigen Kern (dem innersten Teil, in dem nur eine Zahl auftritt) der Höhe 2, 3, 4... Bei anderen besteht der Kern aus zwei Spalten. Die Rechtecke mit ungeraden Zahlen sind völlig regelmäßig über das Bild verteilt, beginnen rechts oben mit den Zahlen 1–11 und schreiten jeweils über eine Ecke fort zu 13–23, 25–35 und 37–47. Dann wird diese Hälfte des Bildes am Bildmittelpunkt gespiegelt (oder erfährt eine Halbdrehung) und setzt sich fort mit den Feldern für die Zahlen 49–57, 59–69, 71–81 und 83–93. Sowohl in den Farbfolgen innerhalb des einzelnen Rechtecks als auch in der Folge der Rechtecke lassen sich Regelmäßigkeiten (zum Beispiel Spiegelungen) und Abweichungen davon erkennen. Ebenso systematisch, jedoch entgegengesetzt, verlaufen die Felder mit geraden Zahlen (Abb. 28).

83-93	2-12 gerade farbig	86-96 gerade farbig	1-11
14-24 gerade farbig	71-81	13-23	74-84 gerade farbig
59-69	26-36 gerade farbig	62-72 gerade farbig	25-35
38-48 gerade farbig	49-57 *	37-47	50-60 gerade farbig

11x15	12x15	11x15	11x15
11x13	Quadrat 12x12	11x12	11x12
11x12	11x13	12x13	11x13
12x15	10x15	12x15	11x15

Abb. 28 Regelmäßigkeiten und gestörte Regelmäßigkeiten in Alfred Jensens *All the Beautiful Systems* 1979

Die Begründung für die aus der (Zehnerschritt-) Reihe tanzende Zahl 57 in der unteren Bildzeile findet sich auf eine ebenfalls verblüffend an mathematische Strukturen angelehnte Weise: Die Summe der jeweils höchsten Zahlen einer Zeile (aber nicht auch der Spalten!) ist im ganzen Bild konstant 212 wie bei den magischen Quadraten. Um das auch in der letzten Zeile zu erreichen, mußte Jensen die Zahlenfolge dort einen Schritt früher als in allen anderen Rechtecken abbrechen. Es stört ihn als Nicht-Mathematiker auch nicht, daß am oberen Bildrand eine Zahlenlücke (94 und 95 fehlen im Bild) entsteht.

Jensens sehr künstlerischer und subjektiver Umgang mit Zahlen, Regelmäßigkeiten und Gesetzmäßigkeiten der Mathematik erzeugt bei aller Willkürlichkeit im Detail beim Betrachter doch einen verblüffend geordnet und wohlstrukturiert erscheinenden Gesamteindruck, den Jensen darauf zurückführt, daß es ihm gelingt, trotz seiner individuellen Abweichungen in den verwendeten mathematischen Inhalten insgesamt allgemeingültige (mathematische) Denkweisen und Strukturen durch sein Werk zu übermitteln.

Am Beispiel von SALVADOR DALÍS Werk *Zur Abhandlung über die kubische Form von Juan de Herrera* (1960, Kat. 2.76) soll dessen intensive Beschäftigung mit wissenschaftlichen Arbeiten und deren Auswirkung auf seine Kunst betrachtet werden. Um zu belegen, daß sich die Nähe Dalís zur Naturwissenschaft und Mathematik nicht auf einen Einzelfall beschränkt, belegen wir zuvor an einem weiteren Beispiel, daß es in Dalís Werk (ähnlich wie bei Vantongerloo) sogar Berührungen und parallele Entwicklungen zu neueren Erkenntnissen in der Mathematik gab.

Salvador Dalí malte in den vierziger Jahren Bilder, die dem Betrachter verschiedene Inhalte vorgaukeln: Das Bild eines Hundes »kippt« um in das Antlitz eines Mädchens, dieses in das Abbild eines Pokals, und das kann wiederum in eines der beiden anderen Bilder wechseln, ohne daß der Betrachter zumindest bei der ersten Begegnung mit dem Bild eine Steuerungsmöglichkeit zum Beispiel im Hinblick auf die Abfolge der Inhalte hat: Jedesmal, wenn ein Bild zu »kippen« beginnt, spielt sich im mathematischen Sinne eine Katastrophe im Kopf des Betrachters ab: Es läuft ein nicht aufhaltbarer, unumkehrbarer (irreversibler) Prozeß ab, der den Betrachter von einer stabilen Gleichgewichtslage (dem Identifizieren eines bestimmten Bildinhaltes) in einen anderen Gleichgewichtszustand (dem Identifizieren eines neuen Inhaltes) überführt.

Als Dalí erfuhr, daß sich der Mathematiker Thom damit beschäftigte, eine mathematische Theorie derartiger irreversibler Prozesse zu entwerfen, lädt er ihn zu sich nach Port Lligat ein. In ausgiebigen Gesprächen erarbeiten sie gemeinsam die Strukturen ihrer in ganz verschiedenen Gebieten erreichten, aber doch analogen Ergebnisse. Fasziniert übernimmt Dalí die mathematischen Funktionen und Kurven in seine Werke. So zeigt zum Beispiel *Hommage à René Thom* (1960, Kat. 2.75) am unteren Bildrand sowohl die Funktion einer der von Thom entdeckten sieben »Elementarkatastrophen« wie die zugehörige Kurve, den sogenannten »Schwalbenschwanz«. In genialer Einfachheit kombiniert Dalí das Bild dieser theoretisch möglichen Katastrophe mit einer realen: Die Wand im Bildhintergrund enthält einen Riß, wie er nach einem Erdstoß oder einem anderen, in der Umgangssprache als »Katastrophe« bezeichneten Ereignis entstanden sein könnte. Auch im streng mathematischen Sinne liegt hier eine Katastrophe vor: Der Mauerriß bleibt unumkehrbar, die Mauer kann nicht wieder fehlerlos in den ursprünglichen Zustand zurückversetzt werden.

Während Dalí parallel zur Entwicklung der Katastrophentheorie in der mathematischen Wissenschaft arbeitete, ließ er sich in anderen Gebieten durchaus von mathematischen Forschungsergebnissen inspirieren. Faszinierende Beispiele dafür sind die Werke *Der »metaphysische« Kubus* (1954) und das Bild *Zur Abhandlung über die kubische Form von Juan de Herrera* (1960). Während es Dalí bei ersterem gelingt, um den Kubus umlaufend die gleichen Strukturen (in Gestalt von Buchstabenfolgen) zu erzeugen, reagiert er im zweiten auf Herreras Abhandlung über den Würfel – insbesondere über dessen Struktureigenschaften – und dort über die möglichen Symmetrien: Ebenen, an denen der Würfel gespiegelt in sich übergeht, Linien und Punkte, um die er sich so drehen läßt, daß er anschließend wieder am gleichen Ort liegt – so wie ein Würfel, der nach dem Würfeln genau dort liegen bleibt, wo er vorher gelegen hat – nur die Lage der Augenzahlen kann verändert sein. Das auf der Deckfläche des Würfels mehrfach zwar nicht gespiegelte aber doch in gespiegeltem Ablauf der Buchstaben notierte Wort »JUAN« deutet bereits verbal auf die Spiegelungen hin. Alle Seitenflächen des gemalten Würfels sind mit variationsreichen Buchstabenfolgen so beschrieben, daß bei allen sogenannten Deckabbildungen des Würfels – trotz aller möglichen Spiegelungen und Drehungen – die Buchstabenfolgen auf allen Seitenflächen erhalten bleiben. Das gelingt Dalí durch eine rautenförmige Verschränkung der Buchstabenfolgen auf den Flächen in der hier abgebildeten Gestalt (Abb. 29). Die Quadrate auf den Seiten des Kubus sind keine magischen Quadrate. Aber die Belegung der einzelnen Felder zeichnet sich durch eine ebenso starke Einbindung in Gesetzmäßigkeiten aus, wie wir sie von den magischen Quadraten kennen.

Besonders stark hat RICHARD PAUL LOHSE in seinen seriellen Bildern Tafeln genutzt, die durch Gesetzmäßigkeiten geprägt sind. Die Serie der Realisierungen von *Dreißig systematischen Farbreihen* (Kat. 11.22h) zeigt sein Vorgehen: Dreißig von Lohse bestimmte Farben ordnet er in einem Farbkreis an. In einer 30 x 30 Tafel rollt er diese Farbfolge dreißig mal ab, beginnt dabei stets mit einer anderen Farbe. Auf diese Weise kommt jede Farbe in jeder Spalte und jeder Zeile genau einmal vor. Alle Farben unterliegen einem »demokratischen Prinzip«, keine ist gegenüber den anderen in irgendeiner Weise bevor- oder benachteilt. Es gibt 30*29*28 … 3*2*1 (eine 32stellige Zahl) verschiedene Möglichkeiten, nach diesem Prinzip in der vom Künstler vorgegebenen zyklischen Farbreihenfolge ein Bild zu malen – mehr als für jeden Erdbewohner ein eigenes Bild! Aber selbstverständlich hat Lohse nicht beliebig aus den Möglichkeiten ausgewählt: Nie liegen Farbbänder nebeneinander, die nur um ein Farbfeld gegenein-

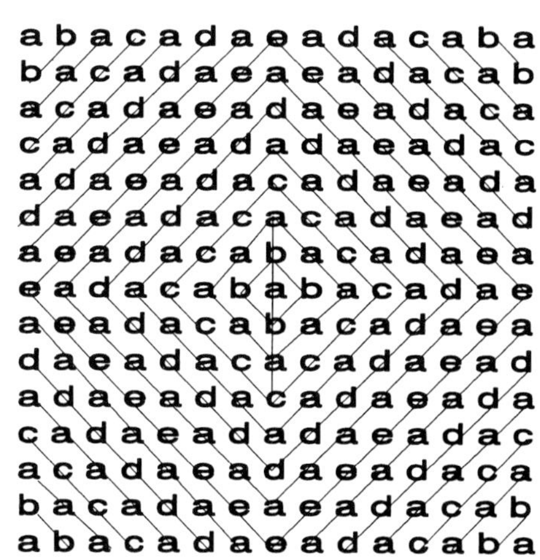

Abb. 29 Buchstabenstruktur in *Abhandlung über die Kubische Form von Juan de Herrera* (Kat. 2.76)

ander verschoben sind. Er stellt die Farbreihen derart nebeneinander, daß Gegenfarben spannungsreich nebeneinander stehen oder achtet auf eine entstehende geometrische Form.

Diese Bindung treffen wir auch in dreieckigen Grundformen zum Beispiel in den von ZBIGNIEW GOSTOMSKI gemalten Pascalschen Dreiecken (Kat. 11.4) und sogar in dem explosionsartig auseinander sprühenden Zahlenfeld Salvador Dalís in der *Numerischen Komposition* (1960, Kat. 2.77).

Grundsätzlich läßt sich zu allen hier besprochenen Zahlenfeldern festhalten: Derartige Felder insbesondere in Gestalt einer quadratischen Tafel zwängen Bildkompositionen in ein besonders strenges Schema. Das einzelne Feld kann darin kaum zur Geltung kommen. Erst das Zusammenspiel aller oder zumindest benachbarter Felder liefert den vom Künstler erwünschten Eindruck. Tafelbilder wirken daher in der Regel sehr geschlossen – die vielen gleich großen Felder führen, gekoppelt mit der verwendeten Quadratform, zu einer allgemeinen Konzentration des Blickes in das Innere der Tafel. Darin unterscheiden sich Tafelbilder zum Beispiel wesentlich von mit Zahlenfolgen erzeugten Progressionen, die stets eine Entwicklungsrichtung besitzen.

Gemalte Zahlenfelder und mit ihrer Hilfe gemalte Bilder, können kaum die Dynamik etwa einer großformatigen Rotation, die Entwicklungsrichtung von Progressionen oder Translationen enthalten. Sie sammeln den Betrachter, konzentrieren ihn nicht auf Details, sondern geben ihm stets einen Gesamteindruck, bieten Stabilität und Statik und damit eine intellektuelle Alternative zu stark gestischen oder informellen zeitgenössischen Bildern.

11.1 Johannes Molzahn
Astro-Konstellationstafel, 1923

11.2 Rune Mields
Das Jupiterquadrat und seine Spiegelungen (Dürers Melancholie), 1979

Kat. 11.1A
Albrecht Dürer
Melencolia I, 1514

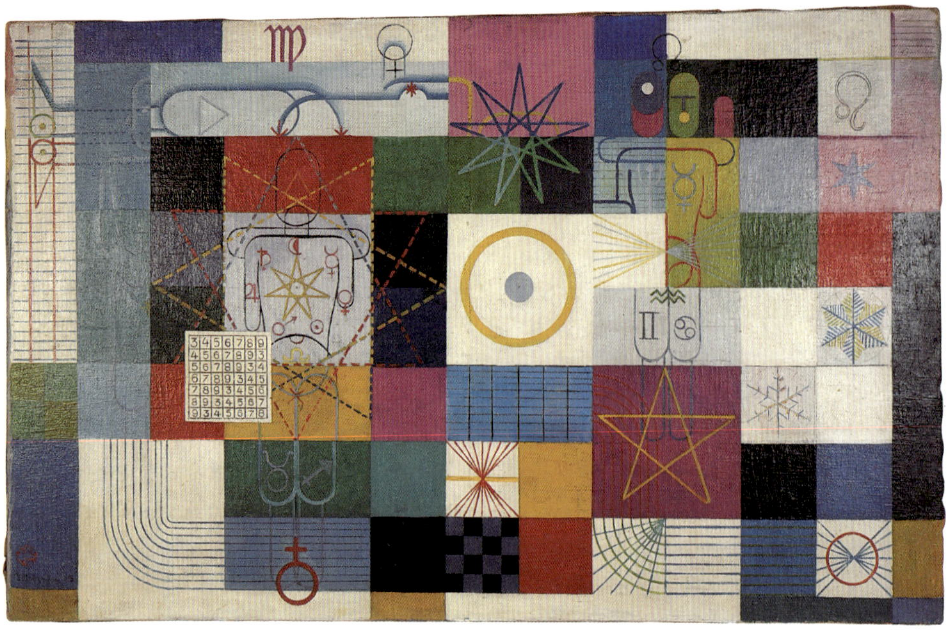

11.1

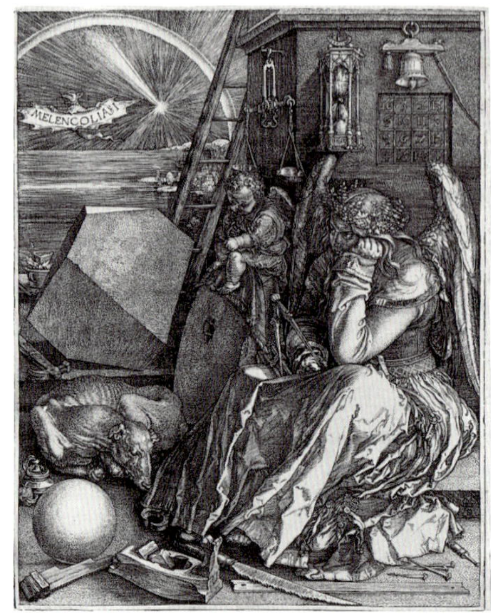

11.1 A

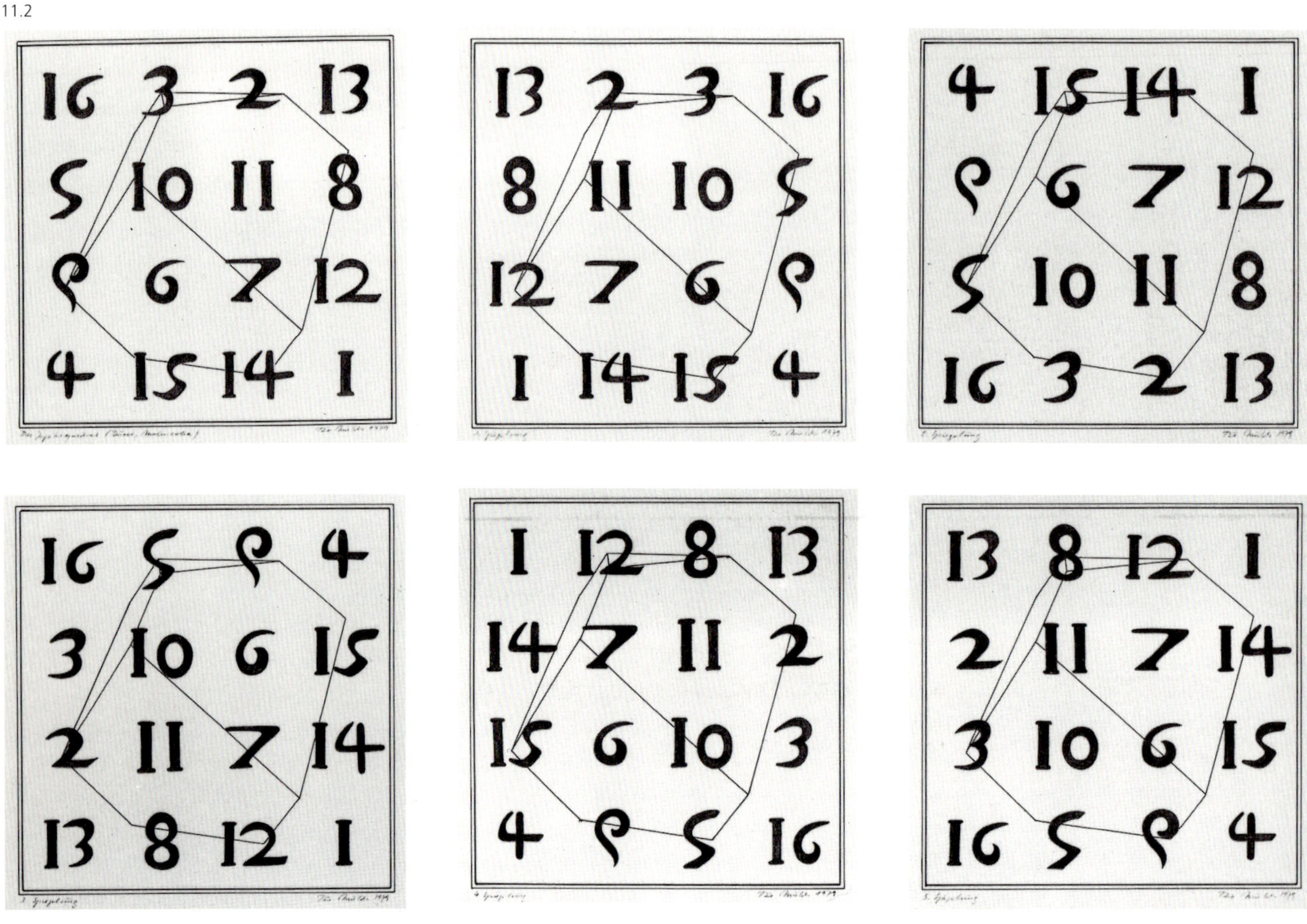

11.2

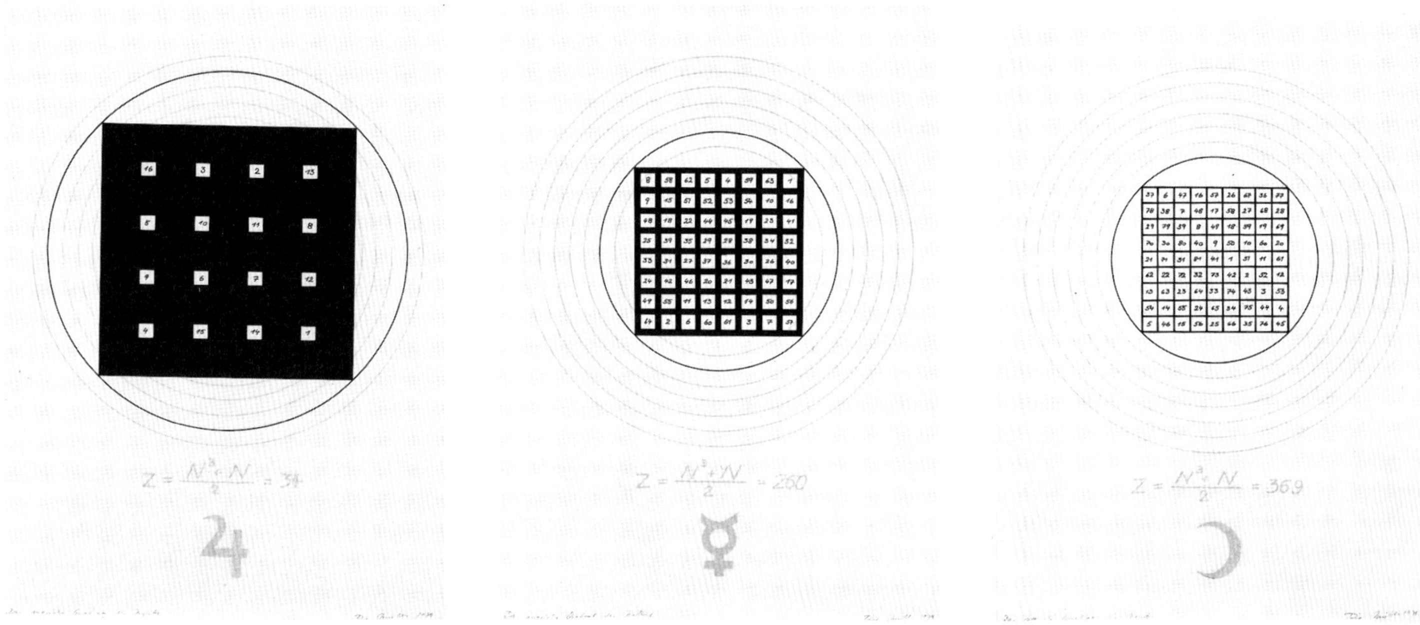

11.3

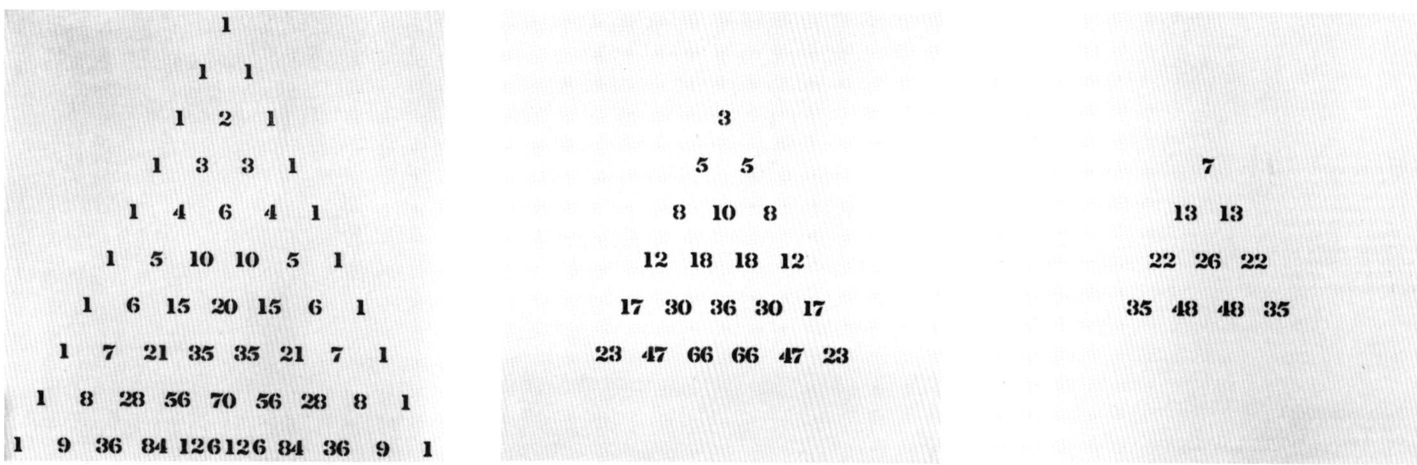

11.4

11.5

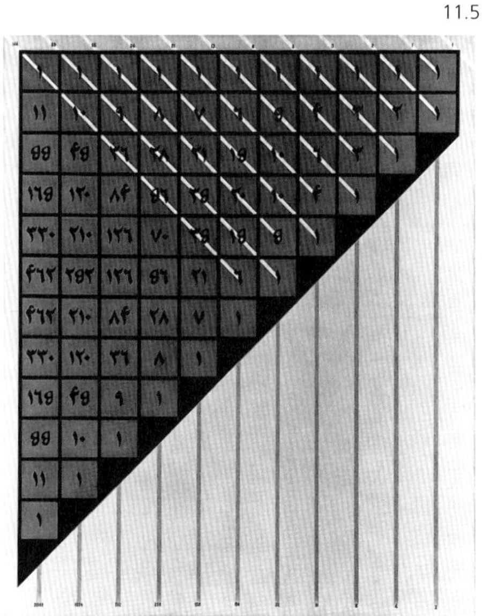

11.6

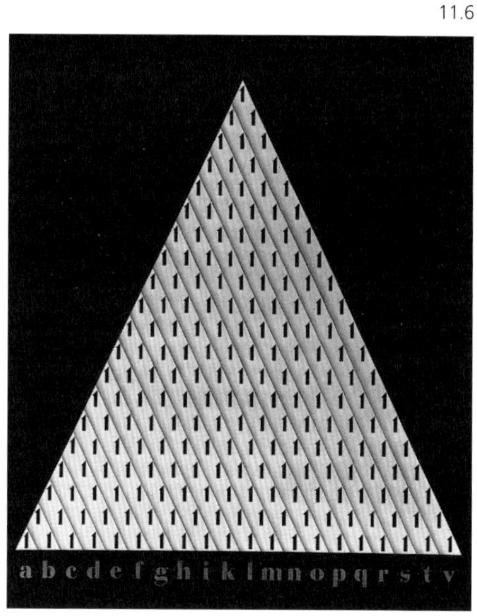

11.3 Rune Mields
Planetenquadrate, Jupiter – Merkur – Mond, 1979

11.4 Zbigniew Gostomski
Pascals Dreieck
Zyklus von 7 Arbeiten
(Die Arbeiten 2, 4 und 5 sind abgebildet), 1973

11.5 Rune Mields
Das Dreieckszahlenalphabet des Michael Stifel (1487–1567), 1992

11.6 Rune Mields
Das leuchtende Dreieck, 1991

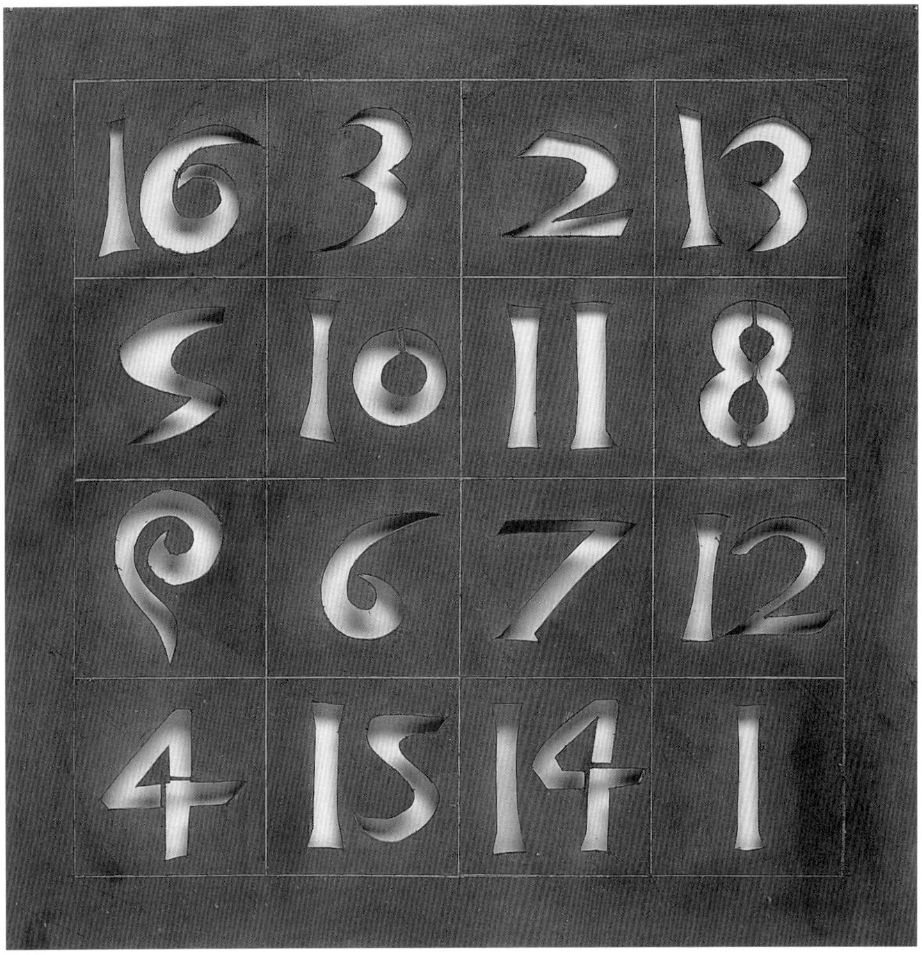

11.7

11.7 Norbert Radermacher
Magisches Quadrat, Entwurf für »Der Kubus« (vgl. Abb. 27), 1987

Abb. 27
Norbert Radermacher
Der Kubus am Kleinen Schloßplatz in Stuttgart.
1987 ausgeführt und 1988 von Unbekannten durch Demontage der Zinkplatte zerstört.

Abb. 27

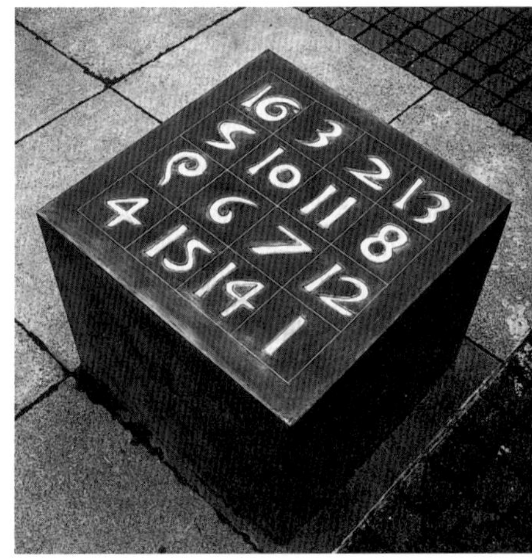

11.8 Stuart Arends
C.W.4, 1992

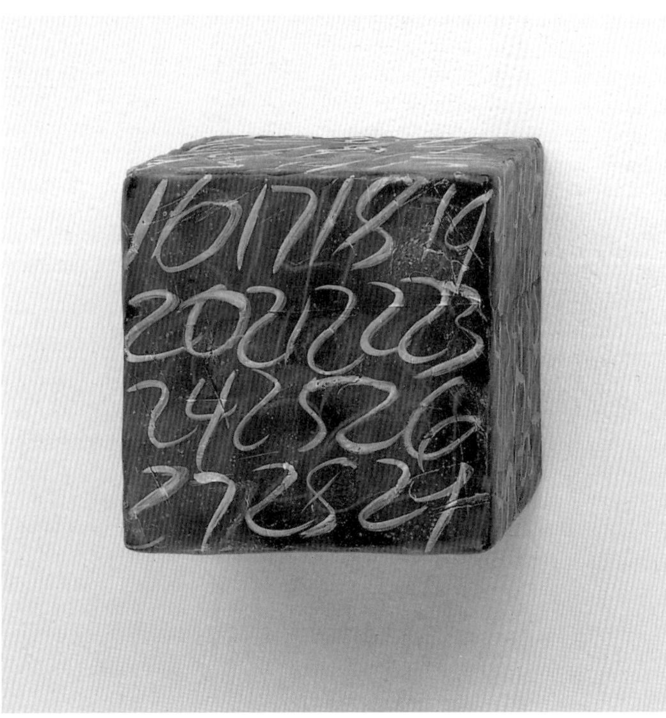

11.10 Stuart Arends
1–32, 1994/95

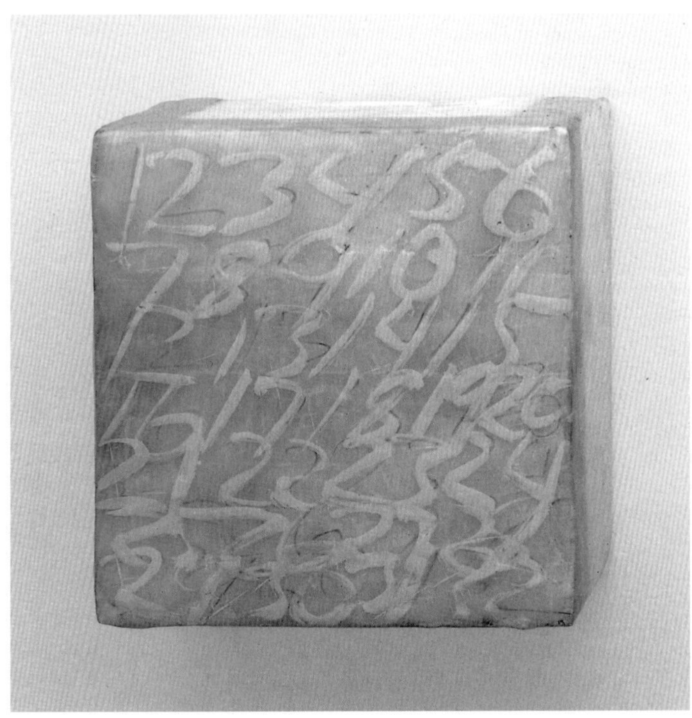

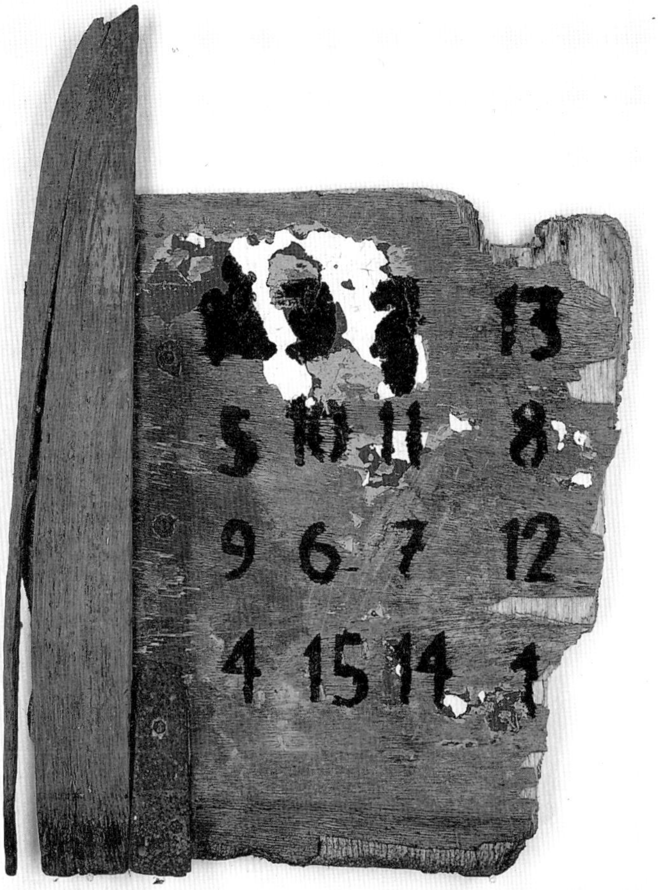

11.11 Felix Droese
Ohne Titel, 1992

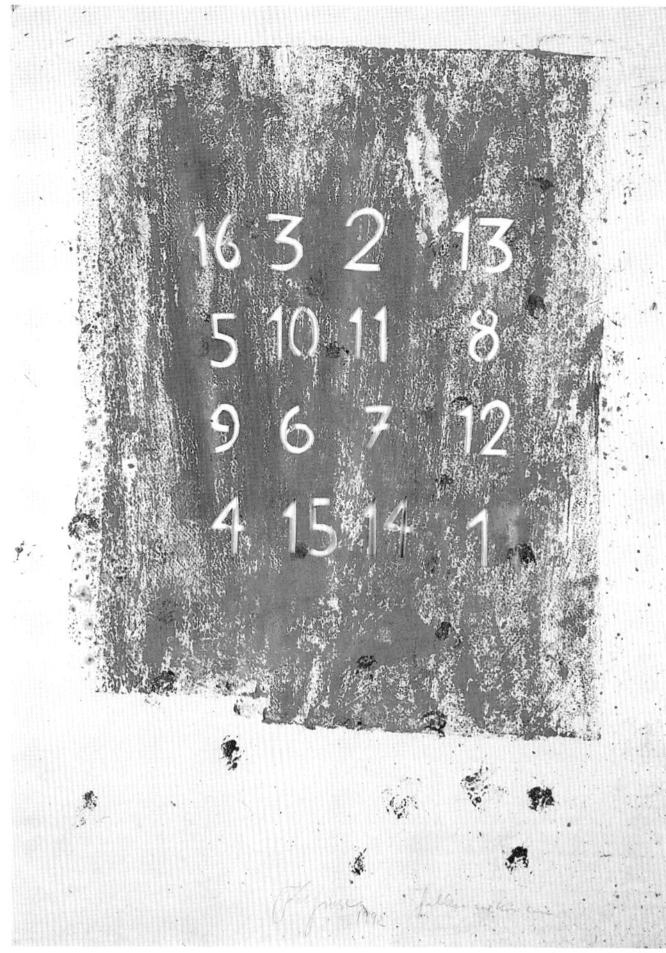

11.12 Felix Droese
Fallen wie Kirschen, 1992

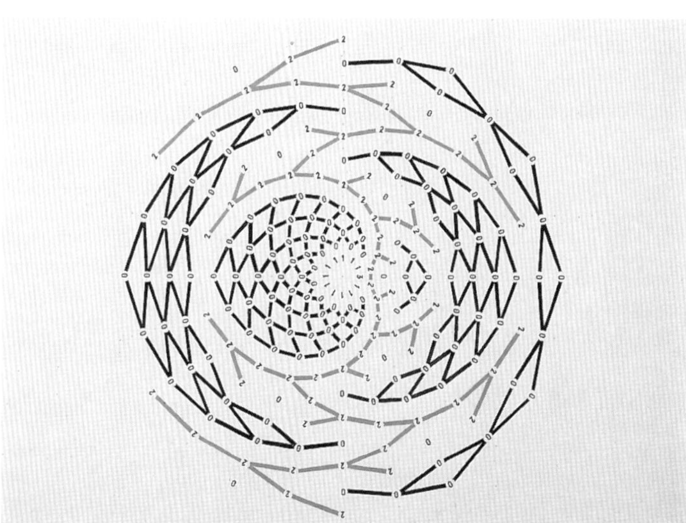

11.13 Ludwig Gosewitz
Zahlenbild (8–1/4–3), 1995

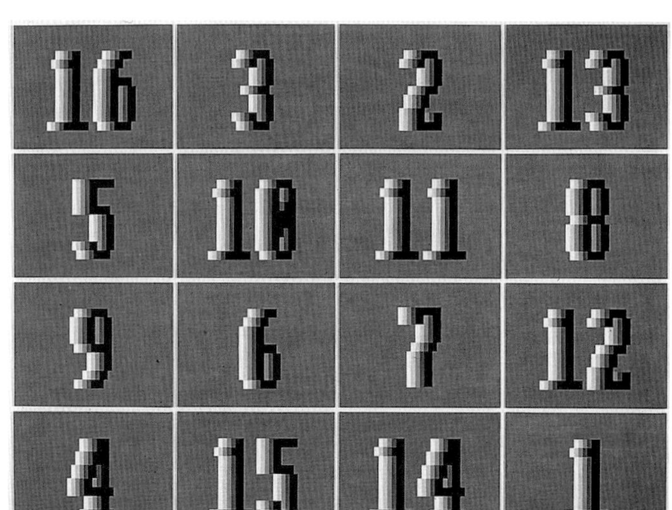

11.15 Helmut Mark
Magic Square
(Magisches Quadrat), 1989

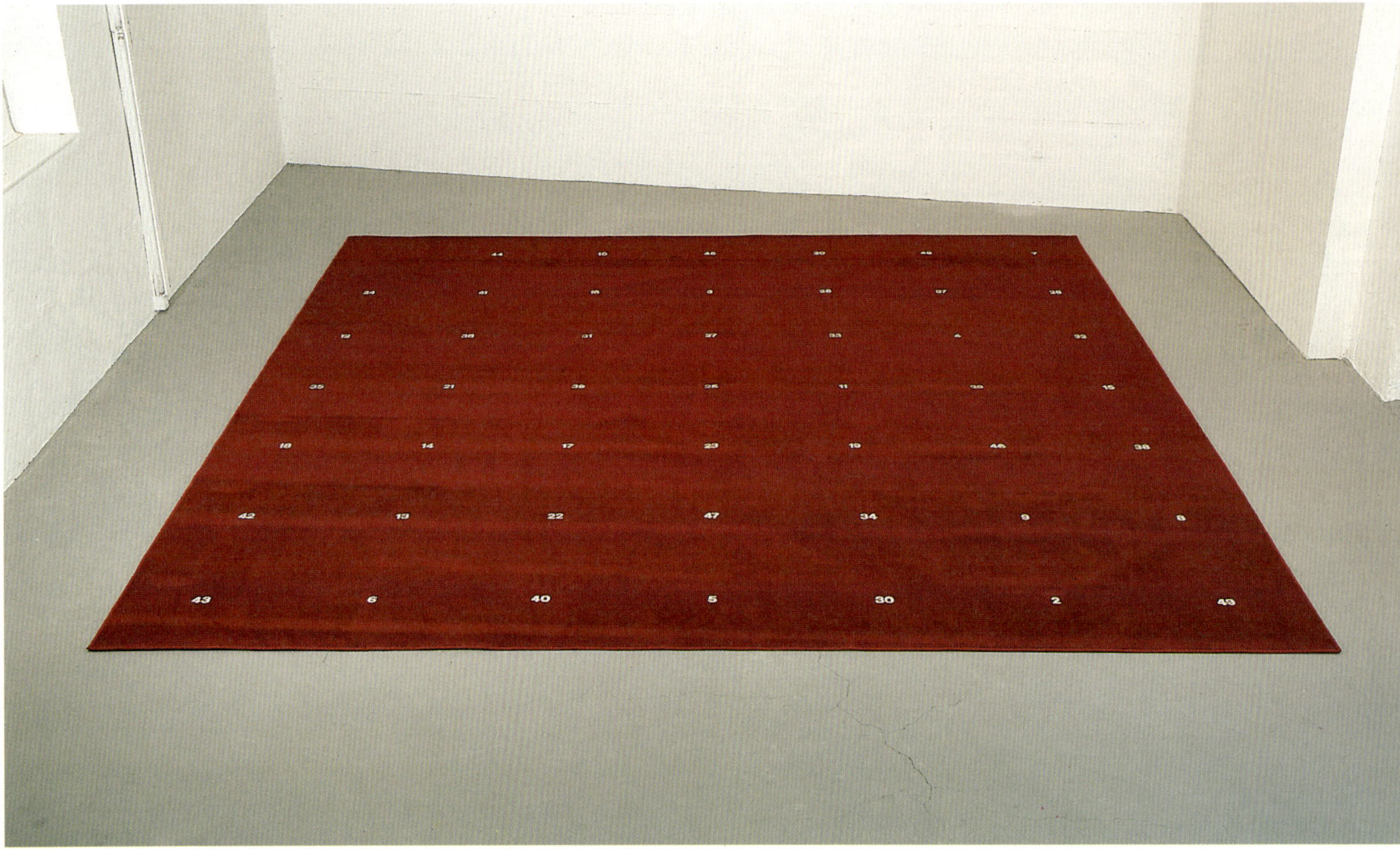

11.16

11.18

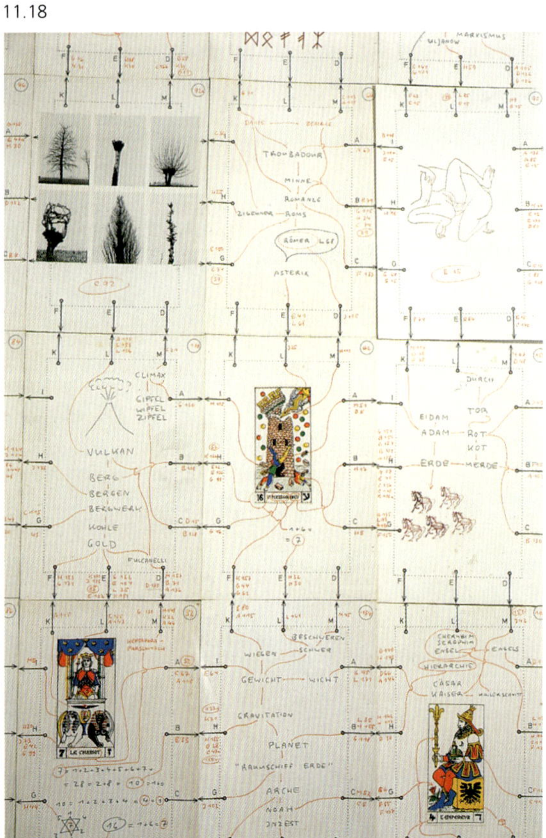

11.19

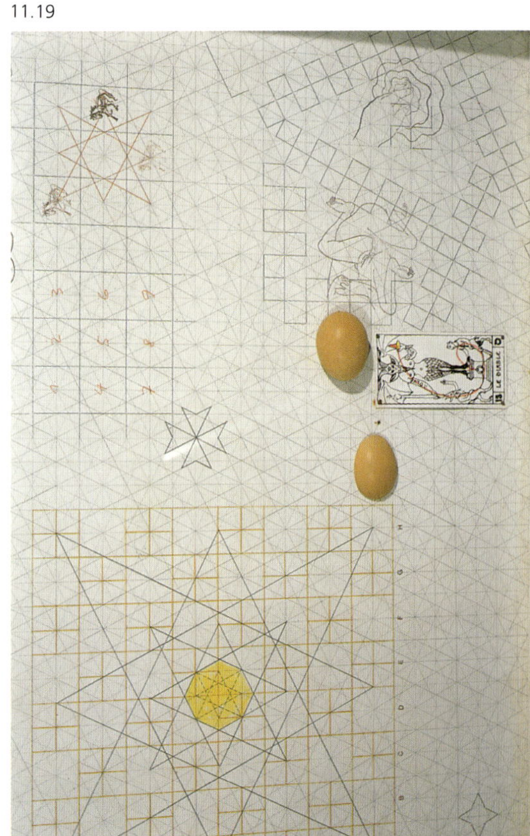

11.16 Detlef Halfa
Zahlensockel, 1983

11.17 Detlef Halfa
The Golden Magic Cube
(Der goldene magische Kubus), 1982

11.18 Ugo Dossi
Detail aus der Installation
»documenta 6« – Ein Modell des
assoziativen Feldes, 1974

11.19 Ugo Dossi
Rösselsprung-Zeichnung, 1974

11.20 Chérif Defraoui und Silvie Defraoui
Trois Tables de Multiplication
(Drei Multiplikationstafeln), 1990

11.20

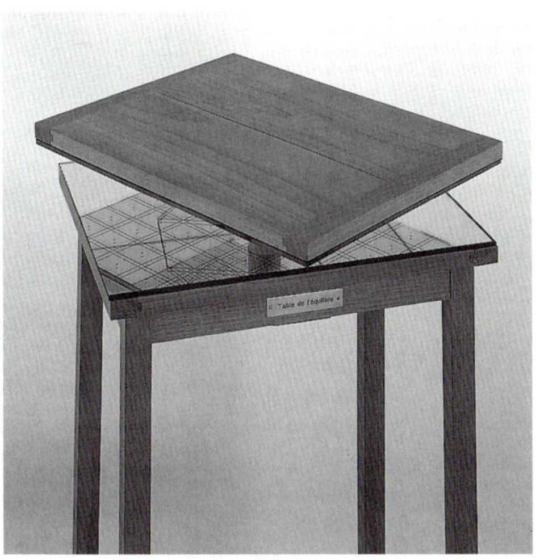

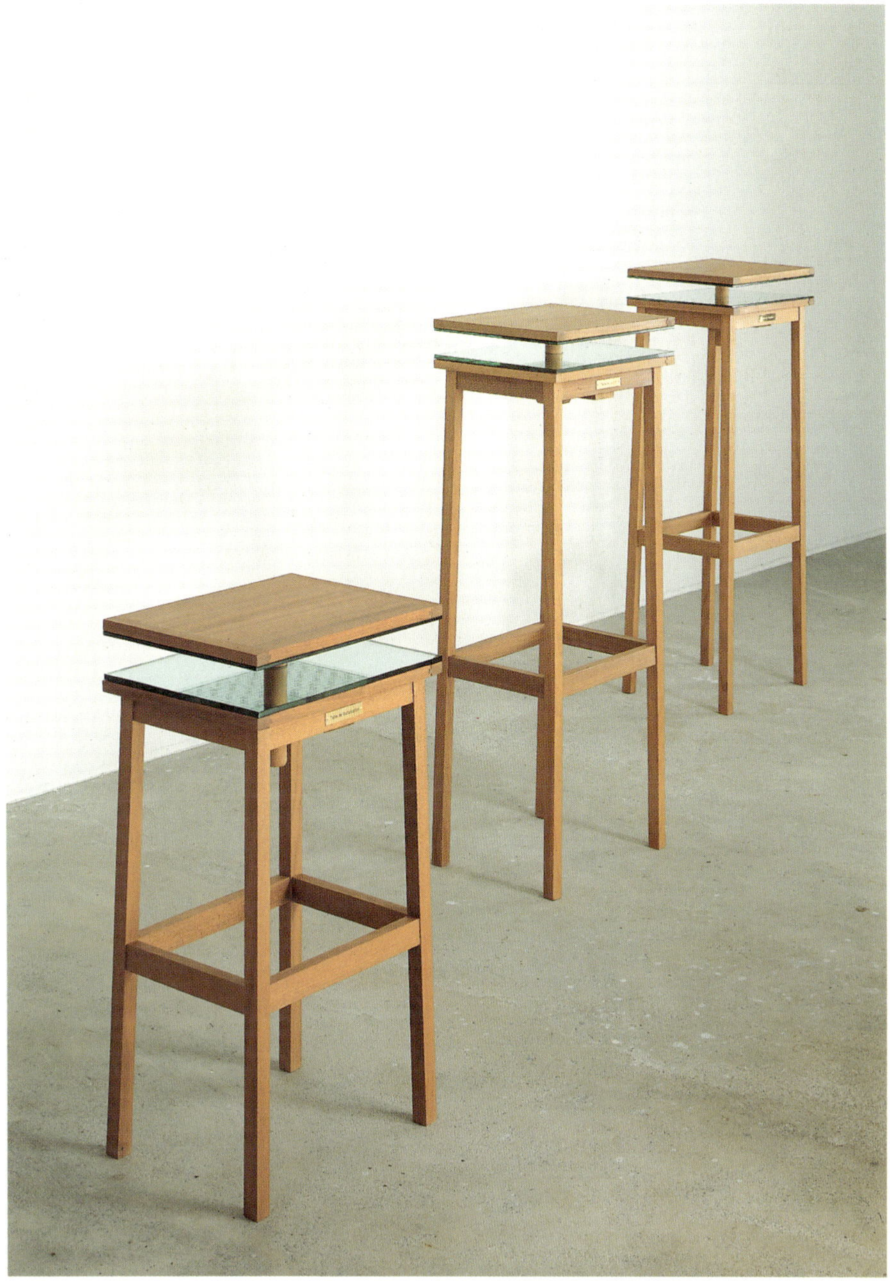

11.20

11.17

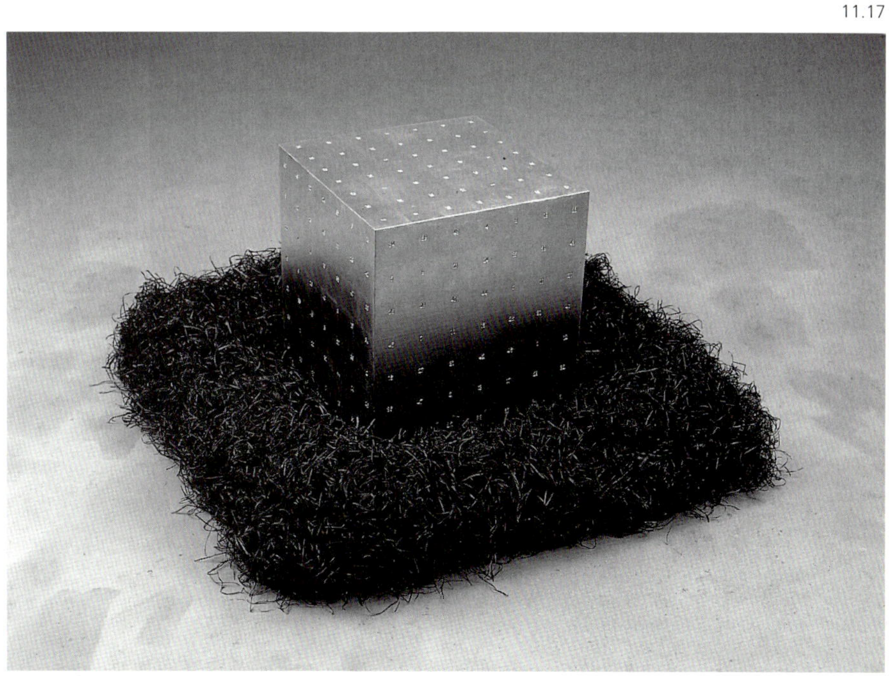

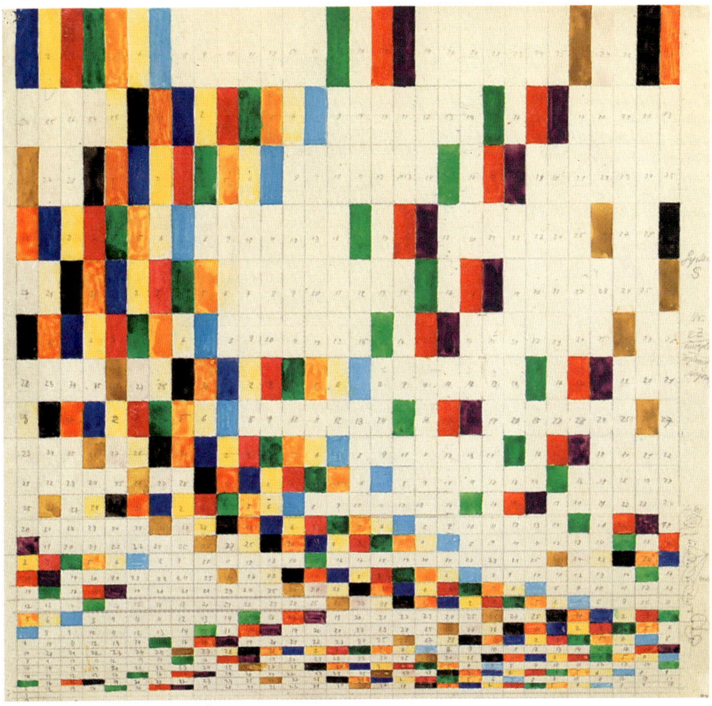

11.22j

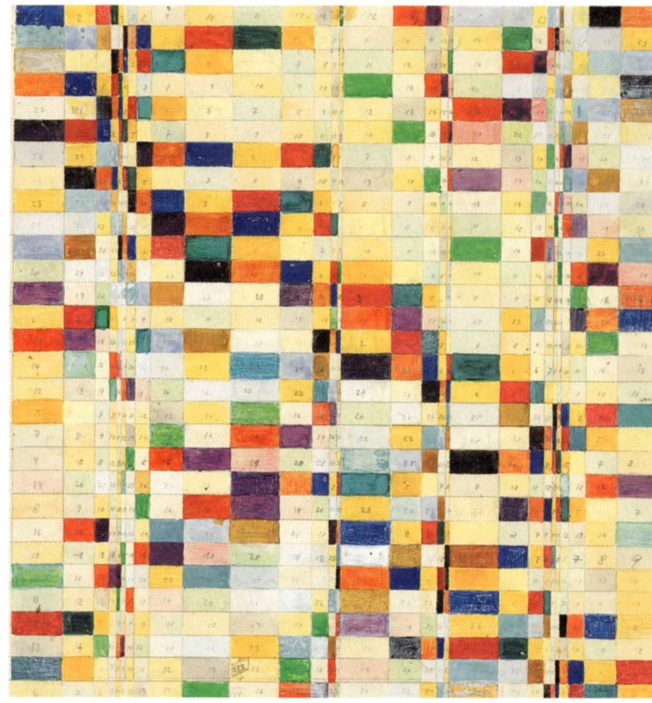

11.22h

11.22c

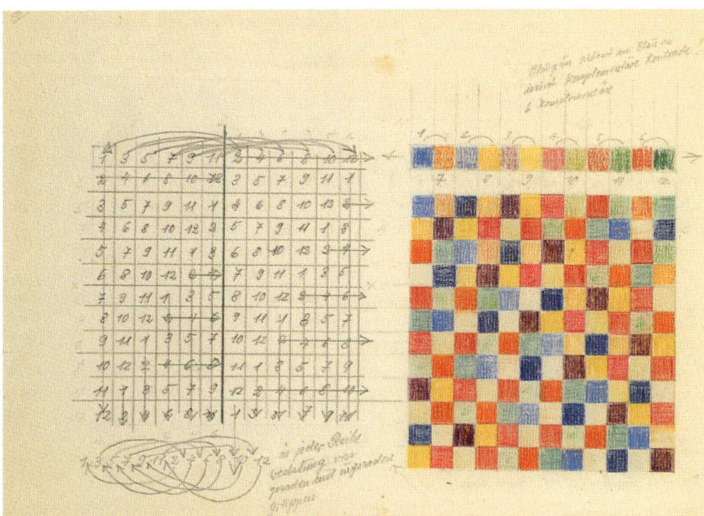

11.22d

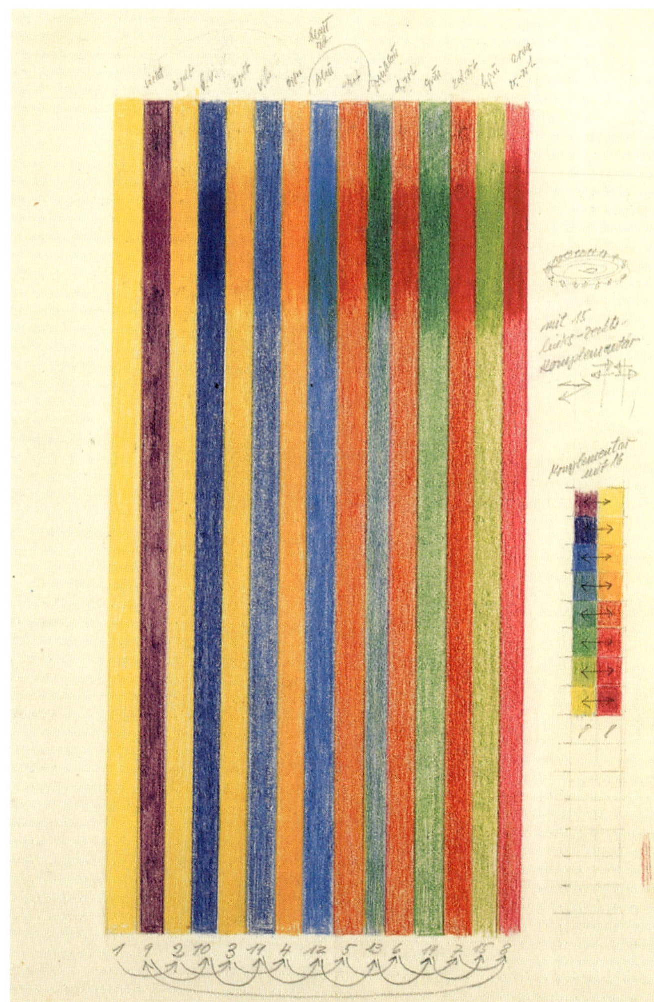

11.22c Richard Paul Lohse
Zwölf komplementäre Durchdringungen, 1946

11.22d Richard Paul Lohse
Farbkomplementäre Vertikale, 1947

11.22h Richard Paul Lohse
Dreißig systematische Farbreihen, 1949

11.22j Richard Paul Lohse
Systematische Farbreihen in dreißig sich wiederholenden Tönen (unfertig), 1950

11.23 Alfred Jensen
All the Beautiful Systems
(All die schönen Systeme), 1979

11.24 Alfred Jensen
The Ionic Order
(Jonische Ordnung)
Triptychon, 1979

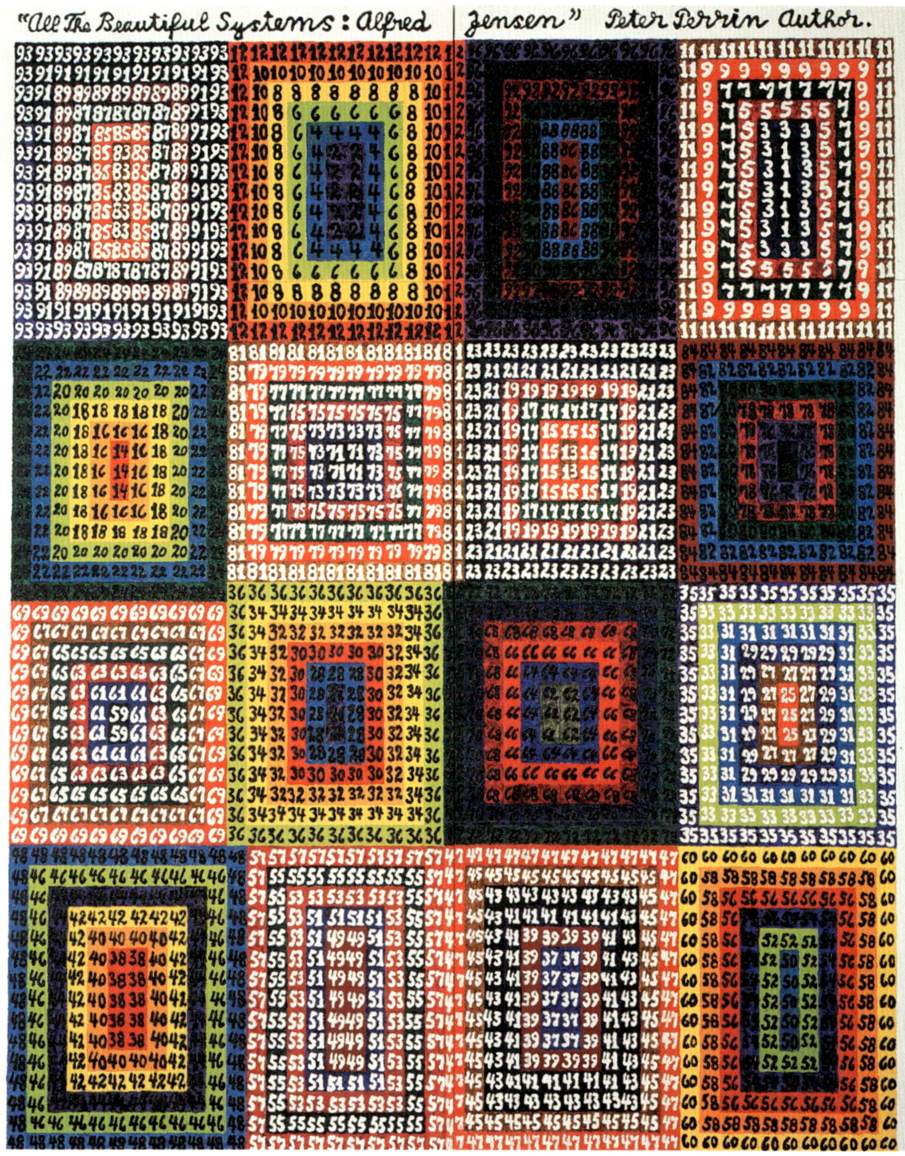

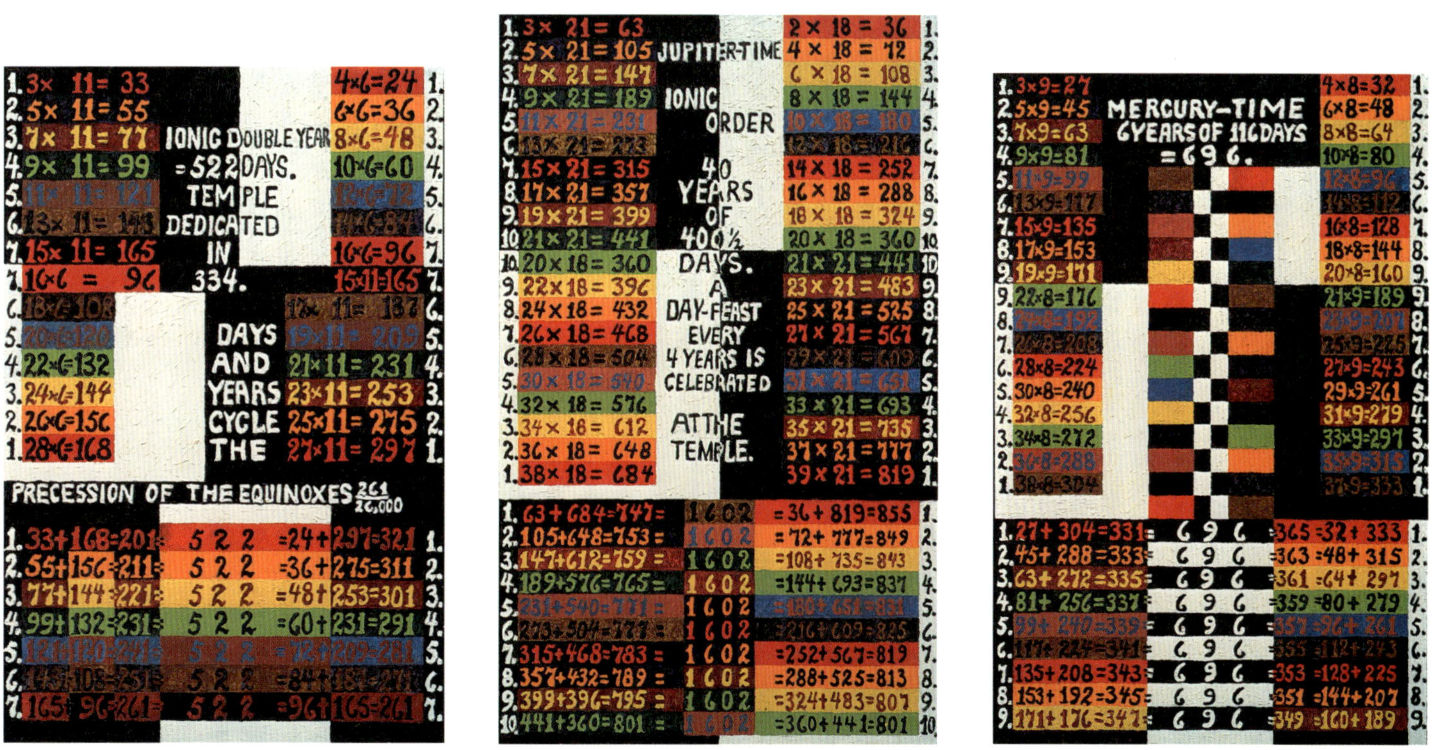

KATALOG DER AUSGESTELLTEN WERKE

1 DIE ZAHL ALS SIGNUM FÜR MODERNITÄT

1.1
GEORGES BRAQUE 1882–1963
Le Bougeoir
(Der Kerzenhalter)
1911
Öl auf Leinwand
46 x 38 cm
Scottish National Gallery of Modern Art, Edinburgh

1.2
GEORGES BRAQUE 1882–1963
Fox
(Fuchs)
1911
Radierung
54,5 x 37,5 cm
Ulmer Museum, Erwerbung des Ministeriums für Wissenschaft, Forschung und Kunst Baden-Württemberg

1.3
GEORGES BRAQUE 1882–1963
Stilleben mit Würfel
1912
Kohle auf Papier
25 x 32 cm
Privatsammlung

1.4
PABLO PICASSO 1881–1973
Bouillon KUB
(Bouillon-Würfel KUB)
1912
Öl auf Holz
27 x 21 cm
Privatsammlung Schweiz

1.5.
PABLO PICASSO 1881–1973
Verre et Pipe, Chiffres et Lettres
(Glas und Pfeife, Ziffern und Buchstaben)
1914
Öl auf Leinwand
14 x 29 cm
Musée Picasso, Paris

1.6.
PABLO PICASSO 1881–1973
Parade. Etude pour le Costume de la petite Fille Americaine
(Studie zum Kostüm der kleinen Amerikanerin zu dem Ballett »Parade«)
1916/17
Bleistift auf Papier
27,7 x 22,5 cm
Musée Picasso, Paris

1.7
PABLO PICASSO 1881–1973
Verre, Journal et Poire
(Glas, Zeitung und Birne)
1914–1915
Zeichnung
22 x 17,2 cm
Musée Picasso, Paris

1.8
JUAN GRIS 1887–1927
Le Paquet de Tabac
(Das Tabakpäckchen)
1916
Öl auf Leinwand
46 x 38 cm
John Berggruen Gallery, San Francisco

1.9
GINO SEVERINI 1883–1966
Verre et Bouteille
(Glas und Flasche)
1913
Collage und Öl auf Leinwand
33 x 26,5 cm
Krugier-Ditesheim Art Contemporain, Genf

1.10
UMBERTO BOCCIONI 1882–1916
Zeichnung nach »Stati d'animo II – Gli adii«
(Seelenzustände II – Die Abschiede)
1912
Tinte auf Papier
34 x 44,8 cm
Eric and Salome Estorick Foundation, London

Abb. 2
UMBERTO BOCCIONI 1882–1916
Stati d'animo II – Gli adii
(Seelenzustände II – Die Abschiede)
1911/12
Öl auf Leinwand,
71,2 x 94,2 cm
The Museum of Modern Art, New York, Gift of Nelson A. Rockefeller

1.11
KASIMIR MALEWITSCH 1878–1935
Dame an der Straßenbahnhaltestelle
1913
Bleistift auf Papier
26,3 x 20 cm
Museum Ludwig, Köln

1.12
KASIMIR MALEWITSCH 1878–1935
Dame an der Straßenbahnhaltestelle
1913
Öl auf Leinwand
88 x 88 cm
Stedelijk Museum Amsterdam

1.13
KASIMIR MALEWITSCH 1878–1935
Arithmetik
1913
12,7 x 8,6 cm
Lithographie aus dem Buch von Alexander Krutschonyck, »Vosropšcem« (Laßt uns grollen), St. Petersburg 1913
Bayerische Staatsbibliothek, München

1.14
MAX WEBER 1881–1961
Athletic Contest
(Wettkampf der Athleten)
1915
Öl auf Leinwand
103 x 140,3 cm
The Metropolitan Museum of Art, New York, George A. Hearn Fund, 1967

1.15
RAFAEL BARRADAS 1890–1929
Casa de Apartamentos
(Apartmenthaus)
1919
Öl auf Leinwand
79 x 59 cm
Museo Nacional de Artes Visuales, Montevideo, Uruguay

1.16
RAFAEL BARRADAS 1890–1929
Todo 65
(Überall 65)
1919
Öl auf Leinwand
73 x 84 cm
Museo Nacional de Artes Visuales, Montevideo, Uruguay

1.17
KURT SCHWITTERS 1887–1948
U 11
1921
Hinterglasbild
23,8 x 28,3 cm
Privatsammlung

1.18
HANNAH HÖCH 1889–1978
2 x 5
1919
Aquarell und Deckfarbe
20,5 x 32,4 cm
Kunsthaus Zürich, Graphische Sammlung

1.19
KURT SCHWITTERS 1887–1948
Mit roter 4
1919
Stempelzeichnung und Collage
17,2 x 14,1 cm
Marlborough International Fine Art, London

1.20
KURT SCHWITTERS 1887–1948
Aquarell Nr.1 Das Herz geht vom Zucker zum Kaffee
1919
Aquarell und Bleistift
30,1 x 22 cm
The Museum of Modern Art, New York, Gift of Mrs. Richard Deutsch

1.21
KURT SCHWITTERS 1887–1948
Merz 312 MüDR
1921
Collage
17,8 x 14,2 cm
Ronny Van De Velde, Antwerpen

1.22
KURT SCHWITTERS 1887–1948
875 G
1921
Collage und Gouache
16 x 12,5 cm
Privatsammlung

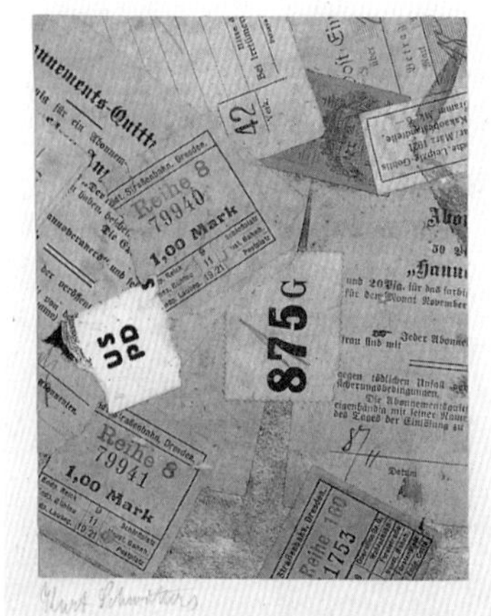

1.23
KURT SCHWITTERS 1887–1948
Mai 191
1921
Collage
21,5 x 17,2 cm
Marlborough International Fine Art, London

1.24
KURT SCHWITTERS 1887–1948
Merz 439
1922
Collage
19 x 17,5 cm
Marlborough International Fine Art, London

1.25
KURT SCHWITTERS 1887–1948
Die Frühlingstür
1938
Assemblage, 87,8 x 72 cm
Galerie Gmurzynska, Köln

1.26
KURT SCHWITTERS 1887–1948
Merz 336 Dreieins
1921
Collage und Tusche
18,5 x 14,2 cm
Sprengel Museum, Hannover

1.27
KURT SCHWITTERS 1887–1948
Merz 461 Goldmark
1922
Collage
17,5 x 14,2 cm
The Museum of Modern Art, New York, Gift of Phillip Johnson

1.28
KURT SCHWITTERS 1887–1948
Merz 2 Ohne Apfelsinenhüllen. Für Piet Zwart
1926
Collage
10 x 8 cm
Collection Elaine Lustig Cohen, New York

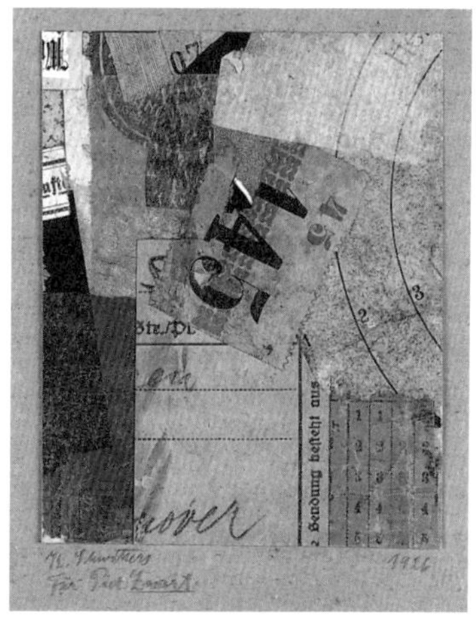

1.29
KURT SCHWITTERS 1887–1948
9
1930
Photomontage
13,1 x 10,1 cm
Collection Timothy Baum, New York

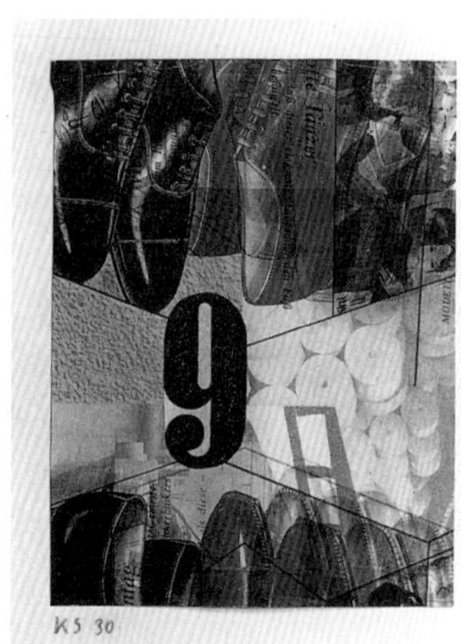

1.30
KURT SCHWITTERS 1887–1948
Eers
1947
Collage
30 x 24 cm
Privatsammlung Schweiz

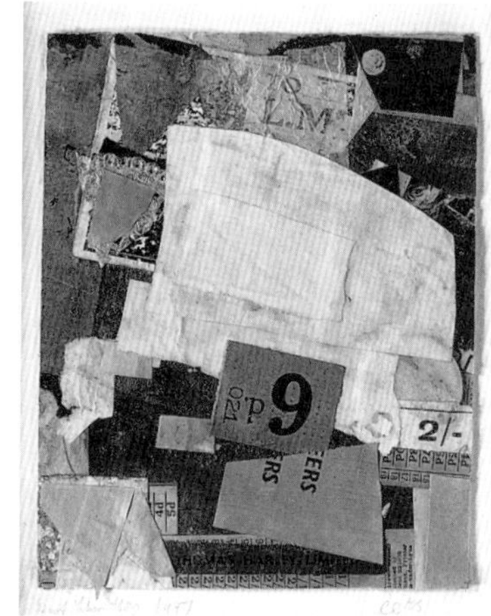

1.30

1.31
ROBERT MICHEL 1897–1983
Bahnsteig
1919
Zeichnung, Tusche und Collage
38 x 44,5 cm
Rachel Adler Gallery, New York

1.32–1.35
ROBERT MICHEL 1897–1983
MEZ (Mitteleuropäische Zeit)
1919/20
4 Holzschnitte/1Textblatt
Je 46 x 38 cm
Nachlaß Robert Michel, Sprengel Museum, Hannover

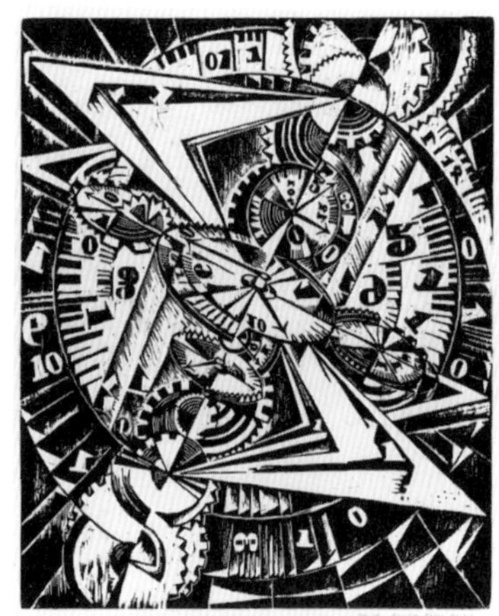

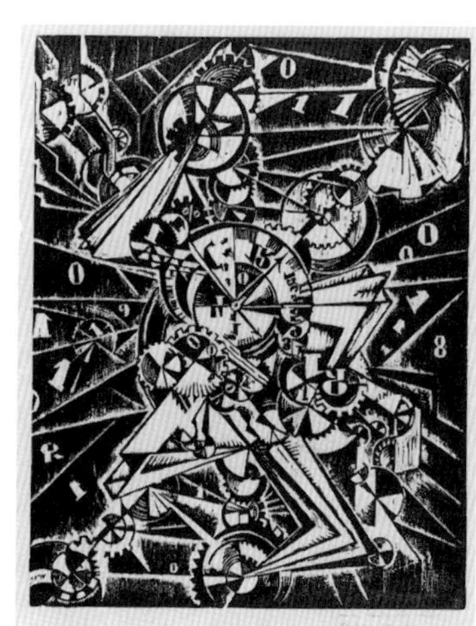

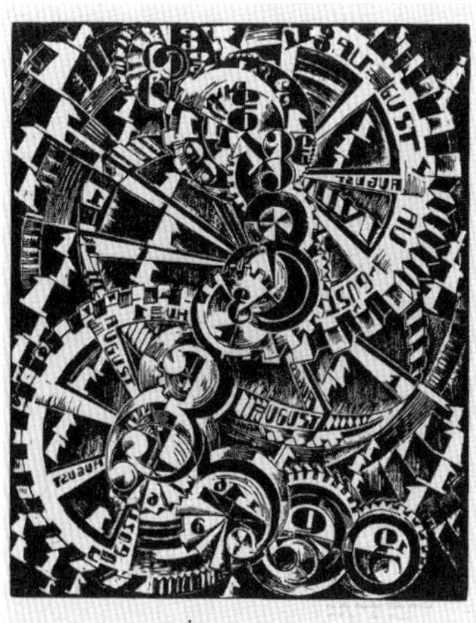

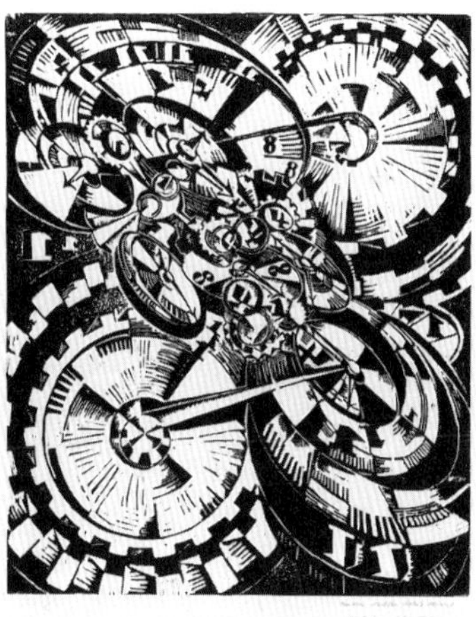

1.36
ROBERT MICHEL 1897–1983
Schützenfest
1920/21
Tusche und Collage
78,5 x 67,5 cm
Nachlaß Robert Michel, Sprengel Museum, Hannover

1.37
ROBERT MICHEL 1897–1983
Do De Spirale 2
1921
Collage, übermalt und gespritzt
64 x 64 cm
Suermondt-Ludwig-Museum, Aachen

1.38
ROBERT MICHEL 1897–1983
DORNER-Bild (Rote U-Form)
1926/27
Originalzeichnung, Tusche
57 x 46 cm
Sprengel Museum, Hannover

1.39
ROBERT MICHEL 1897–1983
Verbleites Kinematogramm von Dr. Matheus
1922
Farbige Tusche und Collage
33 x 43,2 cm
Barbara Mathes Gallery, New York

1.40
JOHANNES MOLZAHN 1892–1965
Er kommt
1919
Öl, teilweise mit Silber- und Goldauflage, auf Leinwand
135 x 225 cm
Staatsgalerie Stuttgart

1.41
JOHANNES MOLZAHN 1892–1965
Steigende Bewegung
1922/23
Öl und Collage auf Leinwand
80,8 x 58,3 cm
Wilhelm Lehmbruck Museum, Duisburg

1.42
PAUL JOOSTENS 1886–1960
Syphili Mètre H13
1925
Schwarze Tusche und Collage auf Papier über Bleistift
29,4 x 22,3 cm
Kunsthaus Zürich, Graphische Sammlung

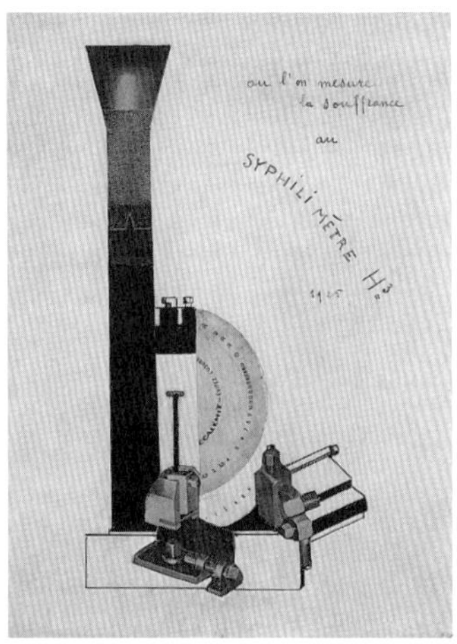

1.43
RAOUL HAUSMANN 1886–1971
Elasticum
Titelbild des Kataloges »Erste Internationale Dada-Messe«, 1920
1920
Photomontage und Gouache
31 x 37 cm
Galerie Berinson, Berlin

1.44
RAOUL HAUSMANN 1886–1971
Ohne Titel
1921
Collage mit Federzeichnung auf Papier
43 x 35 cm
Privatsammlung München

1.45
WILLI BAUMEISTER 1889–1955
Schachspieler
1926
Collage und Zeichnung
30,8 x 23,2 cm
Galerie Berinson, Berlin

1.46
WILLI BAUMEISTER 1889–1955
Schachspieler
Um 1924
Feder in Tusche, Deckfarben, Farbstifte, Collage, auf Karton
27,9 x 23 cm
Archiv Baumeister, Stuttgart

1.47
LAJOS KASSÁK 1897–1967
Bruits
(Geräusche)
1920
Collage, Tusche und Tinte
14,8 x 10,7 cm
Kunsthalle Nürnberg

1.48
LAJOS KASSÁK 1897–1967
Volkstümliche Motive
1921
Farbige Tusche auf Papier
35,3 x 27,8 cm
Sammlung Carl László, Basel

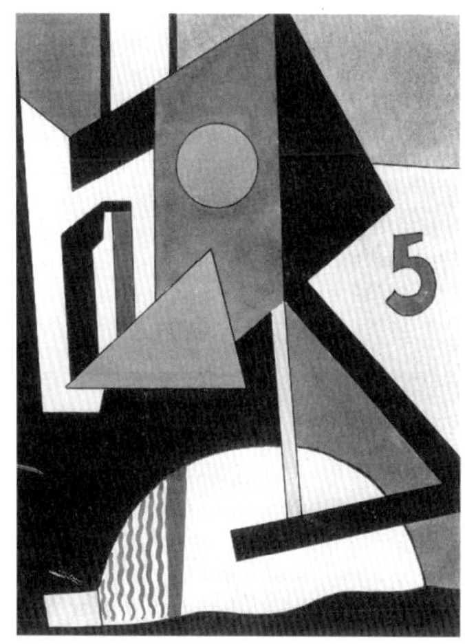

1.49
PYOTR S. GALADSHEV 1895–1996
Nr. 19 / 15
Zwanziger Jahre
Photomontage auf Tonpapier
29 x 22 cm
Galerie Berinson, Berlin

1.50
PYOTR S. GALADSHEV 1895–1996
Komposition mit Tennisspielerin
Zwanziger Jahre
Photomontage auf Tonpapier
21,5 x 17,5 cm
Galerie Elke Dröscher, Hamburg

1.51
PYOTR S. GALADSHEV 1895–1996
Bildrelief 8
1918
Messing, Eisen, schwarzlackiertes Holz, Kordel auf Holzplatte
52 x 42 x 7 cm
Galerie Alex Lachmann, Köln

1.52
GEORGE GROSZ/JOHN HEARTFIELD
1893–1959/1891–1968
dada-merika
1919
Photo nach Original-Photomontage
Original verschollen
Stiftung Archiv der Akademie der Künste Berlin, Kunstsammlung (Heartfield-Archiv)

1.53
JOHN HEARTFIELD 1891–1968
Die Rationalisierung marschiert!
1927
Photo nach Original-Photomontage
32 x 24 cm
Stiftung Archiv der Akademie der Künste Berlin, Kunstsammlung (Heartfield-Archiv)

1.54
JOHN HEARTFIELD 1891–1968
Das tote Parlament
8.10.1936 in der Arbeiter-Illustrierten-Zeitung (AIZ)
Kupfertiefdruck
38 x 27 cm
Stiftung Archiv der Akademie der Künste Berlin, Kunstsammlung (Heartfield-Archiv)

1.55
JOHN HEARTFIELD 1891–1968
Faschismus sein letzter Retter – Krieg sein letzter Ausweg!
26.4.1934 in der Arbeiter-Illustrierten-Zeitung (AIZ)
Kupfertiefdruck
38 x 27 cm
Stiftung Archiv der Akademie der Künste Berlin, Kunstsammlung (Heartfield-Archiv)

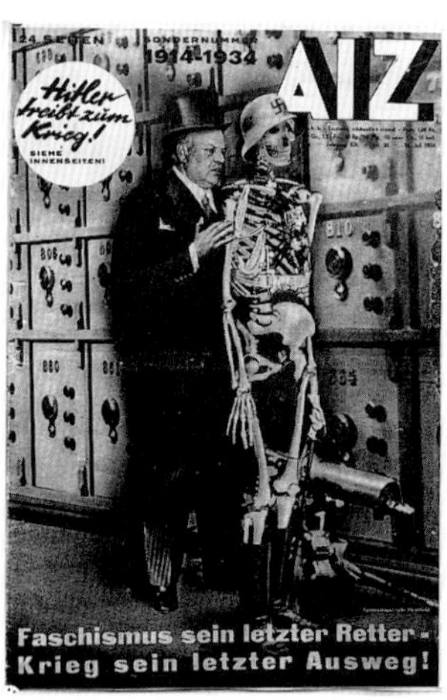

1.56
JOHN HEARTFIELD 1891–1968
Windstärke 1917
29. 9. 1937 in der Arbeiter-Illustrierten-Zeitung (AIZ)
Kupfertiefdruck
38 x 27 cm
Stiftung Archiv der Akademie der Künste Berlin, Kunstsammlung (Heartfield-Archiv)

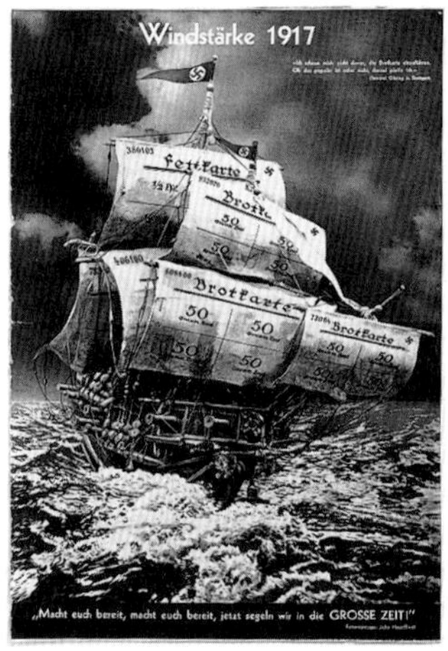

1.57
EL LISSITZKY 1849–1941
Die vier Grundrechnungsarten
1928/1976
Mappe mit zwölf Serigraphien nach Gouachen von 1928, Edition Galerie Gmurzynska, Köln 1976
Je 25 x 32,5 cm
Privatsammlung Stuttgart

1.58
EL LISSITZKY 1849–1941
Illustration für »Vešč No 1/2« (Gegenstand. Internationale Rundschau der Kunst der Gegenwart), Berlin
1922
Umschlag, Buchdruck
31 x 23 cm
Bayerische Staatsbibliothek, München

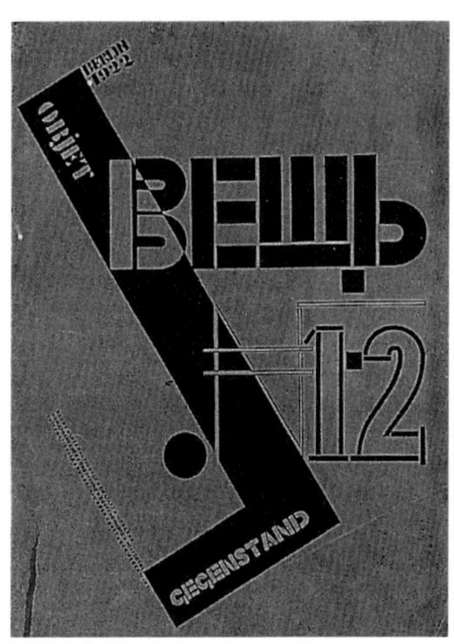

1.59
ILJA ZDANEVIČ (ILIAZD)
Fakt
(Der Fakt)
1919
Buchdruck, Umschlag von Zdanevic (Iljazd)
Bayerische Staatsbibliothek, München

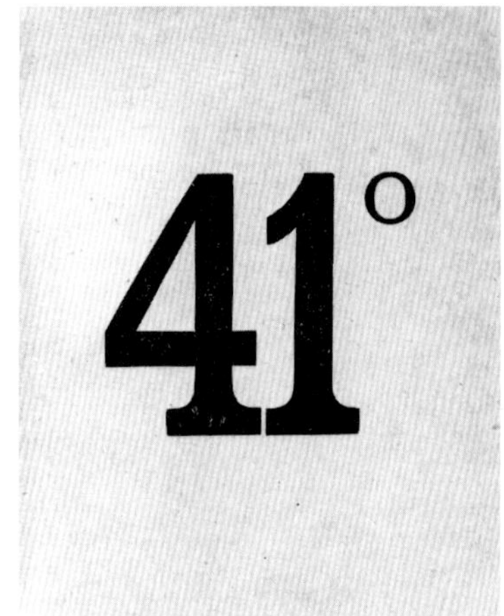

1.59

1.60
ERICH MROZEK 1910–1993
Aufgabe 48: »darstellung von buchstaben in perspektive des blattes 46« (Fluchtpunktperspektive)
1931
Tempera, Tusche auf Zeichenkarton
42,8 x 59,4 cm
Bauhaus-Archiv, Museum für Gestaltung, Berlin

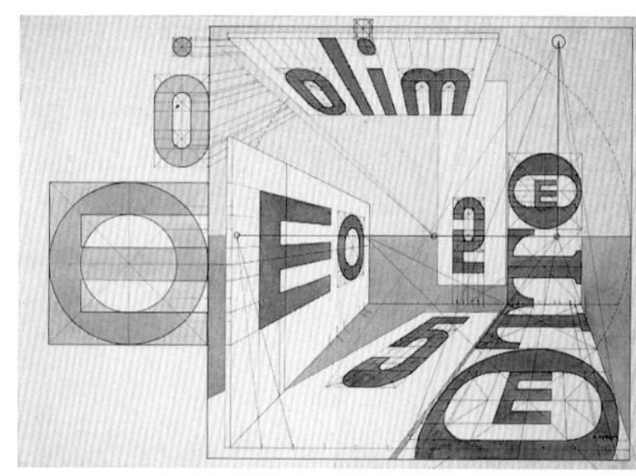

1.61
FRIEDRICH REIMANN *1912
Aus der 52teiligen Aufgabenreihe aus dem Reklameunterricht 1931/32
Aufgabe 32: Wirkungsveränderung gleichgeformter Elemente durch Größenänderung ohne die Farbgebung zu ändern (Graustufen)
1932
Tuschfeder mit Tempera auf Zeichenpapier
42,8 x 59,4 cm
Bauhaus-Archiv, Museum für Gestaltung, Berlin

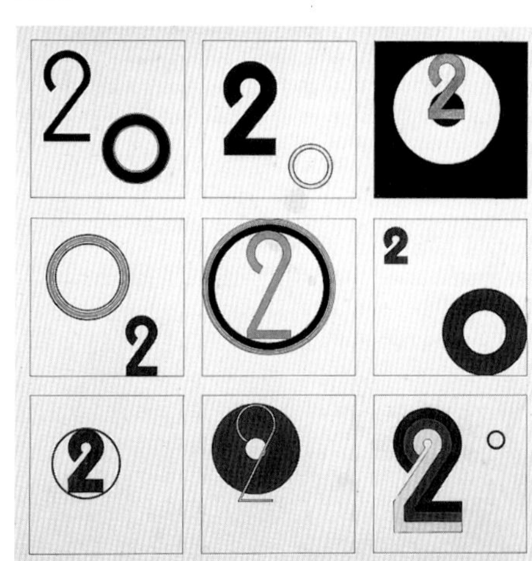

1.62
HERBERT BAYER 1900–1985
Olivetti Divi Summa 14
1953
Bleistift und Farbstift auf Transparentpapier
34,2 x 24 cm
Collection Elaine Lustig Cohen, New York

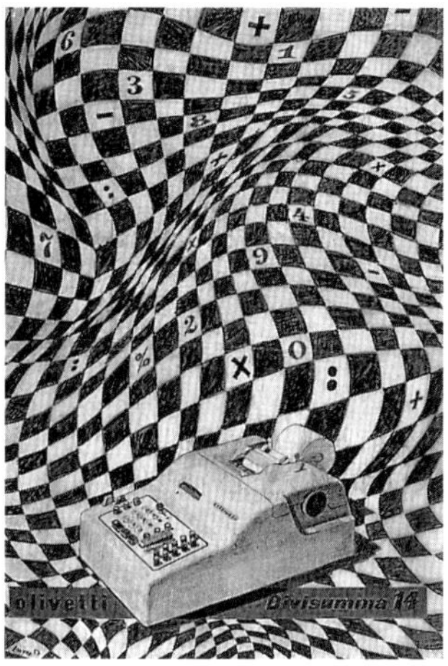

2 CHIFFREN DES KRIEGES UND ALOGISCHES KALKÜL

2.1
GINO SEVERINI 1883–1965
Mer = Bataille
(Meer = Schlacht)
1915
Öl auf Leinwand
48,5 x 59,6 cm
Art Gallery of Ontario, Toronto, Gift of Sam and Ayala Zacks, 1970

2.2
FILIPPO TOMMASO MARINETTI 1876–1944
Velocidad elegante
(Elegante Geschwindigkeit)
1918/19
Tusche auf Papier
35 x 26,5 cm
Privatsammlung

2.3
GIACOMO BALLA 1871–1958
Rumoristica Plastica Baltrr
(Plastische Geräusche Baltrr)
1914
Aquarell und Collage auf Papier, auf Leinwand aufgezogen
117 x 97 cm
Courtesy Alain Tarica, Paris

2.4
GIACOMO BALLA 1871–1958
Sconcertazione di stati d'animo
(Verwirrung der Gemütszustände)
1916
Rote Tusche auf Papier
32 x 22 cm
Privatsammlung

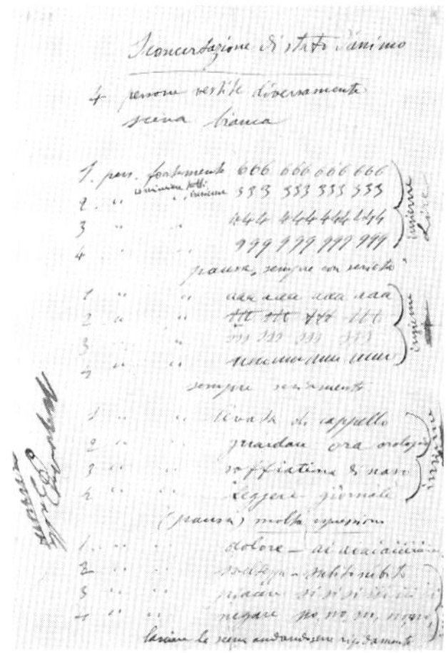

2.4

2.5
CARLO CARRÀ 1881–1966
Rapporto di un nottambulo Milanese
(Bericht eines Mailänder Nachtschwärmers)
1914
Collage und Tinte auf rechteckig quadriertem Papier
37,4 x 28 cm
Privatsammlung

2.6
CARLO CARRÀ 1881–1966
Guerra navale nell'Adriatico
(Seekrieg in der Adria)
1914/15
Tusche und Collage auf Karton
27 x 37 cm
Privatsammlung Turin

2.7
CARLO CARRÀ 1881–1966
Visione marina
(Marine-Vision)
1914
Zeichnung
16,5 x 10,5 cm
Sammlung Massimo Carrà, Mailand

2.8
CARLO CARRÀ 1881–1966
Volo di guerra
(Kriegsflug)
1914/15
Zeichnung
13,5 x 19 cm
Sammlung Massimo Carrà, Mailand

2.9
FORTUNATO DEPERO 1892–1960
Paesaggio Guerresco Numerico
(Numerisches Kriegspanorama)
1915
Aquarell, Bleistift, Papier auf Karton
42 x 50 cm
Rachel Adler Gallery, New York

2.10
PINO MASNATA 1901–1968
Il Poeta
(Der Dichter)
1921
Aquarell und Tinte auf Papier, auf Karton montiert
40,6 x 29,8 cm
Rachel Adler Gallery, New York

2.11
MARSDEN HARTLEY 1877–1943
Painting No. 48, Berlin
(Gemälde Nr. 48)
1913
Öl auf Leinwand
119,8 x 119,8 cm
The Brooklyn Museum, Dick S. Ramsay Fund

2.12
MARSDEN HARTLEY 1877–1943
Military Symbols 3
(Militärische Symbole 3)
1913–1914
Kohlezeichnung
61,6 x 46,4 cm
The Metropolitan Museum of Art, New York, Rogers Fund, 1962

2.13
MARSDEN HARTLEY 1877–1943
Military Symbols 2
(Militärische Symbole 2)
1913–1914
Kohlezeichnung
61,6 x 46,4 cm
The Metropolitan Museum of Art, New York, Rogers Fund, 1962

2.14
MARSDEN HARTLEY 1877–1943
Portrait
Um 1914/15
Öl auf Leinwand
81,92 x 54,61 cm
University of Minnesota, Frederick R. Weisman Art Museum, Minneapolis, Bequest of Hudson Walker from the Ione and Hudson Walker Collection

2.15
MARCEL DUCHAMP 1887–1968
Trois Stoppages-étalon
(Drei Metermaß-Stoppungen)
1913/14 (1964)
3 Holzschablonen und 3 Glasscheiben in Holzkiste
28 x 129,2 x 23 cm (Kasten);
6,1 x 119,4 cm (Holzschablonen);
18,3 x 125,4 cm (Glaspaneele)
Staatsgalerie Stuttgart

2.16
MARCEL DUCHAMP 1887–1968 und
MAN RAY 1890–1976
Monte Carlo Bond
(Monte Carlo Obligation)
1924
Collage auf Druckunterlage, schwarze Tusche
29,5 x 19,5 cm
Kunsthaus Zürich, Graphische Sammlung

Abb. 8
MARCEL DUCHAMP 1887–1968
Réseaux des Stoppages, 1914
(Netzwerk der Stoppungen)
Öl und Bleistift auf Leinwand
148,9 x 197,7 cm
The Museum of Modern Art, New York, Abby Aldrich Rockefeller Fund and Gift of Mrs. William Sisler

2.17
MARCEL DUCHAMP 1887–1968
Réseaux des Stoppages
Exemplar aus »Boîte-en-Valise«
1963/64
Vierfarboffsetdruck auf dünnem Karton
23,3 x 17,3 cm
Staatsgalerie Stuttgart, Graphische Sammlung

2.18
MARIUS DE ZAYAS 1880–1961
Portrait Alfred Stieglitz
Um 1913–1916
Die Bezeichnung »Picabia 1916« links unten beruht auf einem dadaistischen Verwirrspiel der beiden Freunde de Zayas und Picabia, die Arbeiten von sich wechselseitig signierten.
Kohle auf bisterfarbenem Karton
57,6 x 44,6 cm
Musée de Grenoble

2.19
FRANCIS PICABIA 1879–1953
Les Centimètres
(Die Zentimeter)
1924/25
Collage und Öl auf Leinwand
56 x 39 cm
Sammlung Arturo Schwarz, Mailand

2.20
FRANCIS PICABIA 1879–1953
Tickets
1922
Aquarell
75 x 56 cm
Sammlung Arturo Schwarz, Mailand

2.21
FRANCIS PICABIA 1879–1953
Mathematische Illustration in Tristan Tzara »Sept Manifestes Dada«, Paris 1924
Privatsammlung Stuttgart

2.22
FRANCIS PICABIA 1879–1953
Mathematische Illustration für »Sept Manifestes Dada«, Paris 1924
1924
Tinte auf Papier
15,9 x 24,3 cm
Sammlung Calmarini, Mailand

2.23
FRANCIS PICABIA 1879–1953
Mathematische Illustration in Tristan Tzara »Sept Manifestes Dada«, Paris 1924
Privatsammlung Stuttgart

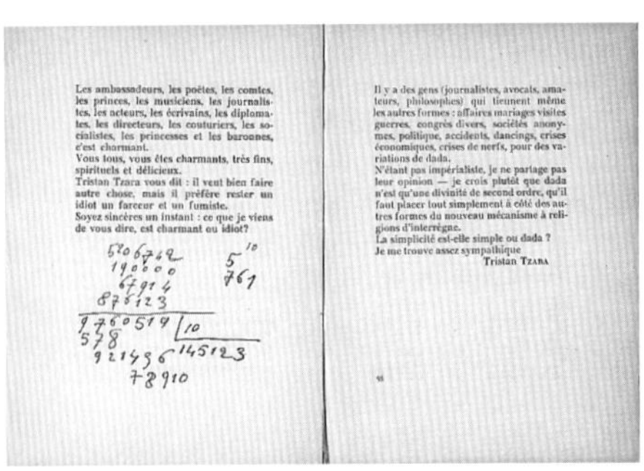
Les ambassadeurs, les poètes, les comtes, les princes, les musiciens, les journalistes, les acteurs, les écrivains, les diplomates, les directeurs, les couturiers, les socialistes, les princesses et les baronnes, c'est charmant.
Vous tous, vous êtes charmants, très fins, spirituels et délicieux.
Tristan Tzara vous dit : il veut bien faire autre chose, mais il préfère rester un idiot un farceur et un fumiste.
Soyez sincères un instant : ce que je viens de vous dire, est charmant ou idiot?

Il y a des gens (journalistes, avocats, amateurs, philosophes) qui tiennent même les autres formes : affaires mariages visites guerres, congrès divers, sociétés anonymes, politique, accidents, dancings, crises économiques, crises de nerfs, pour des variations de dada.
N'étant pas impérialiste, je ne partage pas leur opinion — je crois plutôt que dada n'est qu'une divinité de second ordre, qu'il faut placer tout simplement à côté des autres formes du nouveau mécanisme à religions d'interrègne.
La simplicité est-elle simple ou dada ?
Je me trouve assez sympathique
Tristan Tzara

2.24
FRANCIS PICABIA 1879–1953
Mathematische Illustration für »Sept Manifestes Dada«, Paris 1924 (nicht publiziert)
1924
Tinte auf Papier
18,4 x 18 cm
Privatsammlung Paris

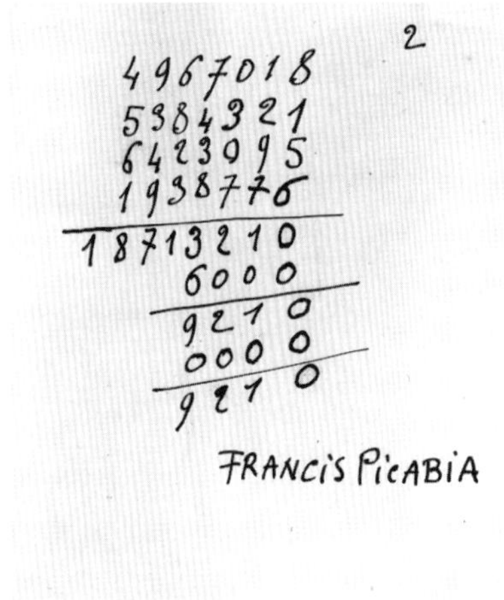

2.25
MAX ERNST 1891–1976
Operations
(Rechenaufgaben)
1920
Bleistift auf Papier
18,5 x 13,4 cm
Sammlung Calmarini, Mailand

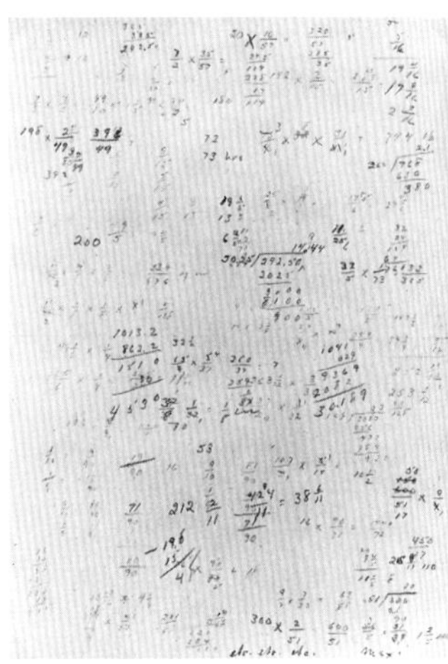

2.26
MAX ERNST 1891–1976
Illustration aus Lewis Caroll 151/XVIII
The Hunting of the Snark
(Die Jagd nach dem Snark)
Stuttgart, Manus-Presse, 1968
Lithographie auf Vélin d'Arches
33 x 25 cm (Blatt)
Privatsammlung Stuttgart

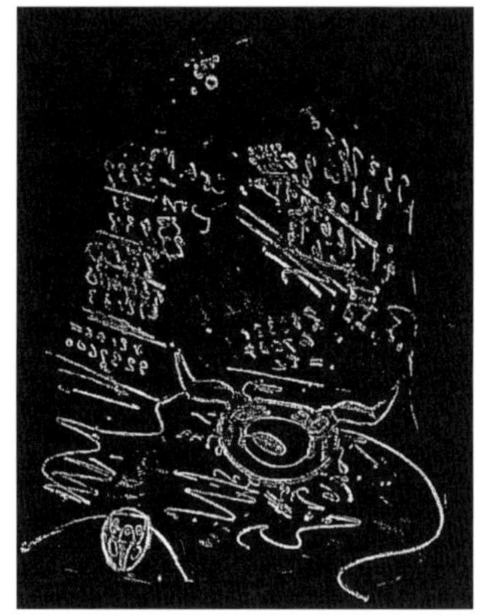
2.26

2.27
CHARLES DEMUTH 1883–1935
Love, Love, Love. Hommage to Gertrude Stein
(Liebe, Liebe, Liebe. Hommage an Gertrude Stein)
1928
Öl auf Holz
51 x 53 cm
Fundacion Colección Thyssen-Bornemisza, Madrid

Abb. 9
CHARLES HENRY DEMUTH 1883–1935
I Saw the Figure Five in Gold
(Ich sah die Zahl Fünf in Gold)
1928
Öl auf Malpappe
90 x 76 cm
The Metropolitan Museum of Art, New York, Alfred Stieglitz Collection, 1949

2.28
GIACOMO BALLA 1871–1958
Numeri innamorati
(Verliebte Zahlen)
1923
Öl auf Leinwand
77 x 55 cm
Museum Ludwig, Köln, Stiftung VAF

Abb. 11
GIACOMO BALLA 1871–1958
Il grande T
(Das große T)
1923
Öl auf Leinwand, mit Reliefelementen in Holz
90 x 120 cm
Original verschollen

2.29
JEAN CROTTI 1888–1958
La mariée dévissée
(Die aufgeschraubte Braut)
1921
Öl auf Leinwand
81 x 65 cm
Musée d'Art Moderne de la Ville de Paris

2.30
LÁSZLÓ MOHOLY-NAGY 1895–1946
Großes Rad
(Große Gefühlsmaschine)
1920
Öl auf Leinwand
95,5 x 75 cm
Stedelijk Van Abbemuseum, Eindhoven,
Niederlande

2.31
LÁSZLÓ MOHOLY-NAGY 1895–1946
25 Pleitegeier
1922/23
Collage
33 x 25,5 cm
Sammlung Arturo Schwarz, Mailand

2.32
CARLO CARRÀ 1881–1966
Donna que attraversa la strada (Ventuno)
(Frau, die Straße überquerend, Einundzwanzig)
1912
Lithographie
36 x 22 cm
Sammlung Massimo Carrà, Mailand

2.33
ERWIN BLUMENFELD 1897–1969
Kosmethik
1919
Tusche, Aquarell und Bleistift auf Papier
40 x 33 cm
Galerie Brusberg, Berlin

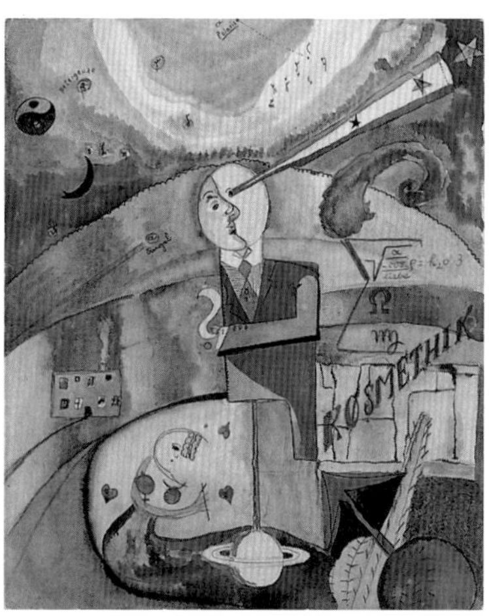

2.34
GEORGE GROSZ 1893–1959
Femme se coiffant
(Frau, sich kämmend)
1923
Collage und Zeichnung auf Druck
13,7 x 9 cm
Galerie Berinson, Berlin

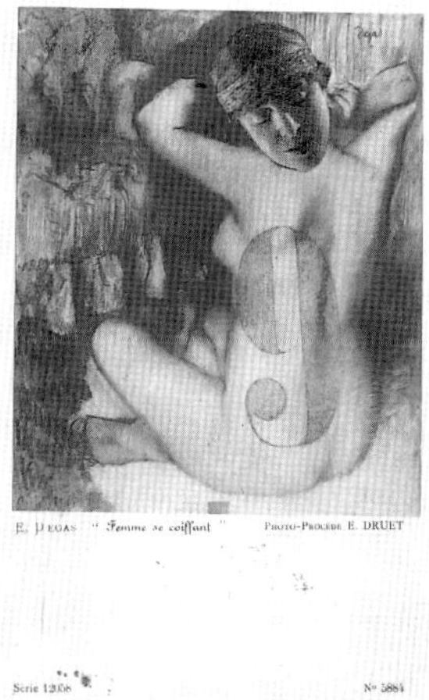

2.34

2.35
RAOUL HAUSMANN 1886–1971
Portrait Conrad Felixmüller als mechanischer
Kopf
1920
Bleistift auf Papier
56,5 x 54,5 cm
Staatliche Museen zu Berlin,
Kupferstichkabinett

2.36
GRETA KNUTSON-TZARA 1899–1983
Portrait Tristan Tzara
1928
Collage mit Bleistift und Tinte auf Papier
22 x 20 cm
Kunsthaus Zürich, Graphische Sammlung

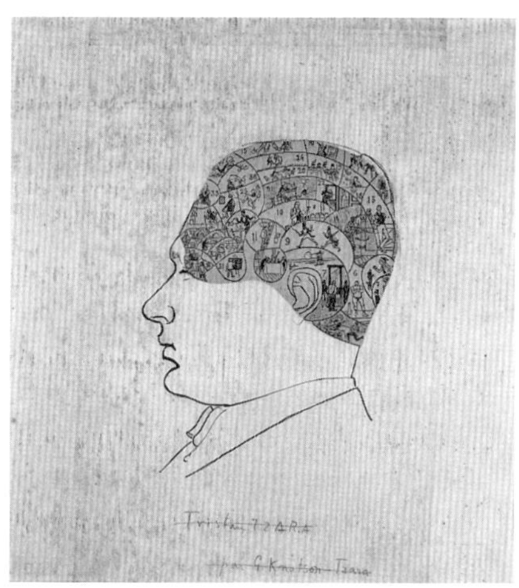

Abb. 12
RAOUL HAUSMANN 1886–1971
Mechanischer Kopf (Der Geist unserer Zeit)
1920
Assemblage auf Holzkopf
32,5 x 21 x 20 cm
Musée national d'art moderne, Centre
Georges Pompidou, Paris

2.37
PAUL KLEE 1879–1940
Zahlenbäume (1918.198)
1918
Bleistift und Tinte auf Schreibpapier
16,4 x 12,3 cm
Kunstmuseum Bern, Paul Klee-Stiftung, Bern

2.38
PAUL KLEE 1879–1940
Uhr in der Stadt (1914.188)
1914
Feder und Tusche auf Zeichenpapier
15,2 x 8,5 cm
Kunstmuseum Bern, Paul Klee-Stiftung, Bern

2.39
PAUL KLEE 1879–1940
Landschaft mit stehender Sonne (1918.205)
1918
Bleistift auf liniertem Papier
16,3 x 20,8 cm
Kunstmuseum Bern, Paul Klee-Stiftung, Bern

2.40
PAUL KLEE 1879–1940
Zahlenbäume-Wald (1919.112)
1919
Lithographie
17,5 x 12,6 cm
Erschienen in »Münchener Blätter für Dichtung
und Graphik«, 1. Jahrgang 1919, 9. Heft,
S. 142
Staatsgalerie Stuttgart, Graphische Sammlung

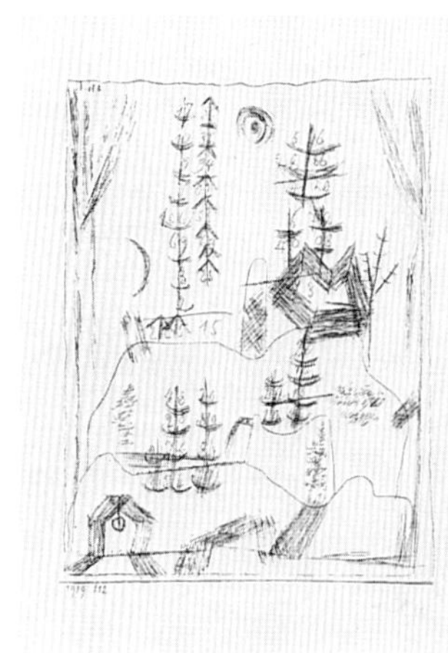

2.41
PAUL KLEE 1879–1940
Klassisch-dynamisches Scherzo 217 (1923.187)
1923
Feder in Tusche und Bleistift auf Briefpapier,
auf Karton aufgezogen
28,7 x 21,6 cm
Kunstmuseum Bern, Paul Klee-Stiftung, Bern

2.42
PAUL KLEE 1879–1940
Die Dreizehn (1914.175)
1914
Feder und Tusche auf gelblichem Ingres
7 x 11,5 cm
Kunstmuseum Bern, Paul Klee-Stiftung, Bern

2.43
PAUL KLEE 1879–1940
Aus »Beiträge zur bildnerischen Formenlehre«. Faksimiliertes Originalmanuskript von Paul Klees erstem Vortragszyklus am Staatlichen Bauhaus Weimar 1921/22. Hrsg. von Jürgen Glaesemer. Basel/Stuttgart 1983
Privatsammlung

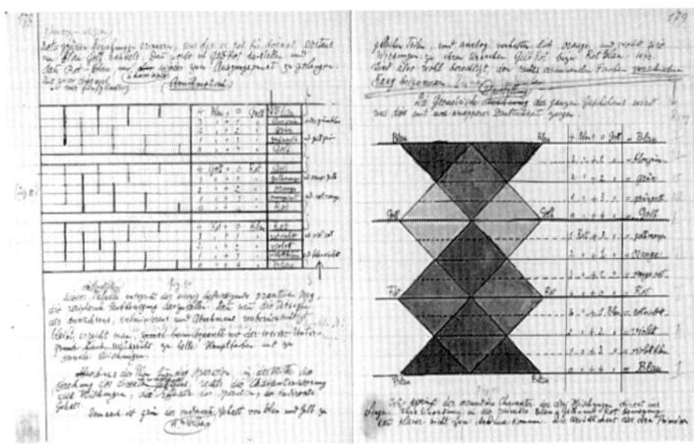

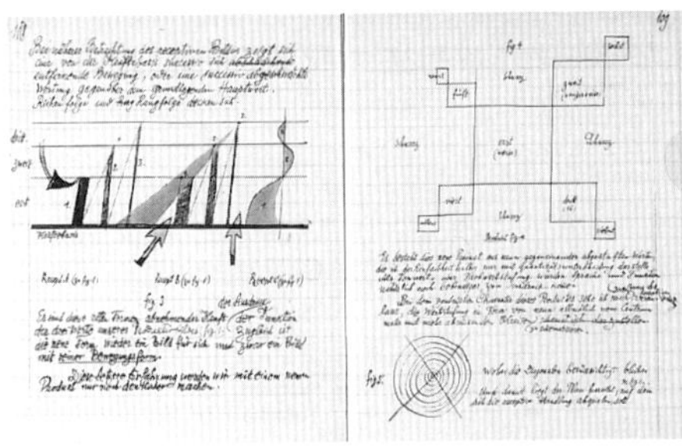

2.44
PAUL KLEE 1879–1940
Siebzehn, irr (1923.136)
1923
Feder und Aquarell auf Briefpapier, auf Karton aufgezogen
22,5 x 28,6 cm
Öffentliche Kunstsammlung Basel, Kupferstichkabinett

2.45
PAUL KLEE 1879–1940
Uhrpflanzen (1924.261)
1924
Spritztechnik auf Ölumdruckzeichnung auf Papier mit Kreidegrund
46 x 30,4 cm
Musées Royaux des Beaux-Arts de Belgique, Brüssel

2.46
PAUL KLEE 1879–1940
Das Scherzo mit der Dreizehn (1922.124)
1922
Aquarell, Bleistift und Tuschfeder, Papier auf Karton
27,9 x 35,9 cm
The Museum of Modern Art, New York

2.47
PAUL KLEE 1879–1940
43
1928
Aquarell auf Gips über Gaze in Holzrahmen
36 x 32,5 cm
Kunstsammlung Nordrhein-Westfalen, Düsseldorf

2.48
GEORG MUCHE 1895–1887
Ziffern und Buchstaben
1919
Bleistift, Feder auf Karton
13,1/13,2 x 9,8 cm
Privatsammlung

2.49
GEORG MUCHE 1895–1887
Schleife I
1919
Tusche auf Transparentpapier
27,7 x 15,3 cm
Bauhaus-Archiv, Museum für Gestaltung, Berlin

2.50
GEORG MUCHE 1895–1887
Rhythmen 1–2–3–4
1919
Tusche auf Karton
26,4 x 23,5 cm
Bauhaus-Archiv, Museum für Gestaltung, Berlin

2.51
OSKAR SCHLEMMER 1888–1943
Zahlenmystik mit 5
1919
Tuschfeder auf Pergamentpapier
34,8 x 24 cm
Familiennachlaß Oskar Schlemmer

2.52
OSKAR SCHLEMMER 1888–1943
Zahlenmystik 5
1919
Tuschfeder auf Papier
33,6 x 32 cm
Familiennachlaß Oskar Schlemmer

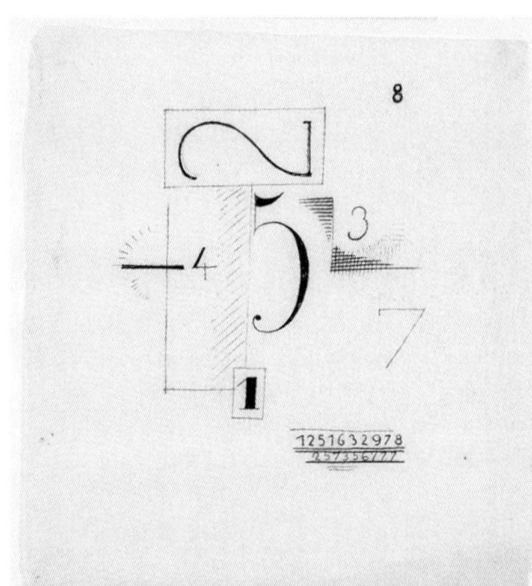

2.53
OSKAR SCHLEMMER 1888–1943
Zahlenmystik 5
1919
Tuschfeder auf hellbraunem Papier
30,1 x 22 cm
Familiennachlaß Oskar Schlemmer

2.54
OSKAR SCHLEMMER 1888–1943
Abstrakt mit 5 und Kopf
Um 1915
Aquarell auf Papier, auf Karton aufgezogen
28 x 21,4 cm
Privatsammlung

2.55
OSKAR SCHLEMMER 1888–1943
3. Mai 1926
1926
Aquarelliertes Kalenderblatt
31,4 x 23 cm
Galerie Vömel, Düsseldorf

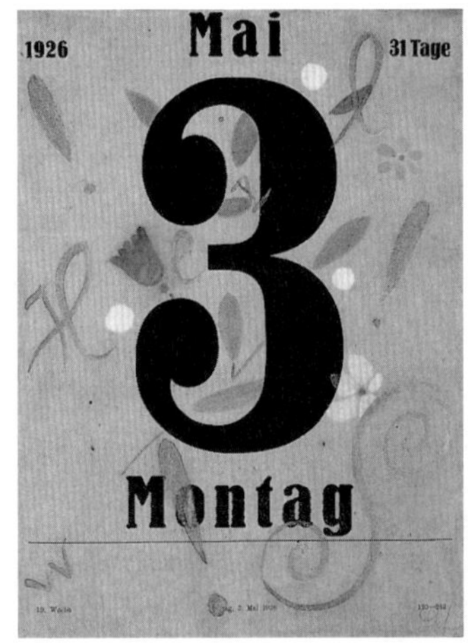

2.56
OSKAR SCHLEMMER 1888–1943
Zahlenmystik mit 8
1919
Bleistift und Tuschfeder auf Pergamentpapier
33,9 x 32,5 cm
Familiennachlaß Oskar Schlemmer

2.57
JOAN MIRÓ 1893–1983
Ohne Titel
1934
Gouache, Kohle auf Papier
108 x 72 cm
Privatsammlung New York

2.58
JOAN MIRÓ 1893–1983
Blatt 1 aus der Mappe »Il était une petite pie« (Es war einmal eine kleine Elster), 7 Chansons von Lise Hirtz, Paris, Editions Jeanne Bucher, 1928, 25 x 33 cm
Privatsammlung Stuttgart

Abb. 14
JOAN MIRÓ 1893–1983
48
1927
Öl auf leimgrundierter Leinwand
146,1 x 114,2 cm
Privatsammlung

2.59
JOAN MIRÓ 1893–1983
L'Addition
(Addition)
1925
Öl auf Leinwand
195 x 129,2 cm
Musée national d'art moderne, Centre Georges Pompidou, Paris

2.60
JOAN MIRÓ 1893–1983
Lettres et chiffres attirés par une étincelle IV
(Buchstaben und Zeichen, angelockt durch einen Funken IV)
1968
Acryl auf Leinwand
145,4 x 114 cm
Fundació Joan Miró, Barcelona

2.61
JOAN MIRÓ 1893–1983
Lettres et chiffres attirés par une étincelle I
(Buchstaben und Zeichen, angelockt durch einen Funken I)
1968
Acryl auf Leinwand
146 x 114 cm
Fundació Joan Miró, Barcelona

2.62 und 2.63
JOAN MIRÓ 1893–1983
Ohne Titel
1972
Bleistift, Kohle und Gouache; Bleistift und Kohle
Je 30,4 x 41,4 cm
Fondation Marguerite et Aimé Maeght, Saint-Paul

2.64
JOAQUÍN TORRES-GARCÍA 1874–1949
Hoy
(Heute)
Um 1921
Tempera auf Karton
52,5 x 37,5 cm
Krugier-Ditesheim Art Contemporain, Genf

2.65
JOAQUÍN TORRES-GARCÍA 1874–1949
Tradicion del hombre abstract
(Überlieferung des abstrakten Menschen)
1. Januar 1941
Tinte auf Holz
61 x 51 cm
Krugier-Ditesheim Art Contemporain, Genf

2.66
IVAN PUNI 1892–1956
Die Uhr
1919
Öl auf Karton
43 x 65,5 cm
Museum Ludwig, Köln

2.67
VASILIJ ERMILOV 1894–1968
Memorial-Tafel
1924
Metall und Emaille auf Holz
79 x 79,5 cm
Museum Ludwig, Köln

2.68
MAN RAY 1890–1976
Studio Door
(Studiotür)
1939
Öl auf Leinwand
65 x 49,5 cm
Scottish National Gallery of Modern Art, Edinburgh, Sammlung Gabrielle Keiller

2.69
MAN RAY 1890–1976
Indestructible Object
(Unzerstörbares Objekt)
1923/63
Metronom und Photographie eines Auges
22,5 x 10,5 cm
Sammlung Arturo Schwarz, Mailand

2.70
MAN RAY 1890–1976
Featherweight II
(Federgewicht II)
1964
Assemblage, Blei und Federn
48,5 x 21 x 11 cm
Sammlung Sylvio Perlstein, Antwerpen

2.71
GERALD MURPHY 1888–1964
Watch
(Uhr)
1925
Öl auf Leinwand
199,4 x 200,6 cm
Dallas Museum of Art, Foundation for the Arts, Gift of the artist

2.72
RENÉ MAGRITTE 1898–1967
Le Sourire
(Das Lächeln)
Um 1950
Gouache auf Papier
36 x 46 cm
Privatsammlung

2.73
YVES TANGUY 1900–1955
Aus: Benjamin Péret »Dormir dormir dans les pierres«
(Schlafen schlafen in den Steinen)
Paris, Editions Surréalistes, 1927
Pochoir-Illustration
26,6 x 17,5 cm
Privatsammlung Stuttgart

2.74
SALVADOR DALÍ 1904–1989
Les chants de Maldoror
Blatt 18 aus: Comte de Lautréamont »Les Chants de Maldoror«
(Die Gesänge des Maldoror)
Paris, Albert Skira, 1934
Radierung
29,8 x 18,4 cm
Blatt : 33 x 25 cm
Staatsgalerie Stuttgart, Graphische Sammlung

2.75
SALVADOR DALÍ 1904–1989
L'Enlèvement topologique d'Europe – Hommage à René Thom
(Die topologische Entführung Europas – Hommage an René Thom)
1983
Öl auf Leinwand
60 x 73 cm
Fundació Gala-Salvador Dalí, Figueres

2.76
SALVADOR DALÍ 1904–1989
A propósito del discorso sobre la forma cúbica de Juan de Herrera
(Anläßlich der »Abhandlung über die kubische Form« des Juan de Herrera)
1960
Öl auf Leinwand
59,5 x 56 cm
Museo Nacional Centro de Arte Reina Sofia, Madrid

2.77
SALVADOR DALÍ 1904–1989
Números clavos
(Numerische Komposition)
1960
Öl auf Leinwand
40 x 30,5 cm
Fundació Gala-Salvador Dalí, Figueres

3 ZIFFERNSCHRIFT UND MALERISCHER GESTUS

3.1
JASPER JOHNS *1930
Figure 4
(Figur 4)
1959
Enkaustik (Wachsmalerei) und Collage auf Leinwand
51,44 x 38,40
Sammlung Nina und Michael Sundell, New York

3.2
JASPER JOHNS *1930
Figure 8
(Figur 8)
1959
Enkaustik (Wachsmalerei) auf Leinwand
51 x 38 cm
Sammlung Sonnabend, New York

3.3
JASPER JOHNS *1930
0 trough 9
(0 durch 9)
1961
Kohle und Öl auf Leinwand
137,3 x 104,9 cm
Hirshhorn Museum and Sculpture Garden, Smithsonian Institution, Gift of Joseph H. Hirshhorn

3.4
JASPER JOHNS *1930
Black Numbers
(Schwarze Zahlen)
1958
Kreide auf Papier
77,5 x 61 cm
Ohara Museum of Art, Kurashiki, Japan

3.5
JASPER JOHNS *1930
Numbers
(Zahlen)
1975
11 Aquatintaradierungen auf Bütten
Blatt je 21,3 x 15 cm
Platte je 6,5 x 5,5 cm
Staatsgalerie Stuttgart, Graphische Sammlung

3.6
JASPER JOHNS *1930
0 through 9
(0 durch 9)
1961
Sculpmetal-Relief auf Leinwand
66 x 51, cm
Privatsammlung

3.7
JASPER JOHNS *1930
Voice 2
(Stimme 2)
Triptychon
1982
Farblithographien
Blatt je 91 x 61,5 cm
Öffentliche Kunstsammlung Basel,
Kupferstichkabinett

3.8
GERHARD HOEHME 1920–1989
Alles kommt aus 3444
1958
Borkenbild, Collage aus Ölfarbe, Polyester,
Papier auf Leinwand
200 x 100 cm
Privatsammlung

3.9
GERHARD HOEHME 1920–1989
Zahlenraum
1959
Öl auf Leinwand
160 x 160 cm
Sammlung Olbricht

3.10
GERHARD HOEHME 1920–1989
Das Börsenblatt 942343
1960
Collage; Zeitung, Mischtechnik auf Karton
65 x 99,5 cm
Deutsche Bank AG, Frankfurt am Main

3.11
ANTONI TÀPIES 1923–1989
Grand X
(Großes X)
1988
Mischtechnik auf Wellpappe
189 x 155 cm
Galerie Lelong, Zürich, Paris, New York

3.12
ANTONI TÀPIES 1923–1989
Vellut i Xifres
(Samt und Chiffren)
1978
Öl, Lack, Collage auf Papier
100 x 70 cm
Galerie Edition Stahlberger, Weil am Rhein

3.13
ANTONI TÀPIES 1923–1989
Composition aux chiffres 1–6
(Komposition mit den Zahlen 1–6)
1969
Öl auf Leinwand
46,5 x 55 cm
Privatsammlung Binningen, Basel

3.14
FRANK VAN HEMERT *1956
Zeven
(Sieben)
1990
Öl und Plastilin auf Tuch
235 x 190 cm
Sammlung Nijmeegs Museum, Nijmegen

3.15
FRANK VAN HEMERT *1956
Zeven
(Sieben)
1990
Öl auf Leinwand
30 x 35 cm
Leihgabe des Künstlers

3.16
HORST EGON KALINOWSKI *1924
Mare des Chiffres
(Zahlenmaar)
1962
Aquatinta, schwarz-dunkelrot auf Rives
48 x 56,5 cm
Leihgabe des Künstlers

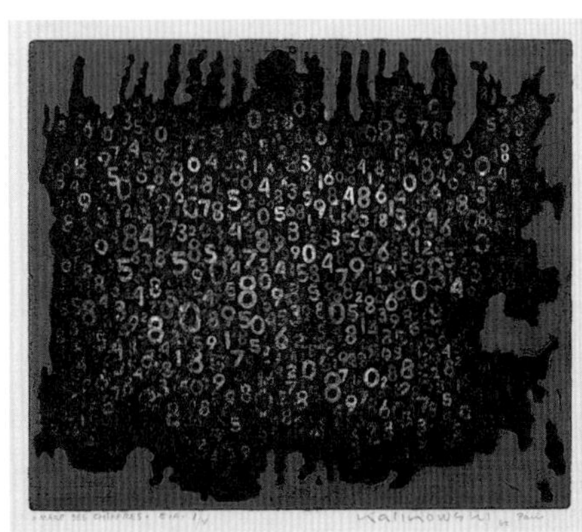

3.17
HORST EGON KALINOWSKI *1924
Chiffre ou Germes?
(Zahl oder Samen?)
1963
Farbradierung
25,8 x 39,8 cm
Leihgabe des Künstlers

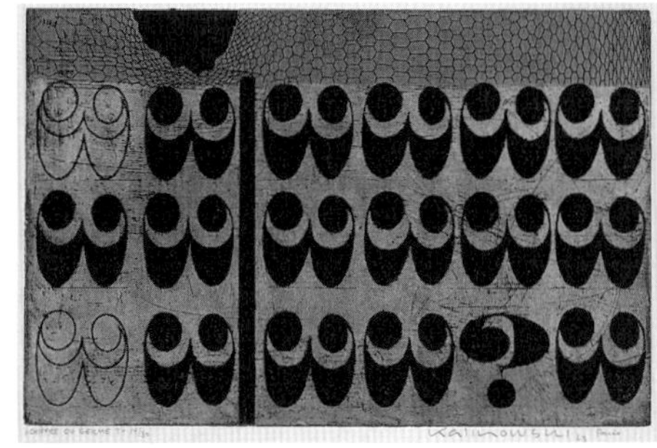

3.17

3.18
CY TWOMBLY *1928
Ohne Titel (Sperlonga)
1959
Öl, Kreide, Bleistift und Farbstift auf
Zeichenkarton
70 x 99,6 cm
Sammlung Speck, Köln

3.19
CY TWOMBLY *1928
Ohne Titel
1959
Öl und Bleistift auf Leinwand
164 x 204 cm
Staatsgalerie Stuttgart

3.20
CY TWOMBLY *1928
Second Voyage to Italy (Second Version)
(Zweite Reise nach Italien, Zweite Version)
1962
Öl, Wachs, Kreide, Bleistift auf Leinwand
150 x 200 cm
Privatsammlung, Courtesy Galerie Karsten
Greve, Köln

4 ALLTAGSWELT UND NEUE ZAHLENEMBLEME

4.1
ANDY WARHOL 1928–1987
Dance Diagram
(Tanzdiagramm)
1962
Acryl und Bleistift auf Leinwand
181,5 x 135,5 cm
Privatsammlung

4.2
ANDY WARHOL 1928–1987
Where is your Rupture?
(Wo ist ihr Eingeweidebruch)
Um 1960
Acryl auf Leinwand
137,5 x 177,5 cm
Privatsammlung

4.3
ANDY WARHOL 1928–1987
Do it Yourself (Flowers)
(Vorlage für Hobbymaler, Blumen)
1962
Bleistift und Farbstifte auf Papier
63,50 x 45,72 cm
Sammlung Sonnabend, New York

4.4
ANDY WARHOL 1928–1987
Do it yourself (Narcissus)
(Vorlage für Hobbymaler, Narzisse)
1962
Bleistift und Farbstifte auf Papier
60,3 x 45,7 cm
Öffentliche Kunstsammlung Basel, Kupferstichkabinett, K.A. Burckhardt-Koechlin-Fonds

4.5
ANDY WARHOL 1928–1987
Drills 7.88
(Bohrer 7.88)
1960
Acryl auf Leinwand
108,3 x 101 cm
The Andy Warhol Foundation for the Visual Arts, Inc., New York

4.6
ANDY WARHOL 1928–1987
Crossword
(Kreuzworträtsel)
1961
Acryl auf Leinwand
112,6 x 160,2 cm
The Andy Warhol Foundation for the Visual Arts, Inc., New York

4.7
ROBERT INDIANA *1928
The Demuth American Dream No. 5
(Demuths amerikanischer Traum)
1963
Öl auf Leinwand
5 Teile je: 122 x 122 cm
Gesamtmaß 366 x 366 cm
Art Gallery of Ontario, Toronto, Gift from the Women's Committee Fund, 1964

4.8
ROBERT INDIANA *1928
The X-5
(Das X-5)
1963
Öl auf Leinwand
Fünfteilig
274,3 x 274,3 cm
Whitney Museum of American Art, New York

4.9
EDWARD RUSCHA *1937
Large Trademark with Eight Spotlights
(Großes Firmenzeichen mit acht Scheinwerfern)
1962
Öl auf Leinwand
169,5 x 338,5 cm
Whitney Museum of American Art, New York, Purchase with funds from the Mrs. Percy Uris Purchase Fund

4.10
WILLIAM N. COPLEY 1919–1996
Ohne Titel
1962
Öl auf Leinwand
23,5 x 46 cm
Courtesy Galerie Jule Kewenig und Larry Bell, Taos, USA

4.11
ROBERT INDIANA *1928
The American Gas Works
(Die amerikanischen Gaswerke)
1961/62
Acryl auf Leinwand
152,5 x 122 cm
Museum Ludwig, Köln

4.12
ROBERT INDIANA *1928
Number Painting »Zero«
(Zahlengemälde »Zero«)
1964
Acryl auf Leinwand
157 x 123 cm
Museum Folkwang Essen

4.13
ROBERT INDIANA *1928
Six
(Sechs)
1965
Öl auf Leinwand
61 x 61 cm
Ulmer Museum, Stiftung Sammlung Kurt Fried 1978

4.14
BRUNO GOLLER *1901
Bild der Zahlen
1954
Öl auf Leinwand
150 x 115 cm
Privatsammlung, Köln

4.15
BRUNO GOLLER *1901
Die Zahl 1
1984
Bleistift und Öl auf Pappe
84 x 65 cm
Privatsammlung

4.16
BRUNO GOLLER *1901
Nummer 4
1978
Bleistiftzeichnung auf festem, leichten Karton
65 x 50 cm
Wolfgang Wittrock, Düsseldorf

4.17
BRUNO GOLLER *1901
Nummer 7
1978
Bleistift auf weißem Karton
65 x 50 cm
Wolfgang Wittrock, Düsseldorf

4.18
KONRAD KLAPHECK *1935
Die Letzten
1960
Öl auf Leinwand
65 x 81 cm
Leihgabe des Künstlers

4.19
JANNIS KOUNELLIS *1936
Ohne Titel
1960
Druckfarbe auf Papier
70 x 100 cm
Privatsammlung

4.20
JANNIS KOUNELLIS *1936
Ohne Titel
1969
Acryl auf Papier
70 x 100 cm
Sammlung Marzona, Udine

4.21
JANIS KOUNELLIS *1936
6 x 7
1961
Tusche und Acryl auf Zeichenkarton
70 x 100 cm
Privatsammlung

4.22
JANNIS KOUNELLIS *1936
Ohne Titel (– – 4)
1960
Schwarze Druckfarbe auf leichtem Karton
70 x 100 cm
Sammlung Klüser, München

4.23
JANNIS KOUNELLIS *1936
Ohne Titel
1959
Öl auf Leinwand
200 x 200 cm
Sammlung Goetz, München

4.24
THOMAS HUBER *1955
Bildraum mit Zahlen
1995
Öl auf Leinwand
40 x 80 cm
Galerie Philomene Magers, Köln

4.25
THOMAS HUBER *1955
Würfel für 1
1995
Öl auf Leinwand
60 x 50 cm
Galerie Philomene Magers, Köln

4.26
THOMAS HUBER *1955
Würfel für 2
1995
Öl auf Leinwand
55 x 40 cm
Galerie Philomene Magers, Köln

4.27
FONS HAAGMANS *1948
1-2-3 schilderij (3e versie)
(1-2-3 Gemälde, 3. Version)
1987
Latex auf Leinwand
180 x 130 cm
Museum Boymans-Van Beuningen, Rotterdam

4.28
FONS HAAGMANS *1948
9-9-9 schilderij
(9-9-9 Gemälde)
1987
Latex auf Leinwand
180 x 130 cm
Museum Boymans-Van Beuningen, Rotterdam

4.29
SIMON LINKE *1958
Trinity
(Dreieinigkeit)
1996
Öl auf Leinwand
Je 189 x 135 cm
Courtesy Lisson Gallery, London

4.30
A. R. PENCK *1939
Acht-vier-zwei
1968
Kunstharz auf Leinwand
100 x 130 cm
Courtesy Galerie Michael Werner, Köln und New York

4.31
EGON KARL NICOLAUS 1928-1996
Zahlenbild »ohne Titel«
1972
Acryl auf Leinwand
146 x 114 cm
Leihgabe des Künstlers

4.32
MARCEL DUCHAMP 1887-1968
Scheck für den Zahnarzt Dr. Daniel Tzanck
1919/1941
Exemplar aus »Boîte-en-Valise«
Offset-Lithographie, linker Rand perforiert
21,4 x 39,5 cm
Staatsgalerie Stuttgart, Graphische Sammlung

4.33
PIERO MANZONI 1933-1963
Carte d'authenticité, no. 52
(Quittung, Echtheitsbescheinigung, Nr. 52)
16. Oktober 1961
Zweiseitig bedruckt, zweisprachiges Formular aus einem Block
7 x 12 cm
Staatsgalerie Stuttgart, Archiv Sohm

4.34
YVES KLEIN 1928-1962
Zone de Sensibilité Picturale Immaterielle, Serie 1, No. 2, 7. déc. 1959
(Immaterielle Zone der malerischen Sensibilität, Serie 1, Nr. 2, 7. Dezember 1959)
1959
Bedrucktes Papier
8,06 x 29,8 cm
Collection Loïc Malle, Paris

4.35
EDWARD KIENHOLZ *1927-1994
For $ 230.00
(Für $ 230.00)
1970
Papier, Wasserfarbe und Stempel
29,8 x 39,8 cm
Stedelijk Museum, Amsterdam

4.36
ANDY WARHOL 1928-1987
40 Two Dollar Bills
(40 Zwei-Dollar-Scheine)
1962
Siebdruck, Bleistift auf grundierter Leinwand
210,5 x 48,2 cm;
Stiftung Froehlich, Stuttgart

4.37 und 4.38
JAN HENDERIKSE *1937
Acheiropoieta (Nicht von Menschenhand)
1995
Je 119 x 79 cm
Galerie Heppächer, Stuttgart

4.39
ANDY WARHOL 1928-1987
Dollar 1. 57, Giant Size (Plattencover)
1963
Siebdruck auf Schallplattenhülle, unterschiedliche Papiertönungen, 5 Exemplare
31,4 x 31,4 cm
Sammlung Paul Maenz, Berlin

4.40
MARTIN KIPPENBERGER *1953
11.-13. Preis
1987
Öl auf Leinwand
Zweiteilig
150 x 245 cm
Galerie Gisela Capitain, Köln

4.41
WERNER BÜTTNER *1954
Stilleben mit Schweinewolke und Bauherrenmodell
1985
Öl auf Leinwand
190 x 150 cm
Ulmer Museum

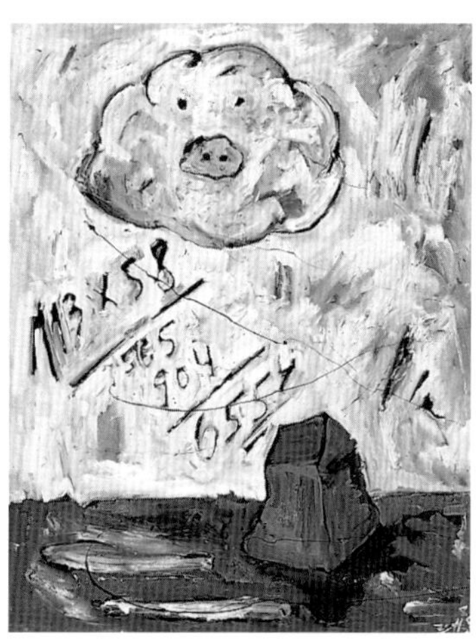

4.42
C. O. PAEFFGEN *1933
viel kein Geld
1990
Acryl auf Leinwand
110 x 201 cm
Leihgabe des Künstlers

4.43
C. O. PAEFFGEN *1933
Pflasterstein-Million
1970
Holz auf Stein
18 x 120 x 17 cm
Leihgabe des Künstlers

4.44
HEINER BLUM *1959
Ohne Titel (Deutsche Währung), 1995/96
Aus dem Zyklus »Werte«
1995/96
Kohle auf Papier; gerahmt
282 x 122 cm
Galerie Bärbel Grässlin, Frankfurt am Main

4.45
CLAUDE WALL *1951
Kontobewegungen
1989
Ponal, Pigmente, Bleistift auf Nessel
250 x 55 cm
Leihgabe des Künstlers

4.46
BRIGITTA ROHRBACH *1950
Preise-V-1
1992
Bubble-Jet-Kopie
56 x 70 cm
Galerie Martina Detterer, Frankfurt

4.47
WALTER GIERS *1937
Wertobjekt
1984
Elektronik, Metallrahmen, Holz
120 x 120 x 6 cm
Galerie Edith Wahlandt, Stuttgart

4.48
ASHLEY BICKERTON *1959
Still Life (The Artist's Studio after Braque)
(Stilleben, Atelier des Künstlers nach Braque)
1988
Verschiedene Materialien mit schwarzem Ledercover
34 x 62,5 cm
Sammlung Estelle Schwartz, New York

4.49
WALTER GIERS *1937
53,5 Millionen Jahre
1990
Acrylglas, Elektronik, Holz
120 x 120 x 4 cm
Galerie Edith Wahlandt, Stuttgart

4.50
HELMUT MARK *1958
45180.-
1989
Acryl auf Leinwand
150 x 200 cm
Galerie Grita Insam, Wien

4.54
BRIGITTA ROHRBACH *1950
Großes blaues Bild
691 Preise K–3N
1991
Farbphotographie
225 x 180 cm
Galerie Martina Detterer, Frankfurt

5 DIE ZAHL ALS FUNDOBJEKT UND ZUFALLSMODELL

5.1
ROBERT FILLIOU *1926
3 poèmes
(3 Gedichte)
1961–1971
Holz
213 x 150 cm
Privatsammlung Remscheid

5.2
GEORGE BRECHT *1925
Variation on Blyth and Blair
(Variation auf Blyth und Blair)
1958/59–1975
Assemblage aus 3 Holztafeln und einem leeren Feld
140 x 130 x 5 cm
Sammlung Feelisch, Remscheid

5.3
MARCEL BROODTHAERS 1924–1976
fig. 0 Le sexe fig. A fig. 1
1973/74
Typographie und Tinte auf Papier
67 x 84 cm
Courtesy Galerie Jule Kewenig, Frechen

5.4
MARCEL BROODTHAERS 1924–1976
100/100%
1964
Stele aus bemaltem Holz
61 x 40 x 13 cm
Privatsammlung

5.5
ROBERT FILLIOU *1926
3 fois 13
(3 mal 13)
1962
Holzbrett, Pappschachtel, Kunststoffnummern, Papier
14,9 x 10,9 x 2,4 cm
Sammlung Andersch, Neuss

5.6
ROBERT FILLIOU *1926
Die Goldene Sieben
1971
Holz, Papier und Draht
53 x 36 x 5,5 cm
Galerie und Edition Hundertmark, Köln

5.7
ROBERT FILLIOU *1926
Poi Poi
(Dann Dann)
1961
Handgemachter Katalog mit Fingerabdrücken und Zigarettenkippen, Streichhölzer und Gummibänder zur Ausstellung »Poi Poi« in der Galerie Köpcke, Kopenhagen, 1961
29,5 x 42 cm
Sowie »Poi Poi«, gefüllte und leere Bierflasche mit Positiv- und Negativetikettierung, 23,5 x 6 cm
Staatsgalerie Stuttgart, Archiv Sohm

5.8
ROBERT FILLIOU *1926
Fest-Stuhl
1976
Campingstuhl, Pappe, Kordel, Kachelscherbe
52 x 50 x 75 cm
Sammlung Andersch, Neuss

5.9
ROBERT FILLIOU *1926
Livre-étalon/Standard Book
1981
Leporello, bedruckter Karton
4 x 4 cm (in geschlossenem Zustand), 4 x 80 cm (geöffnet)
Privatsammlung

5.13
ALISON KNOWLES *1933
Taxis-Busses
1960
Siebdruck und Öl auf Leinwand
244 x 138 cm
Staatsgalerie Stuttgart, Archiv Sohm

5.14
ARTHUR (ADDI) KÖPCKE 1928–1977
Schachbild
Um 1969
Öl und Collage auf Photoleinwand, oben und unten mit halbrunder Holzleiste
56 x 60 cm
Staatsgalerie Stuttgart, Archiv Sohm

5.15
BENJAMIN PATTERSON *1934
Foot Steps
(Fußschritte)
1964
12 mit Filzstift gezeichnete Umrisse von Pattersons Füßen auf Papier (auf Pappe aufgezogen), in den Konturen numeriert
78,3 x 51,2 cm
Sammlung Andersch, Neuss

5.9

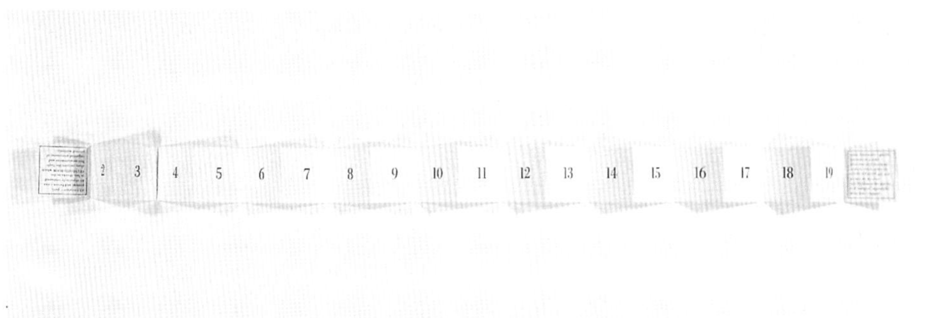

5.10
MICHAEL BYRON *1954
Search 5, The Circumstances Surrounding an Event
(Suche 5, Begleitumstände eines Ereignisses)
1992
Verschiedene Materialien
244 x 244 cm
Galerie Bernd Klüser, München

5.11
JIRÍ KOLÁR *1914
Zahlwort
1962
Materialbild aus Schnüren, Stoffbändern und Stoffteilen mit aufgedruckten Ziffern auf Karton
45 x 33 cm
Kunsthalle Nürnberg

5.12
DANIEL SPOERRI *1930
Tableau-piège »Prix des Clés«
(Fallenbild »Schlüsselpreise«)
1962
Assemblage
34 x 26,5 cm
Ulmer Museum, Stiftung Sammlung Kurt Fried

5.16
BENJAMIN PATTERSON *1934
Foot Steps
(Fußschritte)
1964
4 mit Filzstift gezeichnete Fußumrisse von Pattersons Füßen auf Papier (auf Pappe aufgezogen)
78,3 x 51,1 cm
Sammlung Andersch, Neuss

5.17
ROBERT RAUSCHENBERG *1925
Ohne Titel
Um 1959/60
Collage, Papier, Stoff, Öl, Tusche
25,2 x 20,5 cm
Ulmer Museum, Stiftung Sammlung Kurt Fried

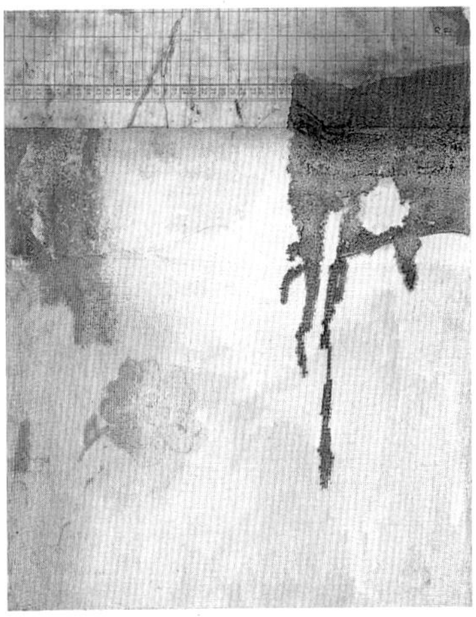

5.18
MIMMO ROTELLA *1918
Torno Subito
(Bin gleich zurück)
1962
Assemblage aus Holz und Papier
52 x 37 cm
Leihgabe des Künstlers

5.19
MIMMO ROTELLA *1918
Vota
(Wahl)
1987
Übermalung auf Plakatabriß, auf Metallblech
300 x 150 cm
Leihgabe des Künstlers

5.20
ANTON STANKOWSKI *1906
Aus dem Zyklus »Zahlen 1-50«
Zwischen 1950 und 1990
6 Photoarbeiten
40 x 30 cm
Leihgabe des Künstlers

5.21
JACQUES VILLEGLÉ *1926
Les gros numeros, rue des Lombards
(Die fetten Zahlen, Rue des Lombards)
1987
Plakatabriß, auf Leinwand aufgeleimt
132,5 x 90, 5 cm
Leihgabe des Künstlers

Abb. 17
MARCEL DUCHAMP 1887–1968
Faux Vagin
(Wortspiel: Volkswagen/falsche Vagina)
1963
Readymade, französisches Nummernschild des Volkswagens von Duchamp, auf Holzplatte montiert und signiert
10 x 45 cm
Privatsammlung

5.22
JAN HENDERIKSE *1937
PP2A (Nummernplatten)
1963
Assemblage von PKW-Nummernschildern, auf Sperrholz geschraubt
122 x 122 cm
Stedelijk Museum Amsterdam

5.23
JAN HENDERIKSE *1937
Ohne Titel
1966
PKW-Nummernschilder auf Textil
61 x 59 cm
Museums Boymans-Van-Beuningen, Rotterdam

5.24
ALIGHIERO BOETTI *1949
Rosso Gilera 60 1232 Rosso Guzzi 60 1305
1967
Emaille auf Eisen
70 x 70 cm
Boetti Collection, Rom

5.25
STEFAN WEWERKA *1928
Ausschnitt mit 4
1971
Kartoncollage
58 x 74 cm (63 x 79 cm inclusive Rahmen)
Sammlung H. J. Müller, Stuttgart

5.26
JOSEPH BEUYS 1921–1986
Filzwinkel
1985
Filz
36 x 10,5 x 1 cm
Edition Staeck, Heidelberg

5.27
JOSEPH BEUYS 1921–1986
Rose für direkte Demokratie
1973
Meßzylinder aus Glas mit Schriftzug des Künstlers
33,5 x 5 cm
Edition Staeck, Heidelberg

5.28a
JOSEPH BEUYS 1921–1986
Blatt aus der Partitur zum »24-Stunden-Happening«
1965–1966
Feder in Tinte und helle Plastik-Pille auf Papier
29, 4 x 20,5 cm
Sammlung Lothar Schirmer, München

5.28b
JOSEPH BEUYS 1921–1986
Blatt aus der Partitur zum »24-Stunden-Happening«
1965–1966
Feder in Tinte und »Hauptstrom«-Stempel auf Papier
27,5 x 20,7 cm
Sammlung Lothar Schirmer, München

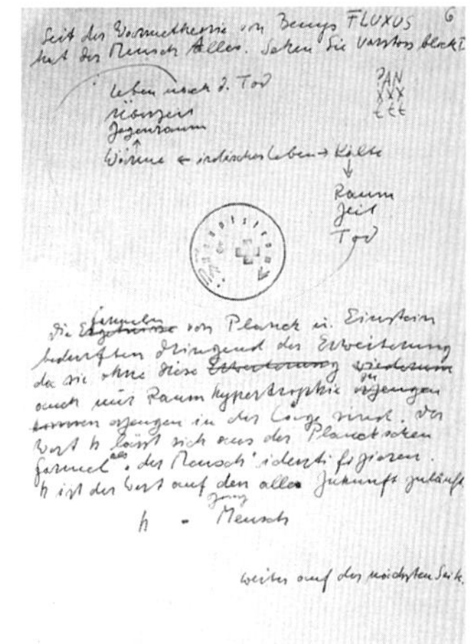

5.28b

5.28c
JOSEPH BEUYS 1921–1986
Blatt aus der Partitur zum »24-Stunden-Happening«
1965–1966
Bleistift, Feder in Tinte, getippter Text und »Hauptstrom«-Stempel auf Papier
26,5 x 20,8 cm
Sammlung Lothar Schirmer, München

5.28d
JOSEPH BEUYS 1921–1986
Blatt aus der Partitur zum »24-Stunden-Happening«
1965–1966
Feder in Tinte, »Hauptstrom«-Stempel und Fettfleck auf Papier
29,5 x 20,7 cm
Sammlung Lothar Schirmer, München

5.29
JOSEPH BEUYS 1921–1986
Ohne Titel (Newgrange)
1970
Beize, Tinte, Bleistift auf Karton
40 x 29,1 cm
Galerie Bernd Klüser, München

5.30
JOSEPH BEUYS 1921–1986
5000.2000.8
1984/85
Hasenblut über Bleistift auf Pergaminpapier
152 x 369
Privatsammlung

5.30a
Beuys im Januar 1984 beim Zeichnen von Kat. Nr 5.29 auf der linken vorderen Eisenplatte von Plastischer Fuß Elastischer Fuß (1969) in der Staatsgalerie Stuttgart
(Aufnahme Franziska Adriani)

5.31
JOSEPH BEUYS 1921–1986
Zeichnungsblock I–XIII aus der Installation »Polentransport«
1981
Bleistift auf Papier, auf Karton montiert
13 Zeichnungen
Je ca. 33 x 23/25 cm
Sammlung Muzeum Sztuki, Lodz

5.32
GIA EDZGVERADZE *1953
Die Konzeption des Maßstabes
1983
Öl auf Leinwand
128 x 142 cm
Ludwig Forum für Internationale Kunst, Aachen

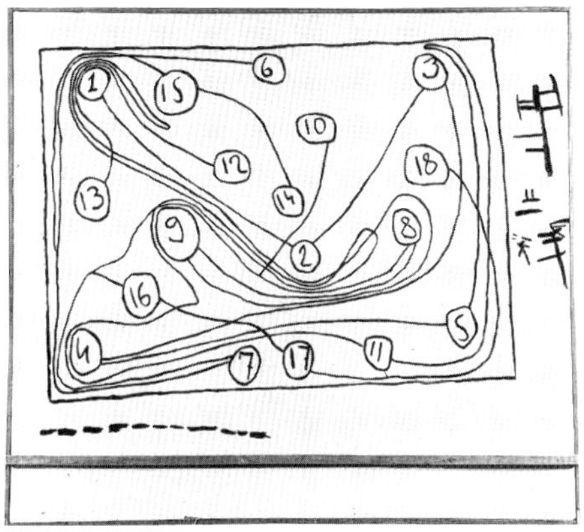

5.33
PER KIRKEBY *1938
Compass face clock
(Kompaß Gesicht Uhr)
1969
Wecker mit Kompaß-Ziffernblatt für die Zeiteinteilung
7 x 8,3 x 6 cm
Staatsgalerie Stuttgart, Archiv Sohm

5.34
PER KIRKEBY *1938
Degree face clock
(Grad Gesicht Uhr)
1969
Wecker mit Ziffernblatt in Winkelgraden für die Zeiteinteilung
14,9 x 9,5 x 6 cm
Staatsgalerie Stuttgart, Archiv Sohm

5.35
MARCEL BROODTHAERS *1924–1976
Le poids d'une œuvre d'art
(Das Gewicht eines Kunstwerks)
1965
Holz, Eierschalen, Waage
60 x 45 cm
Sammlung Sylvio Perlstein, Antwerpen

5.36
MARCEL BROODTHAERS *1924–1976
Toile noire découpée en trois parties avec morceaux de coquilles d'œufs colorés et numérotés
(Schwarze, in drei Teile zerschnittene Leinwand mit farbigen und numerierten Eierschalenstücken)
1966
Öl auf Leinwand, Eierschalen bemalt
65 x 112 cm
Galerie Jule Kewenig, Frechen

5.37
PIERO MANZONI 1933–1963
Linea
1959
Zwei Papprollen (mit Strichen in 4,54 m und 5,12 m Länge auf Papier);
Ø 6 cm, Höhe 21,3 cm (linke Rolle); Ø 6 cm, 20,5 cm (rechte Rolle)
Staatsgalerie Stuttgart, Archiv Sohm

5.38
BARBARA MÜHLEFLUH *1962
Hundertzweiundsechzig
1993
Gips
162 x 34 x 34 cm
Courtesy Brandstetter & Wyss, Zürich

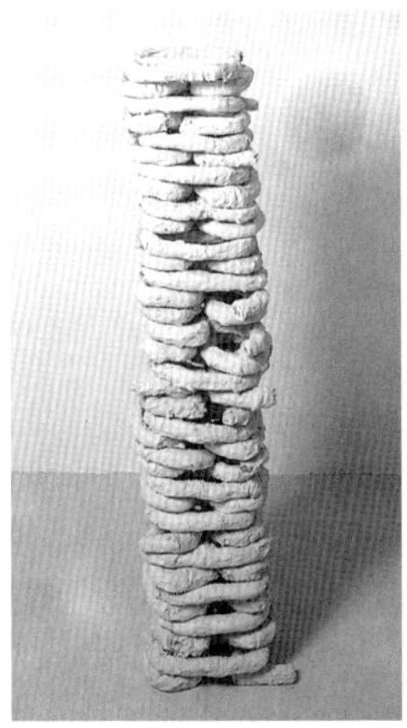

5.39
JOSEPH KOSUTH *1945
Ruler
(Lineal)
1965
Photo, Lineal und Phototext
120 x 125 cm
Sammlung Marzona, Udine

5.40
CILDO MEIREILES *1948
Total Réguas I
(Total-Maßstab)
1992
Maßstäbe aus Holz, gelb lackiert, mit schwarzer Meßskala
84 x 38 cm
Sammlung Galeria Luisa Strina, São Paulo

5.41
JEAN-PIERRE RAYNAUD *1939
Mur PVC Rouge
(Rote PVC-Mauer)
1969
PVC und Metall
240 x 64 cm
Sammlung Emmy de Martelaere, Paris

5.42
ROBERT MORRIS *1931
Swift Night Ruler
(Schnelles Nacht-Lineal, oder: Schneller Nacht-Herrscher)
1963
Holzlineal, Satin und Holzkassette
6 x 43 x 11 cm
Sammlung Sonnabend, New York

5.43
MARCEL BROODTHAERS 1924–1976
Un mètre pliable
(Ein faltbarer Meter)
Um 1974
Bemalter Meßstab
3 x 24 x 1,6 cm
Courtesy Jule Kewenig, Frechen

5.44
TIMM ULRICHS *1940
Anhäufung von Kilometersteinen
1969
Akkumulation von 20 behauenen, schwarzweiß bemalten und beschrifteten alten Kilometersteinen
Maße variabel
Sammlung Prof. Dr. Paul Wember, Krefeld

5.45
TIMM ULRICHS *1940
Allgemeine deutsche Sterbetafel
1960/62, 1965
Reproduktion aus "Schülkes Tafeln", Stuttgart
Photoleinwand auf Keilrahmen
100 x 85 cm
Leihgabe des Künstlers

5.46
TIMM ULRICHS *1940
Bild-Objekt, sein eigenes Gewicht anzeigend
(»1,68 kg«)
1968
Schwarz lackierter Holzkasten mit eingebauter Küchenwaage
41 x 37,5 x 9,2 cm
Sammlung Paul Miggel, Duisburg

5.47
TIMM ULRICHS *1940
Selbst-Porträt (Körper-Kunst-Objekt)
1970/1971
Imprägnierte Zeltplane mit Siebdruckbeschriftung
180 x 102 cm
Leihgabe des Künstlers

5.48
KLAUS HEUSER *1940
Gedächtnis der Steine II
1995
Frottage und Coudrage auf Textil
200 x 50 cm
Staatsgalerie Stuttgart
Erwerbung des Ministeriums der Wissenschaft, Forschung und Kunst Baden-Württemberg

5.49
CRISTINA BARROSO *1958
Abstand zwischen zwei Punkten
1996
Acryl auf Leinwand
110 x 50 x 16 cm
Leihgabe der Künstlerin

5.50a–c
HERMANN PITZ *1956
Ohne Titel
1993
Dreiteilige Photoarbeit
Je 38 x 28 cm
Leihgabe des Künstlers

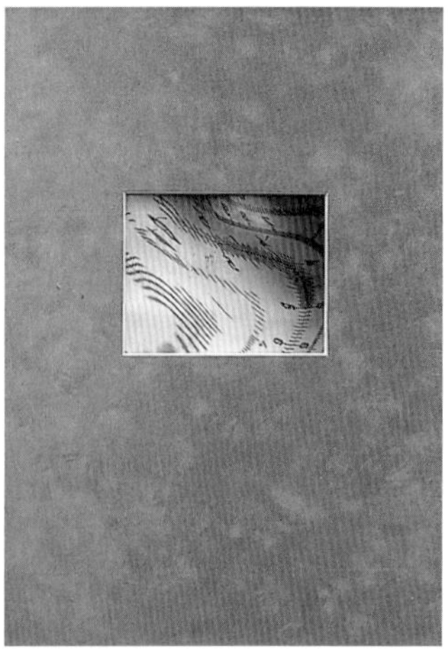

5.51
ANDREW TOPOLSKI *1952
Four Corner/Two Hours
(Vier Ecken/Zwei Stunden)
1995
Mischtechnik
30 x 33 x 10 cm
Galerie von Bartha, Basel

5.52
ANDREW TOPOLSKI *1952
Hyperimeter
1996
Mischtechnik
56 x 122 x 6,5
Galerie von Bartha, Basel

5.53
ANDREW TOPOLSKI *1952
Time (after Copper)
(Zeit, nach Copper)
1995
Mischtechnik auf Kupfer
91,5 x 122 x 0,64 cm
Galerie von Bartha, Basel

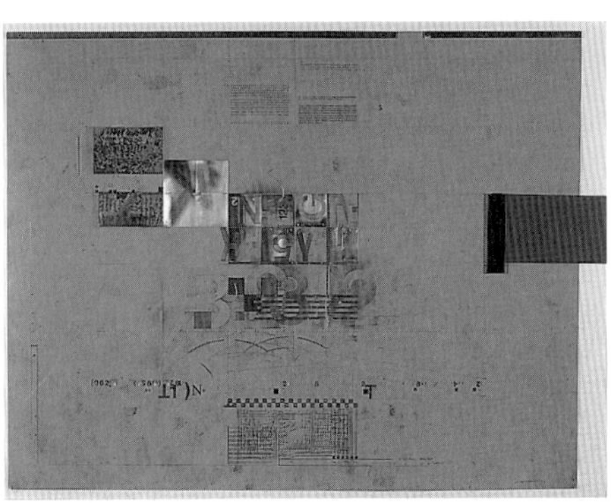

5.54
MICHAEL SAUER *1949
Biographie als Flaschenhalter
1992
Eisen, Kupfer, Lack
38,7 x 47 x 18 cm
Sammlung Andersch, Neuss

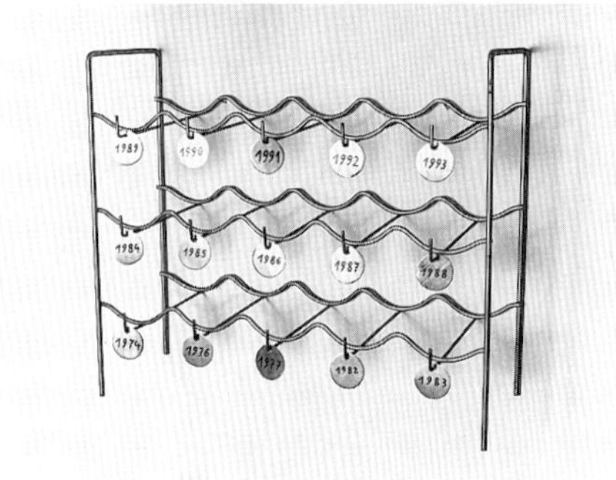

5.54

5.55
KLAUS STAECK *1938
Das Glück liegt auf der Straße
1995
Plakat
70 x 100 cm
Edition Staeck, Heidelberg

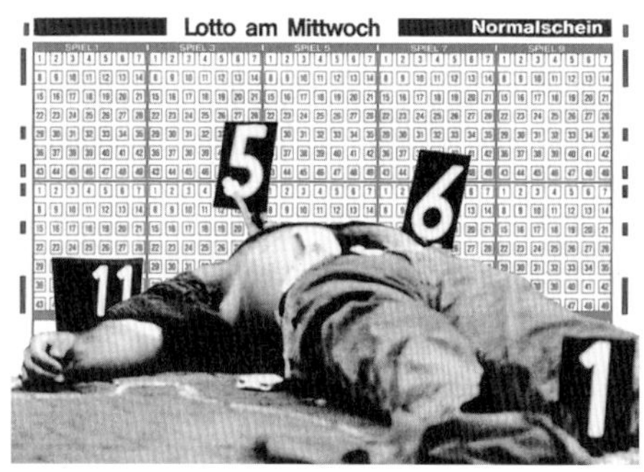

6 VON DER RECHENTAFEL ZUR
SERIELLEN ARITHMETISIERUNG

6.1 bis 6.4
SIGMAR POLKE *1941
Lösungen I–IV
1967
Lackfarbe auf Sackleinen
Je 150 x 125 cm
Staatliche Museen Kassel, Neue Galerie

6.5
SIGMAR POLKE *1941
Lösungen VII
1968
Lackfarbe auf Leinwand
50 x 40 cm
Privatsammlung

6.6
RUNE MIELDS *1935
Vom Nutzen der Mathematik
(für C. G. Lichtenberg)
1989/1991
Aquatec auf Leinwand, 180 x 120 cm
Courtesy Galerie Jöllenbeck, Köln

6.7
HEINZ GAPPMAYR *1925
Modifikationen von 0
1974/91
Aquatec auf Leinwand über Holz
160 x 110 cm
Courtesy Galerie Dorothea van der Koelen, Mainz

6.8
FLATZ *1952
Die 4 Grundrechnungsarten
1976
Vierteilige Letraset-Arbeit auf kariertem Karton
Je 29,7 x 42 cm
Leihgabe des Künstlers

6.9
BERNAR VENET *1941
Elementary Number Theory
(Elementare Zahlentheorie)
Book Presentation
1970
Photographische Vergrößerung und Buch
Maße variabel
Leihgabe des Künstlers

6.10
BERNAR VENET *1941
Nuclear Physics Diagram
(Nukleares Physik-Diagramm)
1967
Acryl auf Leinwand, 160 x 131 cm
Leihgabe des Künstlers

6.11
ART & LANGUAGE (MEL RAMSDEN *1944)
100% Abstract (47,0% 53%)
1967/68
Silikatfarbe auf Leinwand
32 x 32 cm
Kunstsammlungen zu Weimar, Dauerleihgabe
Sammlung Paul Maenz

6.12
ART & LANGUAGE (MEL RAMSDEN *1944)
100% Abstract (Titanium, Silicates, Calcium)
1967/68
Farbe auf Leinwand
62,5 x 63 cm
Kunstsammlungen zu Weimar, Dauerleihgabe
Paul Maenz

6.13
PETER ROEHR 1944–1968
GR-1 und GR-2
1963
Zwei Lochkarten, gestanzt
Je 8,2 x 18,1 cm
Privatsammlung Stuttgart

6.14
PETER ROEHR 1944–1968
Ty-16
1963
Schreibmaschine auf Papier
15,4 x 15,5 cm; 31 x 22 cm (Blattgröße)
Sammlung Paul Maenz, Berlin

6.15
PETER ROEHR 1944–1968
Ty-13
1963
Schreibmaschine auf Papier
16,5 x 16,5 cm; 38,5 x 29 cm (Blattgröße)
Sammlung Paul Maenz, Berlin

6.16
PETER ROEHR 1944–1968
Ty-21
1963
Schreibmaschine auf Papier
19 x 18 cm; 30,5 x 22 cm (Blattgröße)
Sammlung Paul Maenz, Berlin

6.17
PETER ROEHR 1944–1968
ST-9
1962
Additionsstreifen
Rechenmaschine auf Papier
106 x 6,3 cm
Sammlung FER

6.18
MARYLIN WILLIS *1949
EINS/Fib.21/1
1995
PVC auf Spanplatte
100 x 100 cm
Leihgabe der Künstlerin

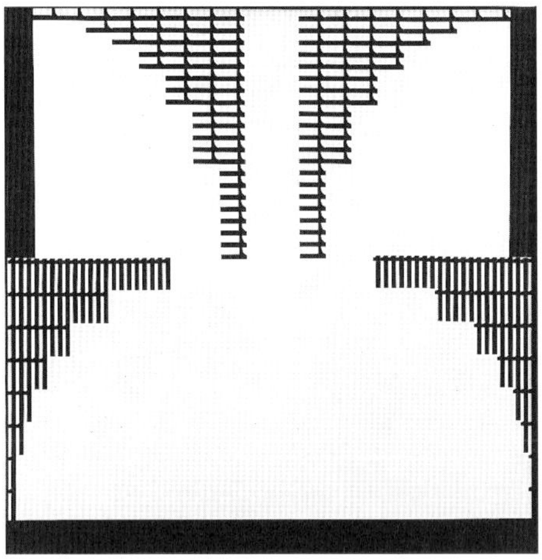

6.19
MARYLIN WILLIS *1949
EINS/Fib.21/2
1995
PVC auf Spanplatte
100 x 100 cm
Leihgabe der Künstlerin

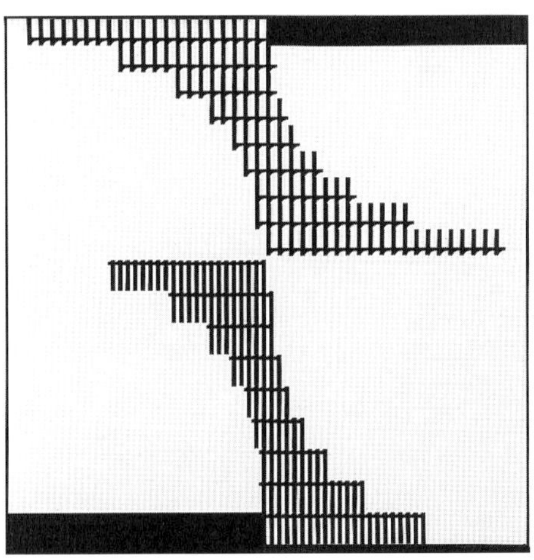

6.20a–i
IMI GIESE 1942–1974
Ohne Titel
1964–1974
9 Schreibmaschinen- und Schablonenzeichnungen
Je 29,7 x 21 und 29,7 x 42 cm
Sammlung Anna und Tita Giese, Düsseldorf

6.21
IMI GIESE 1942–1974
18 Lichtpausarbeiten
1970
Schreibmaschine auf Lichtpauspapier
Je 29,7 x 21 cm
Sammlung Anna und Tita Giese, Düsseldorf

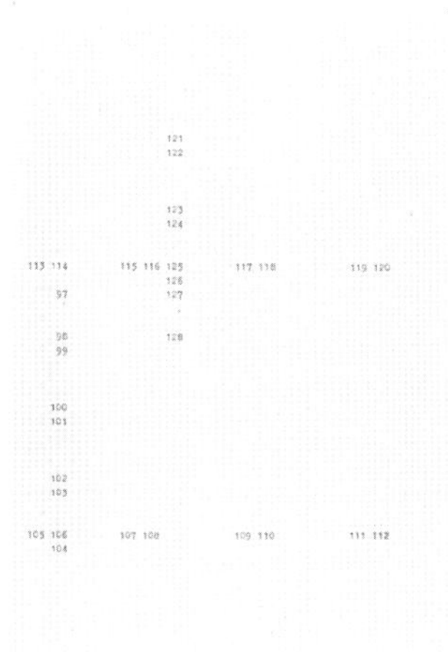

6.22
IMI GIESE 1942–1974
Ohne Titel
1973
Zwölfteilige Photoarbeit in 6 Tafeln
Je 40 x 50 cm; 16,8 x 16,8 cm (Photo)
Deutsche Bank AG, Frankfurt am Main

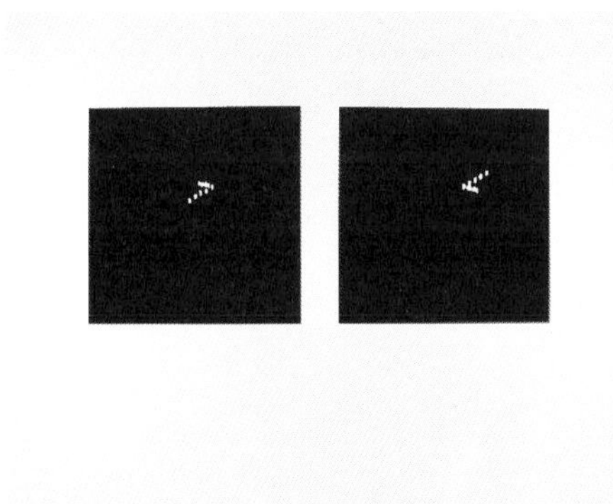

6.23
DAN GRAHAM *1942
No. 1: Scheme; No. 2: Scheme – Book Projekt; No. 3: Figurative; No. 4: Scheme; No. 5: March 31
Photostat
1966
Je 89 x 69 cm
Galerie Rüdiger Schöttle, München

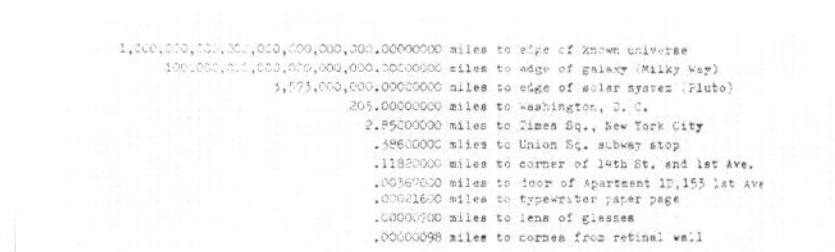

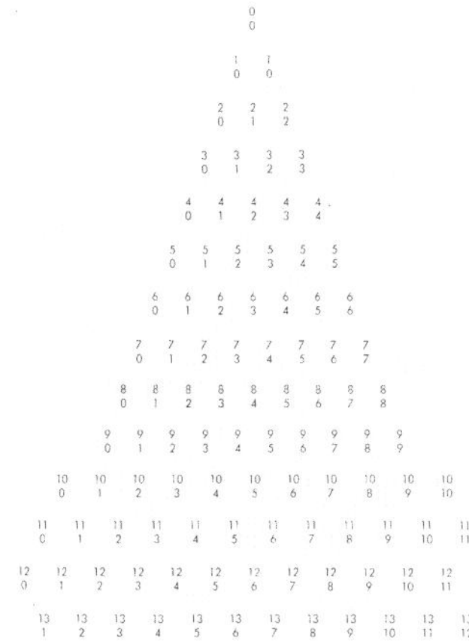

6.24
BERNARD TAGWERKER *1942
Diagonale Teilung
1978
Bleistift, farbige Tusche, Faserstift auf Papier
Ziffern der oberen und linken Skala ausgestanzt
56 x 76 cm
Galerie Kulli, St. Gallen

6.25
BERNARD TAGWERKER *1942
Diagonale Teilung
1978
Bleistift, Faserstift auf Papier, Kreide, Ziffern der oberen und linken Skala ausgestanzt
56 x 76 cm
Galerie Kulli, St. Gallen

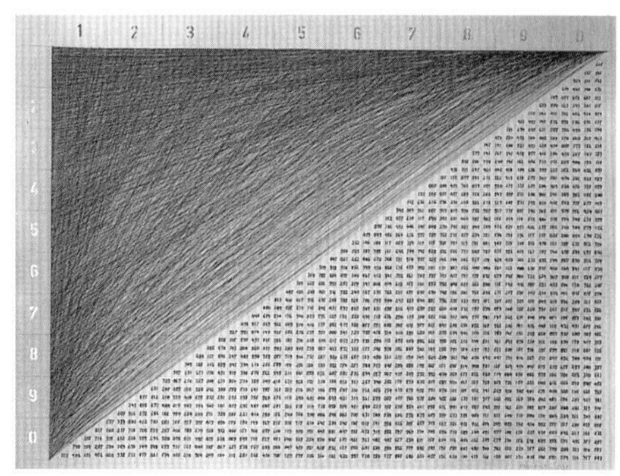

6.26
HERMAN DE VRIES *1931
Zufallsobjektivierung 68–47
1968
Letraset-Ziffern auf schwarzem Papier
50 x 69,5 cm
Haags Gemeentemuseum, Den Haag

6.27
HERMAN DE VRIES *1931
Zufallsobjektivierung 68–48
1968
Letraset-Ziffern auf schwarzem Papier
50 x 69,5 cm
Haags Gemeentemuseum, Den Haag

6.28
HEINZ GAPPMAYR *1925
Zahlen 1–9
1984/94
Aquatec auf Leinwand über Holz
164 x 240
Courtesy Galerie Dorothea van der Koelen, Mainz

6.29
MEL BOCHNER *1940
Counting Alternatives Series
(The Wittgenstein Illustrations)
(Serie der Zähl-Alternativen, Die Wittgenstein-Illustrationen)
1971
11 Zeichnungen
Bleistift, rote und schwarze Tusche auf Papier
Je 76,2 x 55,9 cm
Sammlung Marzona, Udine

6.30
MEL BOCHNER *1940
Über Gewißheit / On Certainty and Counting Alternatives: The Wittgenstein Illustrations, herausgegeben von G. E. M. Anskombe and G. H. von Wright, mit einer Einführung von Mel Bochner, San Francisco: Arion Press, 1991
Photogravuren auf Rives nach Zeichnungen von Mel Bochner
37,5 x 33 cm, Ex. 190/300
Privatsammlung

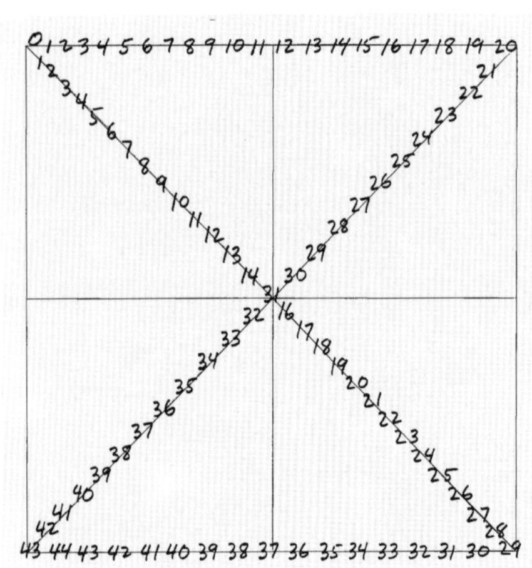

6.31
HANNE DARBOVEN *1941
4868
1971
Tusche auf gelbem Karopapier
76 x 151 cm
Sammlung Marzona, Udine

6.32
MEL BOCHNER *1940
Range Study (Reihenstudie)
1973
Roter und schwarzer Filzschreiber auf Papier
65,4 x 23,1 cm
Collection Elaine Lustig Cohen, New York

6.33
MEL BOCHNER *1940
To count in transitive
(Transitives Zählen)
1972
Fingerschrift in Kalkschicht auf Glas
Installation Yale University Art Gallery, 1995
Bochner wird eine vergleichbare Arbeit auf der geschwungenen Glasfenster-Fassade der Staatsgalerie Stuttgart realisieren.

6.34
MEL BOCHNER *1940
Reversibility
(Umkehrbarkeit)
1972
Steine und Kreide auf Fußboden
Länge etwa 1 m
Installation des Künstlers »in situ«

6.35
MEL BOCHNER *1940
Two 12" plates
(Zwei 12 Inches Radierplatten)
1993
Aquatintaradierung auf Kupfertiefdruckpapier
22,7 x 60,8 cm (Platten); 45,1 x 77,6 cm (Blatt)
Privatsammlung

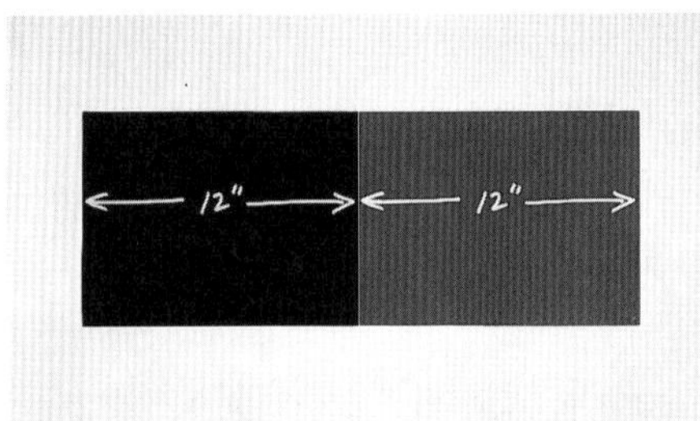

6.36
MEL BOCHNER *1940
Ohne Titel
1975
Farbstift auf Karton
20 x 33 cm
Sammlung Marzona, Udine

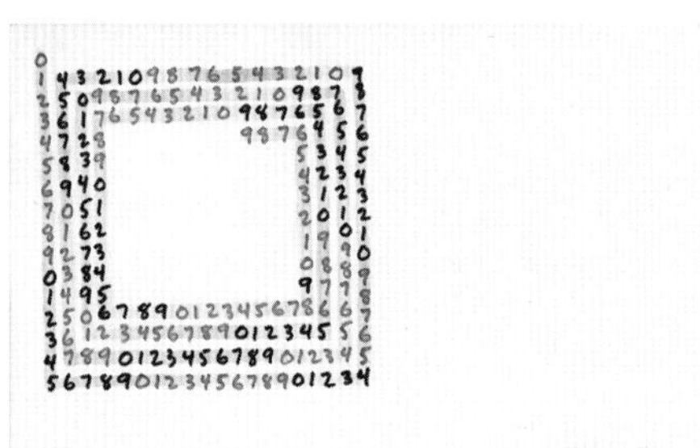

6.37
FRANÇOIS MORELLET *1926
Représentation géometrique de la table de Pythagore
(Geometrische Darstellung des Einmaleins)
1978
Acryl auf Leinwand
140 x 140 cm
Sammlung des Künstlers, Courtesy Galerie Müller-Roth, Stuttgart

6.38
FRANÇOIS MORELLET *1926
Représentation linéaire de la table de Pythagore
(Lineare Darstellung des Einmaleins)
1977
Acryl auf Leinwand
140 x 140 cm
Sammlung des Künstlers, Courtesy Galerie Müller Roth, Stuttgart

6.39
FRANÇOIS MORELLET *1926
1, 1, 1 ... alle 1, 2, 2, 2 ... alle 2, 3, 3, 3 ... alle 3, usw.
1978
Acryl auf Leinwand
140 x 140 cm
Sammlung des Künstlers, Courtesy Gallerie Müller-Roth, Stuttgart

6.40
MANFRED MOHR *1926
P 164
1975
Tusche auf Papier
35 x 30 cm
Courtesy Galerie Müller-Roth, Stuttgart

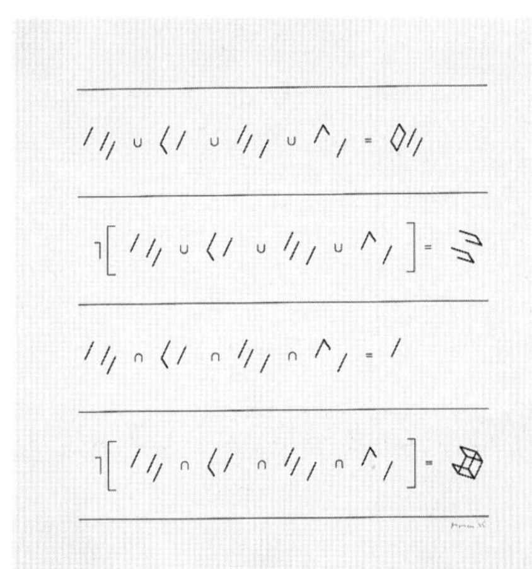

6.41
MANFRED MOHR *1926
P 155 B
1974
Tusche auf Papier
60 x 60 cm
Courtesy Galerie Müller-Roth, Stuttgart

6.42
MANFRED MOHR *1926
P 154 C
Zweiteilig
1974
Tusche auf Papier
60 x 60 cm
Courtesy Galerie Müller-Roth, Stuttgart

6.43
ESTHER FERRER *1937
Série »Nombres premiers«
(Serie »Primzahlen«)
1987
Bemaltes Holz, Nägel, Faden, Filzstift
130 x 98 cm
Leihgabe der Künstlerin

6.44
ESTHER FERRER *1937
Série »Nombres pemiers«
(Serie »Primzahlen«)
1988
Bemaltes Holz, Nägel, Faden
90 x 60 cm
Leihgabe der Künstlerin

6.45
ATTILA KOVÁCS *1938
Lineare Struktur-Artikulation von 2 Sequenzen in 2 Phasen für Koordination P 3-19-1975, Daten-Konstruktions-Zeichnung
1985
Tusche auf blauem Millimeterpapier, Isograph, Schablone
74 x 70 cm
Leihgabe des Künstlers

6.46
ANTONIO DIAS *1944
The Illustration of Art
(Illustration der Kunst)
1972
Acryl auf Leinwand
130 x 195 cm
Leihgabe des Künstlers

6.47
LIZBETH MARANO *1950
0–18
1988
Tinte und Farbstift auf Millimeterpapier
22 x 29, 8 cm
Leihgabe der Künstlerin

6.48
LIZBETH MARANO *1950
0-18
1988
Weiße Kunststoffdominos auf bemaltem Holz
121,9 x 50,8 cm
Leihgabe der Künstlerin

6.49
HAMISH FULTON *1946
Dot painting
(Tupfen-Malerei)
Zweiteilig
1996
Zeichnung: Bleistift auf Papier: 39,5 x 53 cm;
Gemälde: Acryl auf Platte: 71 x 71 cm
Courtesy Annely Juda Fine Art, London

6.50
STEPHEN PRINA *1954
Exquisite Corpse: The Complete Paintings of Manet, No. 29 of 556: The Italian Model, 1860
(Der erlesene Leichnam: Sämtliche Gemälde von Manet, 29 von 559: Das italienische Modell, 1860)
Zweiteilig
1988
Lavierung auf Hadernpapier: 82 x 69 cm;
Offset-Lithographie: 74,5 x 92 cm
Privatsammlung Stuttgart

6.51
CARL ANDRE *1935
Plakat für die Wide White Space Gallery, Antwerpen
1968
Serigraphie auf weißem Papier
50 x 60 cm
Sammlung Marzona, Udine

6.52
SIMON PATTERSON *1967
24 hours: 18:00
1995
Serigraphie auf mit Ölfarbe bemalter Leinwand
110 x 178 x 3 cm
Courtesy Lisson Gallery, London

6.53
SIMON PATTERSON *1967
24 hours: 16:00
1995
Serigraphie auf mit Ölfarbe bemalter Leinwand
110 x 178 x 3 cm
Courtesy Lisson Gallery, London

6.54
REINHARD SCHERER *1948
Elemente
1995
Glas, Schrift, Eisen
270 x 378 x 1 cm
Leihgabe des Künstlers

6.55
PETER WARUM *1954
Achtmal Achtundachtzig Achter
1996
8 Acrylglasplatten mit eingeschliffenen Ziffern auf Sockel aus hellgrauen Kunststoffplatten
Glasplatten je 130 x 130 cm;
Sockel 108 x 108 x 108 cm
Leihgabe des Künstlers

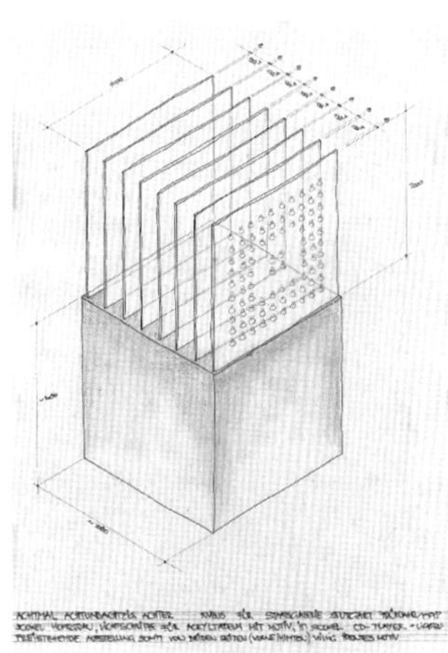

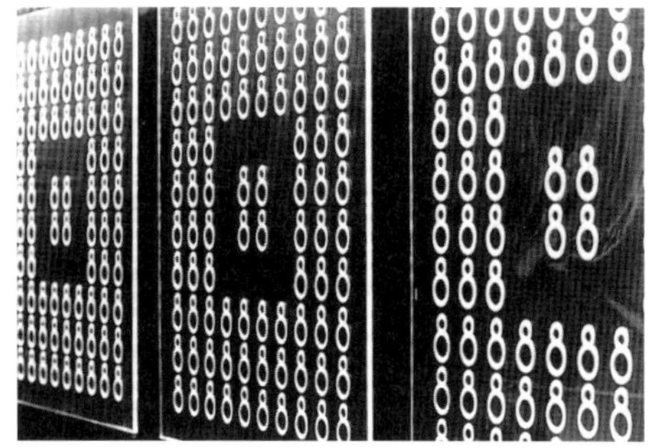

6.55

7 METRUM UND METAPHYSIK DER ZEIT

7.1
ARMAN *1928
Paradoxe du temps,
(Paradox der Zeit)
1961
Wecker in Holzkasten
42 x 72 x 18 cm
Sammlung Rudolf und Ute Scharpff, Stuttgart

7.2
ARTHUR (ADDI) KÖPCKE 1928–1977
What's the time?
(Wie spät ist es?)
1969
Uhren auf Holz montiert
16,5 x 60,5 x 18 cm
Staatsgalerie Stuttgart, Archiv Sohm

7.3
MARCEL BROODTHAERS 1924–1976
Minuit
(Mitternacht)
1969
Plastikplatte, getrieben und bemalt
120 x 83 cm
Galerie Jule Kewenig, Frechen

7.4
ULRICH BERNHARDT *1942
klinisch tot
1967
Assemblage aus Holz, Uhr, medizinische Instrumente, Plastikfolie
70 x 113 x 10 cm
Privatsammlung

7.5
HEINER BLUM *1959
Komposition in Zeit und Raum No. 1
1989/92
Mischtechnik
20 x 54 x 20 cm
Galerie Bärbel Grässlin, Frankfurt am Main

7.6
KLAUS RINKE *1939
Deutschzeit
1925–1974–1987
Bleistift auf Holzbodenplatte, Metallgestänge, Bahnhofsuhr
480 x 400 x 300 cm
Leihgabe des Künstlers

7.7
HAIM STEINBACH *1944
ultra red # 1
(Ultra-Rot Nr.1)
1986
Verschiedene Materialien
151,99 x 272, 01 cm
Courtesy Sonnabend Gallery, New York

7.8
JOSEPH KOSUTH *1945
Investigation 8, Proposition 2
(Erkundungen 8, Vorschlag 2)
1970
Installation mit 3 Uhren, 3 Textheften, 1 Tisch, 3 Stühlen
Maße variabel
Sammlung FER

7.9
MATTHEW McCASLIN *1957
A Quarter to What ?
(Ein Viertel vor was?)
1991
Uhr, Steckdose, Schalter, Kabel
183 x 55 cm
Courtesy Galerie Rolf Ricke, Köln

7.10
MATTHEW McCASLIN *1957
Untitled Time
(Unbenannte Zeit)
1993
Uhr, Zement, Sand
15 x 50 x 40 cm
Sammlung Rolf Ricke, Köln

7.11
ROBERT RAUSCHENBERG *1925
Factum I
1957
Öl und Collage auf Leinwand
157,48 x 90,17 cm
The Museum of Contemporary Art, Los Angeles, The Panza Collection

7.12
PIERO MANZONI 1933–1963
156 BM Calendario
(156 BM Kalender)
1959
Kalenderblätter auf Papier
65 x 48 cm
Sammlung Calmarini, Mailand

Abb. 19
ROY LICHTENSTEIN *1923
Calendar
1962
Öl auf Leinwand
123,21 x 177,8 cm
The Museum of Contemporary Art, Los Angeles, The Panza Collection

7.13
CLAES OLDENBURG *1929
Soft Calendar for the month of August
(Weicher Kalender für den Monat August)
1962
Leinen, mit Schaumgummi gefüllt, Liquitex und Emaillefarbe
109,9 x 107,3 x 14 cm
Sammlung Muriel Kallis Newman, Chicago

7.14
ALIGHIERO BOETTI 1940–1994
11 Luglio 2023 – 16 Dicembre 2040
(11. Juli 2023 – 16. Dezember 2040)
1971
Zwei Messingplatten
Je 40 x 40 cm
Gian Enzo Sperone, New York

7.15
ALIGHIERO BOETTI 1940–1994
Contatore
(Zähler)
1974
Bleistift, Collage, Graphit, Letraset auf Papier
71 x 51 cm
Sammlung Colombo, Mailand

7.16
ON KAWARA *1933
100 Years Calendar
(100-Jahre-Kalender)
1989
Farbige Tusche auf gedrucktem 100-Jahres-Kalenderformular
74 x 135,5 cm (mit Rahmen) und
70 x 132 cm (Blatt)
Sammlung M.J.S., Paris

7.17 bis 7.21
ON KAWARA *1933
Jan 15 1966
Jan 18, 1966
Jan 19, 1966
May 31, 1980
July 24, 1980
Liquitex auf Leinwand
Je 45,7 x 61 cm
Staatsgalerie Stuttgart

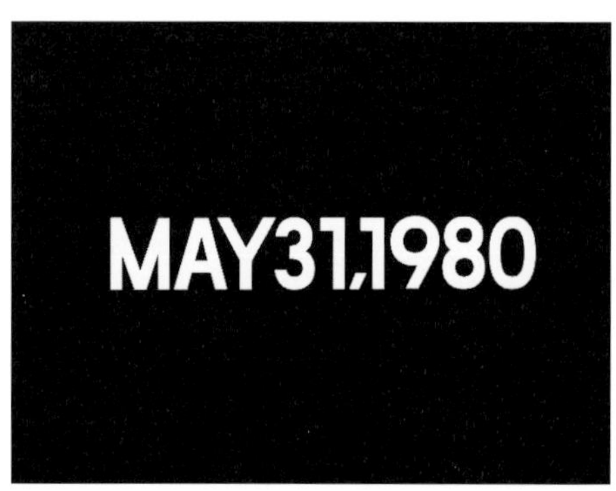

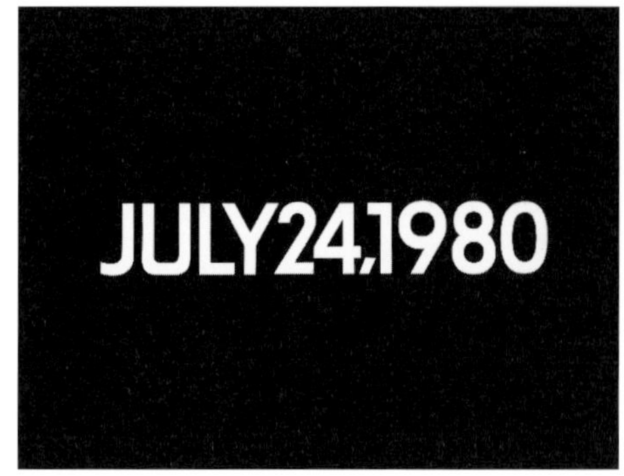

7.22
ON KAWARA *1933
May 27, 1972
(Leningrad) Today Series No. 41, 1972
1972
Liquitex auf Leinwand
45,5 x 61,5 cm
Sammlung FER

7.23
ON KAWARA *1933
May 31, 1972
(Israel Leaders Called Today)
Today Series No. 43, 1972
1972
Liquitex auf Leinwand
45,5 x 61,5 cm
Sammlung FER

7.24
ON KAWARA *1933
Date Painting, Oct. 8, 1994 (orange)
1994
Acryl auf Leinwand
33 x 44 cm
Art & Public, Genf

7.25
ON KAWARA *1933
Monday Date Painting Nov. 13, 1978
1978
Acryl auf Leinwand und Zeitung in Schachtel
180 x 220 cm
Sammlung Speck, Köln

7.26
ON KAWARA *1933
One Million Years
(10 Bände)
1970/71
Xero-Kopien in Klarsichtfolie gebunden mit Regal und Plexiglashaube
Sammlung FER

7.27
HORST ANTES *1936
Rotes Datumsbild:
16.7.93/17.7.93/18.7.93/19.7.93/20.7.93/21.7.93/22.7.93/23.7.93/24.7.93/25.7.93/26.7.93/7.7.93/28.7.93/29.7.93/30.7.93/31.7.93/1.8.93/2.8.93/3.8.93/4.8.93/5.8.93/6.8.93/7.8.93/8.8.93/9.8.93/10.8.93/11.8.93/12.8.93/21.8.93/22.8.93/23.8.93/3.12.93/5.12.93/6.12.93/7.12.93/8.12.93/12.1.94/13.1.94/4.1.94/15.1.94/16.1.94/18.1.94/21.1.94/27.1.94/28.1.94/29.1.94/30.1.94
1993–1994
Aquatec mit Sägemehl auf Sperrholz
120 x 160 cm
Privatsammlung

7.28
HORST ANTES *1936
14.2.95 / 15.2.95 / 16.2.95 / 17.2.95 / 28.2.95 /
1.3.95 /2.3.95 / 3.3.95
1995
Aquatec, Graphit, Mangan mit Sägemehl auf Leinwand
120 x 162 cm
Privatsammlung

7.29
ROMUALD HENGSTLER *1930
28/95
1995
Öl auf Leinwand
100,5 x 140 cm
Staatsgalerie Stuttgart, Erwerbung des Ministeriums für Wissenschaft, Forschung und Kunst Baden Württemberg

7.30
McDERMOTT & McGOUGH *1952 und *1958
Face of God 1928
(Antlitz Gottes)
1990
Öl auf Leinwand
112 x 107 cm
Privatsammlung, Courtesy Galerie Bischofberger, Zürich

7.31
SIGMAR POLKE *1941
Experimentelle Untersuchung mittels Goldenem Schnitt einer
von Leonardo da Vinci angewandten Methode
1969
Bleistift, Farbstift, Kugelschreiber auf Millimeterpapier
66 x 85,5 cm
Sammlung Georg Karl Pfahler, Stuttgart

7.32
JONATHAN BOROFSKY *1943
Counting from 1 to Infinity in Progress
(Zählen von 1 bis Unendlich fortlaufend)
1969
Unbekannte Anzahl von gestapeltem, mit Zahlen beschriftetem Papier
81,3 x 21,6 x 27,9 cm
Sammlung des Künstlers, Courtesy Paula Cooper Gallery, New York

7.33
CLAUDE WALL *1951
4 Lebensläufe aus »Bilder einer Ausstellung I«
1995
Ponal, Bleistift auf Nessel
60 x 50 cm
Courtesy Angelo Falzone, Mannheim

7.34
JOSEPH BEUYS 1921–1986
Tafel »nur noch 1017 Tage bis zum Ende des Kapitalismus«
1984
Holz, Kreide
70 x 207 x 210 cm
Courtesy Werkstatt Kollerschlag

7.35
JOSEPH BEUYS 1921–1986
Countdown 2000
1981
Offsetlithographie
87,5 x 63,5 cm
Edition der Manus-Presse Stuttgart
Privatsammlung

7.36 und 7.37
ROSEMARIE TROCKEL *1925
Ohne Titel (Kalender)
1995
6 Serigraphien auf Offsetkarton
70 x 50 cm
Courtesy Sabine Knust, Maximilian Verlag, München

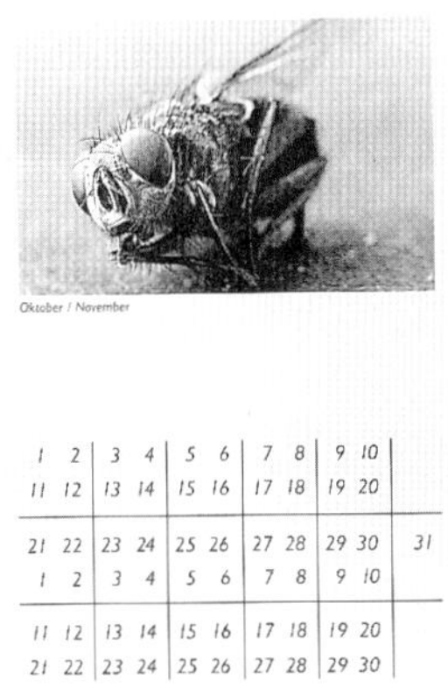

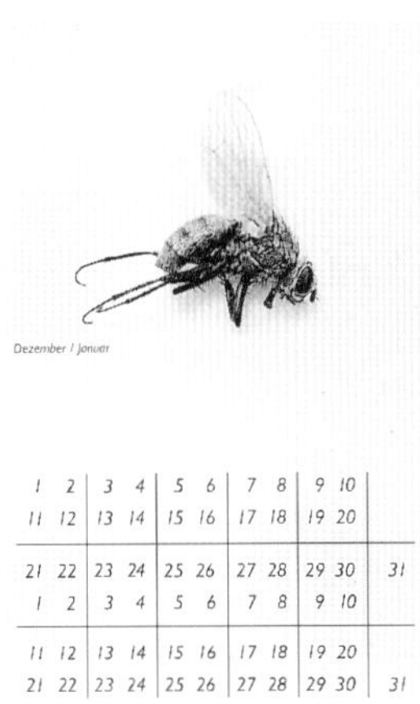

7.38
HANS-ALBERT WALTER *1925
pyramide von raum und zeit III
1984/89
Acryl auf Leinwand
200 x 150 cm
Leihgabe des Künstlers

7.39
HANS-ALBERT WALTER *1925
legende des verlorenen planeten
1989
Acryl auf Leinwand
200 x 150 cm
Ostsee-Akademie Lübeck-Travemünde.

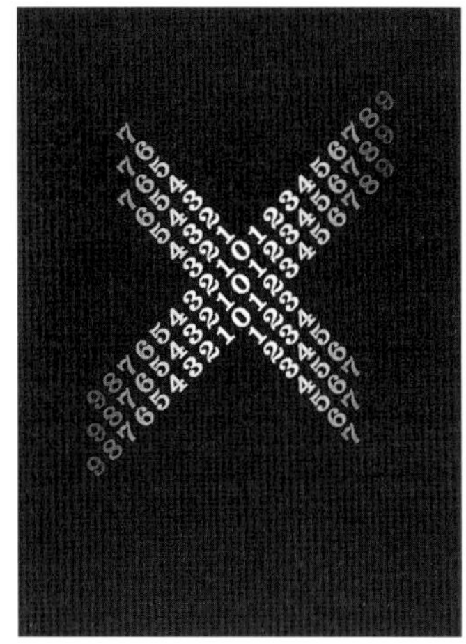
7.39

7.40
JOHN HILLIARD *1945
Endless
(Endlos)
1990
Photo auf Karton
40 x 45 cm
Courtesy Lisson Gallery, London

7.41
JOHN HILLIARD *1945
Countdown
1990
Tinte auf Aquarellpapier
120 x 150 cm
Courtesy Lisson Gallery, London

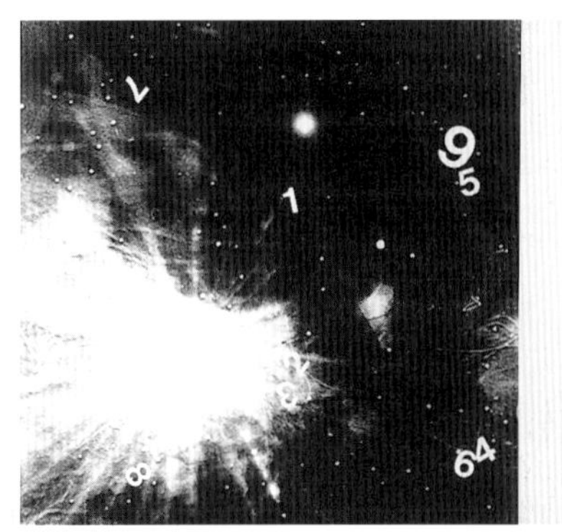

7.42
CARL FREDRIK REUTERSWÄRD *1934
L'infini moins 1 (1957)
(Das Unendliche minus 1)
1962
Lack und Tempera
90 x 359 cm
Leihgabe des Künstlers

7.43
CARL FREDRIK REUTERSWÄRD *1934
Les interchiffres avec l'inconnu
(Interziffern mit dem Unbekannten)
1984
Zehn Figuren, Messing auf Holz
Je 8 x 1 cm
Leihgabe des Künstlers

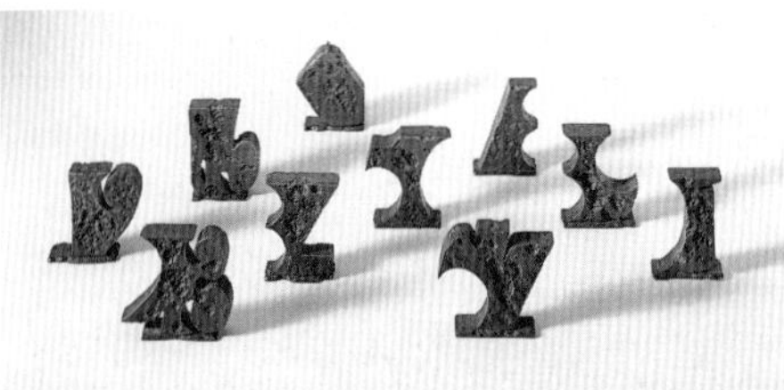

7.44
ROMAN OPALKA *1931
1965/1 bis ∞, Detail 58885–89204
1971
Öl auf Leinwand
195 x 135 cm
Privatsammlung

7.45
ROMAN OPALKA *1931
Beschreibung der Welt 105889–123294
1970
Tuschezeichnung
60 x 80 cm
Privatsammlung Stuttgart

7.46
ROMAN OPALKA *1931
1 bis ∞, Detail, 680350–707495
1965ff.
Kunstharz auf Leinwand
202 x 152 cm
Museum Folkwang Essen

7.47
ROMAN OPALKA *1931
1 bis ∞, Detail 774509–800148
1965ff.
Öl auf Leinwand
204 x 152 cm
Staatsgalerie Stuttgart

7.48
ROMAN OPALKA *1931
1 bis ∞, Detail 3546421–3562392
1965ff.
Acryl auf Leinwand
196 x 135 cm
Leihgabe des Künstlers

7.49
ROMAN OPALKA *1931
1 bis ∞, Detail 4557404–4580687
1965ff.
Acryl auf Leinwand
196 x 135 cm
Leihgabe des Künstlers

7.50
ROMAN OPALKA *1931
1 bis ∞, Detail 4580688–4602213
1965ff.
Acryl auf Leinwand
196 x 135 cm
Leihgabe des Künstlers

7.51
ROMAN OPALKA *1931
1 bis ∞, Detail 4602214–4621127
1965ff.
Acryl auf Leinwand
196 x 135 cm
Leihgabe des Künstlers

7.52
ROMAN OPALKA *1931
1 bis ∞, Detail 4968512–4988005
1965ff.
Acryl auf Leinwand
196 x 135 cm
Leihgabe des Künstlers

7.53
HANNE DARBOVEN *1941
1 x 100 Abläufe
8 Teile
1972
Kugelschreiber und Tinte
Je 29,7 x 21 cm
Sammlung Marzona, Udine

7.54
HANNE DARBOVEN *1941
21 x 21
(Mappe mit 5 Blättern)
1968
Tusche auf kariertem Papier
Je 61 x 43 cm; Blatt 5: 43,2 x 61 cm
Deutsche Bank AG, Frankfurt am Main

7.55
MIGUEL CHEVALIER *1959
Etat binaire 1,2,3
(Binärer Zustand)
1990
Cibachrom, Plexiglas, Elektrizität (220 Volt), drehbarer Schirm
80 x 110 x 10 cm
Leihgabe des Künstlers

7.56
MIGUEL CHEVALIER *1959
Turbulence numérique
(Interaktive Installation)
1996
Sandglas auf fahrbarem Gestell, Videoprojektor Epson-330, Computer Macintosh Power Mac 81090. Logistik Erik Wenger
190 x 150 x 1 cm
Courtesy Sylvana Lorenz, Paris

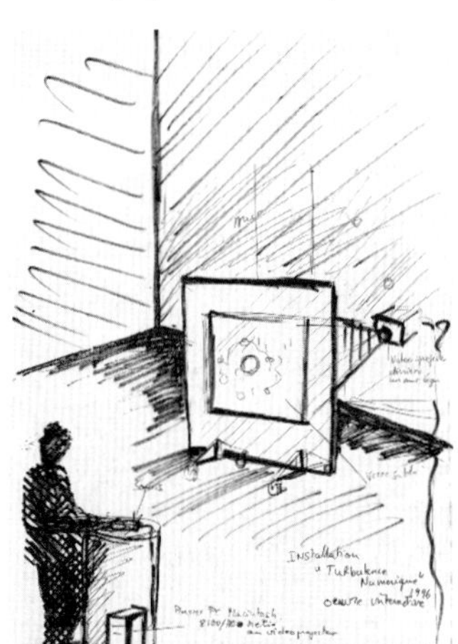

7.57
MIGUEL CHEVALIER *1959
Carte hexadécimale infinie
(Hexadezimale unendliche Karte)
1992
Serigraphie auf Spiegelglas
100 x 100 x 10 cm
Leihgabe des Künstlers

7.58
TATSUO MIYAJIMA *1957
Time in blue No 28
(Zeit in Blau Nr. 28)
1995
Blaue, lichtemittierende Diode, IC, elektrischer Draht und Transformator auf zwei Holzplatten
150 x 400 x 8 cm
Courtesy Antony d'Offay Gallery, London

7.59
BRIGITTE KOWANZ *1957
Lichtgeschwindigkeit, Installation Foyer Businesspark Wienerpark, Wien
Brigitte Kowanz wird zur Ausstellung eine ähnliche Arbeit an der schräg zur Rampe hochführenden Decke des Foyers der Neuen Staatsgalerie in den Maßen 22 x 1000 x 16 cm realisieren.
Leihgabe der Künstlerin

8 DER NUMERIERTE MENSCH

8.1
ANDY WARHOL 1928–1987
Most Wanted Men No.7, Salvatore V
(Steckbrieflich Gesuchter Nr. 7, Salvatore V)
1964
Siebdruck auf Leinwand
Zwei Tafeln, je 99,5 x 99 cm
Museum Ludwig, Köln

8.2
MARCEL DUCHAMP 1887–1968
Readymade rectifié
Aus »Boîte-en-Valise«
1923/1938
Offsetlithographie auf Bristol
20,7 x 16,2 cm
Staatsgalerie Stuttgart, Graphische Sammlung

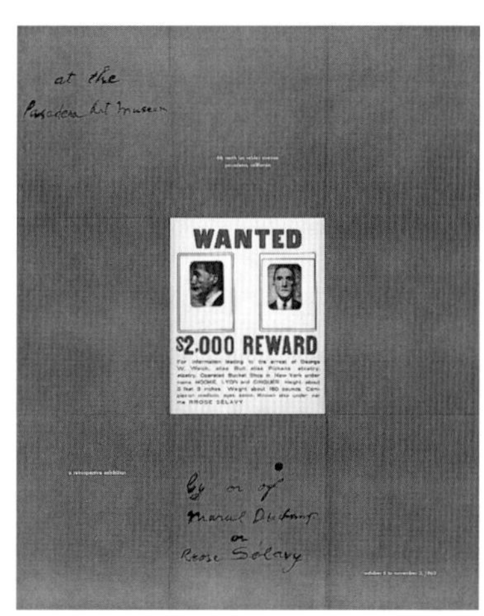

8.3

8.3
MARCEL DUCHAMP 1887–1968
»Wanted«, Plakat für die Duchamp-Retrospektive im Pasadena Art Museum, California, unter Verwendung des Readymades Kat. 8.2
1963
Offsetlithographie
87,5 x 69 cm
Staatsgalerie Stuttgart, Graphische Sammlung

8.4
GERHARD HOEHME 1920–1968
Das Kameradenbild
1965
Öl und Acryl sowie Photos auf Leinwand
160 x 140 cm
Privatsammlung

8.5
EDWARD KIENHOLZ 1927–1994
und NANCY KIENHOLZ *1943
Pawn Boys
(Schachjungen)
1983
Installation aus 50 Betonsteinen mit je einem gerahmten Photo
Betonsteine je 24 x 11 x 8,5 cm
Berlinische Galerie, Landesmuseum für Moderne Kunst, Photographie und Architektur, Berlin

8.6
JÜRGEN BRODWOLF *1932
Lieberose
1990
Installation, ca. 250 x 300 x 400 cm
1 Eisentisch mit 15 Pappgaze-Figuren: 90 x 150 x 84 cm (Tisch); 3 Archivkästen aus Eisenblech mit 75 geographischen Kartenblättern, je 31 x 120 x 26 cm (Kästen).
Märkisches Museum, Witten

8.7
FLATZ *1952
Barcode Tattoo No. 3
1989
Farbige Photoarbeit, gerahmt
180 x 120 cm
Sammlung Senn, St. Gallen

8.8
MICK O'KELLY *1954
Genus 10–8–56
1996
Photoarbeit
150 x 120 cm
Galerie Françoise Knabe, Frankfurt

8.9
JONATHAN BOROFSKY *1942
Self-Portrait
1980–1987
Photoarbeit
75 x 104 cm
Courtesy Paula Cooper Gallery, New York

8.10
KAZUO KATASE *1947
Zeichensetzung
1983
Schwarze Acrylfarbe auf Leinwand
150 x 200 cm
Leihgabe des Künstlers

8.11
KAZUO KATASE *1947
Mikrocomputer – Makrobiotik
1986
Schwarzweißphotographie, Naturreis, japanische Eßstäbchen, in Holzrahmen
120 x 120 x 6 cm
Leihgabe des Künstlers

8.12
VINCENT WAPLER ®
Code barre 097130298018
1989
Acryl auf Leinwand
97 x 130 cm
Privatsammlung, beraten von Notar Vincent Wapler, Courtesy MAMCO, Genf

8.13
GILLES DUSEIN ®
Code barre 097130127011
1989
Acryl auf Leinwand
97 x 130 cm
Sammlung Eric Decelle, Courtesy MAMCO, Genf

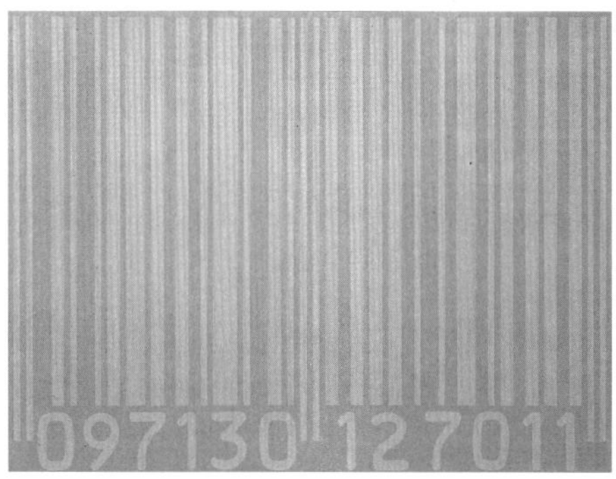

8.14
SABINE GROSS *1961
Ohne Titel
1993
Photoarbeit (3 von 5 Tafel)
Je 150 x 110 cm
Leihgabe der Künstlerin

8.15
McDERMOTT & McGOUGH *1952 und *1958
Chart 5. 1904
(Kartographie 5. 1904)
1990
Öl auf Leinwand
193 x 167,6 cm
Gian Enzo Sperone, Rom/New York

8.16
McDERMOTT & McGOUGH *1952 und *1958
The 3278th Occurence of the 42nd Instance of June 1935
(Das 3278. Vorkommen des 42. Falles vom Juni 1935)
1994–1995
Öl auf Leinwand
123,1 x 120,6 cm
Claudia Gian Ferrari Arte Contemporanea, Mailand

8.17
McDERMOTT & McGOUGH *1952 und *1958
The 82679th Occurence of the 19nd Instance of April 1928
(Das 82679. Vorkommen des 19. Falles vom April 1928)
1994–1995
Öl auf Leinwand
123,1 x 120,6 cm
Claudia Gian Ferrari Arte Contemporanea, Mailand

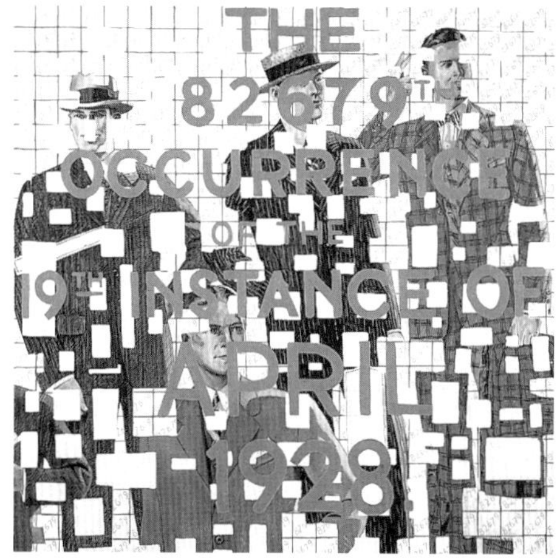

8.18
ELAINE LUSTIG COHEN *1927
Parkett
1989
Photocollage und Gouache
42 x 30 cm
Leihgabe der Künstlerin

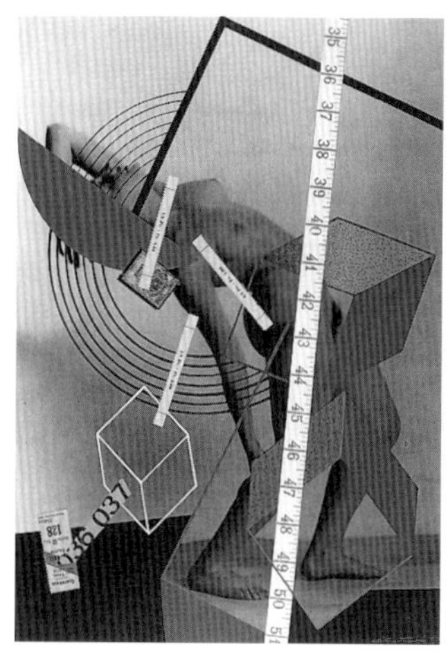

8.19
JEAN-MICHEL BASQUIAT 1960–1988
Untitled
1981
Acryl auf Leinwand
127 x 302 cm
Galerie Bruno Bischofberger, Zürich

8.20
FRANCESCO CLEMENTE *1952
Geography I
1992
Pigment auf Leinwand
69,2 x 76,2
Privatsammlung, Courtesy Karen Amiel, New York

8.21
FRANCESCO CLEMENTE *1952
American Thermopylae
(Die amerikanischen Thermopylen)
1989
Aquarell auf Papier
304,8 x 113 cm
Galerie Bruno Bischofberger, Zürich

8.22
SQUEAK CARNWATH *1947
Inside Thought
(Innen-Gedanken)
1994
Öl und Alcyd auf Leinwand
80 x 80 cm
John Berggruen Gallery, San Francisco

8.23
SQUEAK CARNWATH *1947
Counting Breathing
(Zählend Atmen)
1994
Eitempera auf Birkenholz
27,9 x 27,9 cm
Sammlung Meg und Norman Schultz, Courtesy
John Berggruen Gallery, San Francisco

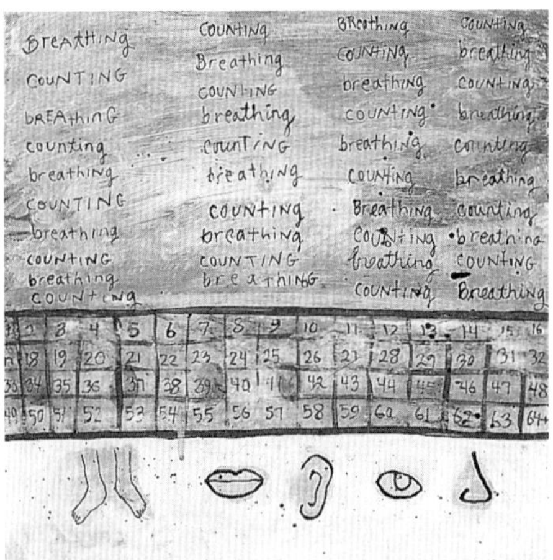

8.24
FELIX DROESE *1950
Zungenbrand
1992
Öl auf Leinwand, Holzdruck
204 x 150 cm
Courtesy Produzentengalerie Hamburg

8.25
ADOLF WÖLFLI 1864–1930
Zinsrechnung
1912
Bleistift und Farbstift auf Packpapier
97,5 x 69,5 cm
Adolf-Wölfli-Stiftung, Kunstmuseum Bern

8.26
ADOLF WÖLFLI 1864–1930
Inquisittions-Palast in Skt. Adolf-Steern-Riesen-Gletscher
1914
Bleistift und Farbstift auf Zeitungspapier
100,3 x 72,3 cm
Adolf-Wölfli-Stiftung, Kunstmuseum Bern

8.27
ADOLF WÖLFLI 1864–1930
Der Zion-Wasser-Fall
1914
Bleistift und Farbstift auf Zeitungspapier
100,5 x 72 cm
Adolf-Wölfli-Stiftung, Kunstmuseum Bern

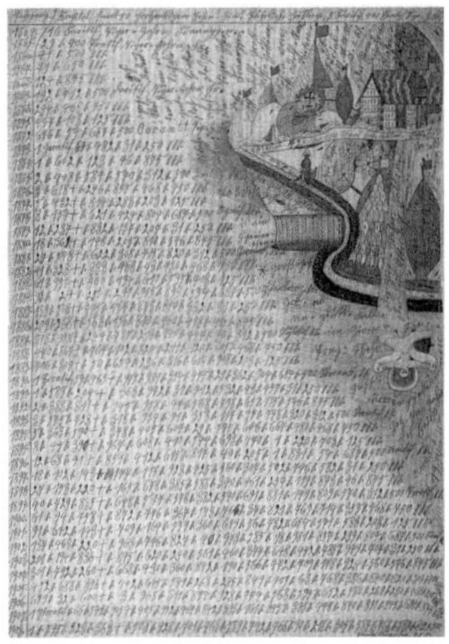

8.28
JONATHAN BOROFSKY *1942
Zeichnung bei 2709356–2709642
1980/81
Tusche und Kugelschreiber auf kariertem Papier
27,9 x 21,6 cm
Öffentliche Kunstsammlung Basel,
Kupferstichkabinett, Geschenk Karl August
Burckhardt-Koechlin-Fonds

8.29
JONATHAN BOROFSKY *1942
Zeichnung bei 2547264–2547783
1976/77
Bleistift auf liniertem Papier
28 x 21,5 cm
Öffentliche Kunstsammlung Basel,
Kupferstichkabinett, Geschenk des Künstlers

8.30
JONATHAN BOROFSKY *1942
Zeichnung bei 3151021
1987
Bleistiftzeichnung
27,7 x 21,3 cm
Öffentliche Kunstsammlung Basel,
Kupferstichkabinett, Geschenk des Künstlers

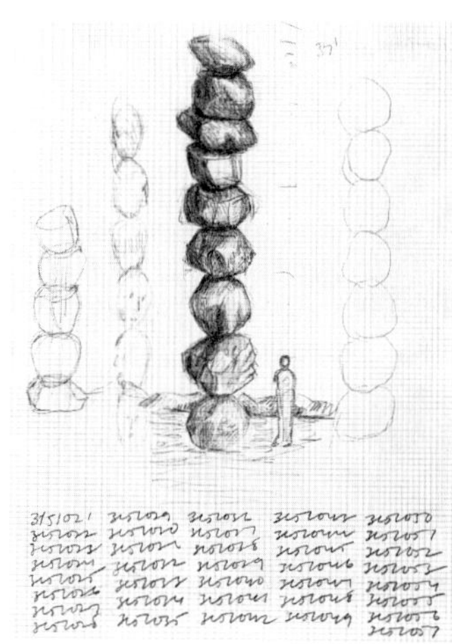

8.31
WOLFGANG KOETHE *1952
The American Hundred
(Die amerikanischen Hundert)
1995
Ausgestellt sind 12 Tafeln aus dem
hundertteiligen Zyklus
Öl auf Holz
Je 60 x 40 cm
Leihgabe des Künstlers

8.32
FRITZ GENKINGER *1934
Der weiße Rücken
1967
Öl auf Leinwand
60,5 x 48 cm
Staatsgalerie Stuttgart, Erwerbung des
Ministeriums für Wissenschaft, Forschung und
Kunst Baden-Württemberg

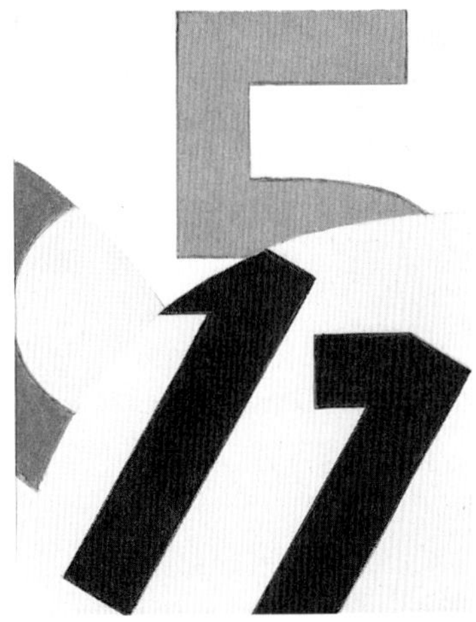

8.33
ROSEMARIE TROCKEL *1952
Jede Nacht besucht uns ein Traum
1986
Zweiteilig, Pappe, Papier
26 x 20 cm; 16 x 11 cm
Galerie Monika Sprüth, Köln

8.34
RAINER WITTENBORN *1941
Apell 1971/V
1971
Acryl auf Leinwand
150 x 120 cm
Privatsammlung

8.35
WANG GUANGYI *1957
Omega
1995
Öl auf Leinwand
150 x 120 cm
Littmann Kulturprojekte Basel

8.36
RUNE MIELDS *1935
Die Söhne der Mathematik
Ausgestellt ist die zweite Tafel aus dem
Pentatychon: II Secondo (Der Zweite)
1986
Aquatec auf Leinwand
200 x 130 cm
Courtesy Carol Johnssen, München

8.37
RUNE MIELDS *1935
Die Apokalyptischen Zahlen: Die Drei
1993
Aquatec auf Leinwand
180 x 115 cm
Leihgabe der Künstlerin

8.38
RUNE MIELDS *1935
Die Apokalyptischen Zahlen: Die Sieben
1993
Aquatec auf Leinwand
180 x 140
Staatsgalerie Stuttgart, Erwerbung des Ministeriums für Wissenschaft, Forschung und Kunst Baden-Württemberg

8.39
RUNE MIELDS *1935
Die Apokalyptischen Zahlen: Die Zwölf
1993
Aquatec auf Leinwand
180 x 105
Leihgabe der Künstlerin

8.40
GEORG HEROLD *1947
Marvellous Marvin Hagler
(Wunderbarer Marvin Hagler)
1990
Kaviar, Acryllack auf Leinwand
120 x 90 cm
Staatsgalerie Stuttgart, Erwerbung des Ministeriums für Wissenschaft, Forschung und Kunst Baden-Württemberg

8.41
GEORG HEROLD *1947
Jaruzelski
1990
Kaviar, Acryllack und Tusche auf Leinwand
100 x 80 cm
Staatsgalerie Stuttgart, Erwerbung des Ministeriums für Wissenschaft, Forschung und Kunst Baden-Württemberg

8.42
GIA EDZGVERADZE *1953
Metamorphosis of signs
(Verwandlung der Zeichen)
Triptychon
1991
Öl auf Leinwand
Je 200 x 140 cm; Gesamtmaß 200 x 360 cm
Galerie Thomas, München

9 DIE ZAHL IN DER NATUR

9.1
MARIO MERZ *1925
Towards Black Stones
(Gegen schwarze Steine)
1994–1995
Installation: 4 Schiefertafeln mit Aufschrift in weißer Kreide »Chiaro oscuro oscuro chiaro« (hell dunkel dunkel hell), sowie einer unbeschrifteten Schiefertafel, Zeitungsstapeln, Glasscheiben, Fibonacci-Neonzahlen 1–377
1 Platte: 115 x 184 cm; 4 Platten:
je 200 x 115 cm, Gesamtfläche ca. 500 cm²
Sammlung Speck, Köln

9.2
MARIO MERZ *1925
Ohne Titel (Schnecke)
1978
Collage, Bleistift auf Papier
70 x 105 cm
Sammlung Günther und Renate Hauff, Stuttgart

9.3
MARIO MERZ *1925
Une histoire des nombres
(Eine Geschichte der Zahlen)
1972
Mischtechnik und Collage auf Papier mit Filzstift
65,5 x 48,5 cm
Privatsammlung Stuttgart

9.4
MARIO MERZ *1925
Pythagoras' Haus
1994
Iglu: Stahlgerüst, Marmorplatten, Schraubzwingen, Schieferplatten, Fibonacci-Neonzahlen 1–34, Reisigbündel
Durchmesser 500 cm
Courtesy Konrad Fischer, Düsseldorf

9.5
MARIO MERZ *1925
Coccodrillo con progressione di Fibonacci, No 1–55
(Krokodil mit Fibonacci-Reihe 1–55)
1990
Neon und Krokodil-Präparat
100 x 10 cm (Krokodil); Maße der Zahlen variabel
Privatsammlung

9.6
MARIO MERZ *1925
Le Corna della Cervicapra
(Die Hörner der Hirschziege)
1975–1994
Gehörn mit Neonzahlen der Fibonacci-Reihe 1–55
70 x 53 cm (Gehörn); Maße der Zahlen variabel
Privatsammlung

9.7
GIANNI BERTINI *1922
Termometro
(Thermometer)
1948
Öl auf Leinwand
71 x 71 cm
Galleria Annunciata, Mailand

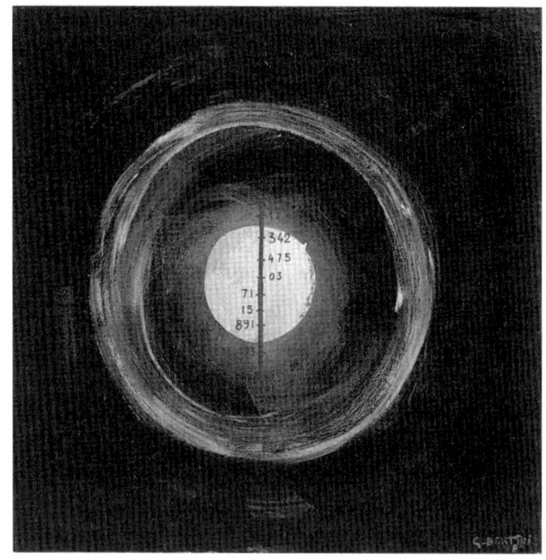

9.7

9.8
MIMMO PALADINO *1948
Dalla Costellazione del corno dentro e fuori
(Vom Sternbild des Hornes, innen und außen)
1973
Bleistift und Farbstift auf Papier
27,5 x 36,7 cm
Courtesy Galerie Bernd Klüser, München

9.9
MIMMO PLADINO *1948
Dalla costellazione gli anelli di Salome
(Vom Sternbild, die Ringe des Salomons)
1973
Bleistift und Farbstift auf Papier
37,5 x 37,6 cm
Courtesy Galerie Bernd Klüser, München

9.10
MIMMO PALADINO *1948
Dalla costellazione,verga del navigante
(Vom Sternbild, Meßstab des Seefahrers)
1993
Bleistift auf Farbstift auf Papier
27,5 x 37,6 cm
Courtesy Galerie Bernd Klüser, München

9.11
MIMMO PALADINO *1948
Dentro fuori, dalla costellazione sogno d'Icario
(Innen und außen, vom Sternbild Traum des Ikarus)
1973
Bleistift und Goldbronze auf Papier
27,5 x 37,6 cm
Courtesy Galerie Bernd Klüser, München

9.12
LUDGER GERDES *1954
Ohne Titel
1991/92
Zehnteiliges Werk
Öl auf Leinwand
Je 60 x 40 cm
Sammlung Speck, Köln

9.13
MIQUEL BARCELÓ *1957
Animal de 34 anys No. 3
(34 Jahre altes Tier, Nr. 3)
1992
Öl, Kreide und Kohle auf Leinwand
45 x 60 cm
Galerie Bruno Bischofberger, Zürich

9.14
LUSICI *1942
Erdzahlen eins zwei vier. Aus der Serie »Antizahlen«
1994
Sechzehnteilig
Sand und Acryl auf Karton
79 x 79 cm
Staatsgalerie Stuttgart, Erwerbung des Ministeriums für Wissenschaft, Forschung und Kunst Baden-Württemberg

9.15
CHIHIRO SHIMOTANI *1934
Utopian Materials: Printing »in situ«
(Utopische Materialien: Drucken vor Ort)
1971
Siebdruck in Wachs, 25 x 180 x 25 cm
Courtesy Galerie Tanit, München

9.16
KLAUS HEIDER *1936
Der unendliche Schatten des Kreises
1982
Photoarbeit
70 x 100 cm
Leihgabe des Künstlers

9.17
KLAUS HEIDER *1936
Der Schatten der Unendlichkeit
1982
Photoarbeit
70 x 100 cm
Leihgabe des Künstlers

9.18
KLAUS HEIDER *1936
01 unendlich 10
1996
Edelstahl und Neon
60 x 90 x 9 cm
Leihgabe des Künstlers

9.19
KLAUS HEIDER *1936
Plus – Minus
1996
Neon und Plexiglas
120 x 170 x 12 cm
Leihgabe des Künstlers

9.20
AGNES DENES *1938
Pascal's Triangle, Blatt 1
(Pascalsches Dreieck)
1973
Tusche auf orangefarbenem Millimeterpapier mit kreisrunder Linienführung
43,2 x 36,8 cm
Leihgabe der Künstlerin

9.21
AGNES DENES *1938
Tree Mountain – A Living Time Capsule; 10 000 Trees. 10 000 People. 400 Years.
1992–1996
420 x 270 x 28 m, Ylöjärvi, Finnland
Projekt einer Erdarbeit, ein mathematisch spiraliger Wald aus 10 000 Bäumen, gepflanzt von 10 000 Menschen aus aller Welt, um 400 Jahre erhalten zu werden.
Die Zahlen, 1995
Tusche auf Mylar, 64 x 91,5 cm
Leihgabe der Künstlerin

9.22
AGNES DENES *1938
Tree Mountain – A Living Time Capsule
(wie 9.21)
Die Mathematik, 1995
Tusche auf Mylar
64 x 91,5 cm
Leihgabe der Künstlerin

9.23
AGNES DENES *1938
Arthropoid
1974
Tusche auf Seidenpergament
61 x 98 cm
Leihgabe der Künstlerin

9.24a–d
CHARLES GAINES *1944
Rubber D
1980
Vierteilige Arbeit, bestehend aus zwei Photographien und zwei Zeichnungen in Tusche auf kariertem Papier
Je 50,9 x 40,7 cm; 50,6 x 40,5 cm (Photos)
Courtesy Brigitte March Galerie, Stuttgart

10 ZAHL UND SPRACHE

10.1a
ART & LANGUAGE
Dialectical Materialism (El Lissitzky)
(Dialektischer Materialismus, El Lissitzky)
Teil 1
1975
Photostat
Formate variabel
Leihgabe der Gruppe

10.1b
ART & LANGUAGE
Dialectical Materialism (El Lissitzky)
(Dialektischer Materialismus, El Lissitzky)
Teil 2
1975
Photostat
Formate variabel
Leihgabe der Gruppe

Abb. 22
EL LISSITZKY 1890–1941
Ein Schlag und alles fliegt auseinander
Aus »Die Geschichte von den zwei Quadraten«, Berlin 1922 (Vorlage für 10.1)

10.2a
ART & LANGUAGE
77 Sentences
(77 Sätze)
1974
Teil 1
Photostat auf Papier (Sentences)
260 x 123 cm
Collection Galerie 1900–2000, Marcel Fleiss, Paris

10.2b
ART & LANGUAGE
77 Sentences
(77 Sätze)
Teil 2
1974
Tusche auf Papier
125 x 125 cm
Collection Galerie 1900–2000, Marcel Fleiss, Paris

10.3
LAWRENCE WEINER *1942
Flags Folded out of Sight of the Barricade 1789–1989
A work for the French Revolution in Stuttgart
(Fahnen außer Sicht der Barrikaden gefaltet 1789–1989)
1989
Poster: Siebdruck in rot und blau auf Hochglanzkarton
94 x 63,5 cm
Entwurf: Bleistift, Filzstift, Tinte, Aquarell, Klebebuchstaben, Tesafilm auf Papier
48 x 58,5 cm
Courtesy Brigitte March Galerie, Stuttgart

10.4
LAWRENCE WEINER *1942
We need one two three
(Wir brauchen Eins Zwei Drei)
1994
Bleistift, Tinte, Collage und Gouache auf Landkarte
71 x 95 cm
Portikus, Frankfurt am Main

10.5
FRANZ ERHARD WALTHER *1939
Gruppe von Werkzeichnungen, großenteils zu den »Werksätzen«
1965–1972
Bleistift, Farbstift, Tusche, Aquarell auf Papier, häufig beidseitig bearbeitet
Je ca. 30,2 x 21 cm
Leihgaben des Künstlers

10.6
REINIER LUCASSEN *1939
NO (Historical development from writing into image)
(NO, Historische Entwicklung von der Schrift zum Bild)
1989/91
Öl auf Leinwand
99,5 x 80 cm
Bouwfonds Kunststichting, Niederlande

10.7
CARLO ALFANO *1932
Composition No. 58
1973
Acryl auf Leinwand
130 x 130 cm
Ulmer Museum, Stiftung Sammlung Kurt Fried

10.8
CARLO ALFANO *1932
Frammenti di un autoritratto anonimo
(Fragmente eines anonymen Selbstbildnisses)
1973
Acryl auf Leinwand
103 x 140 cm
Sammlung Günther und Renate Hauff, Stuttgart

10.9
HANNE DARBOVEN *1941
38. + 39. Variante,
Je 15 Blätter und je ein Indexblatt
1975
Tinte auf grauem, aufcollagiertem und auf braunem, jeweils bedrucktem Papier, in Rahmen
Je 29,7 x 21 cm
Staatsgalerie Stuttgart, Graphische Sammlung

10.10
BLINKY PALERMO 1943–1977
Zu den Wandzeichnungen 1968 in der Galerie Heiner Friedrich, München.
Mappe mit 12 Kreidelithographien von Zink auf Bütten
Je 51 x 48,7 cm
Auflage 50 Exemplare. Herausgegeben von Fred Jahn und Heiner Friedrich, München, 1970
Privatsammlung, Courtesy Galerie Jürgen Becker, Hamburg

10.11
JOSEPH KOSUTH *1945
Five Words and Five Colors
(Fünf Worte und fünf Farben)
1965
Neoninstallation
20 x 185 cm
Galerie der Stadt Stuttgart

10.12
JOSEPH KOSUTH *1945
20121. The World as I found it
(20121. Die Welt, wie ich sie vorfand)
1989
Glas, bedruckt: 85 x 161 cm;
Metall: 13 x 61,2 cm; Neon: 9 x 26 cm
Galerie der Stadt Stuttgart

10.13
RUNE MIELDS *1935
Sanju-Primzahlen 4
1976
Tusche auf Leinwand
332 x 145 cm
Courtesy Galerie Jöllenbeck, Köln

10.14
LORE BERT *1936
(Ägyptische) Zahl 357042
1996
Japan- und Nepalpapier
120 x 200 cm
Die Weisse Galerie, Köln

10.15
MERAPI OBERMAYER *1947
Internal Affairs – by land and by sea
(Innere Angelegenheiten – zu Land und zu Wasser)
1995
Buchobjekt: Leinen, tropisches Holz, Japanpapier, Laserdruck
33 x 21 x 2 cm
Privatsammlung

10.16
MERAPI OBERMAYER *1947
Internal Affairs ... Maria
(Innere Angelegenheit ... Maria)
1995
Buchobjekt: Holz, Leinen, Leder, Mikado-Stäbchen, Nepalpapier, Laserdruck
30 x 4,8 cm
Privatsammlung

10.17
MARCEL BROODTHAERS 1924–1976
Figures de la »Série l'art et les mots«
(Figuren aus der »Serie Kunst und Wörter«)
1973
Typographischer Druck auf Leinwand
80 x 100 cm
Galerie Jule Kewenig, Frechen

10.18
MARCEL BROODTHAERS 1924–1976
Etagère jaune avec lettres de l'alphabet et chiffres en terre glaise
(Gelbe Etagere mit Buchstaben und Ziffern in gebranntem Ton)
1968
Ton, Holz, Farbe
88 x 76,5 x 15,5 cm
Galerie Jule Kewenig, Frechen

10.19
RUPPRECHT GEIGER *1908
Entwürfe der »Metapher-Zahlen«
(Die Zahlen 1, 2, 4, 9)
1987
Acryl auf Papier
56 x 76,5 cm
Courtesy Galerie Edith Wahlandt, Stuttgart

10.20
ROBERT INDIANA *1928
Numbers
(Zahlen)
1968
Portfolio mit 10 Original-Serigraphien und 10 Gedichten von Robert Creeley
65 x 50 cm
Galerie + Edition Domberger, Filderstadt

10.21
THOMAS LOCHER *1956
1–20
1990
Astralon auf Holz
100 x 240 x 5,7 cm
Galerie der Stadt Stuttgart

10.22
THOMAS LOCHER *1956
1–11
1993
Astralon auf Holz
100 x 100, 7 cm
Privatsammlung

10.23
THOMAS LOCHER *1956
Ohne Titel
1991
Astralon auf Holz
60 x 60 x 5,7 cm
Privatsammlung Renate und Günther Hauff, Stuttgart

10.24
BILL BECKLEY *1946
Story for the Hopscotch
(Geschichte für das Hüpfspiel)
1971
Linoleum mit Text in Siebdruck
365,7 x 213, 3 cm; 84 Platten à 30,4 x 30,4 cm
Galerie Hans Mayer, Düsseldorf

10.25
ALIGHIERO BOETTI 1949–1994
Ohne Titel (Alternandosi...)
1989
Stickerei auf Leinwand
105 x 110 cm
Galerie Kaess-Weiss, Stuttgart

10.26
COLIN McCAHON 1919–1987
Te Tangi o te Pipiwhararua, poem by Tangirau Hotere
(Der Gesang des leuchtenden Kuckucks, nach einer Maori-Klage von Tangirau Hotere)
1974
Öl auf 5 Leinwänden (ohne Keilrahmen)
Zusammen 170 x 450 cm
Hocken Library, University of Otago, Dunedin, Neuseeland

10.27
THOMAS LENK *1933
Orient und Okzident
Zyklus von 20 Zeichnungen
1980
Bleistift und Rotstift auf Offsetkarton
Je 100 x 100 cm
Staatsgalerie Stuttgart, Graphische Sammlung

10.28
OLAF PROBST *1962
Grauwert: Zahlenrapport 0–9
1996
Offsetdruck auf Holz (Vitrinensäule)
200 x 60 x 60 cm
Leihgabe des Künstlers

10.29
MARTIN KIPPENBERGER *1953
Das Ende der Avandgarde
1989
Leporello im Schuber; Siebdruck auf Karton
35,5 x 30,5 cm
Auflage 24 Exemplare (jeweils Unikate)
Edition Gisela Capitain und Thea Westreich, New York 1989

10.29

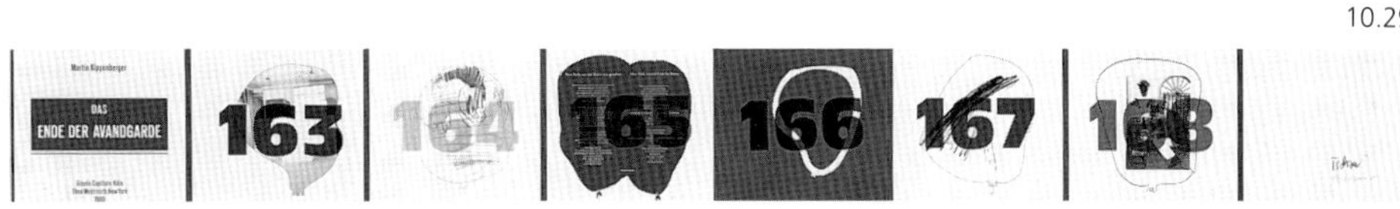

11 ZAHLENMYSTIK UND HARMONIKALE ORDNUNGEN

11.1 A
ALBRECHT DÜRER 1471–1528
Melencolia I
1514
Kupferstich
24,4 x 19,4 cm (Blatt)
24,8 x 19,7 cm (Platte)
Staatsgalerie Stuttgart, Graphische Sammlung

11.1
JOHANNES MOLZAHN *1892–1965
Astro-Konstellationstafel
1923
Öl auf Leinwand
120 x 190 cm
Wilhelm Lehmbruck Museum, Duisburg

11.2
RUNE MIELDS *1935
Das Jupiterquadrat und seine Spiegelungen (Dürers Melancholie)
1979
6 Zeichnungen, Graphit auf Papier
Je 29,7 x 29,7
Kulturamt der Stadt Göttingen

11.3
RUNE MIELDS *1935
Planetenquadrate, Jupiter-Merkur-Mond
1979
3 Zeichnungen
Tusche auf dünnem gelblichem Papier
Je 41,9 x 29,7 cm
Galerie Angelika Harthan

11.4
ZBIGNIEW GOSTOMSKI *1932
Pascals Dreieck
Zyklus von 7 Arbeiten (Abgebildet sind Bild 2, 4, 5)
1973
Papier auf Leinwand (Bild 1), 80 x 80 cm;
Acryl auf Leinwand (Bild 2–6), 80 x 80 cm;
Photographie auf Leinwand, 80 x 120,5 cm
Muzeum Sztuki w Lodzi, Lodz/Polen

11.5
RUNE MIELDS *1935
Das Dreieckszahlenalphabet des Michael Stifel (1487–1567)
1992
Aquatec auf Leinen
180 x 150 cm
Courtesy Galerie Karin Sachs, München

11.6
RUNE MIELDS *1935
Das leuchtende Dreieck
1991
Aquatec auf Leinwand
180 x 150 cm
Leihgabe der Künstlerin

11.7
NORBERT RADERMACHER *1953
Magisches Quadrat, Entwurf für »Der Kubus« (vgl. Abb. 27)
1987
Tempera auf Karton
59,5 x 59,5 cm
Courtesy Galerie Müller-Roth, Stuttgart

Abb. 27
NORBERT RADERMACHER *1953
Der Kubus am Kleinen Schloßplatz in Stuttgart 1987 ausgeführt und 1988 von Unbekannten durch Demontage der Zinkplatte zerstört.

11.8
STUART ARENDS *1950
C.W.4
1992
Öl und Wachs auf Holz
9 x 9 x 9 cm
Courtesy Studio la Città, Verona

11.9
STUART ARENDS *1950
C. W. 4A
1992
Holz, Öl, Wachs
14 x 14 x 9 cm
Courtesy Studio la Città, Verona

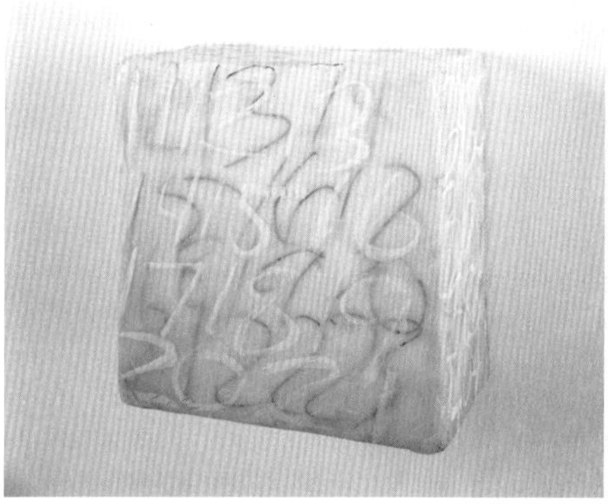

11.10
STUART ARENDS *1950
1–32
1994/95
Öl und Wachs auf Holz
14 x 14 x 9 cm
Courtesy Studio la Città, Verona

11.11
FELIX DROESE *1950
Ohne Titel
1992
Öl auf Fundholz
56,5 x 44 cm
Courtesy Produzentengalerie Hamburg

11.12
FELIX DROESE *1950
Fallen wie Kirschen
1992
Ölfarbe auf Papierschnitt
76 x 55,5 cm
Courtesy Produzentengalerie Hamburg

11.13
LUDWIG GOSEWITZ *1936
Zahlenbild (8–1/4–3)
1995
Aquarell, Tempera, Stempel
44 x 63 cm
Galerie und Edition Hundertmark, Köln

11.14
LUDWIG GOSEWITZ *1936
Zahlenbild (11–1/1–3)
1995
Aquarell, Tempera, Stempel
44 x 65 cm
Galerie und Edition Hundertmark, Köln

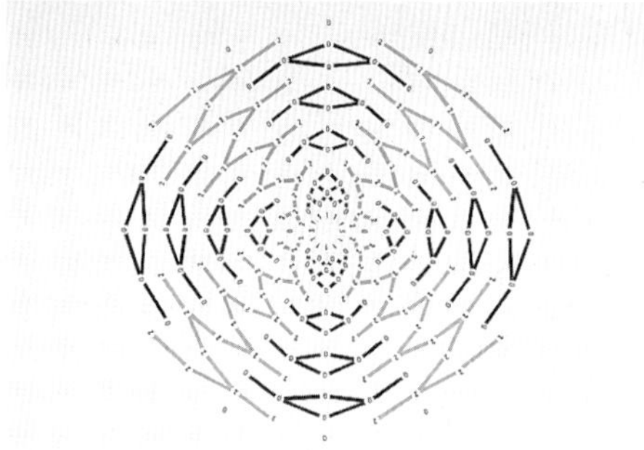

11.15
HELMUT MARK *1958
Magic Square
(Magisches Quadrat)
Sechzehnteilig
1989
Acryl auf Leinwand
250 x 300 cm
Galerie Grita Insam, Wien

11.16
DETLEF HALFA *1950
Zahlensockel
1983
Teppichware und Zahlenplan in weißer Acrylfarbe, schabloniert
400 x 400 cm
Leihgabe des Künstlers

11.17
DETLEF HALFA *1950
The Golden Magic Cube
(Der goldene magische Kubus)
1982
Holzkubus mit Blattgoldauflage und farbige Holzwolle
90 x 90 x 55 cm
Leihgabe des Künstlers

11.18
UGO DOSSI *1943
Detail aus der Installation »documenta 6« – Ein Modell des assoziativen Feldes
1974
Tinte, Photocollage, Stempelzeichnung, in Eisenrahmen
148 x 95 cm
Courtesy Brigitte March Galerie, Stuttgart

11.19
UGO DOSSI *1943
Rösselsprung-Zeichnung
1974
Mischtechnik und Collage auf Papier, in Eisenrahmen
175 x 90 x 6,5 cm
Courtesy Brigitte March, Stuttgart

11.20
CHÉRIF DEFRAOUI (1932–1994) und
SILVIE DEFRAOUI *1935
Trois Tables de Multiplication
(Drei Multiplikationstafeln)
1990
Modelliertische in verschiedener Höhe mit drehbarem Aufsatz in Spiegelglas mit Aufdruck
1. Tisch des Gleichgewichts: 125 x 35 x 45 cm
2. Jupiter-Tisch: 125 x 35 x 45 cm
3. Multiplikationstisch: 88 x 35 x 45 cm
Leihgabe der Künstlerin

11.21
RICHARD PAUL LOHSE 1902–1988
Dreißig vertikale systematische Farbreihen mit roten Diagonalen
1943/1970
Öl auf Leinwand
165 x 165 cm
Richrad Paul Lohse-Stiftung, Zürich

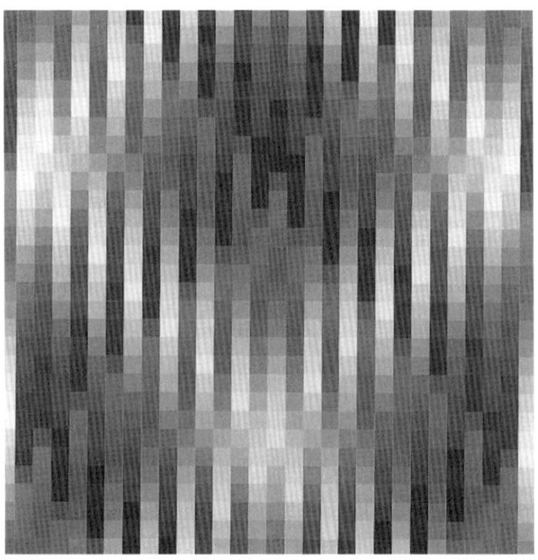

11.22 a–o
RICHARD PAUL LOHSE 1902–1988
Leihgaben der Richard Paul Lohse-Stiftung, Zürich

a
Rhythmische Progression in der Horizontalen
1945
Bleistift und Farbstift auf Papier
25 x 35 cm

b
Zwölf komplementäre Durchdringungen
1946
Bleistift und Farbstift auf Papier
23 x 32

c
Zwölf komplementäre Durchdringungen
1946
Bleistift und Farbstift auf Papier
23 x 32 cm
(Abbildung S. 244)

d
Farbkomplementäre Vertikale
1947
Bleistift und Farbstift auf Papier
35,7 x 24,2 cm
(Abbildung S. 244)

e
Farbkomplementäre Vertikale
1947
Bleistift und Farbstift auf Papier
35,7 x 32 cm

f
Elf sich durchdringende Stufungen
1948
Bleistift und Farbstift auf Papier
23 x 30 cm

g
Farbgruppen/Farborte und Farbreihen
1948/49
Bleistift und Farbstift auf Papier
39,6 x 39

h
Dreißig systematische Farbreihen
1949
Bleistift und Farbstift, laviert über Aquarell auf Papier
43 x 41 cm
(Abbildung S. 244)

i
Horizontale Teilungen
1949
Bleistift und Farbstift auf Millimeterpapier
22 x 28,3 cm

j
Systematische Farbreihen in dreißig sich wiederholenden Tönen (unfertig)
1950
Bleistift, Tempera auf Papier
50 x 52,5 cm
(Abbildung S. 244)

k
11.24
Dreißig systematische Farbreihen
1949
Bleistift und Farbstift, laviert über Aquarell auf Papier
43 x 41 cm

l
Fünfzehn systematische Farbreihen in drei horizontalen Gruppen
1950
Bleistift und Farbstift auf Papier
17 x 18 cm

m
Dreißig vertikale systematische Farbreihen
(4 Zeichnungen)
1955
Bleistift und Farbstift auf Papier
Blatt 1: 20 x 17 cm; Blatt 2–4: je 25,5 x 17 cm

n
Vier degressive Farbgruppen mit reduziertem Zentrum
1956
Bleistift und Farbstift auf Papier
22 x 29 cm

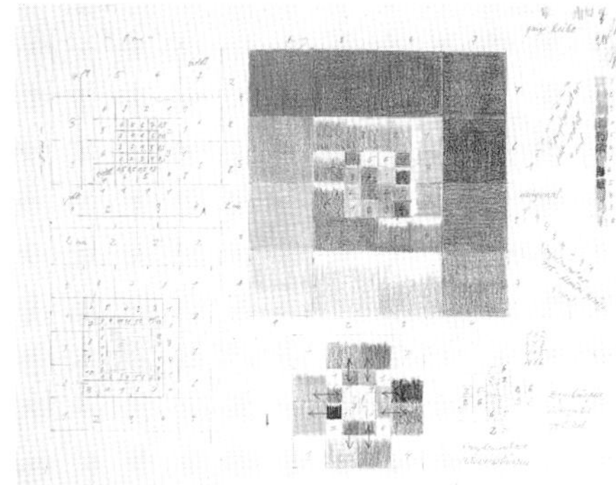

o
Diagonale Beziehungen
1960
Bleistift und Farbstift auf Papier
21 x 27,5 cm

11.23
ALFRED JENSEN 1903–1981
All the Beautiful Systems
(All die schönen Systeme)
Vierteilig
1979
Öl auf Leinwand
289,5 x 243 cm
Collection Daniel Varenne, Genf

11.24
ALFRED JENSEN 1903–1981
The Ionic Order
(Jonische Ordnung)
Triptychon
1979
Öl auf Leinwand
198 x 365,70 cm
Galerie Daniel Blau, München

11.25
ALFRED JENSEN 1903–1981
Studie zu dem Wandbild »Cheops Testament«
Öl auf Leinwand
70 x 90 cm
1964
Sammlung Günther und Renate Hauff, Stuttgart
Die Gleichung in dem Bild bezieht sich auf Fritz Noelting, *Die Kosmischen Zahlen der Cheopspyramide*, Stuttgart 1921.

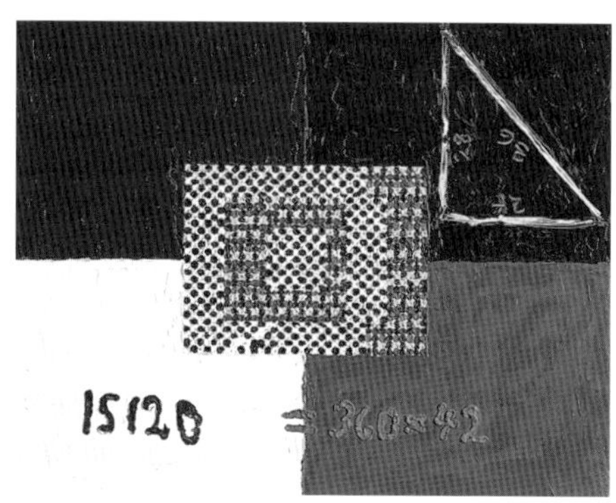

BEITRÄGE UND KÜNSTLERTEXTE

ZUR ENTSTEHUNGSGESCHICHTE DER ZAHL

Jérôme Peignot

»Wachset und mehret euch...«, spricht der Herr. Der Mensch, in eine Welt voller Zahlen gestellt, muß sich gezwungenermaßen mit ihr auseinandersetzen. Schon in seinem Körperbau ist die Zahl enthalten: ein Nabel, zwei Mal zwei Gliedmaßen, zwei Mal fünf Finger und zwei Mal fünf Zehen, neun Körperöffnungen. Schon in dieser Aufzählung ist bereits die ganze Mathematik enthalten. Wie soll man also leben können, ohne zu zählen, wenn doch die Zahl wie eine Nabelschnur die Verbindung zwischen dem Wissen und seiner Umsetzung darstellt? Von der ersten Ernte, die auf dieser Welt eingebracht wurde, bis zum Raumschiff, das zum Mond flog, wäre ohne Zählen nichts erreicht worden. Zuerst waren es Sonne, Mond und Sterne, die den Menschen Kerben in die Stämme junger Bäume und in Steine ritzen ließen. Dem Wechsel der Jahreszeiten entsprechend, entwickelte sich ein Kalender, ein erstes notwendiges Zählen. »Die Plejaden, die für lange Zeit das landwirtschaftliche Jahr in einem jahreszeitlichen Rhythmus gestalteten, der sich nach ihrem morgendlichen Aufstehen und ihrem abendlichen Schlafengehen richtete, erregten die Aufmerksamkeit aller Völker dieser Erde«, schreibt Jean Servier in *L'Homme et l'invisible*. Die Tiere, ob sie nun zur Jagd dienten oder zur Viehzucht genutzt wurden, ließen den Menschen kleine Steine aneinanderreihen oder aufhäufen und Knoten in Lianen machen.

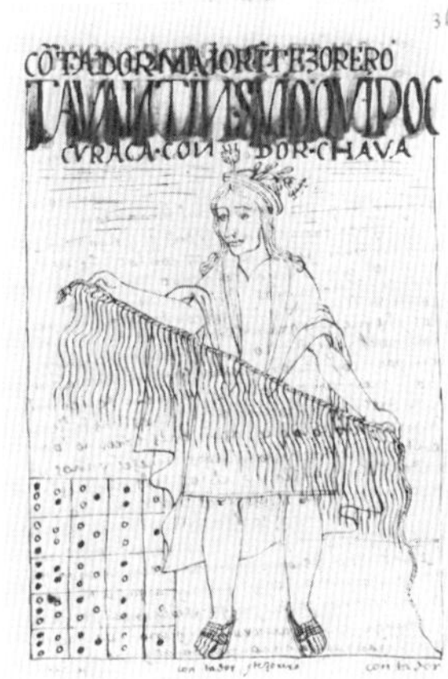

1 Indianer mit Quipu
Manuskript aus Peru, 1600
Königliche Bibliothek, Kopenhagen

Die Hirten von Peru zählen immer noch mit Hilfe einer Knotenschnur ihre Herden. Sie nennen diese Schnur »Quipu« (Abb. 1). Der Quipu besteht aus einem Hauptfaden, an dem eine Vielzahl von dünneren und unterschiedlich gefärbten Nebenfäden festgemacht ist. Durch die Anordnung der Farben und die Verflechtung dieser bunten Fäden miteinander entsteht eine richtige Sprache. Die Anzahl der Knoten und der Abstand zwischen ihnen bilden die Wörter. Der Quipu bietet eine so hohe Zahl an Ausdrucksmöglichkeiten, daß er seit Menschengedenken immer als Rechnungsbuch, als Gedankenstütze und vor allem als Aufzeichnungsgerät benutzt wurde. In Gräbern fand man große, sehr schwere (manche wogen bis zu vier Kilogramm) Quipus, die man neben den Toten gelegt hatte und deren Knoten eine Inschrift für die Ewigkeit darstellten.

Der Mensch bedient sich dieser Ausdrucksweise nur auf einer ganz bestimmten Entwicklungsstufe. Das kann mit Sicherheit von allen auf der ganzen Welt existierenden »Knotenschriften« behauptet werden. Der chinesische Philosoph Lao Tse erinnert an die wichtige Rolle, die diese Art der Schrift für die Entstehung der Kultur des alten China spielte, während Herodot berichtet, daß Darius, König der Perser, für die Ionier einen Kalender *machen* ließ, der aus einem sechzigfach geknoteten Riemen bestand. Heute noch sind Knotenschnüre wichtigster Bestandteil der Sprache bei den Völkern der Pazifischen Inseln. Ebenso wie die Quipus bestehen die Wampums der Indianer Nordamerikas aus verschiedenen, regelmäßig angeordneten Fäden, die von einem Schußfaden zusammengehalten werden. Mit Hilfe von eingefärbten Muscheln, die man einarbeitet, können Wörter formuliert werden, wobei die jeweilige Färbung für unterschiedliche Wörter steht. Schwarz und Violett heißen Gefahr und Feindlichkeit; Rot heißt Krieg und Weiß Frieden.

Die schwarzen Bewohner Westafrikas verwenden dafür die sogenannten »Arokos«. Auch hier konnten Knoten und Muscheln Symbole für Worte und Zahlen sein. Sechs Muscheln bezeichneten die Zahl 6, die als »efa« ausgesprochen wird und »Anziehungskraft« bedeutet. Wenn man also einem jungen Mädchen eine solche Schnur mit sechs Muscheln schickte, erklärte man ihm damit seine Liebe. Acht Muscheln bedeuteten »ejo«, was für die Zahl 8 und das Wort »Übereinstimmung« steht.

Mit den Fingerspitzen zu zählen, ist eine zutiefst menschliche Geste. Auf der ganzen Welt benutzt man den Rosenkranz zum Zählen der Gebete. Später reihte man die seit

jeher zum Zählen benutzten Steinchen in Reihen aneinander und schuf so Rechenbretter und Rechentafeln, die man vom Morgen- bis zum Abendland heute noch benutzt. Im Orient rechnen die Kaufleute mit diesen Hilfsmitteln genauso schnell wie wir mit unseren höchstentwickelten technischen Geräten. Wir kennen Rechenbretter nur als Spielgeräte, die Kinderstühle und Laufställe zieren und anhand derer wir unsere ersten Erfahrungen mit Zahlen machen. Sie formen in uns den Begriff einer multiplen Einheit und den Begriff der Bewegung, die ein Ganzes bildet und wieder auflöst.
In allen alten Sprachen waren in ein und demselben Zeichen Zahlen und Buchstaben vereint. Im Hebräischen zum Beispiel bedeutet »aleph« sowohl A als auch 1. Warum also sind wir heute über die Methode, daß Zahlen Buchstaben zunehmend ersetzen, so beunruhigt? Ein Blick auf die Vergangenheit hilft uns weiter. Im Höhlenzeitalter waren die Graffiti höchst einfach zu lesen. Ein Punkt stellt einen Stein dar, ein Strich eine Kerbe oder einen Zweig. Solange der Mensch das Universum in seiner ganzen Komplexität nicht begriffen hat, kann er nur mit Einheiten rechnen. Es handelt sich hier um eine »one for one«-Rechnung: ein Stein für ein Schaf, einen Punkt für einen Stein, viele Steine – viele Punkte. Einige Stämme Neu-Guineas und Australiens bedienen sich dieser Methode noch immer:
Eins
Zwei
Zwei und eins
Zwei zwei
Zwei zwei und eins, ...
So zählt man bis neun, dann beginnt man wieder von vorne. Man zählt in einer zyklischen, kreisförmigen Linie, die in Windungen aufsteigt. Zehn ist die Folge daraus. Unsere zehn Finger bilden die Grundlage für diese Struktur. Die Zahl Zehn enthält aufgrund der Einzelelemente, aus der sie sich zusammensetzt, und der sich aus diesen ergebenden Kombinationsmöglichkeiten alle arithmetischen Möglichkeiten.
So waren zwei Schlüsselziffern, die Sieben und die Drei (deren Summe wieder zehn ist), schon immer mit einer besonderen Bedeutung behaftet. Sie stehen für eine Harmonie, die wahrnehmbar ist, und sei es nur auf der elementarsten Ebene: Auf drei Zweigen kann man einen Kessel über ein Feuer stellen, die Zweiheit des Paares verwandelt sich sehr schnell in eine Dreiheit, Violett, Indigo, Blau, Grün, Gelb, Orange, Rot – der Regenbogen besteht aus sieben Farben. Bei Anbrechen der Nacht schreibt der Große Bär die Ziffer Sieben in das Firmament, das in vielen Dingen ein großer Lehrmeister für uns ist. Die sieben Planeten geben immer noch unseren Wochentagen ihre Namen. Montag ist der Tag des Mondes, Dienstag (im Französischen Mardi) der Tag des Mars, Mittwoch (im Französischen Mercredi) der Tag des Merkur, Donnerstag (im Französischen Jeudi) der Tag des Jupiter, Freitag (im Französischen Vendredi) der Tag der Venus, Samstag (im Französischen Samedi) der Tag des Saturn und Sonntag der Tag der Sonne, des Herrn.
Daraus wird erkennbar, daß das mathematische Denken, das eigentlich für das abstrakteste unserer Gedankengebilde gehalten werden müßte, auf einem ganz und gar menschlichen Fundament steht, das fest mit der Erde verbunden ist. In Mesopotamien, wo die Astronomie eine wichtige Rolle für die Bevölkerung spielte, entwickelte man aus der Ziffer Drei eine sexagesimale Formel (3 x 2 = 6). Die Beobachtung des Mondzyklus und seines Verhältnisses zu den zwölf Mond-Sonne-Zyklen führte zu einer Unterteilung der Zeit mit Hilfe der Ziffer Sechs. Seither besteht ein Tag aus zwölf Stunden, eine Stunde aus sechzig Minuten, eine Minute aus sechzig Sekunden und der Kreis aus 360 Grad. Im alltäglichen Gebrauch werden gewisse Waren im Dutzend oder im halben Dutzend verkauft. Der englische Fuß setzt sich aus zwölf Zoll und der Shilling aus zwölf Pences zusammen.
Ob nun dezimal oder sexagesimal, wie konnte man ohne die Null ein numerisches System gründen? Ließ nicht alles, was über eine bestimmte Anzahl von Einheiten hinausging, eine »one for one«-Rechnung extrem langsam und unbequem werden? So

begann man zu überlegen, wie man die Stäbchen und Punkte mit einem Zeichen darstellen könnte. Von da an war es eine natürliche Folge, auch für die Hundert, Tausend, Hunderttausend... ein besonderes Symbol zu erfinden. Kaum hatte man diese Zeichen erstellt, begann man nach einer Methode der Akkumulation zu zählen, so wie man auch die Pyramiden, diese riesigen, aus aufgehäuften Steinen gebildeten Monumente, errichtete.

Ägypten

In Ägypten erhielt im Jahr dreitausendfünfhundert vor unserer Zeitrechnung die Zahl 10 die Form eines Bügels, 100 die Form einer Locke, 1000 die Form einer Lotusblume, 10000 die eines vertikalen, leicht gekrümmten Fingers und 100000 die einer Kaulquappe. Die Million sah aus wie ein Mensch mit erhobenen Armen. Die Zahlen, die mit Hilfe dieser Zeichen in den Stein gehauen wurden, ließen wundervolle Zeichnungen entstehen.

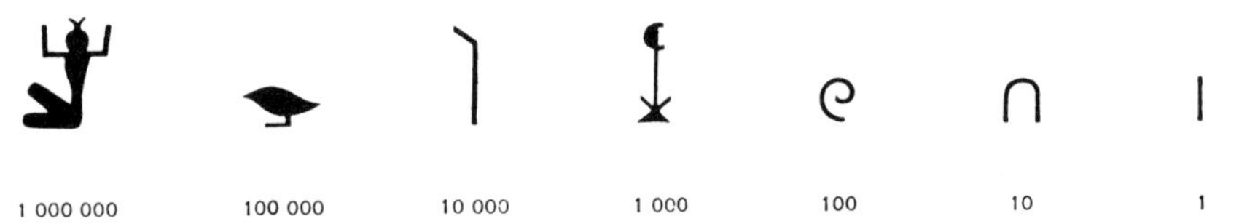

Die unten stehenden Zahlen, die gleichzeitig vertikal und horizontal gelesen werden müssen, bedeuten 1 234 567. Sie stammen aus der Hieroglyphenschrift, die von den Gelehrten benutzt wurde.

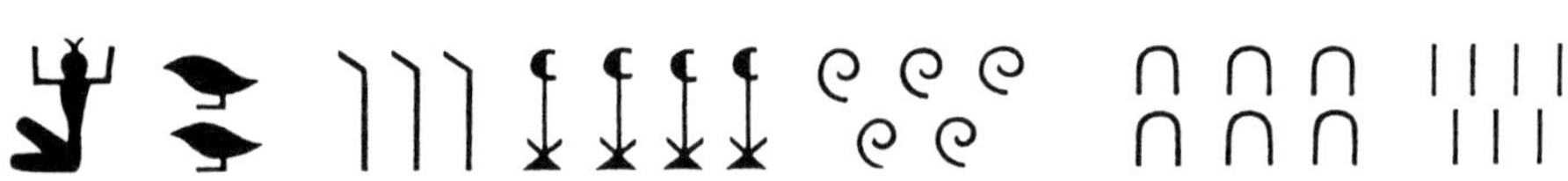

Bevor die Ägypter auf Papyrus schrieben, übertrugen sie ihre Zeichen in Wachs. Bei dieser Methode war es nicht möglich, Verbindungslinien zu ziehen. Erst das abgeschnittene Schilfrohr, Tinte und ein weicher und zugleich fester Untergrund erlaubten die Entwicklung von Fingerfertigkeit und fließendem Schreiben. Nun erschienen also numerische Zeichen im wahrsten Sinne des Wortes.

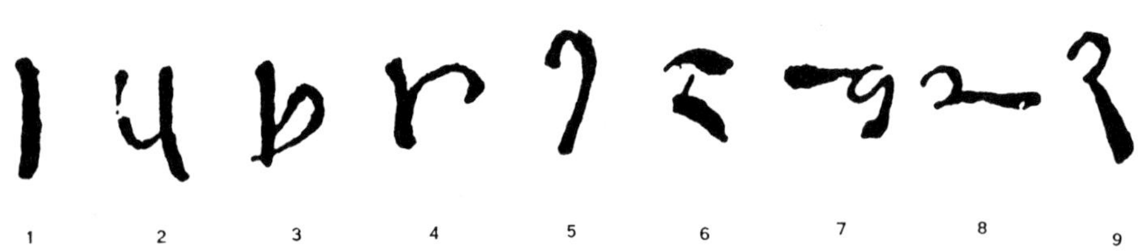

Im Jahre 1855 fand der Engländer Rhind ein Papyrus, auf dem numerische Zeichen auch in hieratischer Kursivschrift geschrieben waren. Laut André Warusfel (*Les Nombres et leur mystère*) sind auf diesem Schriftstück unter anderem auch theoretische Überlegung zur Ziffer Sieben verzeichnet. Die Ziffern sind dort von oben nach unten geschrieben. 1, 2 und 3 sind noch mit Hilfe von Strichen dargestellt, aber von der Ziffer 4 bis zur Ziffer 9 hat jede Ziffer ihr eigenes Symbol. Auf diesem äußerst lehrreichen Stück Papyrus kann man noch die folgende Formel entziffern: »Eine Zahl, der man ihre Hälfte und ihr Viertel hinzufügt, wird 10«. Diese Formel entspricht einem der ersten bekannten Lehrsätze zur Bruchrechnung. In der Darstellung von Rechenaufgaben gab es spezifische Zeichen für diese Formel.

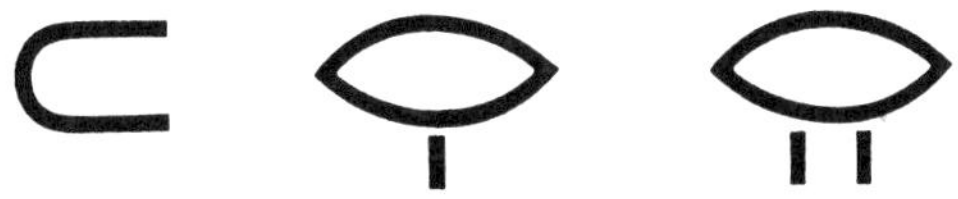

$\frac{1}{2}$ $\frac{1}{3}$ $\frac{2}{3}$

Mit Beginn des ägyptischen Mittelalters trat eine Methode der Zeichenschrift auf, bei der die Position der Zahlen ausschlaggebend war. Wenn die Zeichen für Einheiten, Zehner und Hunderter zum Beispiel, unter den Zeichen für höhere Ordnungen standen, übernahmen sie nun die Funktion von Multiplikatoren und verloren ihren additiven Charakter. Der erhobene Finger, der für die Zahl 10 000 steht, zeigt also, wenn er über vier Einheiten steht, die Zahl 40 000 an.

Mesopotamien

In Uruk, Mari oder Babylon verwendete man statt Papyrus Ton. Nachdem man die Schriftzeichen mit Hilfe eines Schilfrohres in den Ton gezogen hatte, ließ man diesen an der Sonne trocknen. Je nachdem, ob der Schreiber seinem Calamus (Schreibgerät aus Schilfrohr) eine kreisförmige oder abgeschrägte Form gab, wurde seine Zeichnung rund wie ein Stein oder eckig wie ein Keil. Aus dem Letzteren ergab sich der Name dieser Schriftart »kuneiform« = »keilförmig«. Wie alle Völker der Antike setzten auch die Mesopotamier ihre Zeichen von rechts nach links. Kreisförmige und eckige Schriftzeichen wurden unterschiedlich gebraucht, vor allem dann, wenn sie einen numerischen Wert darstellten. Erstere schien man nur für die Aufzeichnung von Daten, Altersangaben und bezahlten Summen zu verwenden, währenddessen man die eckigen Zeichen für geschuldete Summen gebrauchte. Die ältesten Tafeln, die uns überliefert wurden, stammen aus den Ausgrabungen der Stadt Uruk. Die darauf abgebildeten Zeichen sind »rund« und entsprechen einem System, das gleichzeitig auf der Basis von 6 und 10 aufgebaut war. Die höheren Ordnungen dieser Zeichenschrift waren also: 60, 36 000, 216 000, ..., aber dazwischen reihten sich auch sekundäre, eingeschobene Ordnungen, die auf einer Dezimalbasis beruhten: 10, 600 (= 60 x 10), 36 000 (= 3600 x 10), ...
Die Zeichenschrift der Sumerer und ihre Symbole sind von größter Einfachheit. Mit zwei Zeichen kann man alles ausdrücken. Ein Einer wird zu einem Zehner, indem man einfach die Richtung seines Winkels ändert.
Wenn man 2 mit 10 multiplizieren will, muß man also nur das in horizontale Stellung bringen, was vorher vertikal war.

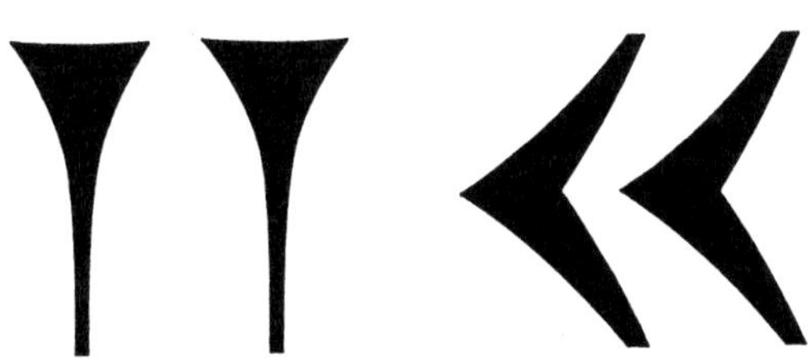

2 20

Für den alltäglichen Gebrauch hat sich das von den akkadischen Eroberern eingeführte Dezimalsystem durchgesetzt. Die Bewohner Akkads (ehemalige Stadt in Nordbabylonien) waren Semiten, die wie die Hebräer, Armenier und Phönizier den Ägyptern ein Wissen verdankten, das sie später wiederum an die Griechen weitergaben. All diese Völker verfügten über zwei Interpretationsmöglichkeiten eines Zahlensystems. Die eine, abstraktere, ist eine richtige Philosophie. Die andere, praktischere, wurde für kaufmännische Zwecke verwendet. Sie besteht aus leicht zu handhabenden Symbolen, die wie zum Beispiel in der ägyptischen Alltagsschrift konkrete Mengen darstellen. In den phönizischen und hebräischen Schriften sind in ein und demselben Zeichen der Begriff eines buchstabierten Namens, die Buchstaben des Alphabets und ein zahlenmäßiger Wert enthalten. Die Phönizier, ein Volk von Kaufleuten, machten sich also die demotische Zeichenschrift zu eigen, paßten diese Zeichen jedoch ihrer Schreibweise an. Im Gegenzug behielten die Hebräer immer die alphabetische Numerierung bei, ja sie verwenden sie heute noch.

Das Hebräische

Das hebräische Alphabet beruht auf einer Zahlenkosmogonie, deren Grundlage die Zahlen 3, 7 und 12 bilden. Es gibt drei Stammlaute:

Aleph	*Mem*	*Shin*
1	*40*	*300*

Sieben Doppellaute:

Beth	*Gimel*	*Daleth*	*Kaph*	*Phé*	*Resh*	*Tav*
2	*3*	. *4*	*20*	*80*	*200*	*400*

12 einfache Laute:

Hé	*Vav*	*Zayin*	*Cheth*	*Teth*	*Yodh*	*Lamedh*	*Nun*	*Samek*	*Ayin*	*Tsadhe*	*Coph*
5	*6*	*7*	*8*	*9*	*10*	*30*	*50*	*60*	*70*	*90*	*100*

Diese drei Gesamtheiten spiegeln das Unendliche wider. »Die Ziffer Drei beherrscht das ganze Universum, und die Einheit ist sein Beginn«, sagt schon Zarathustra. Die sieben Laute entsprechen unter anderem den sieben Planeten, die sie benennen und aufzählen. Die zwölf einfachen Laute sind die Antwort auf die zwölf Konstellationen, über die die Planeten ihren Weg innerhalb der Ekliptik nehmen. Sie bilden auch den Zodiakus, den Kreis des Lebens, in dem sich die ganze altertümliche Wissenschaft der Zahlen eingeschlossen fand. Man sieht also, daß für die Hebräer schreiben numerieren und numerieren schreiben bedeutet.
Auch unsere Schrift, deren Weg über Phönizien, Griechenland, Etrurien und schließlich Rom führte, stammt nach neuerer Forschung von einer protohistorischen Zivilisation im Ägäischen Meer ab. Die Zahlen folgen jedoch einem anderen Weg, jenem, der über das Aramäische in den persischen, arabischen und indischen Schriften endet. Die semitischen Schriften sind sehr zahlreich. So dehnt sich zum Beispiel der griechische Einfluß bis in den Norden aus. Alle Alphabete der alten Welt bestehen aus Buchstaben mit numerischem Wert. Ein Beispiel macht den praktischen Sinn dieser Schriftformen besser verständlich: Im Hebräischen bedeutet das Wort »shanah« Jahr. Zählt man die Buchstaben dieses Wortes zusammen, ergibt dies eine Summe von 355. Das ist exakt die Zahl der Tage eines Mondjahres. In jedem unserer Familiennamen ist eine Zahl enthalten, und das um so öfter, je älter der Name ist. So entspricht auch der numerische Wert des Vornamen Joseph dem des Siegelringes von Salomo. Die Zahl ist also nicht unbedeutend für das Leben derjenigen, die an ihre magische Kraft glauben. Conter (erzählen) oder compter (zählen)? Ist es ein Zufall, daß diese beiden Worte gleich klingen? Die Portugiesen gehen noch weiter und verwenden dasselbe Wort in beiden Fällen: »contar«. Die Engländer ebenso: »to tell«. Im Deutschen gibt es nur einen ganz geringfügigen Unterschied: »zählen« und »erzählen«.
Auf kuneiformen aramäischen Tafeln, die aus dem 6. Jahrhundert vor Chr. stammen, wird die Einheit immer noch durch einen vertikalen Strich dargestellt, währenddessen ein horizontaler Strich eine Zehnereinheit darstellt. Die Zahlen Fünf, Hundert und Tausend haben ebenfalls ihre eigene Darstellungsweise.

ARAMÉEN

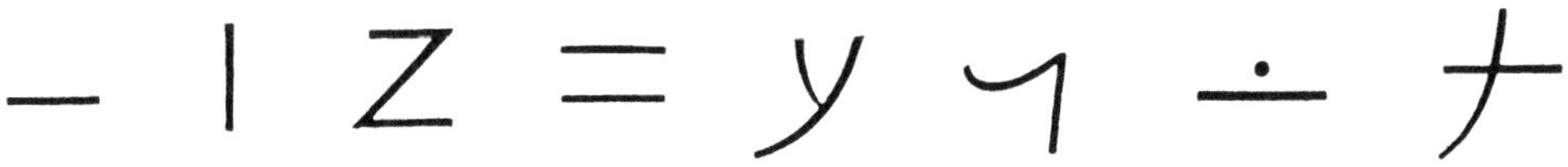

1 2 2 5 5 100 1 000

Laut James G. Février (*Histoire de l'écriture*, Payot, 1959) ist es höchst erstaunlich, daß es dem menschlichen Denken nicht gelang, einen entscheidenden Schritt weiterzugehen. Für die Darstellung der Zehner wiederholte man das Zeichen für die Zwanzig so oft es nötig war (das Zeichen für die Zehner verwendete man für die Gesamtsumme). Für die Hunderter und Tausender setzte man jedoch rechts vom Sigel des Hunderters oder des Tausenders eine Zahl, deren Wert multiplikativ gesehen werden muß. Auf einem aramäischen Stück Papyrus aus dem 5. Jahrhundert vor Chr. wird die Zahl 13887 so geschrieben:

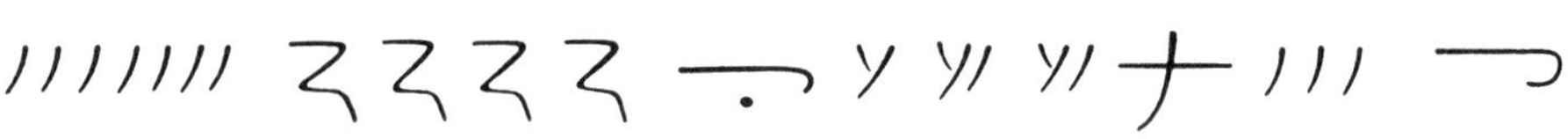

Dies bedeutet, wenn man von rechts nach links liest:
7 + 20 + 20 + 20 + 20 + (100 x 8) + 1000 x (3 + 10).
Es hätte genügt, die Zeichen für die Zahlen Hundert und Tausend wegzulassen, um zu einer Positionszahlschrift zu kommen. Aber dieser entscheidende Schritt konnte von den Benutzern eines Systems, in dem es keine Unterscheidungszeichen für die ersten neun Ziffern gab und in dem man sich darauf beschränkte, das Zeichen für den Einer so oft zu wiederholen, wie es nötig war, nicht durchgeführt werden.
Um so verständlicher ist es, daß dieses System über keine Null verfügt; um zum Beispiel die Zahl 1070 zu schreiben:

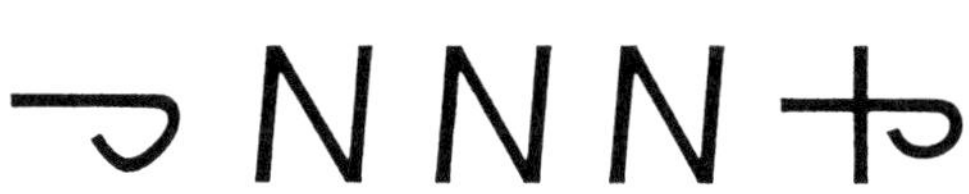

mußte man folgendermaßen verfahren:
10 + 20 + 20 + 20 + 1000
Genaugenommen ist die Geschichte der Zahl auch die Geschichte des Denkvermögens. Zurückblickend erscheint es, als ob sich das Denkvermögen – zumindest für einen bestimmten Zeitabschnitt – relativ gleichmäßig entwickelt hat. Pierre Honoré, der in seinem faszinierenden Werk *Le Dieu Blanc Pré-Colombien* all diese überraschenden Tatsachen enthüllt, kommt zu dem Ergebnis, daß sich die Bevölkerung Amerikas genauso wie die Bevölkerung des Mittelmeerbeckens entwickelt hat.

Die Mayas

Wenn man die Schriften der Hebräer, der Griechen und der Mayas miteinander vergleicht, kann man große Ähnlichkeiten entdecken:

HEBRÄISCH	GRIECHISCH	MAYA
Aleph	*Alpha*	*Ahan*
Beth	*Beta*	*Baaz*
Gimel	*Gamma*	*Gaanan*
Lamedh	*Lambda*	*Lamat*
Yodh	*Iota*	*Ik*
Tav	*Tau*	*Tihax*

Was das Hebräische und das Griechische betrifft, so können wir mit Sicherheit davon ausgehen, daß das Griechische, sowohl historisch als auch geographisch gesehen, vom Hebräischen abstammt. Gab es Zusammenkünfte der Kreter mit den Mayas, oder haben sich diese Ähnlichkeiten aus der Weitergabe grundlegender Kenntnisse entwickelt? Jedenfalls kann bei den Mayas, wie das auch bei den Hebräern der Fall ist, das Zusammenfügen von Lauten gleichzeitig ein Wort und eine Zahl ergeben. Daraus folgt die bildhafte Darstellung. »Tun« stellt eine Einheit von 360 Tagen dar, »unial« 20 Tage und »kin« 5 Tage.

Die Bevölkerung, die Cortez und seine Spanier auf dem amerikanischen Kontinent entdeckten, war im Vergleich zu einer viel älteren Kultur, die durch unsere heutige Arbeit Schritt für Schritt an den Tag gebracht wird, schon ziemlich dekadent. Entziffert man die Schriften der Azteken und der Mayas, stellt sich heraus, daß eines der wichtigsten Ziele ihrer Kunst darin bestand, die Zeit bewußt zu machen. Nicht die Zeit, die den historischen Ablauf von Ereignissen mit Zahlen versieht, sondern diejenige, die im Kreisen der Gestirne und der dadurch entstehenden unendlichen Verschiedenartigkeit liegt. Der Einfluß der ewig wiederkehrenden Naturzyklen auf das Leben hat die Rituale der verschiedenen Religionen immer schon geprägt. Als Beispiel hierfür können die Meßgewänder der katholischen Priester genannt werden, die in ihrer Farbgebung und Symbolik die Jahreszeiten anzeigen.

Die präkolumbianischen Denkmäler wurden aufgrund von Zahlen errichtet, weshalb man sie auch für magische Orte halten kann. In diesen Bauwerken bleiben die Schwingungen der Astralbewegungen wie in einem riesigen Käfig hängen. Zu bestimmten Daten, die man anhand der zyklischen Wiederkehr gewisser Ereignisse festsetzte, wurden religiöse Feste eines nach kosmischen Maßstäben errichteten Kalenders gefeiert.

Das Bauwerk von Chichen Itza, in dem man einen dieser Kalender dechiffrieren konnte, ist 24 Meter hoch und in neun Terrassen unterteilt. Auf die Spitze des Bauwerks gelangt man über vier Treppen mit insgesamt 365 Stufen: genauso viele Tage hat ein Sonnenjahr. Die Mayas haben den Bezug zu Raum und Zeit auf zwei verschiedene Arten zum Ausdruck gebracht. Eine Methode, die auch »haab« genannt wurde, entsprach dem Ablauf des alltäglichen Lebens. Dieses System hatte als Basis die Sonne, ein Jahr bestand also aus 18 Monaten à 20 Tagen, was insgesamt 360 Tage ergibt. Die fünf fehlenden Tage waren von der Zeit ausgeschlossen, da sie für jede Arbeit ungeeignet waren. Die andere Methode, die sogenannte kurze Periode oder auch »tzolkin« genannt, entsprach dem religiösen Ablauf eines Jahres. Es bestand aus 260 Tagen. In diesem äußerst komplizierten System war jeder Monat und jeder Tag mit Bezeichnungen und Zahlen versehen. Dieses System, das eine viel größere Unterteilung der Zeit vornahm, bestimmte sehr lange Perioden. Jede von ihnen stellte wiederum eine bezifferte Einheit dar. Ein und dasselbe Datum erschien erst wieder nach sehr langen Intervallen. Es existierte jedoch auch eine Reihe überraschend einfacher Zeichen. Diese Zeichenreihe bestand aus Punkten und Linien. Vier Gruppen von Punkten symbolisierten die ersten vier Ziffern, 5 wurde durch eine Linie dargestellt. Punkte und Linien gemischt stellten die ersten zehn Zahlen inklusive der 10 dar. Eine Muschel stand für die Null.

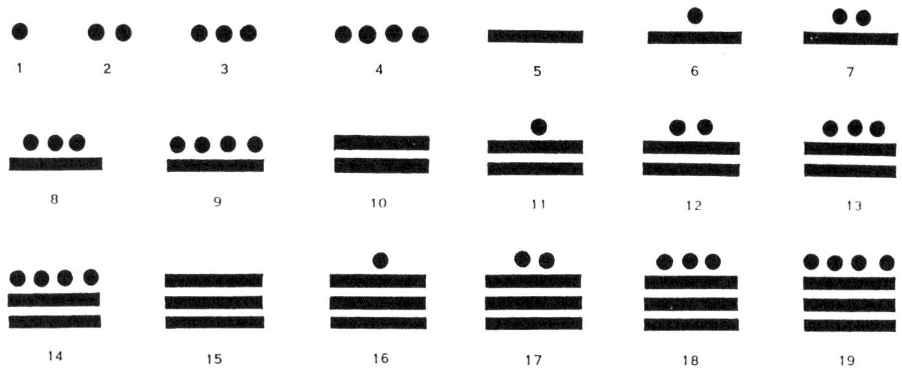

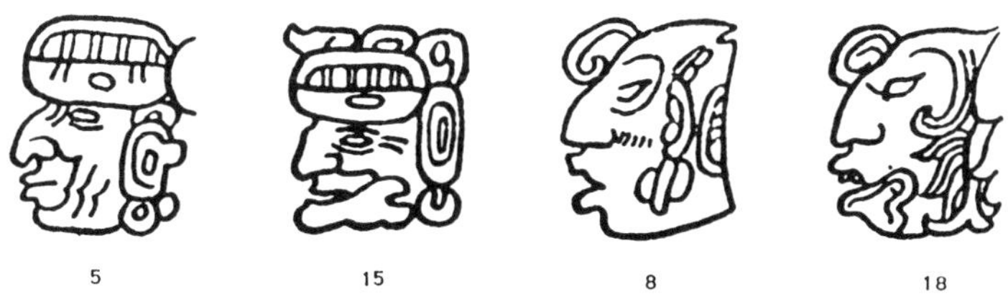

Die Zeichengruppen, die die ersten 19 Zahlen darstellten, konnten so oft nebeneinandergestellt und wiederholt werden, wie es nötig war, um die Zahlen auszudrücken, die höher als 20 waren. Fünf unterschiedliche Spalten entsprachen den Zeiteinheiten, die man »baktun«, »katun«, »tun«, »unial«, »kin« ... nannte. Auf den Stelen der Mayas waren die Zahlen anhand von Gottesdarstellungen abgebildet. Dreizehn verschiedene Gottesdarstellungen entsprachen den ersten 13 Zahlen. Ein Totenschädel stellte die Zahl 10 dar. Für die Zahlen zwischen 13 und 20 verwendete man die Gottesdarstellungen für 4, 5 ..., wobei auf dem Kinn ihrer Gesichter ein Knochen des Unterkiefers, das Symbol für die Zehn, erschien. Für den häuslichen Gebrauch benutzten die Mayas scheinbar ein Rechensystem aus Zehnern und Zwanzigern. Verfügten sie über ein Positionssystem? Der *Codex Dresdensis* bezeugt, daß tatsächlich ein solches System existierte. Durch die unterschiedliche Position auf einer vertikalen Linie erhielten die Zeichen einen unterschiedlichen Wert.

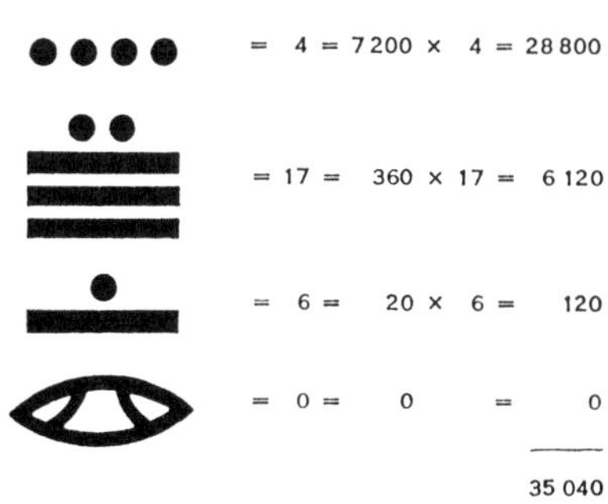

Wenn sich aus dem Vergleich der präkolumbianischen mit den mediterranen Schriften Ähnlichkeiten ergeben, so hat sich die Entwicklung unseres Zahlensystems scheinbar doch auf eine ganz andere Art und Weise vollzogen.

Griechenland

Fünf Jahrhunderte vor Christus verwendete man in Griechenland immer noch fünf vertikale Striche, um die ersten vier Ziffern zu schreiben. Für die Zahl 5 steht ein Buchstabe, der Anfangsbuchstabe des Wortes fünf. Bei den Zahlen 10, 100, 1000 und 10 000 ist dies genauso.
Ohne auf eine neue graphische Darstellungsweise zurückgreifen zu müssen, kommt es hier zu einer verbalen Aufzählung, und zwar durch die Verwendung des Anfangsbuchstabens des Wortes, das die Zahl bezeichnet. So bezeichnet Π (pi), Anfangsbuchstabe des Wortes ΠENTE, die Ziffer 5; Δ (delta) von ΔEKA die 10. Diese Methode, die nach dem Grammatiker Herodianos, der sie allerdings erst sieben Jahrhunderte später beschrieb, benannt wurde, geht von dem Prinzip der Positionszahlschrift aus. Um die Zahlen 50, 500 und 50000 schreiben zu können, hatte das den Zehnern, Hundertern und Tausendern hinzugefügte Symbol für 5 einen multiplikativen Wert. Hier bezeichnet nicht mehr Π die 5, sondern das Zeichen T. Diese Art zu zählen bezieht sich nicht mehr systematisch auf den numerischen Gehalt der Buchstaben des Alphabets. Erst als die kursiven Kleinbuchstaben, die sich vom Alphabet des Herodes ableiten, auftauchten, kehrten die Griechen wieder zum numerischen Wert der Buchstaben zurück, so wie die Hebräer, ihre Lehrmeister, es ihnen überliefert hatten. Während jedoch die Hebräer die ursprüngliche Hierarchie ihres Alphabets, in der die ersten zehn Buchstaben den ersten zehn Zahlen entsprachen, die nächsten zehn den Potenzen von Zehn und so weiter, beibehielten, vereinfachten die Griechen diese Anordnung. Ihre Zeichen hatten keinen anderen Wert als den, den ihnen ihr Platz in der alphabetischen Liste zuordnete. Bald erschienen 22 Buchstaben zu wenig zu sein, und es wurden fünf Zeichen hinzugefügt: *ypsilon* (*υ* = *23*), *phi* (*φ* = *24*), *chi* (*X* = *25*), *psi* (*ϕ* = *26*) und *omega* (*ω* = *27*). Wir befinden uns hier inmitten einer Polemik. In *La Grande invention de l'écriture* bietet uns Marcel Cohen eine andere Interpretationsmöglichkeit an: Bei den Griechen entsprachen die ersten neun Buchstaben den ersten neun Ziffern, die folgenden neun den Zehnern, die letzten neun den Hundertern. Da das griechische Alphabet nur aus 24 Buchstaben bestand, mußte man 3 von den Phöniziern entliehene Buchstaben dazwischen schieben. Ob die zusätzlichen Buchstaben im griechischen Alphabet für die Zahlen zwischen 1000 und 10 000 nun dazwischen geschoben wurden oder nicht, man nahm die neun ersten Buchstaben wieder auf und fügte ihnen ein »iota« hinzu. Die Buchstaben-Zahlen verloren so die Bedeutung, die ihnen die Zahl in der Welt des Tierkreises und der Planeten verliehen hatte. Eine andere Symbolik entstand. Die Hebräer blieben die einzigen aktiven Erben einer Wissenschaft, die später unter dem Namen Kabbala zusammengefaßt wurde, während in Griechenland mit Pythagoras die Mathematik geboren wurde. Dennoch blieb der griechische Pantheon von anthropomorphen Gottheiten besiedelt, die den Einfluß der Planeten auf die Leidensgeschichten und das Schicksal des Menschen symbolisieren. Es ist durchaus sinnvoll, sich immer wieder zu vergegenwärtigen, daß der Linienführung der Zeichen, die jeden der Planeten benennen, eine von der Zahl übertragene Bedeutung innewohnt.

Rom

Zum Gedenken an ihren glorreichen Sieg über die Karthager errichteten die Römer im Jahre 260 vor Chr. eine Stele auf dem Forum. Sie ist der älteste Nachweis der lateinischen Zahlenschrift, über den wir verfügen. Die Zahl 2 300 000 ist durch 23 Wiederholungen ein und desselben Zeichens für Hunderttausend dargestellt.
Die Römer, als Erben der Griechen, erhielten von ihnen ein vereinfachtes alphabetisches Zahlensystem. Ihre praktische Intelligenz ließ sie rasch noch bequemere Lösungen finden. Zuerst reduzierten sie die Buchstaben, die auch Zahlen darstellten, auf sieben. Dann stellten sie eine äußerst simple Positionsmethode auf: Eine Zahl, die zur

Linken einer anderen stand, wurde von dieser subtrahiert; wenn sie rechts von ihr stand, wurde sie addiert.
Trotz der Vorherrschaft Roms, das versuchte sein Zahlensystem endgültig durchzusetzen, trug doch ein indisches System den Sieg davon. Dennoch ist die Gewohnheit, in römischen Zahlen zu schreiben, nie ganz verschwunden. Es ist eigenartig, daß diese Zahlen, die man jedes poetischen Inhalts beraubt hat, die schwer zu handhaben sind und keinerlei symbolische Bedeutung haben, heute oft auf eine romantische und altmodische Art und Weise gebraucht werden. So bezeichnen sie noch die Dynastien, stehen neben den Namen von Päpsten und Königen, führen uns von Kapitel zu Kapitel, numerieren Bibelverse sowie Akte und Szenen in Theaterstücken. Das System der Griechen endete in den Händen der Römer und ihrer materialistischen Gesellschaft in einer Sackgasse. Und dennoch konnte man von diesem Volk erwarten, daß es eine Form des Rationalismus hervorbringen würde, die der Mathematik einen fruchtbaren Boden bereitete. Statt dessen waren es fernöstliche Kulturen voller Spiritualität, die ein wirklich rationales Zahlensystem entstehen ließen. Fast auf der ganzen Welt gelang es nur auf schwierigen Umwegen, die Null zu erschaffen, deren Prinzip man lange verweigerte. Implizierte diese Zahl, die keine war, nicht gleichzeitig die Negation und das Vielfache, das Alles und das Nichts, die Leere und die Fülle? War es in China, wo die Position der Null ihren multiplikativen Wert erhielt? Schon lange vor den Bewohnern Europas kannten die Chinesen die Druckkunst und sie verteilten die Texte ihrer Gebete in tausendfachen Auflagen; sie verwendeten Schießpulver und Petarden. Wie also kamen sie zu ihrer Zahlenschrift?

China

Man sagt, daß das älteste bekannte Zahlensystem Chinas aus dem dritten Jahrtausend vor unserer Zeit stammt. Ein Gesetzgeber soll es erfunden haben, als er die Höhe von Musikröhren, ihre Längen- und Kapazitätsmaße sowie die Waagebalken zu vereinheitlichen suchte. In diesen Zeiten schrieb man auf Knochen von Tieren. Daher stammt auch der Name »oracle-bones«, den man diesen Andenken an das alte China gegeben hat. Manche dieser auf den Knochen eingravierten numerischen Zeichen hatten geometrischen Charakter. Man kann dies mit der Methode vergleichen, bei der kleine Holzstöckchen, die man zum Rechnen auf Zählbrettern anordnete, verwendet wurden. Es handelt sich hier um eine Zahlenschrift, bei der man versuchte, mit Hilfe aufgehäufter kleiner Holzstücke Rechnungen darzustellen. Der einfache Übergang von der Vertikalen zur Horizontalen genügte, um eine Multiplikation mit Zehn anzuzeigen. Die Sumerer gingen auch nicht anders vor.
Die alte kaufmännische Schrift ist dieselbe geblieben. Die grundlegende Reihe besteht aus 13 Zeichen, von denen 9 den neun ersten Zahlen und die vier anderen den folgenden Zahlen zugeordnet sind. Es gibt eigene Symbole für die Zehner, die Hunderter und die Tausender. Eine Leerstelle wird durch ein kreisförmiges Zeichen angedeutet. Wie auch in anderen Kulturen steht diese Kreisform, auch »li« genannt, für die Erdkugel, die zusammengefaßte Einheit »der einzigen Sache, die den Himmel seit so vielen Jahrhunderten in immer gleicher Bewegung hält« (Etiemble).
In diesem Zeichen sind alle Zahlen impliziert. Im Chinesischen bezeichnet Yin-Yang die Dualität. Das in einen Kreis gefaßte Sigel, Sinnbild für Dualität und Einheit, ist auf der Fahne Koreas abgebildet und von Zahlensymbolen des Pa-Kua umgeben (Abb. 2). Die zwei durch die Form eines S begrenzten Oberflächen, die innerhalb dieses Kreises erscheinen, erinnern an die Form einer Kaulquappe, die den Ägyptern als Zeichen für Hunderttausend galt. Für die Chinesen, die diese Zeichnung dechiffrieren konnten, war darin die unendliche Kombinationsmöglichkeit der Zahlen enthalten.
Was das Pa-Kua betrifft, so ermöglichen die Linien oder unterbrochenen Linien, derer man sich hier bedient, ein Beziehungsgeflecht mit ausreichenden Variationsmöglichkeiten, um die sieben ersten Zahlen ausdrücken zu können.

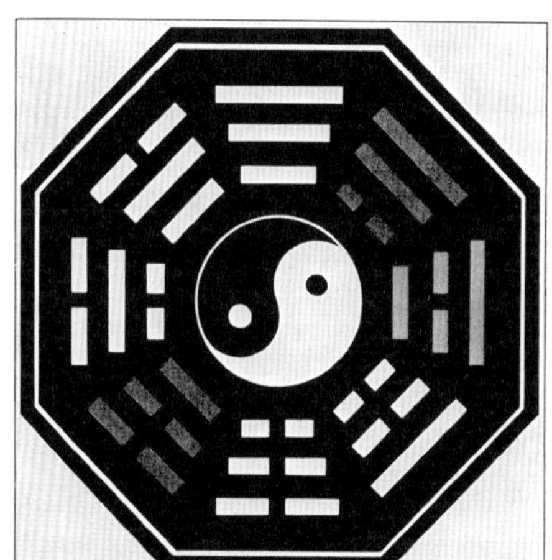

2 Yin-Yang
Umgeben von Zahlensymbolen

Im 17. Jahrhundert entwickelte Leibniz, der sich aufgrund seiner Vorliebe für Symbolik zu den Rosenkreuzern hingezogen fühlte, ein besonderes Interesse für China. Er war der Ansicht, und dies sicherlich zu Recht, daß das Ideogramm die idealen Möglichkeiten zur Bildung einer universellen Sprache bot. Er selbst hatte bei seinen Forschungen im Bereich der Mathematik ein ausgeklügeltes binäres System erfunden, das auch der Funktionsweise der heutigen elektronischen Maschinen zugrundeliegt. Das Prinzip besteht darin, alle Zahlen mit Hilfe von lediglich zwei Zeichen, der 0 und der 1, darzustellen. Leibniz verfolgte den Gedanken, daß eine Annäherung der Kulturen Europas und Chinas zu großen Ergebnissen führen, ja sogar die Welt verändern könnte. Er versuchte, Verbindungen zwischen seinem binären System und dem Pa-Kua herzustellen. Die Chinesen hatten allerdings eine weniger rationalistische, als vielmehr zutiefst philosophische Vorstellung von der Zahl. Dies zeigt sich auch in ihrem Umgang mit der Null. Sie diente ihnen mehr zum Meditieren als zum Zählen. Die Hoffnung von Leibniz, eine universelle Arithmetik einzuführen, war zerstört. Das Erscheinen unseres Zahlensystems ist das Ergebnis einer langsamen Entwicklung, die sich im Lauf der Jahrhunderte durch das unaufhörliche Mischen der Völker und Kulturen vollzog.

Indien

Man kann mit Sicherheit sagen, daß das Indien des 9. Jahrhunderts ein Zahlensystem hatte, das mit unserem vollkommen identisch ist, und daß die Inder dieses Zahlensystem auch anwendeten. Severus Sebokt, ein syrischer Mönch aus einem Kloster am Ufer des Euphrat sprach schon im Jahre 662 nach Chr. von »einer beredten Methode der Arithmetik und der Kalenderrechnung der Hindus, die über das Wort hinausgeht, da sie aus neun Zeichen besteht.« Im Jahre 718 wird in einem chinesischen Text die Existenz von neun Hindu-Zahlen erwähnt, die mit Hilfe eines einzigen Strichs kursiv gezogen waren, und eines Punktes, der in dieser Zählweise die Null darstellte. Wahrscheinlich bezog sich diese Erwähnung auf das von dem Astronomen Aryabhata im 6. Jahrhundert aufgestellte Zahlensystem. In der indischen Sprache waren die graphische Darstellung, die phonetische Zeichenschrift und die Bedeutung der Zahl eng miteinander verbunden. Wie in den semitischen Sprachen schließt die graphische Darstellungsweise stillschweigend die Vokalisation der Selbstlaute mit ein. Geneviève Guitel schreibt: »Aryabhata begann, die fünfundzwanzig ersten ganzen Zahlen mit den fünfundzwanzig Konsonanten, auf die ein a folgte, zu verbinden, dann die Zahlen 30, 40 ... 100 mit den noch zur Verfügung stehenden Zeichen; insgesamt gab es dreiunddreißig Zeichen, um die Zahlen von 1 bis 100 zu schreiben. Jede Silbe wird mit Hilfe eines einzigen Zeichens geschrieben: die Vokalisation von ›ma‹ zu ›mi‹ zum Beispiel wird durch die Beifügung eines sehr kleinen Ornaments durchgeführt. Bewundernswert, wie man in diesem System durch ein Ersetzen von ›ka‹ durch ›ki‹ und von ›na‹ durch ›ni‹ von 1 auf 100, von 10 auf 103 kommt.« Aryabhata war Astronom, deswegen bezog sich seine Zählmethode auf die Wissenschaft der Astrologie. In den Schriften Aryabhatas wird eine Regel zum Ziehen der Quadratwurzel, die mit unserer übereinstimmt, erwähnt. Hatte er ein Positionssystem gefunden? Dies ist bis heute umstritten geblieben. Dennoch ist eines klar: Die neun Zahlen und die Null waren seit dem 7. Jahrhundert in Kambodscha bekannt, wohin die indische Kultur durchgedrungen war, und wurden dort auch angewendet. Die Analogie der neun kambodschanischen Zeichen mit unseren ist übrigens höchst erstaunlich.
Die heutige Geschichtsschreibung besagt, daß sich mit der Nagari-Schrift die letzte Revolution vollzog, die dazu führte, daß die neun Zahlen und die Null von da an genügten, um alle Zahlen darstellen zu können. Die Nagari-Zahlen wurden von den Arabern in ihren Wanderbewegungen und Siegeszügen nach Europa gebracht.

Die arabische Kultur übernahm das indische Prinzip der Zeichenschrift, das aus zwei Reihen unterschiedlicher Zahlen bestand. Eine wurde im Osten, die andere im Westen Arabiens verwendet. Die Ostaraber nannten ihre Schrift Hindi, die Westaraber Gubari. In der arabischen Tradition bedeutet Hindi »aus Indien« und zeigt somit ausdrücklich den Ursprung des Systems an. Die Ostaraber behielten diese Zahlenreihe bei, paßten sie ihrer Schreibweise an; bis heute wird sie in den arabischsprachigen Ländern verwendet.
Es ist diese Zahlenreihe, die sich von Spanien ausgehend über ganz Europa verbreitete und auch unsere wurde. So heißen in der arabischen Sprache die Zahlen indisch, »hindi«, während man sie im Französischen und anderen europäischen Sprachen »arabisch« qualifiziert.
Die Schrift, das Rechnen, die Architektur, die Rosenzucht..., so viele Wissenschaften, die in einer Art Verkettung von einem Volk an das andere weitergegeben wurden. Den Arabern fiel es zwischen dem 8. und dem 10. Jahrhundert zu, das mathematische Wissen auf ein Niveau von algebraischen Strukturen zu bringen. Mit Hilfe des Rechenbretts war immer schon eine Vielzahl von Aufgaben möglich, aber die Ausdrucksmöglichkeiten blieben beschränkt, da die Zahlschriften noch nicht weit genug entwickelt waren. Das von Indien eingeführte System öffnete der abstrakten Übertragung von auf dem Rechenbrett durchgeführten Rechnungen ein breites Feld. Der erste logische Schritt der Mathematiker von damals war, die Reihen des Rechenbretts mit Hilfe des Positionsdezimalsystems unter Verwendung der Null zu beziffern. Deshalb wird in den ersten Abhandlungen die indische Methode noch nicht getrennt von der Handhabung der Rechenbretter und von der Gestaltung der Zahl behandelt. Das älteste uns bekannte Werk zu diesem Thema ist die im 9. Jahrhundert entstandene Abhandlung eines arabischen Mathematikers, Mohamed ben Musa, auch »Alkwarizmi« genannt.
Spanien stellte zu der Zeit eine Art Relaisstation dar. Die Araber und die Juden entwickelten dort ein bedeutendes kulturelles Zentrum. Aus diesem Grund verließ etwa in der Mitte des 9. Jahrhunderts der Mönch Gerbert das Kloster Saint-Géraud d'Aurillac, um seine Studien in Sevilla und Cordoba fortzusetzen. Dort erlernte er den Umgang mit den arabischen Zahlen. Er übernahm die Verwaltung des Erzbistums Reims, dann diejenige Ravennas und schließlich die der gesamten Christenheit, als er unter dem Namen Silvester II. zum Papst erhoben wurde. Die Abhandlung Alkwarizmis wurde unter dem Titel *Liber Algorismi* ins Lateinische übersetzt. Gerbert seinerseits verfaßte ein Werk über die Rechenmethode mit Hilfe von Rechenbrettern. Unter dem Titel *Gerberti Scholastici tractatus de abaco* wurden so die arabischen Zahlen in Frankreich eingeführt. Im 9. Jahrhundert wurde ein Werk mit dem Titel *Geometrie* dem Philosophen Boetius zugeschrieben, der im 4. Jahrhundert im Umfeld des Ostgotenkönigs Theoderich lebte. Die in der *Geometrie* dargestellten Zahlen waren denen des indo-arabischen Sanskrit sehr ähnlich. Man glaubte daher, sie stammten aus dem Griechenland des 5. Jahrhunderts, was wiederum zu der Annahme führte, daß das Positionsdezimalsystem der Schule von Pythagoras bekannt war. Später erklärte man *Geometrie* zu einer apokryphen Schrift, doch der Name Boetius blieb unlösbar mit den Zahlen, die zur Numerierung von Rechenbrettern dienen und die »Apizes« genannt werden, verbunden. In einem Werk des Guido von Arezzo aus dem 9 Jahrhundert über die Notenschrift wurden indo-arabische Zahlen verwendet. Diese verdrängten dann Schritt für Schritt alle Formen der Notation, die in den verschiedenen Teilen Europas noch verwendet wurden, das heißt alle romanischen Zahlen, aber auch die Runenschrift und das »Futhark«, das Runenalphabet, das nach den ersten sechs Runenzeichen benannt wurde und das von Rußland über Deutschland und England bis Skandinavien und vom Osten Frankreichs bis Finnland immer noch Verwendung fand. Meist wurden die Buchstaben dieser Runenschrift, die mehrere Bedeutungen hatten und auch über einen numerischen Wert verfügten, in Knochen, in das Metall der Leibriemen oder in Baumstämme geritzt. Diese Zeichen waren so tief in der Bevölkerung verwurzelt, daß sie

heute noch in Nordeuropa von Bauern verwendet werden, die etwas behexen wollen. Diese Symbole haben immer noch den selben magischen Wert, den sie ursprünglich hatten. Ab dem 5. Jahrhundert lebte die Runenschrift in Deutschland so stark auf, daß sie die lateinischen Buchstaben zurückdrängte und gleichzeitig ihre Form beeinflußte. Aus dieser Verschmelzung gingen die sogenannten gotischen Buchstaben hervor, die ihrerseits des Erscheinungsbild der arabischen Zahlen prägten, als diese in den Ländern Fuß faßten, wo noch die runischen Zeichen zum Zählen in Gebrauch waren.

CHRISTLICHE ZAHLENSYMBOLIK UND IHRE CHIFFRIERUNG IN DER ALTEN KUNST

Stefan Heinlein

I

Wer Darstellungen des gekreuzigten Christus betrachtet, wird feststellen, daß dieser auf einigen Bildern mit drei, auf anderen mit vier Nägeln ans Kreuz geschlagen dargestellt wird. Die Kunstgeschichte unterscheidet daher zwischen Drei- und Viernagelkruzifixen. Es stellt sich die Frage, ob die drei oder vier Nägel zufällig gewählt werden oder ob es Gründe für diese Unterscheidung gibt? In der Tat gibt es Gründe hierfür, da den Zahlen Drei und Vier jeweils ein unterschiedlicher Symbolgehalt zukommt, womit das Thema dieses Beitrages angesprochen ist: Welche Beziehungen bestehen zwischen den Zahlen, ihrem exegetischen Symbolgehalt und der Kunst?

Die Vorstellung, daß die Welt und ihre Erscheinungsformen in hohem Maße von Zahlen bestimmt wird, gründet vor allem auf den religiös-kosmologischen Beobachtungen Babylons sowie den zahlentheoretischen Überlegungen der Pythagoreer. Diese halten alles im Kosmos für meßbar, durch Zahlen beschreibbar und damit deutbar; für sie war der Kosmos gleichbedeutend mit reiner Mathematik.[1] Zahlen galten ihnen nicht als vom Menschen »erfunden«, sondern waren selbständige, immaterielle Wesenheiten, die für alle Existenzformen die geeigneten Muster lieferten.[2] Auf diese Tradition aufbauend, ging die christliche Allegorese von der Überlegung aus, daß sich Gott – wenn auch verborgen – in der Welt spiegelt. Hieraus folgt, daß alle Dinge dieser Welt Bedeutungsträger für Göttliches oder »Übernatürliches« sein können. Das Sichtbare wird dabei zum Zeichen für etwas, das, weil es unmittelbar nicht zu erkennen ist, jeweils der religiösen Deutung, der Exegese, bedarf.[3] Dabei bediente man sich der antiken Artes Liberales. Das aus Grammatik, Dialektik und Rhetorik bestehende Trivium half, den wörtlichen und historischen Sinn, das aus Arithmetik, Geometrie, Musik und Astronomie bestehende Quadrivium den übernatürlich-metaphysischen Sinn zu erkennen.[4] Analog zum Bibelwort im Buch der Weisheit 11, 21, daß alle Dinge in Maß, Zahl und Gewicht geordnet seien, wurde auch die Zahl als Symbolträger gesehen, hinter der eine höhere Bedeutungsebene vermutet wurde. Dementsprechend wird in der Exegese bewußt nach Zahlenbezügen gesucht, um damit Bibelstellen und dogmatische Zusammenhänge zu verdeutlichen.[5]

Der größte Teil des christlich-exegetischen Schrifttums, das sich mit Zahlensymbolik beschäftigt, geht auf die Zahlenspekulation des Augustinus zurück, der sich im wesentlichen an der antiken Zahlenallegorese orientierte. Exemplarisch für den Versuch, zwischen antiker Zahlentheorie und christlicher Offenbarung zu vermitteln, ist – wie sich noch zeigen wird – die Auslegung der Sechszahl. An ihr demonstriert er, daß das christliche Schöpfungsverständnis zwar die klärende Hilfe durch die Antike benötigt, daß aber die in dieser Lehre angelegte »Wahrheit« erst in der biblischen Offenbarung der Schöpfung ganz zu sich selbst kommt.[6]

II

Für die Exegese sind insbesondere die Zahlen Eins bis Zwölf von Bedeutung, die im folgenden vorgestellt werden. Ihr Symbolgehalt soll an folgenden Fragestellungen gemessen werden:

1. Wo liegen die Wurzeln der Symbolgehalte? Liegen sie in der Religion der Babylonier, im Zahlenverständnis der Antike, im Ursprungstext der Heiligen Schrift oder in den Auslegungen der nachfolgenden Exegese? 2. Welche Breite hat die christliche Deutung einer Zahl? Ist ihr Symbolgehalt ein- oder mehrdeutig? Umfaßt er auch das Gegenteil, wie zum Beispiel bei der Sieben, die sich sowohl in den sieben Haupttugenden und den sieben Hauptsünden spiegelt? 3. Welchen Einfluß auf den Symbolgehalt haben

»mathematische« Beziehungen zwischen den einzelnen Zahlen. So ist die Sieben nicht nur die numerische Summe der Zahlen Drei und Vier, sondern gilt auch als »exegetische Summe« ihrer Symbolgehalte. Um eine Antwort hierauf schon vorwegzunehmen: Bei fast keiner Zahl ist der Symbolgehalt eindeutig oder unter einen Oberbegriff subsumierbar oder nur auf eine Zahl beschränkt. Insofern erscheint die christliche Zahlensymbolik oft auch als Geflecht von Widersprüchen, Willkür und Beliebigkeiten.[7] Schließlich sind die Zahlenauslegungen der Exegeten so weit angelegt, daß zur lückenlosen Darstellung sehr umfassende Abhandlungen notwendig wären, was Beschränkungen unausweichlich macht.

Die *Eins* steht nach Augustinus für den göttlichen Urgrund des Seins. Doch fehlt der Eins, die bis in das Mittelalter nicht zu den Zahlen gerechnet wurde, die große exegetischen Bedeutung. Vieles, was ihr zugerechnet werden könnte, geht in der Drei auf.[8]

Die *Zwei*, die ebenfalls ohne große exegetische Bedeutung ist, steht für den Gegensatz, den Kampf, den Widerspruch, das Nicht-Göttliche.[9] Ihr negativer Symbolgehalt spiegelt sich im biblischen Text darin, daß am zweiten Schöpfungstag die sonst übliche Formel, »Gott sah, daß es gut war«, fehlt. Dennoch wurde die Zwei auch »ad bonam partem« gedeutet und zwar als Zeichen der Steigerung vom Alten zum Neuen Bund, vom Irdischen zum Ewigen, vom Leiblichen zum Geistigen, von der Nächstenliebe zur Gottesliebe.[10]

Ausgangspunkt für die herausragende Stellung der *Drei* ist die Göttertrias der babylonischen Religion: Sin, Schamasch und Ischtar – Götter, die die Sonne, den Mond und die Venus verkörpern.[11] In der christlichen Deutung steht die Drei ebenfalls für eine Göttertrias und zwar für die Dreifaltigkeit Gottes – Vater, Sohn und Heiliger Geist. Der christliche Trinitätsbegriff ist damit nicht neu und auch nicht urchristlich, da er erst während des Konzils von Nicäa im Jahre 325 zum Dogma wurde.[12]

In der Deutung des Lebens Christi steht die Drei für seine Passion, da er in der dritten Tagesstunde zum Tode verurteilt und im dritten Jahr seiner öffentlichen Lehre gekreuzigt wurde. Dominierend ist in der Exegese jedoch die Auslegung der Drei als Zahl der Auferstehung Christi am dritten Tage, nach 33 Stunden im Grab.[13] Sowohl den Tod und die Auferstehung Christi am dritten Tage als auch die mit der Taufe einhergehende Sündenvergebung vollziehen insbesondere die Täuflinge der Ostkirche nach, die dreimal im Taufbad untergetaucht werden.[14]

Die Drei findet sich auch in der dreimaligen Versuchung Christi durch den Teufel, die für die Tilgung der Ursünde steht. Matthäus 4,1 ff. und Lukas 4,1 ff. erzählen, daß Christus nach seiner Taufe vom Heiligen Geist in die Wüste geführt und dort nach einer vierzigtägigen Fastenzeit dreimal versucht wurde. Die Kirchenväter deuten den Sieg über die Versuchungen als Bezwingung dreier Hauptsünden: Völlerei, Stolz und Neid.[15] Es sind die drei Sünden Adams, die dazu führten, daß er aus dem Paradies ausgeschlossen wurde. Indem sich Christus den drei Versuchungen widersetzte, besiegte er den Teufel, löste die »Fesseln« der Ursünde und geleitete Adam ins Paradies zurück.

Die Drei wird fast ausschließlich als heilige Zahl gedeutet, sie ist aber auch zur Sünde disponiert. So werden drei Arten der Sünde unterschieden, drei Anreize für sie soll es geben und drei Wege sollen zu ihr führen. Die Drei wird auch im Zusammenhang mit der dreimaligen Verleugnung Petri erwähnt, die, für den dreifachen Irrtum der Häretiker stehend, durch die dreifache Erklärung seiner Liebe zu Christus in Johannes 21 wieder aufgehoben wird.[16]

Schließlich sei angemerkt, daß zwei ineinander geschobene gleichschenklige Dreiecke einen regelmäßigen Sechsstern ergeben. Dieser kann als Verstärkung der durch ein Dreieck gekennzeichneten Trinität verstanden werden. Der Sechsstern wird deshalb häufig auf das »coenaculum«, das Haus der »pfingstlichen Zusammenkunft«, übertragen, in dem sich die Ausgießung des Heiligen Geistes ereignete. In der Herabkunft des Heiligen Geistes, die Christus laut Apostelgeschichte 2,1 ff. den Aposteln bei seiner Himmelfahrt versprochen hatte, erfüllt sich das »Heilswerk« der Trinität auf Erden.

In der babylonischen Kosmologie galt die *Vier* als Symbolzahl für die Natur und die Materie. Man beobachtete die Vierteilung der Mondphasen und kannte vier Weltpunkte im Kreislauf des Jahres. Der griechische Naturwissenschaftler Empedokles definierte als Weltbausteine vier Elemente, Erde, Feuer, Wasser, Luft, und setzte sie mit den Göttern Zeus, Hera, Nestis und Aidoneus-Hades gleich.[17] Auch wurde die Welt in vier Himmelsrichtungen geteilt.[18] Schließlich fand die Vierzahl ihren Niederschlag in der Tätigkeit der Agrimensoren, der römischen Landvermesser. Prinzip des Vermessens war die Konstruktion einer Nord-Süd-Linie (cardo) und im rechten Winkel dazu die einer Ost-West-Linie (decumanus), womit eine rechteckige oder quadratische Fläche abgegrenzt werden konnte, die sich als sakraler Ort von ihrer Umgebung abhob.[19] Diese Feldmeßkunst, mit der römische Städte, nicht zuletzt die »roma quadrata«, abgesteckt wurden, geht auf die »kultische Vierteilung des Beobachtungsraumes« der Auguren zurück, die auf diese Weise von ihnen beobachtete Himmelszeichen, etwa Blitze oder Vögel, eindeutig einordnen und den Willen der Götter ableiten konnten.[20]
Die christliche Exegese verbindet die Vier mit den vier Winden, den vier Jahreszeiten, den vier Elementen, aber auch mit den vier Naturen des menschlichen Körpers: dem Trockenen, dem Feuchten, dem Kalten und Warmen. Eine vierfache Gestalt hat die Schöpfung, da es in ihr leblose Dinge, Pflanzen, Tiere und Menschen gibt. Die Vier ist, entsprechend der vier Tiere im Buch Daniel 7, 1 ff., auch die Zahl der vier Weltteile. Sinnbilder der vier Evangelisten sind die vier geflügelten Wesen, wie sie in der Apokalypse 4, 1 ff. als Löwe, Stier, Adler und Mensch auftreten. Mit seinen vier Punkten entspricht das Kreuz nach Hieronymus der Gestalt der Erde: »Und selbst die Gestalt des Kreuzes, was ist sie anderes als die viergeteilte Form der Welt?«[21] Die Vier wurde in diesem Sinnzusammenhang auch mit dem Kreuz Christi in Beziehung gesehen, da mit dem römischen Zeichen für Vier, »IIII«, ein lateinisches oder griechisches Kreuz dargestellt werden kann, wodurch die Vier auch zum Zeichen der Erlösung wird. Dies bedeutet, daß in der Erschaffung der viergeteilten Welt bereits die Art ihrer Erlösung vorgezeichnet ist.[22] Schließlich wurde das in der Vier wurzelnde Quadrat zur Kennzeichnung des »Allerheiligsten« verwendet. So hatten die Altäre der Stiftshütte, der ganze Tempelbezirk Jerusalems sowie das Himmlische Jerusalem aus der Offenbarung des Johannes jeweils eine quadratische Form.
In der babylonischen Religion wurde die *Fünf* mit der Venus, dem Gestirn eines ihrer Götter, gleichgesetzt, da diese ein regelmäßiges Pentagramm beschreibt, wenn man ihre verschiedenen Positionen in Bezug zur Erde und Sonne setzt.[23] Das Pentagramm wurde von den Pythagoreern und hellenistischen Herrschern als Heilszeichen angesehen und war Feldzeichen des byzantinischen Heeres. Auch die christliche Exegese wies, ähnlich wie die griechischen Allegoriker, dem Pentagramm apotropäische Bedeutung und Heilswirkung zu. Relativ spät wurde es als Symbol für Christus gedeutet, wobei ein Bezug zu den fünf Wunden hergestellt wurde, die er am Kreuze erlitt. Die fünf Wunden erfuhren durch Bernhard von Clairvaux, die in seiner Zeit aufkommende Leidensandacht, verbunden mit der Stigmatisation des Heiligen Franziskus im Jahre 1224, große Bedeutung und weite Verbreitung. Sie wurden unter anderem als »Pforte des Lebens, aus der die Sakramente der Kirche fließen«, als Öffnung des Eingangs ins Paradies, als »wasserspendender geöffneter« Fels oder allgemein als Zeichen der Passion gedeutet.[24]
In der Zahlenlehre der Pythagoreer galten alle Zahlen, die mit der Addition ihrer Teiler identisch sind als »numeri perfecti«, wobei innerhalb der Zahlen 1 – 1000 nur die Zahlen *Sechs*, 28 und 496 diesen Bedingungen genügen: 6 = 1+2+3; 28 = 1+2+7+14; 496 = 1+2+4+8+16+31+62+124+248. Für Augustinus ist dabei die Sechs diejenige Zahl, die alles Geschaffene bedingt, umgekehrt aber unabhängig von allem Geschaffenen ist. So lehrt er, daß die Welt nicht in sechs Tagen erschaffen wurde, weil Gott es so wollte, sondern Gott hat sie in sechs Tagen geschaffen, weil sie die vollkommene Zahl ist. Die Sechs, so führt er den Gedanken weiter, wäre auch dann vollkommen, wenn es die Welt nicht gäbe, wie umgekehrt die Werke Gottes nicht vollkommen wären, wäre

die Sechs nicht die vollkommene Zahl. Indem er so die antike Zahlenlehre in der christlichen Offenbarung aufgehen läßt, rückt er die Gesetzlichkeit der Zahlen und die »Schöpfungsweisheit« Gottes in engste Nähe. Gregor der Große wendet sich gegen diese Deutung und kritisiert die These von der Vollkommenheit der Sechs aufgrund ihrer arithmetischen Gesetzlichkeit. Er sieht den Grund ihrer Vollkommenheit ausschließlich in ihrer biblischen Heiligung. Gregors Kritik hat sich jedoch gegen Augustinus nicht durchsetzen können, dem etwa auch Beda Venerabilis folgte.[25]

In christologischem Zusammenhang verweist die Sechs auf die Kreuzigung Christi, da die Passion auf den sechsten Wochentag fällt und sich in der sechsten Stunde vollendet.[26] Die Sechs steht auch für die erste Wundertat Christi, mit der er sich den Aposteln als Sohn Gottes offenbarte. Johannes berichtet in 2,1ff., daß als bei der Hochzeit zu Kana der Wein ausging, Christus in sechs Krüge Wasser gießen ließ, das sich dann zu Wein wandelte. Die Sechszahl der Weinkrüge deuten die Exegeten unter anderem als Zeichen für die Vollendung der Welt in sechs Tagen.[27]

Die Sechs ist auch Zeichen der guten Werke des Menschen. Diese Bedeutung resultiert nicht nur aus die Zahl der Opera Dei der Schöpfung, sondern auch aus den sechs Werken der Barmherzigkeit in Matthäus 25,31ff. Christus verkündet, daß diejenigen, die diese Werke an ihren Nächsten verrichten, in den Himmel eingehen werden, während diejenigen, die dies unterlassen, ins ewige Feuer abfahren müssen.[28]

In Babylon tritt die *Sieben* sehr häufig auf. Ihr Symbolwert leitet sich aus der Dauer der Mondphasen ab, die sieben Tage umfaßt und deshalb bedeutsam war, weil der Mond das Gestirn des höchsten Gottes Sin war. Der Turm zu Babel zählte sieben Stockwerke, sieben Mauerringe umzogen die um das Jahr 700 vor Chr. erbaute Stadt Ekbatana.[29]

In der christlichen Exegese wird die Sieben wegen des Umfangs, der Breite und der Ambivalenz der Deutung, die extrem positive wie negative Konnotationen zuläßt, zu einer der wichtigsten Symbolzahlen. Jesaia 11,2f. spricht in seiner Messiasprophetie vom siebenfachen Heiligen Geist, der sich in den sieben Gaben zum Geist der Weisheit, des Verstandes, des Rates, der Stärke, der Erkenntnis, der Frömmigkeit und der Gottesfurcht wandelt, die den Gläubigen zuteil werden und aus denen die Exegeten eine Vielzahl weiterer Septenarien ableiteten. So gibt es die sieben Seligpreisungen, wobei die achte lediglich als Zusammenfassung des vorausgehenden Septenars verstanden wird. Diese befähigen ihn zum Empfang der himmlischen Seligkeiten, die aus den sieben Gaben des Körpers und den sieben Gaben der Seele bestehen. Ferner existieren sieben Sakramente, sieben Blutvergießungen Christi, sieben Haupttugenden, sieben Bitten des Vaterunser, sieben Arten der Vergebung, aber auch – »ad malam partem« gedeutet – sieben Hauptsünden. Die meisten dieser Septenarien dienten der Beichtvorbereitung und wurden über Predigtreihen, über Merkblätter, Bilder und Schriften verbreitet, woraus sich als besondere Gruppe der Beichtspiegel herausbildete.[30]

Im Zusammenhang mit der besonders im Mittelalter verbreiteten Verehrung der Leiden Christi gedachte man ebenfalls der Leiden seiner Mutter, besonders ihrer Trauer unter dem Kreuz. Ausdruck fand ihr Leid in den sogenannten Sieben Schmerzen. Sie wurzeln im *Tractatus de Planctu Beatae Mariae* von Bernhard von Clairvaux und wurden vor allem durch das Stabat Mater, das im 14. Jahrhundert in die Liturgie einfloß und lange Zeit fälschlicherweise Jacopone da Todi zugeschrieben wurde, und durch geistliche Kirchenraumspiele weit verbreitet.

Die Sieben ist auch in der Apokalypse des Johannes eine besondere Schlüsselzahl. Die Schrift richtete sich an die sieben christlichen Gemeinden in Asia, die zur Zeit Domitians (81–96) hartnäckig verfolgt wurden, da hier der Kaiserkult in besonderem Maße betrieben wurde. Ziel war es, die Christen in ihrer Notzeit zur Standhaftigkeit zu mahnen und zu betonen, daß der Sieg denen gehört, die trotz Verfolgung dem christlichen Glauben treu geblieben sind.[31] Johannes schildert, daß sich mit der Lösung der sechs ersten Siegel das Strafgericht Gottes vollzieht. Mit der Öffnung des letzten, des siebten Siegels künden sieben Posaunenengel weitere Schrecken an, die über die Erde hereinbrechen werden. Gegen Ende der Apokalypse gießen sieben Engel sieben Schalen

Strafe über die Erde. In Kapitel 17, 9ff. erscheint ein siebenköpfiges Tier, auf dem die »Hure Babylon« sitzt. Die sieben Häupter werden von Johannes unterschiedlich interpretiert: So setzt er sie mit sieben Bergen gleich – Zeichen für Rom, von wo die Gefahr für die Christen ausgeht. Auch nennt er die sieben Häupter »Könige«, womit er die römischen Kaiser meint. Von diesen Kaisern sind »fünf gefallen, der eine ist da, der andere ist noch nicht gekommen und wenn er kommt, soll er nur kurze Zeit bleiben«. Unter Weglassung der gewöhnlich nicht mitgezählten Kaiser Galba, Otho und Vitellius ergibt sich die Reihe: Augustus, Tiberius, Caligula, Claudius, Nero, Vespasian, Titus. Johannes meint jedoch nicht diese, sondern das Tier selbst, das der achte »König« ist, nämlich Domitian.[32] Bedeutsam für die Exegese ist die Zusammensetzung der Sieben aus den Summanden Drei und Vier, die für Gott und die Welt stehen. Ihre »exegetische Summe« ist für viele Allegoriker der Mensch – wegen der Unvergänglichkeit seiner Seele (3) und der Vergänglichkeit seines Lebens (4). Diese »exegetische Summe« spiegelt sich etwa in den sieben Tugenden, die aus drei theologischen Tugenden und den vier auf das gute Handeln des Menschen bezogenen Kardinaltugenden bestehen. Die Kardinaltugenden entsprechen dem leiblichen Sein des Menschen, während die Dreizahl der theologischen Tugenden sein seelisches Leben bedeutet.[33] In gleicher Weise können die sieben Bitten im Vaterunser zerlegt werden.[34]

Wie in der babylonischen Religion so kennt man auch in der christlichen Exegese die Beziehung zwischen den siebentägigen Mondphasen und der Schöpfungswoche. An den ersten sechs Tagen ist die Veränderung des Mondes gut sichtbar, am siebten Tag aber weniger deutlich. In sechs Tagen schuf Gott die Welt, am siebten Tag ruhte er. Bedeutungsträger ist auch die Grabesruhe Christi nach dem siebten Tage (Sabbat), die von der Ruhe des Schöpfers präfiguriert wird, so daß hierdurch Schöpfung und Erlösung der Welt in ein typologisches Verhältnis gerückt werden.

Im übrigen finden sich aus kosmischen Überlegungen auch in der Renaissance und im Barock Städte mit sieben Mauerringen, wie das Beispiel von Granmichele auf Sizilien zeigt, das in den Jahren nach 1693 gegründet wurde. Die Gestalt der Stadt ist an Tommaso Campanellas Sonnentempel angelehnt, den dieser in seinem utopischen Roman *Città del Sole* (1602) schildert und den er von der Darstellung des babylonischen Turmes Pieter Bruegels d. Ä. aus dem Jahre 1563 ableitete.[35]

In der babylonischen Auffassung wurzelt die Bedeutung der *Acht* in der Vorstellung, daß die Seele des Menschen durch sieben Planetensphären wandelt, bevor sie in die achte, den höchsten Himmel, gelangt. Bei Platon stellen sich die Seelen sieben Tage dem Gericht, um am achten Tag aufzubrechen. Die Tatsache, daß Christus am achten Tag nach Sabbat auferstanden ist, prägt die meisten Deutungen dieser Zahl in der christlichen Exegese.[36]

Die *Neun* wird »ad malam partem« gedeutet, da sie die Todesstunde Christi repräsentiert. Einige Exegeten leiten die Unvollkommenheit der Neun auch aus ihrer »ungünstigen« Stellung innerhalb der Zahlenreihe ab, da sie unter der Zehnzahl des Dekalogs liegt. Der negative Ansatz zeigt sich auch darin, daß Lukas, 17, 17 schildert, wie sich nach der Heilung von zehn Aussätzigen durch Christus neun Geheilte ohne Dank entfernten. Wenn die Neun »ad bonam partem« gedeutet wird, dann zumeist als potenzierte Dreizahl der Trinität oder im Zusammenhang mit den neun Engelschöre.

Die *Zehn* ist in erster Linie die Zahl der Gebote, die Gott im fünften Buch Mose, 5, 2, verkündet. Drei Gebote behandeln das Verhältnis zu Gott, sieben sein Verhältnis zum Mitmenschen. Somit ist nach Auffassung der Exegeten die Vereinigung des Menschen (7) mit Gott (3) unumstößlich mit der vollkommenen Verwirklichung der Liebe zu Gott (3) und dem Nächsten (7) verbunden. Eine Verbindung zwischen den zehn Geboten und dem Kreuzestod Christi stellt die römische Ziffer X her, deren Schriftbild von der Form der Kreuzes geprägt ist und im Griechischen dem Buchstaben »Chi« entspricht, mit dem der Hohheitstitel »Christus« beginnt.[37]

Die *Elf* ist die Zahl der Sünde und der Unvollkommenheit. Dies wird mit ihrer Stellung in der Zahlenreihe erklärt, da sie die Zehn des Dekalogs überschreitet und unter der Zwölfzahl der Apostel bleibt. Auch ist sie die Zahl der »letzten Stunde«. Eine Schriftstelle, die hierzu besonders häufig herangezogen wird, ist das Weinberggleichnis in Matthäus 20,1 ff.: Ein Hausvater stellt elf Arbeiter für seinen Weinberg ein, den ersten zur ersten und den letzten zur elften Stunde. Die Allegoriker beziehen die Zahl der Arbeiter und die Stundenangaben des Gleichnisses auf die Welt- und Menschenalter. Die elften Stunde entspricht dabei sowohl der Zeit bis zum Weltende als auch dem letzten Abschnitt im menschlichen Leben. Auch ist die elfte Stunde die letzte, in der man die Aufnahme in den »Weinberg des Herrn« erbitten kann. Zwischen dem elften Psalm, der sich mit dem Sündenkatalog des Menschen beschäftigt, und der Erwähnung der elften Stunde im Weinberggleichnis wird ein Zusammenhang vermutet, wozu die Exegeten den ersten Johannesbrief 2,18 heranzogen: »Kinder, es ist die letzte Stunde und wie ihr gehört habt, daß der Antichrist kommt, so sind auch jetzt viele Antichristen entstanden, daran erkennen wir, daß es die letzte Stunde ist.« Die Elf als Zeichen für die »letzte Stunde« gilt somit als Sinnbild für die Warnung vor dem Endgericht, was unter anderem auch in der besonderen Bedeutung der Elfzahl im Karneval zum Ausdruck kommt, dessen »Verkehrte Welt« als Warnung vor der letzten Stunde verstanden wird.[38]

Die Antike verbindet die *Zwölf* mit den zwölf Tierkreiszeichen, aus denen die griechische Mythologie eine Zwölfzahl an Göttern ableitete.[39] In der christlichen Deutung steht sie vor allem für die Verkündigung der christlichen Botschaft durch die zwölf Apostel sowie für das Himmlische Jerusalem. Die Symbolarithmetik bei der Zwölf stellt ein »Kabinettstück« der Exegeten dar. Nach ihrer Auffassung ergibt sie sich aus der Multiplikation der Drei, die den dreifältigen Gott bezeichnet, und der Vier, die die Welt symbolisiert, wie auch aus der Sieben, die aus der Summe der Zahlen Drei und Vier entsteht und den Menschen symbolisieren kann: Gott (3), Welt (4) und Mensch (7) ergeben als »exegetische Summe« den Auftrag der Apostel (12), den Glauben an die Trinität (3) der Menschheit (7) in allen vier Weltteilen (4) zu verkünden.[40] Die Anzahl der Anhänger Christi schwankte lange. Matthäus 11,1 spricht von »zwölf Jüngern«, in Lukas 24,9 werden elf Personen und »die anderen Jünger« erwähnt und im ersten Brief an die Korinther 15,3 ff. wird von den »Zwölfen« und einer unbestimmten Zahl von Aposteln berichtet. Über komplizierte Prozesse schmolz im Laufe der Zeit die Anzahl der Jünger, die der »Zwölfe« und die der Apostel zum Begriff der »Zwölf Apostel« zusammen. In der Exegese bedeuten sie die eschatologische Heilsgemeinde, die himmlische Kirche oder die Mitregenten im Gottesstaat.[41]

Die Zwölfzahlsymbolik findet sich ausgesprochen häufig in der Schilderung des Himmlischen Jerusalem (Apokalypse 21,9 ff.), die hier auszugsweise vorgestellt werden soll: »Und sie hatte eine große und hohe Mauer und hatte zwölf Tore und auf den Toren zwölf Engel und Namen darauf geschrieben, nämlich der zwölf Geschlechter der Kinder Israel. Und die Mauer der Stadt hatte zwölf Grundsteine und auf ihnen die Namen der zwölf Apostel des Lammes. Und die Stadt liegt viereckig und die Länge ist so groß wie ihre Breite. Und der Mann mit dem goldenen Rohr maß die Stadt auf 12 000 Feld Weges. Und er maß ihre Mauer, 144 Ellen nach Menschenmaß, das der Engel hat. Und die zwölf Tore waren zwölf Perlen und die Gassen der Stadt waren lauteres Gold wie ein durchscheinend Glas.« Die besondere Bedeutung, die das Mittelalter dem Himmlischen Jerusalem beimaß, wurzelt in Augustinus, der das abstrakte Reich Gottes zum Ersatz für das konkret untergegangene Imperium Romanum erklärte, wodurch das Himmlische Jerusalem als Symbol für Ordnung und Erlösung an die Stelle der »urbs roma« rückte. So wurde für das Mittelalter Jerusalem zum »umbillicus mundi« (= Nabel der Welt), was unter anderem dazu führte, daß Itinerarien nicht mehr Rom als Zentrum der Welt auswiesen, sondern Jerusalem.

III

Wie wurde nun in der Malerei die Zahlensymbolik umgesetzt? Folgt sie der exegetischen Symbolisierung? Wenn ja, welche Verschlüsselungen, Chiffrierungen hat sie dazu benutzt? Analysiert man eine ausreichende Anzahl von Kunstwerken, so fallen

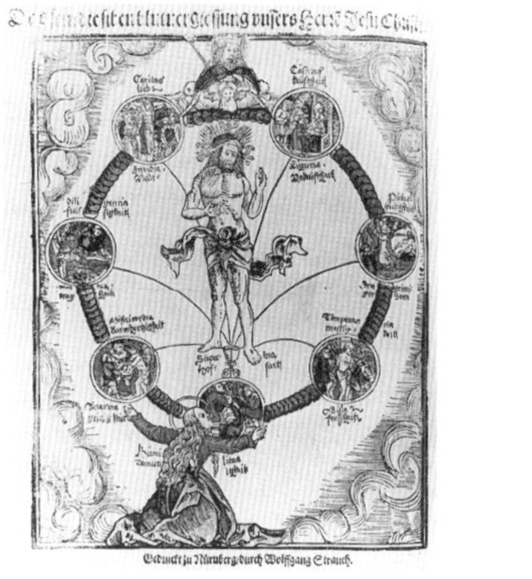

1 Nürnberg, Dreifaltigkeit, Blutvergießungen Christi, Tugenden und Laster, Maria Magdalena, um 1500. Einzelblatt in ein Missale geklebt, erschienen bei Wolfgang Strauch, Mönchengladbach, Städtisches Museum Schloß Rheydt

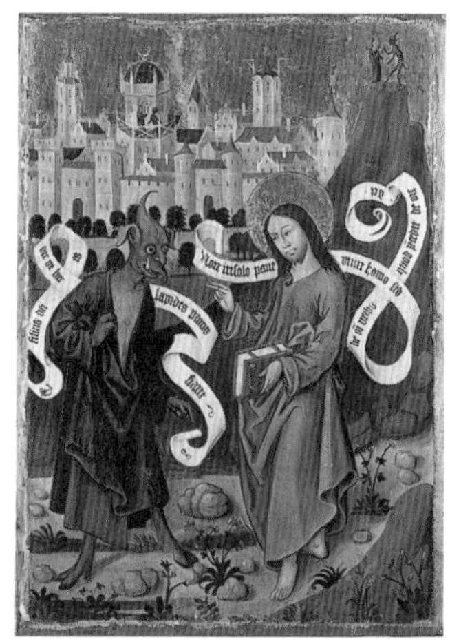

2 Schwäbisch, Versuchung Christi, um 1500, Mischtechnik auf Fichtenholz, Staatsgalerie Stuttgart

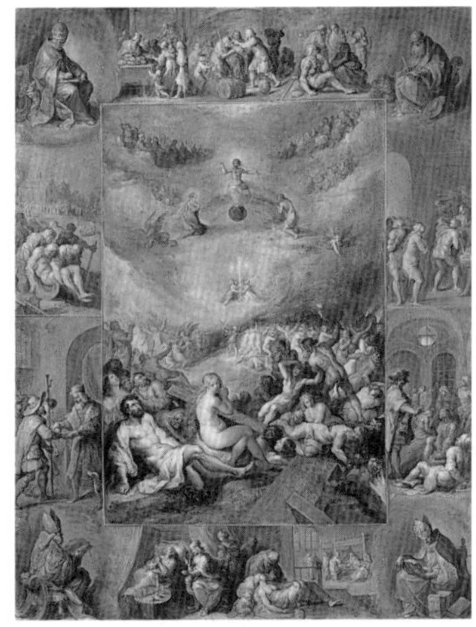

3 Frans Francken II., Jüngstes Gericht – Werke der Barmherzigkeit – Kirchenväter, 1620, Öl auf Eichenholz, Staatsgalerie Stuttgart

drei Chiffrierungsstufen auf, die auch als drei Abstraktionsgrade betrachtet werden können: 1. Die unschiffrierten Darstellungen, wie die Abbildung der zwölf Apostel als Gruppe von zwölf Personen. 2. Die konkret-chiffrierten Darstellungen, wie die Verwendung eines Sinnbildes. 3. Die geometrisch-chiffrierten Darstellungen, wie die Verwendung etwa des Dreiecks zur Darstellung der Dreifaltigkeit.

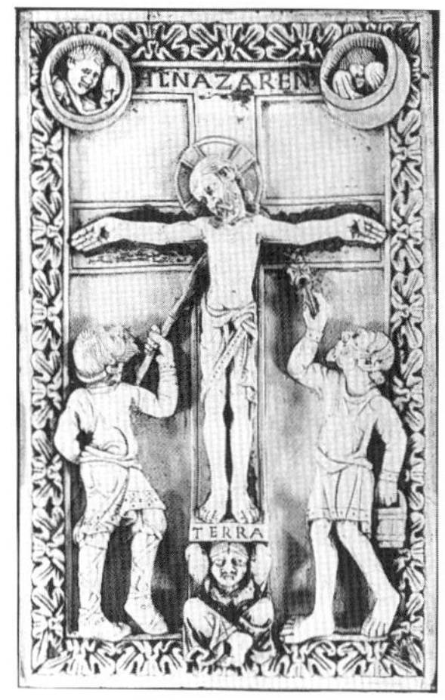

4 Trier, Prachteinband des Codex Aureus (Detail), 988, Elfenbein, Germanisches Nationalmuseum Nürnberg

Unchiffrierte Darstellungen

Die meisten Darstellungen gehören zu dieser Chiffrierungsstufe. Beispiel hierfür ist die Darstellung der Glaubenslehre von der Heiligen Dreifaltigkeit. Sie kann seit dem 12. Jahrhundert als Gnadenstuhl in Erscheinung treten, der Gottvater zeigt, wie er das Kreuz mit dem Sohne hält. Seit dem 13. Jahrhundert finden sich auch Darstellungen mit Christus als Schmerzensmann ohne Kreuz. Hinzu tritt die Taube des Heiligen Geistes.[42] Dies ist etwa auf einem bei Wolfgang Strauch um 1500 gedruckten Blatt dargestellt, das neben dem Gnadenstuhl auch die sieben Blutvergießungen Christi zeigt (Abb. 1). Unterhalb Christi erscheint Maria Magdalena, die mit ausgebreiteten Armen zu Christus und zu dem Kelch blickt, in den die sieben Blutfäden münden. Umgeben wird der Schmerzensmann von einem Kranz von sieben Tugenden und Lastern.[43]
Wird eine biblisches Ereignis geschildert, in dem eine bestimmte Handlung innerhalb eines Sinnzusammenhanges mehrmals vorkommt, bietet es sich an, auch die Anzahl der Handlungen wiederzugeben. So werden beispielsweise die drei Versuchungen Christi einzeln in getrennten Bildern oder zusammengefaßt in einer Komposition wiedergegeben, wobei es seit dem Spätmittelalter üblich war, die erste Versuchung als Hauptszene herauszustellen und ihr die anderen Versuchungen unterzuordnen. Eine solche Aufteilung zeigt eine um 1500 entstandene, aus der Kartause in Buxheim bei Memmingen stammenden schwäbische Holztafel (Abb. 2).[44]
Die Werke der Barmherzigkeit werden wegen ihres »endzeitlichen« Wirkungskreises häufig im Zusammenhang mit Weltgerichtsszenen gezeigt. Diese Verbindung gibt das Jüngste Gericht von Frans Francken II. aus dem Jahre 1620 wieder, wo die Gerichtsszene in der Mitte der Darstellung von den sieben Werken umgeben ist (Abb. 3). Die vier lateinischen Kirchenväter, Gregor der Große, Hieronymus, Ambrosius und Augustinus, erscheinen in der Rahmung und verkörpern mahnend den von ihnen betonten Zusammenhang, der zwischen irdischem Handeln und himmlischem Lohn liegt.[45]
Die abendländische Bildtradition zeigt, etwa auf Himmelfahrtsbildern, elf Apostel. Beeinflußt durch die byzantinische Kunst werden jedoch häufig auch zwölf Apostel wiedergegeben, die Christus als Thronassistenten umgeben. Wird dieser als Bischof gezeigt, so repräsentieren die Apostel den Klerus. Schülern gleich nehmen sie seine Weisungen entgegen, wie es die Darstellung in S. Aquilino zu Mailand (um 400) wiedergibt, oder sie akklamieren ihn durch die Spende von Kränzen zum Herrscher, so beispielsweise auf einem Mosaik aus Porec (540).[46]

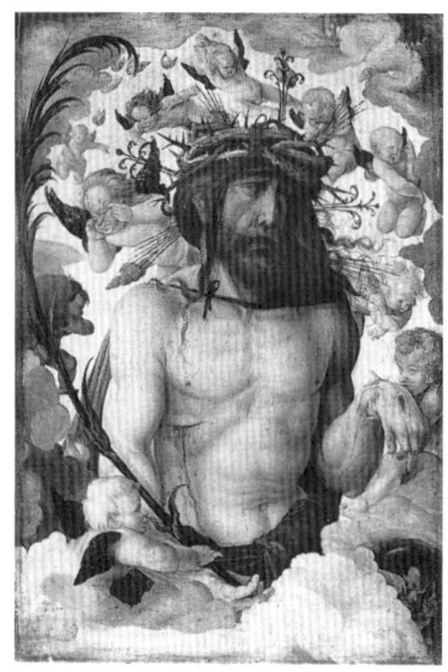

5 Hans Baldung Grien, Christus als Schmerzensmann, um 1520, Mischtechnik auf Leinwand über Tannenholz, Staatsgalerie Stuttgart

Konkret-chiffrierte Darstellungen

Als konkret-chiffrierte Darstellung für die Dreifaltigkeit gilt die Hand, das Lamm und die Taube, wobei die Hand für Gott, das Lamm für Christus und die Taube für den Heiligen Geist steht. Sie bilden bereits in frühchristlicher Zeit den dogmatischen Kern der Apsisgestaltungen, wie es ein ehemaliges Mosaik der Felix-Basilika in Nola (um 400) wiedergibt. Um 1510 schuf Andrea del Sarto einen dreigesichtigen Kopf zur Symbolisierung der Trinität, eine ikonographische Besonderheit, die besonders in der Toskana im 15. und 16. Jahrhundert verbreitet war.
Als konkret-chiffrierte Bildnisse gelten auch die bereits erwähnten Drei- und Viernagelkruzifixe. Der Typus des Dreinagelkruzifixes hebt die Göttlichkeit Christi hervor, das

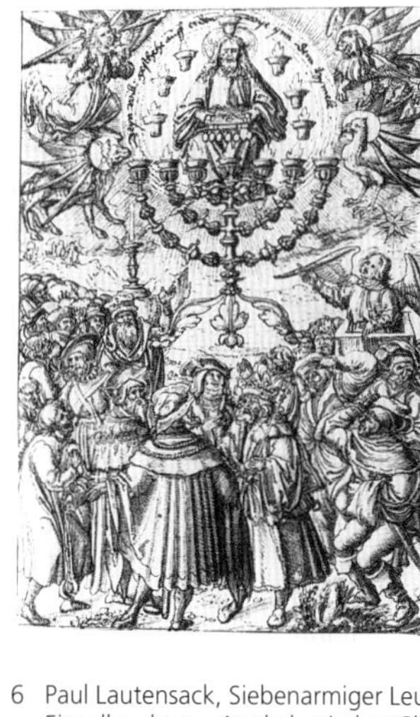

6 Paul Lautensack, Siebenarmiger Leuchter – Sieben Einzelleuchter – Apokalyptischer Christus, 1535, Staatliche Museen zu Berlin – Preußischer Kulturbesitz, Kupferstichkabinett

Viernagelkruzifix den Menschen in Christo und sein leibliches Erscheinen in der Welt. In einer Trierer Arbeit aus dem Jahre 988 befindet sich unter dem Viernagelkruzifix die Inschrift »TERRA«, was jenen Ansatz kommentierend unterstreicht (Abb. 4).[47] Die gleiche Chiffrierung spiegelt sich auch in Hans Baldung Griens Darstellung *Christus als Schmerzensmann* (1520). Der dreiteilige Kreuznimbus verweist auf die Christus innewohnende Dreifaltigkeit, der vierteilige Strahlenkranz auf sein Wirken in der Welt (Abb. 5).[48]

Zur konkret-chiffrierten Darstellung der sieben Gaben des Heiligen Geistes dienten häufig siebenarmige Leuchter. Es handelt sind um Nachbildungen jenes jüdischen Leuchters, der – von Gott persönlich in Auftrag gegeben – im Stiftszelt aufgestellt wurde, später im Salomonischen Tempel stand und im Jahre 70 nach Chr. durch Titus nach Rom gelangte. Seinen Ursprung hatte er in den aus Babylon stammenden kosmischen, siebenarmigen Bäumen, die das Universum, Fülle und Kraft symbolisierten.

In der christlichen Kunst finden sich die vier bis fünf Meter hohen und vier Meter in der Spannweite messenden Leuchter etwa in den Domen zu Braunschweig (vor 1196) und Mailand (um 1180). Für das Christentum verbindet sich mit dem Leuchter die Vorstellung von »Christus als Licht in der Finsternis«, während die Lampen die sieben Gaben darstellen. Neben dem siebenarmigen Leuchter kommen in der christlichen Kunst auch die sieben Einzelleuchter aus der Apokalypse 11,12ff. vor, die als Sinnbild der sieben Gemeinden für die Gesamtheit der Kirche stehen. Sie finden sich fast ausschließlich in Illustrationen der Apokalypse oder bei Majestas-Domini-Darstellungen. Auf einem Stich von Paul Lautensack aus dem Jahre 1535 verbindet der siebenarmige Leuchter in der Bildmitte Himmel und Erde (Abb. 6). Darüber erscheint der apokalyptische Christus, der, von den sieben Einzelleuchtern umrahmt, in den Händen das siebenfach versiegelte Buch hält. Umgeben werden die Leuchter von den vier »Lebewesen«, Löwe, Stier, Adler und Mensch, die für die Evangelisten stehen. Das Schriftband um Christus besagt: »Deyn will geschehe auff erden wye ynn dem hymell.« Damit wird der nach Gottes Vorschrift hergestellte Kandelaber zum Sinnbild der rechten Erfüllung des göttlichen Willens und zum Zeichen des rechten Glaubens.[49] Die sieben Gaben können auch durch sieben Strahlen versinnbildlicht werden. In einem Pfingstbild aus dem Evangeliar Heinrichs des Löwen (1173–1180; Abb. 7) gehen diese in die Darstellung von sieben Tauben über, die auf die zwölf Apostel und Maria »niederfahren«. Die sieben Schmerzen Mariae werden sehr häufig sinnbildlich als sieben Schwerter dargestellt, die in das Herz der Gottesmutter eindringen.[50]

Die Zwölf verweist mit ihren Basiszahlen Drei und Vier auf den Auftrag Christi an die Apostel, den Glauben an die Trinität in allen vier Weltteilen zu verkünden.[51] Eine »Drei-mal-Vier-Aufteilung« zeigt das Pfingstbild in einem Reichenauer Perikopenbuch aus den Jahren 1020–1040, wo die vom Heiligen Geist erfüllten Apostel in Dreiergruppen den vier Weltgegenden zugeordnet sind (Abb. 8). Eine ähnliche Aufteilung liegt auch dem Majestas-Domini-Bild der von Volvinus in den Jahren 824–859 entstandenen Mailändischen Pala d'Oro zugrunde (Abb. 9). Hier verkünden die Apostel, ebenso in Dreiergruppen geschieden, die Botschaft der vier Evangelien in den vier Weltgegenden.

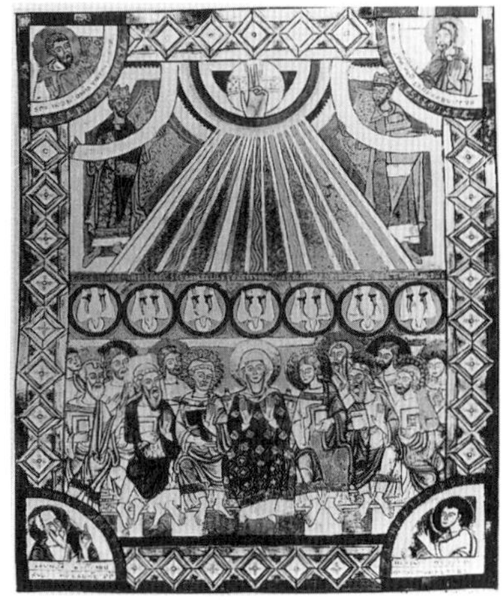

7 Kloster Helmershausen, Evangeliar Heinrichs des Löwen: Ausgießung des Heiligen Geistes – David – Salomon, 1173–1180

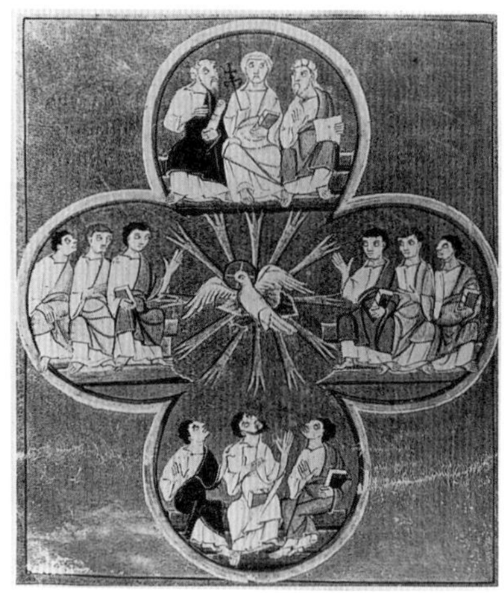

8 Reichenau, Perikopenbuch, Ausgießung des Heiligen Geistes, 1020–1040, Bayerische Staatsbibliothek München

Geometrisch-chiffrierte Darstellungen

In der Malerei findet sich hier nur das gleichseitiges Dreieck, das die Heilige Dreifaltigkeit dargestellt. Daß es sich bis ins 13. Jahrhundert ausgesprochen selten findet, liegt an Augustinus, der sich vehement gegen diese Darstellungsform aussprach. Erst später, besonders im Barock, wird das Dreieck sehr häufig als Symbolträger verwendet. Es findet sich nicht nur auf Altarbildern, sondern auch an den Decken von Kanzeln, oder, von Strahlen umgeben, freischwebend über dem Hochaltar, meist mit dem Auge Gottes in der Mitte versehen. Nach Wolfgang Braunfels kommt im Dreieck der Triumph

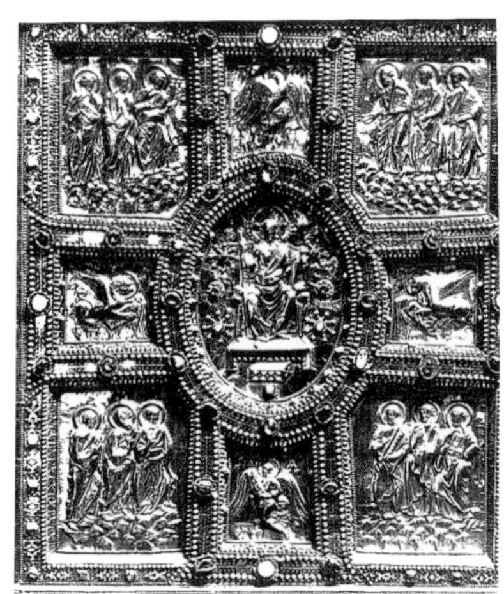

9 Volvinus, Pala d'Oro, Majestas-Domini, Treibarbeit, 824–859, S. Ambrogio, Mailand

des Christentums über die Welt zum Ausdruck, denn, »wo sich in barocken Kirchen die mannigfaltigsten Ornamente und Figuren zu einem Triumph ›ad majorum dei gloriam‹ zusammenschließen, bekundet das Dreieck mit dem Auge Gottes seine Macht«.[52]

IV

Wer die Grund- und Aufrisse von Sakralbauten studiert, wird bei genügender Geduld wohl jede geometrische Figur vom Dreieck bis zum Vieleck, vom Kreis bis zum Oval finden. Insofern genügt es nicht, auf die Frage, wie wurden die Zahlen der Exegeten in der Architektur chiffriert, mit der Suche nach Figuren oder Zahlen und Zahlenproportionen zu reagieren, sondern es müssen auch die exegetischen Absichten aufgespürt werden, die die Bauherren und Architekten damit verbanden. So muß das Dreieck in der Absicht verwendet worden sein, etwa die Trinität auszudrücken, das Viereck einen geheiligten Ort, das Fünfeck die apotropäische Wirkung und so fort. Gleiches gilt für die Zahlen; sie müssen die »exegetischen Proportionen« beschreiben, sich beispielsweise auf die Abmessungen des Himmlischen Jerusalems beziehen oder auf die »numeri perfecti«. Zwei Chiffrierungsstufen genügen hier: Geometrisch-chiffrierte sowie ziffern-chiffrierte Grundrisse.

Geometrisch-chiffrierte Grund- und Aufrisse: Ein gleichseitiges Dreieck ist imaginärer Ausgangspunkt für den Grundriß der in den Jahren 1685–1689 von Georg Dientzenhofer erbauten Dreifaltigkeitskirche in Kappel bei Waldsassen (Abb. 10). An die Seiten dieses Dreiecks sind drei gleichförmige Kreissegmente angefügt. Über dem dreipaßförmigen Grundriß vereinigen sich drei kreisförmige Kuppelräume in einem gleichseitigen Gewölbedreieck.[53] Die Dreizahl findet sich in Kappel noch in den drei Laternen und in den drei Türmen, die den Bau flankieren. Ein ganzes Geflecht von imaginären, gleichseitigen Dreiecken bestimmt dagegen den gesamten Grund- und Aufriß der Kirche S. Carlino alle quattro fontane in Rom, die Francesco Borromini im Jahre 1634 erbaute (Abb. 11).

Quadratisch sind viele karolingische Westwerke, wie das der heute nicht mehr erhaltenen Abtei St. Requier in Centula (790–799), das eine Grundrißabmessung von 20 x 20 Ellen besaß und Christus als Salvator geweiht war. Die gleiche Abmessung hatte auch das »Allerheiligste« im Salomonischen Tempel zu Jerusalem. Indem das Westwerk und der jüdische Tempel derart korrelieren, wird die typologische Beziehung zwischen Salomon und Christus auch architektonisch deutlich. Die Verbindung des Quadrates und des Kreuzes als Zeichen des Salvators kommt im Westwerk von Centula schließlich dadurch zum Ausdruck, daß sich unterhalb des quadratischen Hauptraumes die sogenannte »capsa maior« befand, deren herausragendste Reliquie ein Stück des Kreuzes Christi war.[54] Selbst ganze Klosteranlagen wurden in ihrer Konzeption durch das Quadrat bestimmt, wie im Falle des St. Gallener Klosterplanes (um 820), dessen Rasterplan auf der Grundeinheit von 2,5 x 2,5 Fuß basiert.[55]

Im übrigen übernahm die katholische Kirche den Abmessungsvorgang der römischen Agrimensoren. Die Vorschriften des Pontificale Romanum legten fest, daß bei der Konsekration einer Kirche ein Kreuz aus Asche, die »crux decussata«, auf den Boden gestreut wurde, dessen Endpunkte, zu einem Viereck verbunden, den Kirchengrundriß bestimmten. Als Beispiel hierfür dient die um 1010 von Bischof Bernward gegründete Kirche St. Michael in Hildesheim (Abb. 12). Die Diagonalen, die von den Eckpunkten der Querhausarme und des Westwerks gezogen werden, treffen sich im Schnittpunkt der als Decumanus angenommenen Längsachse und der für den Cardo stehenden Querachse. Hierdurch entsteht das imaginäre X beziehungsweise die Vierteilung der Grundrißfläche, was die Besitzergreifung Christi symbolisiert.[56]

Die um 1145 begonnene Klosteranlage von Eberbach im Rheingau wird bestimmt durch ein verwirrend miteinander verwobenes, ins Unendliche reichendes Netz von Pentagrammen und Fünfecken (Abb. 13), das auf die unendliche Heilswirkung der »Herrschaft« Christi bezogen werden kann. Auch an Stellen, an denen äußere, also störende

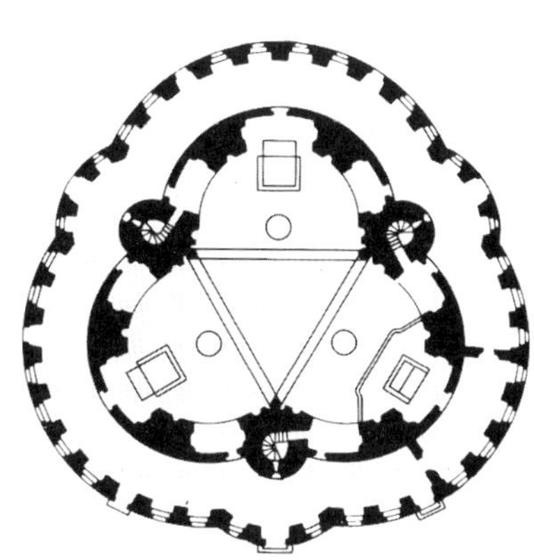

10 Georg Dientzenhofer, Kappel bei Waldsassen, Dreifaltigkeitskirche, 1685–1689, Grundriß nach Paul von Naredi-Rainer

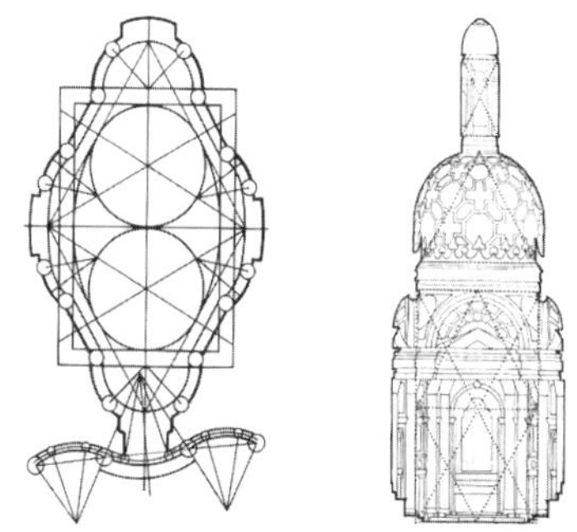

11 Francesco Borromini, S. Carlino alle quattro fontane, Rom, 1634, Grund- und Aufriß nach Paul von Naredi-Rainer

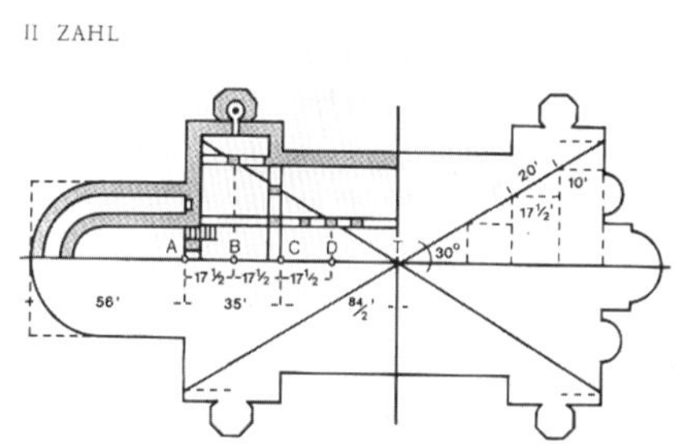

12 St. Michael, Hildesheim, um 1010, Grundriß nach Hans Roggenkamp

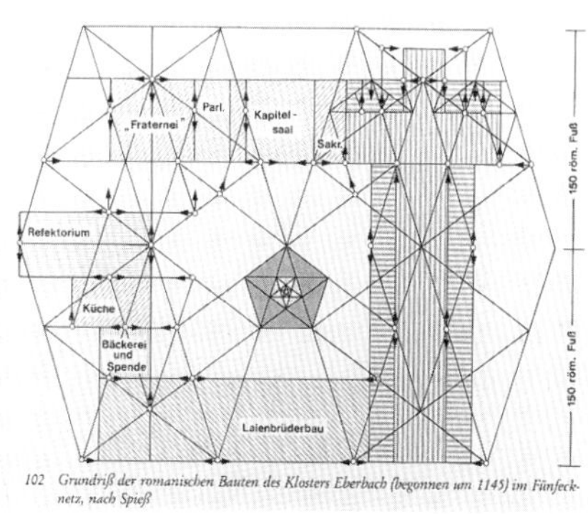

13 Kloster Eberbach, begonnen um 1145, Grundriß mit eingeschriebenen Pentagrammen nach Herwig Spieß

Einflüsse die Mönche in ihrer Abgeschiedenheit erreichen konnten, wie bei Toren oder Mauerdurchlässen, erscheint das Pentagramm als Steinmetzzeichen, wodurch der apotropäische Charakter besonders deutlich wird.[57]

Auf zwei gleichseitige Dreiecke, die ineinander geschoben einen Sechsstern bilden, gründet sich die Universitätskirche S. Ivo in Rom von Francesco Borromini (1642–1650, Abb. 14). Sie ist, wie viele Universitätskirchen jener Zeit, der »Göttlichen Weisheit« geweiht und kann als »steingewordenes« Pfingstbild betrachtet werden. Der Grundriß in Form eines Sechssterns verweist auf das »coenaculum«, in welchem sich die Ausgießung des Heiligen Geistes ereignet hat. Durch sechs große Kuppelfenster dringt eine solche Lichtfülle ein, daß der Eindruck der »Erleuchtung« erweckt wird. Im Zentrum der Laterne schwebt die Taube des Heiligen Geistes, zwölf Sterne umgeben sie, zwölf Sternbahnen führen zwischen den Fenstern hinab zu den Wandfeldern, vor denen ursprünglich zwölf Apostel aufgestellt waren, auf die jene »Erleuchtung« niederkam. Nicht ausgeführt wurde Borrominis Überlegung, den Hauptaltar vor sieben Säulen zu stellen, die die sieben Gaben verkörpern sollten.[58]

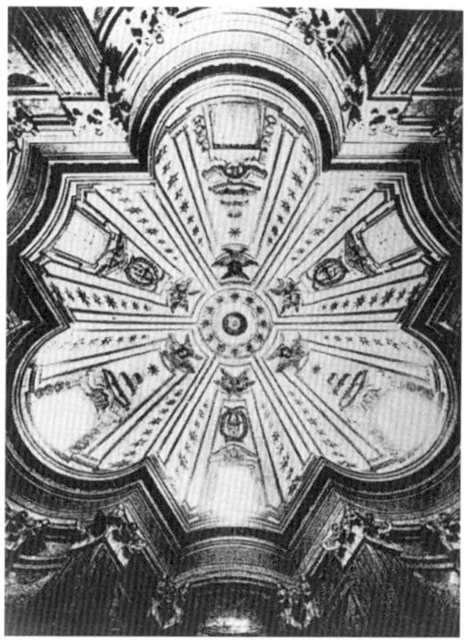

14 Francesco Borromini, St. Ivo, Rom, Kuppel, 1642–1650

Die Sieben als Symbol der Grabesruhe tritt in der 1450 von Leon Battista Alberti gebaute Kirche S. Francesco in Rimini in Erscheinung. Der Aufriß der Seitenfronten des sogenannten »Tempietto Malatestiano« ist durch jeweils sieben Pfeilerarkaden gegliedert, in denen Sarkophage von Verstorbenen aus dem Hofstaat des Sigismondo Malatesta untergestellt wurden.[59]

Achtecke bestimmen mit Sicht auf die Auferstehung Christi am achten Tage häufig frühchristliche und mittelalterliche Baptisterien, wie das in Florenz, wodurch die in der Taufe liegende Beziehung zwischen Tod und Auferstehung zum Ausdruck kommt. Ein achteckiges Baptisterium findet sich auch in Giottos Darstellung des Bethlehemitischen Kindermordes in der Arenakapelle zu Padua (1304–1306, Abb. 15). Hier wird der Taufgedanke auf die Blutstaufe der Unschuldigen Kinder übertragen, die, von den Schergen des Herodes getötet, sogleich zu neuem Leben auferstanden sind und in den Himmel »auffahren«, ohne in der Vorhölle auf die Erlösung durch Christus warten zu müssen.[60]

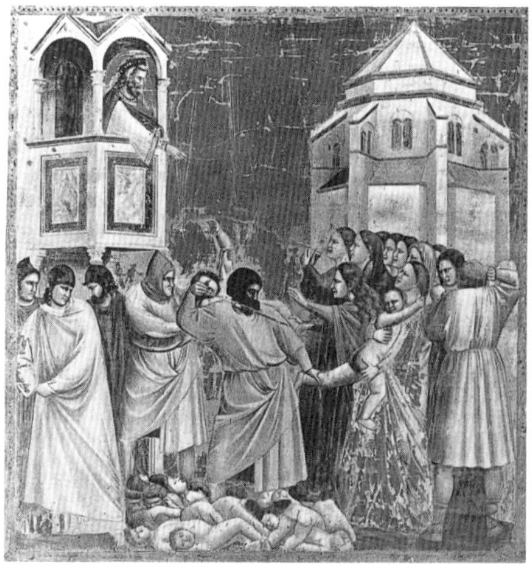

15 Giotto, Bethlehemitischer Kindermord, 1304–1306, Fresko, Arenakapelle, Padua

Mittelalterliche Kirchenlabyrinthe besitzen häufig einen achteckigen Grundriß und bestehen aus elf konzentrisch ineinander gestellten Kreiswindungen, wie das Beispiel in der Kathedrale von Amiens zeigt (Abb. 16). Die Labyrinthe befinden sich immer im Westen der Kirche, dort, wo auch das Jüngste Gericht zur Darstellung kommt. Dieser Eingangsbereich ins Kircheninnere verkörpert die Verbindung der äußeren, sündhaften Welt zum »Allerheiligsten«. Die elf in die Irre führenden Kreiswindungen stehen sowohl für die Mahnung, sich von der sündhaften, weltzugewandten Lebensweise abzukehren, als auch für die Warnung vor der letzten Stunde. Der erfolgreiche Weg durch das Labyrinth wird als Läuterung der christlichen Seele und als Vorbereitung auf die Begegnung mit Gott verstanden. Dieser Weg wird durch Christus gewiesen, der als »Ariadnefaden« die Menschen von ihren Sünden rettet. Hierauf spielt der achteckige Grundriß an, der, auf den Taufgedanken hinweisend, für Wiedergeburt und Sündenvergebung steht.[61]

Aufgrund der Bedeutung, die Jerusalem für das Mittelalter hatte, fanden wichtige Elemente der Zwölfsymbolik des Himmlischen Jerusalems Eingang in Kirchen, wie der Hezilo-Leuchter im Dom zu Hildesheim aus den Jahren um 1054–1079 beispielhaft zeigt (Abb. 17). Dieser große, schwebende Metallreifen mit einem Durchmesser von mehreren Metern nimmt Teilvorstellungen der Vision des Johannes auf: die Mauer mit Toren und Türmen, die Tor- und Turmwächter und das kostbare Material. Das Herabfahren vom Himmel ist durch das Hängen im Kirchenraum versinnbildlicht. So schwebt die verheißene Stadt als fernes, aber doch fest verankertes Ziel über der Gemeinde. Daß der Leuchter kreisförmig ist, stellt keinen Widerspruch zum quadratischen Himmlischen Jerusalem dar, denn »die aus römischer Zeit bekannte Gleichsetzung von urbs und orbis wird durch diese Form auch der himmlischen Stadt zugeordnet«, so daß »das himmlische und das irdische Jerusalem unaufhörlich ineinander übergehen.«[62] Die

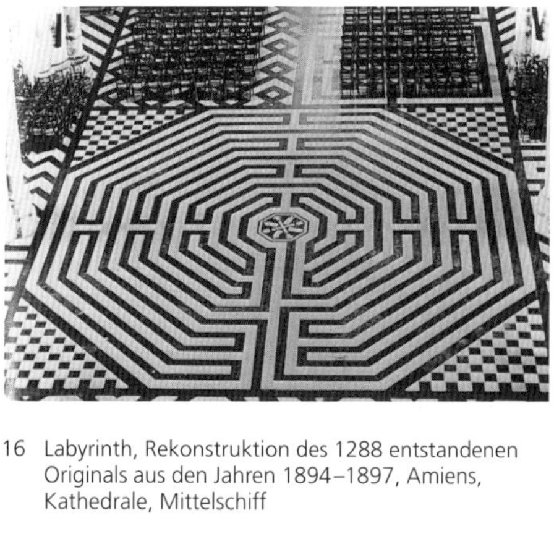

16 Labyrinth, Rekonstruktion des 1288 entstandenen Originals aus den Jahren 1894–1897, Amiens, Kathedrale, Mittelschiff

Vorstellung des Himmlischen Jerusalem ist nach Zahlensystem, Steinsetzung, Farbenskala und Perlenzahl auch Modell der deutschen Reichskrone Ottos I.[63] Mit ihr präsentierte er seinen imperial-weltlichen und geistlichen Anspruch über das Reich.[64]

Ziffern-chiffrierte Grundrisse: Das Engelsmaß des Himmlischen Jerusalem, das für ein Quadrat mit 12 Ellen Seitenlänge steht, bestimmt – in Fuß übertragen – den inneren Oktogonalumfang der Pfalzkapelle zu Aachen, wodurch die Kapelle Karls des Großen zu ihrem Abbild wird.[65]

Nach den von den Pythagoreern ermittelten und von Augustinus übernommenen drei perfekten Zahlen 6, 28 und 496 richtete sich der Grundriß der im 19. Jahrhundert zum größten Teil zerstörten Abteikirche Cluny III (1088–1130). Wenn man sich der perfekten Zahlen zur nachträglichen Festlegung ihrer Abmessungen bedient, wird sowohl die außergewöhnliche Größe dieses Bauwerks als auch dessen außerordentlicher Rang deutlich. Bei Cluny handelt es sich um einen der aufwendigsten und größten Kirchenbauten der Christenheit. Die Gesamtlänge des Kirchengebäudes mißt 531 Fuß. Dies ist die Summe der drei ersten »numeri perfecti« plus der Eins. 35 Fuß (= 28+6+1) beträgt die Spannweite der Mittelschiffswölbung. Auch die durch Teilung von 496 entstehenden Zahlen geben eine Reihe weiterer wichtiger Abmessungen an: 248 (= 496/2) Fuß messen die Innenlänge des Langhauses und die Innenbreite des großen Querhauses. 124 Fuß (= 496/3) mißt die Langhausbreite.[66]

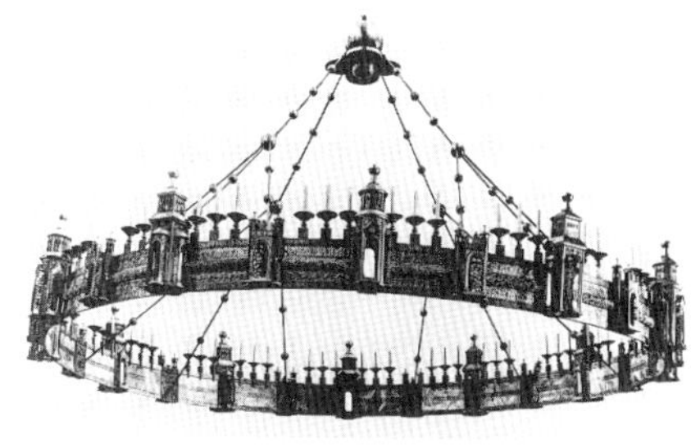
17 Hezilo-Leuchter, 1054–1079, Hildesheim, Dom

V

Schon Aristoteles merkte über die Zahlenspekulationen der Pythagoreer nicht ohne Ironie an: »Und wenn es irgendwo fehlte, mußte ein künstlicher Kitt helfen, um überall Zusammenhang in das System zu bringen. Ich meine zum Beispiel dieses: da die Zehnzahl das Vollkommene zu sein scheint, und es ferner scheint, als umfasse sie das ganze Gebiet der Zahlen, so müssen demzufolge auch zehn der am Himmel kreisenden Sternenkörper existieren. Da es aber nur neun gibt, die man sehen kann, so konstruierten sie eigens einen Zehnten, die unsichtbare Gegenmaterie.«[67] Die Exegeten dürfte diese Bemerkung nicht sonderlich irritiert haben, wie sie auch der Vorwurf von Willkür und Widersprüchlichkeiten nicht stören würde. Mit ihren Symbolen, die tiefer als die Ratio reichen, versuchten sie das Unsichtbare zu binden, sichtbar zu machen und es in einen »Kompaß« für die Gläubigen auf ihrem Gang durch das christliche Leben zu wandeln. Die Kunst half ihnen dabei.

Zum Schluß Nachdenkenswertes aus der Gegenwart: die ziffernchiffrierten Darstellungen der apokalyptischen Zahlen »3«, »7« und »12« von Rune Mields aus dem Jahre 1993, die an anderer Stelle des Kataloges beschrieben werden (Kat. 8.37–8.39). Mields nutzte die Abstraktionslücke, die das Mittelalter zwischen ihren Malern und ihren religiösen Denkern offen ließ, denn eine derartige Wiedergabe des biblischen Geschehens stand dem damaligen Wunsch nach narrativer Darstellungsweise naturgemäß entgegen. Die von Aristoteles so glossierte unsichtbare Gegenmaterie ist heute eine der wesentlichen Theoreme der Physik.[68]

1 Franz Carl Endres und Annemarie Schimmel, *Das Mysterium der Zahl. Zahlensymbolik im Kulturvergleich*, Köln 1984, S. 24ff.
2 Peter Friesenhahn, *Hellenistische Wortzahlmystik im Neuen Testament*, Leipzig und Berlin 1935, Nachdruck Amsterdam 1970, S. 3; vgl. auch Ernst Hellgardt, *Zum Problem symbolbestimmter und formalästhetischer Zahlenkomposition in mittelalterlicher Literatur*, München 1973, S. 133ff.
3 Dietz-Rüdiger Moser, *Fastnacht–Fasching–Karneval. Das Fest der verkehrten Welt*, Köln 1986, S. 171.
4 Friedrich Ohly, *Vom geistigen Sinn des Wortes im Mittelalter*, Darmstadt 1966, S. 2; Heinz Meyer, *Die Zahlenallegorese im Mittelalter. Methoden und Gebrauch*, München 1975, S. 40; zur christlichen Zahlensymbolik vgl. auch Burkhard Taeger, *Zahlensymbolik bei Hraban, bei Hincmar und im Heliand? Studien zur Zahlensymbolik im Frühmittelalter*, München 1970; Friedrich Weinreb, *Zahl–Zeichen–Wort. Das symbolische Universum der Bibelsprache*, Hamburg 1978; allgemein zu Zahlen vgl. Heinrich Lichem von Löwenbourg, *Handbuch der Zahlen und Symbole*, München 1993.
5 Ursula Großmann, »Studien zur Zahlensymbolik des Frühmittelalters«, in: *Zeitschrift für katholische Theologie*, 76, 1954, S. 19–54.
6 Hellgardt 1973 (wie Anm. 2), S. 256ff.
7 Vincent Foster Hopper, *Mediaeval Number Symbolism. Its Sources, Meaning and Influence on Thought and Expression*, New York 1938, S. 103.
8 Meyer 1975 (wie Anm. 4), S. 110ff.; zur Eins vgl. auch Friesenhahn 1935 (wie Anm. 2), S. 14; Endres 1984 (wie Anm. 1), S. 73f.
9 Endres 1984 (wie Anm. 1), S. 83ff.
10 Meyer 1975 (wie Anm. 4), S. 114.
11 Endres 1984 (wie Anm. 1), S. 101ff.; F. M. Liagre Böhl, »Babylonische und assyrische Religion«, in: *Lexikon für Theologie und Kirche*, 11 Bände, Freiburg 1957–1967, Band 1, Sp.1170–1177, hier 1174ff.; zur Zahl Drei bei den Babyloniern vgl. auch Willibald Kirfel, »Zahlen und Farbensymbole«, in: *Saeculum*, 12, 1961, S. 237–247, hier 237f.
12 Endres 1984 (wie Anm. 1), S. 105. Die Drei findet sich häufig in der menschlichen Erfahrungs- und Vorstellungswelt; vgl. Max Lüthi »Drei«, in: *Enzyklopädie des Märchens. Handwörterbuch zur historischen und vergleichenden Erzählforschung*, hrsg. von Kurt Ranke, Berlin und New York 1981, S. 851ff.; Endres 1984 (wie Anm. 1), S. 105.
13 Heinz Meyer und Rudolf Suntrup, *Lexikon der mittelalterlichen Zahlenbedeutungen*, München 1987, S. 214. Diese Deutung wird durch die Szene »Jonas im Bauch des Fisches« (Jonas 2, 1ff.) präfiguriert, der dort drei Tage zubringen mußte.
14 Eduard Stommel, *Studien zur Epiklese der römischen Taufwasserweihe*, Bonn 1950, S. 14.
15 Klaus-Peter Köppen, *Die Auslegung der Versuchungsgeschichte unter besonderer Berücksichtigung der Alten Kirche*, Tübingen 1961, S. 66ff. Bei der ersten Versuchung in der Wüste sprach der Teufel zu dem durch das Fasten vermeintlich hungernden Christus, er solle die Steine in Brot verwandeln. Bei der zweiten Versuchung auf einem Felsplateau verspricht er ihm alle Reiche und Schätze der Welt, wenn er, Christus, ihn zum Dank dafür anbeten würde. Die letzte Versuchung ereignet sich auf dem Dach des Tempels von Jerusalem. Hier spricht der Teufel zu ihm, er möge sich von den Zinnen werfen, was für diesen gefahrlos wäre, würde er doch von Engel gerettet werden.
16 Meyer 1975 (wie Anm. 4), S. 122.
17 Zu den Elementen s. Ludwig Voelkl, »Zusammenhänge zwischen der antiken und der frühchristlichen Symbolwelt«, in: *Das Münster*, 16, 1963, S. 233–282, hier 236ff.; s. auch Friedrich Heiler, *Erscheinungsformen und Wesen der Religion*, Stuttgart 1961, S. 166.
18 Endres 1984 (wie Anm. 1), S. 127f.
19 Werner Müller, *Die heilige Stadt*, Stuttgart 1961, S. 9ff.
20 Paul von Naredi-Rainer, *Architektur und Harmonie. Zahl, Maß und Proportion der abendländischen Baukunst*, Köln 1995, S. 68f.
21 Zitiert nach Endres 1984 (wie Anm. 1), S. 126.
22 Meyer 1975 (wie Anm. 4), S. 124ff.; Großmann 1954 (wie Anm. 5), S. 31.
23 Das Pentagramm wird konstruiert, indem die Eckpunkte eines regelmäßigen Fünfecks miteinander verbunden werden, wobei sich seine Diagonalen nicht in einem Punkt schneiden, sondern jenes Pentagramm bilden, das seinerseits wieder ein neues Fünfeck einschließt; zum Pentagramm s. Endres 1984 (wie Anm. 1), S. 137ff.; Liselotte Hansmann und Lenz Kriss-Rettenbeck, *Amulett und Talisman. Erscheinungsform und Geschichte*, München 1977.
24 Eckard Sauser, »Wunden Christi«, in: *Lexikon für christliche Ikonographie*, 8 Bände, Rom, Freiburg und Basel, Wien, Band 4, 1972, S. 540–542, hier 540.
25 Zur augustinischen Deutung der Sechs vgl. Meyer 1975 (wie Anm. 4), S. 30ff und 129f.
26 Meyer 1975 (wie Anm. 4), S. 132; zur Sechs s. auch Ferdinand Herrmann, »Die Sechs als symbolische Zahl«, in: *Saeculum*, 14, 1963, S. 141–169.
27 Adolf Smitmans, *Das Weinwunder zu Kana. Die Auslegung von Johannes 2, 1–11 bei den Vätern und heute*, Tübingen 1966, S. 64ff.
28 In Anlehnung an Tobias 1,20 ist seit dem Spätmittelalter als siebtes Werk das Begraben der Toten beigefügt worden: Meyer 1975 (wie Anm. 4), S. 132f.
29 Endres 1984 (wie Anm. 1), S. 161.
30 Gertrud Schiller, *Ikonographie der christlichen Kunst*, 5 Bände, Gütersloh 1966–1991, Band 4, 1, S. 117ff.
31 Kurt Handschin, *Die Geschichtsbücher des Neuen Testamentes. Beispiele antiker Geschichtsschreibung*, München 1993, S. 166.
32 Handschin 1993 (wie Anm. 31), S. 164; Jürgen Roloff, *Die Offenbarung des Johannes*, Zürich 1984, S. 169ff.; zur Sieben in der Apokalypse vgl. auch Edgar Hennecke und Wilhelm Schneemelcher, *Neutestamentliche Apokryphen*, 2 Bände, Tübingen 1964–1968, Band 2, S. 438.
33 Meyer 1975 (wie Anm. 4), S. 138.
34 Die drei theologischen Tugenden sind: Glaube, Liebe, Hoffnung; die vier Kardinaltugenden: Klugheit, Gerechtigkeit, Stärke und Maßhaltung. Die drei Bitten des Vaterunsers, die sich auf Gott beziehen, sind die Preisung des göttlichen Namens, die Erwartung des Reiches und die Bitte um Verwirklichung des göttlichen Willens. Die Bitten um das tägliche Brot, vom Vergeben der Sünden, vom Schutz vor Versuchungen und die Bitte um Erlösung sprechen vom Irdischen.
35 Gerhard Eimer, *Die Stadtplanung im Schwedischen Ostseereich 1600-1715. Mit Beiträgen zur Geschichte der Idealstadt*, Lund 1961, S. 93; unterschiedliche Erscheinungsformen der Sieben s. Heiler 1961 (wie Anm. 17), S. 167ff.
36 Großmann 1954 (wie Anm. 5), S. 52; Handschin 1993 (wie Anm. 31), S. 129.
37 Zur Neun und zur Zehn s. Meyer 1975 (wie Anm. 4), S. 142ff.; Meyer/Suntrup 1987 (wie Anm. 13), S. 581ff.
38 Moser 1986 (wie Anm. 3), S. 176.
39 Endres 1984 (wie Anm. 1), S. 207; Ida-Marthe Freese, *Zahlensymbolik in Ilias und Bibel*, München o. J., S. 34.
40 Meyer 1975 (wie Anm. 4), S.147.
41 Hennecke/Schneemelcher 1964–1968 (wie Anm. 32), Band 2, S. 5ff. Präfigurationen der zwölf Apostel sind beispielsweise die zwölf Stämme Israels und die im zweiten Buche Mose 25, 23 erwähnten zwölf Schaubrote in der Stiftshütte.
42 Wolfgang Braunfels, *Die Heilige Dreifaltigkeit*, Düsseldorf 1954, S. XII.
43 Rolf Wallrath, »Der Thomas-Altar in Köln«, in: *Wallraf-Richartz-Jahrbuch*, 17, 1955, S. 165–180, hier 178f.
44 Katalog Alte Meister: Staatsgalerie Stuttgart, Stuttgart 1992, S. 400.
45 Katalog Alte Meister (wie Anm. 44), S. 126; vgl. auch Wilhelm Paeseler, »Die römische Weltgerichtstafel im Vatikan. Ihre Stellung in der Geschichte des Weltgerichtsbildes und in der römischen Malerei des 13. Jahrhunderts«, in: *Kunstgeschichtliches Jahrbuch der Bibliotheca Hertziana*, 2, 1938, S. 311–394, hier 328ff.
46 Abb. zu S. Aquilino bei Schiller 1966–1991 (wie Anm. 30), Band 3, Abb. 614; zu Porec s. ebd., Abb. 635.
47 Reiner Haussherr, *Der tote Christus am Kreuz. Zur Ikonographie des Georgkreuzes*, Bonn 1963, S.163ff.
48 Katalog Alte Meister (wie Anm. 44), S. 30.
49 Victor H. Elbern, »Siebenarmige Leuchter«, in: *Lexikon des Mittelalters*, 8 Bände, München und Zürich 1980–1996, Bd. 7, 9, 1995, 1839–1840, 1839f.; Peter Bloch, »Siebenarmige Leuchter in christlichen Kirchen«, in: *Wallraf-Richartz-Jahrbuch*, 23, 1961, S. 55–190, 55ff., 60ff. und 87.

50 Frank O. Büttner, *Imitatio Pietatis. Motive der christlichen Ikonographie als Modelle zur Verähnlichung*, Berlin 1985, S. 106ff.
51 Meyer 1975 (wie Anm. 4), S. 147.
52 Braunfels 1954 (wie Anm. 42), XIII. Zum Dreieck s. auch Georg Stuhlfauth, *Das Dreieck. Die Geschichte eines religiösen Symbols*, Stuttgart 1937.
53 Naredi-Rainer 1995 (wie Anm. 20), S. 49ff.
54 Ebd., S. 66.
55 Werner Jacobsen, *Der Klosterplan von St. Gallen und die karolingische Architekur,* Berlin 1992, S. 93ff.
56 Naredi-Rainer1995 (wie Anm. 20), S. 69ff.
57 Herwig Spieß, *Maß und Regel*, Aachen 1959, S. 88.
58 Hans Ost, »Borrominis römische Universitätskirche S. Ivo alla Sapienza«, in: *Zeitschrift für Kunstgeschichte*, 30, 1967, S. 101–142, 106ff.
59 Naredi-Rainer 1995 (wie Anm. 20), S. 78f.
60 Sven-Georg Mieth, *Das mnemotechnische Programm der Arenakapelle zu Padua*, Tübingen 1991, S. 130f.
61 Hermann Kern, *Labyrinthe*, München 1983, S. 209ff. Das Labyrinth von Amiens ist eine Rekonstruktion des 1288 entstandenen Originals.
62 Inken Nowald, *Stadt und Utopie. Modelle idealer Gemeinschaften*, Ausstellungskatalog Berlin 1982, S. 15–48, 17f.; s. auch Hans Sedlmayr, *Die Entstehung der Kathedrale*, Zürich 1950, S. 125ff.
63 Hansmartin Decker-Hauff, »Die »Reichskrone«, angefertigt für Kaiser Otto I.«, in: *Herrschaftszeichen und Staatssymbolik*, hrsg. von Percy Ernst Schramm, Stuttgart 1955, S. 560–637, 583ff.
64 Wolfgang von Löhneysen, *Eine neue Kunstgeschichte*, Berlin und New York 1984, S. 106f.
65 Paul von Naredi-Rainer, »Maßeinheit und Zahlenbedeutung in der Architektur«, in: *Die historische Metrologie in den Wissenschaften*, hrsg. von Harald Witthöft, S. 75–95 und 92; s. auch Naredi-Rainer1995 (wie Anm. 20), S. 62.
66 Naredi-Rainer1995 (wie Anm. 20), S. 74f.; zur Zahl in der Architektur s. auch Konrad Hecht, *Maß und Zahl in der gotischen Baukunst*, Hildesheim und New York 1979.
67 Zitiert nach Endres 1984 (wie Anm. 1), S. 60.
68 Stephen W. Hawking, *Eine kurze Geschichte der Zeit. Die Suche nach der Urkraft des Universums*, Hamburg 1988, S. 92f.

DIE BEDEUTUNG VON ZAHLEN ALS GRUNDLAGE MUSIKALISCHER POETIK IM 20. JAHRHUNDERT

Helga de la Motte-Haber

In der namhaften Zeitschrift *Pult und Taktstock* erschien 1925 die von Alban Berg als offener Brief publizierte Übersicht zu seinem Kammerkonzert (Abb. 1). Sie zeigt sowohl im Verhältnis der Sätze untereinander als auch innerhalb der einzelnen Sätze eine streng symmetrische Ordnung. Seit mehr und mehr eine Beschäftigung mit den Skizzen[1] von Alban Berg stattfindet, wird deutlich, daß ein solch genau kalkulierter Plan keine Ausnahme in seinem Schaffen darstellt. Berg hatte ein fast abergläubisch zu nennendes Verhältnis zu Zahlen (vor allem zur 23, so auch der Name einer von ihm mitinitiierten Musikzeitschrift). Aber nicht immer sind die Kalkulationen so unmittelbar musikalisch umgesetzt wie im Kammerkonzert. Er benutzte sie eher als eine Vorstufe, die es auszuarbeiten galt. Entscheidend für ihn war »Kontrolle und Gehör«, wie aus einem Brief an seine Frau vom 14. Juli 1914 hervorgeht. Mit den Berechnungen aber wurde ein Rationalisierungsbedürfnis gestillt. Zudem garantierten sie einen Außenhalt für das kompositorische Denken. Zahlen stehen in Relationen zueinander. Sie bilden Zusammenhänge, die mit dem Verlust der Tonalität sich nicht mehr so selbstverständlich ergaben. Berg ist nur ein Beispiel. Viele Komponisten haben sich der Zahlen bedient, um trotz der Auflösung einer verbindlichen Musiksprache auf eine allgemein verbindliche Logik zurückgreifen zu können. Die Symmetrien in den Werken von Anton von Webern nahm sich eine spätere Komponistengeneration in den fünfziger Jahren regelrecht zum Vorbild. Daß sich Weberns Musik jedoch nicht in den daran analysierbaren Gesetzmäßigkeiten auflösen läßt, findet erst in jüngerer Zeit stärkere Beachtung.[2] Der medialen Ausformung abstrakter Relationen im Klang bieten sich Widerstände, die oft erst den Kompositionsprozeß im engeren Sinn darstellen. Zahlen können visuell viel leichter anschaulich gemacht werden. Sie besitzen keine genuin musikalische Gestalt. Wenn im folgenden der Umgang von Komponisten mit den Zahlen differenziert wird, so wird sich dabei vor allem zeigen, daß in der Musik eine Tiefenstruktur leicht durch mathematisches Regelwerk bewirkt werden kann. Für die abstrakte Malerei oder die Architektur gewannen solche musikalisch-mathematischen Proportionen oft eine Vorbildwirkung. Die konkrete Darstellung der Zahl hat aber nur in Ausnahmefällen ein klangliches Äquivalent gefunden.

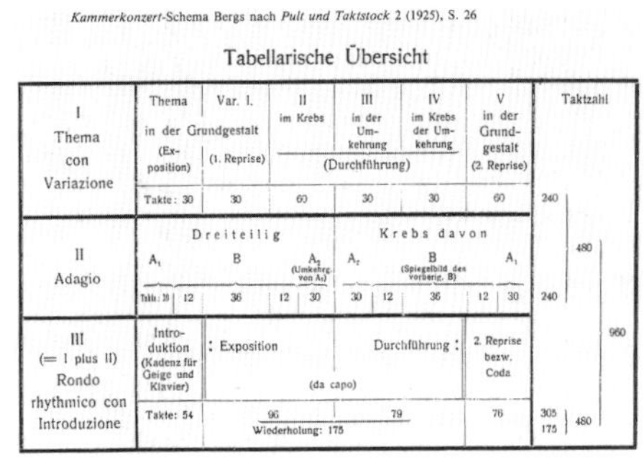

Kammerkonzert-Schema Bergs nach *Pult und Taktstock* 2 (1925), S. 26

Tabellarische Übersicht

							Taktzahl
I Thema con Variazione	Thema in der Grundgestalt (Exposition)	Var. I. in der Grundgestalt (1. Reprise)	II im Krebs (Durchführung)	III in der Umkehrung (Durchführung)	IV im Krebs der Umkehrung (Durchführung)	V in der Grundgestalt (2. Reprise)	
	Takte: 30	30	60	30	30	60	240
II Adagio	Dreiteilig: A₁ – B – A₂ (Umkehrg. von A₁)			Krebs davon: A₂ – B (Spiegelbild des vorherig. B) – A₁			480
	Takte: 30 | 12 | 36 | 12 | 30			30 | 12 | 36 | 12 | 30			240
III (= I plus II) Rondo rhythmico con Introduzione	Introduktion (Kadenz für Geige und Klavier)	: Exposition (da capo)		Durchführung :		2. Reprise bezw. Coda	960
	Takte: 54	96		79		76	305
		Wiederholung: 175					175 | 480

1 Kammerkonzert-Schema Alban Bergs (Nach *Pult und Taktstock 2 (1925), S. 26*)

Pythagoreische Traditionen im 20. Jahrhundert

Dennoch haben seit altersher die Musik und die Mathematik eine engere Verbindung als dies für die anderen Künste gilt. Allerdings sind die Beziehungen zwischen diesen beiden Disziplinen im Lauf der Jahrtausende nicht stabil geblieben. Die Faszination, die der Neuplatonismus immer und immer wieder entwickelte, vertuscht leicht den Umstand, daß Frau Musica nicht mehr wie im Mittelalter gleichberechtigt neben der Arithmetik, Geometrie und Astronomie sitzt. Diese quadriviale Vorstellung einer Gleichberechtigung von Musik und Mathematik, die vor allem zu Beginn des 20. Jahrhunderts wieder auf Resonanz stieß – stark vermittelt durch die Theosophie und die Lehre von Oswald Spengler – hat heute meist zur Folge, daß aus zahlentheoretischen Spekulationen sektiererisch wirkende Systeme abgeleitet werden. Die alte Vorstellung, die sich mit der Legende von Pythagoras am Monochord verbindet, nämlich daß die Tonverhältnisse ein Gleichnis für die universelle kosmische Ordnung sind, hatte sich schon zu Beginn der Neuzeit aufgelöst, als das Sinnlich-Phänomenale des Klangs in den Vordergrund rückte und an ihm, das heißt vor allem an den konsonierenden Tönen, nicht mehr nur die Harmonie der Welt anschaulich abgelesen wurde. Allerdings konnte das »liebliche Sausen« allein nicht überzeugen, wie barocke Traktake darlegen; es bedurfte auch eines mathematischen Fundaments durch die »Wurtzelzahlen (1, 2, 3, 4, 5, 6–8)«[3]. Die damit verbundene Trennung von Erscheinung und Bedeutung geht über das pythagoreische Denken hinaus. Das klingende Phänomen war zwar den kosmischen Gesetzen zu unterwerfen, aber es wurde zunehmend als etwas Eigenständiges aufgefaßt und konnte daher diese Gesetze weniger gut erklären. Darin ist im Keim die im 20. Jahrhundert häufig anzutreffende Auffassung enthalten, daß hinter der Musik eine rational faßbar zu machende Struktur stehen soll, sich jedoch das Phänomenale nicht restlos in Zahlen auflösen lasse. Als sich jedoch mit der Entwicklung der neuen Musik die traditionellen Regeln auflösten, gewannen abstrakte logische Systeme erneut eine große Bedeutung, zumal die Begründung musikalischer Poetik in der Mathematik auf eine uralte Tradition zurückgreifen konnte.

Um die Relevanz solcher abstrakter Ordnungen für die sinnlichen Erscheinungen nachzuweisen, dienten in der ersten Jahrhunderthälfte vor allem die Werke von Johann Sebastian Bach. Die Proportionen, die man an dieser Musik immer bewundert hatte, wurden nun vermessen und als algebraische Formeln ausgedrückt. Große Aufmerksamkeit fand das Buch von Wilhelm Werker (1922) *Studien über die Symmetrie im Bau der Fugen und des wohltemperierten Klaviers von Johann Sebastian Bach.* Arnold Schönberg hat dieses Buch geschätzt, allerdings sein Komponieren mit der »Methode der Zwölf nur aufeinander bezogenen Töne« doch auch von den Rechnereien abgerückt. Zwar hatte er sich für die *Suite op. 29* in Analogie zu einem Rechenschieber einen Zwölftonreihenschieber gebastelt (Abb. 2), jedoch handelte es sich dabei um ein Hilfsmittel, um schneller die Ordnung der Töne überblicken zu können. Gestaltung hieß für ihn dennoch, in einem traditionellen Sinne organisch entwickelnd variieren. Kritisch Stellung bezog 1925 in seinem Aufsatz »Über das mathematische und dialektische Wesen der Musik« Ernst Bloch.[4] Er machte zweierlei Argumente geltend: Einmal den Hörer – »keiner zählt« – und zum zweiten die Vernachlässigung historischer Implikationen, denn »mit der Verknüpfungsregel eines Zahlensymbols« vergißt sich zu leicht, daß damit »die Geschichte [...] nicht [...] aufblüht«.

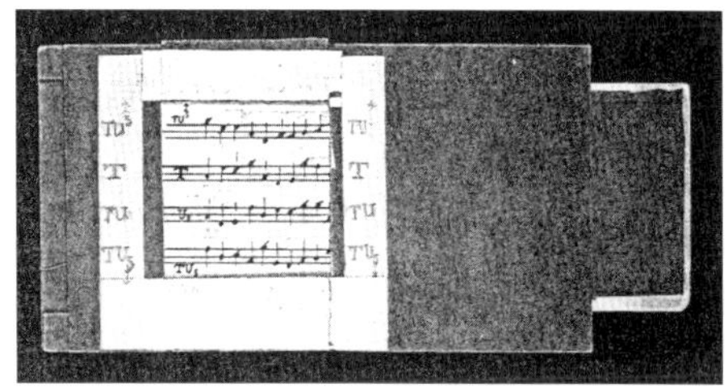

2 Arnold Schönberg
Zwölftonreihenschieber zur *Suite op. 29*

Große Bewunderung für das Buch von Werker hegte Josef Matthias Hauer. Im Kontext der skizzierten Wandlungen pythagoreischen Denkens kommt ihm eine Sonderstellung zu. Seine Musik sollte noch immer den kosmischen Plan offenbaren, das heißt, er ging von der Identität von Struktur und sinnlicher Erscheinung aus. Er gelangte als erster zu Zwölftonreihen ohne Tonwiederholungen, weil er in der gleichmäßigen Verwendung von Intervallen die höchste Stufe der Vergeistigung sah. Für die mehr als 400 Millionen Möglichkeiten der Abfolge von 12 Tönen gewann er mit den 44 Tropen (die die Intervallbeziehungen von Hexachorden zeigen) eine Ordnung (Abb. 3). Die Musik als tönendes Gleichnis einer universellen Struktur machte ab 1940 in seinen *Zwölftonspielen* die Annahme eines kompositorischen Subjekts überflüssig. Wo es nur darum geht, durch die Verwendung von Gesetzmäßigkeiten die Struktur der Welt zur Anschauung zu bringen, ist ein Komponist überflüssig. Hauer hat diese Bezeichnung für sich gegen Ende seines Lebens abgelehnt. Die Musik erschien ihm für alle Zeit bereits vorhanden. Er hatte sie nur durch permutative Verfahren in Tönen zu materialisieren. Darin spiegelt sich ein anderes Verständnis als jenes, das im 20. Jahrhundert den Umgang mit den mathematischen Regeln prägte. Für Hauer bildete die Mathematik die Tiefenstruktur mit einer über das einzelne Stück hinausgehenden Logik, deren Regeln jedoch für ein individuelles Werk transformierbar sind. Die Vorstellung eines einzelnen Opus mit einem einmaligen Werkcharakter hatte er mit den *Zwölftonspielen* aufgegeben.

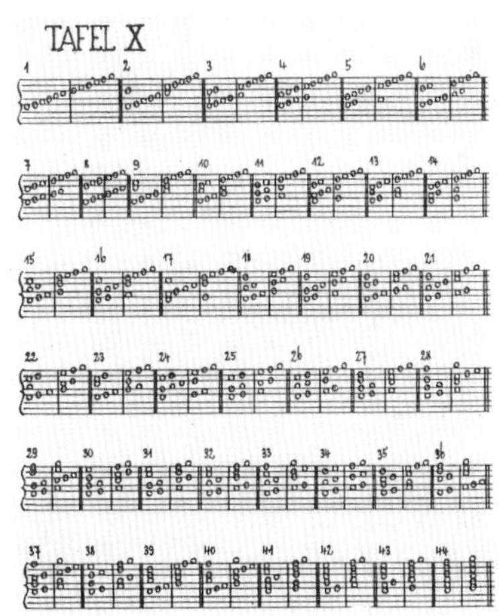

3 Josef Matthias Hauer
Tropentafel 1926

Prominente Zahlen

Die Zahl 12 war in früheren Jahrhunderten eine heilige Zahl; sie repräsentierte Gedanken an die 12 Apostel. Sie ist im 20. Jahrhundert eine heilige Zahl geblieben, allerdings aus anderen Gründen. Die Weiterentwicklung der zwölftönigen Reihenstruktur zum seriellen Prinzip zu Beginn der 1950er Jahre bedeutete, alle Parameter des Tonsatzes (vor allem die Dauer und Dynamik sowie die Anschlagsarten) analog zur Tonhöhe einzuteilen und zu ordnen. Exemplarisch zeigen dies die *Structures Ia* (1951/52) von Pierre Boulez (Abb. 4). Zahlentabellen dienen der Vorordnung der einzelnen musikalischen Dimensionen. Da zwölf dynamische Abstufungen nicht gut hörbar sind, wurde die Lautstärke von Boulez aus der Diagonale der zwölfmal transponierten Reihe der zwölf Töne abgeleitet (in der Diagonale eines Zahlenquadrats ergeben sich weniger Werte).

Eine andere heilige Zahl war in früheren Zeiten die 3, die ein Symbol der Dreifaltigkeit darstellte. Sie hat in der Musik dieses Jahrhunderts diese Bedeutung beibehalten. Deutlich hörbar prägt sie im dritten Satz von Igor Strawinskys Psalmensymphonie die rhythmische Struktur des »Laudate« aus.

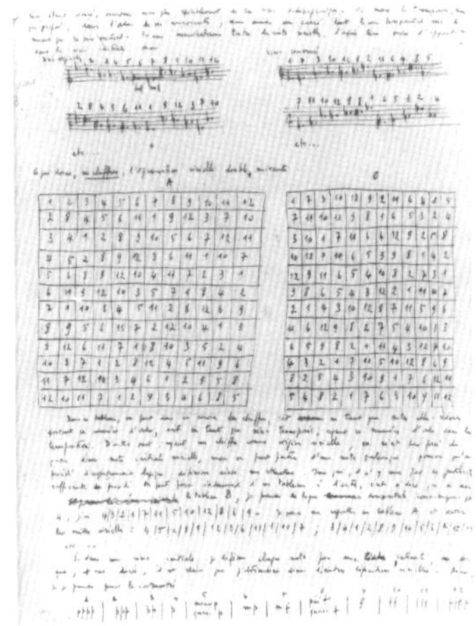

4 Pierre Boulez, Berechnungen zu den *Structures Ia*
Aus dem Briefwechsel mit John Cage

Ein Anspruch großer Verbindlichkeit scheint darüber hinaus vom goldenen Schnitt und von der Fibonacci-Reihe auszugehen. Die Liste der Werke, in denen sie benutzt wird, wächst exponential im Laufe dieses Jahrhunderts an. Sie scheint ein guter genetischer Code für musikalische Formen zu sein. Ligeti wies darauf hin, daß er sie für die Anlage des ersten Satzes seines Orchesterwerks *Apparitions* benutzte.[5] Das Klavierstück *Herma* von Iannis Xenakis folgt ebenfalls ihren Verhältnissen. Aus der durch jeweilige Addition des Vorangehenden entstehenden Zahlenfolge der Fibonacci-Reihe – 1, 2, 3, 5, 8, 13... – sind nicht nur Symmetrien – 1 + 2 zu 3 – ableitbar, sondern sie stellt auch eine gute Möglichkeit dar für die Formalisierung eines progressiven Wachstums (und als umgekehrte Folge auch einer sich verschnellernden Stretta). Sie genügt damit musikalischen Formprinzipien, die sich in ähnlicher Weise in der klassisch romantischen Musik finden. Es ist daher der Streit fast müßig, ob Bela Bartok sie in seiner berühmt gewordenen Musik für Saiteninstrumente, Schlagzeug und Celesta bewußt angewendet hat oder nicht. Die Fuge des ersten Satzes, die sich dort langsam bis zum entferntesten Einsatz auf dem Tritonus aufbaut und dann schneller zurückentwickelt, gehorcht den Zahlenverhältnissen der Fibonacci-Reihe gleichermaßen wie den Proportionen einer traditionellen Entwicklungsform.

Eine ungewöhnliche Verwendung hat die Fibonacci-Reihe in der Raumkomposition *Fresco* (1969) von Karlheinz Stockhausen erfahren (Abb. 5). Der Dirigent gibt am Anfang den improvisierenden Musikern Anweisungen, in Akzentgruppen zu spielen. Die Anzahl der Akzente in diesen Gruppen ist aus der Fibonacci-Reihe abgeleitet. Sie ist abschnittsweise permutativ gestaltet und schreitet doch progressiv von 1 zu 21 fort.

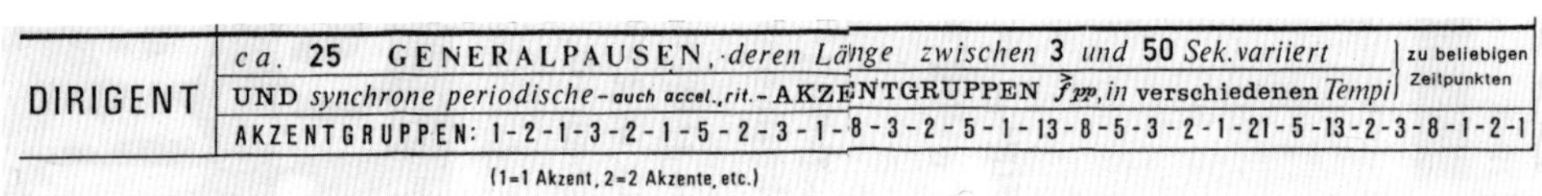
DIRIGENT
ca. 25 GENERALPAUSEN, deren Länge zwischen 3 und 50 Sek. variiert
UND synchrone periodische – auch accel., rit. – AKZENTGRUPPEN, in verschiedenen Tempi
zu beliebigen Zeitpunkten
AKZENTGRUPPEN: 1-2-1-3-2-1-5-2-3-1-8-3-2-5-1-13-8-5-3-2-1-21-5-13-2-3-8-1-2-1
(1=1 Akzent, 2=2 Akzente, etc.)

5 Karlheinz Stockhausen
Raumkomposition *Fresco*, 1969

In der musikalischen Poetik wird nicht nur auf Zahlen zurückgegriffen, weil diese den Eindruck von Allgemeinverbindlichkeit und Intersubjektivität hervorrufen. Neben ihren rationalen sind es auch ihre magischen Qualitäten, von denen Komponisten fasziniert sind. Dies gilt besonders für die Primzahlen. Olivier Messiaen hat ihnen eine geheimnisvolle Macht (force occulte) zugeschrieben, weil sie wie das Göttliche nicht teilbar sind.[6] Das mathematisch rätselhafte Auftreten der Primzahlen in der unendlich ansteigenden Reihe ganzer Zahlen legt einen Blick auf eine mysteriöse Struktur frei, die einerseits vernunftgemäß wahrnehmbar und andererseits nicht faßbar wirkt. Das Interesse an den Primzahlen ist darüber hinaus bei Musikern durch die Rezeption außereuropäischer Musik, vor allem indischer Musik, motiviert. Dies gilt auch für Messiaen, der mit »siebenstelligen« indischen Rhythmen die symmetrische Quadratur des europäischen Tonsatzes aufzubrechen versuchte.

The Young Prime Time Twins in the Range 896 to 1152; 448 to 576; 224 to 288; 112 to 144; 56 to 72; 28 to 36; with the Range Limits 1152, 576, 447, 288, 224, 56 and 28: Der Titel des *Dreamhouse* (1992) von La Monte Young gibt die verwendeten Primzahlen nicht frei, nur der Bereich, in dem sie liegen, ist angegeben. Um 1962 begann

La Monte Young an der Idee eines ständigen Klangenvironments zu arbeiten. 1966 realisierte er sie zum ersten Mal mit elektronischen Mitteln. 1989 kam La Monte Young die Idee mit »Zwillingsprimzahlen« zu arbeiten, das heißt mit Primzahlen, deren Differenz 2 beträgt (zum Beispiel 29 und 31). Sie werden als Sinusfrequenzen so in einem Raum installiert, daß sie stehende Wellen bilden, in deren Überlagerungen sich Knoten ausbilden, wenn sich die Wellen auslöschen und Bäuche, wo sie sich addieren. Zudem entstehen durch Interferenzen zwischen den Sinusfrequenzen eine Vielzahl an Kombinations- und Differenztönen. Die sehr stark ausgeprägte Differenz von 2 erzeugt ihrerseits eine sehr tiefe, nicht als richtiger Ton hörbare, sondern nur als Schwankung erlebbare Frequenz. Die komplizierten Berechnungen von La Monte Young sind mit dieser Beschreibung nur angedeutet. Die Partitur besteht aus umfangreichen Zahlentabellen. Durch die stehenden Wellen wird eine Installation erzeugt, die aus einem Gewoge von Tönen besteht, die im Lauter- und Leiserwerden zu kommen und zu gehen scheinen. Die gewohnte Raum-Zeit-Wahrnehmung ist außer Kraft gesetzt. Stillstand der Zeit ist intendiert; er wird am stärksten erfahren, wenn Körper und Bewußtsein mit den Klängen synchronisiert werden. La Monte Young hat viele seiner Werke für solche Veränderungen des Bewußtseinszustandes gedacht. Dies gilt auch schon für *Arabic Numeral (any integer) for Henry Flynt,* wo die Zahl der Wiederholungen eines Klavierclusters (mindestens 35 Minuten) nicht festgelegt ist. In den Primzahlen sah er jedoch die Möglichkeit, Realitäten darzustellen, die nicht von dieser Welt sind. Phytagoras am Monochord – ein Symbol für die Möglichkeit, in den Klängen kosmische Dimensionen zu erkennen – ist im 20. Jahrhundert zum Gebieter über eine elektronische Technik geworden, die jedoch nicht rationale Erkenntnis vermitteln soll, sondern die Auflösung des Bewußtseins in eine magische Welt höherer Potenzen.

Zählen und Messen der Zeit

Die Tabellen, mit Hilfe derer Boulez die *Structures Ia* komponierte, sind im Zusammenhang seines engen Gedankenaustauschs mit John Cage entwickelt worden.[7] Sie wurden 1952 in der amerikanischen Zeitschrift *Transformation: arts, communication, environment* publiziert zusammen mit John Cages *Imaginary Landscape Nr. IV* für 12 Radios. Das Problem, von den Zahlen, die eine abstrakte Struktur darstellen, zu einem zeitlichen Ablauf zu gelangen, hatte Boulez damit gelöst, daß die Transpositionen der Reihe und ihrer abgeleiteten Gestalten gemäß dem Ablauf der Töne in der Reihe einsetzen.

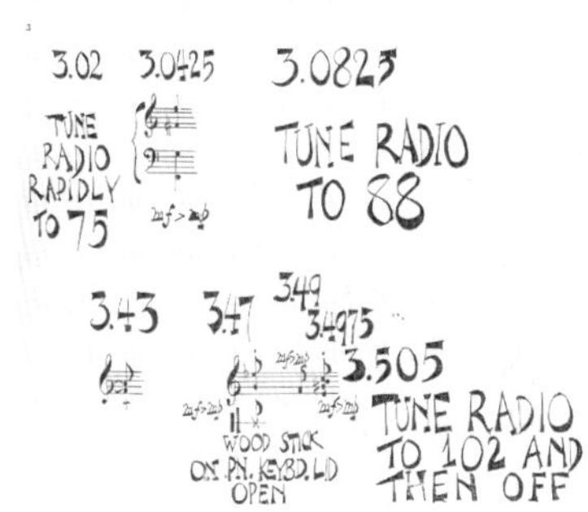

6 John Cage
Watermusic, 1952
Seite 3

John Cage arbeitete zur gleichen Zeit an den Tabellen der *Music of Changes* und dem genannten Radiostück. Aber er erarbeitete damit seine ersten Stücke, in denen er den Zufall verwendete. Die einzelnen Ereignisse werden durch Würfeln festgelegt. Cage hatte diese Stücke noch zu seinen »Quadratwurzelstücken« gerechnet, bei denen sich die Gesamtlänge als Quadrat der einzelnen Takte ergab (zum Beispiel 10 x 10 Takte). Ganzes und Teil werden dabei zueinander in ein gleiches Verhältnis gesetzt. Allerdings sind die Zeitlängen 1952 als räumliche Strecken bestimmt. Zu Beginn der fünfziger Jahre hatte Cage daran gezweifelt, daß die menschliche Vernunft die Zeit wirklich konstruieren könne. Die Zeit läuft ab. Sie kann nur mit der Stoppuhr gemessen werden. Unerbittlich genau sind seine Zeitangaben in der ebenfalls 1952 entstandenen *Watermusic* (Abb. 6, die Zahlen bedeuten Minuten, und hinter dem Punkt: Sekunden).

In seinem Spätwerk, in dessen Zentrum die sogenannten *Number Pieces* stehen, die durch ihre Titel auf die Zahl der beteiligten Musiker verweisen, hat Cage sogenannte Zeitklammern verwendet. Im Rahmen eines zeitlichen Intervalls, zum Beispiel vom Moment 0 Sekunden bis 5 Sekunden, kann ein Musiker die notierten Töne frei spielen (Abb. 7). John Cage hat im Laufe seines Lebens viele verschiedene Verfahren des Zufalls verwendet, um aus dem Wahrscheinlichen das Unwahrscheinliche zu gewinnen. Ob er sich bei den Zeitklammern der *Number Pieces* auf die mathematische Set-

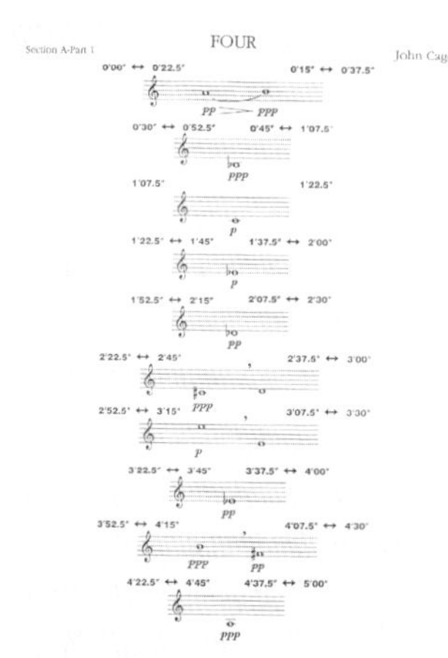

7 John Cage
Number Piece

Theorie und die Mengenlehre bezieht, bedarf der genaueren Untersuchung. Der Zeitrahmen erscheint nur auf dem Papier präzisiert. Die nicht fixierte Position der Ereignisse macht die umrahmende Klammer mit den Sekundenangaben zwar nicht leer, aber sie deutet auf ein mögliches intentionales Vakuum des Zeitkonzepts hin. Denn die Zahlen, die die Sekunden für eine Zeitklammer festlegen, bedeuten für das Erleben dieser Zeit nichts, weil sie nicht hörbar sind. Das bloße Messen läßt die Zeit weitgehend unbestimmt. Der Akt der ästhetischen Erfahrung, dem jahrzehntelang Cages Bemühungen galten, wird in ein Konzept umgewandelt, das unanschaulich ist. Mehr als in seinen früheren Zufallsstücken werden im Spätwerk unmittelbar die Einflüsse seines großen Vorbilds Marcel Duchamp spürbar.

Aus dem Jahr 1913, in dem sich Duchamp intensiv rechnerischen Betrachtungen widmete, stammen zwei seiner musikalischen Zufallsstücke. Das zweite mit dem Titel *La Mariée mise à nue par ces célibataires même. Erratum musical* (Abb. 8) gilt im allgemeinen als eine Vorstudie zu seinem »Großen Glas«. Die Zahlen, die Duchamp progressiv ansteigend auf Notenlinien setzte, stellen Numerierungen der Töne von sieben Oktaven mit Schlußton (insgesamt 85 Töne) dar. Dies entspricht etwa dem Umfang einer Klaviertastatur. Duchamp hatte einen Apparat (appareil) vorgeschlagen, bei dem aus einer Art Trichter die Nummern, auf Kugeln aufgetragen, zufällig in Wägelchen fallen, die unter dem Trichter entlang laufen. Eine Aufführung der dabei entstehenden Abfolge von Noten erschien Duchamp nicht unbedingt notwendig, und allenfalls durch ein expressionsfreies mechanisches Klavier realisierbar. Zu den vielen Interpretationsmöglichkeiten, die dieses im Besitz von Cage befindliche Blatt zuläßt, gehört nicht nur die Idee einer Überantwortung herkömmlicher musikalischer Logik an übergreifendere Wahrscheinlichkeiten, sondern auch der Gedanke einer nur konzeptuell faßbaren, auf der phänomenalen Ebene nur unvollständig erlebbaren Musik. Sie entsteht durch Zahlen, und zwar auch jener Noten, die jeweils fehlen. Klingend wird nur die Hohlform eines Stücks hervorgebracht.

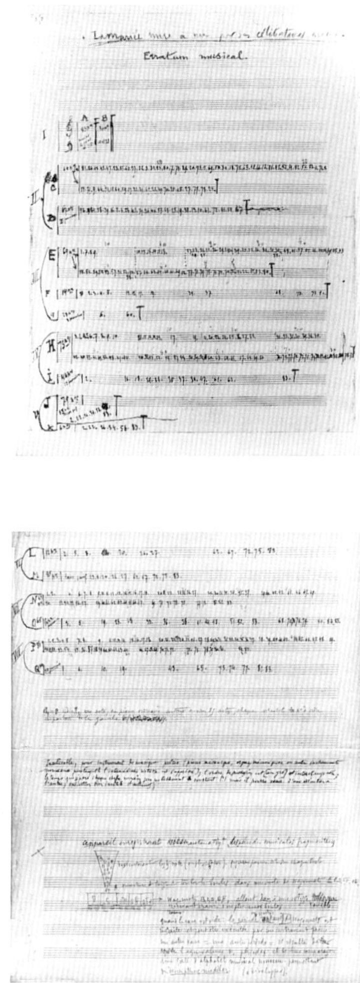

8 Marcel Duchamp
La Mariée mise à nue par ces célibataires même. Erratum musical, 1913

Daß die Zeit nicht in erster Linie ein die Musik generierender Faktor sei, ist eine Auffassung, die sich in sehr verschiedenen ästhetischen Anschauungen findet. Grundlegend für die Musik von Iannis Xenakis sind die mathematisch logischen Operationen außerhalb der Zeit (hors temps), wobei Xenakis durch seine Ausbildung als Ingenieur nicht wie viele Musiker einen nur esoterischen Umgang mit der Mathematik hat. Der Verwendung der Wahrscheinlichkeitsrechnung oder der Quantentheorie liegt ein Verständnis von Musik zugrunde, das sie als Symbol einer umfassenden allgemeinen Logik versteht.[8] Was an Ereignisklassen, was an Klängen durch das Kalkül erzeugt wird, findet seine zeitliche Ausformung (operations en temps) durch Relationen und Operationen zwischen diesen Klassen. Die musikalische Zeit ist eine algebraische Funktion, wenngleich eine, deren Intension genau bestimmt ist. Es bedarf einer guten mathematischen Schulung, um die von Xenakis verwendeten Verfahren zu verstehen. Aber auch mit einer solchen Schulung erklärt sich merkwürdigerweise kaum, wie es zum ästhetischen Gehalt seiner so bedeutenden Werke kommt. Xenakis selbst hat allerdings darauf verwiesen, daß die Extrapolation formaler Logik in die Zeit sich mit Intuition »amalgamieren« muß.[9]

Zeit- und Raumkünste voneinander zu unterscheiden, ist eine Übersimplifizierung, bemerkte John Cage einmal. Gleichgültig, ob es sich um Zufallsverfahren handelt, die Cage auch auf die filmische Produktion übertrug, oder ob es sich um exakte mathematische Theoreme handelt, so ist ihre Darstellung medial nicht begrenzt. Visuelle Phänomene, das hat Xenakis immer wieder betont, sind nach den gleichen logischen Strukturen zu organisieren. Zuweilen, aber nicht immer, nahm er in seinen multimedialen Arbeiten eine strenge Koordination der Strukturen von Licht, Architektur und Musik vor. Die mediale Erscheinung selbst folgt möglicherweise aber doch auch eigenen Gesetzmäßigkeiten, so daß das »was lieblich säuselt« zwar in »Wurzelzahlen« fundiert werden kann, aber nicht zwingend aus ihnen hervorgeht. Die Annahme, daß Dimensionen nicht unmittelbar aufgrund gleicher Zahlenstrukturen wechselseitig übersetzt werden können, stützt die einfache Beobachtung, daß für die menschliche Anschauung schon Höhe und Tiefe nicht gleich sind, auch wenn die Geometrie sie mit gleichen Zahlen vermessen kann. Wo es beim Hinabschauen schon schwindelt, ist beim Hinaufschauen noch keine große Höhe erreicht. Wenn Übersetzungen von einem Bereich der Anschauung in einen anderen stattfinden, so kann dies auch eine Veränderung als Bedeutungszuwachs bewirken. Man meint dies vor allem an den Arbeiten von Hanne Darboven belegen zu können. Die Übersetzung von Daten, graphisch fixiert als Zahlen *(Wende »80«* [Abb. 9 und 10], *Vierjahreszeiten »81«, opus 26)* in Musik ist leicht durch Numerierung von Tönen, wie sie von der seriellen Technik bekannt ist, zu erreichen. Aber der Widerstand, den das Papier dem zeitlichen Ablauf entgegensetzt, verwandelt sich im Medium der Töne in das Erlebnis eines natürlichen Fortfließens.

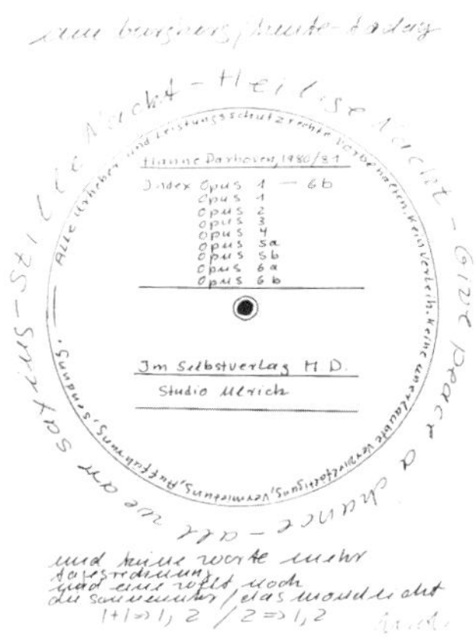

9 Hanne Darboven
Wende 80, 1980/81 (Deckel der Schallplattenbox), Box mit 416 Seiten je 42 x 30 cm, und 11 Langspielplatten. Auflage 250 Exemplare

Die wahrnehmbare Zahl

Zahlen sind abstrakt. Sie können als römische oder arabische Ziffern eine je unterschiedliche visuell wahrnehmbare Gestalt annehmen. Je weniger sie dabei ihr Wesen, nämlich das zueinander in Struktur treten zu können, kundtun, um so brauchbarer sind sie, sofern höhere Werte und Dimensionen erreicht werden sollen. Das macht die arabischen Zahlen den römischen überlegen. Zusätzlich sind die arabischen Zahlen optisch reizvoll, weil sie aus runden Formen und spitzen Winkeln gewonnen werden. Solche Konkretion der Zahl spielt im Bereich der Musik nur eine untergeordnete Rolle.
Die Zahl als sinnlich erscheinendes Ereignis ist zwar unerläßlich in fast allen Partituren, aber sie hat nur eine indexikalische Funktion. Sie weist meist auf den Takt hin. In graphischen Partituren sind ebenfalls zeitliche Angaben als Zahlen notiert oder auch die Anzahl der Mitwirkenden. In den *Projections 4* für Violine und Klavier, einem frühen Beispiel graphischer Notation (von 1951/52), hielt Morton Feldman die Zahl der Töne, die gleichzeitig zu spielen sind, durch Nummern fest, ohne die Tonhöhe zu präzisieren (Abb. 11). Ähnlich zu verstehen, sind die Zahlen in *Prima vista* von Mauricio Kagel (Abb. 12). Sie legen fest, wie viel der Mitwirkende einer Aktion (zum Beispiel ein Crescendo) ausführen sollen. Die Beispiele lassen sich leicht vermehren.

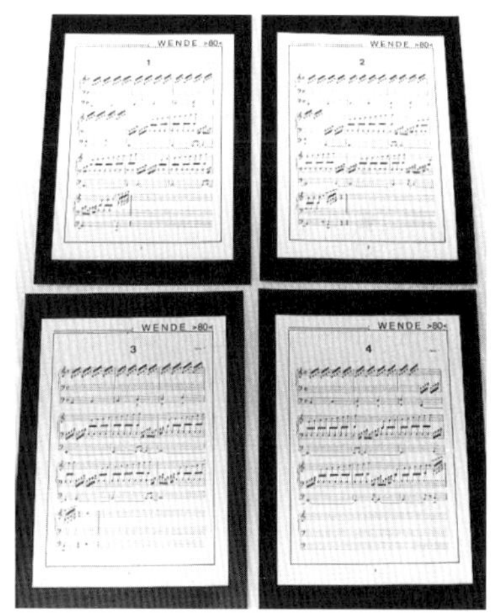

10 Hanne Darboven
Wende 80, 1980/81

Sofern Zahlen akustisch wahrgenommen werden sollen, bedeutet dies, daß man einem Vorgang des Zählens folgt. Die magischen Zahlen genießen dabei einen Vorzug, weil sie eine zusätzliche Bedeutung schaffen. Taucht die 12 auf, so ist sie oft mit der Mitternachtsstunde assoziiert. Modest Mussorgsky verwendet sie in dieser Funktion in der *Nacht auf dem kahlen Berg.* In Messiaens *Vingt Regards Nr. XIII* mit der Überschrift »Noël« (Weihnachten) sollen dem Klavier glockenähnliche Wirkungen abgewonnen werden. Sie beschwören aber gebetsartig die 12 Namen: Jesu, Maria, Joseph ... (»Les cloches de Noël disent avec nous les doux noms de Jésus, Marie, Joseph...«). Messiaen hat die Zahlen auch manchmal mit einem poetischen Gehalt verbunden. *Le nombre leger* (Die leichte Zahl) heißt eines seiner Préludes, das seinen Titel durch eine Begleitung in Art eines Perpetuum mobile präzisiert, dessen Wechsel von tiefen und hohen Sechzehntel sich als Gruppierung von 1 – 2/1 – 2 (tief – hoch/tief – hoch) oder aber als 1 – 2 – 3 (tief – hoch – tief / hoch – tief – hoch) hören lassen. Das Zusammenspiel von Metrum (zu Beginn _) und Tonhöhenakzent hebt die Gewichtung in diesem Stück auf.

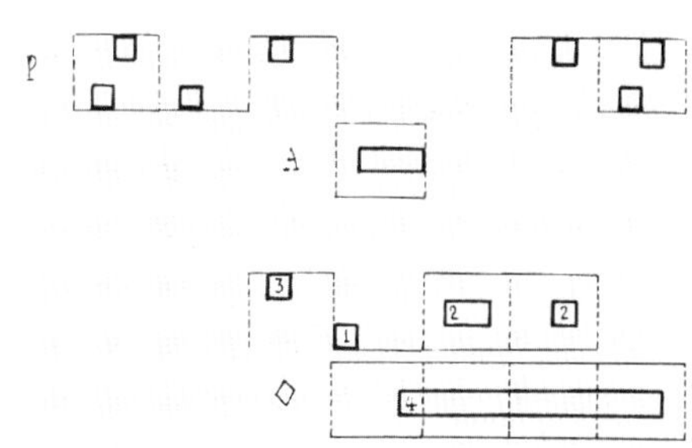

11 Morton Feldman
Projections 4 für Violine und Klavier, 1951/52

Wenn Zahlen auch den abstrakt-formalen Bau von Musik strukturieren, so erschließen sie sich doch meist nur durch den realen Vorgang des Zählens. Fast programmatisch ertönt 90 mal der Ton »es« in Morton Feldmans Stück *Madame Press died last night at ninty.* Er schrieb es anläßlich des Todes seiner 90jährigen Klavierlehrerin, aus deren Namen er den Ton »es.« ableitete.
Rational durchschaubare Strukturen komponiert Tom Johnson. Sie sollen den Hörer in die Lage versetzen, den musikalischen Ablauf vorherzusehen und die Kombinatorik des Komponisten nachzuvollziehen. Eine Spielart von Minimal-music entsteht, deren logische Fortschreitungen von Pattern jedoch beim Hören in die Helle des Bewußtseins

treten sollen. Zahlen spielen für Tom Johnson eine große Rolle. In einer Reihe von Stücken thematisierte er in den Jahren 1980 bis 1982 den Vorgang des Zählens, so in *Counting Keys,* auch den *Counting Duets.* In den *Counting Languages* werden die Zahlen gesprochen, indem von 1 bis 7 gezählt wird in 11 Sprachen (Französisch, Hebräisch, Italienisch, Indonesisch, Deutsch, Russisch, Japanisch, Baskisch, Ungarisch, Irisch, Douala). Selbst wenn man eine dieser Sprachen spricht, verlieren die Zahlen beim Rezitieren ihre numerische Bedeutung. Sie verwandeln sich in eine rhythmisch-melodische Klanggestalt, deren poetische Wirkung mindestens so groß ist, wie dies für ihr optisches Bild gilt, jedoch damit überhaupt nichts zu tun hat.

Mathematisch formalisierbare Strukturen haben in diesem Jahrhundert viel dazu beigetragen, die Unterschiede zwischen den Kunstgattungen zu verwischen. Durch die zunehmende Perfektionierung bei der Digitalisierung von akustischen und visuellen Ereignissen steigen auch die Möglichkeiten zur Übersetzung der verschiedenen Medien. Sofern aber die Zahl nicht zum Symbol wird, sondern sich selbst konkret akustisch oder optisch abbildet und damit für das menschliche Bewußtsein anschaulich wird, behauptet sie ein Recht als sinnliches Ereignis, für das seine abstrakten mathematischen Merkmale nachgeordnet erscheinen.

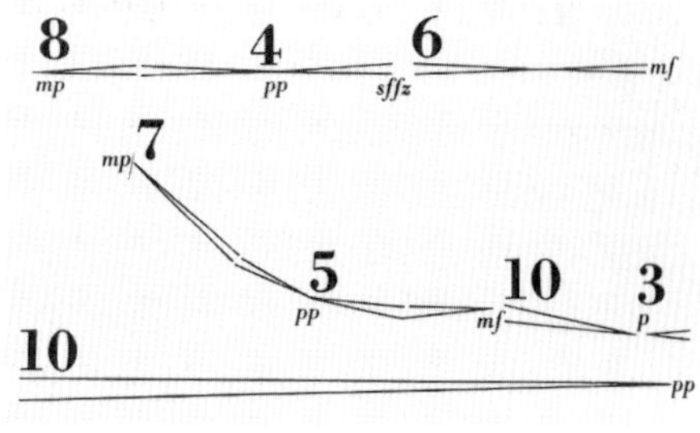

12 Mauricio Kagel
Prima vista, 1962/64

Anmerkungen

1 R. Stephan, »Von der Planung zum musikalischen Kunstwerk. Über Alban Bergs Komponieren«, in: H. Danuser, *Vom Einfall zum Kunstwerk,* Laaber 1993, S. 253–272. W. Gratzer, *Zur »wunderlichen Mystik« Alban Bergs,* Wien 1993.
2 B. Zuber, *Gesetz und Gestalt,* München 1995.
3 Zitiert nach R. Damann, *Der Musikbegriff im Barock,* 2. Auflage, Laaber 1984, S. 50.
4 E. Bloch, »Über das mathematische und dialektische Wesen. Ein Versuch« (1925), in: *Zur Philosophie der Musik,* Frankfurt 1974, S. 268.
5 G. Ligeti, *Ligeti in conversation,* London 1983, S. 131.
6 O. Messiaen, *Musique et Couleur, Nouveaux entretiens avec Claude Samuel,* Paris 1986, S. 84.
7 *Pierre Boulez – John Cage. Correspondance et documents,* hrsg. v. J.-J. Nattiez, Winterthur 1990.
8 I. Xenakis, *Musiques formelles (1963), Formalized Music,* Bloomington 1992, S. 173.
9 Ebd., S. 181.

ZAHLENTEXTE – EIN PARADIGMA DER MODERNE

Karl Riha

Natürlich spielen Zahlen an unterschiedlichstem Ort und in unterschiedlichster Weise in die Literatur hinein, so daß man hier einen eigenen Schnitt ziehen könnte. Dabei denke ich an inhaltliche Reflexe, die vom Abzählvers in Kinderspielen –

Eins, zwei, drei, vier, fünf, sechs, sieben
eine alte Frau kocht Rüben,
eine alte Frau kocht Speck –
und du bist weg![1]

– bis hinauf zu jedweder Zahlenmystik reichen können, von den Märchen in *1001 (Tausendundeiner) Nacht* zu den *Zehn (10) kleinen Negerlein* des Kinderlieds, die sich von Strophe zu Strophe um ein Negerlein dezimieren, oder hinab/hinauf zu Erich Kästners *Vier Männern im Schnee* und anderem mehr. Oder aber ich erinnere – in formaler Hinsicht – an die obligatorischen fünf (5) Akte der klassischen Tragödie und die 14 (vierzehn) Zeilen des Sonetts, die sich in 2 (zwei) Vierzeiler-Quartette und 2 (zwei) Dreizeiler-Terzette aufspalten, wobei es zu Variationen kommen kann wie etwa der Umrahmung der beiden 4-Zeiler-Strophen durch die beiden 3-Zeiler-Strophen oder die Zusammenfassung der 3-Zeiler zu einem 6-Zeiler; ganz zu schweigen von der Möglichkeit, das Ganze zu einem Sonettenkranz zusammenzufassen und den (14) vierzehn auf diese Weise gebundenen Sonetten noch ein fünfzehntes (15tes) Königssonett aufzusetzen. In der Reimlehre spielen Zahlenrelationen so gut eine Rolle wie in der Metrik, und zu guter Letzt fällt mir gerade eben noch ein, daß eine ganze Kunstbewegung ebenfalls nach einer Zahl – der Null (0), sprich »Zero« – benannt ist.

Ein eigener Bereich sind die Zahlenrätsel einschließlich der in Zahlen gehaltenen Geheimschriften[2] und speziell die Zahlensymbolik, die aus der Antike herauf datiert. Unter dem Stichwort »Zahlensymbol« stößt man im *Wörterbuch der Literaturwissenschaft* auf folgende Notiz: »Anspielungen finden sich in zahlreichen Werken der mlat. und dt. Literatur bis weit ins 17. Jh. (bei Freidank, S. Brant, Grimmelshausen u. a.); darüber hinaus sind auch in der Komposition literar. Werke dieses Zeitraums (in der Zahl der Verse, Strophen, Kapitel, der Bücher eines Werkes usw.) zahlensymbol. Gestaltungsprinzipien erkennbar. Zunehmende Einsicht in die kausal geordneten Gesetzmäßigkeiten der objektiven Realität führte im 18. Jh. zu einem Bruch mit der Z. Es finden sich noch Relikte davon (Zahlenspielereien) auch in der Literatur des 20. Jh. (etwa in H. Hesses *Glasperlenspiel*)«[3]. Ich meinerseits würde freilich, was den Zug in die Moderne angeht, statt auf Hesse besser auf Guillaume Apollinaire verweisen, der zum Beispiel in seinen *Calligrammes* einen Text als Uhr notiert und hier den einzelnen Elementen des Textes im Uhrzeigerrund die Funktion der Zahlen 1 (eins) bis 12 (zwölf) zugewiesen hat (Abb. 1).[4]

Etwas anderes ist es aber, wenn Zahlen tatsächlich an die Stelle der Buchstaben und der Worte treten, sie aus dem Feld schlagen oder ausdrücklich ihren Zeichencharakter übernehmen: wenn es sich also um Zahlentexte im eigentlichen Sinn handelt, deren Textmaterial aus Zahlen besteht! Dies ist zum Beispiel bei einem Poem der Fall, das die Berliner Dadaisten Raoul Hausmann und Johannes Baader – »Dadasoph« der eine, »Oberdada« der andere – auf die Titelseite des ersten Heftes der von ihnen herausgegebenen Zeitschrift *Der Dada* rückten (Abb. 2). In Analogie zum bekannten Versgebilde der »Elegie« als »dadadegie« betitelt, haben wir es – in abgestufter Größe – mit der 9fachen Wiederholung der Zahl 3 zu tun, mit den Zahlen 5,0 und 3,14159 und 16,305 (in separatem Kästchen), sowie mit der durcheinander gewirbelten Zahlenkette von 1 bis 11 – in folgender Form: 5.9.2.1.8.3.4.7.10.11.6. Im Zentrum aber steht die Divisionsaufgabe 13:7 mit ihren spezifischen Rechenoperationen und deren Resultat:

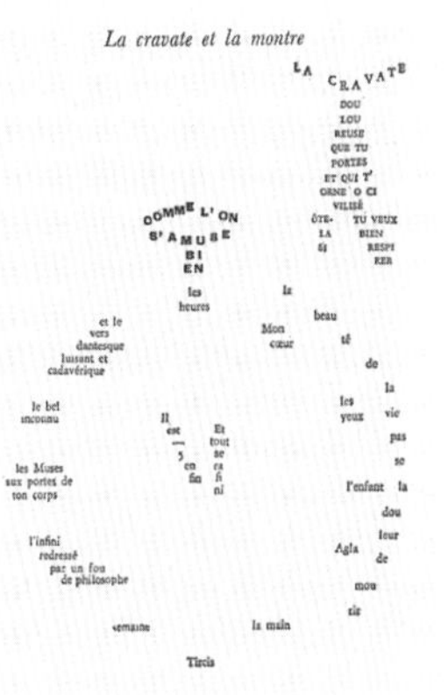

1 Guillaume Apollinaire
La cravate et la montre
Aus: *Calligrammes* (1913–1916)

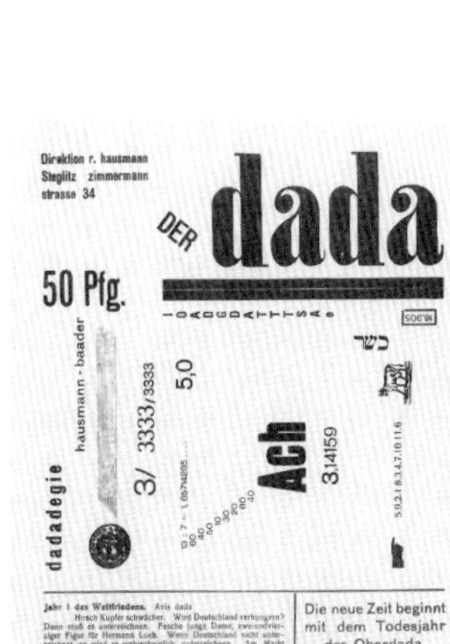

2 *Der Dada*, Nr. 1
Herausgegeben von Raoul Hausmann, Berlin 1919

1,85714285..., wobei die eingerückte Kette der Divisionsreste in der Durchführung der Rechenoperation, die von 60 über 40, 50, 10, 30 und 20 zu wieder 60 und 40 führt, mit einem dick gedruckten »Ach« abgeschlossen wird. Das Ganze hat den Charakter eines Bildes, einer Zeichnung im Stil des abstrakten Konstruktivismus, durch den Buchstaben und Zahlen in die Malerei einbezogen wurden, oder den einer Collage, die ihrer Natur nach das unterschiedlichste Material präsentiert: neben den genannten Zahlen taucht auch eine Annoncenhand, die Zeichnung einer Kuh, ein hebräisches Schriftzeichen und der Verkaufspreis der Zeitschrift von 50 Pfennig im dargebotenen Ensemble auf.[5]

Was die Programmatik angeht, denen diese »dadadegie« unterliegt, darf man an Hausmanns Schriften erinnern, in denen auf die Aufnahme jedweden neuen Materials in die Kunst oder Anti-Kunst des Dadaismus verwiesen ist – warum also nicht auch Zahlen, wie man ihnen auf den Plakaten der Litfaßsäulen an jeder Straßenecke und in den Annoncen jeder Tageszeitung begegnen kann. Im Setzkasten des Druckers, durch welchen sich der »Dadasoph« zu seinen lettristischen und, da er sie auch vortrug, optophonetischen Plakatgedichten inspirieren ließ, liegen Buchstaben und Zahlen dicht nebeneinander, so daß es auch im übertragenen Sinn nahelag, sie in die dadaistische Textkonzeption miteinzubeziehen. Eine wichtige Vorreiterrolle spielten bereits der italienische und russische Futurismus. Im *Supplement zum technischen Manifest der futuristischen Literatur* von 1912 heißt es, abgeleitet aus der Absage an die herkömmliche Syntax, die sich restlos verbraucht habe: »Deshalb greife ich zu den abstrakt trockenen mathematischen Zeichen, die die Quantität angeben und alle Erklärungen ohne Füllwörter zusammenfassen«[6]. Nikolaj Burljuk lobt in seinen *Poetischen Prinzipien* von 1914 die kubistischen Maler dafür, daß sie in ihre Bilder Ziffern einsetzten, und tadelt die Dichter, daß sie dergleichen noch nicht versucht hätten.[7] Auszunehmen ist Velimir Chlebnikov, der sich früh von Zahlen gebannt zeigt, und diese Faszination in eine eigene poetologische Konsequenz forttreibt: »Ich starre auf die Zahl wie eine Katze«, notierte er, »bis die Maus herauskommt«[8]. Theo van Doesburg, Piet Mondrian und Antony Kok heben in ihrem *Wortkunst*-Manifest der »Stijl«-Bewegung von 1920 ausdrücklich gerade auch auf die »Rechenkunst« ab, um »eine neue Bedeutung des Worts und eine neue Kraft des Ausdrucks« herzustellen.[9] »KONSTRUKTION, Technik und Mathematik sind die BRÜDER der modernen KUNST« – so die »Losung« Aleksander M. Rodtschenkos am 22. Februar 1921.[10]

Wie der »Dadasoph« mit seiner optophonetischen Poesie Kurt Schwitters zu seinen großangelegten Lautdichtungen anregte – ein höchst anschaulicher Bericht über den Moment der Initialzündung nach der gemeinsamen Prager Soiree im September 1921 findet sich in Hausmanns Erinnerungsbuch *Am Anfang war Dada*[11] –, so wohl auch mit seinen literarischen Zahlenoperationen, denn wir stoßen auch bei ihm auf Texte, die rein aus Zahlen gebildet sind, wobei freilich die offene Konstruktion der »dadadegie« verlassen wird, und eine Annäherung an herkömmliche Gedichtschemata zu konstatieren ist. Das Gedicht *Zwölf*, das tatsächlich aus 12 (zwölf) Zeilen besteht, als Beispiel:

Eins Zwei Drei Vier Fünf
Fünf Vier Drei Zwei Eins
Zwei Drei Vier Fünf Sechs
Sechs Fünf Vier Drei Zwei
Sieben Sieben Sieben Sieben Sieben
Acht Eins
Neun Eins
Zehn Eins
Elf Eins
Zehn Neun Acht Sieben Sechs
Fünf Vier Drei Zwei Eins.[12]

Ganz offensichtlich liegt die Herausforderung des Textes darin, daß in ihm die per Titel signalisierte Zahl Zwölf (12) nicht erreicht wird, obwohl über verschiedene »Versetzungen« der Weg dorthin genommen wird: statt über »Zehn Eins« und »Elf Eins« zu »Zwölf Eins« fortzuschreiten, macht die Zahlenkette jedoch kehrt und läuft von Zehn (10) über Neun (9), Acht (8), Sieben (7) et cetera zurück zu Eins (1), kehrt also zum Ausgangspunkt des Textes zurück. Das angewandte Verfahren ähnelt dem des rückwärts gelesenen Alphabets, das Schwitters zu einer eigenen Attraktion seiner merzdadaistischen Vorträge ausbaute, mit denen er sein Publikum düpierte und zugleich erheiterte. Überträgt man die Vortragssituation auch auf die Zahlengedichte von Schwitters, ergeben sich aufschlußreiche Hinweise auf die Effekte, die er intendierte und mit ihnen zu erzielen wußte. Er stellt den Zuhörer durch Reihenbildung auf bestimmte Erwartungen ein, die er dann aber konterkariert, so daß die Spannung, die er aufgebaut hat, umschlägt: Dabei kann er sich mit Hilfe der Zahlen in der »reinen Abstraktion« bewegen, wie er sie eben nicht nur der Malerei, sondern speziell auch der Dichtung zur Aufgabe gestellt hat. Er markiert auf diese Weise den Übergang von der Literatur zur Mathematik.

Insbesondere in den Jahren 1922 und 1923 (und dann noch einmal um 1927) – also nach Abschwung der wilden Dada-Periode – hat Schwitters mit Zahlentexten experimentiert, wobei er mit dem Stichwort »elementar« signalisiert, daß er sich hier – analog zu seinen Lautgedichten, analog zum *Alphabet von hinten* und analog zu seinem *i-Gedicht*, das »rauf, runter, rauf, Pünktchen drauf« gelesen sein will[13] – im elementaren Zeichen-Material bewegt. So auch das Poem, das mit *Drei* betitelt ist:

Drei drei drei
Zwei
Drei
Zwei
Drei
Zwei
Vier Vier Vier
Drei
Vier
Drei
Vier
Drei
Fünf Fünf Fünf
Drei
Sechs
Zwei
Vier
Drei
Neun Neun Neun
Acht
Sieben
Acht
Zehn
Acht
Acht
Sieben Sieben Sieben Sieben Sieben
Null
Sieben
Null
Null
Null
Null
Acht Sieben Eins Null
Null Eins

Eins Null
drei.[14]

Anders als in *Zwölf* startet Schwitters hier mit Zahlenwiederholungen und mit der Wiederholung von Zahlenpaaren, um dann jeweils eine um einen Grad höhere Zahl anzusteuern – bis hin zur abrupten Einführung der »Neun«, von wo aus sich das Ganze nach unten bewegt, zur »Null« hin, die nach der Fünfergruppe »Sieben« und der ersten »Einzel-Sieben« tatsächlich sieben Mal genannt wird, um dann in die Ausgangs- und Titelzahl »Drei« umzukippen. Durch die Mehrfachnennungen von »Drei«, »Vier«, »Fünf«, »Neun« und »Sieben« ergeben sich im Ablauf des Textes Fermaten, die das Tempo ruhig stellen.

Im Jahre 1927 entwarf Schwitters eine eigene Zahlensprache, quasi ein eigenes Zahlenalphabet, dessen Eigenart er über die einfachen Zeichen hinaus selbst wie folgt charakterisierte: »Alle durch 2 teilbaren Zahlen zeigen bei der letzten Ziffer waagrecht nach rechts, alle anderen nicht/Alle durch 3 teilbaren Zahlen haben in der letzten Ziffer einen Querstrich in der Mitte, alle anderen nicht (sie sind allein winklig)/Alle durch 4 teilbaren Zahlen haben in der letzten Ziffer waagrechte Durchstriche, alle anderen nicht/Alle durch 6 teilbaren Zahlen haben in der letzten Ziffer in der Mitte waagrechte Striche, alle anderen nicht/Alle durch 12 teilbaren Zahlen haben am Ende +«[15]. Und gleichzeitig komponierte er ein »zweistimmiges gedicht« mit dem Titel *Zahlen*, das er in einer Art Notenschema festhielt.[16] In ihm werden die sprunghaften Reihungseffekte, wie wir sie bereits aus den anderen Zahlengedichten kennen, auf zwei Sprecher verteilt und so kontrastiv deutlich gegeneinander abgesetzt: Dabei kommen jeweils ganze Zahlen gegenüber den ihnen entsprechenden Bruchzahlen zu stehen, also etwa »1/2« gegenüber »2«, »1/3« gegenüber »3«, »1/4« gegenüber »4« bis hoch zu »1/9« gegenüber »9« – mit der doppelten »0« als Schluß!

Springt man aus den Avantgardebewegungen der ersten Hälfte unseres Jahrhunderts in dessen zweite Hälfte, wobei die Zäsur mit dem Ende des Zweiten Weltkriegs anzusetzen ist, sucht man zunächst vergeblich nach vergleichbaren Zahlenpoesie-Entsprechungen: Die radikale Gegnerschaft der Nationalsozialisten gegen die Bewegungen der Moderne zeitigte ihre Folgen bis weit in die fünfziger und sechziger Jahre hinein. Stößt man per Zufall auf einen Gedichtband mit dem Titel *Zahlen und Figuren*, merkt man rasch, daß der Autor – Ernst Meister – eher in die Gegenrichtung tendiert, knüpft er doch per Zitat an programmatische Verse des Romantikers Novalis an, in denen »Zahlen und Figuren« zum »verkehrten Wesen« der Welt erklärt werden: Erlösung bringe allein das »Eine geheime Wort«. Trotzdem findet sich unter den aufgebotenen Gedichten unter der Überschrift *Figur* ein einschlägiger Text, der zumindest inhaltlich mit der Zahlenkette spielt:

Sieben Vögel
in einem Holunder.
Der erste ist tot.
Der zweite fragt,
was das sei.
Der dritte pickt
sieben Eier entzwei.
Der vierte nascht
von den Dottern.
Der fünfte Vogel, fiederlos,
tändelt mit einer Beere.
Der sechste Vogel
wie Aussatz weiß.
Der siebente singt:
sieben Vögel ...[17]

Wirklich fündig wird man hingegen bei dem Maler Werner Schreib, der sich 1967 in einem spektakulären Happening dafür einsetzte, daß Kurt Schwitters endlich die längst verdiente Anerkennung widerfahre – er plädierte deshalb unter spektakulären Umständen für die Umbenennung Hannovers, der Geburtsstadt des Merz-Dadaisten, in Kurt-Schwitters-Stadt. Seine schriftliche Begründung eröffnete er mit einem *Zählgedicht*, das er ausdrücklich »für Kurt Schwitters« angefertigt habe:

1 und 2 ist 3
3 und 4 ist 5
5 und 6 ist 7
7 und 8 ist 9
9 und 0 ist 1

»... Schwitters ist tot, aber man sieht, sein Geist lebt, und Anna Blume hat demnächst Geburtstag«[18]. Der poetische Reiz liegt dabei – analog dem Vorbild – in der Reihenbildung der Zahlen und dem Überraschungseffekt, der sich ihr entlocken läßt: Der Autor hält am Prinzip der ersten Verszeile fest, der zufolge die Addition von 1 (eins) und 2 (zwei) die folgende Zahl 3 (drei) ergibt und kommt dementsprechend zu: »3 und 4 ist 5« bis hin zur Schlußzeile »9 und 0 ist 1«.

Und bei diesem einen Paradigma, das er, um vier weitere Strophen variiert, mit *Poésie Arithmétique* überschreibt, bleibt es nicht! Ganz ähnlich verhält es sich mit dem Gedicht *elf und elf*, das seiner Kürze wegen hier voll zitiert werden kann:

elf und elf ist zwölf
zwölf und zwölf ist dreizehn
dreizehn und dreizehn ist vierzehn
vierzehn und vierzehn ist fünfzehn
fünfzehn und fünfzehn ist sechszehn
sechszehn und sechszehn ist siebzehn
siebzehn und siebzehn ist achtzehn
achtzehn und achtzehn ist neunzehn
neunzehn und neunzehn ist zwanzig.[19]

Dem planen mathematischen Verstand nach stimmt die Rechnung nicht, wohl aber dann, wenn man den Additionswert gegen seinen reinen Zahlenwert im Sinne von ›und noch eins‹ poetisch umdeutet. In *perpetuelles zählgedicht* setzt Schreib ebenfalls bei der Zahl 1 (eins) ein und zählt bis 7 (sieben) zunächst in der einfachen Zahlenkette fort, springt dann allerdings zur 18 (achtzehn), 19 (neunzehn) und 20 (zwanzig), um von dort in die 31 (einunddreißig) zu wechseln, diese bis 35 (fünfunddreißig) fortzuzählen und dann abrupt in die 46 (sechsundvierzig) zu springen, bis er denn auf diesem Weg in die Hunderterkette und über die Zahl 1000 (tausend) hinaus kommt, um bei 1018 (tausendachtzehn) mit »und .... ad infinitum« abzubrechen.[20] In *Hochgeheim* wickelt Schreib das ganze Alphabet in gleichgesetzten Quadratgleichungen ab; in *Es saßen die Knaben* operiert er mit fortgezogenen Brüchen: »Es saßen die Knaben 3/4 vor Vier/und tranken 4/5 der Liter vom Bier./Da kamen 5/6 der Mädchen vorbei/und schlugen 6/7 der Knaben zu Brei«[21]; und schließlich treibt er sein Zahlenspiel mit dem Namen des Malerkollegen Hundertwasser wie folgt:

Einhundertwasser
zweihundertwasser
dreihundertwasser
vierhundertwasser
fünfhundertwasser
sechshundertwasser
siebenhundertwasser
achthundertwasser
neunhundertwasser
neuneinhalbhundertwasser
neunzweidrittelhundertwasser
neundreiviertelhundertwasser
neunvierfünftelhundertwasser

neunfünfsechstelhundertwasser
neunsechssiebtelhundertwasser
neunsiebenachtelhundertwasser
neunachtneuntelhundertwasser
Fritz Hundertwasser.[22]

Während sich der Malerdichter Schreib, wie gezeigt, ganz von Schwitters inspirieren ließ und diesen auf diese Weise wieder zum Leben rief, hatten die Mitglieder der sogenannten »Wiener Gruppe« um H. C. Artmann und Konrad Bayer sowie der »Stuttgarter Gruppe« um Max Bense, von denen Ende der fünfziger, Anfang der sechziger Jahre die wohl radikalsten Anstöße zur experimentellen Öffnung der Literatur ausgingen, eigene Ansätze in der Wiederfindung und Wiedererfindung der Zahlenpoesie. Unter den Wienern ist es Gerhard Rühm, der die breiteste Beispielkette bietet. Sie setzt mit abstrakten Lautgedichten ein, in die neben den Buchstaben selbstverständlich auch Zahlen einbezogen werden:

8 n u g e
r 3 b ä
g e k 8 7
n r r n
ä 0 7 s
n r g k 8
n u e 1 6
e n e n[23]

Von hier aus schreitet er zu additiven Wortformationen fort, in denen beispielsweise alle möglichen Anordnungen dreier Worte (halsal = Hals, freid = Freude, keddn = Kette) mit wechselnder Schreibweise der Zahl 1 (eins) und dem unbestimmten Artikel »a« (im österreichischen Dialekt für »ein«) bis zur überraschenden Schlußpointe hin, die das Vorkommen des Wortes »keddn« im Gesamt des Textes numerisch auflistet, durchgespielt werden:

a halsal a freid 1 keddn
1 keddn a halsal a freid
a freid 1 keddn a halsal
1 keddn a freid a halsal
a halsal 1 keddn a freid
a freid a halsal 6 keddn[24]

Und weiter führt der Weg zu einer Reihe anderer Aufzählgedichte, in denen bald volle und halbe Stunden, bald die Etagen eines Hauses mit den dort jeweils Wartenden addiert werden, bis hin zu jenem visuellen Typogramm-Poem, in dem links und rechts längs einer Vertikale die Zahlen 0 (Null) bis 10000000000 und 000000000001 derart angeordnet werden, daß das Ganze in eine Zickzack-Graphik umspringt. Die überraschendste Wendung aber nimmt der Autor, indem er die höchst traditionelle Form des Sonetts aufgreift und so einlöst, daß ihre Mathematik zu ihrem einzigen Inhalt wird:

erste strophe erste zeile
erste strophe zweite zeile
erste strophe dritte zeile
erste strophe vierte zeile

zweite strophe erste zeile
zweite strophe zweite zeile
zweite strophe dritte zeile
zweite strophe vierte zeile

dritte strophe erste zeile
dritte strophe zweite zeile
dritte strophe dritte zeile

vierte strophe erste zeile
vierte strophe zweite zeile
vierte strophe dritte zeile.[25]

Das Poem steht in der Tradition der formreflexiven Sonette, die sich aus der Frühzeit dieser lyrischen Gattung bis in die literarische Gegenwart durch zahlreiche Beispiele belegen läßt, übersteigt diese jedoch hinsichtlich der Radikalität seines poetischen Prinzips, das auf der Anwendung des Zahlenprinzips und der seriellen Anordnung beruht. Sondiert man – im erneuten Rückblick – Max Benses für die konkrete Poesie so produktiven Textbegriff, stößt man auf programmatische Sätze wie: »Eine Klasse neuer Texte, erschlossen wie eine Klasse neuer Zahlen, muß vermittelt werden wie ein neues Sein. [...] Wahrgenommen werden Zeichen, Gestalten, Strukturen. Eine neue Klasse von Texten wird durch ihre neuen Zeichen, ihre neuen Gestalten, ihre neuen Strukturen wahrgenommen«[26]. Um das Prinzip »stochastischer Texte« zu beschreiben, die sich aus der herkömmlichen Syntax lösen, wie es schon die Futuristen gefordert hatten, rekurriert der Maler-Dichter Reinhold Köhler, der aus dem nordrheinwestfälischen Siegen Kontakte nach Stuttgart unterhielt, auf das Prinzip des Zufallsgenerators und beschreibt sein Funktionieren wie folgt, wobei die Beschreibung als solche selbst zum literarischen Text wird: »Aus einer Ausgangszahl wird durch eine arithmetische Operation eine neue Zahl gebildet und aus dieser Zahl durch Intersektion eine Anzahl Ziffern entnommen, die dann als Zufallszahl angesehen werden. Die bei der Operation entstandene Zahl ist Ausgangszahl für die Bestimmung der nächsten Zufallszahl. Durch Fortsetzung dieses Prozesses erhält man eine Folge von Zahlen. Den Zufallscharakter dieser Zahlen weist man empirisch nach, indem man sie in genügend großer Anzahl herstellt und auszählt. Für den zugrunde gelegten Zahlbereich, in dem sich die Zufallszahlen bewegen sollen, muß sich eine Gleichverteilung ergeben«[27].

Wie gezeigt, fanden wir bereits bei Schwitters den Versuch zu einer eigenen, radikal von der herkömmlichen Schreibweise abweichenden Zahlennotation. Ähnliches begegnet immer wieder in der konkreten Poesie – bis hinauf zu Valerij Scherstjanoi, dessen Kunst überhaupt auf einen innovativen Scribentismus hinausläuft. Die Zahlenpoesie stößt jedoch gerade auf diesem »konkreten« Terrain in die verschiedensten Richtungen vor, so daß sich ein breites poetologisches Spektrum ihrer Möglichkeiten entfaltet. Franz Mon hat in seinen Essays darauf verwiesen, daß sich – stimulus aller »visuellen Poesie« bis in die Gegenwart herauf – mit der Integration von Schriftelementen in das kubistische Bild die Buchstaben von ihrer Funktion als Laute lösten und als »reine, abstrakte Formen« in Erscheinung traten[28]: Dasselbe gilt natürlich für alle anderen Schriftzeichen, also auch die Zahlen! In Rühms *Poetischen Texten* der Jahre 1951 bis 1970 stößt man jedoch hier und dort auch immer wieder auf semantische Zahlenreflexe – so etwa in *Text* unter der Buchstaben-Zahlen-Markierung »3c«:

HENRYS Stimme
– drei vier fünf. nebeneinander untereinander ineinander. das stimmt nicht. das geht nicht.
zählt etwas
– eins: ich, also zwei: du. drei: er oder sie. ich du er sie. wer: er? oder sie?
(...)[29]

Oder wir geraten – unter dem Titel *abstriche in vier sätzen mit vieren* – an einen Text, der in vier Schüben ausschließlich mit der Zahl 4 (vier) operiert, wobei aller Reiz gerade darin liegt, daß aus dem Verharren – dieses noch einmal dadurch verschärft, daß sich die vier Abschnitte des Textes als zunehmende Reduktion erweisen – ein eigenes Sprach- und Phantasiepotential wachgerufen wird; hier zum Beleg *abstriche II* und *abstriche III*:

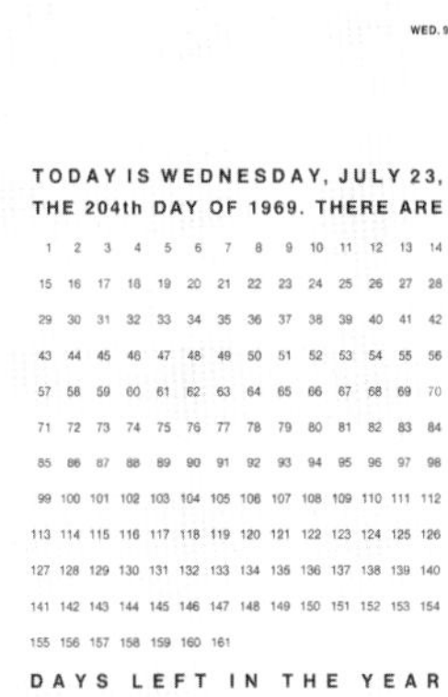

3 Ferdinand Kriwet
Todays is Wednesday..., o. J.
Aus: Apollo Amerika

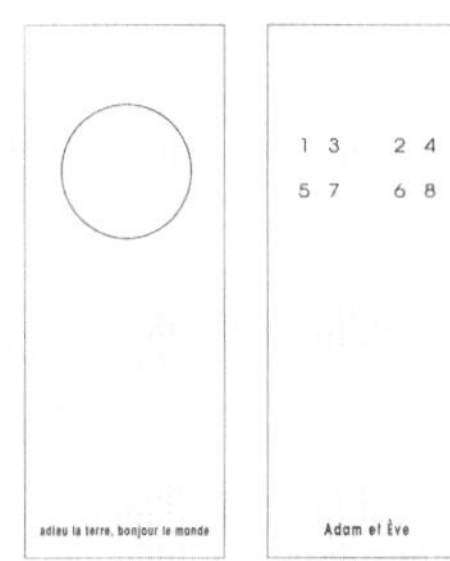

4 Pierre Garnier
Adam et Ève, 1990

5 Pierre Garnier
rhytme et silence, 1990

II
bevor der vierer den vierjahresplan vervierfachte
konnte vierbein nicht bis vier zählen.
als der vierer ein viergespann vervierte,
ließ vierbein viere gerade sein.
wenn der vierer einen vierhänder viertelte,
kroch vierbein auf allen vieren.
obwohl der vierer einen vierfüßler vierteilte,
streckte vierbein alle viere von sich.

III
bevor der vierer vervierfachte, konnte vierbein nicht zählen.
als der vierer vervierte, ließ vierbein gerade sein.
wenn der vierer viertelte, kroch vierbein auf allen.
obwohl der vierer vierteilte, streckte vierbein alle von sich.[30]

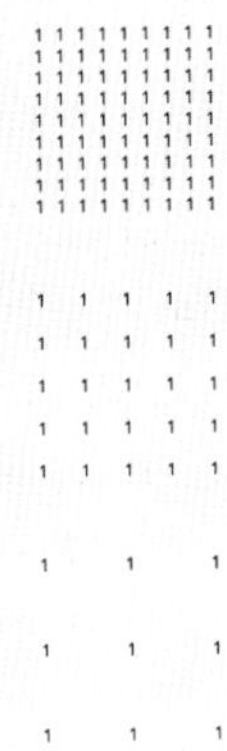

6 Heinz Gappmayr
Ohne Titel, 1985

Der Spannbogen der Autoren, die dann weiter in Anschlag zu bringen sind, reicht über Ferdinand Kriwet (Abb. 3) und Timm Ulrichs mit originellen Zahlenpoesie-Konzepten zu einer Vielzahl jüngerer Autoren, auf die man in einschlägigen Anthologien aufmerksam wird, etwa *wortBILD*, 1989 herausgegeben von Guillermo Deisler und Jörg Kowalski, mit visueller Poesie aus der DDR[31], oder das von Eugen Gomringer besorgte Reclam-Bändchen *visuelle poesie* aus dem Jahre 1996.[32] Eine eigene Kontinuität der Zahlenpoesie stellen in ihrem jeweiligen Œuvre Pierre Garnier und Heinz Gappmayr unter Beweis. Garnier beispielsweise versammelt in einem hochgezogenen Rechteck die ungeraden Zahlen 1 (eins), 3 (drei), 5 (fünf) und 7 (sieben) sowie die geraden 2 (zwei), 4 (vier), 6 (sechs) und 8 (acht) zu je einem Quadrat und untertitelt sie mit *Adam et Eve* (Abb. 4), konfrontiert die Zahlen 1 (eins) und 0 (Null) und veranschaulicht mit ihrer Hilfe *rythme et silence* (Abb. 5) oder stellt – vertikal und horizontal versetzt, mithin in diagonaler Distanz – als *l'écho* die Zahlen 2 (arabisch zwei) und II (römisch zwei) dar. Er kommt auf diese Weise zu lyrischen Zyklen oder Folgen, deren einzelne Elemente untereinander korrespondieren.[33] Zu seinen Operationen mit der Zahl 0 (Null) merkt er an: »Ich zeichne so das Hin und Zurück der Sonne zu ihrer Figur, der Figur zur Null, der Null zum poetischen Bild. Die Sonne ist die Null, die Null ist das Nichts: diese Idee enthält, über den Umweg der Worte, der Figuren, des Kosmos, das To be and not to be, das Sein und das Nicht-Sein«[34].

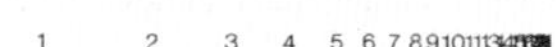

7 Heinz Gappmayr
Ohne Titel, 1990

»Seit 1972 (*texte*) überrascht Heinz Gappmayr« – so Siegfried J. Schmidt in einer einschlägigen *Fallstudie* – »den Leser/Beschauer seiner ›texte‹ und ›zeichen‹ mit Arbeiten, auf denen nur Zahlen zu sehen sind. 1975 erschien in der edition UND ein ganzes Bändchen mit ›zahlentexten‹; und seither enthalten Gappmayrs Publikationen und Ausstellungskataloge immer wieder Auseinandersetzungen mit Zahlen«[35] (Abb. 6). Sondiert man die Richtungen, in die Gappmayrs Texte zielen, stößt man dabei auf diverse Formen der Addition, der Reihung et cetera, darunter jedoch immer wieder überraschende Wendungen, die zeigen, daß der Spielraum der Inventionen noch längst nicht erschöpft ist. So wird beispielsweise die Zahlenkette von 1 (eins) bis 10 (zehn) und über 10 (zehn) hinaus so komprimiert, daß die Zahlen zunehmend ihre Konturen verlieren und sich in der Schwärze der Druckerfarbe auflösen (Abb. 7)[36]: »verdichten« und »einschwärzen« werden so unmittelbar auseinander abgeleitet und aufeinander bezogen! In direkter Korrespondenz dazu handelt es sich in einem anderen Text aus *strukturen* um diverse Zerdehnungen der Zahlen-Zehnerkette mit versetzten Verdichtungen der Zahlen, so daß sich auffällige Isolierungen oder Zusammenrückungen von Zahlen zu Zehner-, Hunderter- oder Tausendergruppen ergeben (Abb. 8).[37] Und wieder ein anderes Beispiel, das für so zahlreiche andere steht, führt uns als Modifikationen von 0 (Null) – *modifications of 0* – folgende Kette vor:

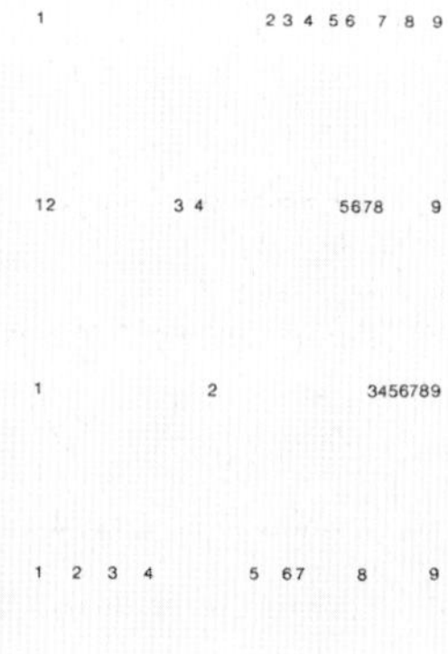

8 Heinz Gappmayr
Ohne Titel, 1987

7-7
1-1
3-3
5-5[38]

Hier halte ich ein! Mein letztes Beispiel eines Zahlengedichts, mit dem ich schließe, danke ich dem Zufall! Exakt in dem Moment, in dem ich in meinem Aufsatz an diesem Punkt hier angelangt war, bat mich telephonisch aus Köln der Galerist Hundertmark, bei der Eröffnung einer Ausstellung mit Arbeiten Pierre Garniers einzuspringen: In Frankreich streike man, der Künstler hänge in Paris fest, habe aber eine kleine Rede verfaßt, die gefaxt vorliege. Ich setzte mich also ins Auto und fuhr von Siegen an den Rhein hinunter. Die beiden Schreibmaschinenseiten, die es vorzulesen galt, waren handschriftlich mit *SPATIALE POESIE* überschrieben, und mit Blick auf die Bilder, die an den Wänden hingen, lautete der erste, als Frage an das Publikum gerichtete Satz: »Warum, wenn man sich Dichter nennt, diese Wege, Umwege, Abzweigungen von dem, was man gemeinhin unter Lyrik versteht? Warum diese Ausweitung, diese Inanspruchnahme anderer Räume?« – Und weiter: »Die Anfänge dazu müssen wir in den 50er, 60er Jahren suchen; damals vollzog sich die Wendung vom Satz zum Wort in radikaler Weise mit den ersten Konstellationen von Eugen Gomringer. Diese Herauslösung des Wortes aus dem kommunikativen Satz bedeutete eine Betonung des Materialhaften der Sprache, das heißt ihres visuellen (bei anderen Dichtern ihres sonoren) Charakters, ein Aspekt, der aus dem Sprachmaterial Objekte herstellt, Sprachobjekte, und so die Dichtung in die Nähe der bildenden Kunst (oder der Musik) rückt, und eine supranationale Kunst anstrebt«[39]. Das paßte mir gut ins Konzept und wird deshalb zu Recht hier zitiert.

Bevor ich das Manuskript verlas, sah ich mich jedoch etwas in der Galerie um und entdeckte unter den Broschüren und Katalogen, die im Hinterzimmer auslagen, eine Dokumentation der Arbeiten von Tomas Schmit, dessen Namen ich aus den avantgardistischen Kunstbewegungen der sechziger Jahre kannte. Ich griff zu, und gleich beim ersten Anblättern stieß ich auf das folgende, als *SCHREIBMASCHINENGEDICHT* ausgegebene Paradigma (Abb. 9), ein reines Zahlen-Poem in der von mir aufgezeigten Tradition der Moderne, wie man sieht, und doch zugleich zurück vermittelt an die Vor-Moderne, auf die ich einleitend zu sprechen kam, denn im Untertitel heißt es: »(nummern bezeichnen reihenfolge!)«[40] Es handelt sich also – so der Brückenschlag –

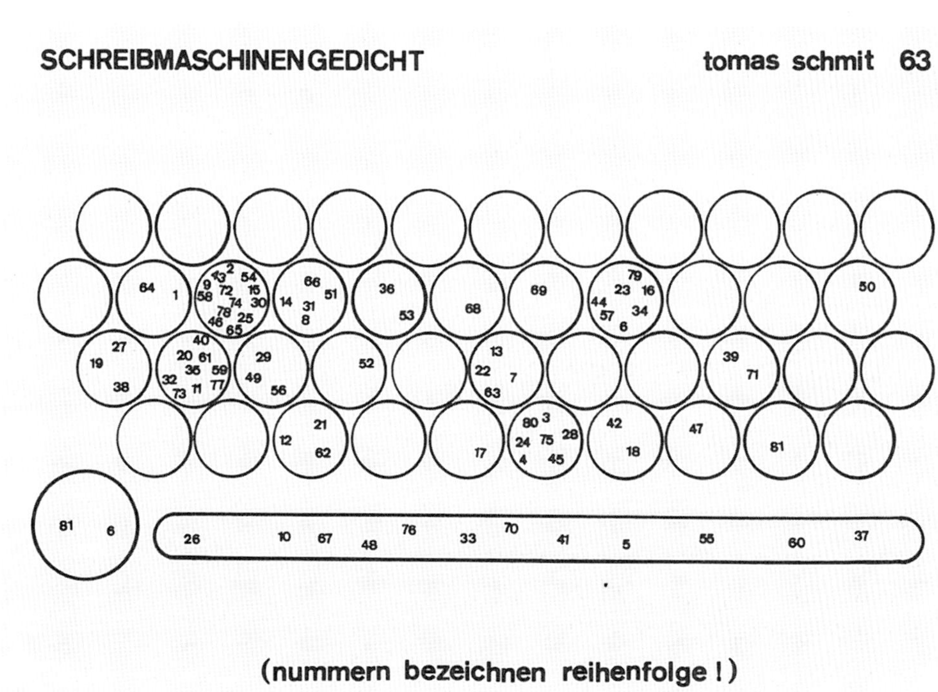

9 Tomas Schmit
Schreibmaschinengedicht, 1963

um eine Art Geheimschrift, zu deren Lösung man sich tatsächlich der Schreibmaschine bedienen muß, um den Zahlencode zu lösen und mit Hilfe der Buchstabentastatur die Zahlen als Buchstaben, Silben, Worte und Sätze zu verifizieren. Natürlich habe ich mich – wieder zu Hause angekommen – gleich noch in der Nacht an die Enträtselung des mir so unverhofft in die Hände geratenen Schaustücks gemacht, und so fordere ich auch Sie, werte Leserin, werter Leser, auf, sich daran zu versuchen, um auf diese Weise per frappierende Magie und Zauber Zahlen als Text zu lesen und auf diesem Weg gemeinsam mit mir zum Ende meiner Darlegungen zu kommen!

Anmerkungen

1 Zit. nach Otto Betz, *Das Geheimnis der Zahlen*, Stuttgart: Kreuz Verlag, 1989, S. 29.
2 Hier als Beispiel der Zahlentext einer Studentin aus einem meiner Kreativ-Schreiben-Seminare: »Wenn Du etwas über mich erfahren möchtest, dann mußt Du schon ein kleines Rätsel lösen. Vertausche die folgenden Zahlen mit den Buchstaben des Alphabets 'Die letzten werden die Ersten sein!' und umgekehrt. Darf ich mich vorstellen? 18, 24, 19 – 19, 22, 18, 8 – 8, 22 – 11, 26, 7, 9, 18, 24, 18, 26 – 13, 6, 8 – 8, 25, 26, 6, 14. 20, 22, 25, 12, 9, 22, 13 – 25, 18, 13 – 18, 24, 19 – 26, 14 – Y–R. U. T–X – 6, 13, 23 – 8, 7, 6. 23, 18, 22, 9, 22 – 15, 26 – 8, 22, 16 Y/Z – 21, 6 – 22, 9 – 16, 26, 7, 19 – 7, 19, 22, 12, 15, 12, 20, 18, 22 – 2o, 22, 9, 14, 26, 13, 18, 16 – 6, 13, 23 – 14, 26, 7, 19, 22, 14, 26, 7, 18, 16, 21, 6 – 22, 9 – 14, 26, 13, 24, 19, 22 – 14, 22, 13, 8, 24, 19, 22, 13 – 25, 18, 13 – 6, 13, 23 – 25, 15, 22, 18, 25, 22 – 18, 24, 19 – 22, 18, 13 – 9, 26 – 22, 2, 8, 22, 15. 21, 6 – 22, 9 – 23, 18, 24, 19 – 26, 6, 24, 19?«, zit. nach: »Fortsetzung folgt ... Studenten schreiben«, hrsg. von Karl Riha unter Mitarbeit von Thomas Kleber und Miguel A. Garcia Martinez, in: *Massenmedien und Kommunikation*, Siegen, Juni 1996, S. 67.
3 W. Heinemann in: Claus Träger (Hrsg.), *Wörterbuch der Literaturwissenschaft*, Leipzig: Bibliographisches Institut, 1986, S. 580.
4 Guillaume Apollinaire, *Calligrammes, Poèmes de la Paix et de la Guerre (1913–1916)*, o. O. (Gallimard) 1925, S. 38.
5 Raimund Meyer, Judith Hossli u. a., *Dada global*, Zürich: Limmat Verlag, 1994, S. 151.
6 Zit. nach Umbro Apollonio, *Der Futurismus, Manifeste und Dokumente einer künstlerischen Revolution 1909–1918*, Köln: DuMont Schauberg, 1972, S. 85.
7 Vgl. Wolfgang Asholt und Walter Fähnders, *Manifeste und Proklamationen der europäischen Avantgarde (1909–1938)*, Stuttgart und Weimar: Metzler, 1995, S. 90.
8 Velimir Chlebnikov, *Werke, Poesie Prosa Schriften Briefe*, hrsg. von Peter Urban, Reinbek bei Hamburg: Rowohlt, 1985, Band II, S. 405.
9 Manifeste und Proklamationen der europäischen Avantgarde (wie Anm. 7), S. 202.
10 Ebd., S. 229.
11 Raoul Hausmann, *Am Anfang war Dada*, hrsg. von Günter Kämpf und Karl Riha, Gießen: Anabas Verlag, 1992 (3. Auflage), S. 35ff.
12 Kurt Schwitters, *Das literarische Werk*, hrsg. von Friedhelm Lach, Band 1: Lyrik, Köln: DuMont Schauberg, 1973, S. 205.
13 Vgl. ebd., S. 204: *Gedicht 25 (›elementar‹)*.
14 Ebd., S. 207.
15 Das literarische Werk (wie Anm. 12), Band. 5: Manifeste und kritische Prosa, Köln: DuMont Schauberg, 1981, S. 268.
16 Ebd., S. 442.
17 Ernst Meister, *Zahlen und Figuren, Gedichte*, Aachen: Rimbaud Presse, 1987, S. 87. (Es handelt sich um einen Reprint der 1958 im Limes Verlag erschienenen Erstausgabe.)
18 Werner Schreib, *Gott raucht nicht/er braucht Pudding, Gedichte, Prosa, Happenings*, hrsg. von Karl Riha, Hannover: Postskriptum Verlag, 1991, S. 113.
19 Ebd., S. 35.
20 Ebd., S. 31f.
21 Ebd., S. 36.
22 Ebd., S. 37.
23 Gerhard Rühm, *Gesammelte Gedichte und visuelle Texte*, Reinbek bei Hamburg: Rowohlt Verlag, 1970, S. 45.
24 Ebd., S. 99.
25 Ebd., S. 174.
26 Max Bense, »Allgemeine Texttheorie«, in: *augenblick, zeitschrift für tendenz und experiment*, hrsg. von Max Bense, 3. Jahrgang, 5. Heft, Oktober – November 1958, S. 38.
27 Reinhold Koehler, »Stochastische Texte«, in: *augenblick, zeitschrift für tendenz und experiment*, hrsg. von Max Bense, 4. Jahrgang, 1. Heft, Oktober-Dezember 1959, S. 4.
28 Franz Mon, *Essays, Gesammelte Texte 1*, Berlin: Janus Press, 1994, S. 99.
29 Gerhard Rühm, *Poetische Texte 1951–1970, Gesammelte Texte 2*, Berlin: Janus Press, 1995, S. 187.
30 Ebd., S. 207.
31 *wortBILD, Visuelle Poesie in der DDR*, Halle und Leipzig: Mitteldeutscher Verlag, 1989; hier speziell Stefan Stein mit seiner aus »links zwo drei vier« heraus entwickelten *bild stoerung*, S. 34, und Uwe Warnke mit seinen Schreibmaschinenpoemata unter dem Titel *So ist's bei der ERIKA!*, S. 35.
32 *visuelle poesie*, Anthologie von Eugen Gomringer, Stuttgart: Reclam Verlag, 1996, hier speziell Heimrad Bäcker mit seinem *epitaph (1)* und *(4)*, S. 16 u. 22, Giorgio Camastro, *ohne titel*, S. 27ff., Pierre Garnier, *anfänge der welt*, S. 85, Alberto Pimenta, S. 99ff. Pimenta numeriert die Zimmeraufrisse von Wohnungen mit den Zahlen von 1 (eins) bis 14 (vierzehn) und deklariert sie als *englisches flügelsonett*, *schnellsonett*, *wollust-chronik-sonett* und *sonett mit coda*.
33 Ilse und Pierre Garnier, *Le Spatialisme en CheminS*, Amiens: Editions CORPS PUCE, Collections »Le Poémier« et »Poévie« 1990, o.S. Vgl. speziell auch Pierre Garnier, *Poèmes en chiffres*, Liège: Editions Quaternaire, 1988.
34 Pierre Garnier, in: *TEXTBILD/BILDTEXT*, mit einem Vorwort von Peter Weiermair und einer Einleitung von Eugen Gomringer, hrsg. von Josef Linschinger, Piesport: Ottenhausen Verlag 1990. Hier von speziellem Interesse auch die poetologischen Statements und Textbeispiele von Wolf Wezel, o. S.: »Immer wenn ich mich in Naturszenen vertiefe, ertappe ich mich dabei, daß ich statt dem kalt und warm und der Luftperspektive Zahlen sehe, reine abstrakte Klänge«, »Schriftzeichen als Metapher der Zahl, in der sich ihr Wesen formt und äußert«.
35 Siegfried J. Schmidt, *Der Kopf, die Welt, die Kunst – Konstruktivismus als Theorie und Praxis*, Wien, Köln und Weimar: Böhlau Verlag, 1992, S. 251.
36 Heinz Gappmayr, *Fünfzehn Texte*, Wien: Edition Freibord, 1990, o.S, Freibord-Sonderdruck Nr. 18.
37 Heinz Gappmayr, *strukturen*, Aachen: Ottenhausen Verlag, 1987, o.S.
38 Heinz Gappmayr, *TEXTS*, Coracle Press London, Aachen: Ottenhausen Verlag, 1985, o.S.
39 Aus dem Manuskript Pierre Garniers.
40 Katalog *tomas schmit, band II*, erschienen zu den Ausstellungen *t.s., zeichnungen 1978-87*, Berlin (daadgalerie) und Hannover (Sprengel Museum) 1987, o.S.

STRUKTURELLE PARALLELEN VON KUNST UND MATHEMATIK

Dietmar Guderian

Meinem Vater Ernst Guderian gewidmet

Der Begriff »Zahl« im Titel der Ausstellung verbindet sich in der allgemeinen Vorstellung selbstverständlich mit Mathematik. Die Ausstellung beschäftigt sich jedoch in erster Linie mit dem Bild der Zahl als selbständigem künstlerischem Objekt ohne zwingenden Bezug zur Mathematik. Dieser Artikel geht der Verbindung von der Zahl zur Mathematik und im weiteren von der Mathematik zur Kunst nach und skizziert somit eine Symbiose, die viele Künstler seit Jahrhunderten besonders aber in den vergangenen Jahrzehnten verfolgen.
Nach einer kurzen Definition von Mathematik zielt der Artikel zunächst auf Beziehungen zwischen Mathematik und Kunst, die weder den Umgang mit Zahlen noch Berechnungen voraussetzen. Der folgende Abschnitt beschäftigt sich mit der Übernahme der im mathematischen Sinne eingesetzten Zahl in die Kunst, einmal als Zahl an sich und einmal als Ergebnis zuvor angestellter Operationen (Rechnungen).
Am Ende gehen wir – zugleich zusammenfassend – auf Kunstwerke und kunsttheoretische Ansätze ein, die ein dem mathematischen Denken analoges, strukurorientiertes Vorgehen in der bildenden Kunst zum Ziel haben und die belegen, daß die scheinbar nur äußere Analogie zur Mathematik sich in diesem Jahrhundert mehr und mehr verinnerlicht.

Mathematik

Mathematik erforscht von inhaltlicher Bedeutung annähernd freie Beziehungsgefüge zwischen Objekten unseres Denkens (zum Beispiel Zahlen, Variable). Sie besteht aber nicht nur aus Regeln für den Umgang und das Rechnen mit Zahlen: Unter den unterschiedlichen Teilgebieten der Mathematik wie Algebra, Arithmetik, Aussagenlogik, Analysis, Geometrie, Topologie, Mengenalgebra gibt es sogar Teilgebiete wie die Aussagenlogik und Mengenalgebra, die weitgehend ohne Zahlen aufgebaut werden können.

Mathematik und Kunst abseits der Zahlen

Wenn Künstler mit den obigen Teilgebieten der Mathematik arbeiten, diese in ihre Werke einbringen, schließt das nicht immer Zusammenhänge mit Zahlen ein. Beispiele aus der Geometrie mögen dies verdeutlichen: Die in allen frühen Kulturen im Zusammenhang mit Kulten auftretenden Abbildungen wie Achsenspiegelung (zum Beispiel im christlichen Kreuz), Vergrößerung und Verkleinerung (Pharaonendarstellungen, Stifterdarstellungen in mittelalterlichen Tafelbildern), Drehung (zum Beispiel in Rosetten gotischer und romanischer Kirchen) und Parallelverschiebung (zum Beispiel bei Kriegerdarstellungen in Pharaonengräbern, in Blendarkadenreihen spätromanischer Kirchen) bedürfen zu ihrer Realisierung nicht des Umgangs mit Zahlen.
Auch die ebenen Grundformen (der gotische Fünfpaß ebenso wie magische Kreise, das Dreieckssymbol für den Heiligen Geist und der Drudenfuß der Alchimisten des Mittelalters) und die räumlichen Grundformen (die islamische Kasbah, die Würfel-Halbkugel-Konstruktion der klassischen Moschee, die Quader der romanischen Basilika, die Pyramiden Ägyptens), aber auch Elemente der Topologie (Labyrinthe, Ornamente, Parkettierungen auf den Fußböden mittelalterlicher Kirchen et cetera) setzen beim Künstler kein Beherrschen irgendwelcher arithmetischer Fertigkeiten voraus. Sogar die perspektivische Darstellung (in den Bildern der Spätrenaissance), der Goldene Schnitt

und der modulare Aufbau (zum Beispiel in Statuen und Tempeln des klassischen Griechenland) lassen sich ohne jede Zahlenrechnung geometrisch konstruieren, und bis in die heutige Zeit realisieren Künstler sie auch auf diese Weise.

In früherer wie heutiger Kunst werden diese mathematischen Inhalte, die nicht mit Zahlen operieren, bewußt oder unbewußt eingesetzt. Auf einen wesentlichen Unterschied zwischen historischem und heutigem Umgang der Künstler mit Elementen der Mathematik kommen wir am Ende des Artikels zurück. Zunächst läßt sich jedoch objektiv feststellen: Auch in der zeitgenössischen Kunst treffen wir mathematische Abbildungen in großer Fülle an. Dan Flavin inszeniert eine spiegelbildliche Neon-Augenweide am Museum Hamburger Bahnhof in Berlin, Claes Oldenburg die documenta-Hacke in Kassel, Bruce Naumann rotiert in der Video-Installation der documenta IX, der Koreaner Soocheon Jheon stellt im Landespavillon zur Biennale 1995 in Venedig seriell herstellbare, parallel verschobene Menschenfiguren auf. Unter vielen anderen nutzen Alexander Calder, Paul Uwe Dreyer, Utz Kampmann, Paul Mansouroff, George Rickey, Peter Roehr und Dieter Roth diese Abbildungen der Geometrie oder auch deren physikalisch-technische Analogien in ihren Arbeiten. Gemeinsam ist allen hier erwähnten mathematischen Abbildungen, daß sie die optische Erscheinung eines Bildes zu ordnen vermögen: Die von Robert Morris unregelmäßig an den Rand großformatiger Bilder gemalten farbigen Linien sind in der Farbabfolge stets achsensymmetrisch zur Bildmitte orientiert. Attila Kovacs' prozeßhaft ablaufende Vergrößerungen zeigen zu Beginn und am Ende die gleiche, nur in der Größe variierende, spontan erfaßbare und somit das Bild »rahmende« ebene Figur. Piero Dorazios (frühe) Streifen in vielen Farben ebenso wie Armans aus vielen verschiedenen Tuben gedrückte Farbbahnen in stark variierenden Farbtönen verlaufen mehr (Dorazio) oder weniger (Arman) streng parallel zueinander, relativieren damit die mit der Vielfarbigkeit durch die Künstler vorgegebene Komplexität.

Viele Bilder der Zürcher Konkreten (Max Bill, Camille Graeser, Verena Loewensberg, Richard Paul Lohse) im Quadratformat sind formal rotationssymmetrisch angelegt: Alle Figuren gehen bei Drehung um den rechten Winkel in gleiche Figuren über, während die Farben ihre Plätze zyklisch tauschen. Bei letzteren wird das Bild durch den Einsatz der Abbildung nicht nur geordneter, sie erlaubt auch die für diese Künstlergruppe und ihre theoretischen Ansätze so wichtige Realisation der Farbflächengleichheit aller vier Farben.

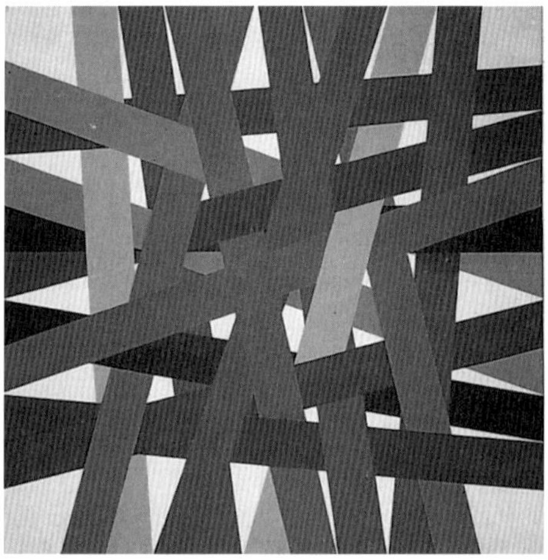

1 Anton Stankowski
Wegknoten, 1984
Öl auf Leinwand, 90 x 90 cm

Das Bild *Wegknoten* (Abb. 1) von Anton Stankowski mag diesen ordnenden Aspekt veranschaulichen: Bereits auf den ersten Blick erscheint das Bild mit den achtzehn Streifen in vielen verschiedenen Farben übersichtlicher und anschaulicher als es beim willkürlichen Plazieren der Streifen der Fall gewesen wäre. Tatsächlich bringt der Künstler über Abbildungen und weitere mathematische Elemente Ruhe in das Bild: Von allen Rändern gehen gleich viele Streifen aus. Der Abstand von einer Ecke zum ersten Streifen ist überall gleich. An jedem Rand enden zwei Paare zueinander paralleler Streifen. Je zwei der äußeren vier Streifen an jedem Rand sind (weitgehend) spiegelbildlich zur Bildmitte angeordnet. Zwei verbleibende, sich kreuzende Streifen (rechts oben jeweils in der dritten Position beginnend) sind drehsymmetrisch zum Bildmittelpunkt angeordnet. Ein einziger (waagerechter) Streifen ist mit keinem anderen in ein Beziehungsgefüge eingebunden, befindet sich jedoch selbst in der größtmöglichen (horizontalen) Ruhelage.

Ebene und räumliche Grundformen gehen ebenfalls in vielen verschiedenen Aspekten in die heutige Kunst ein: Max Bill halbiert Kugeln, Sol LeWitt realisiert »incomplete open«-Würfelkantenmodelle, Manfred Mohr arbeitet am Hyperwürfel, Erwin Heerich realisiert Würfel und Kugel gemeinsam in Kartonplastiken, Isa Genzken baut Ellipsoide. Bei sehr vielen Künstlern (zum Beispiel Andreu Alfaro, Carl Andre, Olle Baertling, Carlos Cruz-Diez, Fritz Glarner, Camille Graeser, Jiří Kolář, Jan Kubicek, Verena Loewensberg, Bridget Riley, Mark Rothko, Jeus Rafael Soto, Henryk Stazewski, Frank Stella, Wladyslaw Strzeminski, Willy Müller-Brittnau, Vladimir Tatlin, Anton Stankowski, Ewerdt Hil-

gemann, Gottfried Honegger, Mary Vieira) gehören geometrisch strukturierte und konstruierte Kunstwerke mit räumlichen und ebenen Grundformen zum wesentlichen Formenkanon.
In Werken Victor Vasarelys etwa in seinem folkloristischen *Planetarium* füllt der Künstler die Ebene lückenlos und überlappungsfrei mit gleichen Elementen aus (topologisch eine »Parkettierung«), Rolf C. Escher experimentiert mit dem »endlosen« Möbius-Band, das später von Max Bill, Gianni Colombo, Julio Le Parc, Kubach-Willmsen und anderen aufgegriffen wird. Hans Arp, Naum Gabo, Yaacov Agam, Eduardo Chillida und Eberhard Fiebig – um nur einige weitere Künstler zu nennen – arbeiten mit Elementen der mathematischen Topologie, mit Knoten, offenen und geschlossenen Linien, Wegenetzen und anderen Inhalten, ohne deswegen mit Zahlen zu operieren. Ebensowenig sind Zahlen notwendig, wenn Pablo Picasso und Georges Braque an Variationen der perspektivischen Darstellung arbeiten, oder Camille Graeser, Richard Paul Lohse und Verena Loewensberg ihren Werken Moduln zugrunde legen, und zum Beispiel Timm Ulrichs und Claus Bury den Goldenen Schnitt in ihren Werken diskutieren oder verwenden.
Wenden wir uns nun dem Bereich der bildenden Kunst zu, in dem Zahlen und das Rechnen mit Zahlen – die Arithmetik – wesentlichen Anteil am Kunstwerk, an seinem Entstehen haben.

Zahl und Kunst

Während die vorgenannten Bezüge zwischen Kunst und Mathematik durchaus ohne Zahlen möglich waren, gibt es heute – intensiver als in früheren Zeiten – viele Berührungspunkte zwischen Zahlen und Kunst.
Dazu ist zunächst einmal zu klären, was eine Zahl überhaupt ist. Eine Zahl ist ein Produkt menschlichen Denkens und nicht ein Objekt unserer Anschauung: Die Zahl selbst ist nirgendwo sichtbar. Entweder entwerfen wir uns ein abstraktes Bild von ihr – zum Beispiel die in dieser Ausstellung zu findenden Ziffern und anderen Zahlzeichen – oder wir wählen uns Repräsentanten für sie. Dabei unterscheiden wir verschiedene Aspekte der Zahl:
– Die Zahl als Kardinalzahl, als Anzahl der Elemente einer Menge, wie wir sie aus der Vorgeschichte für die Zahl sieben in den Windungen der Frisur der Venus von Willmersdorf oder in den Mondstrahlen auf den Bespannungen sibirisch-keltischer Trommeln finden oder in der Gegenwartskunst, wenn Uecker 1, 2, 3, 4, 5, 6, 7, 8, 9 oder zehn Nägel beziehungsweise Hölzer in einer Werkfolge jeweils auf eine Platte montiert.
– Unter dem »Maßzahlaspekt« erfahren wir Zahlen als Länge einer Strecke – wie zum Beispiel in den Progressionen der Wandobjekte von Donald Judd – , als Höhe einer Säule – wie in der Fibonacci-Skulptur von Hellmut Bruch (Abb. 2) – , als Flächeninhalt – wie bei Camille Graesers oder Timm Ulrichs nebeneinandergestellten Rechtecken gleicher Fläche – , als Rauminhalt – wie bei den volumengleichen Quadern von Sol LeWitt.
– Unter dem »Ordinalaspekt« betrachtet, eignet sich die Zahl zum Ordnen und Sortieren – der Sieger eines Wettbewerbs mit der Nummer 1 oder der Spieler eines Teams mit der Rückennummer 5 bei Genkinger, Tafeln mit den Datumsnummern in On Kawaras *Date-Paintings* oder in Hanne Darbovens *Koreanischem Kalender*.
– Der »Kodierungsaspekt« der Zahl erlaubt es, Objekte zu verschlüsseln – so in Andy Warhols *Do-it-Yourself*-Bildern, bei denen jede Zahl für eine Farbe steht und in Albrecht Dürers *Melancolia I*, in deren magischem Quadrat die Zahl 1514 sowohl das Todesjahr seiner Mutter als auch das Entstehungsjahr seines Kunstwerks angibt.
– Der »Operatoraspekt« läßt Zahlen durch Operationen entstehen: Bei Mario Merz Erzeugung der Fibonacci-Zahlen durch Weiteraddieren, bei Anton Stankowskis Progressionen durch Verdoppeln, bei Gerard Caris durch Weiterzählen kombiniert mit Quersummenbildungen (Abb. 3).

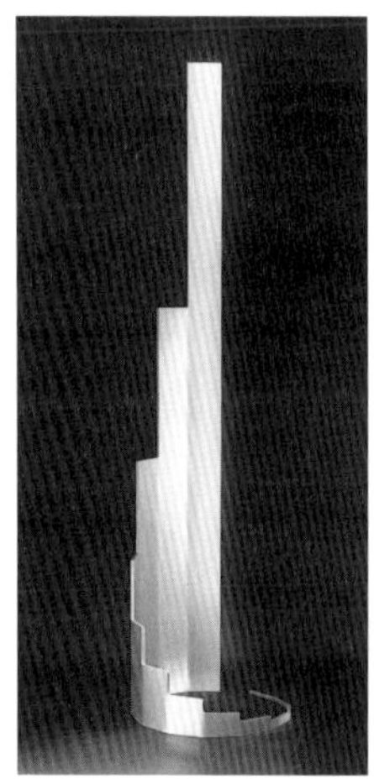

2 Hellmut Bruch
Hommage à Fibonacci, 1987
Edelstahl, Höhe 233 cm, Durchmesser 55 cm
Sammlung Ekkehart Schwartzkopff, München

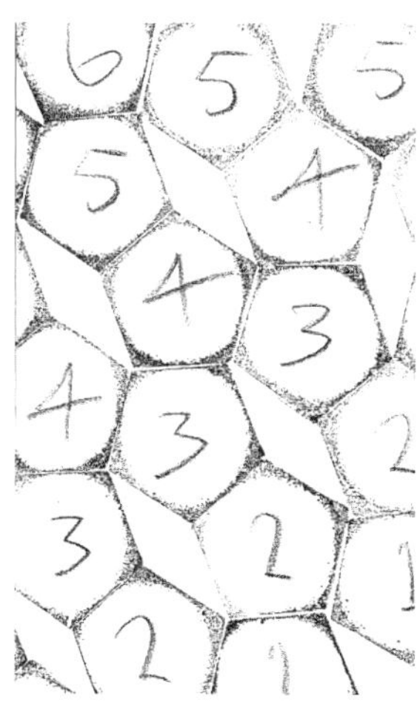

3 Gerard Caris
Fünf, 1996
Zeichnung (Detail)

– Der magische Aspekt von Zahlen ist weitgehend kultur- und sogar personengebunden – so bei Antoni Tàpies' der Umgang mit der Sieben.
– Die Nutzung des »Zählaspekts« der Zahl führt bei Roman Opalka, der zielorientiert vorgeht, obwohl er sein Ziel nie erreicht, zu immer neuen Zahlen, bei dem Japaner Miyajima, der von östlichem Gedankengut geleitet ist, trotz der Verwendung pseudoexakter technischer Instrumente zu nicht zielorientierten, sondern zyklischen Zahlenfolgen.

Rechnungen zur Kunst

In diesem Teil werden künstlerische Ansätze und Werke vorgestellt, die das arithmetische Arbeiten mit Zahlen oder zumindest den arithmetischen Umgang mit ihnen voraussetzen. Wir sahen bereits: Die geometrischen Abbildungen wie Spiegelung, Drehung, Parallelverschiebung, Vergrößerung und Verkleinerung ebenso wie der Goldene Schnitt, das perspektivisch richtige Zeichnen, aber auch der Umgang mit ebenen und räumlichen Grundformen sind für die meisten Künstler auch ohne Rechnung möglich. Sogar dort, wo Mathematiker erst nach langem Rechnen Resultate erhalten, können Künstler diese auch ohne zu rechnen aufgreifen und künstlerisch variieren. So gelingt es Karl Gerstner durch fortwährendes Halbieren von Radien und durch Farbveränderungen, Bilder zu malen, die in ihrem Erscheinungsbild den erst durch umfangreiche Rechnungen erzeugbaren Fraktalen optisch nahekommen. Dies gilt auch für die ebenfalls rein geometrisch, das heißt ohne Nebenrechnungen konstruierbaren Fraktal-Bilder von Wilding (wenn man von denen absieht, die der Künstler unter Einsatz von Zufallszahlen herstellt).
Auch die verschiedenen Typen von Progressionen sind durch Unterteilung oder Vervielfältigung von Stablängen ohne Rechnung konstruierbar, wenn auch die meisten Künstler (beginnend mit den Konstruktionsvorschlägen von Johannes Itten und Paul Klee aus ihren Bauhaus-Kursen) die elementaren Rechenoperationen den mühsameren geometrischen Methoden vorziehen. Besonders wenn viele Glieder einer Zahlenfolge eingesetzt werden, bietet sich allerdings eine Berechnung der Glieder an. Üblicherweise verlaufen derartige Folgen jedoch nur über wenige Stufen: Bei den Zürcher Konkreten zum Beispiel enden viele Folgen – häufig bedingt durch das quadratische Bildformat – nach vier Stufen; eine hierzu notwendige, viermal nacheinander durchgeführte Verdoppelung wird dabei üblicherweise geometrisch gewonnen. Ebenso verhält es sich bei anderen durch fortlaufende Multiplikation mit dem gleichen (in der Regel ganzzahligen) Faktor gewonnenen, sogenannten geometrischen Folgen (zum Beispiel 1, 3, 9, 17…).
Arithmetische Folgen – bei denen stets der gleiche Summand addiert wird, zum Beispiel 1–3–5–7–9…; 1–4–7–10–13–16… – finden seltener Verwendung. Vermutlich ist der ästhetische Reiz bei ihrer Visualisierung weniger attraktiv als die der geometrischen Folgen, obwohl die Längenverhältnisse auch ganzzahlig (und damit nach den Pythagoreern Harmonie fördernd) sind. Ein Grund dafür könnte sein, daß bei den arithmetischen Folgen die Verhältnisse von Zahlenpaar zu Zahlenpaar wechseln: So ergeben sich für die Folge 1, 3, 5, 7… aufeinanderfolgend die Zahlverhältnisse (und die sie visualisierenden Längenverhältnisse) 1/3, 3/5, 5/7… Dagegen besitzen aufeinanderfolgende Zahlen (und zugehörige Längen) einer geometrischen Folge (zum Beispiel 2, 4, 6, 8…) stets das gleiche Verhältnis (hier zum Beispiel 1/2, 2/4 = 1/2, 4/8=1/2…). Manche künstlerische Vorhaben sind dagegen ohne vorherige Rechnung gar nicht machbar: Die Quadratur des Kreises – die Konstruktion eines Quadrates, das denselben Flächeninhalt wie ein gegebener Kreis besitzt – ist Mathematikern auf zeichnerischem Wege nicht gelungen. Wenn also Robert Mangold oder Richard Serra zu einem vorgegebenen Kreis ein Quadrat gleicher Größe darstellen wollen, müssen sie die Abmessungen vorher berechnet haben.

Auch um von einer gegebenen Zahl feststellen zu können, ob sie Primzahl ist oder nicht, muß man sie durch genügend viele kleinere Zahlen ohne Rest zu dividieren versuchen – hier und damit auch bei jeder Nutzung der Primzahlen für Kunstwerke ist Rechnung notwendig. Auch Joseph Beuys' Basler *Feuerstelle* mit ihren nach der Folge der ersten Primzahlen an der Wand aufgestellten Stäben ebenso wie Rune Mields *Sieb des Erathostenes*, das alle Primzahlen in einem bestimmten Zahlbereich zeigt, setzen Rechnungen voraus. Um so faszinierender ist, daß es Rune Mields zum Beispiel im *Sieb des Erathostenes* ebenso wie in der Werkfolge *Primzahlzwillinge* gelingt, zu demonstrieren, daß Chaos auch bei streng festgelegten mathematischen Rechnungen optisch in Erscheinung treten kann. Auch Josef Linschingers Folge der ineinander geschachtelten Quadrate mit Primzahl-Seitenlängen ist hier zu nennen (Abb. 4). Moderne Zufallszahlenfolgen werden durch umfangreiche Rechnungen, zum Beispiel durch die Bestimmung der Folge der Ziffern bei bestimmten reellen Zahlen (zum Beispiel die Wurzel der Zahl 2) aufgestellt. Kunstwerke, denen derartige Folgen (zum Beispiel bei Herman de Vries, Struycken) zugrunde liegen, sind daher ebenfalls ohne vorhergegangene Rechnungen nicht möglich.

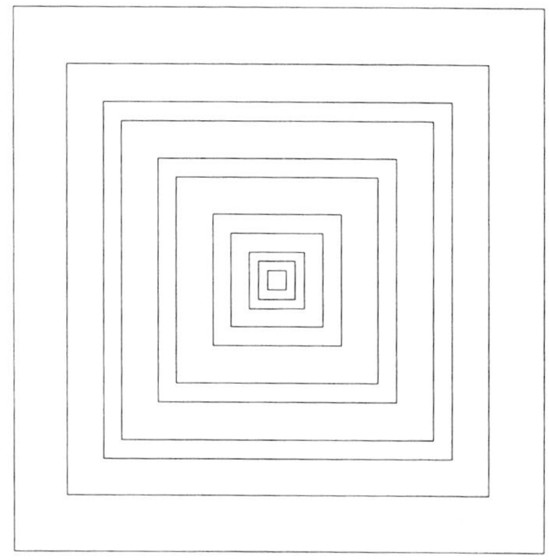

4 Josef Linschinger

Neben diesen Kunstwerken, bei denen die Notwendigkeit zu rechnen im Mathematischen begründet liegt, gibt es eine Vielzahl von Künstlern, die ihren Werken persönlich für sinnvoll oder notwendig erachtete Rechnungen voranstellen oder sie selbst darstellen:
El Lissitzky nutzt zum Beispiel auf symbolischen Wege die Grundrechnungsarten, wenn er – um klar zu machen, daß Gemeinsamkeit stark macht – die Anzahlen von Rotarmisten, Bauern und Arbeitern addiert. Bei anderen Künstlern liegen die Begründungen der häufig ungewöhnlich umfangreichen Rechnungen für den Mathematiker im Ungewissen, während die optischen Ergebnisse (zum Beispiel bei Hans Hinterreiter und Alfred Jensen) von großem Reiz sind.

Zur mathematischen Denkweise in der Kunst

Kasimir Malewitsch wagte es als erster, ein Bild auszustellen, das nicht ein Objekt unserer Anschauung, sondern ein Produkt menschlichen Denkens zeigt: ein weißes Quadrat – eine Figur aus der Euklidischen Geometrie, die in der organischen Welt nicht vorhandene geistige Strukturen wie die Rechtwinkligkeit und die Längengleichheit enthält. Wenige Jahre später gehen die Maler von de Stijl bereits (allerdings noch auf subjektive Weise) mit den objektiv gegebenen Elementen der Euklidischen Geometrie um: Mondrian verschob ein auf die Spitze gestelltes, diagonal unterteiltes Quadrat über ein zweites und erhielt durch dieses »objektive« Vorgehen Anhaltspunkte für die Färbung der Flächenteile. Die Lehrer am Bauhaus (insbesondere Paul Klee und Johannes Itten) vermittelten schließlich bereits nahezu alle bekannten für die Komposition eines Bildes einsetzbaren Figuren und Methoden der Geometrie in ihren Kursen. Als Kandinsky (in seinem Buch *Punkt Linie zur Fläche*), Klee (*Das Bildnerische Denken*) und andere Künstler in sich geschlossene Systeme zur formalen und farblichen Gestaltung eines Bildes mit Hilfe von Methoden der Geometrie erfunden haben, ist dieser Entwicklungsstrang der Beziehungen zwischen Kunst und Mathematik praktisch abgeschlossen. Von da ab bis heute setzen viele Künstler wie selbstverständlich Elemente der Geometrie ein, um verschiedenartige individuelle Anliegen zu visualisieren (bildnerisch-ästhetische, farbtheoretische, erkenntnistheoretische, sozialkritische).
Nahezu zeitgleich mit der Endphase der Bereitstellung von Methoden der Geometrie für die Kunst befassen sich Künstler auch erstmals gezielt mit Aspekten der Algebra und Arithmetik und deren möglicher Bedeutung für ihr eigenes Denken sowie deren Auswirkung auf ihre Kunst.
In der angewandten Mathematik und theoretischen Physik sind bereits attraktive geometrische Darstellungen numerischer Sachverhalte bekannt (Chladnische Klangfiguren,

Richtungsfelder der Lösungen von gewöhnlichen Differentialgleichungen), als Vantongerloo beginnt, sich mit mathematischen Problemen aller Art mit Kurven und zugehörigen Funktionen zu befassen. Max Bill schreibt: »[Vantongerloo vertiefte] durch ausführliche mathematische Studien die Grundlagen seiner Kunst, [...er] kann als der Erfinder einer mathematischen Denkweise in der Kunst bezeichnet werden und wendete sie an, um die Natur auf eine neuartige Weise zu betrachten. Die Geometrie hatte für ihn instrumentalen Charakter...«. Ihm ging es darum, »eine Idee in ein wahrnehmbares, mit den Sinnen und dem Verstand faßliches ästhetisches Objekt zu verwandeln...«. Aus dieser Phase intensiver Auseinandersetzung mit mathematischen Problemen stammen viele Bilder Vantongerloos mit mathematischen Titeln sowie mit direkten oder indirekten Zitaten von Elementen der Mathematik (Abb. 5). Bis in die heutige Zeit entdecken – wie Vantongerloo vor Jahrzehnten – immer wieder Künstler und uneingeweihte Betrachter den ästhetischen Reiz und die Rätselhaftigkeit mathematischer Gebilde. (Eines der jüngsten Beispiele ist die Zeichnung für das Ankündigungsplakat der documenta IX, Abb. 6).

5 Georges Vantongerloo
Composition émanante de l'équation $y = ax^2 + bx + 18$ avec accord de vert, orangé, violet, noir, 1930
Öl auf Leinwand, 120 x 68 cm
Guggenheim Foundation, New York

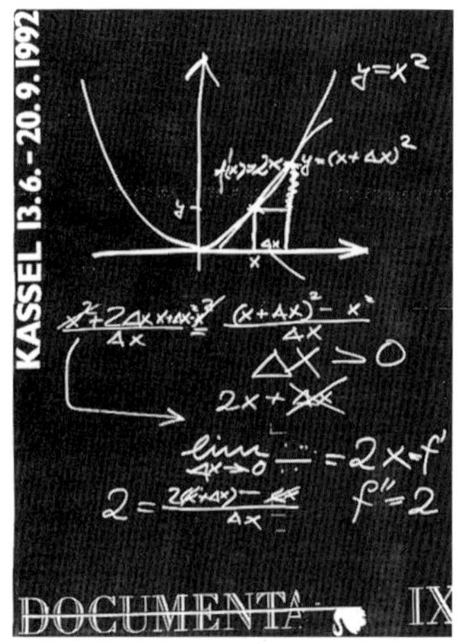

6 Plakat documenta IX
(Zeichnung Dietmar Guderian)

Eine bemerkenswerte intellektuelle Leistung gelang Vantongerloo, als er nach Abschluß umfangreicher Recherchen in wissenschaftlichen Abhandlungen und nach ausgiebiger Beschäftigung mit mathematischen Problemen seiner Meinung nach »ketzerisch« verkündete, er habe manchmal »mehrere Lösungen für ein Problem.« Die Erforschung des Chaos – insbesondere des deterministischen, das auch bei Einhalten strenger Regeln auftreten kann – steckte noch völlig in den Kinderschuhen. Für die klassische Mathematik galt seinerzeit: Ein Problem ist dann gelöst, wenn man die Existenz und die Eindeutigkeit der Lösung eines Problems nachgewiesen hat. Erst Henry Görtler und Taylor legten in den vierziger Jahren den Grundstein für die wissenschaftliche Behandlung des Chaos, als es ihnen gelang, nachzuweisen, daß bei manchen durch ein einziges Gleichungssystem streng beschriebenen Fragestellungen unter bestimmten Umständen zwei verschiedene Lösungen möglich waren. (Die »Instabilitäten« zeigten sich in entsprechenden Versuchsanordnungen dadurch, daß in Strömungen, die eigentlich »laminar« – etwa mit homogen erklärbar – fließen sollten, »Taylor-Görtler-Wirbel« auftreten konnten, die die ursprünglich homogen fließende Strömung in eine »turbulente« und damit in eine chaotische überführten.) Die entscheidende Idee, daß zu einem streng umrissenen Problem mehr als eine Lösung möglich ist, lag zu der Zeit als Vantongerloo seine »Ketzereien« verkündete, bereits in der Luft. Und es ist faszinierend zu beobachten, daß hier ein Künstler gleichzeitig mit Mathematikern und Naturwissenschaftlern zu dem zentralen Satz einer neuen wissenschaftlichen Theorie kommt. Derartige parallele Entwicklungen waren und sind immer wieder möglich (vergleiche die Katastrophentheorie – Dalí – Thom, S. 234). Und Künstler werden dann in der Regel auch weiterhin zunächst – unabhängig vom bereits erreichten Stand der intellektuellen, strukturellen Annäherung zwischen bildnerischem und mathematischem Denken (im Sinne von Max Bill) – mehr auf die neuen Inhalte (zum Beispiel Fraktale Geometrie, Vierfarbensatz) als auf die dazu notwendigen Denkstrukturen eingehen.

Eine weitere Stufe der Annäherung an die Mathematik war zu dem Zeitpunkt erreicht, als Künstler sich bereits von der Erscheinung mathematischer Symbole inspirieren ließen (Rune Mields Notation einer vielstelligen Primzahl) oder gar von dem ihnen zwar nicht zugänglichen aber als wichtig benannten Inhalt leiten ließen, so Bernar Venet, wenn er das grundlegende Buch *The Theory of Sets* von Bourbaki nach seinen ästhetischen Gesichtspunkten vollständig neu setzen und drucken ließ.

Auf verschiedenen Wegen entwickelt sich die Annäherung an die Arithmetik und Algebra weiter: Künstler (wie zum Beispiel Hans Hinterreiter) entwerfen sich eigene an die mathematischen Regeln angelehnte Berechnungsvorschriften für ihre Bilder oder nutzen deren Regeln (zum Beispiel Richard Paul Lohse, Sol LeWitt und andere die der Kombinatorik), um das Entstehen ihrer Werke objektivierend zu begründen.

Wieder andere versuchen, auf eigene Faust, Strukturen zu finden, die die Mathematiker vielleicht noch gar nicht oder nur unvollständig aufspürten, und sie für ihre Werke zu nutzen (Sigmar Polke und Rune Mields studieren zum Beispiel die Muster, die sich im magischen Quadrat ergeben, wenn man die natürlich aufeinanderfolgenden Zahlen miteinander verbindet).

Auf eine faszinierende Weise setzen diejenigen Künstler diesen Weg fort, die die Regeln, Regelmäßigkeiten und Gesetze der Algebra kennenlernen und sie dann auf eine in der Mathematik unübliche Weise interpretieren und für ihre Werke nutzen (Rune Mields markiert in einem umfangreichen Computerprogramm wiederkehrende, scheinbar gleichartige Schriftblöcke und erkennt und visualisiert dabei wesentliche abstrakte Denkvorgänge beim Programmieren, ohne daß ihr der Inhalt des speziellen Programms geläufig sein muß). Am weitesten wagt sich hier Alfred Jensen vor, er versenkt sich in eine nahezu unüberschaubare Zahl von Ordnungssystemen: »Die Kalender der Maya, der Inka, die Baupläne mexikanischer und ägyptischer Pyramiden, indianische und chinesische Zahlensysteme, Schriften, Symbole und Hieroglyphen, die Regel des Goldenen Schnitts, den Satz des Pythagoras, die Lehrer der Pythagoreer. In den Proportionen, [...] erkannte er die gemeinsame Wurzel, den unruhigen, nach Orientierung suchenden Geist der Menschen, die kosmischen Ordnungen zu erfassen, sich ihnen einzufügen [...]. Dabei hantierte er mit den gefundenen Elementen frei und souverän, ging mit der Überlieferung höchst eigenwillig um, gab Theorien veränderte Sinngehalte und interpretierte Lehrsätze neu.« Jensen kombiniert zum Beispiel die mathematisch nicht zu vereinbarenden Seitenflächen ägyptischer Pyramiden mit dem nur für rechtwinklige Dreiecke gültigen Satz des Pythagoras. Es geht ihm dabei nicht um das Errechnen exakter Ergebnisse, sondern um den Hinweis auf gleichartige Denkstrukturen beim Bauen beziehungsweise Erfinden dieser beiden Resultate menschlicher Geistesleistungen.

Endgültig erreicht sein wird eine strukturelle Einheit zwischen Mathematik und Kunst (und allen anderen unsere menschliche Welt prägenden Disziplinen) vermutlich erst, wenn Max Bills Erkenntnisse und Forderungen vollständig in bildnerisches Schaffen unserer Zeit Einzug gehalten haben. Max Bill definiert dieses neue bildnerische Schaffen als »Konkrete Kunst«: »[Sie] ist in ihrer Eigenart selbständig, ist der Ausdruck des menschlichen Geistes, für den menschlichen Geist bestimmt.« Und er postuliert, indem er davon ausgeht, daß elementare Kräfte auf sinnlich wahrnehmbare Weise vermittelbar sind und somit ein Gedanke bildnerisch präzisiert werden kann: »Mathematik ist auf einem Punkt angelangt, wo vieles unanschaulich wurde [...]. Das menschliche Denken bedarf einer Stütze im Visuellen [...]. Je exakter ein Gedankengang – desto näher findet sich der Gedanke im Einklang mit der Methode des mathematischen Denkens [...]. Die mathematische Denkweise ist eine Anwendung logischer Denkvorgänge zur Gestaltung von Rhythmen und Beziehungen [...]. Das Unerklärbare des Raumes, die Ferne oder Nähe der Unendlichkeit, [...], die Begrenzung ohne feste Grenze, die Vielfalt, die dennoch eine Einheit bildet und daneben wieder das Quadrat in seiner ganzen Festigkeit: Diese Kräfte, mit denen wir umgehen, sind die Grundkräfte, die jeder menschlichen Ordnung zugrunde liegen, die in jeder von uns erkennbaren Ordnung enthalten sind [...].«

Dann werden auch Erfordernisse an die geistige Bewältigung unserer Zeit leichter ansteuerbar, die sich heute noch in den Disziplinen getrennt weiterentwickeln für unsere moderne Gesellschaft jedoch immer wesentlicher werden: *Flexibilität, Kommunikativität, Interaktivität und Kreativität.*

Literatur

Dietmar Guderian (Hrsg.), *Mathematik in der Kunst der letzten dreißig Jahre*, Ebringen im Breisgau: Bannstein Verlag, 1991.
Max Bill, »die mathematische denkweise in der kunst unserer zeit«, in: Eduard Hüttinger (Hrsg.), *Max Bill*, Stuttgart: Cantz Verlag, 1987.
Alfred Jensen, Kat. Staatliche Kunsthalle Baden-Baden 1973.
Willy Rotzler, *Konstruktive Konzepte*, Zürich: ABC Verlag, 1977.
Georges Vantongerloo, *Paintings, Sculptures, Reflections*, New York: Wittenborn & Schultz, 1948.

DAS WESEN ALLER DINGE IST DIE ZAHL (PYTHAGORAS)

Johannes Molzahn

Das Form- und Gestaltgeheimnis mag gerne in diesen 7 goldenen Worten der Antike eingeschlossen sein. Jedoch wollen wir uns beeilen, zu sagen, daß nicht an diese Zahl gedacht ist, die den Verkehr, das Registrieren und Ordnen beherrscht und die so eng mit unserem Geldwesen zusammenhängt. Der Zahl als optische Vorstellung einer räumlichen Dimensionierung, als Kanon der Harmonie, der Zahl als Symbol der bestimmenden Kräfte gilt unser Interesse.
Diesem verwickelten und komplizierten Neben- und Miteinanderwirken der physikalischen Bedingungen, die so undurchdringlich erscheinen, deren mechanisierte Formel in unserer Zeit der »goldene Schnitt« darstellt, jene Formel, die uns immer wieder gelegen kommt, wenn wir keinen Ausweg sehen.
Minor : mayor 1 : 1,618, das ist die Formel, von der wir angeblich wissen, daß sie die Proportionierung des menschlichen Körpers, aber auch die des Pflanzen- und Tierreiches bestimmt.
Minor : mayor 1 : 1,618, das ist die Formel, die die Angst vor dem Unbegrenzten geprägt hat. So groß ist diese Angst, daß diese Formel anscheinend niemals wieder vergessen werden kann.
Minor : mayor 1 : 1,618, das ist der Strohhalm, an den wir uns klammern in dieser Wüste des Geistes.
1 : 1,618, das ist die Zauberformel unserer Historiker auf allen Kathedern der Welt, mit denen sie sich und die jungen Intelligenzen narkotisiert. Es ist die Formel der Mechanisierung aller Form. Niemals erbaut eine Formel die Form, aber auch umgekehrt ist Form niemals mittels einer Formel zu erschließen und zu erfassen.
Ja, Form ist die Angst vor dem Unbegrenzten, denn jede Form setzt den Wirkungskräften einen Halt und damit eine Grenze. Form ist Angst. Dieselbe Angst, die uns die Wüste, die Steppe einflößt, in deren Unermeßlichkeit wir uns nicht orientieren können; es ist die gleiche Angst, die den Ozeanflieger erfassen mag, der die Orientierung angesichts des unermeßlichen Weltmeeres verlor, für den der Raum aufgehört hat, eine meßbare Realität zu sein. Eine Angst, die ganzen Völkern das Gepräge gibt. Wie groß mag diese gewesen sein, daß sie zu dem raffiniert erdachten Orientierungssystem geführt hat, das unsere Städte bestimmt.
In den Logarithmen, Differentials usw. hat die Zahl überhaupt aufgehört ein faßbarer Wert zu sein; sie ist dort das große Abstraktum, dessen Sinn nur noch in den Leistungen geahnt wird, die darauf sich gründen: In den Leistungen unserer Technik, den Brücken, die unsere Flüsse überspannen, den Türmen, die die Zeit des Radio feiern, den Schnelldampfern, die Zeit und Raum überwinden.
Diesen Leistungen gegenüber versagt jede unserer Formeln den Dienst: Wieder stehen wir vor der Angst der lebendig wachsenden Form. 1 : 1,618 rinnt uns aus den Händen und wir wollen sie begraben diese schöne Formel, damit die Form unseres Lebens und der Epoche in der Konsequenz der Werke wachsen kann. Und sollte wirklich 1 : 1,618 sich uns erneut beweisen, so wird es in einem anderen Sinn sein, in einem lebendigeren Sinn.
In diesen Formen, die nun vor uns erstehen, erleben wir wieder das Geheimnis, das diese 7 Worte der Antike einschließen. Wieder stehen wir vor dem Geheimnis aller Form. Aber 1 : 1,618 und dieser Spruch des alten Philosophen sind zwei verschiedene Dinge, die sich niemals decken können.
Diese unsere Erfindung des »goldenen Schnittes« beweist, wie wenig wir den umfassenden Sinn aller Formen ahnen.

Man mag mir entgegenhalten, daß 1 : 1,618 ein Harmonienmaß sei und nicht ein Maß der Form. Was aber ist Harmonie? Ist es nicht dieses Zahlenverhältnis der Teile zum Ganzen, das Wirkung und Dauer schafft, das der Erhaltung der Energie und der der Materie? Ist dieses nicht das formgebende Gesetz? Ist es nicht dasselbe Gesetz, das die großen Kulturen der Erde möglich gemacht hat, dasselbe Gesetz, das die Leistungen unserer Technik beherrscht? Ist es nicht dasselbe Gesetz, das einmal den Menschen wieder im Werk vereinen muß? Denn, noch geht das Werk im Menschen, der es schuf, fremd. Die Materie hat den Sieg über den Menschen davongetragen, und nur mühsam folgt er den Wegen, die der Formwille der Materie vorzeichnete.

Ja, der Triumph der Technik ist nicht der Triumph des Menschen; vielmehr der der Materie und des Umsatzwillens. Jene Vernunft der Materie, deren Eigengesetzlichkeit hat sich einen Weg über den Menschen hinaus gebahnt. Unsere Aufgabe muß es sein, dieses »wildgewachsene Werk« wieder einzufangen und in Harmonie zu uns zu setzen, damit es sinnvoll im Menschen werden kann.

Wenn wir einmal wieder das Wirken und den Sinn der Form begriffen haben, diesen sakralen Sinn, dann werden wir diesen ganzen Plunder gegenwärtiger Lebensformen, die nur eine Lüge noch sind, auf den großen Dunghaufen alles Vergänglichen werfen und frei sein für den Aufbau unserer besten Kräfte. Dann erst werden wir wieder zu dieser Harmonie kommen, die das Leben erst lebenswert macht.

Dann werden wir die falschen Philosophen von ihren Thronen stürzen und diese 1 : 1,618-Ästhetiker von ihren Kathedern verjagen, dann hemmen uns keine Formeln mehr, dann gibt uns das Leben die Sicherheit der proportionierten Handlung.

Wäre das Formproblem wirklich so einfach, wie unsere Ästhetiker es glaubhaft machen wollen, wäre es wirklich eine jederzeit mechanisch meßbare Größe, gäbe es also eine Maßformel im Sinne des Goldenen Schnittes, dann allerdings müßte diese auf alle Erscheinungen der Form anwendbar sein.

Denn Form ist nicht ein Lebensspezialgebiet unter vielen andern. Form ist einfach das Leben selbst. »Form« ist die Antwort auf die Frage nach dem Lebenssinn.

Eine absolute Form ist undenkbar. Tausend Fäden verknüpfen sie mit dem Leben, den Stoffen, dem Raum und der Zeit. Unter Luftabschluß, einem Vakuum, kann keine Form sich entfalten.

»Form« ist die universale Macht, die den Mikrokosmos und den Makrokosmos, die jede unserer Handlungen, all unser Tun bestimmt.

»Form« ist das Resultat des Wirkens der Naturkräfte, sie ist der Ausgleich unserer Kräfte, die *Grenzbestimmung* derselben.

Darum ist die Form nur biologisch zu erfassen und zu begreifen, niemals ästhetisch.

Ja, diese »Ästhetik«, sie ist ein rechtes Kind unserer Zivilisation und damit aller dieser Gebiete, die dieser zugehören, aller dieser Gebiete, die von dem Wörtchen »...kunst...« eingeschlossen werden. Welches Handwerk kleidet sich nicht allzu gerne in dieses »Röckchen« der Kunst.

»Kunstgewerbe«, das ist der Sammelbegriff für die Mumifizierung aller Form.

Wir haben den schönen Leib dieser stolzen Mumie vollgestopft mit den Abfällen jeglicher Vergangenheit, wir plündern dauernd diese Grabfelder alter Kulturen, um diese Mumie auszuschmücken.

Wir errichten ihre Totentempel in unseren Museen und setzen unsere »Priester der Historie« da hinein.

Wir errichten dieser Pseudoform Schulen und besetzen sie mit denselben »Priestern«.

So setzt sich Europa mit der Kultur auseinander.

»Kultur« ist eine Verpflichtung, die es fühlt, aber es ist ohne Überzeugungskräfte, eine Hochzucht ohne Zusammenhang mit unserem Leben und unserer Arbeit. Es fällt alles auseinander!

Ja, wir sind die Friseure alter Kulturen geworden, und, was das Schlimmste ist, wir sind blind für diese Unwürdigkeit. Kultur ist uns gleich einer schönen Frisur, wir finden nichts dabei.

Ins Ungemessene wachsen indes die Leistungen der Technik. Der Riese Natur, alle Elemente werden bewußt entfesselt, das Zwerglein »Mensch« ist zum »Zwingherren« der Elemente herangewachsen, in einer Weise, wie es keine Zeit vor uns je gesehen hat.
Wir haben den alten Gott der Völker besiegt und sind im Begriffe, den neuen »Gott« wachsen zu lassen, der der Neudimensionierung entspricht. Aber noch ist es das Spiel »der Kinder mit dem Feuer«; der Sinn ist uns noch verschlossen, die Synthese steht noch aus, die einmal die Formen des Lebens und des Werkes dieser Epoche bestimmen müssen.
Dieser grandiose Siegeszug der Technik, diese einzigartige Revolutionierung unseres Planeten, hat mit einem Schlag die tausendjährige Tradition des Handwerks in Trümmer gelegt; sie hat aber nicht vermocht, die der Handwerkstradition zugehörige Lebensform in diese Umwertung einzubeziehen. So steht diese verwaist und aus dem Zusammenhang gerissen, inmitten des rasenden Pulses der Zeit, ohne Glauben, ohne Ziel, ohne Sinn.
So ist diese phantastische Umwertung, diese größte der Revolutionen, die Ursache des geistigen Chaos, der geistigen Anarchie geworden, die dieser Zeit den Stempel aufdrückt. Hier versagte die Kraft der technischen Mächte, den Ausgleich konnte sie nicht herstellen.
Unser Leben blieb in einem Vakuum, in einer Leere zurück; eine Schale, der der Kern mangelt. Diese gegenwärtigen Lebensformen, unsere gesamten Erziehungsformen sind die »verlorenen Kinder in der Wüste«, ohne Hilfsmöglichkeiten. Sie waren sinnvoll in einer Zeit der Handwerkskultur und konnten dieser das Rückgrat geben, sie standen in Harmonie zu derselben, mußten aber gegenüber diesen Dingen, die uns heute angreifen, versagen.
Schon brechen die ersten Wellen das Land. Ganz nahe stehen wir an der Schwelle anbrechender Revolutionierung des Lebens, der Erziehung, die diese alten Formen unter neuen Gestalten begraben werden.
Diese Umwälzung, deren Spuren überall sichtbar sind, wird noch tiefgreifender verlaufen, als diese des technischen Poles. Oswald Spenglers Worte werden uns dann einen Sinn zeigen, der den meisten unter uns heute noch unvorstellbar ist.
»Eines Tages wird auch das letzte Bildnis Rembrandts, der letzte Takt Mozartscher Musik, aufgehört haben zu sein; obwohl eine bemalte Leinwand, ein Notenblatt vielleicht, übrig sind, weil das letzte Auge und das letzte Ohr verschwand, das ihrer Formensprache zugänglich war.« (Aus *Untergang des Abendlandes*).
Das ist durchaus keine Untergangsmusik, das ist eine Bejahung, wie sie nicht leicht überzeugender formuliert werden kann, denn nur dann kann es ein »Aufhören zu sein« geben, wenn ein Stärkeres, Unmittelbareres herangewachsen ist, das Alte zu verdrängen.
Von dem Gelingen des Zusammenschlusses, der Harmonisierung unserer Werke, Wirtschafts- und Lebensformen aber alleine wird das Schicksal unserer Kultur abhängen. Hier wird es sich zeigen, ob die treibenden Kräfte ausreichen, zu einem Kultursinn geführt zu werden.
Das Maß der Werkenergie und das Maß der Lebensangst, diese ungeheure Spannung der Pole, wird sich eines Tages entladen und uns den neuen Sinn bescheren. Das gibt uns Glauben und Vertrauen.

Dieser Text wurde erstmals um 1930 geschrieben, später ins Englische übersetzt und in das Manuskript *Credo of the 20th Century*, Seattle und Washington 1939–1941, übernommen, das unpubliziert blieb.

DIE MATHEMATISCHE DENKWEISE IN DER KUNST UNSERER ZEIT

Max Bill

Unter mathematischer Denkweise in der Kunst soll hier nicht das verstanden werden, was man landläufig vielleicht als »errechnete Kunst« bezeichnen könnte. Jede bisherige Kunstäußerung hat mehr oder weniger rechnerische Grundlagen gehabt in Form von geometrischen Einteilungen und Gliederungen. Auch die moderne Kunst kennt eine Menge von Ausdrucksformen, die sich solch rechnerisch »regulierender« Methoden bedienen; diese gehören, neben den persönlich-gefühlsmäßigen Maßstäben, zum täglichen Rüstzeug jeder vernünftigen Gestaltung, als objektive Maßbeziehungen, um einem Bildwerk Gleichmaß und Harmonie zu verleihen. Immerhin stellen wir fest, daß sich die Methoden wesentlich vergröbert haben seit jener Zeit, in der die Mathematik noch Grundlage jeden künstlerischen Ausdrucks war, als geheime Verbindung von Kosmos und Kult. Sie erfuhren eigentlich keine Erweiterung seit dem alten Ägypten, ausgenommen die Perspektive, die in der Renaissance dazutrat, jenes System, das vermittels reiner Rechnung und Konstruktion die Gegenstände sozusagen »naturgetreu« im vorgetäuschten Raum nachbilden kann. Die Perspektive brachte wohl ganz wesentliche Neuerungen im Bewußtsein der Menschen; aber diese Erweiterung der Gestaltungsmethoden hatte im Gefolge, daß die Kunst sich vom Ur-Bild zum Ab-Bild entwickelte und daß damit der endgültige Verfall einer tektonischen und symbolischen Kunst besiegelt war.

Der Impressionismus, und in stärkerem Maße der Kubismus, führten die Malerei und Plastik wieder näher an ihre Urelemente heran; die Malerei im Sinne farbiger Gestaltung auf der Fläche, die Plastik als Gestaltung des Räumlichen. Der wesentliche Anstoß zu einer völlig neuen Auffassung ist aber wahrscheinlich Kandinsky zuzuschreiben, der in seinem Buch *Über das Geistige in der Kunst* schon 1912 einen Weg angedeutet hat, der in konsequenter Folgerung dazu führen müßte, an Stelle der Phantasie die mathematische Denkweise zu setzen. Er selbst hat diesen Schritt nicht gemacht, sondern für sich auf andere Weise eine Befreiung der malerischen Ausdrucksmittel gefunden.

Wenn wir untersuchen, was der »Gegenstand« eines Bildes von Klee oder einer Plastik von Brancusi ist, so stoßen wir auf Anklänge an die reale Umwelt, die in neuartiger und gleichzeitig ursprünglicher Weise geformt sind. Bei Kandinsky würden wir Begebenheiten und Gegenstände wahrnehmen, die uns im täglichen Leben nirgends begegnen, die aber in einer uns unbekannten Welt Gültigkeit haben könnten, aber eben in einer Welt, in der wir nicht in der Lage wären, den Gebrauchszweck zu definieren. Schließlich hat Mondrian den weitesten Schritt von dem weg gewagt, was vorher unter Kunst verstanden wurde. Seine Rhythmen, die noch Assoziationen zu tektonisch-baulichem Gestalten geben könnten, sind ohne diese Absicht entstanden. Nicht umsonst heißen seine letzten Gemälde *Broadway Boogie-Woogie* und *Victory Boogie-Woogie*, als Analogie zu den Rhythmen des Jazz. Der horizontal-vertikale Aufbau seiner Werke ist rein gefühlsmäßig, bei aller Strenge der angewandten Gestaltungsprinzipien.

Wenn man annähme, daß Mondrian die letzten Möglichkeiten der Malerei erreicht hätte, also wenigstens in einer Richtung ein Ende darstellen würde, insofern, als er möglichst viele außerkünstlerische Elemente ausgeschaltet hat, so bleiben zwei Wege offen für eine Weiterentwicklung: die Rückkehr zum Altbekannten oder das Weitergehen zu einer neuen Thematik.

Ich möchte nicht verfehlen, mich hier auch über dieses Zurückgehen zur alten Thematik zu äußern, um klarzulegen, weshalb dieser Weg nicht für jedermann gangbar ist. Wir stellen fest, daß auf dem weiten Gebiet des malerischen und plastischen Ausdrucks unzählige Richtungen und Abweichungen bestehen, die alle mehr oder weniger unserer Zeit entspringen. Je nach dem, was man als für die heutige Zeit charakteristisch ansieht, wechseln auch Malerei und Plastik ihr Gesicht. Der kirchliche Mensch hat eine andere Auffassung von dem, was Kunst ist, als der Wissenschaftler; der Bauer lebt unter anderen Bedingungen als der Industriearbeiter. Die Kultur- und Zivilisations-Niveaus sind verschieden. Ähnliche Unterschiede können wir bei den Künstlern beobachten; auch sie entstammen verschiedenen Milieus und repräsentieren in ihren Werken verschiedene Sektoren des Denkens und Empfindens.

Schließlich soll jene Auffassung nicht vergessen werden, die fordert, daß soziale und staatspolitische Fragen vermittels der »Kunst«, wenn auch nicht gelöst, so doch propagiert und heroisiert werden sollen. Wir stehen solcher »Staatskunst«, komme sie, von wo sie wolle, aus guten Gründen skeptisch gegenüber; und da sie »Staatskunst« ist, auch dann, wenn sie scheinbar in Opposition zur herrschenden Gesellschaftsordnung steht, und trotzdem in ihrem Un-Geist dasselbe will, so ist damit nicht im wesentlichen Kunst gemeint, sondern Propaganda. Dies ist aber eine vielgeübte und vielgepriesene Form heutiger Malerei, die gegen jeden geistigen Fortschritt ins Feld geführt wird. Nach diesem Exkurs ins »Mögliche« (wenn man zurückkehren wollte vor das Jahr 1910) bliebe noch zu erläutern, weshalb es auch nicht besonders reizvoll sein kann, innerhalb dieser 40 Jahre seit 1910 stehen zu bleiben, etwa in der Form, daß man sich ausdrücken würde: »à la Klee«, »à la Kandinsky«, »à la Mondrian«, oder, was noch öfter vorkommt: »à la Picasso«, »à la Braque«, »à la Matisse«. Ein großer Teil der heutigen noch fortschrittlichen Produktion erschöpft sich darin, etwas »à la«, in Abwandlung, zu schaffen. Dabei ist dieses »à la« beinahe zum Ersatz für das Echte geworden und sein Inhalt eine Variante des Vorhandenen. Ich glaube, daß ein solcher Zustand künstlerisch untragbar ist, weil man es sich auf keinem Gebiet menschlicher Tätigkeit gestatten kann, in der Entwicklung stillzustehen.

Worin bestehen nun die Möglichkeiten einer Weiterentwicklung? Die wesentlichsten Ausdrucksmöglichkeiten, die heute auf dem Gebiet von Malerei und Plastik zur Verfügung stehen, scheinen bekannt zu sein, und man darf mit einiger Sicherheit feststellen, daß (einige Möglichkeiten, die heute schon in der Luft liegen, ausgenommen) die reinen Ausdrucksmittel weitgehend freigelegt sind und von wenigen Pionieren in ihren Werken angedeutet wurden. Die Form also scheint vorhanden und geklärt zu sein. Die Frage bleibt offen, ob auch der Inhalt unverändert geblieben sei und wieweit die Elemente des Ausdrucks allgemeine Gültigkeit haben oder ob sie spontane Eingebungen in speziellen Fällen sind. Bei gründlicher Überlegung gelangen wir zu der Einsicht, daß es sich bisher um Spezialfälle handelte und daß der große Teil jener Kunstwerke, die als weitgehend mathematischen Einflüssen verpflichtet empfunden werden, noch nicht dem entsprechen, was ich als Neues in Nachstehendem zu erläutern versuchen möchte.

Ich bin der Auffassung, daß es möglich sei, eine Kunst weitgehend auf Grund einer mathematischen Denkweise zu entwickeln. Gegen eine solche Auffassung erheben sich sofort scharfe Einwände. Es wird nämlich behauptet, daß die Kunst mit Mathematik nichts zu tun habe, und daß Mathematik eine »trockene«, unkünstlerische Angelegenheit sei, eine reine Angelegenheit des Denkens, und dieses sei der Kunst abhold. Für die Kunst sei einzig das Gefühl von Wichtigkeit und das Denken sei schädlich. Weder die eine noch die andere Auffassung stimmen, denn Kunst braucht Gefühl *und* Denken. Als altes Beispiel kann man immer wieder Johann Sebastian Bach anführen, der doch gerade die Materie »Klang« mit mathematischen Mitteln zu vollkommenen Gebilden geformt hat und in dessen Bibliothek sich tatsächlich neben den theologischen auch die mathematischen Schriften befanden; zu einer Zeit also, wo Mathematik noch nicht und nicht mehr dafür in Anspruch genommen wurde, Kunst zu formen.

Es ist nötig, immer wieder zu betonen, daß eines der wesentlichen Merkmale des Menschen das Denken ist. Das Denken ermöglicht es auch, Gefühlswerte in einer Weise zu ordnen, daß daraus Kunstwerke entstehen. Das Ur-Element jeden Bild-Werks aber ist die Geo-Metrie, die Beziehung der Lagen auf der Fläche oder im Raum. Und so, wie die

Mathematik eines der wesentlichen Mittel zu primärem Denken und damit zum Erkennen der Umwelt ist, so ist sie auch in ihren Grundelementen eine Wissenschaft der Verhältnisse, des Verhaltens von Ding zu Ding, von Gruppe zu Gruppe, von Bewegung zu Bewegung. Und weil sie diese grundlegenden Dinge in sich schließt und sie sinnvoll in Beziehung setzt, ist es naheliegend, daß solche Ereignisse auch dargestellt werden, Bild werden. Nun sind solche mathematischen Darstellungen von altersher bekannt. Es geht von ihnen eine unbestreitbar ästhetische Wirkung aus, so auch von den mathematischen Raummodellen, die beispielsweise im Musée Poincaré in Paris aufgestellt sind. Diese Grenzfälle, wo Mathematik sich plastisch manifestiert oder als Farbe und Form auf der Fläche erscheint, bedeuteten bei der Suche nach neuen künstlerischen Ausdrucksmöglichkeiten vorerst etwa dasselbe wie die Entdeckung der Negerplastiken durch die Kubisten. Aber sowenig die Negerplastiken in ihrer Eigenart in die europäische Kunst übernommen werden konnten, sowenig ist es möglich, die mathematischen Modelle in die Kunst zu übernehmen, und ihre Entdeckung durch die Künstler führte vorerst lediglich zu einem Konstruktivismus, zusammen mit technischen Konstruktionen, Fliegerphotos und ähnlichen Anregungen, die benützt wurden, um einen Ausdruck zu suchen, der technizistischen Empfindungen unseres Zeitalters entsprechen sollte. Gleichzeitig war die Mathematik auf einem Punkt angelangt, wo vieles unanschaulich wurde; Grenzgebiete sind undeutlich, unerkennbar. Viele Folgerungen können nicht mehr bewiesen werden. Das menschliche Denken ist nicht an einer Grenze angelangt; aber es bedarf einer Stütze im Visuellen. Diese Stütze findet sich oft in der Kunst, auch für mathematisches Denken. Weil er zu einer Einheit strebt, vermittelt der Künstler in seiner Vision eine Synthese, auch dann, wenn diese vorerst eine künstlerische Notwendigkeit und nicht unbedingt von mathematischer Richtigkeit ist. Auf diese Weise verschiebt sich auch hier eine Grenze, sie wird unscharf, wo man einst eine klare Trennlinie glaubte. Unsichtbares, abstraktes Denken wird konkret, anschaulich und damit auch empfindungsmäßig wahrnehmbar. Unbekannte Räume, fast unvorstellbare Axiome bekommen Gestalt; man wandert durch Räume, die es vorher nicht gab, und erweitert durch diese Gewöhnung sein Empfinden für weitere Räume, die heute noch kaum vorstellbar, noch unbekannt sind.

Die mathematische Denkweise in der heutigen Kunst ist nicht die Mathematik selbst, ja sie bedient sich vielleicht kaum dessen, was man unter exakter Mathematik versteht. Sie ist vielmehr eine Gestaltung von Rhythmen und Beziehungen, von Gesetzen, die individuellen Ursprung haben, genau so, wie andererseits auch die Mathematik ihren Ursprung hat im individuellen Denken der bahnbrechenden Mathematiker. Wie die euklidische Geometrie für den heutigen Wissenschaftler nur noch bedingt Gültigkeit besitzt, so gilt sie auch für die Kunst nur noch beschränkt. Genau so, wie der Begriff der endlichen Unendlichkeit für mathematisches und physikalisches Denken lebensnotwendige Hilfsmittel sind, so sind sie lebensnotwendige Mittel künstlerischen Gestaltens. Und in diesem Sinne werden vermittels der Kunst heute neue Symbole geschaffen, die wohl ihren empfindungsmäßigen Grund schon in der Antike haben, aber die, wie kaum eine andere Ausdrucksmöglichkeit des Menschen, die Gefühlswelt unserer Zeit erfüllen können.

Das Geheimnisvolle der mathematischen Problematik, das Unerklärbare des Raumes, die Ferne oder die Nähe der Unendlichkeit; die Überraschung eines Raumes, der auf der einen Seite beginnt und und auf der andern Seite, die gleichzeitig dieselbe ist, in veränderter Form endet; die Begrenzung ohne feste Grenze, die Vielfalt, die dennoch eine Einheit bildet; die Gleichförmigkeit, die durch die Anwesenheit eines einzigen Kraftakzentes verändert wird; das Kraftfeld, das aus lauter Variablen besteht; die Parallelen, die sich schneiden, und die Unendlichkeit, die in sich selbst zurückkehrt als Gegenwart; und daneben wieder das Quadrat in seiner ganzen Festigkeit; die Gerade, die von keiner Relativität getrübt wird, und die Kurve, die in jedem ihrer Punkte eine Gerade bildet, – alle diese Dinge, die scheinbar mit dem täglichen Bedarf der Menschen nichts zu tun haben, sind dennoch von größter Tragweite. Diese Kräfte, mit

denen wir umgehen, sind die Grundkräfte, die jeder menschlichen Ordnung zugrunde liegen, die in jeder von uns erkennbaren Ordnung enthalten sind.
Die Folge davon ist es, daß alle diese Dinge der heutigen Kunst einen neuen Inhalt geben; denn sie sind nicht Formalismus, für den man sie oft fälschlicherweise anspricht; sie sind nicht nur Form als Schönheit, sondern Form gewordener Gedanke, Idee, Erkenntnis: also nicht auf der Oberfläche vorhandene Substanz, sondern Ur-Gedanke des Weltgefüges, des Verhaltens, entsprechend dem Bild, das wir uns heute von der Welt vorstellen können. Aber nicht Abbild, sondern neues System; Vermittlung elementarer Kräfte auf sinnlich wahrnehmbare Weise.
Man könnte vielleicht sagen, damit sei die Kunst zu einem Zweig der Philosophie geworden, zu einem Teil der Darstellung der Existenz. Doch glaube ich eher, daß die Philosophie, als eine spezielle Form des Denkens, der Literatur bedarf, um sich verständlich zu machen. Das Denken selbst scheint noch nicht direkt in der Empfindung ausdrückbar ohne das Wort, es wäre denn eben vermittels der Kunst. Und deshalb nehme ich an, daß die Kunst das Denken vermitteln könne in einer Weise, daß es direkt wahrnehmbar ist. So kann ein Gedanke präzisiert werden, um direkt übertragen zu werden mit allen Möglichkeiten des Mißverständnisses – das auch sonst nicht ausgeschlossen ist –, aber mit dem Vorteil der Unveränderbarkeit des Gedankens.
Und je exakter der Gedankengang sich fügt, je einheitlicher die Grundidee ist, desto näher befindet sich der Gedanke im Einklang mit der Methode des mathematischen Denkens: desto näher kommen wir dem Ur-Gefüge, und desto universeller wird die Kunst werden. Universeller darin, daß sie ohne Umschweife direkt sich ausdrückt. Daß sie direkt, ohne Umschweife empfunden werden kann.
Man wird dem entgegenhalten, das sei keine Kunst mehr. Mit dem gleichen Recht könnte man behaupten, eben erst das sei Kunst. Es stünde Behauptung gegen Behauptung. Und auf ein anderes Gebiet übertragen, würde diese Behauptung bedeuten: Nur die euklidische Geometrie ist Geometrie und die – neuere – von Lobaschevsky und Riemann nicht ...
Solche neue Kunst verdankt ihr Entstehen einer Vision, die sich in einem Gebiet bewegt, das dem Denken zugänglich ist, – das ein gewisses Maß von Sicherheit bietet, wie gleichermaßen ein Maß von Unbekanntem, Unbestimmbarem; also auf einem Grenzgebiet, das es ermöglicht, neue Blickfelder zu öffnen und sinnlich wahrnehmbar zu machen. Der Unterschied zwischen der herkömmlichen Kunstauffassung und der hier vertretenen mag etwa derselbe sein wie jener zwischen den Gesetzen von Archimedes und der heutigen Astrophysik. Archimedes ist noch immer in vielen Fällen maßgebend, aber nicht mehr in allen. Phidias – Raffael – Seurat haben Kunstwerke ihrer Zeit gestaltet, mit den Mitteln ihrer Zeit. Aber die Blickfelder haben sich seither erweitert; die Kunst hat Gebiete erfaßt, die ihr früher verschlossen waren. Eines dieser Gebiete bedient sich einer mathematischen Denkweise, die trotz ihrer rationalen Elemente viele weltanschauliche Komponenten enthält, die bis an die Grenzen des Unabgeklärten führen.

Aus *Das Werk*, Nr. 3, 1949.

DIE SEMANTISCHE BEDEUTUNG DER KUNSTWERKE UND DIE STUFEN IHRER ABSTRAKTION

Bernar Venet

Das Kunstwerk »Bild« gehört zu den visuellen Botschaften, gehört in den Bereich der Bilder.
Der polysemantische Charakter der Bilder, das heißt die Pluralität möglicher Deutungen desselben Signifikanten, läßt einen überhaupt an der Existenz einer Deutung zweifeln und zu dem Schluß kommen, daß visuelle Botschaften asemantisch sind, falls sie nicht durch einen geographischen oder historischen Kontext Aufklärung finden oder durch einen gehörten oder geschriebenen Text, der die »vage« Bedeutung zu einer einzigen Deutung kristallisiert, die von allen verstanden wird.

Expressives Bild / rationales Bild:

Außer einigen Versuchen, Kunstwerke zu rationalisieren, die von Georges van Vantongerloo um 1935 mit den mathematischen Gleichungen unternommen wurden, und dessen Kompositionen in der Anordnung der Formen diesen Gleichungen unterworfen waren, sind erst in den Jahren 1965/66 Werke entwickelt worden, die dem folgten, was ich das »rationale Bild« nennen möchte, zunächst in formalem Ausdruck und dann in der Sprache der Mathematik; dies im Gegensatz zu dem »expressiven Bild«, das die Erforschung der Kunst bis heute beschränkte.
Wenn man das »expressive Bild« erwähnt, es war Roman Jacobson (*Essais de Linguistique Générale*), der ihm die berühmte Funktion zukommen ließ, die er die »poetische Funktion« nennt. (Auf den Empfänger gerichtet, zielt die expressive Funktion auf den direkten Ausdruck im Verhalten des Subjekts ab, worüber es spricht.)
Die expressiven Formen des Bildes sind bekannt. Sie sind auf ihre Ausdruckskraft bezogen, auf ihre Beziehungen zu Träumen und Vorstellungen wie auch zu einem gewissen Grad auf ihre Wirklichkeit.
Die Information, auf die das Bild abzielt, wird von einer Reihe von Informationen überlagert, die der Empfänger hinzudeutet, und die intuitiv entstehen und eine andere Bedeutung annehmen, unabhängig von ihrem Entstehungsgrund.
Bei der Entstehung nur wenig kontrolliert, gibt der vieldeutige Charakter dieser Kunstwerke, unabhängig von jeder präzisen Kodifizierung, von jeder bereits definierten logischen Beziehung, eine versinnbildlichte Begegnung, die das Verständnis ersetzt.
Außerdem ist es wichtig zu erwähnen, daß die »expressiven« Kunstwerke, nur spärlich semantisch, den Interpreten weniger zu einer strukturalistischen als zu einer qualitativen Analyse zwingen.

Vom rationellen Bild zu Monosemie

In einem Werk, datiert 1934, ohne Titel »$X^2 + 3X + 10 = Y$«, zielten die Versuche von Georges Vantongerloo, wie ich bereits erwähnte, auf eine gewisse Rationalisierung ab, die auf die Konstruktion seines Bildes angewandt wurde. Aber man gewinnt den Eindruck, daß diese gewöhnliche quadratische Gleichung in der Anordnung der Oberfläche doch ziemlich frei von der Interpretation des Künstlers geblieben ist, obwohl sie als Thema des Werks eingesetzt wurde. Man kann jedoch rein intuitive Kompositionsbemühungen in den Formen der Künstler des Konstruktivismus feststellen, die ihm vorausgegangen sind (Mondrian, Van Doesburg etc.). Die Bedeutung der Wahl des Themas bleibt außerordentlich wichtig.

Unter den zeitgenössischen Künstlern werden die Werke von Donald Judd, wie etwa die mathematischen Progressionen, oder die Serien von Sol LeWitt deshalb als rational angesehen, weil sie streng den Regeln der *abgeleiteten* Konstruktion folgen, bei der das System der Herstellung streng »Code a priori« ist.

Um die Rationalisierung des Kunstwerks noch weiter voranzutreiben, muß man das formale Feld verlassen, das einen pansemantischen Charakter behält, wie man an den Werken von Jacques Bertin sehen kann.

Meine Arbeit von 1966 in den mathematischen Graphiken zielte auf diese totale Rationalisation ab. Endlich konnte ich damit ein Werk schaffen, das nicht das Ergebnis meiner Ausdruckskraft war, das keinen Raum für eine Interpretation ließ und das nur eine Begriffsstufe besaß.

Etwa zur gleichen Zeit, als einige Werke von Abraham Moles entstanden, stellte Jacques Bertin eine Klassifizierung der verschiedenen Stufen der Abstraktion vor, in die man die Bilder einstellen kann. In dem folgenden Schema verdeutlichte er einen wesentlichen Punkt: die Verwandtschaft zwischen Hören und Sehen.

Abstraktionsstufen nach Jacques Bertin:

		System der Aufnahme	
		Hören	Sehen
Begriffs- bestimmung der Zeichen	Pansemantisch	Musik	nichtfiguratives Bild
	Polysemantisch	Verb	figuratives Bild
	Monosemantisch	Mathematik	graphisches Bild

Ebenso wie das figurative Bild ist das Wort für eine Interpretation empfänglich und benötigt einen Kontext, um seine Bedeutung aufzuzeigen.

Das nichtfigurative Bild ebenso wie die Musik ist ein Kunstwerk, das jeder Interpretation offensteht.

Das graphische Bild und das mathematische Symbol erlauben nur eine einzige Deutung; das grapische Bild verweigert die Deutung der Vieldeutigkeit, die ihrerseits die kulturelle Vielfalt des einzelnen oder einer Gruppe einschließt. Jegliche Interpretation, jede Konnotation wird per Definition verweigert. Es handelt sich also um ein absichtlich armes, streng gesetzlich vorbestimmtes Bild.

Es ist wichtig zu unterstreichen, daß die *rationalen Bilder*, die in Schemata übertragen werden, eine vereinfachte und abstrakte Darstellung eines Umweltobjektes darbieten, und zwar als Mitteilung, in der *die Semantik die Ästhetik verdrängt*.

Die Arbeiten einiger Konzept-Künstler, welche die Sprache intelligent und begründet einsetzten, sind in der Kategorie des Kommunikationssystems geblieben, das den Gesetzen der Polysemie folgt (das Verb entspricht der Gruppe der figurativen Bilder – Jacques Bertin besteht auf der Verwandtschaft von Hören und Sehen).

Wenn man das Bild von Jacques Bertin heranzieht, stellt man fest, daß sich die Kunst bis heute innerhalb der Grenzen der ersten beiden Gruppen entwickelt hat, wobei die erste mit Kandinsky und Mondrian dieses Jahrhundert abwarten mußte: war es nötig, die dritte Gruppe einzubeziehen und das *expressive Bild* zu verlassen, um das *rationale Bild* zu erforschen?

Unter bestmöglichem Einsatz dieser beträchtlichen Visionskraft in der Erforschung der Kunst hat die Benutzung von Diagrammen und mathematischen Zeichen darauf abgezielt, ein monosemantisches und rationales Niveau der Rezeption zu erreichen.

Dieser Text betrifft nur den sichtbaren Teil meiner Arbeit (1966) und dient nur dazu, meine Entscheidung für die mathematische Sprache und für die Diagramme zu rechtfertigen und klarzustellen.

Aus Katalog *Kunst bleibt Kunst. Projekt »74«*, Köln 1974.

THE SERIAL ATTITUDE

Mel Bochner

What order-type is universally present wherever there is any order in the world? The answer is, serial order. What is a series? Any row, array, rank, order of precedence, numerical or quantitative set of values, any straight line, any geometrical figure employing straight lines, and yes, all space and all time.

Josiah Royce, *Principles of Logic*

Serial order is a method, not a style. The results of this method are surprising and diverse. Edward Muybridge's photographs, Thomas Eakins's perspective studies, Jasper Johns's numerals, Alfred Jensens's polyptychs, Larry Poons's circles, dots and ellipsoids. Donald Judd's painted wall pieces, Sol LeWitt's orthogonal multi-part floor strcutures all are works employing serial logics. This is not a stylistic phenomenon. Variousness of the above kind is sufficient grounds for suggesting that rather ??? style we are dealing with an attitude. The serial attitude is a concern with how order of a specific type is manifest.

Many artists work "in series." That is, they make different versions of a basic theme; Morandi's bottles or de Kooning's women, for example. This falls outside the area of concern here. Three basic operating assumptions separate serially ordered works from multiple variants:

1. The derivation of the terms or interior divisions of the work is by means of a numerical or otherwise systematically predetermined process (permutation, progression, rotation, reversal).
2. The order takes precedence over the execution.
3. The completed work is fundamentally parsimonious and systematically self-exhausting.

Serial ideas have occurred in numerous places and in various forms. Muybridge's photographs are an instance of the serialization of time through the systematic subtraction of duration from event. Muybridge simultaneously photographed the same activity from 180°, 90°, and 45° and printed the three sets of photographs parallel horizontally. By setting up alternative reading logics within a visually discontinuous sequence he completely fragmented perception into what Stockhausen called in another context a "directionless time-field".

Robert Rauschenberg's *Seven White Panels* and Ellsworth Kelly's orthogonal eight-foot-square *Sixty-Four* are anomalous works of the early 1950s. Both paintings all within a generalized concept of arrays, which is serial, although their concerns were primarily modular. Modular ideas differ considerably from serial ideas although both are types of order. Modular works are based on the repetition of a standard unit. The unit, which may be anything (Andre's bricks, Morris's truncated volumes, Warhol's soup cans) does not alter its basic form, although it may appear to vary by the way in which units are adjoined. While the addition of identical units may modify simple gestalt viewing, this is a relatively uncomplex order form. Modularity has a history in the "cultural methods of forming" and architectural practice. Frank Stella has often worked within a modular set although in his concentric square paintings he appears to have serialized color arrangement with the addition of random blank spaces. Some of the early black paintings, like *Die Fahne Hoch*, employed rotational procedures in the organization of quadrants.

Logics which precede the work may be absurdly simple and available. In Jasper John's number and alphabet paintings the prime set is either the letters A–Z or the numbers 0–9. Johns chose to utilize convention. The convention happened to be serial. Without

deviating from the accustomed order of precedence he painted all the numbers or letters, in turn, beginning again at the end of each sequence until all the available spaces on the canvas were filled. The procedure was self-exhausting and solipsistic. Other works of Johns are noteworthy in this context, especially his *Three Flags* which is based on size diminution and, of course, the map paintings. His drawings in which all the integers 0–9 are superimposed are examples of a straightforward use of simultaneity.
An earlier example of simultaneity appears in Marcel Duchamp's *Nude Descending a Staircaise*. Using the technique of superimposition and transparency he devided the assigned canvas into a succession of time intervals. Due to the slight variation in density it is impossible to visualize specific changes as such. Alternations are leveled to a single information which subverts experiential time. Duchamp has said the idea was suggested to him by the experiments of Dr. Etienne Jules Marey (1830–1904). Marey, a French physiologist, began with ideas derived from the work of Muybridge, but made a number of significant conceptual and mechanical changes. He invented an ingenious optical device based on principles of revolution similar to Gatling's machine gun. This device enabled him to photograph multiple points of view on one plate. In 1890 he invented his "chrono-photograph" which was capable of recording, in succession, 120 separate photos per second. He attempted to visualize the passage of time by placing a clock whithin camera range, obtaining by this method a remarkable "dissociation of time and image."
Types of order are forms of thoughts. They can be studied apart from whatever physical form they may assume. Before observing some further usages of seriality in the visual arts, it will be helpful to survey several other areas where parallel ideas and approaches also exist. In doing this I wish to imply neither metaphor nor analogy.

My desire was for a conscious control over the new means and forms that arise in every artist's mind.

Arnold Schoenberg

Music has been consistently engaged with serial ideas. Although the term "serial music" ist relatively contemporary, it could be easily applied to Bach or even Beethoven. In a serial or Dodecaphonic (twelve tone) composition, the order of the notes throughout the piece is a consequence of an initially chosen and ordered set (the semitonal scale arranged in a definite linear order). Note distribution is then arrived at by permuting this prime set. Any series of notes (or numbers) can be subjected to permutation as follows: 2 numbers have onyl 2 permutations (1, 2; 2, 1); 3 numbers have 6 (1, 2, 3; 1, 3, 2; 2, 1, 3; 2, 3, 1; 3, 1, 2; 3, 2,1); 4 numbers have 24; ... 12 numbers have 479,001,600. Other similarly produced numerical sequences and a group of pre-established procedures give the exact place in time for each sound, the coincidence of sounds, their duration, timbre and pitch.
The American serial composer Milton Babbit's *Three Compositions for Piano* can be used as a simplified example of this method (see George Perle's *Serial Composition and Atonality* for a more detailed analysis). The prime set is represented by these integers: P = 5, 1, 2, 4. By subtracting each number in turn from a constant of such value that the resulting series introduces no numbers not already given, an inversion results (in this case the constant is 6): I = 1, 5, 4, 2. A rotational procedure applied to P and I yields the third and fourth set forms: Rp = 2, 4, 5, 1; RI = 4, 2, 1, 5.

Mathematics – or more correctly arithmetic – is used as a compositional device, resulting in the most literal sort of "programme music," but one whose course is determined by a numerical rather than a narrative or descriptive "Programme."

Milton Babbit

The composer is freed from individual note-to-note decisions which are self-generating within the system he devices. The music thus attains a high degree of conceptual coherence, even if it sometimes sounds "aimless and fragmentary."

The adaptation of the serial concept of composition by incorporating the more general notion of permutation into structural organization – a permutation the limits of which are rigorously defined in terms of the restrictions placed on its self-determination constitutes a logical and fully justified development, since both morphology and rhetoric are governed by one and the same principle.

Pierre Boulez

The form itself is of very limited importance, it becomes the grammar for the total work.

Sol LeWitt

Language can be approached in either of two ways, as a set of culturally transmitted behavior patterns shared by a group or as a system conforming to the rules which constitute its grammar.

Joseph Greenberg
Essays in Linguistics

In linguistic analysis, language is often considered as a system of elements without assigned meanings ("uninterpreted systems"). Such systems are completely permutational, having grammatical but not semantic rules. Since there can be no system without rules of arrangement this amounts to the handling of language as a set of probabilities. Many interesting observations have been made about uninterpreted systems which are directly applicable to the investigation of any array of elements obeying fixed rules of combination. Studies of isomorphic (correspondence) relationships are especially interesting.

Practically all systems can be rendered isomorphic with a system containing only one serial relation. For instance, elements can be recordered into a single line, i.e., single serial relation by arranging them according to their coordinates. In the following two-dimensional array, the coordinates of C are (1, 3), of T (3, 2):

R P D
L B T
C U O

Isomorphs could be written as: R, L, C, P, B, U, D, T, O or R, P, D, L, B, T, C, U, O. An example of this language is the ordering in time of speech to correspond to the ordering of direction in writing. All the forms of cryptography from crossword puzzles to highly sophisticated codes depend on systematic relationships of this kind.

The limits of my language are the limits of my world.

Ludwig Wittgenstein

Certain terms, not common in an art context, are necessary for a discussion of serial art. As yet these terms, often abused, have remained undefined. Some of the following definitions are standard, some are derived from the above investigations, the rest are tailored to specific problems of the work itself:

Abstract System – A system in which the physical units that are to function as objects have not been specified.

Binary – Consisting of two elements.

Definite Transition – A rule that requires at some definite interval before or after a given unit, some other unit is required or excluded.

Grammar – That aspect of the system that governs the permitted combinations of elements belonging to that system.

Isomorphism – A relation between systems so that by rules of transformation each unit of one system can be made to correspond to one unit of the other.
Orthogonal – Right angled.
Permutation – Any of the total number of changes in order which are possible within a set of elements.
Probability – The ratio of the number of ways in which an event can occur in a specified form to the total number of ways in which the event can occur.
Progression – A discrete series that has a first but not necessarily a last element in which every intermediate element is related by a uniform law to the others. (a) *Arithmetic Progression* – A series of numbers in which succeeding terms are derived by the addition of a constant number (2, 4, 6, 8, 10 ...) (b) *Geometric Progression* – A series of numbers in which succeeding terms are derived by the multiplication, by a constant factor (2, 4, 8, 16, 32 ...)
Rotation – An operation consisting of an axial turn within a series.
Reversal – An operation consisting of an inversion or upside-down turn within a series.
Set – The totality of points, numbers, or other elements which satisfy a given condition.
Sequence – State of being in successive order.
Series – A set of sequentially ordered elements, each related to the preceding in a specifiable way by the logical conditions of a finite progression, i.e., there is a first and last member, every member except the first has a single immediate predecessor from which it is derived and every member except the last a single immediate successor.
Simultaneity – A correspondence of time or place in the occurrence of multiple events.
An odd "free" utilization of series was Allan Kaprow's *18 Happenings in 6 Parts*. His initial set was capriciously chosen – seven smiles, three crumpled papers and nineteen lunch box sounds. The nineteen lunch box sounds were snapping noises made by purchasing many kinds of lunch boxes or recording a few and then altering them until nineteen variations were obtained. The arrangement of sounds will be 3, 12, 7, 8, 10, 2, 15, 6, 1, 13, 5, 18, 4, 19, 17, 9, 14. While being a completely arbitrary use of row technique it does present an interesting possibility for the routinization of spatio-temporal events. Sports, such as football, are based on similar concepts of sequentially fixed probabilities of random movement.
Alfred Jensen's involvement would appear to be with an unorthodox appreciation of "Number," judging from such titles as *Square Root 5 Figurations, Twice Six and Nine*, and the recent *Timaeus (Plato's dialogue on esthetics)*. For Plato, as well as Phytagoras, "Number" had an ideal existence and was viewed as paradigmatic (a concept which has been reintroduced into mathematical logic by Russell and Whitehead's concept of number as a "class of classes"). Whatever the derivation, order in Jensen's paintings is defined in terms of progressional enlargement and diminishment of adjacent rectangular spaces. Although his color choices seem arbitrary their placement is not, being arranged in bilateral symmetries or systematic rotations. The checkerboard pattern which he adheres to is one of the oldest binary orders.

The structure of an artificial optic array may, but need not, specify a source. A wholly invented structure need not specify anything. This would be a case of structure as such. It contains information, but not information about, and it affords perception but not perception of.

James J. Gibson, *The Senses Considered as Perceptual Systems*

Perspective, almost universally dismissed as a concern in recent art, is a fascinating example of the application of prefabricated systems. In the work of artists like Ucello, Durer, Piero, Saendredam, Eakins (especially their drawings), it can be seen to exist entirely as methodology. It demonstrates not how things appear but rather the workings of its own strict postulates. As it is, these postulates are serial.

Perspective has had an oddly circular history. Girard Desargues (1593–1662) based his non-Euclidean geometry on an intuition derived directly from perspective. Instead of beginning with the unverifiable Euclidean axiom that parallel lines never meet, he accepted instead the visual evidence that they do meet at the point where they intersect on the horizon line (the "vanishing point" or "infinity" of perspective). Out of his investigations of "visual" (as opposed to "tactile") geometry came the field of projective geometry. Projective geometry investigates such problems as the means of projecting figures from the surface of three-dimensional objects to two-dimensional planes. It has led to the solution of some of the problems in mapmaking. Maps are highly abstract systems, but since distortion of some sort must occur in the transformation from three to two dimensions, maps are never completely accurate. To compensate for distortion, various systems have been devised. On a topographical map, for example, the lines indicating levels (contour lines) run through points which represent physical points on the surface mapped so that an isomorphic relation can be established. Parallels of latitude, isobars, isothermal lines and other grid coordinate denotations, all serialized, are further cases of the application of external structure systems to order the unordered.

Another serial aspect of mapmaking is a hypothesis in topology about color. It states that with only four colors all the countries on any map can be differentiated without any color having to appear adjacent to itself. (One wonders what the results might look like if all the paintings in the history of art were repainted to conform to the conditions of this hypothesis.)

In the early paintings of Larry Poons it was not difficult to discern the use of serialization. The rules of order varied, sometimes they appeared to be based on probabilities of position and/or direction and/or shape (dot or ellipsoid). Definite transitions or replacements occurred in some paintings. *Enforcer* appeared to be based on a system of quadrant reversal and rotation.

Although Donald Judd's chief concerns seem to be "specific objects" he has utilized various modular and serial order types. One of Judd's untitled galvanized iron pieces, consisting of four hemi-cylindrical sections projecting from the front face of a long rectangular volume, is based on the progression: 3, 4, $3\frac{1}{2}$, $3\frac{1}{2}$, 4, 3, $4\frac{1}{2}$. The first, third, fifth, and seventh numbers are the ascending proportions of the widths of the metal protrusions. The second, fourth, and sixth numbers are the widths of the spaces between. The numbers are not measurements but proportional divisions of whatever length the work is decided to be. Fascinating progressions of the above kind can be found listed in Jolly's *Compilation of Series*.

Sol LeWitt orders his floor pieces by permuting linear dimension and binary volumetric possibilities. Parts of his eighteen-piece Dwan Gallery (Los Angeles) exhibition could have appeared at one of three height variables, in one of two volumetric variables (in this case all were open) and in one of two positional variables, on a constant 3 x 3 square grid. The complexity and visual intracacy of this work seems almost a direct refutation of Whitehead's dictum that the higher the degree of obstraction the lower the degree of complexity. LeWitt's two-dimensional orthogonal grid placement systems is related to the principles of order in mapmaking.

Other artists are currently exploiting aspects of seriality. Dan Flavin's *Nominal Three to Wm. of Ockham* (author of the law of persimony) is based on an arithmetic progression. Jo Baer's paintings, Hanne Darboven's complicated drawings, Dan Graham's concrete poetry, Eva Hesse's constructions, William Kolakoski's programmed asterisks, Bernard Kirschenbaum's crystallographic sculpture, Robert Smithson's pyramidal glass stacks all suggest future possibilities of serial methodology.

Aus Art forum, Dezember 1967, Volume VI, No. 4.

ANTI-SISYPHOS

Roman Opalka

[...]
Bevor ich mit der Ausführung des ersten *Details* begann, hatte ich keinerlei Gewißheit, ob das Bild der Zeit (das ich manifest machen wollte) meinem Heureka-Erlebnis im Hotel Bristol visuell standhalten würde.
Während der Ausführung bildete sich eine dreifache Gewißheit heraus: das in der Zahlendynamik liegende Potential, die Einsicht, auf jede andere Form der Malerei verzichten zu müssen, und die Erkenntnis, ein Künstler zu werden, der keine andere Wahl hat als weiterzumachen: Die Durchführung des Konzepts ist *über jeden Zweifel erhaben*, sie ist Befreiung vom Zweifel; sie ist die Weisheit des Spiegels: das Bild jenes Wesens, das sich selbst gegenübersteht, läßt keine Wahl zu, *es ist*.
Über die Visualisierung des Bildes der Zeit hinaus ist mein Werk Manifestation der Lebensgrenzen des Künstlers und jedes Lebewesens. Einmal konzipiert, bleibt diesem Unternehmen offensichtlich nichts anderes übrig, als sich zu verwirklichen. Alles ist vorgegeben als Idee, die einen Arbeitsprozeß und zugleich eine intellektuelle Stellungnahme zur Kunst erzeugt.
Doch es galt, dieses Universum zu betreten, es galt, die Dynamik in Gang zu setzen, es galt, die Konfrontation, die Emotion, das Leben und *das Konzept zu leben* und zu erleben. Das Konzept mußte sich in der Verwirklichung festigen und bestätigen. Die Ausführung, die Errichtung dieses Zeit-Raums, war bei diesem Fund entscheidend. Das erste *Detail* mußte gemalt werden, um an dem Ergebnis meine ganze Planung zu überprüfen.
Diese ständige Überprüfung führt zu Verdeutlichungen und Berichtigungen und beweist, daß dieses Konzept nicht auf einem kühl berechneten Vorentscheid beruht. Dem Entschluß lediglich blind zu folgen hätte die Pervertierung des Konzepts bedeutet; die automatische Ausführung hätte mich zum Gefangenen gemacht, während die Zahlendynamik meine Emotion freisetzt. Das Heureka ist Befreier, weil es mich aller Fesseln entledigte, und Retter, da es mir den Weg zeigte für das, was ich zu tun hatte, und für *das, was es in der Kunst noch zu tun gab*.
[...]
Der mittelalterliche Mönch Leonardo Fibonacci suchte nach einer arithmetischen Progression, die sich jener der unvorstellbaren Vermehrung der Ratten angenähert hätte; sein Vorschlag lautete: 1, 1, 2, 3, 5, 8, 13, 21, 34, 55, 89, 144, 233, 377, 610, 987, 1597, 2584 ... In dreißig Schritten erreicht man die Zahl 1 346 269! Seine Makro-Progression entspricht nicht der Dynamik der menschlichen Existenz. Zu Beginn seines Lebens erfährt ein Kind ein beschleunigtes Wachstum: Es wird ein Jahr, zwei Jahre, drei Jahre, vier Jahre alt ... Es verdoppelt, verdreifacht, vervierfacht sein Alter ... Dann breitet sich die Dynamik der Existenz in der Dauer aus: Zeit der Lehre, der Anpassung, der Verwurzelung, danach der Reflexion und schließlich der Weisheit. Das Bewußtsein *läßt sich* in dieser Dynamik der Existenz *nieder*, es nimmt deren *Grenzen* wahr; die Weisheit ist Begegnung mit diesen Grenzen.
In der Progression meiner *Details* gehören 1, 22, 333, 4444 zum Anfang meines ersten *Details*, 55555 steht am Ende des zweiten *Details*, doch um 666666 zu erreichen, brauchte ich nach 55555 sieben Jahre. Nach 666666 (sechsmal die Ziffer 6) stellte ich mir die Frage: »Wieviel Zeit brauche ich, um 7777777 zu erreichen?« Ich erkannte, daß ich, wenn alles gutging, noch ungefähr dreißig Jahre brauchte, um zu diesem Siebenmal die Ziffer 7 zu gelangen.
Wenn man eine durchschnittliche Lebenserwartung unterstellt, die völlig mit diesem Zählmodus ausgefüllt wäre, käme man nie zu Achtmal die Ziffer 8. Die 88888888 ist

außerhalb des Zeitraums einer Existenz. Im Gegensatz zu Fibonaccis Makro-Progression, die uns erdrückt, gibt uns die meinige zu verstehen, daß die 7777777 ist eine Zahl, die der Dimension des Zeitraums einer Existenz entspricht: eine Zahl, die sich von Maßlosigkeiten trennt und statt dessen Grenzen aufzeigt – eine Makro-Progression der Weisheit.

Aus Roman Opalka, *Anti-Sisyphos*, Stuttgart 1994.

VORTRAG IN DER STAATLICHEN AKADEMIE DER BILDENDEN KÜNSTE IN STUTTGART, JULI 1994

Rune Mields

Es gibt innerhalb meiner gesamten Arbeit, so heterogen bzw. unterschiedlich die einzelnen Werkgruppen auch aussehen mögen, eine ganz bestimmte Fragestellung, die als eine Form von grundsätzlichem Problem vorhanden ist. Diese Frage versuche ich von immer wieder verschiedenen Seiten einzukreisen und einen neuen Blickwinkel zu gewinnen. Es ist der Gegensatz von Chaos und Ordnung. Immer wieder hat der Mensch Ordnungen aufgestellt, um die Fülle der Erscheinungen, die ihn umgeben, zu strukturieren. Er entwickelte Raster und Systeme, um zu erkennen, die Dinge zu begreifen und, nach Möglichkeit, zu beherrschen.
Zugleich besteht aber bei der Suche nach Ordnungen die Gefahr, daß die Systeme, wenn man sie überzieht, wieder umschlagen in das Gegenteil, ins Chaos.
Und allen diesen Problemen ist eins gemeinsam, immer wieder tauchen in ihnen Zahlen bzw. geometrische Formen auf. Und es liegt nahe, an das Wort des Augustinus zu denken: »Alles hat Formen, weil es Zahlen in sich trägt, nimm ihnen diese und sie sind nichts mehr.«
Ich befasse mich also seit vielen Jahren mit Systemen, alten und neuen rationalen Systemen, aber die Systeme werden nicht von mir entwickelt, sondern der Realität entnommen, das heißt sie existieren irgendwo bereits, und sei es in Form einer kleinen Geschichte. Ich arbeite mit und über Systeme, die zwar vorhanden, sehr häufig aber noch nicht auf ihren visuellen Charakter hin untersucht worden sind. Manche dieser Ordnungen werden heute nicht mehr unbedingt als rational, sondern eher als magisch oder mythisch empfunden, aber auch sie haben ihren Ursprung in der Ratio des Menschen und seinem Wunsch zu erkennen.

[...]
Wenn man die Entwicklung der Ziffernsysteme verfolgt, von der reinen Addition von Formen bei den Babyloniern und den alten Ägyptern über die Entstehung von besonderen Zeichen für 5, 10, 50 usw. bis zu den codierten Zeichen, die meist aus Buchstaben entstanden sind – und zugleich die enge Bindung dieser Entwicklung an die Astronomie berücksichtigt, so wird deutlich, daß die Entwicklungsgeschichte der Zahlen mehr über den Versuch der Menschen, die Natur ordnen, das Chaos zurückzudrängen und Erkenntnisse zu gewinnen, leider oft damit auch Macht, aussagt, als vielen Menschen in ihrer dumpfen Abneigung gegen Mathematik und logische Systeme klar ist. So halte ich es für sehr notwendig, diese existentielle Basis von logischen Systemen in ihrer historischen Kontinuität zu untersuchen und darzustellen.
Unter den verschiedenen ostasiatischen Ziffernsystemen gibt es eines, das innerhalb der Geschichte der Ziffernsysteme einzigartig ist, das sogenannte chinesisch-japanische Sanju- oder Bambusziffernsystem. Einzigartig, weil es lediglich Striche reiht und bündelt, andererseits aber in Stellenordnung geschrieben wird, genau so wie unser System inklusive der Null. Für mich wird dieses System, unabhängig von seiner historischen Bedeutsamkeit als einzigartiger Mischung von früher und reiner Stellenschrift, wichtig, weil bei der Aneinanderreihung der Zahlen noch etwas ganz spezifisches sichtbar wird. Und zwar der Wert einer Zahl, damit meine ich, daß zum Beispiel 2 einen höheren Wert hat als 1 oder 3 einen höheren als 2 – im Sinne der Menge und nicht der symbolischen Bedeutung. Schreibe ich in Sanju lauter Einsen hintereinander, bekomme ich ein klar gegliedertes Feld von einzelnen horizontalen und vertikalen Strichen, während ich bei lauter Neunen eine dunkle komplexe Struktur erhalte. Das ist ein Phänomen, das für den Mathematiker sicher völlig unwichtig ist, wahrscheinlich sogar eher störend, für mich als Strukturmodell aber so faszinierend, daß ich, um dies zu definieren, eine

größere Arbeit machte, indem ich die Zahlen von 1 bis 120 000 in Sanju-Ziffern aufzeichnete. Allerdings nicht jede einzelne Zahl, sondern, um die Folge zu raffen, nur die Primzahlen, jene Zahlen, die nur durch 1 und sich selber teilbar sind, zu nichts nütze zu sein scheinen und trotzdem so viele Menschen in ihren Bann ziehen, daß die Nachricht über eine neue höchste Primzahl, die man entdeckt hat, durch alle Zeitungen geht.
Silvester 1980 stand wieder einmal in einer großen westdeutschen Zeitung die Nachricht, daß Mathematiker in den USA wieder eine sogenannte größte Primzahl gefunden haben – sogenannte deshalb, weil es sich ja nur um die bislang größte *bekannte* Primzahl handelt und nicht um die objektiv größte. Denn diese kann es gar nicht geben, da die Folge der Primzahlen ebenso unendlich ist wie die Folge der natürlichen Zahlen auch. Wie man seit Euklid weiß. Die Primzahl 2^{44497}-1, und um sie handelt es sich, hat 13 395 Stellen.
Drei Wochen nach Erscheinen der Nachricht über die Primzahl 2^{44497}-1 gelang es mir, durch mehr oder weniger Zufall den Computerausdruck der Zahl, mit allen 13 395 Stellen, sinnigerweise mit der Überschrift »die größte Primzahl aller Zeiten«, zu bekommen. Aufgrund des Computerausdrucks habe ich dann eine Arbeit gemacht, die praktisch einer Feldanalyse gleichkommt, das heißt, wo und wie sind die Ziffern 0 bis 9 innerhalb der Zahl vertreten und wie oft. Für jede Ziffer 2 Meter und die Arbeit über 27 Meter lang.
Es gibt aber noch einen zweiten Aspekt dieser Zahl, der mich interessiert und den ich versucht habe zu definieren.
Unsere Vorstellungsmöglichkeiten von Mengen und Größen sind relativ begrenzt.
Die Aussage, daß die Primzahl 2^{44497} -113 395 Stellen hat oder der Computerausdruck von 33 x 44 Zentimeter, kann uns nur schwer eine Vorstellung von der Größe dieser Zahl vermitteln. Erst wenn man sie hintereinander schreibt, und zwar sehr klein, merken wir wie umfangreich sie ist: mehr als 17 mal so lang wie ein Mensch durchschnittlich groß ist, ganz abgesehen davon, daß wir für Zahlen dieser Größenordnung keine Begriffe mehr haben.
Bis in die fünfziger Jahre unseres Jahrhunderts galt als höchste Primzahl eine Zahl, die 1876 gefunden wurde, 39 Stellen hatte und gut dreimal in die erste (von 102) Zeilen des Computerausdrucks der Zahl 2^{44497} -1 gepaßt hätte, also nicht einmal 10 Zentimeter lang war. Seit den fünfziger Jahren hilft nun der Computer, und folgerichtig steht nun hinter den Namen der Wissenschaftler, welche die jeweils höchste Primzahl gefunden haben, auch der Name des Computers.
Wollte man allerdings alle Primzahlen bis zur Höhe jener 1876 gefundenen Primzahl haben, so müßte der Computer nach jener 2200 Jahre alten Methode, genannt das Sieb des Eratosthenes, des Dichters, Mathematikers und Leiters der Bibliothek von Alexandria, arbeiten.
Wenn man auf dieses Verfahren buchstabengerecht eingeht, was ich getan habe, stellt man fest, daß es, je nach Breite des Siebes, drei grundsätzlich unterschiedliche Strukturfelder gibt.
Struktur 1: bei der das Sieb auf einer geraden Zahl basiert und die senkrecht strukturiert ist,
Struktur 2: die auf einer ungeraden, aber teilbaren Zahl als Index der Netzeinheiten aufbaut und auch senkrecht, aber zusätzlich noch diagonal strukturiert ist und
der Dritten, deren Netz von einer Primzahl bestimmt wird und deren Struktur zweifach diagonal verläuft.
Da sich die Anzahl der Primzahlen in der Folge der natürlichen Zahlen vermindert, nicht gleichmäßig, aber kontinuierlich, müßte theoretisch irgendwann der Punkt erreicht werden, wo sich, quasi durch Auszehrung, die drei Strukturen nicht mehr voneinander unterscheiden lassen. Diese Idee der systemimmanenten Auflösung einer Struktur faszinierte mich. Schätzungsweise liegt dieser Zahlenbereich in der Höhe jener 1876 gefundenen Zahl. Da ich für diese Arbeit aber den ganzen Waggon Weizen brauche und nicht nur ein einzelnes Korn, wird es schwierig.

1978 ergab sich dann die Möglichkeit, bei einer Computerfirma, die Primzahlen bis zur Höhe 10^{100} zu errechnen. Der Leiter der Firma war von dem Problem sehr fasziniert und bereit, einen Computer über lange Zeit laufen zu lassen. Wir einigten uns darauf, daß der Mathematiker innerhalb einer Woche das Programm aufstellen sollte, und sie würden berechnen, wie lange ungefähr der Computer laufen müßte, um eine Grundlage zur Berechnung der Kosten zu haben. Als ich nach einer Woche in die Firma kam, wurde mir gesagt, das Programm stehe und wir könnten theoretisch anfangen, aber es gäbe eine »kleine Schwierigkeit«: um bis zu 10^{100} zu kommen, müßte der Computer 16,2 Millionen Stunden laufen. Und das sind fast 2000 Jahre, bei 24 Stunden täglich. Um nur alle Primzahlen bis zur Höhe der Zahl von 1876 zu errechnen, braucht der Computer immerhin noch cirka 400 Jahre. Daß dies für keinen von uns sehr sinnvoll gewesen wäre, ist leicht einzusehen, und mir blieb nichts weiter übrig, als auf die Beendigung dieser Arbeit zu verzichten.
Anfang der achtziger Jahre erfuhr ich dann, daß es inzwischen eine Methode gab, vermutete extrem hohe Primzahlen auf ihre Primhaftigkeit hin zu untersuchen und zu finden. Aber da ich keinen Kontakt zu Primzahlenforschern hatte, nützte mir das wenig. Andererseits war die Zweckfreiheit inzwischen verlorengegangen, das heißt die Primzahlforschung hatte inzwischen ihre Unschuld verloren, da man unbrechbare Codes für militärische Zwecke aus extrem hohen Primzahlen entwickelte.
1984 wurde von einem deutschen Mathematiker eine extrem hohe Primzahl mit 7067 Stellen entdeckt. Es gelang mir, einen Ausdruck dieser Zahl zu bekommen, und ich machte eine Arbeit daraus: DIE SÖHNE DER MATHEMATIK.
Diese Arbeit wurde 1988 unter anderem in der Kunsthalle Baden-Baden ausgestellt und in einem Fernsehbericht erwähnt. Zwei Wochen nach Ausstrahlung der Aspekte-Sendung erreichte mich ein Anruf von einem Herrn Keller aus Hamburg, der nach der Zahl fragte: »Man hat mir davon berichtet.« Meine Rückfrage: »Wilfried Keller aus Hamburg« wurde mit Verwunderung bejaht, und ich konnte ihm sofort sagen, ohne weitere Fragen abzuwarten: »Ja, es ist Ihre Zahl.« Ich schickte Dr. Keller Abbildungen der Arbeit und einen Text über meine vergeblichen Versuche über das Sieb des Eratosthenes. Es entspann sich ein Briefwechsel, und innerhalb kurzer Zeit hatte ich die Primzahlen in Höhe von 10^{30} und konnte nach 11 Jahren endlich die Arbeit beenden und die *systemimmanente* Auflösung der Struktur zeigen.
Innerhalb des Komplexes Primzahlen gibt es noch zwei Spezialfälle:
»Eine außergewöhnliche Rolle in der Folge der Primzahlen spielen die Paare von benachbarten Primzahlen (z. B. 17–19, 101–103 oder auch 100 000 000 061–100 000 000 063), die auch Primzahlzwillinge genannt werden.
Im Gegensatz zur Primzahlenfolge, von der seit Euklid bekannt ist, daß sie unendlich ist, ist bis heute unklar, ob es auch unendlich viele Primzahlzwillinge gibt.
Das in der Arbeit verwendete Primzahlenpaar, von Wilfried Keller, dem deutschen Primzahlforscher 1983 entdeckt, war seinerzeit 9 Monate lang Weltrekord.
In zehn Bildern wurde eine Art Felduntersuchung unternommen, das heißt die Verteilung der Ziffern 0 bis 9 innerhalb der zwei Primzahlen durch Hervorhebung sichtbar gemacht. Die Zwillingsprimzahlen wurden derart einander zugeordnet, daß jeweils die beiden besonders herausgehobenen Ziffern die Summe 9 ($x + y = 9$) ergeben, die geraden Ziffern auf schwarzem, die ungeraden Ziffern auf weißem Fond.
Als Korrespondenzen wurden die geometrischen Definitionen hinzugefügt und die ihnen in der arabischen Kultur zugehörigen Bedeutungen genannt.
Das zweite sind die Repunit-Primzahlen.
In der Folge der Primzahlen gibt es eine Gruppe von Primzahlen, die nur aus Einsen bestehen. Man nennt sie Repunit-Primzahlen. Die erste dieser Zahlen ist 11, die zweite besteht aus 19, die dritte aus 23, die vierte, 1978 gefunden, aus 317 und die bislang letzte, 1986 entdeckt, aus 1031 Einsen.
Die Primhaftigkeit dieser Zahlen existiert unabhängig vom benutzten Zahlensystem, aber als Repunit-Primzahlen gibt es sie nur im Dezimalsystem.

Die beiden letzten der fünf bis heute bekannten Repunit-Primzahlen konnten aber nur unter Einsetzung komplizierter Computerprogramme gefunden werden, das heißt mit Hilfe des binären oder Dualsystems, was uns auf das Phänomen der zusehends abnehmenden Bedeutung des Dezimalsystem sehr deutlich verweist (Seitenzahlen, Telephonnummern, Hausnummern usw.). Erinnerung an ein vergehendes Zahlensystem.
Auf der einen Seite eine Zahl, die 30 Meter lang ist, auf der anderen die Unmöglichkeit, einen Zahlenbereich bis zur Größenordnung von 10 Zentimetern aufzufüllen, weil das Leben eines Menschen nicht lang genug ist: In den Ansätzen, mich mit der Primzahl als solcher auseinanderzusetzen, ergibt sich etwas, das mir für unsere Zeit sehr bezeichnend zu sein scheint.
Zahlen sind, wenn man so will, die reinsten Konstruktionen, und zwischen den Vorstellungen, die diesen Konstruktionen zugrunde liegen und dem menschlichen Vermögen zu begreifen, ganz gleich ob es sich um Raum, Zeit oder Progression handelt, ergibt sich eine immer größere Kluft. Viele Probleme, die wir heute haben, wären uns nicht erwachsen, wenn unser Vorstellungsvermögen größer wäre. Zahlen wie diese machen uns auf ein Problem aufmerksam, das grundsätzlich mit der Frage von Konstruktion und Abstraktion zusammenhängt.

Erstveröffentlichung

ANHANG

AUSGESTELLTE KÜNSTLERBÜCHER ZUM THEMA

(Maßangaben Breite vor Höhe)

CARL ANDRE, *Eleven poems*, Turin: Sperone Editore, 1974. 31 x 31 cm, 24 Seiten. Broschur. Leihgabe der Buchhandlung König, Köln.

HEIMRAD BÄCKER, *Gedichte und Texte*, Berlin: Rainer Verlag, 1992. 17 x 25,5 cm, 168 Seiten. Halbleinen mit Buntpapier. 150 Exemplare. Staatsgalerie Stuttgart, Archiv Sohm.

MEL BOCHNER, *Primer, The Complete Catalog of twenty-one Demonstrations from »A Theory of Sculpture: Counting«*, Mailand: Flash Art Editions, 1973. 16,5 x 23,4 cm. 52 Seiten mit 21 Schwarzweißabbildungen. Broschur. Privatsammlung.

MEL BOCHNER, *Über Gewißheit/On Certainty and Counting Alternatives: The Wittgenstein Illustrations.* Herausgegeben von G. R. M. Anscombe und G. H. von Wright, übersetzt von Denis Paul und G. E. M. Anscombe. Mit einer Einführung von Arthur C. Danto und zwölf Illustrationen von Mel Bochner, San Francisco: Arion Press, 1991. 12 Photogravuren auf Rives. 33 x 37,5 cm. 152 Seiten. Leinenband in Leinenschuber. Auflage 300 + XXVI Exemplare. Ausgestellt ist Exemplar Nr. 190. Privatsammlung. Vergleiche Kat. 6.30.

ALIGHIERO BOETTI, *Classifying the Thousand Longest Rivers of the* World, von Alighiero und Anne-Marie Sauzeau-Boetti, Rom 1977. 17 x 21,4 cm. 1018 Seiten. Leinen. Auflage 500 Exemplare. Leihgabe der Buchhandlung König, Köln.

F. J. BOGNER, *Das arabische System*, Neuwied: Luchterhand, 1970. Typoskript. 102 Seiten. 18 x 23 cm. Broschur. (Die Bühnenfassung »DAS arabische SYSTEM« wurde unter der Regie des Autors 1970 in Zürich uraufgeführt). Privatsammlung.

JONATHAN BOROFSKY, *Counting,* Köln: Verlag der Buchhandlung Walter König, 1991. 19,8 x 27,9 cm. 160 Seiten durchgehend mit Schwarzweißabbildungen. Pappband mit Schutzumschlag. Privatsammlung.

STANLEY BROUWN, *1000 mm + 877 mm (1000 mm 1 : a) ...*, Whitechapel Art Gallery London: Westerham Press, 1977. 18 x 22 cm. 22 Seiten. Broschur. Privatsammlung.

STANLEY BROUWN, *one distance*, Stedelijk Van Abbemuseum, Eindhoven 1981. 20 x 20 cm. 64 Seiten. Broschur. Privatsammlung.

STANLEY BROUWN, *1 m x 1 m/1 m x 1 step ...*, herausgegeben vom Portikus, Frankfurt am Main, und Witte de With, Center for Contemporary Art, Rotterdam, anläßlich der Frankfurter Buchmesse 1993, Friedrichsdorf 1993. 16 x 15,7 cm. Broschur. Staatsgalerie Stuttgart, Archiv Sohm.

STANLEY BROUWN, *1 pied – 1/2 pied ...*, Centre National des Arts Plastiques, Nizza 1995. 7 x 40 cm. 16 Seiten. Broschur. Staatsgalerie Stuttgart, Archiv Sohm.

KLAUS BURCKHARDT, *Sieben Planetensigel magische Zahlen Quadrate Sator-Arepo-Formel*, zusammengestellt und in typographische Form gebracht von Klaus Burckhardt, Stuttgart: Edition für bibliophile Drucke, Stuttgart 1978. 10 Drucke auf Karton, je 27 x 20,9 cm, in einer Mappe: 22,1 x 30,9 cm.

FRANCESCO CANGIULLO, *Caffeconcerto, Alfabeto a sorpresa*, Mailand: Edizioni Futuriste di »Poesia«, 1919. 17,4 x 25 cm. 26 Seiten mit zahlreichen Illustrationen. Broschur. Privatsammlung.

FRANCESCO CANGIULLO, *Piedigrotta. Parole in Libertà, col Manifesto sulla declamazione dinamica sinottica di Marinetti*, Mailand: Edizioni Futuriste di »Poesia«, 1916. 18,7 x 28,6 cm. 28 Seiten mit zahlreichen typographischen Zeichnungen. Broschur. Privatsammlung.

CARLO CARRÀ (CARRÀ FUTURISTA), *Guerra-pittura. Futurismo Politico. Dinamismo Plastico. 12 Disegni Guerreschi. Parole in Libertà*, Mailand: Edizioni Futuriste di »Poesia«, 1915. 19,3 x 26,2 cm. 114 Seiten. Mit zwölf Abbildungen auf Tafeln und Parole-in-Libertà-Textabbildungen sowie Ausklapptafel. Broschur. Privatsammlung.

BLAISE CENDRARS, *La fin du monde filmée par l'Ange N.-D.,* Roman mit farbigen Illustrationen von FERNAND LÉGER, Paris: Editions de la Sirène, 1919. Mit 22 Pochoir-Drucken auf Lafuma-Papier. 25 x 31,5 cm. 60 Seiten. Broschur. Auflage 1200 + 25 Exemplare. Ausgestellt ist Exemplar Nr. 822. Privatsammlung.

CLAUDE CLOSKY, *8560 nombres qui ne servent pas à donner l'heure,* Genf: Edition du Centre genevois de gravure contemporain, 1994. 14 x 20,5 cm. 214 Seiten mit 106 Schwarzweißabbildungen. Broschur. Auflage 160 Exemplare. Privatsammlung.

CLAUDE CLOSKY, *Zéro pour cent de matière grasse,* Paris: Dare Dare Editions, 1991. 15,7 x 20,9 cm. 52 Seiten mit Text. Broschur. Auflage 500 Exemplare. Privatsammlung.

CLAUDE CLOSKY, *Les 1000 premiers nombres classés par ordre alphabétique*, Selbstverlag 1989. 14,4 x 20,7 cm. 12 Seiten mit Text. Broschur. Auflage 100 Exemplare. Privatsammlung.

DER DADA, herausgegeben von Raoul Hausmann, Heft Nr. 1, Berlin, Juni 1919 (Reprint Hamburg: Nautilus-Verlag, 1978). Privatsammlung.

HANNE DARBOVEN, *Bismarckzeit,* Rheinisches Landesmuseum, Bonn 1979. 19,9 x 25,9 cm. 444 Seiten durchgehend mit Texten und Schwarzweißabbildungen. Broschur. Privatsammlung.

HANNE DARBOVEN, *Die geflügelte Erde. Requiem*, Stuttgart: Cantz Verlag 1991. 23,5 x 32 cm. 372 Seiten durchgehend mit Texten und Schwarzweißabbildungen. Broschur. Privatsammlung.

HANNE DARBOVEN, *Histoire de la Culture 1980/1983, 24 chants,* Musée d'Art Moderne de la Ville de Paris, Paris 1986. 23,8 x 32,5 cm. 216 Seiten durchgehend mit Schwarzweißabbildungen. Broschur. Auflage 500 Exemplare. Privatsammlung.

ROBERT FILLIOU, *Livre-Etalon/Standard-Book.* Edition Dieter Roth 1981. Leporello. 4 x 4 cm in geschlossenem Zustand und 80 x 4 cm geöffnet. Vergleiche Kat. 5.9. Privatsammlung.

HEINZ GAPPMAYR, *Zahlentexte,* München: Edition UND, 1975. 11,2 x 17 cm. 60 Seiten. Broschur. Privatsammlung.

ILSE UND PIERRE GARNIER, *Le Spatialisme en Chemins*, Amiens: Editions Corps Puce, 1990. 16,4 x 24 cm. 192 Seiten mit Textbildern. Broschur. Privatsammlung.

LISE HIRTZ, *Il était une petite pie. 7 chansons et 3 chansons pour Hyacinthe avec 8 dessins en couleurs par Joan Miró,* Paris: Editions Jeanne Bucher, 1928. Mit 8 farbigen Pochoir-Drucken auf Bütten nach Gouachen von JOAN MIRÓ. 25 x 33 cm. In graues Leinen gebundener Umschlag mit Bandverschluß. Auflage 300 Exemplare. Ausgestellt ist Exemplar Nr. 172. Privatsammlung. Vergleiche Kat. 2.58.

Artists Address Book, The Whitney Museum of American Art und Studio International, New York 1973. 19,5 x 20,5 cm. 148 Seiten mit 25 Portaitphotos von L. Sidney Kaplan und Umschlaggestaltung von ROBERT INDIANA. Spiralbindung. Privatsammlung.

ROBERT INDIANA, *Numbers. Mit Gedichten von Robert Creeley,* Düsseldorf und Stuttgart: Galerie Schmela und Edition Domberger, 1968. 21,3 x 25,2 cm. 78 Seiten mit 10 Farbserigraphien. Broschur in Schuber. Privatsammlung.

INTERFUNKTIONEN 10, herausgegeben von Friedrich Wolfram Heubach, Köln o. J. (1971). Mit Partituren von John Gibson und Phil Glass.

Katalog *5 x 5 = 25,* Ausstellung von Gemälden der Künstler Stepanova, Wesnin, Popova, Rodschenko, Exter. Mit Umschlagillustration von ALEXANDER WESNIN. Moskau 1921. Reprint, Köln: Verlag der Buchhandlung Walther König, 1990.

ON KAWARA, *I Went / I Met / I Read / Journal 1969,* Köln: Verlag der Buchhandlung Walther König, 1992. 4 Bände. 21,5 x 28 cm. In Wellpappe-Schachtel mit Titeletikett. Leihgabe der Buchhandlung König, Köln.

ON KAWARA, *Codes.* »Six Codes du Temps« illustriert von Jacques Roubaud. Paris: Yvon Lambert, 1996. 107 Seiten (teilweise Blindenschrift), lose Doppelbogen, Bütten. 30,8 x 23 cm (je Seite). In schwarzer Kartonkassette mit geprägtem Titel: 26 x 34,4 x 7 cm. Auflage 108 + XX Exemplare. Ausgestellt ist Exemplar Nr. 52.
Leihgabe der Buchhandlung König, Köln.

MARTIN KIPPENBERGER, *Das Ende der Avandgarde ,* Köln und New York: Galerie Gisela Capitain und Thea Westreich, 1989. 30,5 x 35,5 cm. Farbserigraphie auf laminiertem Pappkarton. Leporello in Schuber. Auflage 24 Exemplare (jeweils Unikate). Leihgabe der Galerie Capitain, Köln. Vergleiche Kat. 10.29.

MARTIN KIPPENBERGER, *Input, Umzüge 1957–1988,* Köln: Galerie Gisela Capitain, 1989. 14,7 x 20 cm. 66 Seiten durchgehend mit Schwarzweißabbildungen. Broschur. Privatsammlung.

JANNIS KOUNELLIS, *Tela Candida*, 1963. Buch mit 6 Originalzeichnungen von Janis Kounellis und handschriftlichen Texten von Mario Diacono. Je Zeichnung 28,3 x 19,5 cm. Eines von fünf Unikaten. Sammlung Speck, Köln.

JAROSLAW KOZLOWSKI, *Deka-Log,* Zeszytów 1972. 10 x 24 cm. 20 Seiten mit 10 Schwarzweißabbildungen. Broschur. Privatsammlung.

EL LISSITZKY, *Die vier Grundrechnungsarten*, Mappe mit 12 Serigraphien nach Gouachen von 1928. Köln: Edition Galerie Gmurzynska, 1976. In schwarzer Kartonkassette. Blattgröße je 25 x 32,5 cm. Auflage 200 Exemplare. Ausgestellt ist Exemplar Nr. 25. Privatsammlung.

FILIPPO TOMMASO MARINETTI, *Les mots en liberté futuriste*, Mailand: Edizioni Futuriste de »Poesia«, 1919. 10,7 x 19,2 cm. 114 Seiten mit vier Ausklapptafeln. Broschur. Privatsammlung.

FUTURISTISCHE MANIFESTE:
La splendeur géométrique et mécanique et la sensibilité numérique. Mailand 11. März 1914 (FILIPPO TOMMASO MARINETTI).
23,2 x 29 cm. 4 Seiten. Privatsammlung.

Parole Consonanti Vocali Numeri in Libertà. Mailand, 11. Februar 1915. (FILIPPO TOMMASO MARINETTI, FRANCESCO CANGIULLO, GOVONI, BUZZI). 23,2 x 29 cm. 4 Seiten, alle illustriert. Privatsammlung.

L'art mécanique. Mailand, 1. Juli 1923. 23,2 x 29 cm. 4 Seiten. Privatsammlung.

MARIO MERZ, *Fibonacci 1202/Mario Merz 1970*, Turin: Sperone Editore, 1970, 9,8 x 16,5 cm. 112 Seiten. Broschur. Privatsammlung.

MANFRED MOHR, *Petit livre de nombres au hasard,* gebundenes Typoskript auf kariertem Papier, 1971. 16,8 x 21,1 x cm. 84 Seiten. Broschur mit Umschlagillustration. Auflage 3 Exemplare. Ausgestellt ist Exemplar Nr. 2. Leihgabe des Künstlers.

NELSON MORPURGO, *Il Fuoco delle Piramidi. Liriche e Parole in Libertà con Prefazione di F. T. Marinetti*, Mailand: Edizioni Futuriste de »Poesia«, 1923. 17 x 24,3 cm. 32 Seiten mit zahlreichen typographischen Zeichnungen. Broschur.

JÉRÔME PEIGNOT, *Typoésie*, Paris: Edition Nationale, 1993. 16 x 21,9 cm. 464 Seiten durchgehend mit Textbildern in Schwarz und Rot. Broschur. Privatsammlung.

A. R. PENCK, *Sanfte Theorie über Arsch, asche und Vegetation,* Groningen: Groninger Museum und Michael Werner, 1979. 20,9 x 29,5 cm. 224 Seiten mit 112 Abbildungen in Schwarz und Rot. Broschur. Auflage 500 Exemplare. Privatsammlung.

BENJAMIN PÉRET, *Dormir dormir dans les pierres*, Paris: Editions Surréalistes, 1927. Mit Umschlagillustration und 4 ganzseitigen handkolorierten Abbildungen sowie 10 Textvignetten von YVES TANGUY. 17,5 x 22,4 cm. 36 Seiten. Broschur. Auflage 210 Exemplare. Ausgestellt ist Exemplar Nr. 135. Privatsammlung. Vergleiche Kat. 2.73.

FRANCIS PICABIA, *291* (1915), *391* (1917–1924) und *491* (1949), herausgegeben von Francis Picabia. Ausgestellt sind verschiedene Hefte dieser drei Zeitschriften. Reprint Antwerpen: Ronny van de Velde, 1993. Privatsammlung.

PETER ROEHR, *Ziffern*, Köln: Edition Gerd de Vries, 1970, 20,8 x 29,6 x cm. 24 Seiten mit 10 Typomontagen von 1965. Broschur. Privatsammlung.

GERHARD RÜHM, *fenster. Texte*, Reinbeck: Rowohlt, 1968. 16 x 23,5 cm. 242 Seiten, Pappband.

ARDENGO SOFFICI, *BIF § ZF + 18, Simultaneità e Chimismi Lirici,* Florenz: Vallecchi Editore, 1919. 120 Seiten. Broschur. Privatsammlung.

NIELE TORONI, *1, 2, 3, 4, 5, Prétexte à un livre d'artiste,* Gent: Imschoot Uitgevers, 1989. 14,9 x 20,8 cm. 80 Seiten mit 38 schwarzen und roten Abbildungen. Broschur. Privatsammlung.

TREMLETT, *West Bengal,* Paris und Kalkutta: Galerie Durand-Dessert, 1989. 14,1 x 22,1 cm. 62 Seiten mit 30 Schwarzweißabbildungen auf rosafarbenem und grünem Papier mit Leinenprägung. Broschur. Privatsammlung.

TRISTAN TZARA, *manifestes dada – quelques dessins de francis picabia,* Paris: Editions du Diorama J. Budry, 1924. 14 x 19 cm. 104 Seiten mit 12 Illustrationen von FRANCIS PICABIA. Broschur. Auflage 300 Exemplare. Ausgestellt ist Exemplar Nr. 199. Privatsammlung.

WOLF WEZEL, *Sequenzen,* Piesport: Ottenhausen Verlag, 1988, 11,7 x 16,9 cm. 64 Seiten mit typographischen Zifferntexten. Broschur. Privatsammlung.

WOLF WEZEL, *Einhalb-Texte,* Berlin: Rainer Verlag, 1992. 10 x 15 cm. 100 Seiten mit 44 Zifferntexten. Broschur. Privatsammlung.

LITERATUR ZUM THEMA

LUCY ADELMAN und MICHAEL COMPTON, »Mathematics in early abstract art«, in: *Towards a new art. Essays on the Background to abstract art 1910–1920*, London 1980, S. 64–89.

ERIK ANDERSCH u. a., Katalog *Fluxus aus der Sammlung Andersch*, Bielefelder Kunstverein, Bielefeld 1992.

MICHEL BAUDSON u.a., Katalog *L'Art et le Temps*, Palais des Beaux-Arts Brüssel 1985 (In der Mannheimer Kunsthalle gezeigt unter dem Titel *Zeit – die vierte Dimension*).

MAX BENSE, *Konturen einer Geistesgeschichte der Mathematik. II: Die Mathematik und die Kunst*, Hamburg: Goverts, 1949.

OTTO BETZ, *Das Geheimnis der Zahlen*, Reihe »Symbole«, Stuttgart: Kreuz-Verlag, 1989.

ERNST BINDEL, *Die geistigen Grundlagen der Zahlen*, Stuttgart: Verlag Freies Geistesleben, 1980.

ERNST BINDEL, *Die Zahlengrundlagen der Musik im Wandel der Zeiten*, Stuttgart: Verlag Freies Geistesleben, 1985.

SIGRID BRAUNFELS u.a., *Der vermessene Mensch in Kunst und Wissenschaft*, München: Heinz Moos Verlag, 1973.

MARTIN BURCKHARDT, *Metamorphosen von Raum und Zeit. Eine Geschichte der Wahrnehmung*, Frankfurt und New York: Campus, 1994.

THEODORE ANDREA COOK, *The Curves of Life being an Account of Spiral Formations and their Application to Growth in Nature, to Science and to Art*, New York: Dover Publications, 1979 (Erstausgabe: London1914).

RAINER CRONE, Katalog *Numerals 1924–1977*, Yale University Art Gallery, New Haven, Leon Castelli Gallery, New York, Dartmouth college Museum and Galleries, 1977/78.

RAINER CRONE, »Zahlen und Zeichen. Arithmetische Systeme von Paul Klee bis zu Sol LeWitt«, in: Katalog *Europa/Amerika. Die Geschichte einer künstlerischen Faszination seit 1940*, Museum Ludwig, Köln, 1986, S. 256–274.

LYNDA DALRYMPLE HENDERSON, *The Fourth Dimension and Non-Euclidean Geometry in Modern Art*, Princeton: Princeton University Press, 1983.

THOMAS DREHER, *Konzeptuelle Kunst in Amerika und England zwischen 1963 und 1976*, Diss., München 1988; Frankfurt u. a.: Peter Lang, 1990, Europäische Hochschulschriften, Reihe XXVIII Kunstgeschichte, Band 138.

KEITH ELLIS, *Magie der Zahl, ihre Rolle in Natur, Kunst und Alltag*, München: Goldmann, 1979.

FRANZ CARL ENDRES und ANNEMARIE SCHIMMEL, *Das Mysterium der Zahl, Zahlensymbolik im Kulturvergleich*, München, Eugen Diederichs, 1984 (Diederichs Gelbe Reihe, 1992).

WOLFGANG MAX FAUST, *Bilder werden Worte. Zum Verhältnis von bildender Kunst und Literatur im 20. Jahrhundert oder Vom Anfang der Kunst im Ende der Künste*, München: Hanser, 1977.

ZDENEK FELIX, Katalog *Denk-Bilder. Kunst der Gegenwart 1960–1990*, Hypo-Kunsthalle, München, und Von der Heydt-Museum, Wuppertal, 1991.

ALFRED M. FISCHER und BARBARA M. THIEMANN, Katalog *Sammlung Speck*, Museum Ludwig, Köln, 1996; Köln: Oktagon, 1996.

HERBERT W. FRANKE und HORST HELBIG, *Die Welt der Mathematik. Computergrafik zwischen Wissenschaft und Kunst*, Düsseldorf: VDI-Verlag, 1987.

HERBERT W. FRANKE, *Schönheit der Mathematik*, Katalogbroschüre zur gleichnamigen Ausstellung im Siemens-Museum, München, 1990.

MARIE-LUISE VON FRANZ, *Zahl und Zeit. Psychologische Überlegungen zu einer Annäherung von Tiefenpsychologie und Physik*, Stuttgart 1970.

MATILA GHYKA, *The Geometry of Art and Life*, New York: Dover Publications, 1977. (Erstausgabe, New York 1946).

MATILA GHYKA, *Philosophie et Mystique du Nombre*, Paris: Payot, 1952, 2. Aufl. 1971, Reihe »Aux Confins de la Science«.

CLAUDE GINTZ u.a., Katalog *l'art conceptuel, une perspective*, Musée d'Art Moderne de la Ville de Paris, 1990.

ANN GOLDSTEIN und ANN RORIMER, Katalog *Reconsidering the Object of Art: 1965–1975*, The Museum of Contemporary Art, Los Angeles, 1995; Cambridge/Massachusetts und London: The MIT Press, 1995.

DIETMAR GUDERIAN, Katalog *Mathematik in der Kunst der letzten dreißig Jahre. Von der magischen Zahl über das endlose Band zum Computerprogramm*, Wilhelm-Hack-Museum, Ludwigshafen, 1987; Paris: Edition Galerie Lahumière,1990.

DIETMAR GUDERIAN, »Mathematik und Kunst – Analysen«, in: *ZDM, Zentralblatt für Didaktik der Mathematik*, Jg. 22, April 1990, Heft 2, S. 43–67.

DIETMAR GUDERIAN, *Zufall – Chaos – Katastrophe*. Begleitbroschüre zur Ausstellung im Zusammenhang mit der Jahrestagung 1994 der Deutschen Mathematiker Vereinigung, Duisburg (Mercator-Halle) 1994.

LÓRÁND HEGYI u.a., Katalog *Die Sammlung Marzona*, Museum Moderner Kunst Stiftung Ludwig Wien 1995.

BERNHARD HOLECZEK und LIDA VON MENGDEN, Katalog *Zufall als Prinzip. Spielwelt, Methode und System in der Kunst des 20. Jahrhunderts*, Wilhelm-Hack-Museum, Ludwigshaften, 1992; Heidelberg: Edition Braus, 1992.

IHOR HOLUBIZKY, Katalog *Numbering*, Art Gallery of Hamilton, Hamilton, Canada, 1990.

KLAUS HONNEF, *Concept Art*, Köln: Phaidon, 1971.

H. E. HUNTLEY, *A Study in Mathematical Beauty*, New York: Dover Publications, 1970.

GEORGES IFRAH, *Universalgeschichte der Zahlen*, Frankfurt und New York: Campus, 1986.

FAITH JAVANE und DUSTY BUNKER, *Zahlenmystik. Das Handbuch der Numerologie, aus dem Amerikanischen übertragen von Mathias Schossig*, München: Goldmann Esoterik, 1979.

BERND KRIMMEL u.a., Katalog *Symmetrie in Kunst, Natur und Wissenschaft*, 2 Bde., Mathildenhöhe Darmstadt, 1986.

STANISLAW LEM, *Summa technologiae, aus dem Polnischen übersetzt von Friedrich Griese*, Frankfurt: Suhrkamp TB, 1981.

LUCY LIPPARD, *Six Years: The dematerialization of the art object from 1966 to 1972: a cross-reference book of information on some esthetci boundaries*, New York: Praeger Publishers, 1973.

ELEONORA LOUIS und TONI STOOSS, Katalog *Die Sprache der Kunst. Die Beziehung von Bild und Text in der Kunst des 20. Jahrhunderts*, Kunsthalle Wien und Frankfurter Kunstverein, 1993/94; Stuttgart: Cantz Verlag, 1993.

PAUL MAENZ und GERD DE VRIES, *Art & Language. Texte zum Phänomen Kunst und Sprache*, Köln 1972, Reihe DuMont international.

BENOÎT B. MANDELBROT, *Die fraktale Geometrie der Natur*, Basel und Boston: Birkhäuser Verlag, 1987.

KARL MENNINGER, *Zahlwort und Ziffer. Eine Kulturgeschichte der Zahl*, 2 Bde., Göttingen: Vandenhoeck & Ruprecht, 1958.

HEINZ MEYER und RUDOLF SUNTRUPP, *Lexikon der mittelalterlichen Zahlenbedeutungen*, München: Wilhlem Fink Verlag, 1987, Band 56 der Münsterschen Mittelalter-Schriften.

JÉRÔME PEIGNOT, *Du Chiffre*, Paris: Jacques Damase, 1982.

HEINZ-OTTO PEITGEN und PETER H. RICHTER, *The Beauty of Fractals. Images of Complex Dynamical Systems,* Berlin u. a.: Springer-Verlag, 1986.

FRANK POPPER, *le déclin de l'objet*, Paris: Editions du Chène, 1975.

OLIVIA PUTMAN, Katalog *Le Chiffre. Multiples approches du chiffre dans l'art contemporain 1960–1988*, Paris: Carré des Arts, 1988/89.

JASIA REICHARDT (Hrsg.), *Cybernetics, Art and Ideas*, London 1971.

DIETER RONTE, EVELYN WEISS u.a., Katalog *Kunst bleibt Kunst. Projekt '74, Aspekte internationaler Kunst am Anfang der 70er Jahre*, Kunsthalle Köln, 1974.

CHRISTEL SAUER, *Die Samlung FER – The FER Collection*, Köln: Gerd de Vries Verlag, 1983.

CHRISTIAN SCHLATTER, Katalog *Arts conceptuels, Formes conceptuelles*, Galerie 1900–2000, Paris, 1990.

GERHARD STORCK u.a., Katalog *Bücher Bilder Objekte aus der Sammlung Reiner Speck*, Museum Haus Lange und Museum Haus Esters, Krefeld, 1983.

WOLFGANG TRAPP, *Kleines Handbuch der Maße Zahlen, Gewichte und der Zeitrechnung*, Stuttgart: Reclam TB, 1992.

F. A. WILLERS, *Zahlzeichen und Rechnen im Wandel der Zeit*, Berlin und Leipzig: Verlag Volk und Wissen, 1949.

DIE EWIGE ZAHL, Sonderheft der Zeitschrift *Positionen, Beiträge zur Neuen Musik*, Nr. 23, Mai 1995.

CHRISTIAN ZERVOS, »Mathématiques et art abstrait«, in: *Cahiers d'Art*, Vol., 11, 1936, S. 4–10.

PHOTONACHWEIS

(Angegeben sind Seitenzahlen oder Katalognummern)

Rachel Adler Gallery, New York: 1.31, 2.10
Jörg P. Anders, Berlin: 2.35
Galeria Annunciata, Mailand: 9.7
Art Gallery of Ontario, Toronto: 4.7
Art & Public, Genf: 7.24
Artist-Peter McLeavey Gallery, New Zealand: XVIII
Galerie von Bartha, Basel: 5.51
Öffentliche Kunstsammlung, Basel, Kupferstichkabinett, Martin Bühler: 3.7, 8.30
Bauhaus-Archiv, Berlin: 1.61
Collection Timothy Baum, New York: 1.29
Christian Baur, Basel: 2.51
Bayerische Staatsbibliothek, Fotostelle, München: 1.13, 1.58, 1.60
Lawrence Beck: 6.47, 6.48
Marc Berger: 9.5
John Berggruen Gallery, San Francisco: 1.8, 8.22, 8.23
Galerie Berinson, Berlin: 1.43, 1.49, 2.34
F. Bertin, Grandvaux: 3.6, 7.42, 7.43
U. Beuttenmüller: 4.47
Galerie Beyeler, Basel: 3.13
Mel Bochner, New York: 6.32, 6.33, 6.34
Galerie Bruno Bischofberger, Zürich: 8.19, 8.21, 9.13
Boetti Collection, Rom: 5.24
Christina Bolduan (Atelier Kattner), Berlin: 11.4
Bouwfonds Kunststichting, Niederlande: 10.6
The Brooklyn Museum, New York: 2.11
Brunzel, Kassel: 6.1–6.4
Armin Buhl, Ulm: 4.13, 5.12, 5.17, 10.7
Martin Bühler, Basel: 2.44, 4.4, 8.28, 8.29, 8.30
Cesar Caldarella: 1.15
Sammlung Calmarini, Mailand: 2.4, 7.12
Edition Gisela Capitain und Thea Westreich, New York: 10.29
Luca Carrà, Studio Fotografico, Mailand: 2.5, 2.7, 2.8, 2.22, 2.25, 2.32
F. Català-Roca, Barcelona: 2.62, 2.63
Roberto Ceccato: 6.46
Patrick Chapuis: 7.56, 7.57
Christie's Images, London: Abb. 17 (S. 129)
Annabelle Clarke: 7.13
Tamar Cohen: 1.28, 1.62, 8.18
Giorgio Colombo, Mailand: 7.15
Conrad Electronic: 4.49
Dallas Museum of Art: 2.71
Galerie Martina Detterer, Frankfurt/Main: 4.46
Dreieich, Fototechnik: 3.10, 7.54
Mary Elkins: 11.8, 11.9
Hein Engelskirchen, Krefeld: 5.44
Eric and Salome Estorick Foundation, London: 1.10
Claudia Gian Ferrari Arte Contemporanea, Mailand: 8.16, 8.17
Sammlung Froehlich, Stuttgart: 4.36
Fundació Gala - Salvador Dalí, Figueres: 2.75, 2.77
Fundació Joan Miró, Barcelona: 2.60, 2.61
Fondacion Colección Thyssen-Bornemisza, Madrid: 2.27
Galerie der Stadt Stuttgart: 10.11, 10.12, 10.21
Mario Gastinger,München: 5.10, 9.8–9.11
gelbe Musik. Künstlerschallplatten und Partituren, Ursula Boeck, Berlin: Abb. 9 und 10 (S. 309)
Philippe De Gobert, Brüssel: 5.3, 5.36, 7.3
Anne Gold, Aachen: 1.37, 7.9
Sigfried Gragnato: 7.4
Galerie Gmurzynska, Köln: XV, 1.25
Galerie Bärbel Grässlin, Frankfurt/Main: 4.44, 7.5
Galerie Tanja Grunert: XXII
Tom Haartsen, Ouderkerk: 3.15, 4.27, 4.28, 5.23
Nikon Hasshoku, Osaka, Japan: 3
Markus Hawlik: 2.49, 2.50
Louis Held, Foto-Atelier Louis Held, Stefan und Eberhard Renno: 6.11, 6.12
Silke Helmerdig, Berlin: 5.54
Galerie Heppächer, Stuttgart: 4.37, 4.38
Michael Herling: 1.26, 1.32–1.35
Matthias Herrmann, Wien: 7.59
Udo Hesse: 8.5
Georg Heusch, Köln: 4.14
Hocken Library, University of Otago, Dunedin, Neuseeland: 10.26
Gerhard-Hoehme-Archiv, Neuss: 3.8, 8.4
Foto-Hoerner, Hannover: 5.46, 5.47
Friedhelm Hoffmann, Berlin: 1.45
Bruno Hubschmid, Zürich: 5.38
Galerie und Edition Hundertmark, Köln: 5.6, 11.13, 11.14
Galerie Grita Insam, Wien: 4.50
Jörg Jatho, Amelinghausen: 1.50
Galerie Kaess-Weiss, Stuttgart: 10.25
Ilmari Kalkkinen: 8.12, 8.13
Thomas Karsten, Vierkirchen: 1.44
Benjamin Katz, Köln: 7.25
Henri Kessels: 5.35
Galerie Jule Kewenig, Frechen: 10.17, 10.18
H. Kiessling, Berlin: XX
Bernd Kirtz, Duisburg: 1.41
Paul-Klee-Stiftung, Bern: 2.37–2.39, 2.41, 2.42
Galerie Françoise Knabe, Frankfurt/Main: 8.8
Christoph Knoch, München: 6.8
Dorothea van der Koelen, Mainz: 6.7, 6.28, 10.14
Bob Kolbrener: Abb. 14 (S. 60)
Nikolaus Koliusis, Stuttgart: Abb. 27 (S. 240)
Krugier-Ditesheim Art Contemporain, Genf: 1.9, 2.64, 2.65
kühle und mozer, Köln: 3.18
Kuhn, Jean-Pierre, S. I. K., Zürich: 11.21, 11.22c, d, j, h,n
Bernd Kuhnert, Berlin: 1.52, 1.53, 1.54, 1.55, 2.33
Galerie Kulli, St. Gallen: 6.24, 6.25
Kunsthaus Zürich: 1.18, 1.42, 2.16, 2.36
Kunstsammlung Nordrhein-Westfalen, Düsseldorf: 2.47
Galerie Alex Lachmann, Köln: 1.51
Christof Lackner, Salzburg und Innsbruck: Abb. 2 (S. 323)
Marcel Lannoy: 2.24, 10.2
Sammlung Carl László, Basel: 1.48
Lauer, Duisburg: 11.1
Peter Lauri, Bern: 8.27
Galerie Lelong, Zürich, Paris, New York: 3.11
Lepkowski, Berlin: 1.60
Klaus Liebich, Liebertwolkwitz: 1.56
J. Littkemann, Berlin: 3.20, 5.30
Littmann Kulturprojekte Basel: 8.35
Joseph Loderer, München: 7.36, 7.37
Ludwig Forum Aachen: 5.32
Archiv Paul Maenz, Berlin: 6.17, 7.8
Sammlung Paul Maenz, Berlin: 4.39, 6.14, 6.15
Märkisches Museum, Witten: 8.6
Galerie Philomene Magers, Köln: 4.24–4.26
Collection Loïc Malle, Paris: 4.34
Christoph Markwalder, Basel: 2.9, 5.52, 5.53
Marlborough International Fine Art, London: 1.19, 1.23, 1.24
Sammlung Emmy de Martelaere, Paris: 5.41
Sammlung Marzona, Udine: 4.20, 5.39, 6.29, 6.31, 6.36, 7.53
Barbara Mathes Gallery, New York: 1.39
Galerie Hans Mayer, Düsseldorf: 10.24
J. C. Mazur, Paris: 5.21
The Metropolitan Museum of Art, New York: 1.14, 2.12, 2.13, Abb. 8 (S. 50)
Rune Mields, Köln: 6.6, 8.37, 8.38, 10.13, 11.2, 11.3, 11.5, 11.6
Philipp Migeat, Paris: Abb.12 (S. 53)
Wolfgang Morell, Bonn: 1.22, 4.15
A. Morin: 7.16
Karl-Heinz Müller, Köln: 4.10
Musée de Grenoble: 2.18
Musée national d'art moderne, Centre Georges Pompidou, Paris: 2.59
Musée Picasso, Paris: 1.5, 1.6, 1.7
Museo Nacional de Artes Visuales, Montevideo, Uruguay: 1.16
Museo Nacional Centro de Arte Reina Sofia, Madrid: 2.76
Museum Folkwang, Essen: 4.12, 7.46
The Museum of Modern Art, New York: XIV, Abb. 2 (S. 14), 1.20, 1.27, Abb. 8 (S. 48), 2.46
Marianne Nicolaus, Köln: 4.31
Anthony d'Offay Gallery, London: 7.58
Ohara Museum of Art, Kurashiki, Japan: 3.4
Larry Ostrom, Art Gallery of Ontario: 2.1
Padovan, Studio fotografico, Turin: 2.6
Kurt Paulus, Nürnberg: 1.47, 5.11
Sammlung Sylvio Perlstein, Antwerpen: 2.70
Phillips/Schwab: 7.30
Photothèque des Musées de la Ville de Paris: 2.29
François Poivret: 6.43, 6.44
Portikus, Frankfurt/Main: 10.4
Prudence Cuming Associates, London: 7.58
Antonia Reeve, Edinburgh: 2.68
Rheinisches Bildarchiv, Köln: 1.11, 2.28, 2.66, 2.67, 4.11, 9.12; Marion Mennicken: 3.18, 8.1, 9.1
Galerie Rolf Ricke, Köln: 7.9, 7.10
F. Rosenstiel, Köln: 6.6, 8.36, 8.38, 8.39, 11.2, 11.5, 11.6
Sandak/Macmillan Publishing Co., New York: 4.8
Peter Sander, Hamburg: 8.24, 11.11, 11.12
Foto Saporetti, Mailand: 2.19, 2.20

Sammlung Rudolf und Ute Scharpff, Stuttgart: 7.1
G. Schiavinotto: 7.14
Photoarchiv C. Raman Schlemmer, I-28050 Oggebbio: 2.51–2.54, 2.56
Schmatz, Ulm: 4.41
Marcus Schneider, Bielefeld: 6.51
Schönborn, München: 5.29, 10.19
Sammlung Arturo Schwarz, Mailand: 2.31, 2.69
Scottish National Gallery of Modern Art, Edinburgh: 1.1, 2.68
Ph. Sebert: 7.55
Foto Seifert: 7.22, 7.23
Steven Sloman, New York: 4.9
Sonnabend Gallery, New York: 3.1, 3.2, 4.3, 4.48, 5.42, 7.7
Andreas Speiser, Melide, Schweiz: 1.4
Speltdoorn et fils, Foto d'art, Brüssel: 2.45
Gian Enzo Sperone, Rom/New York: 8.15
Sprengel Museum, Hannover: 1.36, 1.38
Galerie Monika Sprüth, Köln: 8.33
Squidds & Nunns, New York: 7.11, Abb. 19 (S. 169)
Staatsgalerie Stuttgart (Franziska Adraini, Marion Lammersen, Volker Naumann): XI o., 30, 36, 8, 15, 131; 1.40, 1.46, 1.57, 2.15, 2.21, 2.23, 2.26, 2.43, 2.58, 2.73, 2.74, 3.5, 3.19, 4.32, 4.33, 5.1, 5.5, 5.7, 5.8, 5.9, 5.13–5.15, 5.30a, 5.33, 5.34, 5.37, 5.48, 6.35, 6.45, 7.2, 7.17–7.21, 7.29, 7.31, 7.45, 7.47, 7.47a, Abb. 21 (S. 185), 8.2, 8.3, 8.20, 8.32, 8.34, 8.40, 8.41, 8.42, 9.2, 9.3, 9.18, 9.19, 9.24a–d, 10.8, 10.9, 10.15, 10.16, 10.22, 10.23, 10.27, 11.7, 11.25
Stadtarchiv Ulm, Adler: 1.2
Edition Staeck, Heidelberg: 5.26, 5.27, 5.55
Galerie Edition Stahlberger, Weil am Rhein: 3.12
Lee Stalsworth: 3.3
Stedelijk Museum Amsterdam: 1.12, 4.35, 5.22
Stedelijk Van Abbe-Museum, Eindhoven: 2.30
Sammlung Galerie Luisa Strina, Sao Paulo: 5.38
P. A. Struck: 8.7
Nic Tenwiggenhorn: 4.16, 4.17
Piotr Tomczyk: 5.31
Universaledition Wien: Abb. 5 (S. 306)
Ronny Van de Velde, Antwerpen: 1.21
Collection Daniel Varenne, Genf: 11.23
Galerie Vömel, Düsseldorf: 2.55
The Andy Warhol Foundation for the Visual Arts, Inc., New York: 4.5, 4.6
Angelika Weidling, Berlin: 7.27, 7.28
Galerie Michael Werner, Köln: 4.30
Stephen White, London: 4.29, 6.53
Whitney Museum of American Art, New York: 4.8, 4.9
Pace Wildenstein, New York: 11.24
P. Megan Williams: 8.9
Gareth Winters, London: 7.40, 7.41
Adolf-Wölfli-Stiftung, Kunstmuseum Bern: 8.25, 8.26
Woessner, Wien: 11.15
Dorothy Zeidmann: 1.3, 4.36
Horst Ziegenfusz, Frankfurt: 4.51, 6.18, 6.19

Soweit nicht anders vermerkt, stammen die Bildvorlagen von den angegebenen Museen und Leihgebern.

o Alfano + Carl André + Horst Antes + Shusaku Arakawa + Stuart Arends + Arman + Art & Language + Giacomo Balla
Bernhardt + Lore Bert + Gianni Bertini + Joseph Beuys + Ashley Bickerton + Heiner Blum + Erwin Blumenfeld + Umber
dthaers + Hellmut Bruch + Werner Büttner + Michael Byron + Squeak Carnwath + Carlo Carrà + Miguel Chevalier + Fran
Denes + Fortunato Depero + Antonio Dias + Ugo Dossi + Felix Droese + Marcel Duchamp + Gia Edzgveradze + Vasiliy
+ Rupprecht Geiger + Ludger Gerdes + Walter Giers + IMI Giese + Bruno Goller + Ludwig Gosewitz + Zbigniew Gostom
ul Hausmann + John Heartfield + Klaus Heider + Frank van Hemert + Jan Henderikse + Georg Herold + Klaus Heuser +
t Egon Kalinowski + Lajos Kassak + Kazuo Katase + On Kawara + Edward Kienholz + Martin Kippenberger + Konrad K
ounellis + Attila Kovács + Brigitte Kowanz + Simon Linke + El Lissitzky + Thomas Locher + Richard Paul Lohse + Reinier
so Marinetti + Helmut Mark + Pino Masnata + Colin McCahon + Matthew McCaslin + McDermott & McGough + Cildo M
nes Molzahn + François Morellet + Robert Morris + Erich Mrozek + Georg Muche + Barbara Mühlefluh + Gerald Murph
min Patterson + Simon Patterson + A. R. Penck + Francis Picabia + Pablo Picasso + Hermann Pitz + Sigmar Polke + Step
drik Reutersward + Klaus Rinke + Peter Roehr + Brigitta Rohrbach + Mimmo Rotella + Edward Ruscha + Michael Sauer
on Stankowski + Haim Steinbach + Bernard Tagwerker + Antoni Tàpies + Philippe Thomas + Andrew Topolsky + Joaqu
+ Hans-Albert Walter + Franz Erhard Walther + Andy Warhol + Peter Warum + Max Weber + Lawrence Weiner + Stefa
ku Arakawa + Stuart Arends + Arman + Art & Language + Giacomo Balla + Miquel Barceló + Rafael Barradas + Cristina
Beuys + Ashley Bickerton + Heiner Blum + Erwin Blumenfeld + Umberto Boccioni + Mel Bochner + Alighiero Boetti +
ichael Byron + Squeak Carnwath + Carlo Carrà + Miguel Chevalier + Francesco Clemente + William N. Copley + Jean Cr
+ Ugo Dossi + Felix Droese + Marcel Duchamp + Gia Edzgveradze + Vasiliy Ermilov + Max Ernst + Esther Ferrer + Rober
Giers + IMI Giese + Bruno Goller + Ludwig Gosewitz + Zbigniew Gostomski + Dan Graham + Juan Gris + Sabine Groß
er + Frank van Hemert + Jan Henderikse + Georg Herold + Klaus Heuser + John Hilliard + Hannah Höch + Gerhard Hoe
uo Katase + On Kawara + Edward Kienholz + Martin Kippenberger + Konrad Klapheck + Paul Klee + Yves Klein + Greta
vanz + Simon Linke + El Lissitzky + Thomas Locher + Richard Paul Lohse + Reinier Lucassen + Lusici + Elaine Lustig Coh
ata + Colin McCahon + Matthew McCaslin + McDermott & McGough + Cildo Meireiles + Mario Merz + Robert Michel +
t Morris + Erich Mrozek + Georg Muche + Barbara Mühlefluh + Gerald Murphy + Egon Karl Nicolaus + Mick O'Kelly +
Penck + Francis Picabia + Pablo Picasso + Hermann Pitz + Sigmar Polke + Stephen Prina + Ivan Puni + Norbert Raderm
r Roehr + Brigitta Rohrbach + Mimmo Rotella + Edward Ruscha + Michael Sauer + Reinhard Scherer + Oskar Schlemme
rd Tagwerker + Antoni Tàpies + Philippe Thomas + Andrew Topolsky + Joaquin Torres-García + Rosemarie Trockel + Cy
er + Andy Warhol + Peter Warum + Max Weber + Lawrence Weiner + Stefan Wewerka + Marylin Willis + Rainer Witte
& Language + Giacomo Balla + Miquel Barceló + Rafael Barradas + Cristina Barroso + Jean Michel Basquiat + Willi Baum
+ Erwin Blumenfeld + Umberto Boccioni + Mel Bochner + Alighiero Boetti + Jonathan Borofsky + Georges Braque +
Carrà + Miguel Chevalier + Francesco Clemente + William N. Copley + Jean Crotti + Salvador Dalí + Hanne Darboven +
amp + Gia Edzgveradze + Vasiliy Ermilov + Max Ernst + Esther Ferrer + Robert Filliou + FLATZ + Hamish Fulton + Charle
g Gosewitz + Zbigniew Gostomski + Dan Graham + Juan Gris + Sabine Groß + George Grosz + Wang Guangyi + Fons
Georg Herold + Klaus Heuser + John Hilliard + Hannah Höch + Gerhard Hoehme + Thomas Huber + Robert Indiana +
Martin Kippenberger + Konrad Klapheck + Paul Klee + Yves Klein + Greta Knutson-Tzara + Wolfgang Koethe + Jiří Ko
r + Richard Paul Lohse + Reinier Lucassen + Lusici + Elaine Lustig Cohen + René Magritte + Kasimir Malewitsch + Pierc
rmott & McGough + Cildo Meireiles + Mario Merz + Robert Michel + Rune Mields + Moan Miró + Tatsua Miyajima + Lá
Mühlefluh + Gerald Murphy + Egon Karl Nicolaus + Mick O'Kelly + Claes Oldenburg + Roman Opalka + C. O. Paeffgen
Pitz + Sigmar Polke + Stephen Prina + Ivan Puni + Norbert Radermacher + Robert Rauschenberg + Man Ray + Jean-Pi
rd Ruscha + Michael Sauer + Reinhard Scherer + Oskar Schlemmer + Kurt Schwitters + Gino Severini + Chihiro Shimota
rew Topolsky + Joaquin Torres-García + Rosemarie Trockel + Cy Twombly + Timm Ulrichs + Bernar Venet + Jacques Vill
rence Weiner + Stefan Wewerka + Marylin Willis + Rainer Wittenborn + Adolf Wölfli + Manuel de Zayas + Carlo Alfan
el Barradas + Cristina Barroso + Jean Michel Basquiat + Willi Baumeister + Herbert Bayer + Bill Beckley + Ulrich Bernh
ner + Alighiero Boetti + Jonathan Borofsky + Georges Braque + George Brecht + Jürgen Brodwolf + Marcel Broodthaer
am N. Copley + Jean Crotti + Salvador Dalí + Hanne Darboven + Chérif+Silvie Defraoui + Charles Demuth + Agnes De
+ Esther Ferrer + Robert Filliou + FLATZ + Hamish Fulton + Charles Gaines + Pyotr S. Galadshev + Heinz Gappmayr +
Juan Gris + Sabine Groß + George Grosz + Wang Guangyi + Fons Haagmans + Detlef Halfa + Marsden Hartley + Raou
nnah Höch + Gerhard Hoehme + Thomas Huber + Robert Indiana + Alfred Jensen + Jasper Johns + Paul Joostens + Ho
lee + Yves Klein + Greta Knutson-Tzara + Wolfgang Koethe + Jiří Kolář + Nikolaus Koliusis + Joseph Kosuth + Jannis
+ Elaine Lustig Cohen + René Magritte + Kasimir Malewitsch + Piero Manzoni + Lizbeth Marano + Filippo Tommaso M
+ Robert Michel + Rune Mields + Moan Miró + Tatsua Miyajima + László Moholy-Nagy + Manfred Mohr + Johannes Mo
+ Mick O'Kelly + Claes Oldenburg + Roman Opalka + C. O. Paeffgen + Mimmo Paladino + Blinky Palermo + Benjamin
Norbert Radermacher + Robert Rauschenberg + Man Ray + Jean-Pierre Raynaud + Friedrich Reimann + Carl Fredrik Re
ar Schlemmer + Kurt Schwitters + Gino Severini + Chihiro Shimotani + Daniel Spoerri + Klaus Staeck + Anton Stankov
e Trockel + Cy Twombly + Timm Ulrichs + Bernar Venet + Jacques Villeglé + Herman de Vries + Claude Wall + Hans-Alb
+ Rainer Wittenborn + Adolf Wölfli + Manuel de Zayas + Carlo Alfano + Carl André + Horst Antes + Shusaku Arakaw
uiat + Willi Baumeister + Herbert Bayer + Bill Beckley + Ulrich Bernhardt + Lore Bert + Gianni Bertini + Joseph Beuys +
ges Braque + George Brecht + Jürgen Brodwolf + Marcel Broodthaers + Hellmut Bruch + Werner Büttner + Michael By
nne Darboven + Chérif+Silvie Defraoui + Charles Demuth + Agnes Denes + Fortunato Depero + Antonio Dias + Ugo D
h Fulton + Charles Gaines + Pyotr S. Galadshev + Heinz Gappmayr + Rupprecht Geiger + Ludger Gerdes + Walter Gier
g Guangyi + Fons Haagmans + Detlef Halfa + Marsden Hartley + Raoul Hausmann + John Heartfield + Klaus Heider +

Barceló + Rafael Barradas + Cristina Barroso + Jean Michel Basquiat + Willi Baumeister + Herbert Bayer + Bill Beckley +
oni + Mel Bochner + Alighiero Boetti + Jonathan Borofsky + Georges Braque + George Brecht + Jürgen Brodwolf + Mar
emente + William N. Copley + Jean Crotti + Salvador Dalí + Hanne Darboven + Chérif+Silvie Defraoui + Charles Demut
+ Max Ernst + Esther Ferrer + Robert Filliou + FLATZ + Hamish Fulton + Charles Gaines + Pyotr S. Galadshev + Heinz Ga
n Graham + Juan Gris + Sabine Groß + George Grosz + Wang Guangyi + Fons Haagmans + Detlef Halfa + Marsden Hart
iard + Hannah Höch + Gerhard Hoehme + Thomas Huber + Robert Indiana + Alfred Jensen + Jasper Johns + Paul Jooste
+ Paul Klee + Yves Klein + Greta Knutson-Tzara + Wolfgang Koethe + Jiří Kolář + Nikolaus Koliusis + Joseph Kosuth +
n + Lusici + Elaine Lustig Cohen + René Magritte + Kasimir Malewitsch + Piero Manzoni + Lizbeth Marano + Filippo To
+ Mario Merz + Robert Michel + Rune Mields + Moan Miró + Tatsua Miyajima + László Moholy-Nagy + Manfred Mohr +
Karl Nicolaus + Mick O'Kelly + Claes Oldenburg + Roman Opalka + C. O. Paeffgen + Mimmo Paladino + Blinky Palerm
+ Ivan Puni + Norbert Radermacher + Robert Rauschenberg + Man Ray + Jean-Pierre Raynaud + Friedrich Reimann + C
rd Scherer + Oskar Schlemmer + Kurt Schwitters + Gino Severini + Chihiro Shimotani + Daniel Spoerri + Klaus Staeck +
Garcia + Rosemarie Trockel + Cy Twombly + Timm Ulrichs + Bernar Venet + Jacques Villeglé + Herman de Vries + Claud
rka + Marylin Willis + Rainer Wittenborn + Adolf Wölfli + Manuel de Zayas + Carlo Alfano + Carl André + Horst Antes
+ Jean Michel Basquiat + Willi Baumeister + Herbert Bayer + Bill Beckley + Ulrich Bernhardt + Lore Bert + Gianni Bertin
Borofsky + Georges Braque + George Brecht + Jürgen Brodwolf + Marcel Broodthaers + Hellmut Bruch + Werner Bütt
vador Dalí + Hanne Darboven + Chérif+Silvie Defraoui + Charles Demuth + Agnes Denes + Fortunato Depero + Antoni
FLATZ + Hamish Fulton + Charles Gaines + Pyotr S. Galadshev + Heinz Gappmayr + Rupprecht Geiger + Ludger Gerde
Grosz + Wang Guangyi + Fons Haagmans + Detlef Halfa + Marsden Hartley + Raoul Hausmann + John Heartfield + Kl
homas Huber + Robert Indiana + Alfred Jensen + Jasper Johns + Paul Joostens + Horst Egon Kalinowski + Lajos Kassak
n-Tzara + Wolfgang Koethe + Jiří Kolář + Nikolaus Koliusis + Joseph Kosuth + Jannis Kounellis + Attila Kovács + Brigitt
é Magritte + Kasimir Malewitsch + Piero Manzoni + Lizbeth Marano + Filippo Tommaso Marinetti + Helmut Mark + Pin
ields + Moan Miró + Tatsua Miyajima + László Moholy-Nagy + Manfred Mohr + Johannes Molzahn + François Morellet
enburg + Roman Opalka + C. O. Paeffgen + Mimmo Paladino + Blinky Palermo + Benjamin Patterson + Simon Patterso
Robert Rauschenberg + Man Ray + Jean-Pierre Raynaud + Friedrich Reimann + Carl Fredrik Reutersward + Klaus Rinke +
Schwitters + Gino Severini + Chihiro Shimotani + Daniel Spoerri + Klaus Staeck + Anton Stankowski + Haim Steinbach
y + Timm Ulrichs + Bernar Venet + Jacques Villeglé + Herman de Vries + Claude Wall + Hans-Albert Walter + Franz Erha
Adolf Wölfli + Manuel de Zayas + Carlo Alfano + Carl André + Horst Antes + Shusaku Arakawa + Stuart Arends + Arma
Herbert Bayer + Bill Beckley + Ulrich Bernhardt + Lore Bert + Gianni Bertini + Joseph Beuys + Ashley Bickerton + Heine
echt + Jürgen Brodwolf + Marcel Broodthaers + Hellmut Bruch + Werner Büttner + Michael Byron + Squeak Carnwath
ilvie Defraoui + Charles Demuth + Agnes Denes + Fortunato Depero + Antonio Dias + Ugo Dossi + Felix Droese + Mar
+ Pyotr S. Galadshev + Heinz Gappmayr + Rupprecht Geiger + Ludger Gerdes + Walter Giers + IMI Giese + Bruno Golle
+ Detlef Halfa + Marsden Hartley + Raoul Hausmann + John Heartfield + Klaus Heider + Frank van Hemert + Jan Hen
nsen + Jasper Johns + Paul Joostens + Horst Egon Kalinowski + Lajos Kassak + Kazuo Katase + On Kawara + Edward Ki
laus Koliusis + Joseph Kosuth + Jannis Kounellis + Attila Kovács + Brigitte Kowanz + Simon Linke + El Lissitzky + Thor
+ Lizbeth Marano + Filippo Tommaso Marinetti + Helmut Mark + Pino Masnata + Colin McCahon + Matthew McCaslir
oly-Nagy + Manfred Mohr + Johannes Molzahn + François Morellet + Robert Morris + Erich Mrozek + Georg Muche + B
Paladino + Blinky Palermo + Benjamin Patterson + Simon Patterson + A. R. Penck + Francis Picabia + Pablo Picasso + H
aud + Friedrich Reimann + Carl Fredrik Reutersward + Klaus Rinke + Peter Roehr + Brigitta Rohrbach + Mimmo Rotella
el Spoerri + Klaus Staeck + Anton Stankowski + Haim Steinbach + Bernard Tagwerker + Antoni Tàpies + Philippe Thom
rman de Vries + Claude Wall + Hans-Albert Walter + Franz Erhard Walther + Andy Warhol + Peter Warum + Max Webe
ndré + Horst Antes + Shusaku Arakawa + Stuart Arends + Arman + Art & Language + Giacomo Balla + Miquel Barceló
e Bert + Gianni Bertini + Joseph Beuys + Ashley Bickerton + Heiner Blum + Erwin Blumenfeld + Umberto Boccioni + Me
ut Bruch + Werner Büttner + Michael Byron + Squeak Carnwath + Carlo Carrà + Miguel Chevalier + Francesco Clement
unato Depero + Antonio Dias + Ugo Dossi + Felix Droese + Marcel Duchamp + Gia Edzgveradze + Vasiliy Ermilov + Ma
Geiger + Ludger Gerdes + Walter Giers + IMI Giese + Bruno Goller + Ludwig Gosewitz + Zbigniew Gostomski + Dan Gr
nn + John Heartfield + Klaus Heider + Frank van Hemert + Jan Henderikse + Georg Herold + Klaus Heuser + John Hillia
alinowski + Lajos Kassak + Kazuo Katase + On Kawara + Edward Kienholz + Martin Kippenberger + Konrad Klapheck
Attila Kovács + Brigitte Kowanz + Simon Linke + El Lissitzky + Thomas Locher + Richard Paul Lohse + Reinier Lucasse
Helmut Mark + Pino Masnata + Colin McCahon + Matthew McCaslin + McDermott & McGough + Cildo Meireles + Ma
rançois Morellet + Robert Morris + Erich Mrozek + Georg Muche + Barbara Mühlefluh + Gerald Murphy + Egon Karl N
+ Simon Patterson + A. R. Penck + Francis Picabia + Pablo Picasso + Hermann Pitz + Sigmar Polke + Stephen Prina + Iva
d + Klaus Rinke + Peter Roehr + Brigitta Rohrbach + Mimmo Rotella + Edward Ruscha + Michael Sauer + Reinhard Sche
n Steinbach + Bernard Tagwerker + Antoni Tàpies + Philippe Thomas + Andrew Topolsky + Joaquin Torres-Garcia + Ro
+ Franz Erhard Walther + Andy Warhol + Peter Warum + Max Weber + Lawrence Weiner + Stefan Wewerka + Maryli
Arends + Arman + Art & Language + Giacomo Balla + Miquel Barceló + Rafael Barradas + Cristina Barroso + Jean Mich
ckerton + Heiner Blum + Erwin Blumenfeld + Umberto Boccioni + Mel Bochner + Alighiero Boetti + Jonathan Borofsky
ak Carnwath + Carlo Carrà + Miguel Chevalier + Francesco Clemente + William N. Copley + Jean Crotti + Salvador Dal
Droese + Marcel Duchamp + Gia Edzgveradze + Vasiliy Ermilov + Max Ernst + Esther Ferrer + Robert Filliou + FLATZ +
se + Bruno Goller + Ludwig Gosewitz + Zbigniew Gostomski + Dan Graham + Juan Gris + Sabine Groß + George Gros
Hemert + Jan Henderikse + Georg Herold + Klaus Heuser + John Hilliard + Hannah Höch + Gerhard Hoehme + Thoma